역자 서문

보건의료 분야를 전공하는 학생은 인체의 구조와 기능에 대한 이해를 반드시 갖춰야 한다. 인체의 구조는 해부학에서 주로 다루는 주제이고, 인체의 기능은 생리학에서 주로 다루는 주제이다. 하지만 해부학과 생리학을 따로 떼어서 별개의 과목으로 학습한다면 효율이 매우 떨어지기 때문에 구조와 기능을 함께 이해하는 것이 더욱 효과적이다. 따라서 인체의 구조와 기능을 유기적으로 묶은 학습서를 이용하는 것이 학업수행에 큰 도움이 될 것이다.

이 책은 인체의 구조와 기능에 관한 전문적인 지식을 보건의료 분야를 전공하는 학생들에게 맞춤형으로 제공하고, 해부학과 생리학 분야의 수많은 내용 중에서 핵심적인 사항을 간략하고 밀도 있게 서술함으로써 자칫 방대한 설명으로 낯선 용어에 어려움을 느낄 수 있는 해부학과 생리학의 주요 개념을 쉽게 이해할 수 있도록 자세한 이미지와 함께 설명해 주고 있다.

이 책의 저자인 Michael P. McKinley, Valerie Dean O'Loughlin, Terri Stouter Bidle 등은 수십 편 이상의 논문 출판과 함께 여러 권의 교과서를 저술한 경험이 풍부한 전문가들이다. 그 책들 중의 하나인 Anatomy & Physiology – An Integrative Approach 3판을 역자들이 번역하여 출간하게 되었다.

끝으로 이 책이 출간되기까지 많은 지원을 해주신 메디컬사이언스 대표님과 임직원 여러분에게 진심으로 감사의 말씀을 드린다.

2021년 8월
역자 일동

차례

I권 차례

CHAPTER 01 **과학으로서의 해부학과 생리학**
The Science of Anatomy and Physiology 1

CHAPTER 02 **세포의 생물학**
Biology of the Cell 31

CHAPTER 03 **피부계통**
Integumentary System 81

CHAPTER 04 **뼈대계통: 뼈의 구조와 기능**
Skeletal System: Bone Structure and Function 107

CHAPTER 05 **뼈대계통: 몸통뼈대와 팔다리뼈대**
Skeletal System: Axial and Appendicular Skeleton 135

CHAPTER 06 **뼈대계통: 관절**
Skeletal System: Articulation 193

CHAPTER 07 **근육조직**
Muscle Tissue 227

CHAPTER 08 **근육계통: 몸통근육과 팔다리근육**
Muscular System: Axial and Appendicular Muscle 271

CHAPTER 09 **신경계통: 신경조직**
Nervous System: Nervous Tissue 335

CHAPTER 10 **신경계통: 뇌와 뇌신경**
Nervous System: Brain and Cranial Nerve 383

CHAPTER 11 **신경계통: 척수와 척수신경**
Nervous System: Spinal Cord and Spinal Nerve 437

CHAPTER 12 **신경계통: 자율신경계통**
Nervous System: Autonomic Nervous System 481

CHAPTER 13 **신경계통: 감각**
Nervous System: Senses 511

CHAPTER 14 **내분비계통**
Endocrine System 563

▶ 유지와 조정

15 CHAPTER **심장혈관계통: 혈액** 609
Nervous System: Nervous Tissue

15.1 혈액의 기능과 전반적인 구성 610
15.2 혈장의 구성 612
15.3 혈액 속의 유형성분(혈구) 615
통합: 개념 개관
적혈구 성분의 재활용과 제거 623
15.4 지혈 630
15.5 혈액의 발생과 노화 636

16 CHAPTER **심장혈관계통: 심장** 641
Cardiovascular System: Heart

16.1 심장혈관계통의 개관 642
통합: 개념 개관
심장과 순환의 혈류 646
16.2 가슴안에 위치한 심장 648
16.3 심장의 해부학 649
16.4 심장의 혈관: 심장벽에 대한 혈액 공급 658
16.5 심장의 작용을 조절하는 해부학적 구조 660
16.6 심장의 자극 662
16.7 심장근육세포 665
16.8 심장주기 671
통합: 개념 개관
심장주기와 관련된 변화 674
16.9 심장박출량 675
16.10 심장의 발생 680

17 CHAPTER **심장혈관계통: 혈관의 구조와 기능** 687
Cardiovascular System: Vessel and Circulation

17.1 혈관의 구조와 기능 688
17.2 혈관의 총 단면적과 혈류속도 697
통합: 개념 개관
혈관의 형태와 기능 698
17.3 모세혈관 교환 699
17.4 국소혈류 702
17.5 혈압, 저항, 전신혈류 704
17.6 혈압과 혈류의 조절 711

인체 구조와 기능 II 3판

해부생리학

ANATOMY & PHYSIOLOGY

an Integrative Approach, third edition

메디컬사이언스
MEDICAL SCIENCE

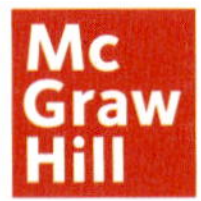

Anatomy & Physiology: An Integrative Approach, Third Edition

Korean Language Edition Copyright © 2021 by McGraw-Hill Education Korea, Ltd. and Medical Science. All rights reserved. No part of this publication may be reproduced or distributed in any form or by any means, or stored in a database or retrieval system, without prior written permission of the publisher.

1 2 3 4 5 6 7 8 9 LWI 21 20 19 18

Original: Anatomy & Physiology: An Integrative Approach, Third Edition © 2021
By Michael P. McKinley, Valerie Dean O'Loughlin, Theresa Stouter Bidle, Justin York
ISBN 978-1-259-39862-9

This authorized Korean translation edition is published by Medical Science. in arrangement with McGraw-Hill Education Korea, Ltd. This edition is authorized for sale in the Republic of Korea.
This book is exclusively distributed by Medical Science.
When ordering this title, please use ISBN 979-11-90217-39-2

Printed in Korea
이 책의 한국어판 저작권은 에이전시 원을 통해 저작권자와의 독점 계약으로 메디컬사이언스에 있습니다.
저작권법에 의해 한국 내에서 보호를 받는 저작물이므로 무단전재와 무단복제를 금합니다.

인체 구조와 기능 3판

해부생리학

ANATOMY & PHYSIOLOGY an Integrative Approach third edition

2021년 8월 20일 인쇄
2021년 8월 26일 발행

저 자	Michael P. McKinley, Valerie Dean O'Loughlin, Theresa Stouter Bidle, Justin York
역 자	김이석 외 공역
발 행 인	하재용
마 케 팅	이규환
교 정	박혜림
편집디자인	우일미디어
발 행 처	메디컬사이언스
	등록 제 2016-000295 호
	주소 (03992) 서울특별시 마포구 동교로 23길 21 윤호빌딩402호
	전화 (02) 6091-7584 팩스 (070) 7664-5776

© 인체 구조와 기능 3판 / 메디컬사이언스
본서는 역자와의 계약에 의해 메디컬사이언스에서 발행합니다.
본서의 내용 일부 혹은 전부를 무단으로 복제하는 것은 법으로 금지되어 있습니다.

* 파본은 교환해 드립니다.
* 인지는 역자와의 합의하에 생략합니다.

ISBN 979-11-90217-39-2 93510
정가 75,000원 (세트)

ANATOMY & PHYSIOLOGY an Integrative Approach, third edition

인체 구조와 기능 II 3판

해부생리학

Michael P. McKinley, Valerie Dean O'Loughlin, Theresa Stouter Bidle, Justin York

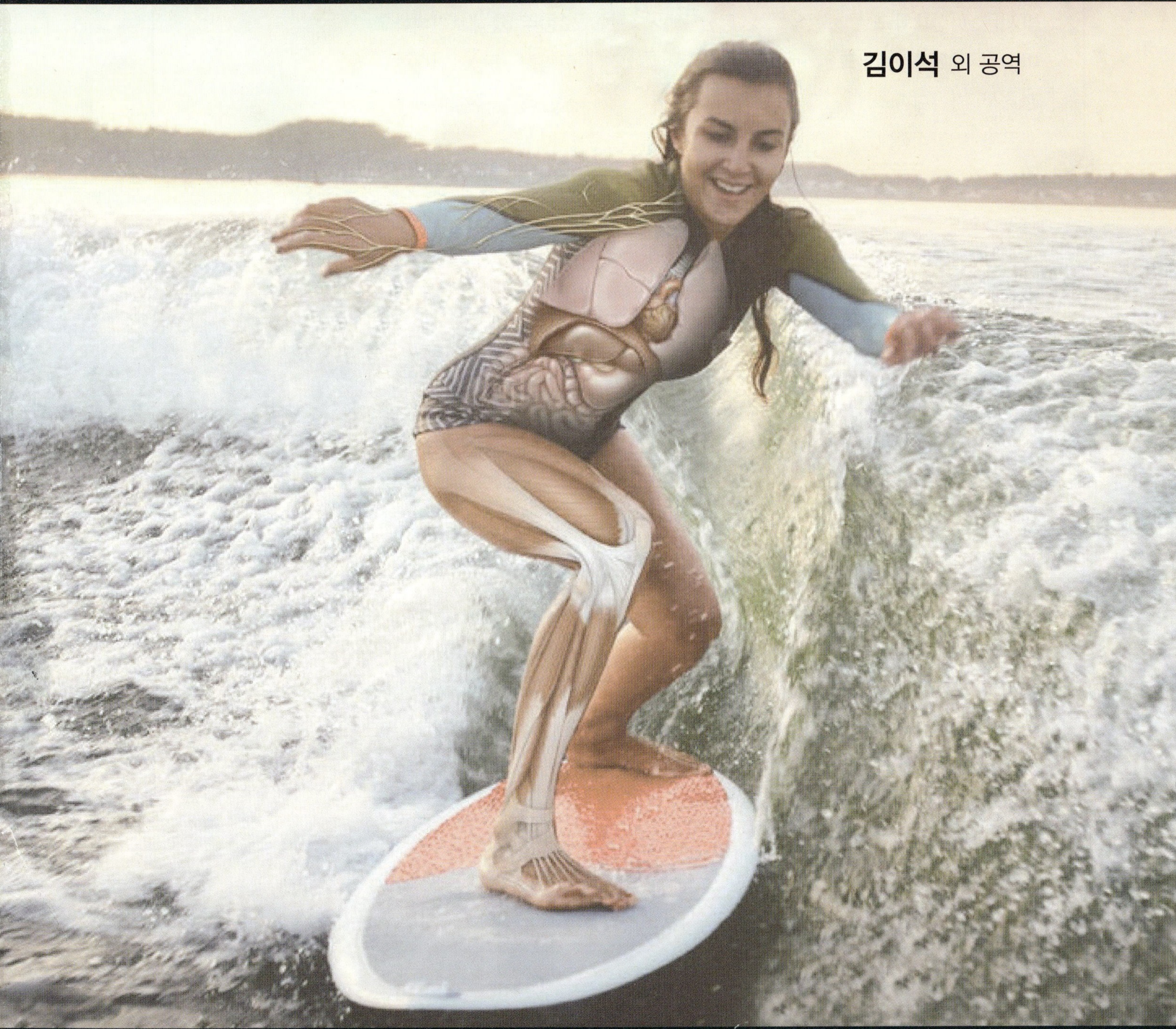

김이석 외 공역

메디컬사이언스
MEDICAL SCIENCE

편집위원

박지은 마산대학교
이숙희 창원문성대학교
전호선 가야대학교
홍은영 마산대학교
오현주 춘해보건대학교
이영희 동남보건대학교
정광석 동주대학교

교정진

고상진 울산대학교
나옥희 제주관광대학교
전우석 춘해보건대학교
조수옥 서라벌대학교
김성해 동명대학교
이성은 제주한라대학교
정유진 가톨릭상지대학교
하승한 충북보건대학교

번역진

김명주 단국대학교 의과대학 해부학교실
조익현 경희대학교 한의과대학 융합한의과학교실
김현우 충남대학교 의과대학 생리학교실
박진봉 충남대학교 의과대학 생리학교실
한승호 을지대학교 의과대학 생리학교실
김이석 가톨릭대학교 의과대학 해부학교실
김신혜 건양대학교 의과대학 생리학교실
민선식 을지대학교 의과대학 생리학교실
장원석 을지대학교 의과대학 생리학교실

17.7 운동 중의 혈류 분포 715
통합: 개념 개관
혈압을 조절하는 요인 716
17.8 허파순환 718
17.9 온몸순환: 심장으로 혈액이 드나드는 혈관 719
17.10 온몸순환: 머리와 몸통 722
17.11 온몸순환: 팔다리 734
17.12 태아기와 출생 후의 순환 비교 739

18 CHAPTER
림프계통 745
Lymphatic System
18.1 림프와 림프관 747
18.2 림프조직과 림프기관의 개관 749
18.3 일차림프구조 750
18.4 이차림프구조 752
통합: 개념 개관
심장혈관계통 및 면역계통과 림프계통의 관계 757

19 CHAPTER
호흡계통 761
Respiratory System
19.1 호흡계통의 개관 762
19.2 상부호흡기도 764
19.3 하부호흡기도 767
19.4 허파 777
19.5 호흡: 허파환기 782
19.6 호흡: 허파꽈리 기체교환과 온몸 기체교환 795
19.7 호흡: 기체교환 800
19.8 호흡수와 항상성 805
통합: 개념 개관
산소와 이산화탄소의 이동 806

20 CHAPTER
비뇨계통 813
Urinary System
20.1 비뇨계통의 개관 814
20.2 콩팥의 맨눈해부학 816
20.3 콩팥의 기능적 구조 819
20.4 혈액과 여과액의 흐름 824
20.5 콩팥소체의 여과액 생성 827
통합: 개념 개관
토리여과와 그 조절 834
20.6 요세관과 집합관의 재흡수 및 분비 835
통합: 개념 개관
요세관 재흡수와 요세관 분비 846
20.7 콩팥 기능의 평가 847
20.8 소변의 특징, 운반, 저장, 배출 848

21 CHAPTER
소화계통 859
Digestive System
21.1 소화계통의 개관 860
21.2 상부 위창자길 865
21.3 하부 위창자길 879
21.4 영양소와 소화 895
통합: 개념 개관
영양소와 소화 902

▶ 생식

22 CHAPTER
생식계통 909
Reproductive System
22.1 여성 및 남성 생식계통의 개관 910
22.2 생식자 발생 911
22.3 여성의 생식계통 916
통합: 개념 개관
호르몬, 난소주기, 자궁(월경)주기의 상관관계 930
22.4 남성의 생식계통 935
22.5 여성 및 남성 생식계통의 발생과 노화 946

부록 1: 인체의 주요 조절호르몬 955
부록 2: "어떻게 생각하는가?" 해설 961
부록 3: 용어해설 967

찾아보기 981

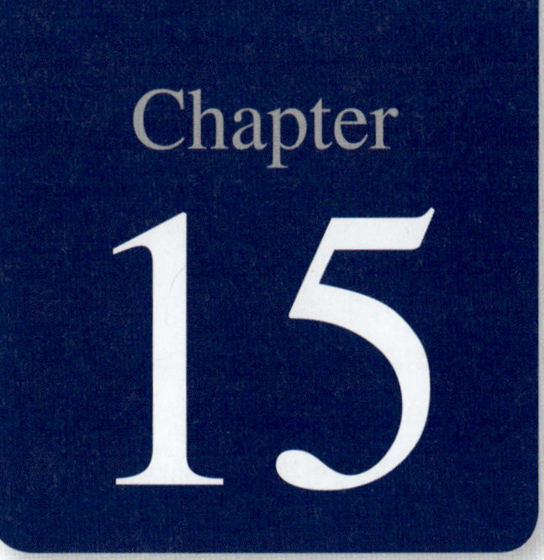

심장혈관계통: 혈액

Nervous System: Nervous Tissue

15.1 혈액의 기능과 전반적인 구성

15.1a 혈액의 기능

15.1b 혈액의 생리적 특징

15.1c 혈액의 구성요소

15.2 혈장의 구성

15.2a 혈장단백질

15.2b 그 외의 용질

15.3 혈액 속의 유형성분(혈구)

15.3a 조혈

15.3b 적혈구

통합: 개념 개관

적혈구 성분의 재활용과 제거

15.3c 백혈구

15.3d 혈소판

15.4 지혈

15.4a 혈관연축

15.4b 혈소판플러그 형성

15.4c 응고

15.4d 피떡의 제거

15.5 혈액의 발생과 노화

통합 *INTEGRATE*

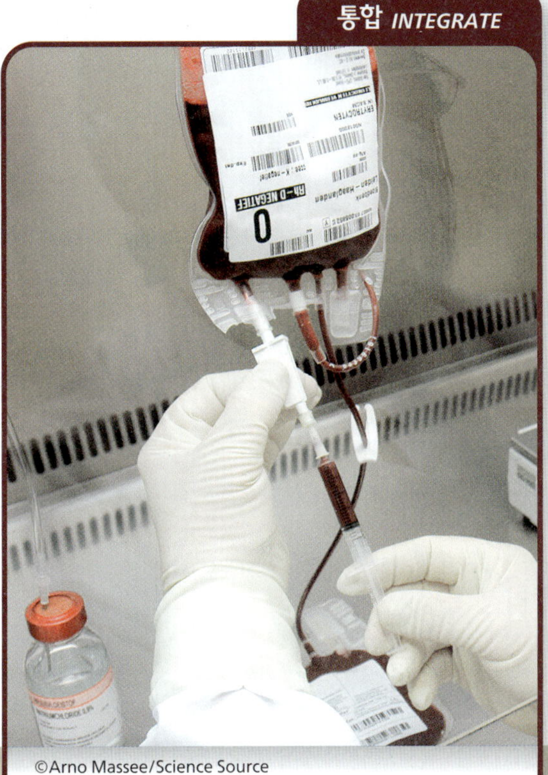

©Arno Massee/Science Source

관련 직업

혈액은행기사 (Blood Bank Technician)

혈액은행기사는 헌혈받은 혈액에서 표본을 채취해 검사한다. 검사에서는 표본의 혈액형, 간염이나 HIV와 같은 심각한 질병에 감염되었는지 여부를 파악한다. 기사는 혈액의 구성에 대해 이해하고 수혈 전에 공여자와 수여자의 혈액형을 일치시키는 일의 중요성을 알아야 한다.

우리의 몸속에는 다른 사람에게 일부를 나누어 줌으로써 그 사람의 목숨을 구할 수 있는 귀중한 결합조직이 있다. 이 조직은 계속 재생되며 우리의 몸이 제대로 기능하는 데 필요한 기체, 영양, 호르몬을 운반한다. 이 조직을 너무 많이 손실하면 생명이 위험하지만 우리는 이 조직의 소중함을 잊을 때가 많다.

이 귀중한 결합조직은 바로 혈액이다. 혈액은 혈장이라는 액체 형태의 바탕질(기저물질)에 유형성분(적혈구, 백혈구, 혈소판)과 용해된 단백질을 함유하고 있으므로 액체결합조직으로 간주된다. 혈액은 4~6 L가량이며, 따뜻하고 알칼리성이며 점성이 있다. 혈액은 우리의 혈관으로 계속 뿜어져 나온다. 혈액의 순환을 세포, 이온, 분자가 계속 추가되고 빠져나가는 '액체 컨베이어 벨트'라고 생각하면 이해하기 쉽다. 그래서 혈액의 구성은 심장에서 뿜어져 나올 때마다 바뀌며, 혈액은 우리의 혈관 속을 계속 이동한다. 혈액이 몸속의 세포와 밀접하게 접촉하기 때문에 의사는 정확한 진단을 위해 다양한 혈액검사로 중요한 정보를 얻을 수 있다.

이 장에서는 혈액의 기능과 다양한 구성요소에 대해 다룬 다음 이 구성요소들이 어떻게 형성되고 어떤 기능을 하는지 살펴보고, 지혈에 대해 알아본다. 그리고 마지막 부분에서는 혈액의 발생과 노화에 대해 설명한다.

15.1 혈액의 기능과 전반적인 구성

혈액은 심장과 혈관으로 이루어진 **심장혈관계통**(심혈관계, cardio vascular system; *cardio*: 심장, *vascular*: 혈관)을 통해 운반되는 특수한 체액이다. 혈관은 심장에서 멀어졌다가 다시 심장으로 돌아오는 경로를 이루며, 이 경로는 동맥, 모세혈관, 정맥으로 이루어진다. **동맥**(artery)은 심장에서 혈액을 내보내고, **정맥**(vein)은 심장으로 혈액을 운반한다. **모세혈관**(capillary)은 동맥과 정맥 사이에 있는, 투과성이 있고 미세한 혈관이다. 모세혈관은 혈액과 신체조직 사이에 물질이 교환되는 곳이다. 모세혈관을 통해 산소와 영양소가 혈액에서 나오고 이산화탄소와 세포 노폐물이 혈액으로 들어간다.

혈액(blood)은 **유형성분**(formed element)인 혈구와 혈장으로 이루어져 있다. **적혈구**(erythrocyte; *erthyros*: 붉은, *kytes*: 세포)는 혈액 속에서 호흡기체를 운반한다. **백혈구**(leukocyte; *leuko*: 흰색)는 병원체로부터 몸을 방어하는 데 기여하며, **혈소판**(platelet)은 혈액이 응고하도록 도와 손상된 혈관에서 혈액이 손실되는 것을 막는다. **혈장**(plasma)은 혈액의 액체 부분으로 혈장단백질과 용해된 용질이 함유되어 있다. 여기서는 먼저 혈액의 일반적인 기능, 생리적인 특징, 일반적인 구성요소를 살펴볼 것이다.

15.1a 혈액의 기능

학습목표

1. 혈액의 일반적인 기능을 서술한다.

혈액은 전신을 순환하면서 여러 중요한 기능을 수행한다. 이 기능은 크게 운반, 조절, 방어로 나눌 수 있다.

› 운반

혈액은 유형성분(혈구), 용해된 분자, 이온을 전신으로 운반한다. 혈액은 혈관 속을 이동할 때 허파에서 산소를 가져오고 이산화탄소를 허파로 가져가며, 위창자길에서 흡수된 영양소, 내분비샘에서 분비된 호르몬, 전신의 세포에서 나온 열과 노폐물을 운반한다. 약을 먹을 때 그 약을 몸속의 세포로 운반하는 것도 혈액이다. 다시 말해 혈액은 몸의 "운반체계"라고 할 수 있다.

› 조절

혈액은 체온, pH, 체액균형의 조절에 관여한다.

- **체온.** 혈액은 체온조절을 돕는다. 혈액은 신체조직의 혈관을 지날 때 체세포, 특히 뼈대근육세포에서 열을 흡수한다. 흡수된 열은 혈액이 피부의 혈관을 지날 때 몸의 표면에서 방출된다.
- **pH.** 혈액은 체세포에서 산과 염기를 흡수해 세포의 pH 유지를 돕는다. 혈액에는 수소이온과 결합하거나 수소이온을 방출해서 혈액의 pH를 유지하고 잉여분은 몸에서 배출되도록 하는 화학완충제(예: 단백질, 중탄산이온)가 있다.
- **체액균형.** 물은 위창자길을 통해 혈액에 추가되고 다양한 경로(예: 소변, 땀, 호흡가스)로 혈액에서 소실된다. 또 모세혈관의 혈장과 신체조직의 세포를 둘러싼 사이질액 사이에서는 계속 체액 교환이 이루어진다. 혈액에는 삼투압을 형성해 수분을 다시 모세혈관으로 끌어들임으로써 정상적인 체액균형 유지를 돕는 단백질과 이온이 있다(17.3b 참조).

통합 INTEGRATE

개념 연결 CONCEPT CONNECTION

1.6b절과 3.1d절에서 피부를 통한 열의 흡수와 방출은 시상하부가 조절한다고 했던 것을 상기하라. (1) 시상하부는 근육조직이 수축하도록 자극해 열의 발생량을 늘린다(예: 떨림과 소름). (2) 시상하부는 혈관수축(열 유지)과 혈관확장(열 방출)을 통해 진피의 혈류를 재분배한다.

› 보호

혈액에 있는 백혈구, 혈장단백질, 다양한 분자는 해로울 수 있는 물질로부터 몸을 보호한다. 이 물질들은 면역계통의 일부분이다.

또 혈소판이나 혈장단백질과 같은 혈액의 구성요소는 혈액 손실로부터 몸을 보호한다. 이 작용에 대해서는 이 장의 15.4절에서 다룬다.

무엇을 배웠는가?

1. 혈액이 운반하는 물질 중 몇 가지를 제시하라.
2. 혈액은 체온과 체액 농도를 어떻게 조절하는가?

15.1b 혈액의 생리적 특징

학습목표

2. 혈액의 여섯 가지 특징을 말하고, 각 특징이 몸의 건강과 항상성에서 왜 중요한지 설명한다.

혈액은 결합조직의 한 유형이며 색, 양, 점성, 혈장 농도, 온도, pH와 같은 생리적 특징에 따라 설명할 수 있다.

- **색.** 혈액의 색은 산소 함량에 따라 달라진다. 산소가 풍부한 혈액은 밝은 붉은색 또는 거의 진홍색을 띤다. 산소가 부족한 혈액은 푸른빛이라는 통념이 있지만 이는 사실이 아니다. 산소가 부족한 혈액은 어두운 붉은색이다. 정맥이 푸른색인 이유는 (1) 우리 눈에 정맥을 통해 얕게 흐르는 혈액이 피부 너머로 보이기 때문이며, (2) 서로 다른 색에서 나오는 빛이 눈에 반사되는 원리 때문이다. 붉은색과 같이 에너지가 적은 빛 파장은 피부에서 흡수되어 눈에 도달하지 않고, 푸른색과 같이 에너지가 많은 빛 파장은 눈에 도달하기 때문에 눈은 정맥의 색 중 푸른색만 인식할 수 있다.
- **양.** 성인의 혈액량은 평균 5 L이다. 남성은 여성보다 체격이 더 크기 때문에 혈액도 더 많다(남성은 5~6 L, 여성은 4~5 L). 혈압을 유지하려면 정상 혈액량이 유지되어야 한다.
- **점성.** 혈액은 물보다 점성이 4~5배 높다. 혈액의 점성은 혈액에 용해된 물질과 수분의 비율에 따라 달라진다. 혈액 속의 물질(주로 적혈구)이 많거나 수분이 적으면 점성이 높아진다.

- **혈장 농도.** 전혈(혈장과 유형성분)의 특징인 점성과는 별개로, 혈장 속 용질의 상대적인 농도를 가리키는 혈장 농도를 들 수 있다. 또 다른 생리적 특징으로 용질(예: 단백질, 이온)의 상대적인 농도에 따라 혈액이 모세혈관을 지날 때 삼투작용에 의해 수분이 혈장으로 들어올 수도 있고 혈장에서 나갈 수도 있다. 예를 들어 탈수가 일어나면 혈장이 고장성이 되어 액체가 주변 조직에서 혈장으로 이동한다. 또한 혈장 농도는 정맥내주사액의 농도를 결정할 때 참고하기도 한다. 일반적으로 정맥내주사액과 혈장은 등장성이다.
- **온도.** 혈액의 온도는 체온보다 약 2℃ 높다. 예를 들어 체온이 37℃이면 혈액의 온도는 약 39℃이다. 따라서 혈액이 다다르는 부분은 온도가 높아진다.
- **혈액의 pH.** 혈장은 pH가 7.35~7.45로 다소 알칼리성이다. 혈장단백질은 몸속의 다른 단백질과 마찬가지로 삼차원 형태를 띠며, 이 형태는 수소이온의 농도에 따라 달라진다. pH가 정상 범위에서 벗어나면 혈장단백질은 변성되어 기능을 수행하지 못하게 된다.

혈액의 생리적 특징을 **표 15.1**에 요약했다.

어떻게 생각하는가?

1 몸속에 혈액 5 L가 있는 여성이 약 0.5 L를 헌혈했다면 자신의 혈액 중 몇 퍼센트를 헌혈한 것인가: 1%, 5%, 10%, 15% 체중이 기준보다 낮은 사람(예: 50 kg 미만)에게 헌혈을 하지 못하게 하는 이유는 무엇인가?

무엇을 배웠는가?

3 혈액의 pH가 크게 변하면 혈액은 기능을 제대로 수행할 수 있는가? 이유도 함께 설명하라.

15.1c 혈액의 구성요소

학습목표

3. 원심분리한 혈액표본의 구성성분 세 가지를 열거한다.
4. 적혈구용적률을 정의하고 의학적 정의와 임상현장에서 사용되는 의미가 어떻게 다른지 설명한다.
5. 혈액의 유형성분 세 가지를 말하고 양을 서로 비교한다.

표 15.1 혈액의 물리적 특성

특징	정상 상태
색	진홍색(산소가 풍부함) 또는 검붉은색(산소가 부족함)
양	4~5 L(여성), 5~6 L(남성)
점성(물에 비해)	4.5~5.5배(전혈)
혈장농도	0.09%
온도	38℃
pH	7.35~7.45

혈액 원심분리

혈액표본을 유리관에 넣고 회전시켜 무거운 성분이 바닥에 모이도록 하는 **원심분리기**(centrifuge)를 이용하면 전혈(whole blood; 혈장과 유형성분)을 액체와 세포 성분으로 분리할 수 있다. 시험관 속에서 분리된 세 가지 성분을 **그림 15.1**에 나타냈다. 바닥부터 나열하자면 다음과 같다.

- 적혈구는 원심분리된 혈액의 가장 아래층을 이룬다. 일반적으로 혈액표본의 약 44%를 차지한다.
- 얇은 **백혈구연층**(buffy coat)이 가운데 층을 이룬다. 백혈구연층은 회백색을 띠며, 백혈구와 혈소판으로 이루어져 있다. 백혈구연층은 혈액표본의 1% 미만을 차지한다.
- 혈장은 연한 노란색 액체로 시험관의 맨 위에 떠 있다. 일반적으로 혈액의 약 55%를 차지한다.

통합 INTEGRATE

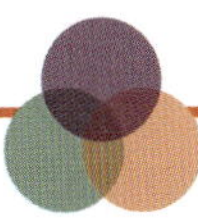

개념 연결 CONCEPT CONNECTION

산은 용액 속에 퍼져 나가 수소이온의 농도를 높인다. 염산과 탄산을 예로 들 수 있다. 반대로 염기는 용액의 수소이온농도를 낮추는데, 중탄산이온과 수산화이온을 예로 들 수 있다. pH는 용액 속 수소이온의 상대적인 양을 나타내는 척도이다. 완충제는 수소이온과 결합하거나 수소이온을 방출해서 용액의 정상적인 수소이온농도를 유지함으로써 pH 변화를 막는다.

모든 유형성분이 혈액 속에서 차지하는 비율을 **적혈구용적률**(헤마토크리트, hematocrit; *hemato*: 피, *krino*: 분리하다)이라고 한다. 의학에서 적혈구용적률의 사전적 정의는 임상적 정의와 다소 다르다. 임상용어에서 적혈구용적률은 적혈구의 비율만을 가리킨다(사전적인 적혈구용적률과 임상적인 적혈구용적률은 사실상 같다).

적혈구용적률의 값은 다소 변동이 있으며, 나이와 성별에 따라 다르다. 매우 어린 아동의 적혈구 용적률은 30~60%이며, 아동의 연령이 늘어날수록 35~50%로 그 폭이 좁아진다. 성인 남성의 적혈구용적률은 42~56%이며, 성인 여성은 38~46%이다. 남성의 적혈구용적률이 더 높은 이유는 테스토스테론이 콩팥을 자극해 적혈구 생성을 자극하는 호르몬인 적혈구형성인자(erythropoietin, EPO)를 만들도록 하기 때문이다. 적혈구용적률의 증가는 탈수나 혈액도핑을 의미하며, 반면 적혈구용적률의 감소는 빈혈 발생을 암시한다.

혈액펴바른표본

유형성분의 모든 구성요소는 혈액펴바른표본(혈액도말표본, blood smear)에서 관찰할 수 있다. 혈액펴바른표본에 대한 내용과 이 표본을 준비하는 방법을 **그림 15.2**에 나타냈다. 다음의 사항을 유념한다.

- 적혈구(erythrocyte)는 유형성분 중 가장 수가 많다. 무핵세포이며 분홍색 또는 연보라색을 띠고 앞뒷면이 오목한 원반 모양이다.

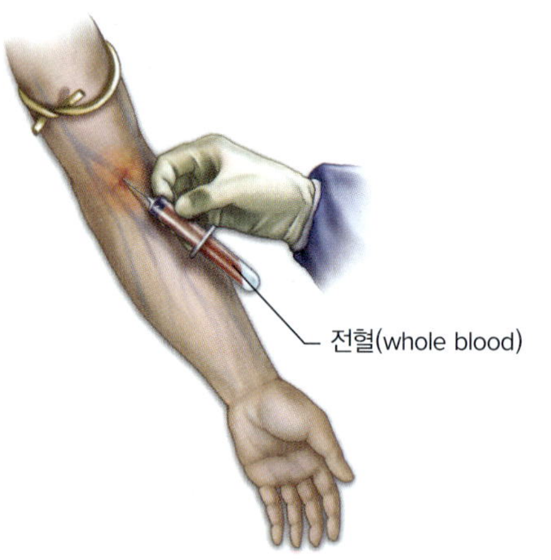

① 주사기로 피를 뽑아 유리로 된 원심분리관에 넣는다.

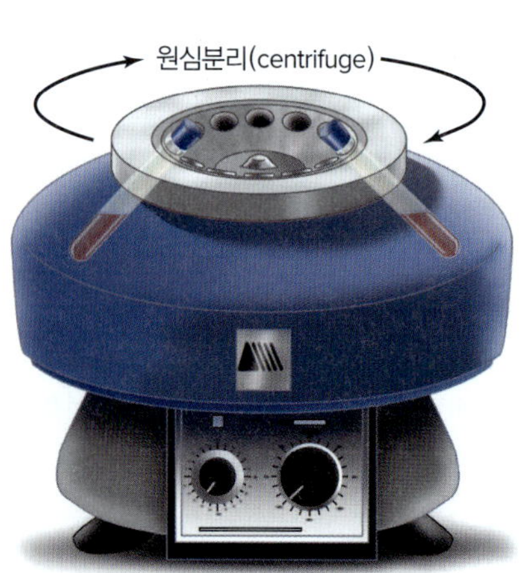

② 관을 원심분리기에 넣고 약 10분간 회전시킨다.

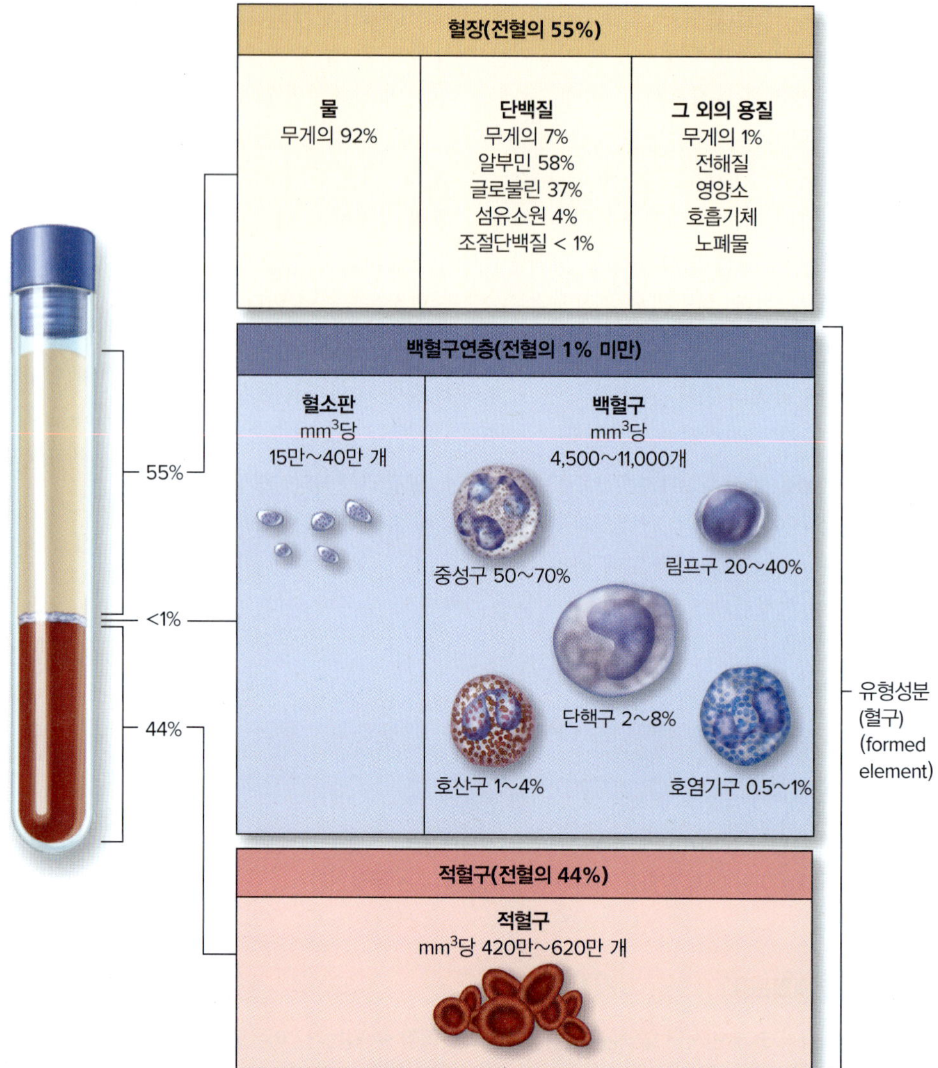

③ 혈액을 원심분리하면 혈장, 백혈구연층, 적혈구로 분리된다.

그림 15.1 전혈의 분리와 구성. 전혈은 혈장(평균 55% 차지)과 유형성분(평균 45% 차지)으로 구성된다. 이 그림에 제시된 비율은 평균치이며 백혈구연층 속에 있는 성분의 비율도 평균 범위이다. 혈액 1 mm^3는 1 μL(마이크로리터)와 같다.

통합 INTEGRATE

개념 연결
CONCEPT CONNECTION

혈액의 완충제뿐만 아니라 호흡계통과 비뇨계통도 체내의 pH 유지를 돕는다. 호흡수가 증가하면 혈액 속의 이산화탄소와 수소이온농도가 낮아져서 혈액의 pH가 상승하고, 호흡수가 감소하면 혈액 속의 이산화탄소와 수소이온농도가 높아져서 혈액의 pH가 하락한다. 비뇨계통은 중탄산이온을 만들고 소변에서 수소이온을 제거해 pH를 높이거나 혹은 중탄산이온을 제거하거나 수소이온을 유지해 pH를 감소시킴으로써 정상 pH 유지를 돕는다.

- 백혈구(leukocyte)는 적혈구보다 크며 핵이 매우 뚜렷하게 보인다. **그림 15.2**에 다양한 백혈구(림프구, 중성구, 2개의 단핵구)가 나타나 있다.
- 혈소판(platelet)은 적혈구, 백혈구보다 작고, 세포 파편처럼 보인다.

무엇을 배웠는가?

4 원심분리한 혈액표본에서 관찰할 수 있는 성분 세 가지는 무엇인가?

5 적혈구용적률은 사람마다 어떻게 다르며, 탈수가 적혈구용적률에 얼마나 영향을 미치는가?

15.2 혈장의 구성

혈장은 주로 물(전체 양의 약 92%), 혈장단백질, 전해질(예, Na^+), 영양소(예, 포도당), 호흡가스(예: CO_2), 노폐물(예, urea) 등이 포함된 그 외의 용질들로 이루어져 있다(**표 15.2**).

혈장은 세포 바깥에 존재하는 체액이므로 세포바깥(외)액이다. 혈장은 영양소, 노폐물, 전해질의 농도가 사이질액과 비슷하다. 그러나 사이질액보다 단백질 농도가 높다는 점이 가장 큰 차이이다. 먼저 혈장단백질에 대해 설명한 후 혈장으로 운반되는 물질에 대해 살펴본다.

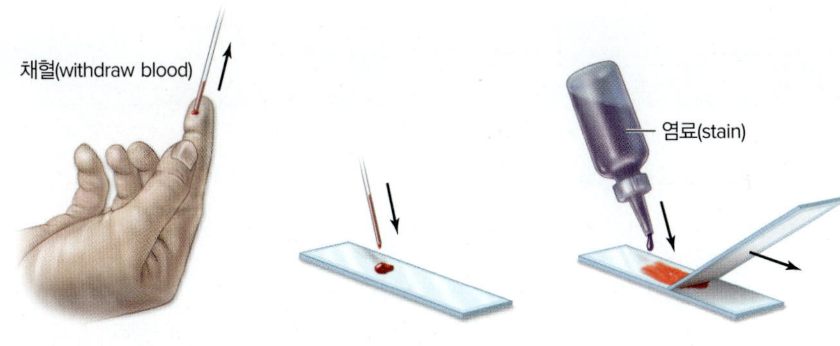

① 손가락을 찔러 마이크로 피펫으로 소량의 혈액을 채취한다.

② 혈액방울을 슬라이드에 놓는다.

3a 다른 슬라이드로 혈액방울을 얇게 펴바른다.

3b 혈액이 마른 후 대비 효과를 위해 염색약(염료)을 떨어뜨린다. 위를 슬라이드로 덮는다.

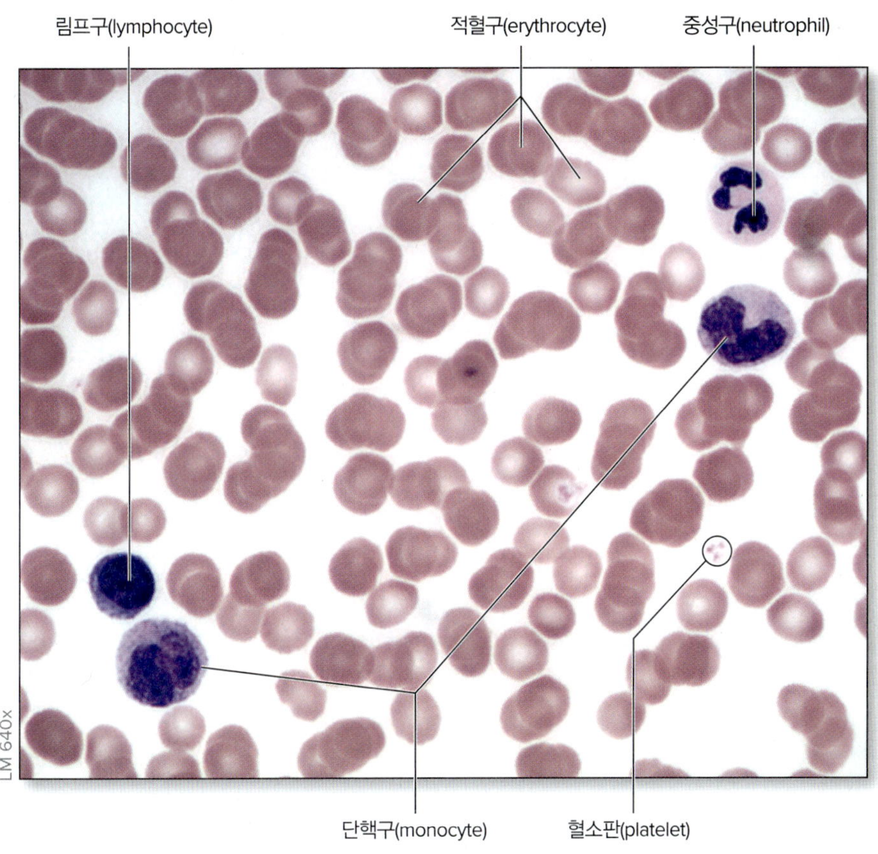

④ 혈액펴바른표본을 현미경으로 보면 유형성분의 구성요소가 보인다.

그림 15.2 혈액펴바른표본의 준비과정

15.2a 혈장단백질

학습목표

6. 콜로이드삼투압을 정의한다.

7. 혈장단백질의 다양한 유형 및 각 유형의 기능을 설명한다.

혈액은 혈장 속에 단백질이 있기 때문에 **콜로이드**(교질, colloid)로 분류된다. 혈장단백질에는 알부민, 글로불린, 섬유소원, 기타 응고단백질, 효소나 호르몬과 같은 조절단백질이 있다. 알부민, 알파글로불린, 베타글로불린, 섬유소원, 응고와 관련된 단백질 등 대부분의 혈장단백질은

표 15.2 혈장의 구성

혈장의 구성성분(구성비율)	기능
물(혈장의 최대 92%)	유형성분이 부유하고 단백질과 용질이 용해되는 용매
혈장단백질(혈장의 최대 7%): pH 변화를 막는 완충제 역할을 하는 모든 단백질	
알부민(혈장단백질의 최대 58%)	삼투압을 형성해 혈액 속에 수분이 머무르게 함 혈액의 점성에 기여 일부 이온과 지질(예, 지방산)과 호르몬 운반
글로불린(혈장단백질의 최대 37%)	알파글로불린은 지질과 일부 금속이온 운반 베타글로불린은 혈액 속의 철이온과 지질 운반 감마글로불린은 병원체를 움직이지 못하게 하는 항체
섬유소원(혈장단백질의 최대 4%)	혈액응고에 관여
조절단백질(혈장단백질의 최대 1%)	효소와 호르몬으로 이루어짐
그 외의 용질(혈장의 최대 1%)	
전해질(예: 나트륨, 칼륨, 칼슘, 염소, 철, 중탄산염, 수소)	막전위의 형성과 유지, pH 균형 유지, 삼투 조절을 도움
영양소(예: 아미노산, 포도당, 콜레스테롤, 비타민, 지방산)	에너지원; 다른 분자의 합성을 위한 전구체
호흡기체(예: 산소-2% 미만은 혈장에 용해되고 98%는 적혈구 속의 혈색소에 결합; 이산화탄소-최대 7%는 혈장에 용해되고 최대 23%는 적혈구 속의 혈색소에 결합되며 최대 70%는 중탄산이온으로 변환)	산소는 호기성 세포호흡에 필요; 이산화탄소는 호기성 세포호흡에서 생성되는 노폐물
노폐물(대사분해의 산물)(예: 젖산, 크레아티닌, 요소, 빌리루빈, 암모니아)	노폐물은 혈장에서 아무 역할도 하지 않음; 간과 콩팥으로 운반되어 혈액에서 제거됨

간에서 만들어진다. 감마글로불린이나 조절단백질과 같은 몇몇 단백질은 각각 백혈구와 다른 기관에서 만들어진다.

이 혈장단백질은 모두 삼투압을 형성해서 혈액이 모세혈관을 지날 때 수분이 손실되지 않도록 한다. 혈장단백질이 형성하는 삼투압을 **콜로이드삼투압**(colloid osmotic pressure)이라고 한다. 이 삼투압은 수분을 혈액으로 끌어와 모세혈관과 사이질액 사이에서 수분이 과도하게 손실되지 않도록 한다(17.3b 참조). 그 덕분에 혈액량이 유지되고 따라서 혈압도 유지된다. 간질환(혈장단백질의 생성 감소) 또는 콩팥손상(혈장단백질의 배출 증가) 등이 원인이 되어 혈장단백질의 농도가 감소하면 콜로이드삼투압도 낮아진다. 그 결과로 혈액에서 수분이 손실되고 사이질액에 액체가 잔류한다.

알부민(albumin; *albumen*: 알의 흰자)은 혈장단백질 중 크기가 가장 작고 수가 가장 많다(혈장단백질의 약 58%를 차지). 수가 가장 많기 때문에 가장 큰 콜로이드삼투압을 형성해서 혈액량과 혈압을 유지한다. 또 혈액 속에서 이온, 호르몬, 일부 지질을 운반하는 운반단백질의 역할도 한다.

글로불린(globulin; *globules*: 작은 방울)은 혈장단백질 중 두 번째로 많다(혈장단백질의 약 37%를 차지). 크기가 작은 **알파글로불린**(alpha-globulin)과 큰 **베타글로불린**(beta-globulin)은 주로 특정한 비수용성 분자와 호르몬, 일부 금속, 이온과 결합해 이 물질들을 운반한다. **감마글로불린**(gamma-globulin)은 면역글로불린(immunoglobulin) 또는 항체(antibody)라고도 하며 몸을 방어할 때 관여한다.

섬유소원(fibrinogen; *fibra*: 섬유)은 전체 혈장단백질 중에서 약 4%를 차지한다. 섬유소원을 비롯한 응고단백질은 피떡을 형성한다. 혈관벽에 외상이 생기면 섬유소원은 긴 불용성 가닥인 섬유소(fibrin)가 되어 피떡의 형성을 돕는다. 응고단백질이 혈장에서 없어졌을 때 남은 액체는 **혈청**(serum)이라고 한다. 혈액응고에 대해서는 이 장의 뒷부분인 15.4절에서 더 자세히 설명할 것이다.

조절단백질(regulatory protein)은 혈장단백질에서 차지하는 비율이 매우 낮다(1% 미만). 조절단백질에는 혈액의 화학반응을 가속하는 효소와 표적세포를 향해 전신에서 운반되는 일부 호르몬이 포함된다(14.3a 참조).

통합 INTEGRATE

개념 연결 CONCEPT CONNECTION

안정막전위는 세포가 휴지 상태에 있을 때 세포막 안팎의 전하의 차이를 말한다(2.2 참조).안정막전위를 보이는 세포에는 심장근육세포, 뼈대근육세포(7.2d 참조), 신경세포(9.7b 참조), 감각수용체 세포(13.1a 참조) 등이 있다.

무엇을 배웠는가?

6 혈장단백질의 농도와 콜로이드삼투압은 어떤 관련이 있는가?

7 혈장단백질 중 가장 풍부한 단백질은 무엇이며, 2가지 주요 기능은 무엇인가?

15.2b 그 외의 용질

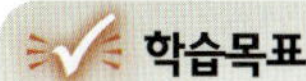

학습목표

8. 혈장에 용해된 물질을 분류별로 열거한다.

혈액은 그 속에 유기분자, 무기분자, 이온이 용해되어 있기 때문에 용액(solution)으로도 간주된다. 용해된 물질은 전해질, 영양소, 호흡기체, 일부 호르몬, 노폐물이다. 14.4절에서 극성이거나 전하를 띠는 물질(예: 포도당, 염분)은 혈액에 쉽게 녹지만 무극성 분자(예: 콜레스테롤, 트라이글리세라이드, 지방산)는 혈액에 잘 녹지 않기 때문에 운반단백질이 필요하다고 배웠던 것을 상기하라. **표 15.3**과 **15.4**에서는 혈장 속에 용해된 용질의 정상 농도 범위와 기능을 열거했다.

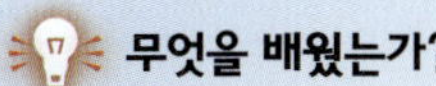

무엇을 배웠는가?

8 혈장에 용해된 주요 물질은 무엇인가?

15.3 혈액 속의 유형성분(혈구)

적혈구, 백혈구, 혈소판을 유형성분(혈구)이라고 한다. 유형성분은 전혈의 약 45%를 차지한다. 유형성분을 세포라고 부르는 것은 적절하지 않은데, 어떤 유형성분(성숙한 적혈구)에는 핵이나 소기관이 없고, 또 어떤 유형성분(혈소판)은 큰 세포에서 떨어져 나온 조각에 불과하기 때문이다. **표 15.5**에 유형성분의 특징을 요약했다.

표 15.3 동맥 혈장 속에서 흔한 전해질

전해질(이온)	정상 범위(수치)	기능	혈액의 전해질 농도를 조절하는 물질
양이온			
나트륨(Na^+)	135~145 mEq/L	신경세포와 근육의 기능; 체액균형; 동향수송	알도스테론, 심방나트륨이뇨펩티드(ANP), 에스트로겐, 프로게스테론, 글루코코르티코이드
칼륨(K^+)	3.5~5.0 mEq/L	신경세포와 근육의 기능	알도스테론, ANP
칼슘(Ca^{2+})	8.4~10.2 mg/dL	뼈를 단단하게 함; 신경전달물질의 분비; 근육수축; 혈액응고; 2차 전령	부갑상샘호르몬, 칼시트리올, 칼시토닌
수소(H^+)	pH 7.35~7.45	pH 균형	완충체계: 혈액, 콩팥, 호흡계통 속의 화학물질
음이온			
염소(Cl^-)	96~106 mEq/L	나트륨과 결합하는 음이온; 위산(HCl)의 성분; 염소이동	나트륨을 통해 간접적으로 조절됨
중탄산(HCO_3^-)	23.1~26.7 mEq/L	pH 균형	혈중 이산화탄소 및 수소이온농도에 의존
인산(PO_4^{3-})	2.5~4.1 mEq/L	칼슘과 결합해 뼈에 축적됨	부갑상샘호르몬

표 15.4 혈장 속에서 흔히 발견되는 분자

분자	정상 범위(수치)	기능
포도당	공복: 70~100 mg/dL 식후 2시간: 145 mg/dL 미만	세포호흡에 필요한 연료 분자(신경조직의 주요 에너지원); 인슐린이나 글루카곤과 같은 호르몬의 수에 따라 엄격하게 조절됨
아미노산	측정하는 아미노산의 종류에 따라 다름	단백질합성에 필요한 단량체; 포도당을 조절하는 호르몬 중 일부에 조절되기도 함
젖산	4.5~14.4 mg/dL	무산소 세포호흡의 부산물
철	남성: 50~175 μg/dL 여성: 40~150 μg/dL	혈색소(헤모글로빈)의 구성성분
지질 콜레스테롤 HDL VLDL/LDL 트라이글리세라이드 인지질	100~200 mg/dL 40~80 mg/dL 10~100 mg/dL 30~149 mg/dL 6~12 mg/dL	일반적으로 물에 녹지 않는 분자 세포막의 구성요소; 스테로이드호르몬 합성; 쓸개즙염 지질을 간으로 운반 지질을 간에서 다른 곳으로 운반 연료 분자 세포막 이중층을 이루는 분자

표 15.5 유형성분의 특징

유형성분	크기(지름)	기능	수명	밀도[혈액 1 mm³(μL)당 평균]
적혈구	7.5 μm	산소와 이산화탄소 운반	120일 이하	여성: 480만 개 이하 남성: 540만 개 이하
백혈구(예: 중성구, 호산구, 호염기구, 단핵구, 림프구)	적혈구보다 1.5~3배 큼; 11.25~22.5 μm	면역반응 개시; 해로울 수 있는 물질 방어	12시간(중성구)에서 몇 년(림프구)까지 다양	4,500~11,000개
혈소판	적혈구 크기의 1/4 미만; 2 μm 이하	혈액응고에 관여	8~10일 이하	15만~40만 개

통합 INTEGRATE

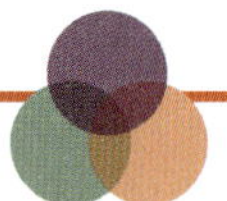

개념 연결
CONCEPT CONNECTION

뼈대계는 조혈에 꼭 필요한 조직이다. 적색뼈속질(조혈부위)은 대부분 어린이의 해면뼈(spongy bone)에서 발견된다(4.2d 참조). 그러나 연령이 높아지면서 대부분의 적색뼈속질은 퇴화되고 황색뼈속질 형태인 지방으로 바뀐다. 결과적으로 성인 적색뼈속질은 머리뼈, 가슴판, 갈비뼈, 척추뼈, 궁둥이뼈의 납짝뼈와 위팔뼈 및 넙다리뼈의 몸쪽 뼈끝으로 제한된다.

15.3a 조혈

학습목표

9. 조혈을 정의하고 집락자극인자의 역할을 설명한다.
10. 세포의 조혈 단계 네 가지에 대해 서술한다.
11. 과립구, 단핵구, 림프구의 생성을 비교한다.
12. 혈소판의 형성과정을 요약한다.

유형성분의 수명은 비교적 짧다. 새로운 유형성분이 **조혈**(hemopoiesis; *poiesis*: 제조) 과정을 통해 끊임없이 만들어진다. 조혈은 **혈구형성**(hematopoiesis)이라고도 하며, 특정한 뼈의 적색뼈속질(골수조직)에서 이루어진다. 아동 시절에는 대부분의 뼈에서 조혈이 일어나지만, 성인이 되면 주로 축골격을 구성하는 뼈로 제한된다(4.2d 참조)

조혈은 **혈구모세포**(hemocytoblast)라는 조혈줄기세포에서 시작된다(**그림 15.3**). 혈구모세포는 다능성세포로 간주된다. 다능성이란 다양한 세포로 분화하고 발달할 수 있다는 뜻이다. 혈구모세포는 혈구 발생을 위한 두 가지의 계열을 만들어 낸다. **골수계열**(myeloid line; *myelos*: 골수, *eidos*: 모습)은 (1) 적혈구, (2) 림프구를 제외한 모든 백혈구(과립구와 단핵구 포함), (3) 거대핵세포(혈소판을 만들어 내는 세포)를 형성한다. **림프구계열**(lymphoid line)은 림프구만을 형성한다.

조혈세포의 성숙과 분열은 **집락자극인자**(colony-stimulating factor, CSF) 또는 집락형성단위(colony-forming unit)의 영향을 받는다. 이 분자는 모두 성장인자이다(호르몬인 적혈구형성인자는 제외). 이러한 물질들을 **표 15.6**에 기술하였고, 그림 15.3에 보여 주고 있다.

표 15.6 조혈에 영향을 미치는 물질

물질	성장인자 혹은 호르몬	기능
다중집락자극인자 (multi-colony-stimulating factor, multi-CSF)	성장인자	적혈구, 과립구, 단핵구, 뼈속질 줄기세포에서 나온 혈소판의 형성을 증가시킨다.
과립구큰포식세포집락자극인자 (granulocyte-macrophage colony-stimulating factor, GM-CSF)	성장인자	조혈모세포(progenitor cell)에서 모든과립구와 단핵구가 형성되도록 촉진한다.
과립구집락자극인자 (granulocyte colony-stimulating factor, G-CSF)	성장인자	골수모세포(myeloblast cells)에서 과립구가 형성되도록 자극한다.
큰포식세포집락자극인자 (macrophage colony-stimulating factor, M-CSF)	성장인자	단핵모세포에서 단핵구가 생성되도록 자극한다.
트롬보포이에틴(thrombopoietin)	성장인자	뼈속질에서 거대핵세포가 생성되도록 자극해 혈소판이 만들어지도록 한다.
적혈구형성인자 (에리트로포이에틴, erythropoietin, EPO)	호르몬(주로 콩팥에서 만들어진다)	적혈구전구체와 적혈구모세포가 생성되고 성숙해지는 속도를 높인다.

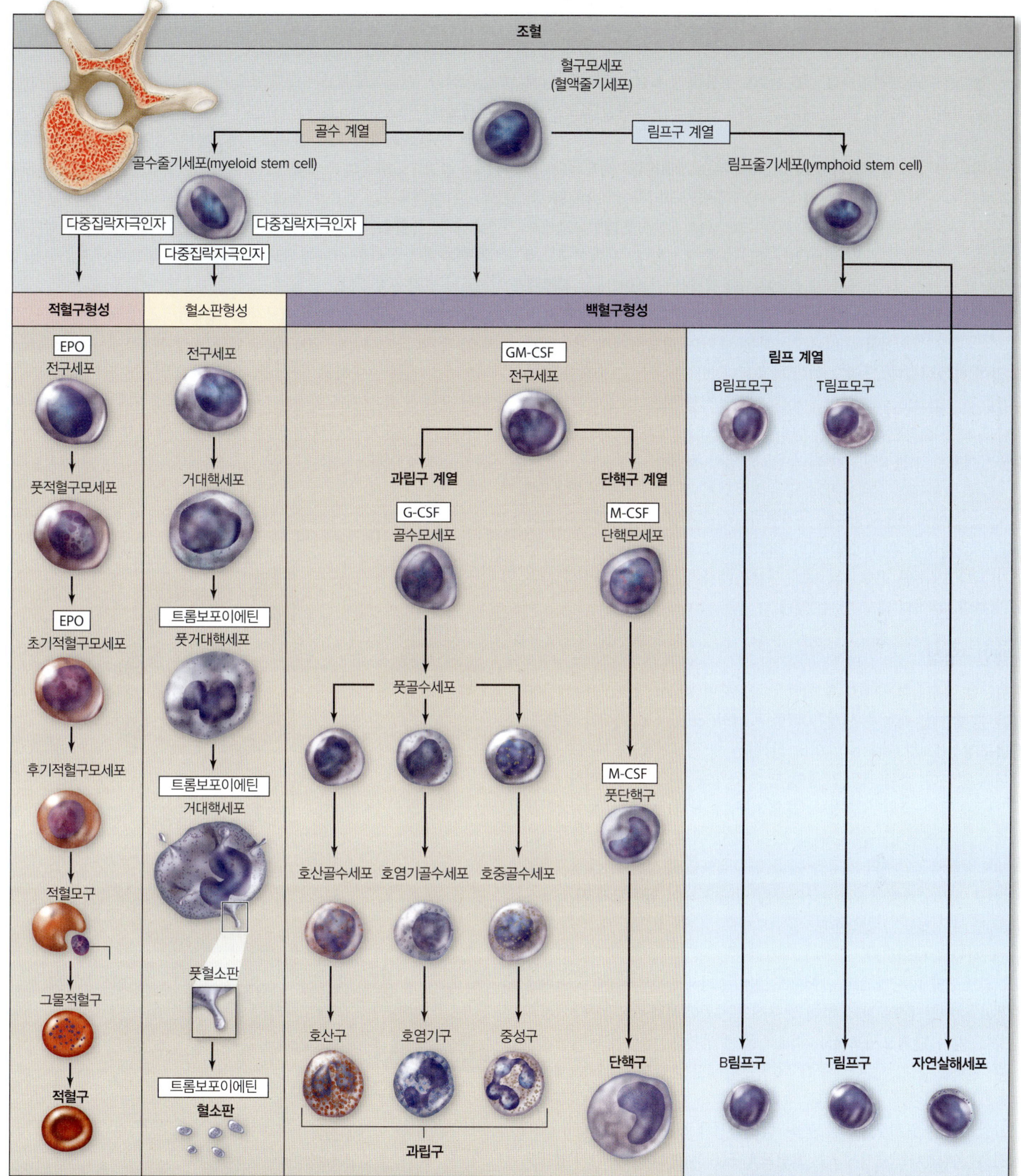

그림 15.3 유형성분의 근원, 분화, 성숙. 모든 유형성분은 혈구모세포라는 조혈줄기세포에서 나온다. 골수줄기세포와 림프줄기세포는 모두 조혈줄기세포에서 나온다. 골수줄기세포는 림프구를 제외한 모든 적혈구, 혈소판, 백혈구를 만들어 낸다. 림프줄기세포는 자연살해세포가 포함된 림프구를 만들어 낸다.

› 적혈구형성

적혈구는 유형성분 중 99% 이상을 차지하며 혈액 1 mm^3당 420~620만 개가 존재한다. 적혈구 생성과정을 **적혈구형성**(erythropoiesis)이라 부른다. 보통 적혈구형성(erythropoiesis; *erythro*:

붉다 또는 적혈구)은 초당 300만 개의 속도로 이루어진다. 적혈구 형성인자(erythropoietin, EPO) 호르몬은 적혈구 형성의 속도를 높임으로서 형성속도를 조절한다(15.3b 참조). 정상적인 적혈구 형성을 위해서는 철, 비타민 B(예: 엽산, 리보플라빈), 아미노산(단백질 형성을 위해)을 섭취해야 한다.

적혈구형성은 **골수줄기세포**(myeloid stem cell)에서 시작된다. 골수줄기세포는 전구세포를 형성하는 다중집락자극인자(multi-CSF)의 영향을 받는다. 전구세포는 크고 핵이 있는 **풋적혈구모세포**(전적혈모구, proerythroblast)를 형성한다. 풋적혈구모세포는 조금 작고 세포질에서 혈색소를 만들어 내는 **적혈구모세포**(erythroblast)가 된다. 그다음 단계인 **적혈모구**(적혈모세포, normoblast)도 작은 편이며 세포질에서 혈색소가 더 많이 만들어진다. 그리고 핵이 방출된다. 마지막에는 **그물적혈구**(망상적혈구, reticulocyte)가 만들어진다. 그물적혈구는 리보솜 일부를 제외하고 모든 소기관을 상실한 상태이나 혈색소는 계속 만들어 낸다. 골수줄기세포가 그물적혈구가 되려면 약 5일이 걸린다.

일부 그물적혈구는 혈관 속을 순환하면서 성숙이 끝난다(평상시에는 전신 혈액의 0.5~2.0%를 차지한다). 그물적혈구의 리보솜은 순환계통으로 들어간 후 1~2일 지나 퇴화하며 그물적혈구는 성숙한 적혈구가 된다. 성숙한 적혈구는 핵과 세포소기관이 없으며 혈색소를 함유한 세포막 '주머니'라고 할 수 있다.

백혈구형성

백혈구는 유형성분 중 0.01% 미만을 차지하며 1 mm^3당 4,500~11,000개가 존재한다. 백혈구 생성을 백혈구 형성(leukopoiesis)이라 부른다. **백혈구형성**(leukopoiesis; *leuko*: 흰색)은 세 종류의 성숙 과정으로 이루어져 있는데, 바로 과립구 성숙, 단핵구 성숙, 림프구 성숙이다.

세 종류의 과립구(중성구, 호염기구, 호산구)는 모두 골수줄기세포에서 만들어진다. 골수줄기세포는 다중집락자극인자와 과립구큰포식세포집락자극인자의 자극을 받아 전구세포를 형성한다. 과립구계열은 전구세포가 과립구집락자극인자의 영향을 받아 **골수모세포**(myeloblast)를 형성하면서 발생한다. 골수모세포는 결과적으로 세 가지 과립구 중 하나로 분화한다.

과립구와 마찬가지로 단핵구도 골수줄기세포에서 나온다. 골수줄기세포는 전구세포로 분화하며 전구세포는 큰포식세포집락자극인자의 영향을 받아 **단핵모세포**(monoblast)를 형성한다. 이것이 단핵구계열이다. 단핵모세포는 풋단핵구가 되며 풋단핵구는 **단핵구**(monocyte)로 분화해 성숙한다.

림프구는 림프구계열을 통해 **림프줄기세포**(lymphoid stem cell)에서 나온다. 림프줄기세포는 **B림프모구**(B-lymphoblast)와 **T림프모구**(T-lymphoblast)로 분화한다. B림프모구는 B림프구로, T림프모구는 T림프구로 성숙한다. 일부 림프줄기세포는 바로 **자연살해**(natural killer, NK)세포로 분화한다.

혈소판형성

혈소판은 유형성분 중 1% 미만을 차지하며 1 mm^3당 15만~40만 개가 존재한다. 혈소판 생성을 **혈소판형성**(thrombopoiesis)이라 부른다. 혈소판형성(thrombopoiesis; *thrombos*: 응고물) 과정에는 골수줄기세포에서 **거대핵모세포**(megakaryoblast; *mega*: 큰)라는 특수한 세포가 만들어진다. 거대핵모세포는 트롬보포이에틴의 영향으로 성숙해져서 **거대핵세포**(거핵구, megakaryocyte)가 된다(**그림 15.4**). 거대핵세포는 크고[지름 약 100마이크로미터(μm)] 치밀하며, 엽이 여러 개인 핵 때문에 눈에 잘 띈다. 하나의 거대핵세포는 수천 개의 혈소판을 만들어 낸다.

거대핵세포는 스스로 **풋혈소판**(proplatelet)이라는 긴 부분을 만들어 낸다. 풋혈소판은 거대핵세포에 계속 붙어 있으면서 적색뼈속질 속의 혈관벽을 통과한다(내피세포 사이). 혈류의 힘으로 풋혈소판을 잘라 혈소판 조각을 만든다.

모두는 아니지만 많은 연구자는 거대핵세포가 적색뼈속질에 위치하고 있다고 생각했다. 2017년에 발표된 생쥐연구에서 거대핵세포는 폐혈관을 통해 순환하고, 폐에서 거대핵세포는 혈소판을 분비한다. 이러한 생쥐 모델은 폐가 혈소판 생성의 50% 이상 담당하는 부위임을 가리킨다. 이러한 연구결과가 인간에서도 존재하는지 알기 위해 연구가 계속 진행 중이다.

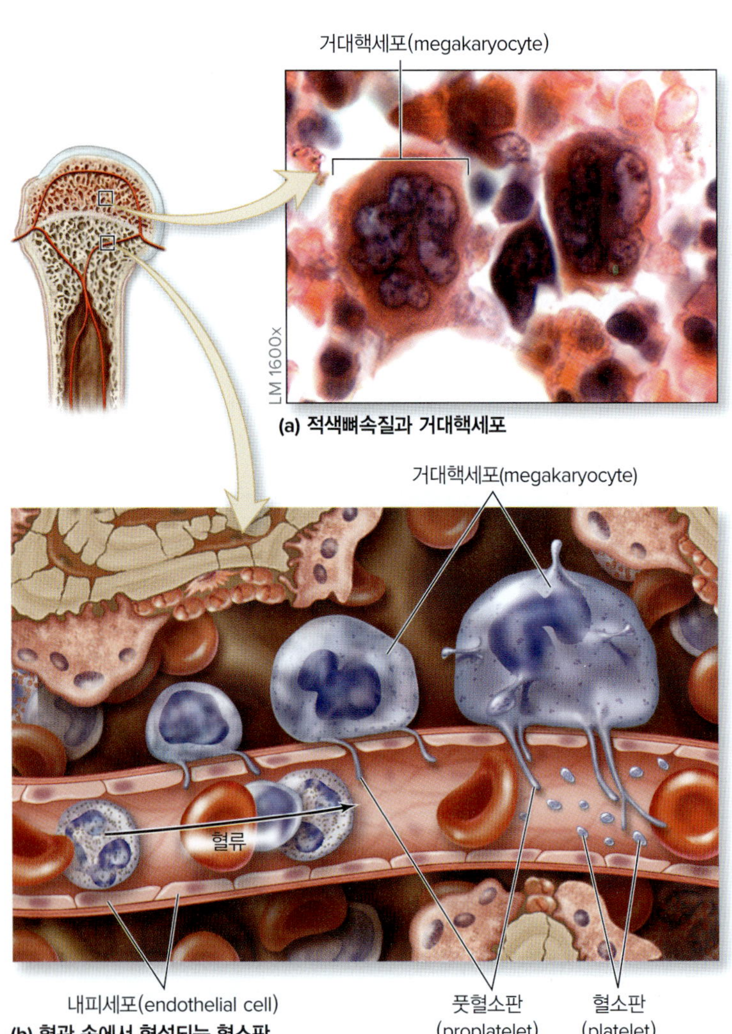

그림 15.4 혈소판 형성. 혈소판은 적색뼈속질의 거대핵세포에서 나온다. (a) 적색뼈속질 속 거대핵세포의 현미경 사진. (b) 거대핵세포의 일부가 혈관벽을 통과해 길게 뻗어 나간다(풋혈소판). 풋혈소판은 혈류의 힘으로 쪼개져서 혈소판이 되어 혈액 속을 순환한다.

무엇을 배웠는가?

9 줄기세포에서 시작하여 성숙한 적혈구가 생성되기까지의 적혈구 조혈과정을 순서대로 기술하라.

10 유형성분 발달에서 2개의 중요한 전구세포는 무엇이고, 성숙한 유형성분는 각각 어디로부터 유래됐는가?

15.3b 적혈구

학습목표

13. 적혈구의 구조에 대해 서술한다.
14. 적혈구형성을 자극하는 사건을 열거한다.
15. 적혈구의 성분이 재활용되는 과정을 설명한다.
16. 각 혈액형을 비교 및 대조하고 수혈할 때 혈액형의 중요성을 설명한다.

적혈구는 매우 작고 유연한 세포이며 지름은 약 7.5 μm이다(**그림 15.5**). 성숙한 적혈구는 핵과 소기관이 없기 때문에 적혈구라는 용어는 잘못된 호칭이다. 따라서 적혈구는 유형성분이라고 부르는 것이 적절하다. 적혈구는 앞뒷면이 오목한 형태이다(폭이 가장 좁은 부분은 약 0.75 μm, 가장 넓은 부분은 약 2.6 μm). 세포막으로 이루어져 있으며 속에는 약 2억 8,000만 개의 혈색소 분자가 있다.

적혈구는 조직과 허파 사이에서 산소와 이산화탄소를 운반한다. 적혈구는 핵과 소기관이 없기 때문에 호흡기체를 더 효율적으로 옮길 수 있다. 앞뒷면 가운데가 오목하기 때문에 모세혈관을 지날 때 한 줄로 포개질 수 있는데, 이를 **동전포갬모양**(연전상, rouleau; *rouleaux*: 원통)이라고 한다. 스펙트린단백질로 이루어진 격자가 적혈구의 안쪽 면에서 세포막을 지탱하면서 적혈구가 모세혈관을 유연하게 지날 수 있도록 한다.

어떻게 생각하는가?

2 적혈구가 핵과 소기관을 상실함으로써 생기는 이점은 무엇일까? (a) 핵이 없고 (b) 사립체(mitochondria)가 없기 때문에 일어나지 않는 세포과정 세 가지는 무엇인가?

› 혈색소

혈색소(hemoglobin)은 붉은 색소가 있으며, 산소와 이산화탄소를 운반하는 단백질이다. 혈액에 산소가 최대로 채워졌을 때를 가리켜 **산소**

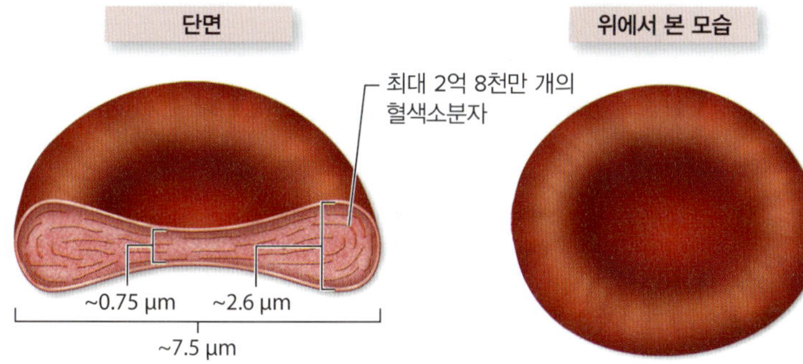

(a) 적혈구 구조

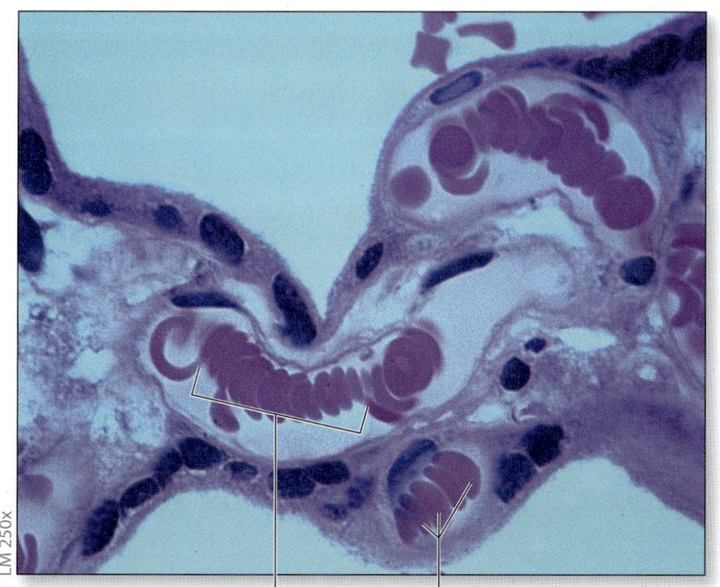

(b) 모세혈관 내의 적혈구 동전포갬모양(rouleau)

그림 15.5 적혈구의 구조. (a) 적혈구는 가운데가 오목한 원반 모양이다. 이 그림에서는 단면과 위에서 본 모습을 나타냈다. (b) 적혈구의 삼차원 구조와 동전포갬모양을 나타낸 광학현미경 사진이다.

통합 INTEGRATE

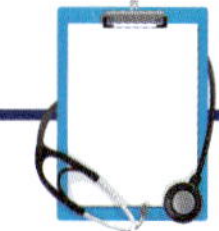

임상적 고찰 15.1 CLINICAL VIEW

혈액도핑

일부 운동선수는 경기에서 더 큰 능력을 발휘하려는 목적으로 혈액 속의 적혈구 수를 늘려 근육에 더 많은 산소가 공급되도록 한다. 여기에는 다양한 방법이 있다. 높은 고도에서 생활하고 훈련하면 적혈구의 수가 자연스럽게 증가한다. 대기 중의 감소한 산소 농도를 보완하기 위해 몸이 적혈구형성 속도를 높이며, 그 결과로 혈액 속의 적혈구 수가 늘어나는 것이다.

어떤 운동선수들은 **혈액도핑**(blood doping)이라는 불법시술을 받는다. 혈액도핑에는 두 가지 방법이 있다. 먼저 자신의 적혈구를 수혈받는 오래된 방법이 있다. 선수는 경기 전에 일정량의 혈액을 뽑아서 보관한다. 콩팥은 혈중 산소의 감소를 탐지해서 적혈구형성인자를 분비하고, 적색뼈속질이 여기에 반응해 적혈구형성을 늘린다. 그 결과로 몸은 적혈구형성을 늘려서 손실된 적혈구를 보충한다. 경기 며칠 전 선수는 자신의 혈액을 다시 수혈받는다. 몸속의 적혈구가 증가하면 혈액 속에서 운반되는 산소도 증가하며, 이로써 근육의 기능이 상당히 향상되어 경기능력이 높아지는 것으로 여겨진다. 또 다른 방법은 빈혈 치료를 위해 약물 형태의 적혈구형성인자가 개발됨으로써 등장했다. 이 방법에서 선수는 적혈구형성인자 주사를 맞아 적혈구 수를 늘린다.

혈액도핑은 치명적인 위험이 따를 수 있다. 혈액도핑으로 혈액 속의 적혈구가 증가하면 혈액의 점성도 높아진다. 세포가 많고 점성이 높은 혈액을 박출하기 위해 심장은 더 힘차게 뛰어야 한다. 경기력을 잠깐 높일 수 있을지는 모르나 심장혈관계통이 영구적으로 손상되어 사망까지 이를 수 있으며, 실제로 몇 명의 올림픽 참가자에게 이러한 일이 일어났다. 이 때문에 현재 스포츠계에서는 혈액도핑이 금지되었다.

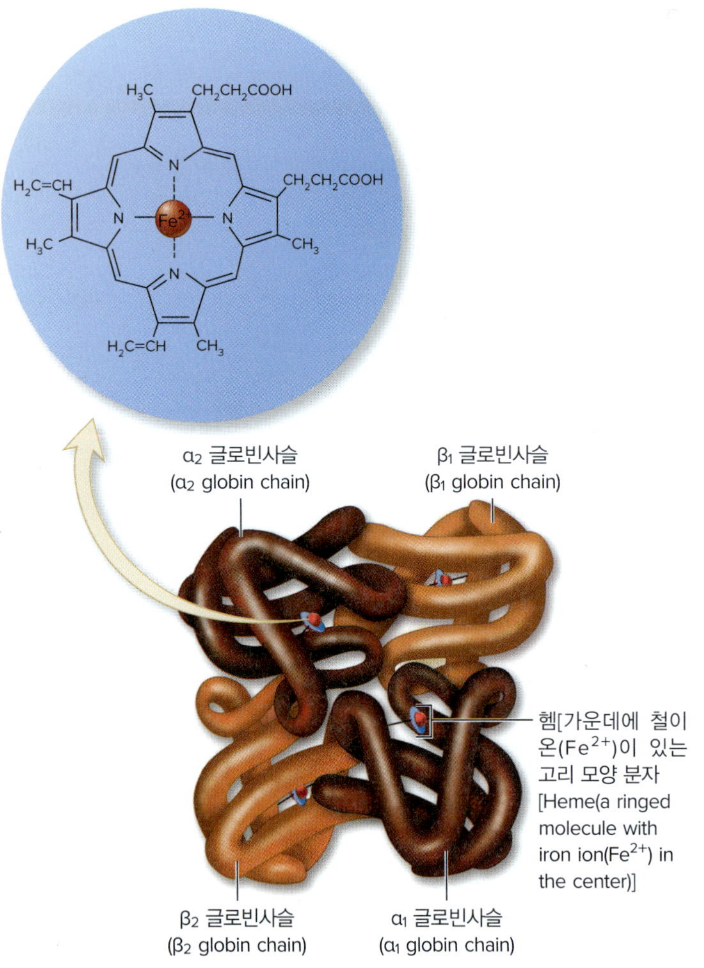

그림 15.6 혈색소의 분자구조. 혈색소분자 하나는 4개의 단백질 소단위로 이루어져 있다. 이 소단위를 글로빈이라고 하며, 하나의 글로빈에는 가운데에 철이온(Fe^{2+}) 하나가 있는 지질헴기가 함유되어 있다. 하나의 혈색소분자는 4개의 산소분자를 운반하며, 이때 산소분자는 철이온에 약하게 결합한다.

화(oxygenated)했다고 하며, 이때 혈액은 선명한 빨간색을 띤다. 반대로 호흡기체가 교환되면서 산소를 일부 손실하고 이산화탄소를 얻었을 경우 혈액이 탈산소화(deoxygenated)했다고 하며, 이때 혈액은 검붉은색이 된다. 혈색소는 결합하는 기체에 따라 산소혈색소(산소와 결합), 탈산소혈색소(산소가 없음), 카르바미노혈색소(carbaminohemoglobin; 이산화탄소와 결합한 혈색소가 아미노기와 결합)라고 한다.

하나의 혈색소분자는 **글로빈**(globin)이라는 단백질 4개로 이루어져 있다. 이 중 2개를 **알파사슬**(alpha chain)이라고 하며, 조금 다른 나머지 2개를 **베타사슬**(beta chain)이라고 한다(그림 15.6). 모든 글로빈 사슬에는 **헴**(heme)기가 있다. 헴기는 가운데에 철이온이 있는 포르피린(유기화합물) 고리로 이루어져 있다. 산소는 헴기의 철이온에 결합해 혈액 속을 이동한다.

혈색소에는 4개의 헴기가 있으므로, 철이온도 4개가 있어서 산소분자 4개가 결합할 수 있다. 산소결합은 상당히 약하다. 이 때문에 산소는 적혈구가 허파의 모세혈관을 지날 때 혈색소에 빠르게 결합했다가 적혈구가 전신조직의 모세혈관을 지날 때 빠르게 분리될 수 있다. 이산화탄소와 글로빈 분자(철이온이 아님)도 약하게 결합하며 이 결합을 통해 이산화탄소가 운반된다. 이산화탄소는 혈액이 전신의 모세혈관을 지날 때 글로빈단백질 분자와 결합하며 혈액이 허파의 모세혈관을 지날 때 분리된다.

적혈구형성에서 적혈구형성인자의 역할

적혈구형성은 **적혈구형성인자**(에리트로포이에틴, erythropoietin, EPO)가 조절한다. 적혈구 형성인자의 생성은 주로 콩팥이 담당하지만 간도 소량의 적혈구형성인자를 분비한다. 적혈구형성

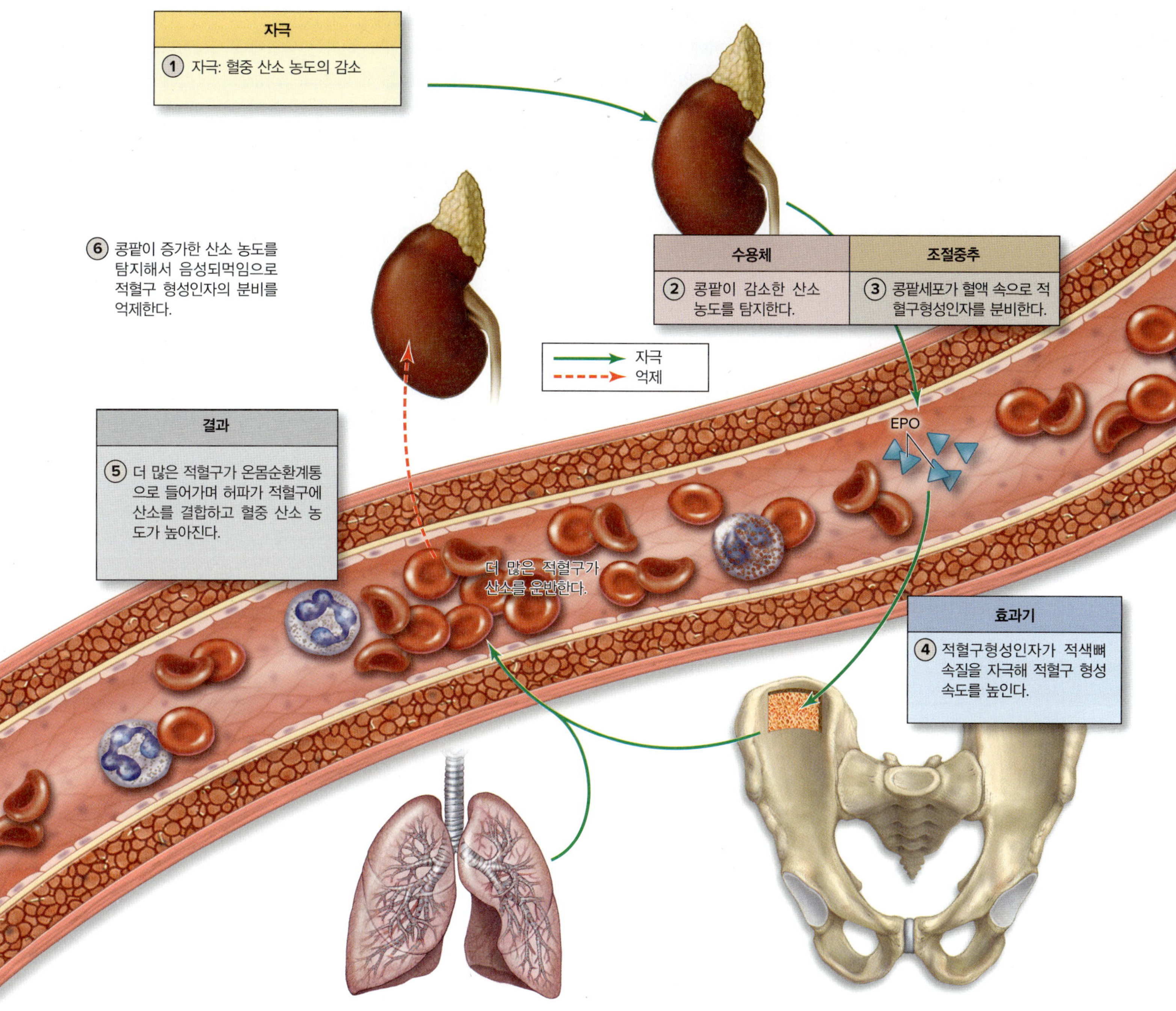

그림 15.7 적혈구형성인자가 적혈구형성을 조절하는 원리. 콩팥의 화학수용체가 감소한 혈중 산소 농도를 탐지해 적혈구형성인자(EPO)가 혈액 속으로 분비되도록 촉발한다. 적혈구형성인자는 적색뼈속질을 자극해 적혈구가 더 많이 만들어지도록 한다. 혈중 산소 농도가 상승하면 적혈구형성인자의 분비가 억제된다.

인자의 분비가 자극을 받는 과정을 **그림 15.7**에 나타냈다. 최초의 자극은 혈중 산소 농도의 감소이다. 감소의 원인은 노화한 적혈구의 지속적인 제거, 혈액손실, 높은 고도(대기 중의 산소량이 적음) 등이다. 혈액이 콩팥 속의 혈관을 지날 때 콩팥의 화학수용체가 산소 농도의 저하를 탐지한다. 그 결과로 콩팥의 특정한 세포가 적혈구형성인자 호르몬을 혈액 속으로 분비한다. 적혈구형성인자는 혈액을 따라 이동한다. 적색뼈속질에 다다르고, 적혈구형성인자는 적색뼈속질의 뼈속질세포를 자극해 적혈구형성을 늘리도록 한다. 생성된 적혈구가 온몸순환계통으로 분비됨으로써(며칠이 걸림) 허파에서 나온 산소가 더 많이 세포로 전달될수 있으며, 따라서 혈중 산소 농도가 높아진다. 산소 농도가 높아지면 음성되먹임을 통해 콩팥의 적혈구형성인자 분비가 억제된다.

남성과 여성 모두 부신에서 소량의 고나도코르티코이드(테스토스테론 포함)가 분비되며, 남성의 고환에서는 다량의 테스토스테론이 분비된다(22.4b절). 테스토스테론의 수많은 기능 중 하나는 콩팥이 적혈구형성인자를 더 많이 생산하도록 자극하는 것이다(표 14.2 참조). 남성은 테스토스테론이 더 많기 때문에 적혈구가 더 많고 적혈구용적률도 더 높다. 고도와 같은 환경적 요인도 적혈구형성인자의 분비에 영향을 미칠 수 있으며, 그 결과로 적혈구용적률에도 영향을 미칠 수 있다. 한 여성이 로키산맥 꼭대기에 있는 집으로 이사를 간다고 생각해 보자.

이곳은 해수면 높이에 비해 기압이 낮다(대기압이 낮으면 호흡할 수 있는 산소가 적다). 이곳에서는 해변에 있을 때에 비해 숨을 쉴 때마다 흡입하는 산소가 적다. 이 여성의 몸은 적혈구형성인자를 점점 더 많이 분비해 적혈구를 더 많이 만들어 냄으로써 산소 부족을 보상한다. 혈액 속에 적혈구가 더 많으면 조직으로 더 많은 산소를 운반할 수 있기 때문이다. 그러나 적혈구가 많으면 혈액의 점성이 높아지기 때문에 심장혈관계통의 합병증이 발병할 가능성이 높아진다. 혈전으로 인한 심장마비나 뇌졸중을 예로 들 수 있다. 에이트로포이에틴에 대한 더 자세한 내용은 "**표 R.6**: 혈액에서 적혈구 농도 조절"에 나열하였다.

적혈구의 파괴

적혈구는 핵과 세포소기관이 없는데, 이것이 적혈구 수명에 영향을 미친다. 성숙한 적혈구는 스스로 복구하거나 손상된 막을 대체하기 위한 단백질을 합성할 수 없다. 노화하고 혈관을 돌아다니는 과정에서 닳은 적혈구는 점점 약해지고 유연성을 잃는다. 이 때문에 적혈구의 최대 수명은 약 120일이다. 몸을 순환하는 적혈구 중 거의 1%의 가장 노화한 적혈구가 매일 순환계통에서 제거된다. 이 오래된 적혈구는 지라와 간에서 큰포식세포(macrophage)라는 세포에 포식당한다.

혈색소의 파괴에서는 세 가지 분자 성분을 고려해야 한다. 바로 글로빈단백질, 철이온, 헴기이다. 이 중 두 가지는 재활용된다. 나머지 하나는 대사를 통해 변형되어 몸에서 제거된다. 이 과정을 **그림 15.8**에 나타냈다.

글로빈단백질은 자유아미노산으로 분해되며, 이 중 대부분은 새로운 적혈구 또는 그 외의 단백질을 만들기 위한 단백질합성에 쓰인다.

혈색소에서 철이 떨어져 **트랜스페린**(transferrin; *trans*: 건너, *ferrum*: 철)이라는 글로불린단백질에 의해 간 혹은 지라로 운반된다. 간에서 철이온(Fe^{2+})은 **페리틴**(ferritin)과 **헤모시데린**(hemosiderin)이라는 저장단백질과 결합한다. 페리틴은 철의 주요 저장장치 역할을 하는 큰 수용성 단백질이다. 철은 주로 간과 지라에 저장되며, 트랜스페린과 결합해 적색뼈속질로 이동해서 적혈구형성에 쓰인다. 그러나 소량의 철(약 0.9 mg)은 매일 대변, 땀, 소변으로 소실된다. 여성의 경우는 월경으로 철이 더 소실된다.

혈색소에서 나온 헴기(철이온과 분리됨)는 큰포식세포 속에서 먼저 **빌리베르딘**(biliverdin; *bilis*: 쓸개즙, *verd*: 녹색)이라는 녹색색소로 변환된다. 빌리베르딘은 **빌리루빈**(bilirubin)이라는 황색색소로 변환되어 알부민과 결합해 간으로 운반된다. 빌리루빈은 쓸개즙이라는 소화

통합 INTEGRATE

임상적 고찰 15.2 CLINICAL VIEW

빈혈

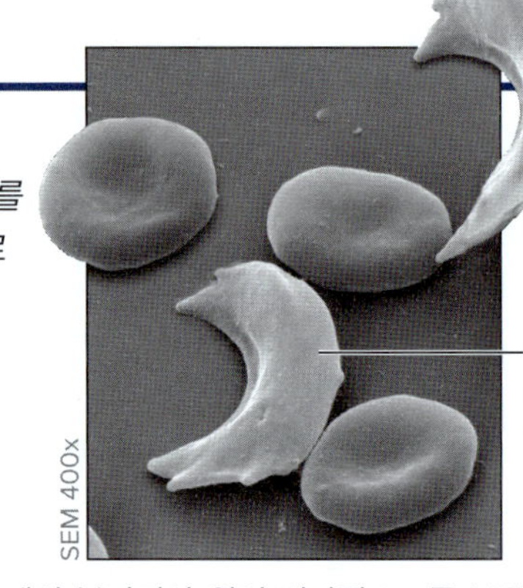

낫적혈구병 환자의 피를 주사현미경(SEM)으로 본 모습

©©Eye of Science/Science Source

빈혈(anemia; *an*: 없는, *haima*: 피)은 적혈구의 비율이 정상보다 낮거나 혈액의 산소 운반능력이 감소(예: 혈색소양이 비정상일 때)한 경우를 가리킨다. 신체조직으로 운반되는 산소가 감소하며, 이 때문에 심장은 몸에 산소를 공급하기 위해 더 열심히 뛰어야 한다. 빈혈의 증상은 무기력, 숨가쁨, 피부와 점막의 창백함, 피로, 두근거림 등이다. 빈혈의 유형은 다음과 같다.

- **재생불량빈혈**(무형성빈혈, aplastic anemia)은 적혈구와 혈색소의 형성이 크게 감소하는 것이 특징이다. 적색뼈속질의 결손이 원인이며, 이는 독극물, 독소, 방사능 노출 때문에 발생할 수 있다.
- **선천용혈빈혈**(congenital hemolytic anemia)은 적혈구가 비정상적으로 빠르게 파괴되는 것이다. 비정상적인 막단백질이 생성되어 적혈구의 세포막이 매우 취약해지는 유전적 결손이 일반적인 원인이다.
- **적혈모구빈혈**(erythroblastic anemia)은 혈액 속에 미성숙하고 핵이 있는 세포(적혈모구)가 다수 존재하는 것이 특징이다. 세포 성숙이 가속되면 혈액 속에 미성숙한 세포가 존재하게 되는데, 이 세포들은 제대로 기능하지 못하며 그 결과로 빈혈이 일어난다.
- **출혈빈혈**(hemorrhagic anemia)은 심한 출혈로 발생한다. 예를 들면 만성 위궤양, 월경으로 인한 출혈이 많거나 오래 지속되는 경우 발생할 수 있다.
- **악성빈혈**(pernicious anemia)은 몸이 비타민 B_{12}(cobalamin)를 흡수하지 못해 발생하는 성인의 만성 진행성 빈혈이다. 비타민 B_{12}는 생선과 고기에 들어 있기 때문에 대부분의 사람은 식사를 통해 비타민 B_{12}를 충분히 섭취하지만, 완전 채식을 하는 사람들은 그렇지 못하다(따라서 모든 채식주의자에게는 비타민 B_{12} 보충제의 섭취를 권장한다). 위 내벽세포에서 분비되어 위의 비타민 B_{12}를 보호하고 작은창자의 비타민 B_{12} 흡수를 강화하는 당단백질인 내인인자(intrinsic factor) 생성에 결함이 생기면 악성빈혈이 나타난다. 내인인자 생성 결손 때문에 악성빈혈에 걸린 사람은 경구용 비타민 B_{12} 보충제를 흡수하지 못하기 때문에 비타민 B_{12}를 반드시 근육주사 또는 피하주사로 투여해야 한다.
- **낫적혈구병**(sickle cell disease)은 보통염색체 열성 빈혈로, 2개의 낫적혈구 유전자를 물려받은 사람에게 나타난다. 혈중 산소 농도가 낮으면 적혈구가 낫 모양이 되어 혈관 속을 효율적으로 이동하지 못하고 쉽게 파괴된다[이 과정을 용혈(hemolysis)이라고 한다].

대부분의 빈혈은 환자의 적색뼈속질을 적혈구로 대체시킴으로써 치료한다. 약물 형태의 적혈구형성인자를 사용함으로써 이 과정을 촉진할 수 있다. 그러나 빈혈은 다른 질병의 증상인 경우도 많다. 예를 들어 빈혈의 원인이 철결핍인 경우가 많은데, 철 결핍은 식단보다 만성적인 혈액손실 때문인 경우가 많다. 이때 몸에 저장된 철은 몇 달에서 몇 년에 걸쳐 대폭 감소한다. 만성적인 혈액손실의 가장 흔한 원인 세 가지는 과도한 월경 출혈, 진단되지 않는 위궤양, 잘록창자암이다. 따라서 의사는 환자의 적혈구를 복구할 때 빈혈의 기저 원인도 함께 찾아야 한다.

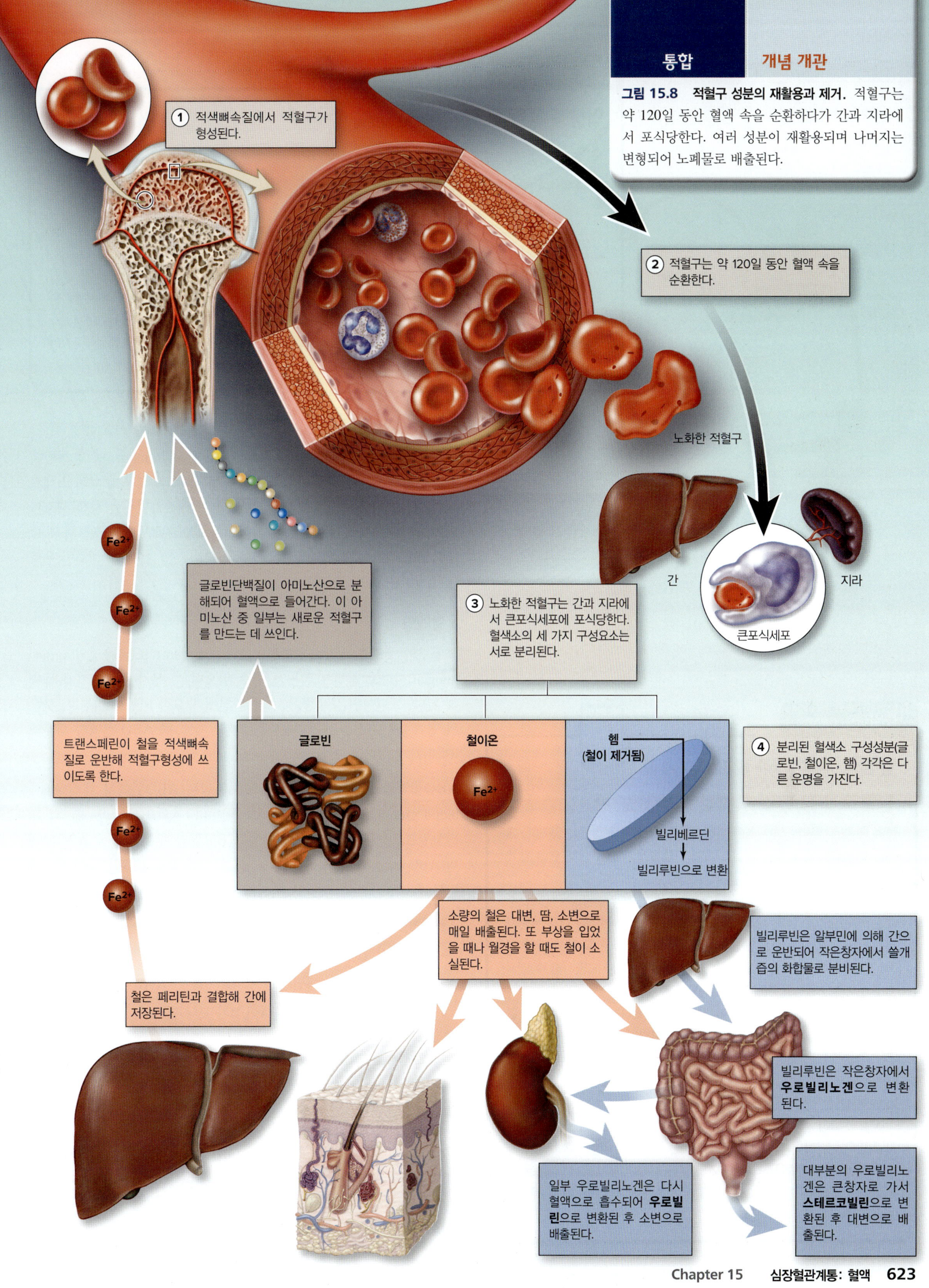

그림 15.8 적혈구 성분의 재활용과 제거. 적혈구는 약 120일 동안 혈액 속을 순환하다가 간과 지라에서 포식당한다. 여러 성분이 재활용되며 나머지는 변형되어 노폐물로 배출된다.

통합 INTEGRATE

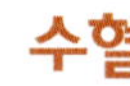

임상적 고찰 15.3 CLINICAL VIEW

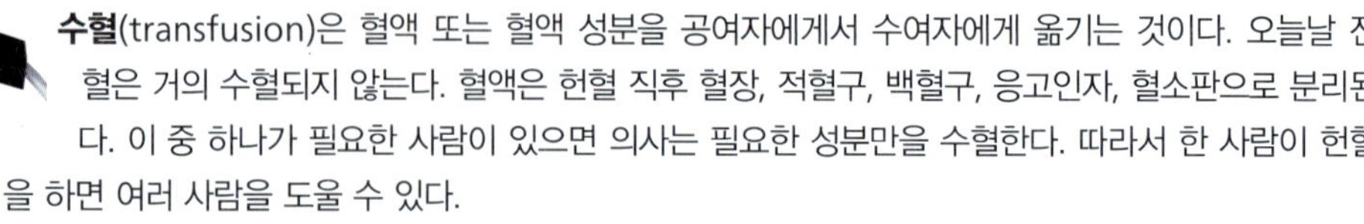

수혈

수혈(transfusion)은 혈액 또는 혈액 성분을 공여자에게서 수여자에게 옮기는 것이다. 오늘날 전혈은 거의 수혈되지 않는다. 혈액은 헌혈 직후 혈장, 적혈구, 백혈구, 응고인자, 혈소판으로 분리된다. 이 중 하나가 필요한 사람이 있으면 의사는 필요한 성분만을 수혈한다. 따라서 한 사람이 헌혈을 하면 여러 사람을 도울 수 있다.

헌혈된 혈액은 건강 문제를 예방하기 위해 살균된 상태에서 수집된다. 먼저 혈액에 항응고제를 혼합해 응고를 방지하고 즉시 냉장 보관한다. 그 후 간염과 에이즈를 비롯한 다양한 감염성 질환을 검사한다. 그러고 나면 혈액을 적혈구, 응고인자, 혈소판으로 분리한다. 백혈구가 필요할 경우에는 혈액에서 백혈구를 효과적으로 거른 후 혈액을 다시 공여자에게 돌려주는 특수한 장비를 이용한다(적색뼈속질이 건강한 공여자는 백혈구를 신속히 보충할 수 있다).

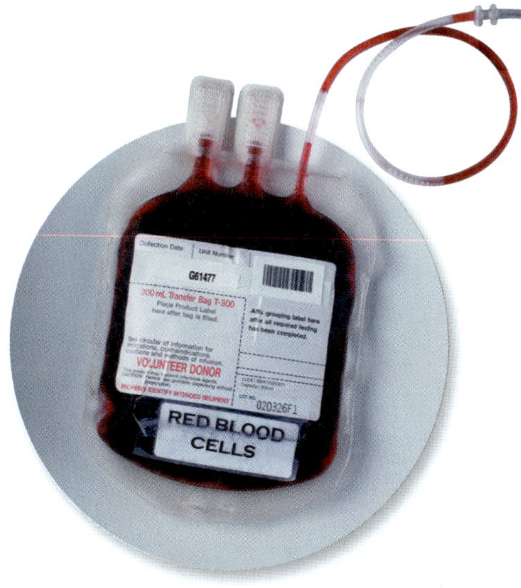

©liquidlibrary/PictureQuest RF

액의 성분이며, 쓸개즙은 간에서 만들어져 작은창자로 분비된다.

빌리루빈은 작은창자에서 **우로빌리노겐**(urobilinogen)으로 변환된다. (1) 우로빌리노겐은 큰창자로 이동해 장 속의 세균에 의해 **스테르코빌린**(stercobilin)으로 변환될 수 있다. 스테르코빌린은 갈색 색소이며 대변의 성분이 되어 몸에서 배출된다. (2) 우로빌리노겐은 다시 혈액으로 흡수될 수도 있다. 이때는 콩팥에서 배출되는 황색 색소인 **우로빌린**(urobilin)으로 변환된다.

› 혈액형

적혈구의 세포막에는 **표면항원**(surface antigen) 또는 응집원(agglutinogen)이라고 불리는 분자가 다수 있으며 이 분자들은 표면에 돌출해 있다. 표면항원은 수혈, 때로는 임신에 중요한 영향을 미친다. 사람의 혈액형을 결정하는 표면항원은 2개의 체계, 즉 ABO 혈액형 체계와 Rh 인자가 있다.

ABO혈액형 체계 가장 잘 알려진 항원은 ABO혈액형 체계(ABO blood group)를 이루는 항원이다. 이 분류는 A와 B라는 두 가지의 표면항원으로 이루어져 있다. A항원과 B항원의 유무를 통해 ABO혈액형(ABO blood type)을 파악한다. 이 원리를 **그림 15.9**와 아래 항목에 나타냈다.

- **A형**은 적혈구에 표면항원 A가 있다.
- **B형**은 적혈구에 표면항원 B가 있다.
- **AB형**은 적혈구에 표면항원 A와 B가 모두 있다.
- **O형**은 적혈구에 표면항원 A와 B가 모두 없다.

적혈구의 표면항원 ABO는 혈장 속을 돌아다니는 **항체**[antibody; 응집소(agglutinin)라고도 함]와 쌍을 이룬다. 일반적으로 항체는 Y자 형태를 띤 단백질로, 외부 물질로 인식한 특정한 항원을 붙잡도록 만들어졌다. ABO혈액형 체계에서는 표면항원 A에 반응하는 **항A항체**(anti-A antibody)와 표면항원 B에 반응하는 **항B항체**(anti-B antibody)가 있다. 혈장에는 같은 사람의 적혈구 표면항원에 반응하는 항체가 없다. ABO혈액형 체계에서 혈액형과 항체는 일반적으로 다음과 같이 연결되어 있다.

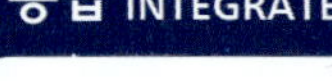

통합 INTEGRATE

임상적 고찰 15.4 CLINICAL VIEW

전혈과 혈장 헌혈 차이점이 무엇인가?

전혈 헌혈은 혈액의 모든 성분(유형성분과 혈장)을 헌혈하는 것이다. 대부분 비영리단체(예: 미국적십자사)에서 전혈을 모으기 위해 헌혈 캠페인을 벌인다. 헌혈은 거의 항상 자발적이고 현금 보상이 없다.

전혈 헌혈은 미국식품의약국(FDA)에 의해 규제되며, 영리목적으로 수집된 모든 혈액은 이와 같이 표시되어야 한다. 전혈 헌혈에 대해 누군가에게 돈을 지불하는 것은 불법이 아니지만, FDA와 헌혈센터는 개인이 자신의 병력에 대해 거짓말을 하고 국가의 혈액공급을 오염시킬 수 있기 때문에 이러한 관행을 비윤리적인 것으로 본다.

이에 반해, 혈장 헌혈은 전혈에서 혈장만 헌혈하는 것이다. 우선 전혈을 채취한 후, 혈장을 추출한 후 남은 혈장 이외의 성분은 공여자의 혈액으로 되돌려준다. 혈장량은 사람이 수분을 공급하면서 이루어지면 수일 내에 신체 혈장량으로 되돌아온다. 그러므로 혈장 헌혈을 전혈 헌혈보다 더 많이 할 수 있는 것이다.

전혈 헌혈이 환자 치료에 사용되는 반면, 대부분 혈장 헌혈은 제약회사나 연구소로 보내져서 혈장 혹은 특별한 단백질이 약을 제조하거나 새로운 치료제를 시험하는 데 사용되기도 한다. 혈장 및 단백질 성분은 함유된 병원체를 죽이는 데 도움이 되는 반면, 전혈의 유형성분은 유사한 과정을 거치면 손상될 수 있다.

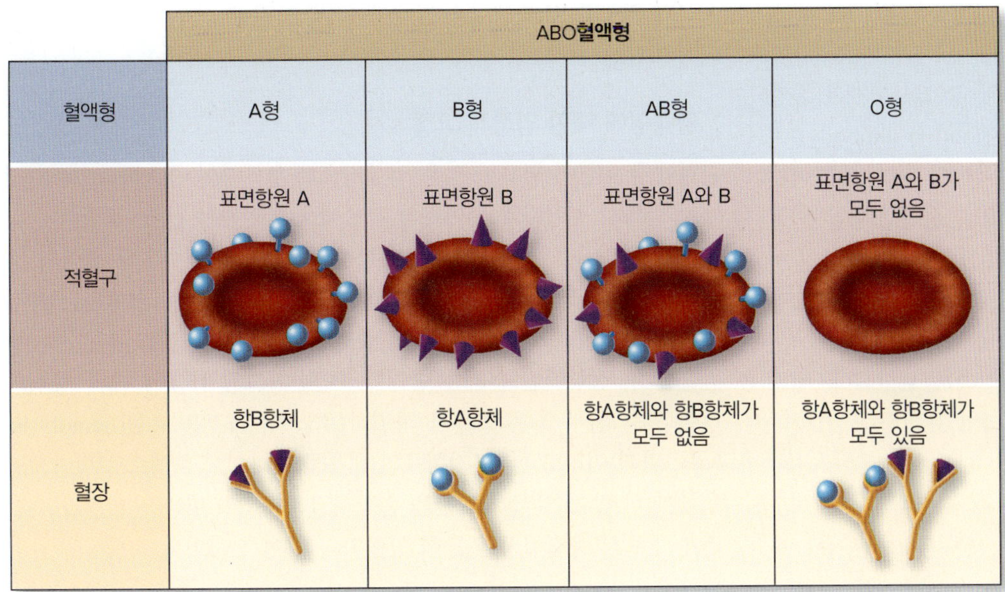

(a)

	Rh혈액형	
혈액형	**Rh양성**	**Rh음성**
적혈구	표면항원 D	표면항원 D가 없음
혈장	항D항체가 없음	Rh양성 혈액에 노출되지 않으면 항D항체가 없음

(b)

그림 15.9 ABO와 Rh혈액형. 혈액형은 적혈구막 표면에 노출된 항원(응집원)을 기준으로 나눈다. 혈장에는 체외에서 온 항원에 반응하는 항체(응집소)도 있다.

통합 INTEGRATE

임상적 고찰 15.5 CLINICAL VIEW

태아 혈색소와 생리적 황달

태아 혈색소라 불리는 혈색소 분자는 엄마 뱃속 태아의 적혈구에서 발견된다. 태아 혈색소는 성인 혈색소보다 산소결합 친화력이 커서 엄마 혈액에서 태아혈액으로의 산소 이동이 보장되는 것이다. 태어난 후, 태아혈색소를 가진 적혈구는 성인 혈색소를 가진 적혈구로 바뀐다. 유아기 때 빌리루빈 수치가 증가하여 피부색깔이 노랗게 되는 **생리적 황달**이 나타나는데, 이는 태아 혈색소 파괴에 기인한 것이다. 이러한 증상이 약 1주일 정도 지속되고, 가끔 미숙아는 2주 정도 지속되기도 한다. 빌리루빈 분해를 촉진하거나 가속시키기 위해, 황달이 있는 유아는 광선요법으로 치료한다.

통합 INTEGRATE

학습전략 LEARNING STRATEGY

ABO 혈액형은 특별한 항체와 관련이 있는 것을 상기하고, 각 혈액형은 다른 철자의 항체를 가지고 있는 것을 명심하자.

- A형은 항A항체를 가지고 있는 것이 아니라 항B항체만을 가지고 있다.
- B형은 항B항체를 가지고 있는 것이 아니라 항A항체만을 가지고 있다.
- AB형은 A, B 모두를 가지고 있고, 항A 및 항B항체를 가지고 있지 않다.
- O형은 A, B 모두를 가지고 있지 않고, 항A 및 항B항체를 가지고 있다.

- A형 혈액의 혈장에는 항B항체가 있다.
- B형 혈액의 혈장에는 항A항체가 있다.
- AB형 혈액의 혈장에는 항A항체나 항B항체가 없다.
- O형 혈액의 혈장에는 항A항체와 항B항체가 모두 있다.

Rh인자 적혈구막에 있는 또 다른 종류의 흔한 표면항원을 통해 Rh 혈액형이 결정된다. **Rh혈액형**(Rh blood type)은 흔히 **Rh인자**(Rh factor) 또는 **표면항원 D**(surface antigen D)라고 부르는 Rh 표면항원의 유무를 통해 파악한다. Rh인자가 있으면 **Rh양성**(Rh positive,

Rh$^+$)이라고 한다. 반대로 Rh 표면항원이 없으면 **Rh음성**(Rh negative, Rh$^-$)이라고 한다(그림 15.9b).

ABO혈액형 체계에서 외부 항원에 노출되지 않아도 항체가 존재하는 것과는 달리, Rh인자에 대한 **항체**[항D항체(anti-D antibody)]는 Rh음성인 사람이 Rh양성 혈액에 노출되었을 경우에만 나타난다. 이러한 일은 흔히 부적합한 수혈 때문에 일어난다. Rh양성인 사람은 적혈구에 Rh항원이 있기 때문에 항D항체가 존재하지 않는다. Rh음성인 사람만이 항D항체를 가지고 있으며 이 항체는 Rh항원에 노출된 후에만 나타난다.

대부분의 경우에 ABO혈액형과 Rh혈액형은 함께 보고된다. 예를 들어 AB형인 동시에 Rh 양성인 경우는 AB$^+$라고 표기한다. 그러나 ABO혈액형과 Rh혈액형은 별개이며, 서로 존재나 기능 면에서 영향을 미치지 않는다.

› 혈액형에 대한 임상적 고찰

환자에게 수혈이 필요한 경우 임상적으로 혈액형이 중요하다. 수혈 전에는 반드시 공여자와 수여자의 적합성을 확인해야 한다. 적합하지 않은 혈액형의 혈액을 수혈받으면 혈장 속의 항체가 수혈된 혈액의 적혈구에 있는 표면항원에 결합해 적혈구 덩어리가 서로 결합하는 **응집**(agglutination; *ad*: ~에, *gluten*: 풀)이 일어난다. 응집한 적혈구는 혈관을 막아 정상적인 순환을 방해할 수 있다(**그림 15.10**). 결국 응집한 적혈구 중 일부 혹은 모두가 파열하는데, 이 과정을 용혈(hemolysis; *lysis*: 파괴)이라고 한다. 적혈구의 내용물과 파편이 혈액으로 방출되면 용혈이 더 많이 일어나 기관을 손상시킬 수 있다. 따라서 헌혈과 수혈 전에 반드시 응집검사를 통해 공여자와 수여자 사이의 적합성을 파악해야 한다.

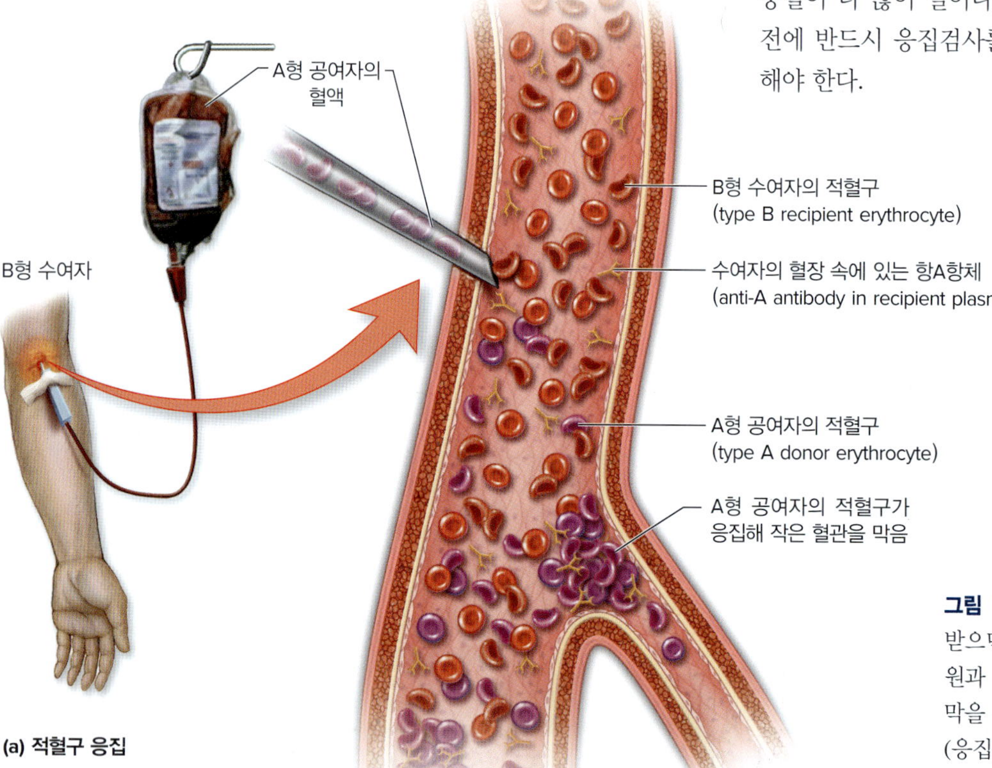

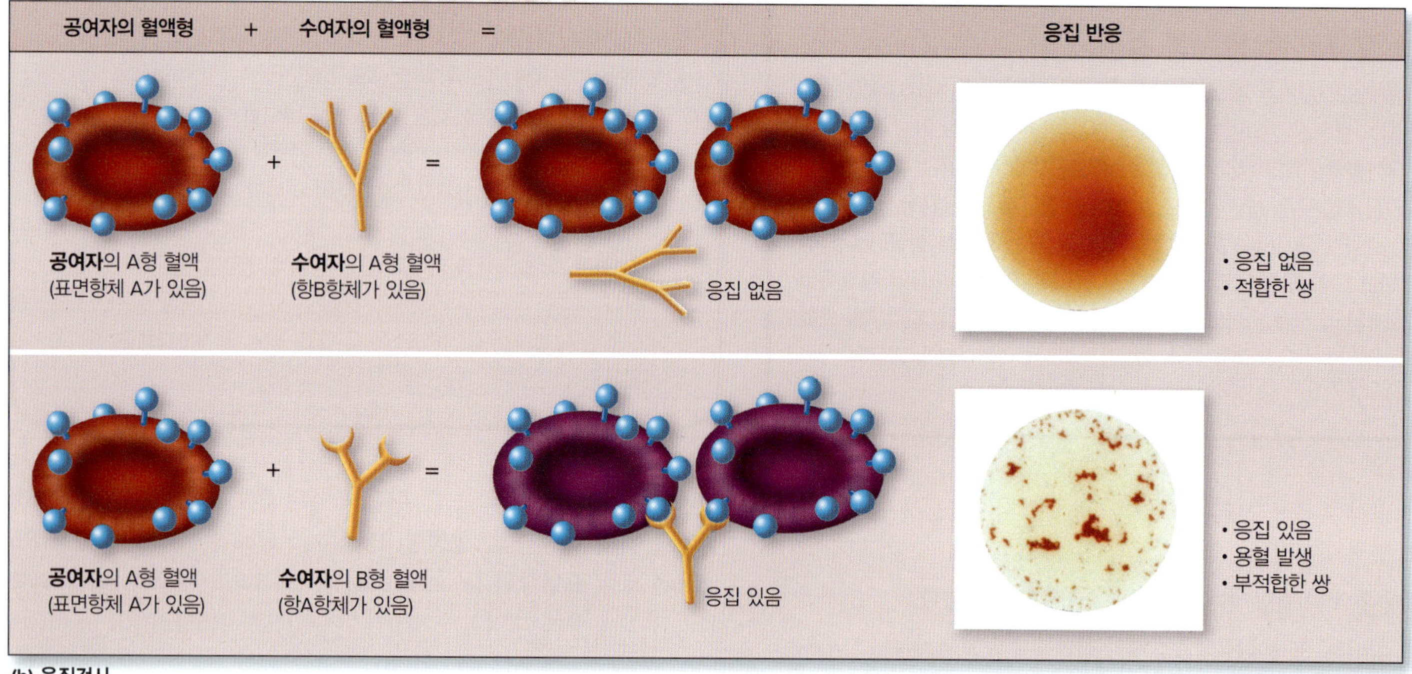

그림 15.10 응집 반응. (a) 적합하지 않은 혈액을 수혈받으면 혈장 속의 항체가 적혈구의 세포막에 있는 표면항원과 결합한다. 그 결과로 적혈구가 응집해서 작은 혈관을 막을 수 있다. (b) 혈장과 적혈구 샘플 검사에서 적합한 쌍(응집 없음)과 부적합한 쌍(응집 있음)을 나타냈다.

통합 INTEGRATE

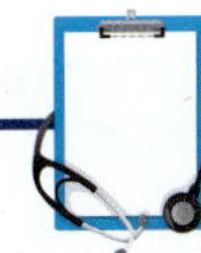

임상적 고찰 15.6 CLINICAL VIEW

Rh부적합과 임신

Rh음성인 여성이 Rh양성인 태아를 임신한 경우 항D항체의 유무가 특히 중요하다. 어머니가 예전에 Rh양성 혈액에 노출된 적이 있으면(예전에 Rh양성인 태아를 임신해서 출산 중에 노출된 경우) 임신 중에 Rh부적합이 나타날 수 있다. 예전에 Rh양성 혈액에 노출되었던 어머니는 항D항체를 보유하고 있으며, 이 항체는 태반을 통해 이동해서 태아의 적혈구를 파괴해 심각한 질병 또는 사망을 유발할 수 있다. 신생아에게 나타나는 이 종류의 질환을 신생아용혈병(hemolytic disease of the newborn, HDN) 또는 태아적혈모구증(erythroblastosis fetalis)이라고 한다. 이 경우 신생아에게는 흔히 적혈구 파괴로 인한 빈혈과 고빌리루빈혈증(혈액에 빌리루빈이 증가하는 것)이 나타날 수 있다. 심한 경우에는 신생아가 심부전을 일으켜 수혈을 받아야만 한다.

Rh음성인 여성에게 임신 28~32주와 출산 시에 특수한 면역글로불린(예: RhoGAM)을 투여하면 항D항체가 생기지 않는다. 이 면역글로불린은 태아의 적혈구 표면항원에 결합한다. 이로써 어머니의 면역계통이 Rh항원을 인식해서 항D항체를 형성하도록 자극받는 일을 막을 수 있다.

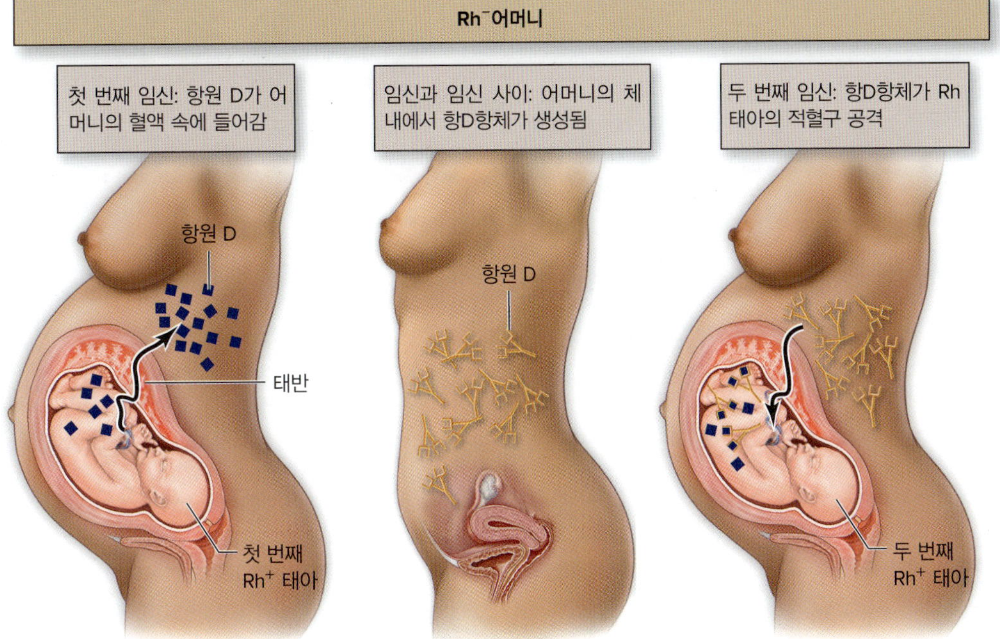

	어머니의 Rh혈액형		태아의 Rh혈액형	
	임신 #1	임신 #2	임신 #1	임신 #2
혈액형	Rh음성	Rh음성	Rh양성	Rh양성
적혈구	항원 D 없음	항원 D 없음	항원 D 있음	항원 D 있음
혈장	항D항체 없음	항D항체 있음 (이전의 노출 때문)	항D항체 없음	항D항체 없음 어머니의 항D항체가 태반을 건너 태아의 적혈구를 공격함으로써 신생아용혈병을 일으킴

신생아용혈병

어떻게 생각하는가?

3 O^-형인 공여자를 "만능공혈자"라 하고 AB^+형인 수여자를 "만능수혈자"라 하는 이유는 무엇인가?

무엇을 배웠는가?

11 적혈구의 주된 기능은 무엇이며, 적혈구의 어떤 구조 덕분에 그 기능을 효율적으로 수행할 수 있는가?

12 트랜스페린, 페린, 헤모시데린은 적혈구 성분의 재활용에 어떻게 관여하는가?

13 A^+형 혈액과 B^-형 혈액은 구조와 분자가 어떻게 다른가?

15.3c 백혈구

학습목표

17. 백혈구의 주요 기능을 설명한다.

18. 과립구와 무과립구를 구분하고, 여러 유형을 비교하고 대조한다.

19. 감별계산(감별계수)의 의미를 설명하고, 임상적으로 어떻게 중요한지 서술한다.

백혈구는 병원체에 대한 몸의 방어를 돕는다. 백혈구는 핵과 세포소기관이 있고, 적혈구보다 지름이 1.5~3배가량 크고 혈색소를 함유하지 않는다. 혈액 속의 백혈구 수는 일반적으로 혈액 1 mm(μL)당

표 15.7 백혈구

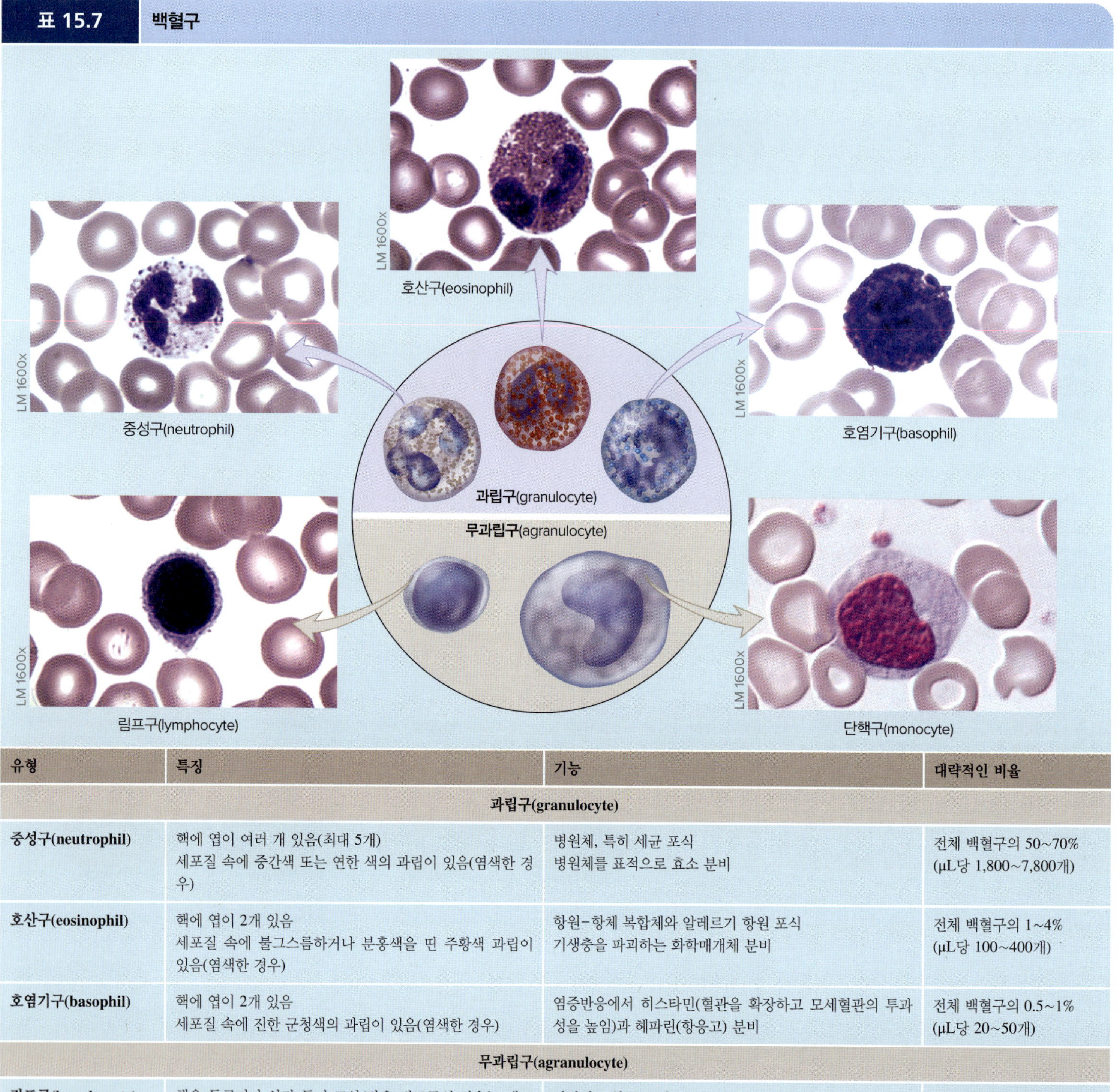

유형	특징	기능	대략적인 비율
	과립구(granulocyte)		
중성구(neutrophil)	핵에 엽이 여러 개 있음(최대 5개) 세포질 속에 중간색 또는 연한 색의 과립이 있음(염색한 경우)	병원체, 특히 세균 포식 병원체를 표적으로 효소 분비	전체 백혈구의 50~70% (μL당 1,800~7,800개)
호산구(eosinophil)	핵에 엽이 2개 있음 세포질 속에 불그스름하거나 분홍색을 띤 주황색 과립이 있음(염색한 경우)	항원-항체 복합체와 알레르기 항원 포식 기생충을 파괴하는 화학매개체 분비	전체 백혈구의 1~4% (μL당 100~400개)
호염기구(basophil)	핵에 엽이 2개 있음 세포질 속에 진한 군청색의 과립이 있음(염색한 경우)	염증반응에서 히스타민(혈관을 확장하고 모세혈관의 투과성을 높임)과 헤파린(항응고) 분비	전체 백혈구의 0.5~1% (μL당 20~50개)
	무과립구(agranulocyte)		
림프구(lymphocyte)	핵은 둥글거나 약간 톱니 모양(작은 림프구의 경우는 세포 전체를 꽉 채움) 핵은 대체로 어둡게 염색됨 세포질이 가장자리처럼 핵을 둘러쌈	면역세포 활동 조정 병원체와 비정상적이거나 감염된 세포 공격 항체 생산	전체 백혈구의 20~40% (μL당 1,000~4,800개)
단핵구(monocyte)	콩팥 또는 C자 모양의 핵 핵은 대체로 연하게 염색됨 핵 주변에 세포질이 풍부함	혈관을 나가 큰포식세포가 됨 병원체(예: 세균, 바이러스), 세포 조각, 죽은 세포, 부산물 포식	전체 백혈구의 2~8% (μL당 100~700개)

4,500~11,000개이다.

백혈구는 운동을 하며(사이질액 속에서 움직일 수 있으며) 매우 유연하다. 사실 대부분의 백혈구는 혈액이 아니라 신체조직 속에 존재한다. 백혈구는 **혈구누출**(혈구이주, diapedesis; *dia*: ~을 통해, *pedesis*: 도약)이라는 과정을 통해 혈관에서 조직으로 들어가는데, 이때 혈관벽의 내피세포 틈에서 짓눌린다. **화학물질쏠림성**(화학주성, chemotaxis)은 손상된 세포, 죽은 세포, 침입한 병원체가 분비하는 분자 때문에 백혈구가 감염 부위로 이동하는 것이다.

백혈구에는 다섯 가지 유형이 있으며, 이 유형은 크게 과립구와 무과립구로 나뉜다. 과립구와 무과립구를 나누는 기준은 특이과립(specific granule)이라는 세포질분비소포가 보이느냐 여부이다. **표 15.7**에 백혈구의 각 유형을 요약했다.

과립구

과립구(granulocyte)를 현미경으로 보면 세포질 속의 특이과립이 잘 보인다. 혈액펴바른표본을 염색해 음영을 주면 세 가지 유형의 과립구가 보이는데, 각각 중성구, 호산구, 호염기구이다. 이 이름들은 특정 염료에 대한 그 과립구의 친화성을 나타낸다.

중성구　혈액 속에 가장 많은 백혈구는 **중성구**(호중구, neutrophil; *neuter*: 둘 중 어느 것도 아닌, *philos*: 좋아하는)로 전체 백혈구 중 약 50~70%를 차지한다. 연보라색 세포질 속에 중간색 또는 연한색의 과립이 있기 때문에 중성구라는 이름이 붙었다. 중성구는 지름이 적혈구보다 약 1.5배 크다. 중성구에는 엽이 여러 개인 핵이 있다. 엽은 최대 5개이며 가느다란 가닥으로 연결되어 있다. 중성구는 엽이 여러 개이고 핵의 형태가 다양하기 때문에 뭇모양핵백혈구[다형핵백혈구, polymorphonuclear (PMN) leukocyte]라고도 한다.

일반적으로 중성구는 순환계통에 10~12시간 정도 머물러 있다가 혈관을 통해 조직 공간으로 들어가서 감염성 병원체, 특히 세균을 포식한다. 급성 세균 감염이 있을 때는 세균을 포식하기 위해 중성구가 더 많이 만들어지기 때문에 혈액 속의 중성구 수가 크게 증가한다.

호산구　**호산구**(eosinophil; *eos*: 새벽)는 세포질 속에 불그스름하거나 분홍색을 띤 주황색의 과립이 있다. 일반적으로 호산구는 전체 백혈구 중에서 1~4%를 차지한다. 핵에는 엽이 2개이며 가느다란 가닥으로 서로 연결되어 있다. 호산구의 지름은 적혈구보다 약 1.5배 크다. 호산구는 다양한 항원-항체 복합체 또는 알레르기 항원(과민증 또는 알레르기 반응을 개시하는 항원)을 포식한다. 몸이 기생충에 감염되면 호산구가 화학매개체를 분비해 기생충을 공격한다.

호염기구　**호염기구**(basophil; *basis*: 염기)는 적혈구보다 약 1.5배 크다. 과립구 중에서 수가 가장 적어서 전체 백혈구 중 약 0.5~1%를 차지한다. 호염기구는 핵에 엽이 2개이며 세포질 속에 진한 군청색의 과립이 풍부하다. 호염기구의 과립은 주로 히스타민과 헤파린으로 이루어져 있다. 이 과립에서 히스타민이 분비되면 혈관의 지름이 커지고[**혈관확장**(vasodilation)] 모세혈관의 투과성이 높아진다. 흔한 알레르기 증상인 코점막부음, 가려움과 콧물, 눈물에는 히스타민이 부분적으로 관여한다. 호염기구에서 분비되는 헤파린은 혈액응고를 억제한다[**항응고**(anticoagulation)].

통합 INTEGRATE

학습전략 LEARNING STRATEGY

"Never let monkeys eat bananas"는 백혈구의 유형 중 많은 순서대로 기억할 수 있는 간단한 방법이다.

- **N**ever = **N**eutrophil(중성구; 가장 많음)
- **L**et = **L**ymphocyte(림프구)
- **M**onkeys = **M**onocyte(단핵구)
- **E**at = **E**osinophil(호산구)
- **B**ananas = **B**asophil(호염기구; 가장 적음)

무과립구

무과립구(agranulocyte)는 세포질 속의 과립구가 너무 작아서 광학현미경으로는 잘 보이지 않기 때문에 이러한 이름이 붙었다. 무과립구에는 림프구와 단핵구가 있다.

림프구　이름에서 알 수 있듯이 대부분의 **림프구**(lymphocyte)는 림프기관에 있다(예: 림프절, 지라). 일반적으로 림프구는 혈액 속에 있는 림프구 중 20~40%를 차지한다. 핵은 어두운 색이고 대체로 둥글며, 작은 림프구의 경우는 청회색의 세포질이 마치 핵 주위에 얇은 띠를 두른 것처럼 보인다. 크기는 적혈구와 비슷하거나 적혈구보다 조금 크다. 활성화하면 크기가 커지고 세포질의 비율이 높아진다. 작고 비활성화한 일부 림프구는 적혈구보다 작기도 하나, 활성화한 림프구의 지름은 적혈구보다 2배가량 클 수도 있다.

림프구에는 세 가지 유형이 있다. **T림프구**(T lymphocyte)는 T세포(T cell)라고도 하며 면역반응을 관리하고 지시한다. 일부는 외부 세포와 바이러스에 감염된 세포를 직접 공격한다. **B림프구**(B lymphocyte)는 B세포(B cell)라고도 하며 자극을 받아 형질세포가 되어 항체를 만들어 낸다. **자연살해세포**[natural killer (NK)cell]는 비정상적이고 감염된 조직세포를 공격한다.

단핵구　**단핵구**(monocyte)는 지름이 적혈구보다 최대 3배까지 크며 전체 백혈구의 2~8%를 차지한다. 단핵구의 핵은 콩팥 모양 또는 C자 모양이다. 혈액 속을 순환한 지 약 3일이 지나면 혈관을 나가 조직 속으로 들어가서 **큰포식세포**(macrophage; *macros*: 큰, *phago*: 먹다, 파괴)로 변한다. 큰포식세포는 세균, 바이러스, 세포 조각, 죽은 세포, 부산물을 포식한다.

감별계산과 백혈구 계수

백혈구 수가 비정상적인 경우 다양한 병리적 상태가 원인일 수 있다. 예를 들어 백혈구 수가 감소하면 **백혈구감소증**(leukopenia; *penia*: 가난)이라는 치명적인 질병이 된다. 백혈구의 수가 적으면 감염이 일어날 위험이 높아지거나 감염과 효과적으로 싸우는 능력이 낮아질 수 있다. 반대로 **백혈구증가증**(leukocytosis)은 백혈구의 수가 다소 증가하는 것이며, 원인은 최근의 감염이나 스트레스 등으로 다양하다.

감별계산(differential count) 또는 백혈구감별계산(white blood cell differential count)이란 혈액 속에 있는 각 유형의 백혈구 수를 측정해서 몸을 순환하는 백혈구 중 미성숙한 백혈구가 있는지 살피는 것이다. 감염, 조직괴사, 골수기능부전, 암, 그 외의 스트레스는 전체 백혈구의 수나 특정한 유형의 백혈구 비율에 영향을 미칠 수 있다. 이 때문에 감별계산은 질병을 진단하는 데 유용하다.

급성 세균감염, 급성 스트레스, 조직 괴사의 경우 일반적으로 중성구가 증가하는데, 이를 **중성구증가증**(neutrophilia)이라고 한다. 중성구의 개수가 수만 개로 늘어나며 어떤 질병의 경우에는 중성구가 5만 개

통합 INTEGRATE

임상적 고찰 15.7 CLINICAL VIEW

백혈병

백혈병(leukemia)은 백혈구를 형성하는 세포에 발생하는 암이다. 백혈병에는 여러 종류가 있으나, 골수와 혈액에서 백혈구가 비정상적으로 급증하는 것이 공통된 특징이다. 백혈병은 백혈구계열의 악성 변화를 대표한다. 백혈구가 비정상적으로 늘어나면 일반적으로 적혈구계열과 거대핵세포계열이 줄어든다. 급증한 악성세포가 골수를 점령해 정상적인 세포가 있을 공간이 없어지기 때문이다. 적혈구와 혈소판 생성이 감소하면 빈혈과 출혈이 일어나는데, 이는 흔히 백혈병의 초기 징후이다. 백혈병은 급성과 만성으로 나눈다.

급성백혈병(acute leukemia)은 빠르게 진행되며 증상(심한 빈혈, 출혈, 반복되는 감염)이 시작된 지 몇 달 내로 사망하는 경우가 많다. 급성백혈병은 아동과 젊은 성인에게 잘 일어난다. **만성백혈병**(chronic leukemia)은 느리게 진행되어 증상이 시작된 지 1년이 지난 후에도 환자가 생존하는 경우가 많다. 빈혈이 나타나며 출혈이 발생하기 쉽다. 만성백혈병은 주로 중년과 노년에게 일어난다.

까지 늘어난다. 또 몸이 중성구를 계속 만들어 내려 하기 때문에 일부 미성숙한 중성구[띠중성구(band neutrophil) 또는 띠세포(band cell)라고 함]가 혈액 속으로 들어와 감별계산에 포착된다. 미성숙한 중성구의 증가를 **핵좌방이동감별**(left-shifted differential)이라고 한다. 실험 결과표에서 세포를 성숙도에 따라 왼쪽에서 오른쪽으로 정렬해서 미성숙한 중성구는 왼쪽에 기입하던 습관이 이 이름에 반영되어 있다. 중성구의 수가 감소하는 것은 **중성구감소증**(neutropenia)이라고 하며 특정 유형의 빈혈, 약물 또는 방사선치료, 그 외의 원인으로 발생할 수 있다.

호산구의 수는 알레르기반응, 기생충감염, 일부 면역질환의 경우 늘어날 수 있다. 단핵구는 만성염증질환이나 결핵일 때 증가할 수 있고, 프레드니손(스테로이드) 치료를 오래 했을 때 감소할 수 있다. 마지막으로 호염기구는 뼈속질증식질환(뼈속질의 일부 유형성분이 과다하게 생산됨)일 경우 증가할 수 있고 급성알레르기 및 스트레스 반응이 나타날 경우 감소할 수 있다.

볼거리, 풍진, 단핵구증과 같은 바이러스감염의 경우는 흔히 림프구증가증(lymphocytosis)이 발생한다. 심한 경우 림프구가 2만 개까지 증가할 수 있다. 또 림프구의 세포질이 물과 같이 변하는 형태 변화가 나타날 수 있다. 림프구증가증을 일으킬 수 있는 상태로는 만성세균감염, 일부 백혈병, 다발골수종(B림프구의 부산물인 형질세포의 암)도 있다. 림프구감소증(lymphocytopenia)은 HIV감염, 일부 백혈병, 혈액 속에 병원성 유기체 또는 물질이 존재하는 패혈증이 있을 때 나타난다.

무엇을 배웠는가?

14 백혈구 중 패혈성 인후염[목구멍이 사슬알균(스트렙토쿠스균)에 감염됨]에 걸렸을 때 증가할 수 있는 것은?

15 어떤 사람이 건강검진에서 혈액검사를 한 결과 mm^3당 백혈구 수가 7,000개이고 그중 중성구가 60%였다. 이 사람은 건강한가? 이유도 함께 설명하라.

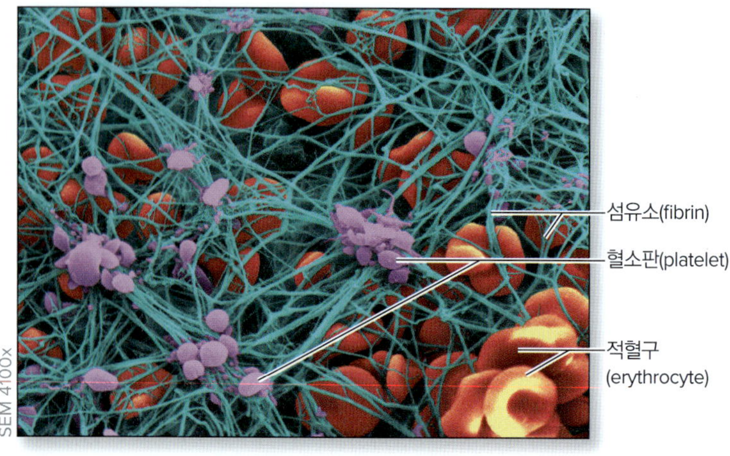

그림 15.11 혈액응고. 주사전자현미경으로 본 피떡 속의 적혈구, 섬유소, 혈소판.

15.3d 혈소판

학습목표

20. 혈소판의 구조와 기능에 대해 설명한다.

혈소판(platelet, thrombocyte; *thrombos*: 엉기다)은 모양이 불규칙하고 막 속에 들어 있는 세포 조각으로 지름은 약 2 μm이다(적혈구의 1/4 미만). 염색하면 가운데가 어두워진다. 적혈구와 마찬가지로 진짜 세포라고 할 수 없다. 혈소판은 세포의 파편이며 적혈구와 달리 처음부터 핵이 없다. 적색뼈속질의 거대핵세포가 끊임없이 혈소판을 만들어 낸다는 사실을 기억한다. 혈소판은 지혈(혈액응고)에서 중요한 기능을 한다(**그림 15.11**).

일반적으로 성인의 혈소판 농도는 혈액 1 mm^3당 15~40만 개이며, 스트레스를 받으면 늘어날 수 있다. 혈소판은 지혈에 이용되지 않을 경우 최대 8~10일 동안 혈액 속을 순환할 수 있다. 그 후에는 분해되고 내용물은 재활용된다. 약 30%의 혈소판이 지라에 저장되어 있다(18.4b 참조).

무엇을 배웠는가?

16 혈소판은 어떤 기능을 하며 수명은 얼마나 되는가?

15.4 지혈

혈관이 건강하고 제대로 기능할 때는 혈액이 자유롭게 이동하며 불필요하게 응고되지 않는다. 그러나 혈관이 손상되면 지혈이 이루어진다. **지혈**(hemostasis; *hemo*: 피, *stasis*: 안정)은 혈액이 응고해 손상된 혈관에서 혈액이 흘러나오지 못하도록 막는다. 지혈은 연속된 세 단계로 이루어지며 각 단계는 조금씩 겹친다. 이 세 단계는 혈관연축, 혈소판 플러그, 응고이다(**그림 15.12**).

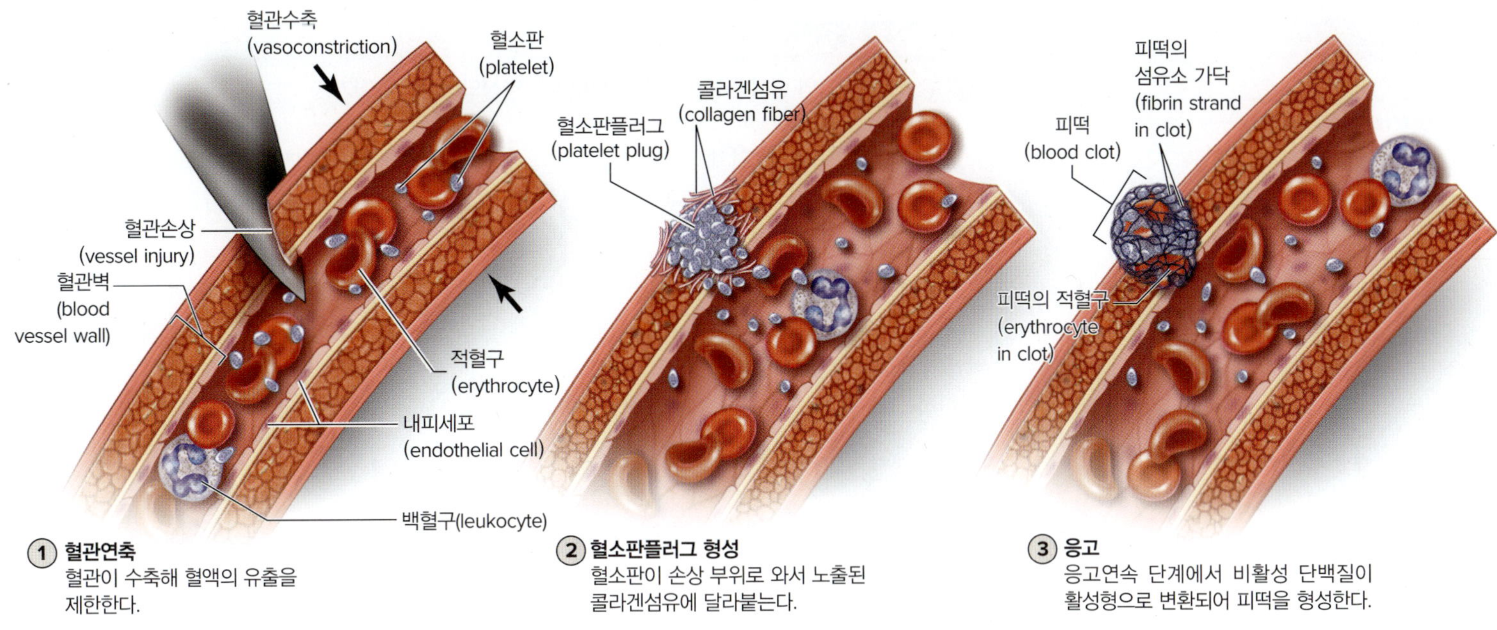

그림 15.12 지혈. 혈관에 외상이 생기면 지혈 과정에서 혈액이 응고한다.

15.4a 혈관연축

학습목표

21. 지혈의 첫 단계인 혈관연축에 대해 서술한다.

22. 혈관연축을 유발하는 상태를 열거한다.

혈관이 손상되었을 때 이루어지는 지혈의 첫 단계는 **혈관연축**(vascular spasm)이다. 혈관이 갑자기 수축함으로써 손상된 부분으로 흘러 나가는 혈액이 최소화된다. 다음 단계에서도 혈소판과 혈관의 내피세포가 화학물질을 분비해 혈관연축을 계속 자극함으로써 연축이 지속된다.

혈관연축은 일반적으로 수 분간 지속된다. 혈관과 조직의 손상이 클수록 혈관도 강하게 수축한다.

무엇을 배웠는가?

17 혈관연축일 때는 어떤 일이 일어나며, 이 단계는 얼마나 지속되는가?

15.4b 혈소판플러그 형성

학습목표

23. 혈소판이 혈관의 손상된 부위로 가면 어떤 일이 일어나는지 서술한다.

지혈의 다음 단계는 **혈소판플러그**(platelet plug) 형성이다. 일반적으로 내피(혈관의 안쪽 벽)는 매끄러우며 프로스타시클린(prostacyclin)이라는 아이코사노이드(14.3b 참조)로 덮여 있다. 프로스타시클린은 cAMP의 생산에 관여해 결과적으로 혈소판 활성화를 억제하는 혈소판 및 내피세포 경로를 활성화한다. 그 결과, 프로스타시클린은 혈소판을 퇴치하는 역할을 하게 된다. 그러나 혈관이 손상되면 내피세포 밑의 결합조직 속에 있는 콜라겐섬유가 노출되고 혈소판이 노출된 콜라겐섬유에 달라붙기 시작한다. 혈소판은 폰빌레브란트인자(von Willebrand factor)라는 혈장 단백질의 도움을 받아 콜라겐섬유에 응집한다. 폰빌레브란트인자는 혈소판과 콜라겐섬유 사이에서 다리 역할을 한다.

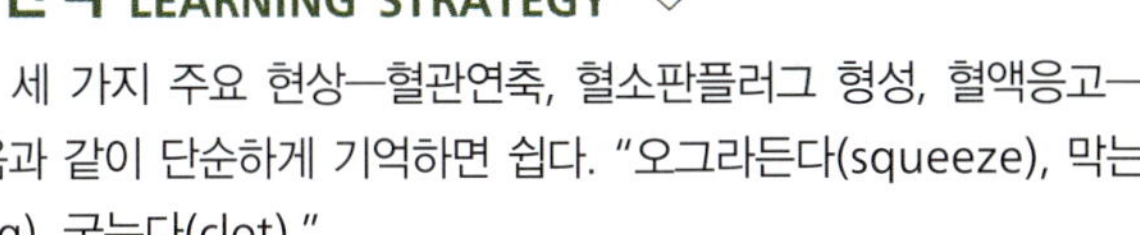

학습전략 LEARNING STRATEGY

지혈의 세 가지 주요 현상—혈관연축, 혈소판플러그 형성, 혈액응고—은 다음과 같이 단순하게 기억하면 쉽다. "오그라든다(squeeze), 막는다(plug), 굳는다(clot)."

혈소판은 혈관벽에 달라붙기 시작하면서 형태가 매우 달라져, 혈관벽에 더 잘 달라붙는 긴 돌출부가 나타난다. 혈소판이 손상 부위에 점점 더 모일수록 혈소판플러그가 더 발달해 상처를 덮는다. 작거나 중간 크기의 상처에서는 이 단계가 몇 분도 걸리지 않는다. 이 단계도 앞의 단계와 마찬가지로 손상 부위로 혈액이 유출되는 것을 임시로 막는 수단이다.

혈소판은 이러한 형태 변화를 거쳐 활성화한다. 세포질은 과립을 상실하고 화학물질을 분비해 지혈 유지를 돕는다. 각 화학물질에 반응해 다음과 같은 과정이 일어난다.

- 세로토닌(serotonin)과 트롬복산A_2(thromboxane A_2)(아이노코사이드)가 분비되어 **혈관연축**이 지속된다.
- 과립 상실을 촉진하고 다른 혈소판에서도 같은 화학물질이 분비되도록 촉진하는 아데노신이인산(adenosine diphosphate, ADP)과 트롬복산A_2가 분비되어 다른 **혈소판을 유인**한다.
- 혈액응고(세 번째 단계)를 강화하는 응혈원(procoagulant)이 분비되어 **응고를 자극**한다.
- 혈소판이 상피조직, 민무늬근육, 섬유모세포(결합조직의 세포)를 자극하는 물질을 분비해 자가복제를 유발함으로써 **혈관이 복구**된다.

어떻게 생각하는가?

4 혈소판플러그의 형성은 음성되먹임의 예인가, 양성되먹임의 예인가?

혈소판은 두 번째 단계인 혈소판플러그 형성뿐만 아니라 첫 번째 단계인 혈관연축과 세 번째 단계인 응고에서 일어나는 현상도 증가시킨다. 혈소판은 특정 물질을 분비함으로써 지혈의 세 과정을 모두 강화한다.

혈소판플러그의 형성은 양성되먹임의 예이며, 플러그는 1분 내로 형성된다. 그렇다면 혈소판플러그가 조절 불능으로 커지는 것을 어떻게 막을까? 바로 앞에서 언급했듯이 내피세포는 평소에 프로스타시클린을 분비한다. 손상 부위 주변의 건강한 내피세포가 계속 프로스타시클린을 분비하므로 플러그는 필요 이상으로 커지지 않는다. 그리고 다음 단계인 응고 단계가 시작된다.

무엇을 배웠는가?

18 건강한 혈관에서는 왜 혈소판플러그가 형성되지 않는가? 손상된 혈관에서는 어떤 물질이 혈소판플러그의 형성을 돕는가?

19 혈소판이 지혈의 3단계의 주요 기능에 어떻게 기여하는가?

15.4c 응고

학습목표

24. 혈액응고를 활성화하는 내인성 경로와 외인성 경로를 비교하고 대조한다.

25. 공통경로에서 일어나는 사건을 서술한다.

26. 혈액손실이 10%를 초과할 때 나타나는 생존반응에 대해 서술한다.

지혈에서 가장 중요하고 가장 복잡한 요소는 아마 **응고**(coagulation)일 것이다. 피떡에는 용해되는 섬유소원에서 나온 섬유소로 이루어진 불용성 단백질그물이 있다. 단백질의 그물이 혈액 속의 적혈구, 백혈구, 혈소판, 혈장단백질 등을 붙잡아 피떡을 형성한다(그림 15.11).

› 응고와 관련된 물질

혈액응고에는 칼슘, 응고인자, 혈소판, 비타민 K 등 다양한 물질이 필요하다. 각 인자의 지정번호, 이름, 기능, 경로, 관련된 장애를 **표 15.8**에 정리했다. 응고인자의 번호는 응고경로가 아니라 발견된 순서에 따라 붙었다는 점에 주의한다.

대부분의 응고인자는 비활성효소이며 간에서 만들어진다. 비타민 K는 지용성 비타민으로 II, VII, IX, X번 응고인자의 합성에 필요하며 보조효소 역할을 한다. VII, IX번 인자와 같은 단백분해효소는 활성화하면 마치 가위와 같이 다른 분리인자를 비활성형에서 활성형으로 '분리'한다. 이 활성인자는 다시 다른 비활성인자를 활성인자로 변환하는 가위 역할을 한다. 이 때문에 피떡의 형성은 연속된 단계로 이루어진다.

› 응고연속 단계의 개시

혈액응고의 개시는 서로 별개인 두 가지 기전으로 이루어질 수도 있다. 하나는 내인성 경로(접촉활성 경로)이며 다른 하나는 외인성 경로(조직인자 경로)이다(그림 15.13). 두 경로는 일련의 복잡한 단계를 통해 **공통경로**로 수렴한다.

내인성 경로(intrinsic pathway)는 혈관 안쪽 벽이 손상되었을 때 혈소판이 개시한다. 이 경로는 일반적으로 3~6분이 걸린다.

1. 혈소판이 손상된 혈관벽에 모여 XII번 인자를 분비한다.
2. XII번 인자가 XI번 인자를 비활성형에서 활성형으로 변환한다.
3. XI번 인자가 IX번 인자를 비활성형에서 활성형으로 변환한다.

표 15.8	응고인자			
인자 번호[1]	이름	기능	내인성 경로/외인성 경로	임상적 증후군(응고인자가 부족할 경우)
I	섬유소원	활성화해 섬유소가 됨	둘 다	무섬유소원혈증(보통염색체 열성질환); 임신 중에 부족하면 태반이 조기에 분리될 수 있음
II	프로트롬빈	단백분해효소; 활성화해 트롬빈이 됨	둘 다	저프로트롬빈혈증(보통염색체 열성질환); 간에서 합성이 감소하는 원인은 일반적으로 비타민 K 부족(프로트롬빈 유전자가 돌연변이를 일으키면 과다응고 문제[2]가 생길 수 있음)
III	조직인자 (트롬보플라스틴)	보조인자; VII번 인자 활성화	외인성	알려지지 않음
IV	칼슘	내인성 경로와 외인성 경로에 모두 필요한 이온	둘 다	알려지지 않음
V	프로엑셀레린	보조인자; VII번 인자 활성화; X번 인자와 결합해 프로트롬빈 활성제 형성	둘 다	준혈우병(보통염색체 열성)(라이덴돌연변이는 과다응고 문제[2] 유발)
VI	엑셀레린	V번 인자 활성화	둘 다	알려지지 않음
VII	프로콘버틴	단백분해효소; X번 인자 활성화	외인성	저프로콘버틴혈증(보통염색체 열성)
VIII	항혈우병인자 A	보조인자; X번 인자 활성화	내인성	A형혈우병(전형적 혈우병); 선천적 X연관 형질
IX	항혈우병인자 B (크리스마스인자)	단백분해효소; VIII번 인자 활성화	내인성	B형혈우병(크리스마스병[3]); 선천적 X연관 형질
X	트롬보키나아제	단백분해효소; V번 인자와 결합해 프로트롬빈 활성제 형성	둘 다	스튜어트-프라워인자 결핍(보통염색체 열성)
XI	항혈우병인자 C	단백분해효소; IX번 인자 활성화	내인성	C형혈우병, 혈장트롬보플라스틴앞선물질(PTA) 결핍이라고도 함(보통염색체 우성)
XII	하게만인자	단백분해효소; XI번 인자와 플라스민 활성화; 프리칼리크레인을 칼리크레인으로 변환	내인성	하게만형질(보통염색체 열성질환)
XIII	섬유소안정인자	섬유소를 서로 엮음	둘 다	모든 응고인자 결핍 중 가장 희귀함; 출생 시 나타나는 출혈

[1] 조직트롬보플라스틴(III번 인자)을 제외하고 간에서 만들어지는 단백질은 모두 혈관 주위 조직에서 형성된다. 섬유소안정인자(XIII번 인자)와 칼슘이온(IV번 인자, 단백질이 아님)은 혈소판과 혈장에서 만들어진다. 하게만인자는 간과 혈소판이 모두 만들어 낸다. 또 혈소판인자 1, 2, 3, 4는 혈소판에서 분비된다.

[2] 과다응고 문제이며 응고인자 결핍으로 발생하지 않는다.

[3] 이 질환(크리스마스병)을 처음 진단한 사람의 이름을 땄다.

4. IX번 인자가 칼슘이온 및 3번 혈소판인자와 결합해 복합체가 된다. 이 복합체는 VIII번 인자를 비활성형에서 활성형으로 변환한다.
5. VIII번 인자가 X번 인자를 비활성형에서 활성형으로 변환한다.

반대로 **외인성 경로**(extrinsic pathway)는 혈관 바깥쪽 조직이 손상되었을 때 개시되며 일반적으로 약 15분이 걸린다.

이 경로는 적은 단계만 필요하기 때문에 반응이 빠르게 진행된다. 단계는 다음과 같다.

1. 손상된 조직에서 분비된 조직 트롬보플라스틴이 VII번 인자 및 칼슘이온과 결합해 복합체가 된다.
2. 이 복합체가 X번 인자를 비활성형에서 활성형으로 변환한다.

두 경로에서 모두 X번 인자가 활성화하며, 이는 **공통경로**(common pathway)의 첫 단계이다.

1. X번 인자가 II번 인자, V번 인자, 칼슘이온, 3번 혈소판인자와 결합해 프로트롬빈활성제를 형성한다.
2. 프로트롬빈활성제가 프로트롬빈을 트롬빈으로 활성화한다.
3. 트롬빈이 가용성인 섬유소원을 불용성인 섬유소로 변환한다.
4. 칼슘이온이 있으면 XIII번 인자가 활성화한다. XIII번 인자는 섬유소단량체를 서로 엮고

통합 INTEGRATE

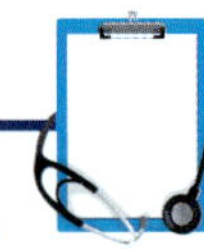

임상적 고찰 15.8 CLINICAL VIEW

출혈과 혈액응고장애

지혈이 필요한 상황에서 지혈이 이루어지지 않으면 출혈이 멈추지 않아 사망할 수도 있다. 한편 응고가 과도하게 일어나면 혈액 속에 불필요한 피떡이 만들어져 깊은정맥혈전증(다리의 피떡), 폐색전증(허파의 피떡), 뇌졸중(뇌의 피떡), 심장마비가 발생할 위험이 높아진다. 다양한 혈액응고장애에 대해 살펴보자.

출혈장애

혈우병(hemophilia)은 특정한 유전자 돌연변이로 일어나는 출혈 장애를 하나로 묶어 부르는 말이다. 가장 흔한 두 가지 유형은 A형혈우병과 B형 혈우병으로, 둘 다 X연관 열성유전이다. 여성은 이 유전자가 있어도 X염색체 2개 중 하나가 정상인 경우가 많으므로 증상이 없을 수 있으나, 남성은 X염색체가 하나뿐이므로 이 유전자를 물려받을 경우 질환이 발생한다.

A형혈우병(hemophilia A)은 전형적 혈우병(classic hemophilia)이라고도 하며, 혈우병 중 대다수를 차지한다. A형혈우병 환자는 응고연속 단계에서 정상 인자 VIII 단백질이 부족하거나 없다. 이 단백질은 비정상적이어서 일반적으로 혈액의 적절한 응고에 기여할 수 없다. A형혈우병은 미국 남성 5,000명 중 1명꼴로 발생한다. **B형혈우병**(hemophilia B)은 인자 IX가 없는 것이며 미국 남성 25,000명 중 1명꼴로 발생한다. **C형혈우병**(hemophilia C)은 비교적 희귀한 보통염색체 우성질환으로 인자 XI이 부족하다.

간세포는 지용성 비타민인 비타민 K를 이용해 대다수의 응고인자를 생산한다. 비타민 K 결핍(vitamin K deficiency)은 신생아(간이 미성숙하고 모유에 비타민 K가 거의 없으므로), 간질환 환자, 쓸개질환 환자, 만성지방흡수장애가 있는 사람에게 잘 나타난다.

혈소판감소증(thrombocytopenia)은 혈소판이 부족한 것이다. 혈소판의 분해가 증가하거나 생성이 감소해서 발생하며, 원인은 일부 유형의 골수감염 또는 암이다.

아스피린, 이부프로펜[그 외의 비스테로이드 항염증 약물(NSAID)], 와파린(Coumadin), 일부 약초보충제(예: 은행, 마늘) 등 다양한 약물도 고용량을 복용하면 혈액응고를 저해해 출혈을 유발할 수 있다.

의사는 출혈장애 환자가 이런 약물을 정기적으로 복용할 경우 항상 주의 깊게 살펴야 한다. 또 환자에게 약초보충제 복용 여부를 물어서 보충제와 약물의 상호작용을 피해야 한다.

과다응고

과다응고(hypercoagulation)란 혈액이 필요 이상으로 응고하는 것이다. 과다응고는 혈관 속에 생기는 피떡인 **혈전**(thrombus)을 유발할 수 있다. 혈전이 떨어져 나가 혈액 속을 이동하면 **색전**(embolus; embolus: 쐐기 또는 마개)이라고 한다. 색전은 동맥을 막아 혈류를 차단할 수 있기 때문에 특히 위험하다. **폐색전**(pulmonary embolism)은 허파의 순환계통에서 발생하며 호흡곤란을 유발하고, 치료하지 않으면 사망에 이를 수 있다. 색전이 뇌의 혈관으로 이동하면 뇌졸중이 일어난다. 혈전이나 색전을 치료할 때는 흔히 피를 묽게 하는 약물을 사용한다(예: 와파린, 헤파린, 저분자량 헤파린).

과다응고는 약물, 환경, 유전적 원인 때문에 일어날 수도 있다. 피임약이나 호르몬 대체치료 등은 응고 위험을 높인다. 흡연은 특히 위험한데, 니코틴이 혈관수축 작용을 할 뿐만 아니라 흡연을 하면 응고와 관련된 혈액 성분이 증가하는 것으로 알려져 있기 때문이다. 병상에 오래 누워 있는 경우, 수술, 임신, 비행기 좌석에 오래 앉아 있는 경우와 같은 환경적 원인도 있다. 이 모든 경우, 움직이지 않는 부위의 정맥에 혈액이 고여 응고될 수 있다.

과다응고의 유전적 원인은 여러 유전자의 돌연변이이며, 그중 가장 흔한 것은 인자 V를 합성하는 유전자의 돌연변이인 **라이덴돌연변이**(Leiden mutation)이다. 이 돌연변이는 전 세계 인구의 3%, 백인의 3~15%에 존재하며 모든 정맥혈전의 원인 중 20~40%를 차지한다. 이 돌연변이가 있는 사람은 응고연속 단계에서 인자 V를 비활성화하지 못해 과다응고가 발생하며 혈전형성의 위험이 높아진다. 젊고(50세 미만) 활동적이며 다른 응고위험요인이 없는데 혈전이나 색전이 발생한 사람은 이 유전자 돌연변이 여부를 검사할 필요가 있다.

안정시켜서 섬유소중합체로 만든다. 이 중합체는 피떡에서 틀 역할을 한다.

혈액의 다른 성분이 이 거미줄과 같은 단백질그물에 포획된다. 혈소판플러그 형성과 마찬가지로 응고연속 단계는 양성되먹임으로 조절된다. 응고연속 단계는 내인성 또는 외인성 경로가 일단 개시되면 피떡이 형성될 때까지(절정 사건) 계속된다. 트롬빈이 피떡에 붙잡히거나 혈액 속의 효소 때문에 빠르게 변성하므로 피떡의 크기는 제한된다.

통합 INTEGRATE

학습전략 LEARNING STRATEGY

내인성 경로와 외인성 경로에서 최종 결과는 X번 인자의 생성이다. 인자의 순서를 기억하려면 다음과 같이 생각해 보라.

- 내인성 경로에서는 12부터 8까지 거꾸로 세면 된다. 즉, XII, XI, IX, VIII의 순서이다(X번 인자는 최종 목표이므로 뺀다).
- 외인성 경로에서는 7과 3을 더해 10을 만든다. 즉, VII번부터 III번의 순서이다.

혈액손실에 대한 교감신경 반응

혈액이 10% 넘게 몸에서 빠져나간 심각한 상황에서는 생존 반응이 개시된다.

혈액의 양이 줄면 혈압도 내려간다. 혈관에서 혈액량이 10% 넘게 빠져나가면 자율신경계통의 교감신경계통이 활성화해서(12.4 참조) 혈관수축이 증가하고, 심장의 박동수와 수축력을 높여 혈압을 유지하려 한다. 혈류도 심장과 뇌로 재분배된다. 이 과정은 혈액이 약 40% 손실될 때까지 효과가 있다. 혈액을 40% 넘게 잃으면 혈관 속의 혈액이 부족해져서 생명을 유지할 수 없는 수준까지 혈압이 떨어진다.

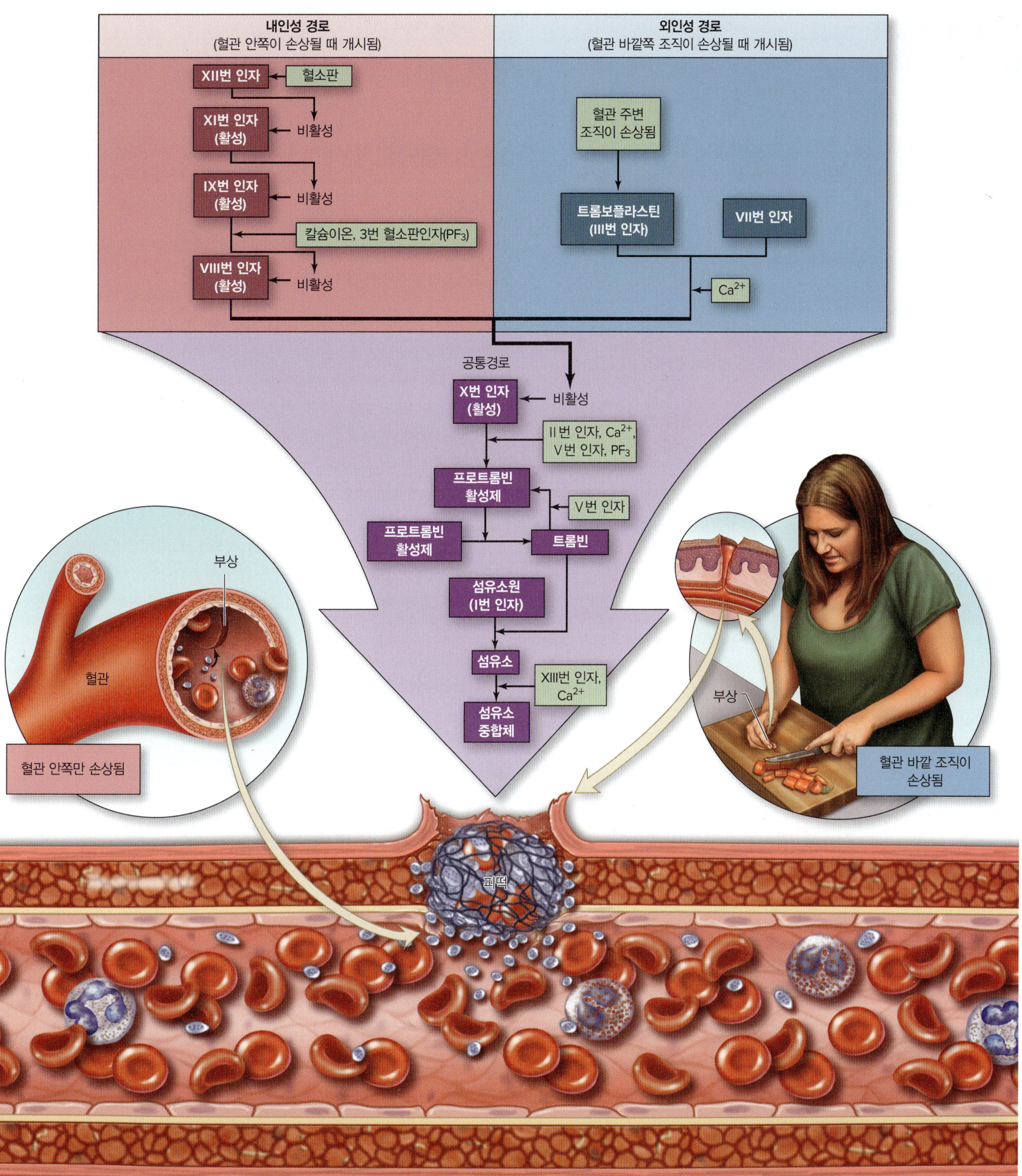

그림 15.13 응고경로. 응고의 과정에는 내인성 경로와 외인성 경로가 있다. 두 경로는 프로트롬빈(II번 인자)을 트롬빈으로, 섬유소원(I번 인자)을 섬유소로 변환하는 공통경로로 수렴된다.

무엇을 배웠는가?

20 응고연속 단계에서 내인성 경로와 외인성 경로는 어떻게 다른가?

21 혈액을 얼마나 손실하면 교감신경계통이 활성화하며, 이때 어떤 생리적 변화가 일어나는가?

15.4d 피떡의 제거

학습목표

27. 피떡오그라듦과 섬유소용해의 과정을 설명한다.

피떡은 손상된 혈관으로 피가 빠져나가지 못하게 막는 일시적인 수단이다. 정상 상태로 돌아가려면 혈관벽이 복구되고 피떡이 제거되어야 한다. 피떡이 제거될 때는 피떡오그라듦과 섬유소용해가 이루어진다.

피떡오그라듦(피떡수축, clot retraction)은 혈소판 속의 수축 단백질인 액토미오신이 형성되어 피떡을 쥐어짜 혈청이 빠져나오게 함으로써 이루어진다. 피떡은 혈관벽의 가장자리에서 점점 작아져 오그라든다.

플라스민(plasmin)은 **섬유소용해소**(fibrinolysin)라고도 하며 피떡의 섬유소 가닥을 퇴화시켜 섬유소 틀을 파괴한다. 이 과정을 **섬유소용해**(fibrinolysis)라고 한다. 섬유소용해는 피떡이 형성된 지 2일 내로 시작되며 며칠 동안 천천히 이루어진다.

혈액 속에서는 피떡형성 과정과 피떡형성을 막는 과정 사이에서 균형을 이루는 작용이 계속 이루어진다. 이 균형을 깨뜨림으로써 혈액응고가 개시된다. 혈관손상, 혈류장애, 죽상경화증, 혈관의 염증이 원인이 될 수 있다. 또 혈액이 정상적으로 응고되려면 특정한 영양소와 비타민이 존재해야 한다. 예를 들어 칼슘은 응고과정에 쓰이며, 간이 특정한 혈장단백질을 합성하려면 비타민 K가 필요하다. 이 균형에 문제가 생기면 과다출혈 또는 응고장애가 일어날 수 있다.

어떻게 생각하는가?

5 휠체어 생활을 하는 사람의 혈액이 응고되기 쉬운 이유를 생각해 보라.

무엇을 배웠는가?

22 섬유소용해란 무엇이며, 왜 일어나는가?

15.5 혈액의 발생과 노화

학습목표

28. 혈액이 배아, 태아기, 아동기, 성인기에 어떻게 만들어지는지 서술한다.

29. 고령자의 골수와 혈액에서 일어나는 일을 열거한다.

최초의 원시조혈줄기세포는 발생 3주에 배아의 난황주머니벽에서 발생한다. 원시조혈줄기세포는 간, 지라, 가슴샘과 같은 기관에 다량 분포한다. 이 원시줄기세포는 이 기관에서 모든 유형성분을 만들어 내는 혈구모세포가 된다. 그 후 태아가 발생하면(10주쯤 시작됨) 혈구모세포는 적색뼈속질에 다량 분포하게 되나, 간(liver)도 출생 직전까지 혈액세포를 생산한다. 4.2d절에서 배웠던 내용을 떠올려 보자. 어린아이는 대부분의 뼈에서 조혈이 이루어지지만 성인이 되면 조혈은 몸통뼈대의 일부 뼈에서만 이루어진다.

나이가 들면서 적색뼈속질은 점점 지방으로 대체된다. 때문에 고령자는 적색뼈속질이 적어서 적혈구 수가 부족한 병인 빈혈에 걸리기 쉽다. 또 노화한 뼈속질은 유형성분의 증가한 수요를 맞추기 어려워진다. 고령자의 백혈구는 효율과 활성이 낮고 수도 줄어들 수 있다. 나이가 들면 면역계통(그리고 백혈구)의 효율이 낮아져 특정 유형의 백혈병에 걸리기도 쉬워진다.

무엇을 배웠는가?

23 (a) 태아기, (b) 아동기, (c) 성인기에 조혈은 어디에서 이루어지는가?

24 나이가 들면 적색뼈속질은 어떻게 변하는가?

단원 요약 CHAPTER SUMMARY

	• 혈액은 심혈관계를 돌아다니는 유형성분과 혈장으로 이루어진 액체결합조직이다.
15.1 혈액의 기능과 전반적인 구성	**15.1a 혈액의 기능** • 혈액은 영양분, 노폐물 그리고 호흡가스를 운반한다. 체온, pH, 체액균형을 조절하며, 병원체의 활동과 혈액손실로부터 몸을 보호한다.
	15.1b 혈액의 생리적 특징 • 혈액의 생리적 특징으로는 색, 양, 점성, 혈장농도, 온도, pH 등이 있다.
	15.1c 혈액의 구성요소 • 원심분리한 혈액은 3가지 구성성분으로 분리된다.: 적혈구, 백혈구와 혈소판으로 구성된 연층 및 혈장 • 적혈구용적률은 유형성분이 혈액 속에서 차지하는 비율이다. • 유형성분의 모든 구성요소는 혈액펴바른표본에서 관찰할 수 있다.
15.2 혈장의 구성	• 혈장은 물, 혈장단백질 및 그 외 용질의 혼합물이고, 전혈의 55%를 차지한다.
	15.2a 혈장단백질 • 혈장은 사이질액의 구성성분과 비슷하다. 다만, 혈장에서의 단백질 농도가 높다는 점이 가장 큰 차이이다. • 혈장단백질에는 알부민, 글로불린, 섬유소원, 기타 응고단백질, 조절단백질이 있다.
	15.2b 그 외의 용질 • 용해된 물질은 전해질, 영양소, 호흡기체, 노폐물이다.
15.3 혈액 속의 유형성분(혈구)	• 유형성분은 호흡가스를 운반하는 적혈구, 해로울 수 있는 물질로부터 몸을 방어하는 백혈구, 지혈작용이 있는 혈소판을 포함한다.
	15.3a 조혈 • 조혈은 유형성분을 생성하는 과정이다. • 유형성분은 혈구모세포라 불리는 조혈줄기세포의 적색뼈속질에서 생성된다.
	15.3b 적혈구 • 적혈구는 호흡가스 교환에 용이한 앞뒷면이 오목한 원반 모양이다. • 혈색소는 성숙적혈구 내에 존재하는 단백질이고 산소와 이산화탄소를 운반한다. • 적혈구 생성은 에리트로포이에틴에 의해 조절된다. • 노화한 적혈구는 파괴되고 그 구성성분들은 재사용된다. • ABO 혈액형 체계는 A와 B라는 두 가지의 표면항원과 혈장에 항A항체 및 항B항체로 구성된다 혈액형은 적혈구의 표면항원에 의해 결정된다. 혈장에는 같은 사람의 적혈구 표면항원에 반응하는 항체가 없다. • Rh 혈액형 체계는 표면항원 D라 불리는 Rh 표면항원의 존재 유무에 의해 결정된다.
	15.3c 백혈구 • 백혈구는 침입한 병원체에 대한 방어 및 손상세포, 죽은세포 및 항원항체 복합체 등을 제거한다. • 백혈구 종류는 과립구(중성구, 호산구, 염기성구)와 무과립구(림프구, 단핵구)로 나뉜다.
	15.3d 혈소판 • 혈소판은 거대핵세포로부터 만들어진 세포의 파편이고, 지혈 기능을 한다.
15.4 지혈	• 지혈은 출혈을 멈추는 과정이다. 3단계: 혈관연축, 혈소판플로그 형성 및 혈액응고 등으로 구성된다.
	15.4a 혈관연축 • 혈관벽이 손상되었을 때, 혈관에는 혈관연축이 일어난다.
	15.4b 혈소판플러그 형성 • 혈관이 손상되면 콜라겐섬유가 노출되고 혈소판이 노출된 콜라겐섬유에 달라붙기 시작하고, 혈소판 과립 상실을 촉진하고 화학물질을 분비해 지혈 유지를 돕는다. 각 화학물질에 방응해 다음과 같은 과정이 일어난다. (1) 손상부위에 더 많은 혈소판이 달라붙는다. (2) 혈관연축을 강화한다. (3) 응혈원으로 작용한다. (4) 혈관벽 복원을 시작한다.
	15.4c 응고 • 응고는 많은 응고인자의 활성화와 연관된 응고연속 단계이고 결과적으로 섬유소의 거미줄과 같은 그물이 만들어지고 여기에 유형성분과 혈장단백질이 포획된다. • 응고연속단계는 내인성경로, 외인성경로 및 섬유소를 생성하는 공통경로 등으로 이루어진다.
	15.4d 피떡의 제거 • 피떡은 피떡오그라듦과 섬유소용해의 과정을 통해 제거된다.
15.5 혈액의 발생과 노화	• 최초의 원시조혈줄기세포는 배아의 난황주머니 벽에서 발생한다. • 태아기에는 조혈작용이 간(liver)에서 일어나고 그후 적색뼈속질에서 일어난다. • 고령자는 유형성분의 생성이 감소한다.

단원 평가

기초 평가 Do You Know the Basics?

1. 헤마토크릿 수치가 가장 높은 사람은?
   a. 10살 아이
   b. 탈수된 성인 남성
   c. 건강하고 월경을 하지 않는 성인 여성
   d. 건강하고 월경을 하는 성인 여성
2. 알레르기 반응과 기생충 감염 시 증가하는 유형의 백혈구는?
   a. 호염기구
   b. 호산구
   c. 림프구
   d. 호중구
3. 적색뼈속질에서 혈소판을 형성하는 세포 유형은?
   a. 림프구
   b. 거핵구
   c. 호산구
   d. 망상적혈구
4. 혈액의 기능이 아닌 것은?
   a. 체액 손실 방지
   b. 영양분과 노폐물의 수송
   c. 일정한 pH 수준 유지
   d. 호르몬 생산
5. A형 혈액형을 가진 사람은?
   a. 혈장 내에 항B항체를 가지고 있다.
   b. 혈장 내에 항A항체를 가지고 있다.
   c. 혈장 내에 항A와 항B항체를 모두 가지고 있다.
   d. 혈장 내에 항체가 없다.
6. 헤마토크릿이란?
   a. 혈장 내 수분 농도 값이다.
   b. 혈액에서 형성된 세포의 비율이다.
   c. 혈액 내 혈소판 수이다.
   d. 혈장 내 항체 농도이다.
7. 산소는 헤모글로빈의 _______ 이온에 부착된다.
   a. 칼슘
   b. 나트륨
   c. 철
   d. 칼륨
8. 적혈구가 정상적으로 파괴된 후 구성요소를 재활용하는 동안 글로빈이 분해되고, 그 구성요소는?
   a. 새로운 단백질 합성에 사용된다.
   b. 간에 철분으로 저장된다.
   c. 담즙으로 몸에서 제거된다.
   d. 소변으로 제거된다.
9. 혈액응고의 외인성 경로는 다음에 의해 시작된다.
   a. 혈소판
   b. 섬유소원
   c. 응고인자 8번
   d. 조직손상
10. 혈전은 다음과 같이 가장 잘 설명된다.
    a. 혈소판 응집
    b. 포획된 혈액세포가 있는 섬유소 네트워크
    c. 적혈구 응집
    d. 위 모두가 혈전 형성에 기여한다.
11. 혈액은 체온 조절에 어떻게 도움이 되는가?
12. 알파 및 베타 글로불린은 무엇인가? 그들은 어떠한 일을 하는가?
13. 혈액을 원심분리하면, 연막(buffy coat)이라 불리는 얇고 희끄무레한 회색층이 침강된 적혈구를 덮는다. 연막(buffy coat)의 구성요소는?
14. 적혈구는 어떤 모양을 하고 있으며, 이 모양이 그 기능에 유리한 이유는 무엇인가?
15. 호흡가스(산소 및 이산화탄소)는 적혈구에 의해 어떻게 운반되는가?
16. 각 백혈구 유형의 해부학적 특성은 무엇인가? 현미경으로 혈액 도말을 볼 때 이러한 백혈구를 어떻게 구분할 수 있는가?
17. 호염기구의 기능은 림프구의 기능과 어떻게 다른가?
18. 혈소판의 기원, 구조 및 기능을 간략하게 설명하시오.
19. 림프구와 과립구 및 단핵구의 생성을 비교하고 대조하시오. 각각 어떤 전구체 세포를 형성하는가? 각각에서 어떤 특정 세포가 형성되는가? 모든 백혈구가 유래하는 일반적인 줄기세포는 무엇인가?
20. 지혈의 3단계를 설명하고 각 단계에서 발생하는 주요 사건을 나열하시오.

응용 평가 Can You Apply What You've Learned?

다음 지문을 읽고 1~5번 문항에 답하시오.

테일러는 활동적인 25세 여성이다. 그녀는 차에 치인 후 응급실로 이송되었다. 테일러는 광범위한 출혈이 있었고, 의사들은 그녀에게 수혈이 필요하다고 생각했다. 그들은 그녀의 혈액형을 확인하는 절차를 시작했다.

1. 테일러의 혈액형은 A^- 형으로 확인되었다. 이것은 그녀가 어떤 유형의 혈액으로 수혈될 수 있음을 의미하는가?
   a. A^+
   b. O^+
   c. AB^-
   d. O^-

2. 테일러는 약했지만 의식이 있었다. 의사들은 그녀에게 어떤 약을 먹었는지 물었다. 그들은 그녀에게 허브보충제, 진통제 및 지난 며칠 동안 복용한 종합비타민제 등을 알려 달라고 요청했다. 그녀는 Advil (ibuprofen)–아침에 2정, 오후에 2정; 종합비타민–매일; 피임약–매일; 철분보충제–매일 등을 복용하고 있었다. 이러한 복용 약물 중 테일러의 출혈을 악화시키고 지혈을 지연시킬 수 있는 약물은 무엇인가?
   a. Advil
   b. 종합비타민
   c. 피임약
   d. 철분보충제

3. 그녀의 출혈을 멈추기 위해 체내에서 발생해야 하는 지혈과정을 가장 잘 설명한 순서 또는 경로는?
   a. 내인성 경로 → 공통경로 → 응고
   b. 공통경로 → 외인성 경로 → 응고
   c. 외인성 경로 → 공통경로 → 응고
   d. 내인성 경로 → 외인성 경로 → 응고

4. 테일러는 적절한 혈액을 수혈받았고 부상에서 회복하기 위해 입원했다. 다음날 저녁 테일러는 고열이 발생했고 의사들은 그녀에게 급성 세균 감염의 합병증이 발생했다고 의심했다. 그들은 백혈구 감별계산을 위해 그녀의 혈액을 임상병리과로 보냈다. 의사의 추측이 맞다고 가정했을 때 다음 중 어떤 것을 보여 주는 임상병리검사 결과가 나왔겠는가?
   a. 호산구 수 증가
   b. 호염기구 수 증가
   c. 호중구 수 증가
   d. 림프구 수 증가

5. 테일러는 부상에서 회복되어 퇴원을 했다. 몇 달 후 그녀는 첫 아이를 임신했음을 알게 되었다. 그녀의 산부인과 의사는 이 임신이 정상적으로 끝나고 아이에게 아무런 문제가 없도록 하기 위해 RhoGAM을 복용해야 한다고 하였다. 테일러가 RhoGAM을 복용하지 않는다면 어떤 합병증이 발생할 수 있는까?
   a. 태아는 테일러의 A^- 혈액형에 대한 항D항체를 만들 수 있다.
   b. 테일러의 혈액에 있는 항D항체는 테일러가 낳은 모든 후속 아기의 적혈구를 공격할 수 있다.
   c. 태아는 A^+ 혈액형을 갖는 경우에만 생존할 수 있다.
   d. 태아의 혈액에 있는 항D항체는 테일러의 적혈구를 공격할 수 있다.

종합 평가 Can You Synthesize What You've Learned?

1. 임상실험 수업을 듣는 동안 마릴린은 여러 기증자의 혈액도말을 준비하고 검사했다. 혈액도말 중 하나는 붉은 오렌지색 과립을 포함하는 세포의 비율(관찰된 백혈구의 약 10%)이 증가했다. 위에서 설명된 세포의 유형과 기증자의 이러한 증가를 유발했을 수 있는 상태에 대해 토의하시오.

2. 애비게일는 중상을 입은 환자가 들어오는 병원 응급실에서 근무하는 간호사이다. 의사가 즉시 수혈을 요청하지만 환자의 혈액형을 알 수 없다. 환자에게 어떤 혈액형을 투여해야 하며, 그 이유는 무엇인가?

3. 룸메이트와 올림픽에서 육상경기를 보고 있을 때 한 스포츠 캐스터가 특정 운동선수가 혈액도핑 혐의로 유죄판결을 받았기 때문에 경기에서 뛰지 못하게 되었다고 언급하였다. 룸메이트가 혈액도핑이 무엇인지, 왜 운동선수의 혈액도핑을 금지하는지 묻는다. 룸메이트에게 어떻게 설명할 수 있는가?

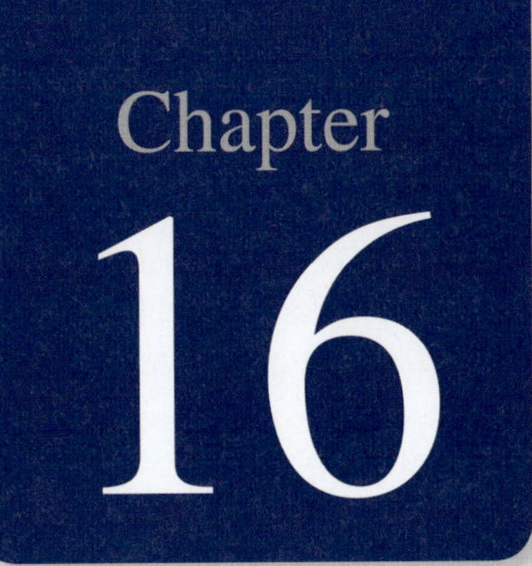

심장혈관계통: 심장

Cardiovascular System: Heart

통합 *INTEGRATE*

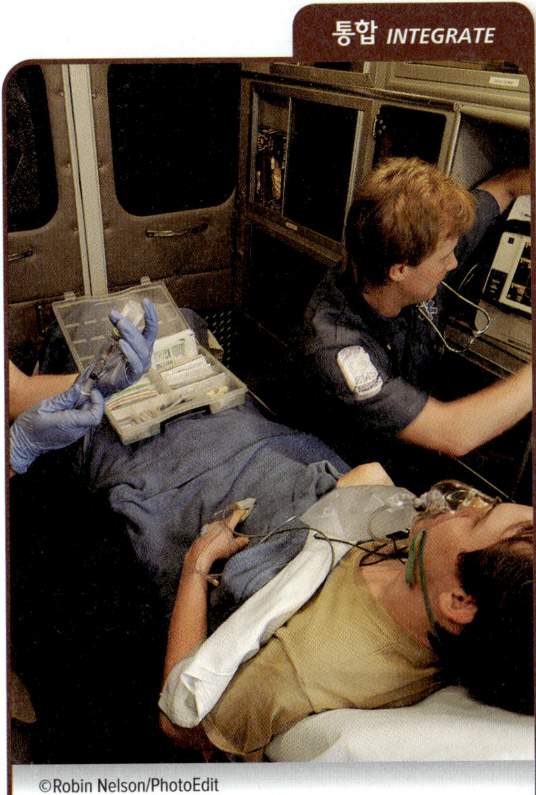

©Robin Nelson/PhotoEdit

관련 직업

전문응급구조사

전문응급구조사는 의학적 응급상황 또는 외상이 발생했을 때 최초로 환자를 치료하는 보건의료인이다. 응급구조사의 주된 임무 중 하나가 심장혈관계통의 상태를 살피고 특정한 예비치료를 실시하는 것이므로, 응급구조사는 심장혈관계통을 잘 이해해야 한다. 미국에서 응급구조사는 6개월에서 4년까지의 교육기간을 거치며(대부분의 응급구조사는 2년제 전문대학교에서 양성된다) 해당 주의 인증시험을 치러야 한다.

16.1 심장혈관계통의 개관

16.1a 전반적인 기능
16.1b 전체적인 모습과 구성요소
16.1c 허파순환과 온몸순환
통합: 개념 개관
심장과 순환의 혈류

16.2 가슴안에 위치한 심장

16.2a 심장의 위치
16.2b 심장막의 특징

16.3 심장의 해부학

16.3a 심장의 표면을 이루는 부분
16.3b 심장벽의 층
16.3c 심방과 심실
16.3d 심장판막
16.3e 심장의 섬유뼈대
16.3f 심장근육의 미세구조

16.4 심장의 혈관: 심장벽에 대한 혈액 공급

16.4a 심장동맥
16.4b 심장정맥

16.5 심장의 작용을 조절하는 해부학적 구조

16.5a 심장의 전도계
16.5b 심장의 신경지배

16.6 심장의 자극

16.6a 결절세포의 펌프 및 통로의 개관
16.6b 굴심방결절의 전기적 현상: 활동전위의 개시
16.6c 심장의 전도계: 활동전위의 전파

16.7 심장근육세포

16.7a 휴지기의 심장근육세포
16.7b 심장근육세포에서 일어나는 전기적 현상과 기계적 현상
16.7c 재분극과 불응기
16.7d 심전도 기록

16.8 심장주기

16.8a 심장주기의 개관
16.8b 심장주기에 일어나는 현상
통합: 개념 개관
심장주기와 관련된 변화

16.9 심장박출량

16.9a 심장박출량의 개관
16.9b 심박수에 영향을 미치는 변수
16.9c 일회박출량에 영향을 미치는 변수
16.9d 심장박출량에 영향을 미치는 변수

16.10 심장의 발생

건강하게 장수하라는 말을 들었을 때 우리는 채소와 과일을 많이 먹고 지방과 소금은 적게 먹기, 유산소운동 꾸준히 하기, 충분히 휴식하기, 흡연이나 과음과 같이 해로운 행동은 하지 않기 등을 생각하게 된다. 이렇게 해야 하는 큰 이유 중 하나는 심장혈관계통 질환에 걸릴 위험을 낮추기 위해서이다. 심장혈관계통 질환이란 심장 또는 혈관에 영향을 미치는 모든 질환이다. 심장혈관계통 질환은 전 세계에서 주된 사망원인이기 때문에 위와 같은 건강한 생활의 중요성이 더욱 높아지고 있다.

이 장에서는 심장에 대해, 다음 장에서는 혈관에 대해 다루면서 심장혈관계통을 다룬다. 정상적이고 건강한 심장혈관계통과 흔히 일어나는 기능부전(예: 심근경색, 심장잡음, 죽상경화증, 순환쇼크)에 대해 명확하고 알기 쉽게 설명할 것이다. 우리는 학습자가 심장혈관계통에 대해 잘 이해하고 심장혈관계통의 중요성을 실감하기 바란다. 심장혈관계통은 생존에 가장 중요하기 때문에 이 계통이 제대로 기능하지 못하면 치명적인 결과가 초래되는 일이 많기 때문이다.

16.1 심장혈관계통의 개관

심장과 혈관으로 이루어진 **심장혈관계통**(심혈관계, cardiovascular system; *cardio*: 심장, *vascular*: 혈관)은 혈액의 순환을 담당한다(**그림 16.1**). 먼저 심장혈관계통의 전반적인 기능을 살펴본 후 폐순환과 체순환이라는 두 개의 순환계로 이루어진이 계통의 구성요소를 소개한다.

16.1a 전반적인 기능

학습목표

1. 심장혈관계통의 전반적인 기능에 대해 서술한다.

심장혈관계통이 주로 수행하는 기능은 혈액을 온몸으로 운반해 모세혈관과 체세포 사이에 물질(예: 호흡기체, 영양소, 노폐물)이 교환되도록 하는 것이다. 모든 세포는 건강을 유지하기 위해서 (1) 끊임없이 산소와 영양소가 공급해야 하며 (2) 이산화탄소 및 기타 노폐물을 제거해야 한다. 게다가 몸의 각 계통의 세포들은 각각 서로 다른 요구가 충족될 필요가 있는데, 그 예는 이 페이지 '개념 연결'에서 다루고 있다.

통합 INTEGRATE

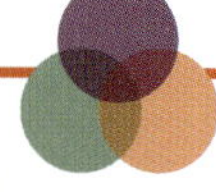

개념 연결 CONCEPT CONNECTION

모든 신체계통은 각각 나름의 이유로 심장혈관계통에 의해 전신순환이 이루어져야 할 필요가 있다. 예를 들면 신경계는 뇌척수액 생성을 위해(10.2c 참조) 내분비계통은 목표 기관으로의 호르몬 운반을 위해(14.4a), 그리고 면역계통은 면역세포를 감염부위로 수송하기 위해 전신순환이 필요하다. 또 호흡기계통은 산소 공급 및 이산화탄소 제거를 위해(19.6b), 비뇨기계통은 질소 노폐물 제거를 위해(20.6e), 그리고 소화기계통은 영양소 흡수를 위해 전신순환이 필요하다(21.4a).

충분한 관류 제공

심장혈관계통의 목표는 모든 신체조직에 충분한 관류를 제공하는 것이다. 관류(관혈류, perfusion; *perfusio*: 붓다)란 정해진 시간 동안 조직 1 g당 공급되는 혈액을 말하며, 흔히 밀리리터와 분, 그램의 관계로 나타낸다(mL/min/g). 충분한 관류란 모든 체세포의 건강을 유지하기 위

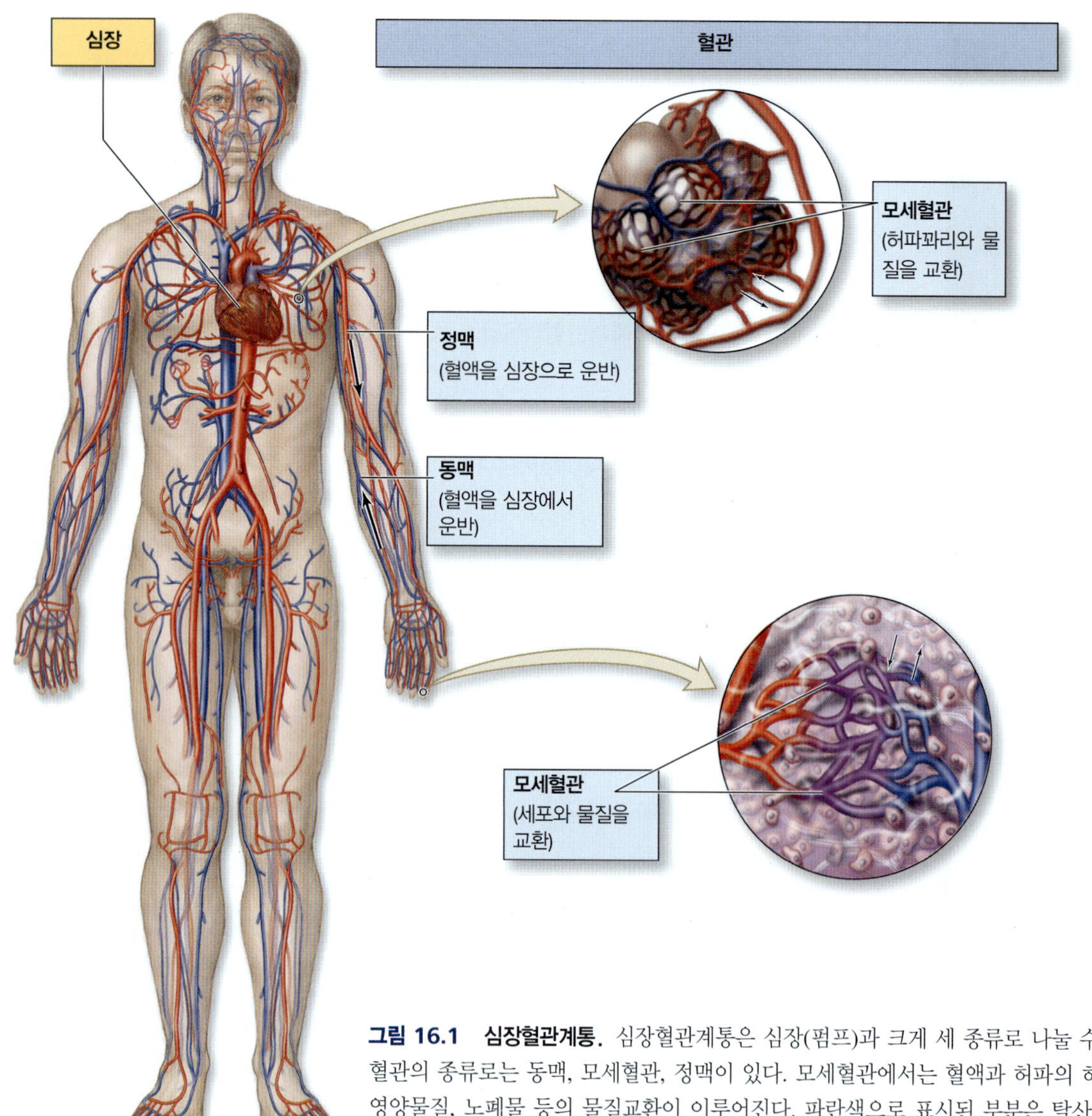

그림 16.1 심장혈관계통. 심장혈관계통은 심장(펌프)과 크게 세 종류로 나눌 수 있는 혈관(운반체계)으로 이루어져 있다. 혈관의 종류로는 동맥, 모세혈관, 정맥이 있다. 모세혈관에서는 혈액과 허파의 허파꽈리 사이, 혈액과 체세포 사이의 기체, 영양물질, 노폐물 등의 물질교환이 이루어진다. 파란색으로 표시된 부분은 탈산소화된 혈액을, 붉은색으로 표시된 부분은 산소화된 혈액을 나타내며, 보라색으로 표시된 부분은 가스교환이 일어나는 부분을 나타낸다.

해 충분한 혈액을 공급하는 것이다. 혈액이 잘 순환하고 충분한 관류가 이루어지려면 심장이 계속 뛰고 혈관이 개방되어 있어야 한다. 심장이 혈액을 충분히 뿜어 내지 못하거나, 혈관이 뻣뻣해지거나 막히면 세포에 공급되는 혈액이 불충분해진다. 조직은 산소와 영양소를 필요한 만큼 공급받지 못하고 노폐물이 축적되며 세포가 죽을 수도 있다.

무엇을 배웠는가?

1 심장혈관계통이 기능하지 못하면 어떤 결과가 일어날 수 있는가?

16.1b 전체적인 모습과 구성요소

학습목표

2. 혈관의 세 가지 유형을 구분한다.
3. 심장의 전체적인 구조와 기능에 대해 서술한다.

여기서는 (1) 혈액이 지나는 혈관의 주요 유형, (2) 혈액을 뿜어 내는 심장, (3) 심장에서 시작하고 끝나는 폐쇄경로 두 가지에 대해 설명한다.

› 혈관

혈관은 온몸으로 혈액을 운반하는 심장혈관계통의 도관이라고 할 수 있다(그림 16.1). 혈관은 크게 세 가지로 나눌 수 있다. **동맥**(artery)은 혈액을 심장에서 다른 신체부위로 운반한다. **정맥**(vein)은 혈액을 심장으로 돌려보낸다. **모세혈관**(capillary)은 혈액과 허파꽈리 사이, 혈액과 체세포 사이에 물질이 교환되는 곳이다(혈관에 대한 자세한 내용은 17.1절에서 다룰 것이다).

통합 INTEGRATE

학습전략 LEARNING STRATEGY

동맥은 혈액을 항상 심장에서 다른 곳으로 운반한다. 정맥은 혈액을 항상 심장으로 운반한다.

흔한 오류 중 하나는 동맥에서 항상 **산소화**(oxygenated)한 혈액(산소 농도가 높고 이산화탄소 농도가 낮은 혈액)이 운반되고 정맥에서는 항상 **탈산소화**(deoxygenated)한 혈액(산소 농도가 낮고 이산화탄소 농도가 높은 혈액)이 운반된다고 설명하는 것이다. 앞으로 살펴보겠지만 이는 부정확한 일반화이다. 심장혈관계통의 일부분에서는 반대 현상이 일어난다. 동맥과 정맥을 구분하는 기준은 혈액이 심장에서 반대쪽으로 이동하느냐, 심장 쪽으로 이동하느냐이다.

› 심장

심장혈관계통의 중심인 **심장**(heart)은 속이 비어 있고 4개의 공간으로 구성된 기관이다. 심장이 정상적으로 기능하려면 해부학적으로 세 부분이 중요하다. (1) 2개의 펌프, (2) 심장으로 들어오고 심장에서 나가는 큰 혈관, (3) 심장 속에 있는 두 쌍의 판막(**그림 16.2**).

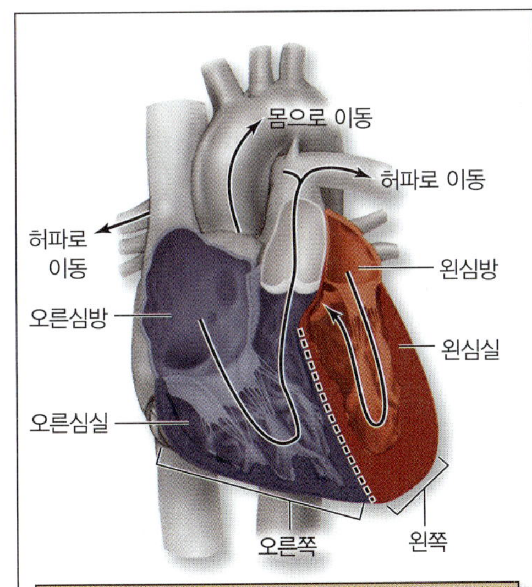

2개의 펌프

각 펌프에는 혈액을 수용하는 공간(심방)과 박출 하는 공간(심실)이 있다.
- 오른쪽: 허파로 탈산소화한 혈액을 박출
- 왼쪽: 몸으로 산소화한 혈액을 박출

(a)

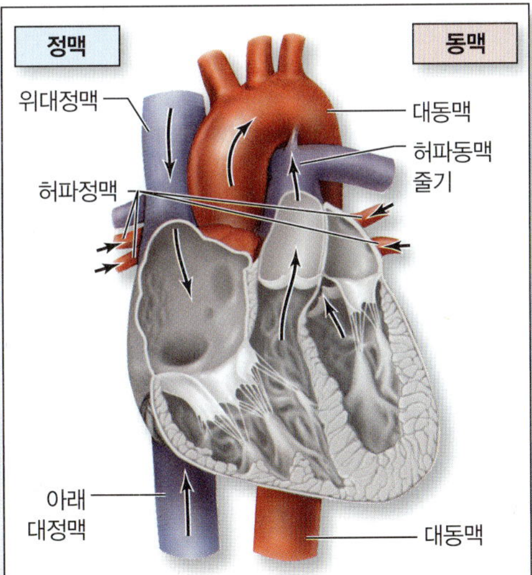

큰혈관

동맥은 혈액을 심장에서 다른 곳으로 전달한다.
- 허파동맥줄기는 심장의 오른쪽에서 혈액을 내보낸다.
- 대동맥은 심장의 왼쪽에서 혈액을 내보낸다.

정맥은 혈액을 심장으로 전달한다.
- 대정맥(위, 아래)은 심장의 오른쪽으로 혈액을 운반 한다.
- 허파정맥은 심장의 왼쪽으로 혈액을 운반한다.

(b)

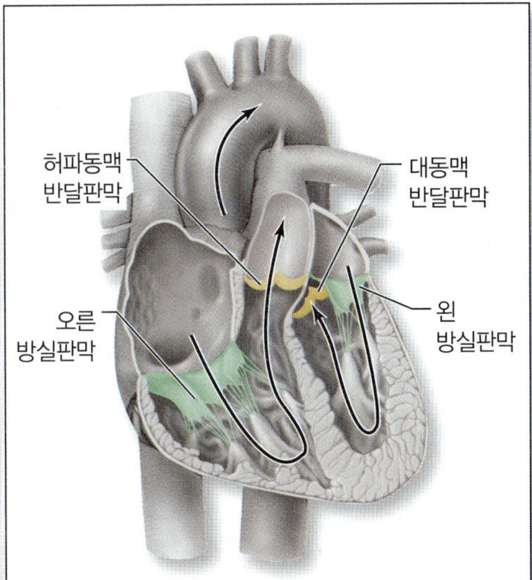

판막

심장판막은 혈액의 역류를 막아 한 방향으로만 흐르게 한다.
- 왼오른방실판막은 심방과 심실 사이에 있다.
- 반달판막(허파동맥반달판막, 대동맥반달판 막)은 심실과 동맥줄기 사이에 있다.

(c)

그림 16.2 심장의 주요 부분. (a) 심장에는 2개의 펌프가 있다. (b) 심장의 큰혈관. (c) 두 쌍의 판막. 판막은 혈액이 한 방향으로 흐르도록 한다.

통합 INTEGRATE

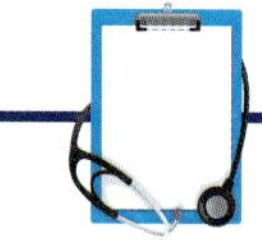

임상적 고찰 16.1
CLINICAL VIEW

울혈성 심부전

울혈성 심부전(심부전)은 심장의 혈액펌프기능이 손상되었음을 뜻한다. 이는 왼심실이나 오른심실, 혹은 양쪽 심실 모두가 혈액을 효과적으로 박출해 낼 수 없는 데서 기인한다. 울혈성 심부전의 특징적인 징후 중 하나는 **부종**, 즉 체액이 세포 주위 간질에 축적되는 것이다. 심장의 어느 한쪽에 기능이상이 국한되었을 경우 부종은 온몸이나 폐 중 하나에 생길 수 있다.

만일 오른심실이 손상되면 왼심실의 펌프기능을 따라갈 수 없어진다. 결과적으로, 온몸순환을 거쳐 오른쪽 심장으로 돌아와야 하는 혈액이 온몸순환에 축적된다. 온몸 모세혈관에는 여분의 체액이 남아 세포 주위 간질로 들어가게 되며, 신체조직에 체액이 축적되는 결과, 즉 **전신부종**을 일으킨다. 전신부종의 임상적인 징후는 신체조직의 붓기, 특히 다리, 발목, 발등이 붓는 것이다.

왼심실이 손상되면 오른심실의 박출기능을 유지할 수 없어 허파순환에서 왼쪽 심장으로 돌아와야 할 혈액이 허파순환에 축적된다. 여분의 체액은 허파순환에서 폐포 주변 간질로 빠져나와 허파의 붓기 및 체액 축적, 즉 **허파부종**이라는 결과를 일으킨다. 허파부종의 임상적 징후는 창백한 피부, 각혈, 호흡곤란 등이다. 폐부종은 가스교환의 이상으로 이어질 수 있고, 이는 호흡부전, 치료가 없을 시에는 사망에까지 이를 수 있다.

한쪽 심부전 시 혈액이 부전이 있는 심장 쪽으로 혈액을 보내 주는 순환계에 축적된다. 이는 심장이 혈액을 박출할 수 없기 때문에 심장으로 들어와야 할 혈액이 들어오지 못하기 때문이다. 기본적인 흐름은 몸 → 오른쪽 심장 → 폐 → 왼쪽 심장임을 유념한다.

만일 오른쪽 심장이 손상되면 체액은 온몸 세포에 축적되며, 왼쪽 심장이 손상되면 체액은 폐에 축적된다.

첫째, 심장의 좌우에는 펌프가 하나씩 있다(그림 16.2a). 이 구조 덕분에 심장은 산소화한 혈액과 탈산소화한 혈액을 분리해서 순환시킬 수 있다.

- 심장의 오른쪽은 몸에서 탈산소화한 혈액을 받아 허파로 보낸다.
- 왼쪽은 허파에서 산소화한 혈액을 받아 몸으로 보낸다.

혈액을 수용하는 위쪽의 방을 **심방**(atrium)이라고 하며, 심장에서 혈액을 뿜어 내는 아래쪽의 방을 **심실**(ventricle; *venter*: 배)이라고 한다. 혈액은 심방에서 수용되어 아래의 심실로 이동한 다음 박출된다. 혈액이 한 번 박출될 때마다 심방과 심실이 모두 관여한다. 그러므로 심장에는 총 4개의 공간이 있다. 오른쪽에는 오른심방과 오른심실이 있고, 왼쪽에는 왼심방과 왼심실이 있다.

둘째, 혈액은 각 공간으로 이어지는 **큰혈관**(great vessel)을 통해 심장의 공간들을 직접 드나든다(그림 16.2b). 대혈관에는 동맥과 정맥이 있다. 심실의 위쪽 가장자리에는 2개의 큰 동맥[동맥간(arterial trunk)]이 있으며 동맥줄기는 혈액을 심장 밖으로 운반한다. **허파동맥줄기**(폐동맥간, pulmonary trunk)는 오른심실에서 탈산소화한 혈액을 받고 **대동맥**(aorta)은 왼심실에서 산소화한 혈액을 받는다. 큰 정맥은 심장의 뒷면에서 심방으로 혈액을 전달한다. **위대정맥**(상대정맥, superior vena cava)은 탈산소화한 혈액을 오른심방으로 전달하고 **허파정맥**(폐정맥, pulmonary vein)은 산소화한 혈액을 왼심방으로 전달한다. 심실은 큰 동맥줄기로 혈액을 박출하고 심방은 정맥에서 오는 혈액을 수용한다는 사실을 항상 기억해야 한다.

어떻게 생각하는가?

1 심장에 연결된 혈관 중 산소화한 혈액이 흐르는 혈관은 무엇인가? 이 혈관들은 모두 동맥인가?

셋째, 심장 속에는 두 쌍의 판막이 있다. **방실판막**(atrioventricular valve, AV valve)은 좌우 심방과 심실 사이에 있다. **오른방실 판막**(우방실판막, right atrioventricular valve)은 삼첨판(tricuspid valve)이라고도 하며, 오른심방과 오른심실 사이에 있다. **왼방실판막**(좌방실판막, left atrioventricular valve)은 이첨판(bicuspid valve) 또는 승모판(mitral valve)이라고도 하며, 왼심방과 왼심실 사이에 있다.

다른 한 쌍의 판막은 심실과 동맥줄기 사이의 경계에 있는 **반달판막**(반월판막, semilunar valve)이다. **허파동맥반달판막**(폐동맥반월판막, pulmonary semilunar valve)은 오른심실과 허파동맥줄기 사이에 있고, **대동맥반달판막**(대동맥반월판막, aortic semilunar valve)은 왼심실과 대동맥 사이에 있다. 판막이 열리면 심장으로 혈액이 유입되고 판막이 닫히면 혈액의 역류가 방지된다. 이로써 혈액은 심장 속에서 한 방향으로 흐를 수 있다.

무엇을 배웠는가?

2 모든 동맥의 공통점은 무엇인가? 모든 정맥의 공통점은 무엇인가?
3 오른심실은 어디에서 혈액을 펌프하는가? 왼심실은 어디에서 혈액을 펌프하는가?
4 어떤 큰 정맥이 오른심방에 혈액을 수송하는가? 어떤 큰 정맥이 왼심방에 혈액을 공급하는가?
5 심장에는 어떤 방실판막들이 존재하는가? 또 어떤 반달판막들이 존대하는가?

16.1c 허파순환과 온몸순환

학습목표

4. 심장혈관계통의 허파순환과 온몸순환을 비교하고 대조한다. 두 순환 회로의 혈류를 추적한다.

심장의 혈관과 펌프는 2개의 회로를 이룬다. 하나는 허파순환이고 하나는 온몸순환이다(**그림 16.3**).

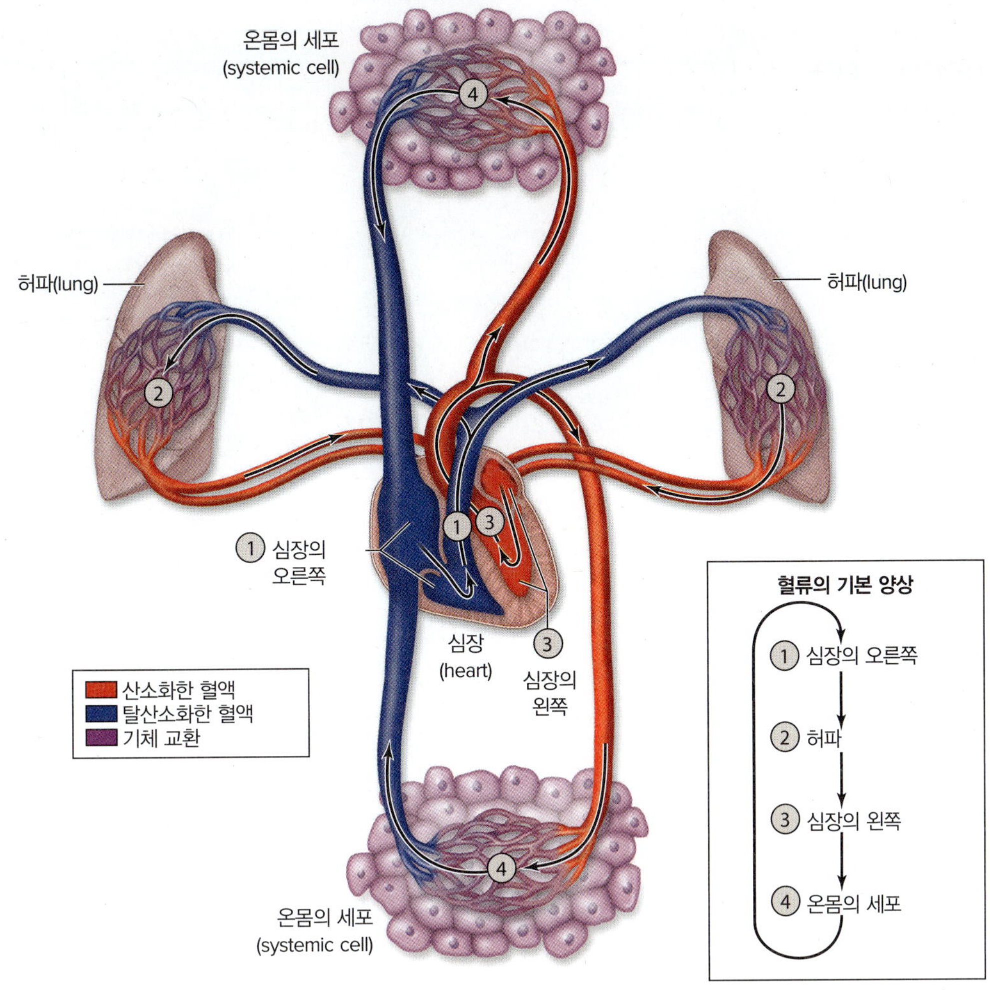

그림 16.3 심장혈관계통의 순환. 심장혈관계통은 허파순환과 온몸순환으로 이루어진다.

허파순환(pulmonary circulation; *pulmo*: 허파)은 심장의 오른쪽에서 나온 탈산소화한 혈액을 허파의 혈관으로 순환시켜 산소를 공급하고 이산화탄소가 분리되도록 하며, 이 혈액을 심장의 왼쪽으로 돌려보낸다.

온몸순환(체순환, systemic circulation)은 심장의 왼쪽에서 산소화한 혈액을 가져온다. 이 혈액은 혈관을 통해 간, 피부, 근육, 뇌 등 온몸의 세포로 이동해서 영양소, 호흡기체, 노폐물을 교환하고 다시 혈관으로 돌아와 심장의 오른쪽으로 간다. 혈류의 기본 양상을 정리하면 심장의 오른쪽 → 허파 → 심장의 왼쪽 → 온몸의 조직 → 심장의 오른쪽이다.

오른쪽 심장 펌프는 허파로 혈액을 보내며 왼쪽 심장 펌프는 온몸의 세포로 혈액을 보낸다는 사실을 기억한다. 이는 한쪽심장펌프의 기능부전이 있을 때 중요한 임상적 의미를 갖는다. (임상적 고찰 16.1: “울혈성 심부전” 참조)

구체적인 혈류의 양상을 **그림 16.4**에 요약했다. 온몸순환과 허파순환 양쪽의 그림을 살펴보고, 시간을 들여 자세한 내용에 익숙해져야 한다. 이를 통해 심장혈관 계통의 ‘큰그림’을 담아두고, 이 장에서는 심장의 구체적인 내용, 그리고 다음 장에서는 혈관의 구체적인 내용에 대해 접근할 수 있다.

무엇을 배웠는가?

6. 혈액이 심장과 두 개의 순환을 거쳐 흐르는 경로는 어떻게 될까? 오른심방부터 시작하여 혈액이 통과하는 경로를 심장의 각 방, 판막, 큰 혈관들을 포함하여 서술한다.
7. 탈산소화된 혈액을 운반하는 큰 동맥은 무엇인가? 산소화된 혈액을 운반하는 큰 정맥은 무엇인가?

개념 개관

그림 16.4 심장과 순환의 혈류 (a) 허파순환에서는 심장의 오른쪽에서 박출된 혈액이 허파를 거쳐 심장의 왼쪽으로 돌아간다. (b) 온몸순환에서는 심장의 왼쪽에서 박출된 혈액이 온몸의 세포를 거쳐 심장의 오른쪽으로 돌아간다.

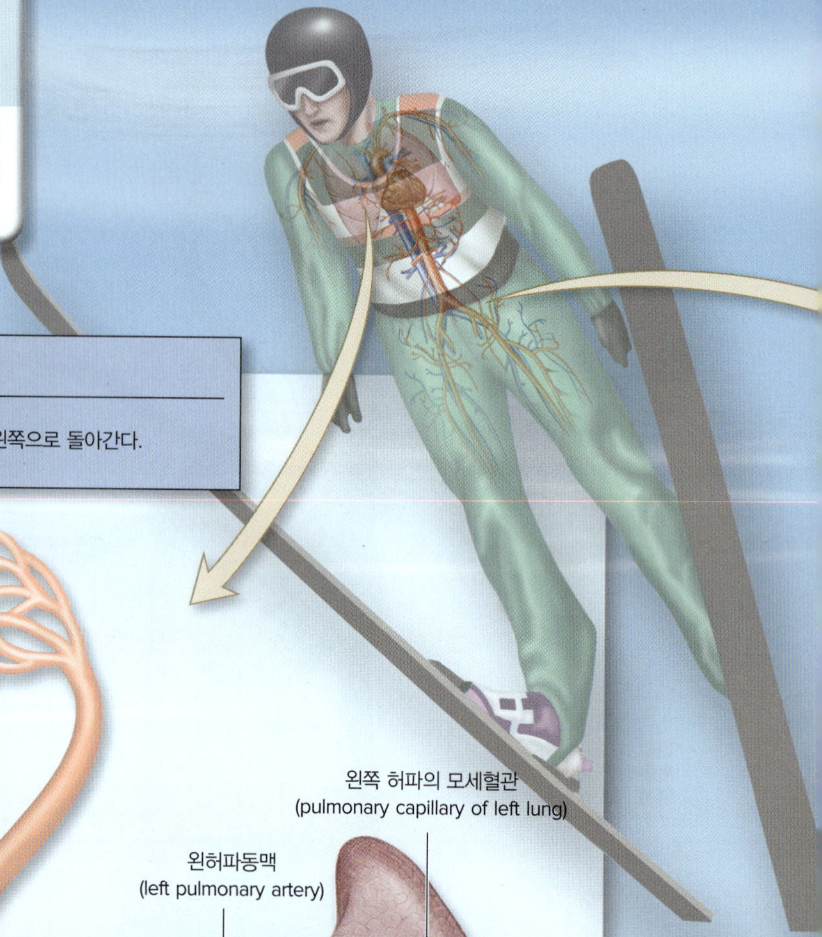

(a) 허파순환

심장의 오른쪽에서 나온 혈액이 허파꽈리에서 기체를 교환한 후 심장의 왼쪽으로 돌아간다.

오른쪽 허파의 모세혈관 (pulmonary capillary of right lung)
오른허파동맥 (right pulmonary artery)
왼쪽 허파의 모세혈관 (pulmonary capillary of left lung)
왼허파동맥 (left pulmonary artery)
위대정맥 (superior vena cava, SVC)
허파동맥줄기 (pulmonary trunk)
왼심방(left atrium)
오른허파정맥 (right pulmonary vein)
오른심방(right atrium)
오른방실판막(right AV valve)
오른심실(right ventricle)
아래대정맥 (inferior vena cava, IVC)
허파반달판막 (pulmonary semilunar valve)
왼허파정맥(left pulmonary vein)

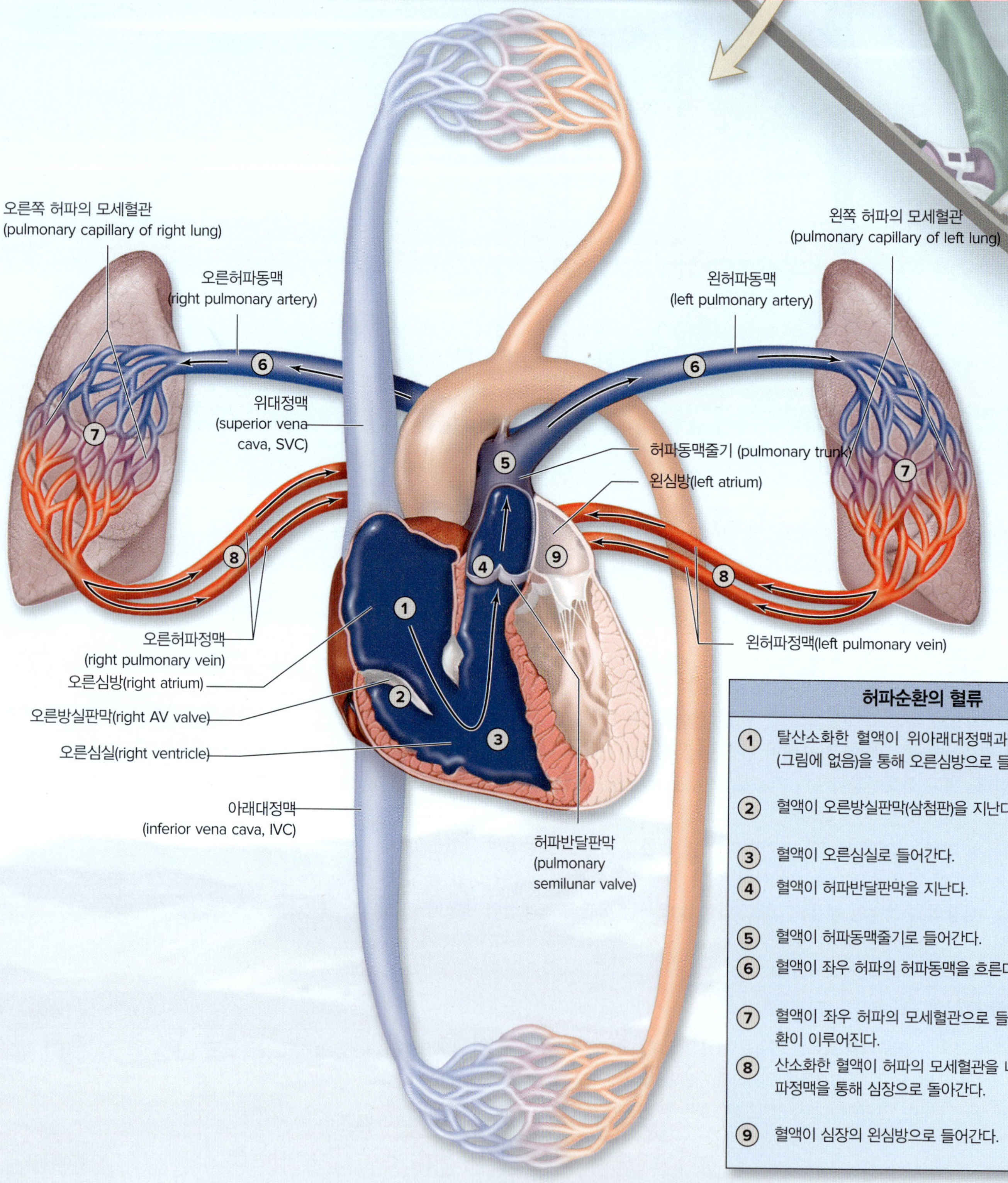

허파순환의 혈류

1. 탈산소화한 혈액이 위아래대정맥과 심장정맥굴(그림에 없음)을 통해 오른심방으로 들어간다.
2. 혈액이 오른방실판막(삼첨판)을 지난다.
3. 혈액이 오른심실로 들어간다.
4. 혈액이 허파반달판막을 지난다.
5. 혈액이 허파동맥줄기로 들어간다.
6. 혈액이 좌우 허파의 허파동맥을 흐른다.
7. 혈액이 좌우 허파의 모세혈관으로 들어가 기체교환이 이루어진다.
8. 산소화한 혈액이 허파의 모세혈관을 나와 좌우 허파정맥을 통해 심장으로 돌아간다.
9. 혈액이 심장의 왼심방으로 들어간다.

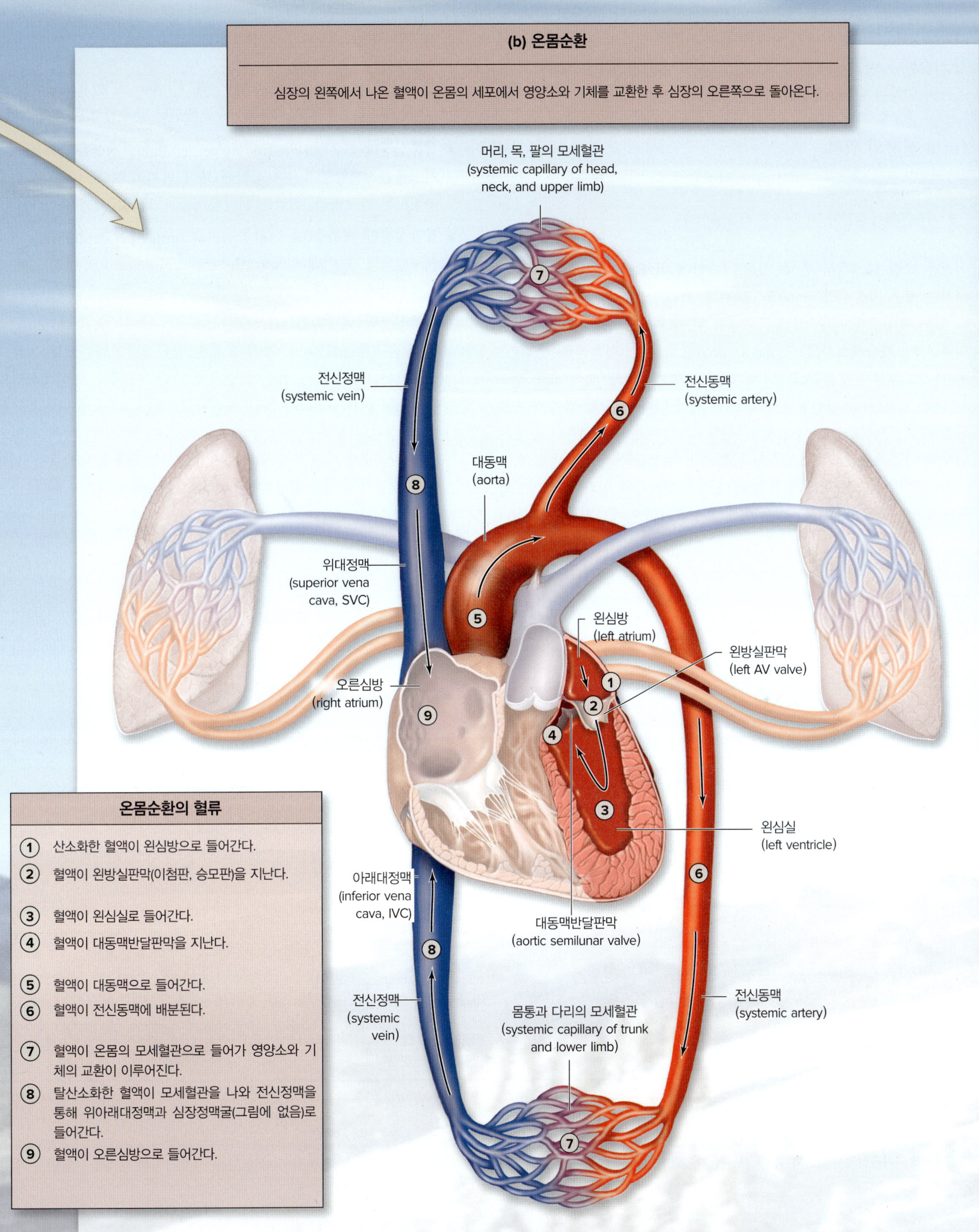
(b) 온몸순환
심장의 왼쪽에서 나온 혈액이 온몸의 세포에서 영양소와 기체를 교환한 후 심장의 오른쪽으로 돌아온다.
머리, 목, 팔의 모세혈관
(systemic capillary of head, neck, and upper limb)
전신정맥
(systemic vein)
전신동맥
(systemic artery)
대동맥
(aorta)
위대정맥
(superior vena cava, SVC)
왼심방
(left atrium)
왼방실판막
(left AV valve)
오른심방
(right atrium)
왼심실
(left ventricle)
아래대정맥
(inferior vena cava, IVC)
대동맥반달판막
(aortic semilunar valve)
전신정맥
(systemic vein)
몸통과 다리의 모세혈관
(systemic capillary of trunk and lower limb)
전신동맥
(systemic artery)
온몸순환의 혈류
1 산소화한 혈액이 왼심방으로 들어간다.
2 혈액이 왼방실판막(이첨판, 승모판)을 지난다.
3 혈액이 왼심실로 들어간다.
4 혈액이 대동맥반달판막을 지난다.
5 혈액이 대동맥으로 들어간다.
6 혈액이 전신동맥에 배분된다.
7 혈액이 온몸의 모세혈관으로 들어가 영양소와 기체의 교환이 이루어진다.
8 탈산소화한 혈액이 모세혈관을 나와 전신정맥을 통해 위아래대정맥과 심장정맥굴(그림에 없음)로 들어간다.
9 혈액이 오른심방으로 들어간다.

16.2 가슴안에 위치한 심장

심장은 심장혈관계의 중심이며, 이 장의 나머지 부분에서는 심장의 해부학과 생리학적인 부분 모두를 자세히 다룰 것이다. 심장의 위치 및 자리(position)뿐만 아니라 심장을 감싸고 있는 심장막 또한 이 부분에서 서술한다. 여기서는 심장 및 심장을 보호하고 지탱하는 해부학적 구조들의 위치관계(orientation)를 강조하고자 한다.

16.2a 심장의 위치

학습목표

5. 가슴안에서 심장이 어디에 있는지 서술한다.

심장은 **그림 16.5**에서 볼 수 있든 가슴안에 위치한다. 가슴 공간을 유지하는 것은 **가슴우리**(thoracic cage)로, 가슴우리는 심장과 폐를 감싸고 있는 뼈대를 말한다. 심장은 복장뼈 뒤, 몸의 중심선보다 왼쪽, 좌우 허파 사이, **가슴세로칸**(종격, mediastinum; *medius*: 가운데)에 있다(그림 16.5). 심장은 오른쪽(오른심방 전체와 오른심실 일부)이 조금 앞으로 나와 있고 왼쪽(왼심방과 왼심실)이 뒤에 있다. 심장의 뒤쪽 윗면을 **심장바닥**(심저부, base of heart)이라고 하며, 아래쪽의 뾰족한 부분은 **심장끝**(심첨부, apex of heart)이라고 한다. 심장끝과 가로막 위의 오른심실은 몸의 왼쪽을 향해 앞쪽 아래로 다소 튀어나와 있다. 피라미드의 꼭대기가 아래로 오도록 뒤집은 형태를 생각하면 이해하기 쉽다.

무엇을 배웠는가?

8 심장과 폐를 보호하고 있는 뼈로 이루어진 구조를 무엇이라고 하는가?

9 심장은 어디에 위치하며, 가슴 안에서 어떻게 자리잡고 있는가?

16.2b 심장막의 특징

학습목표

6. 심장막을 구성하는 각 부분을 열거한다.

7. 심장막의 기능과 심장막안 속 장액의 목적을 서술한다.

심장은 **심장막**(pericardium; *peri*: 주변, *kardia*: 심장)으로 둘러싸여 있다(**그림 16.6**). 심장막의 각 층은 바깥쪽부터 안쪽까지 다음과 같다.

- **섬유심장막**(섬유성심막, fibrous pericardium): 심장을 감싸는 거친 치밀불규칙결합조직이나 심장에 붙어 있지는 않다. 대신 이 층은 아래로는 가로막과, 위로는 허파동맥줄기 및 대동맥과 붙어 있다.
- **장막심장막 벽쪽층**(parietal layer of serous pericardium)은 단순편평상피와 그 아래 섬세한 성근결합조직층으로 이루어져 있으며, 섬유심장막 안쪽에 붙어 있다.
- **장막심장막 내장쪽층**(visceral layer of serous pericardium) 역시 단순편평상피와 그 아래 섬세한 성근결합조직층으로 이루어져있으며, 이 장막은 심장에 밀착해 있다. 이 층은 내장쪽심장막(visceral pericardium) 또는 심장바깥막(epicardium)이라고도 한다. 심장막의 벽쪽층과 내장쪽층은 서로 이어져서 마주 보고 있으며 허파동맥줄기 및 대동맥과 붙어 있다. 벽쪽층과 내장쪽층 사이의 잠재적인 공간을 **심장막안**(pericardial cavity)이라고 한다.

섬유심장막과 장막심장막 벽쪽층은 심장을 좀 더 헐겁게 감싸는 주머니를 형성하며, 이 주머니를 심장막주머니라고 부른다.

심장막주머니의 질긴 섬유심장막은 심장을 가슴안에 고정하고 심장의 방에 지나친 양의 혈액이 들어가는 것을 방지한다. 장막심장막의 두 층은 장액성의 액체를 심장막안에 분비하는데, 이 액체는 지방혼합물 정도의 밀도를 가지며, 장막에 윤활작용을 하여 매 심장박동 시 생길 수 있는 마찰을 최소화한다(1.5e 참조).

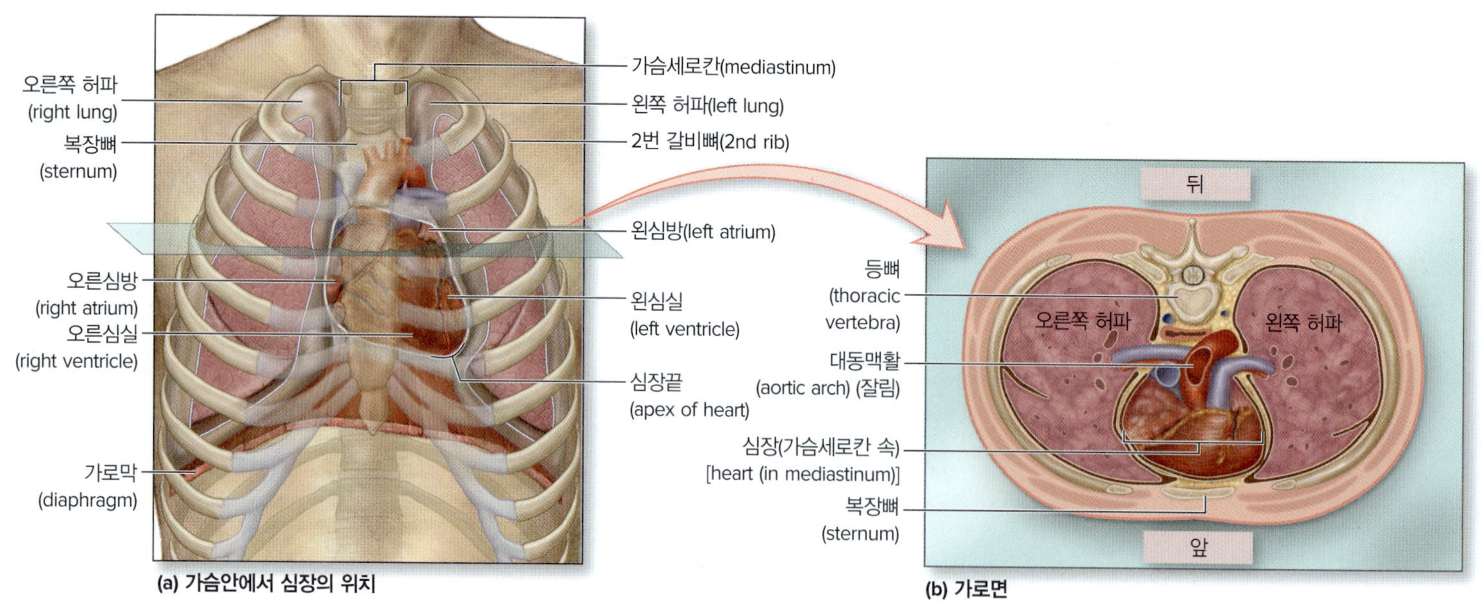

그림 16.5 가슴안에서 심장의 위치. (a) 심장은 가슴안에서 좌우 허파 사이의 가슴세로칸에 있다. (b) 가슴안에서 심장과 다른 기관 사이의 관계를 관찰할 수 있는 가로면.

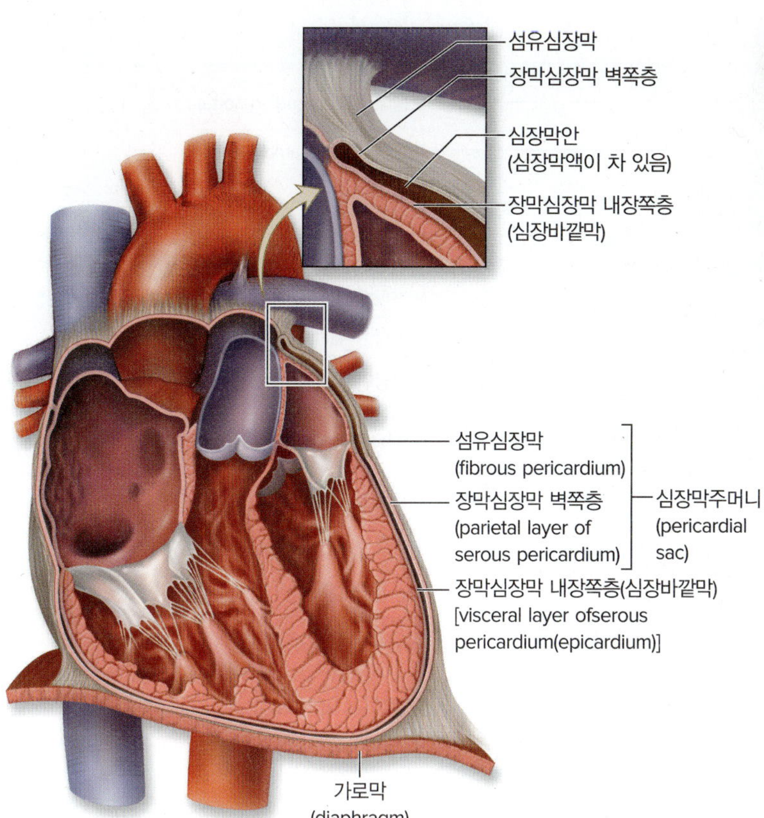

그림 16.6 심장막. 심장을 보호하는 심장막에는 바깥쪽의 섬유심장막과 안쪽의 장막심장막 벽쪽층으로 이루어진 심장막주머니가 있다. 또 심장과 밀착한 장막심장막 내장쪽층도 있다. 벽쪽층과 내장쪽층 사이의 공간은 심장막안이라고 하며, 여기에는 두 층에서 만들어진 장액이 들어 있다.

통합 INTEGRATE

학습전략 LEARNING STRATEGY

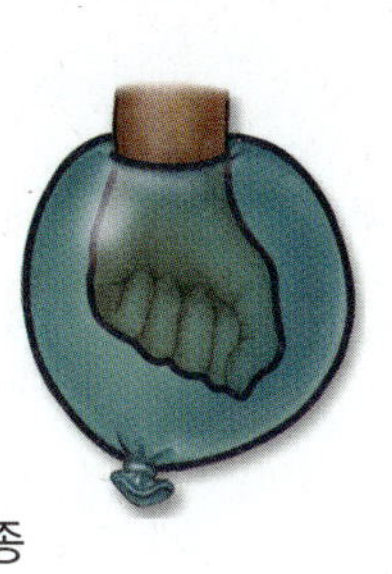

심장을 물풍선에 찔러 넣은 주먹이라고 상상해 보자. 풍선의 두 층이 장막이라고 할 수 있다. 손에 닿아 있는 부분이 내장쪽층이고, 바깥쪽 부분이 벽쪽층이며, 두 부분 사이의 공간이 심장막공간이다. 이제 손과 풍선을 함께 감싸고 있는 종이봉투를 상상해 보자. 이 종이봉투는 섬유성 심막이라고 할 수 있다. 풍선의 바깥쪽 층과 종이봉투는 심장막주머니를 이룬다.

무엇을 배웠는가?

10 심장을 덮는 3개의 층에 대해 서술하라. 심장막안은 이 층들을 기준으로 어디에 있는가?

통합 INTEGRATE

임상적 고찰 16.2 CLINICAL VIEW

심장막염

심장막염(pericarditis; *itis*: 염증)은 주로 바이러스, 세균, 진균 때문에 발생하는 심막의 염증이다. 모세혈관의 투과성이 높아져서 심장막안에 체액이 축적되면 심장막안이 체액으로 차면서 팽창한다. 심한 경우 체액 때문에 심장의 움직임이 제한되어 혈액이 충분히 흘러들지 못하게 된다. 심장이 혈액을 박출하지 못하면 **심장눌림증**(cardiac tamponade)이라는 응급상황으로 이어져 심부전과 사망까지 이를 수 있다.

마찰음(friction rub)은 심장막염을 진단하는 유용한 지표이다. 염증이 난 심장막의 두 층이 서로 마찰하면서 소리를 내는데, 청진기로 들으면 탁탁거리거나 긁는 것처럼 들린다.

16.3 심장의 해부학

심장막주머니를 잘라서 뒤집으면 심장을 더 자세히 살펴볼 수 있다. 심장은 주먹 크기 정도로 작은 편이고 원뿔 모양이며 근육으로 이루어진 기관이다. 평균적인 건강한 성인의 심장은 무게가 약 300 g이지만 특정한 질병에 걸리면 심장의 크기가 매우 커진다. 여기서는 심장의 안팎 구조를 살펴본다.

심장의 외부의 해부학적 구조는 **그림 16.7**에서, 가슴안의 정상 위치에서 심장을 앞뒤 모두에서 바라본 그림 및 사진으로 나타냈다. 심장은 가슴안에서 오른쪽으로 약간 회전해 있으며, 앞쪽에서 볼 때는 심장의 오른쪽이 더 잘 보이고(그림 16.7a) 심장의 왼쪽은 뒤에서 바라볼 때 더 잘 보인다.

16.3a 심장의 표면을 이루는 부분

학습목표

8. 심장의 앞뒤 표면을 이루는 부분을 비교한다.

앞에서 본 모습

심장을 앞에서 보면 오른심방과 오른심실이 다소 튀어나와 있다(그림 16.7a). 오른심방에서 가장 눈에 띄는 부분은 주름진 덮개 형태의 **오른심방귀**(right auricle; *auris*: 귀)이다. 말 그대로 심방에 달린 귀와 같다고 생각하면 이해하기 쉽다. 왼심방 및 왼심실 귀도 부분적으로 보인다. 또 앞에서 보면 오른심실에 붙어 있는 허파동맥줄기와 왼심실에 붙어 있는 대동맥이 보인다. 허파동맥줄기는 **오른/왼허파동맥**으로 갈라지며, 대동맥은 **상행대동맥**(심장에서 위로 올라가는 부분), 대동맥궁, **하행대동맥**(몸통으로 내려가는 부분)으로 이루어진다(대동맥궁에서 갈라지는 세 가지는 17.9a에서 서술한다).

뒤에서 본 모습

심장을 뒤에서 보면 왼심방과 왼심실이 튀어나와 보인다(그림 16.7b). 왼심방은 주로 심장의 뒤쪽 윗면인 심장바닥을 이룬다. 또 뒤에서 보면 위대정맥과 아래대정맥이 오른 심방에 붙어 있고, 허파정맥이 왼심방에 붙어 있는 것이 보인다.

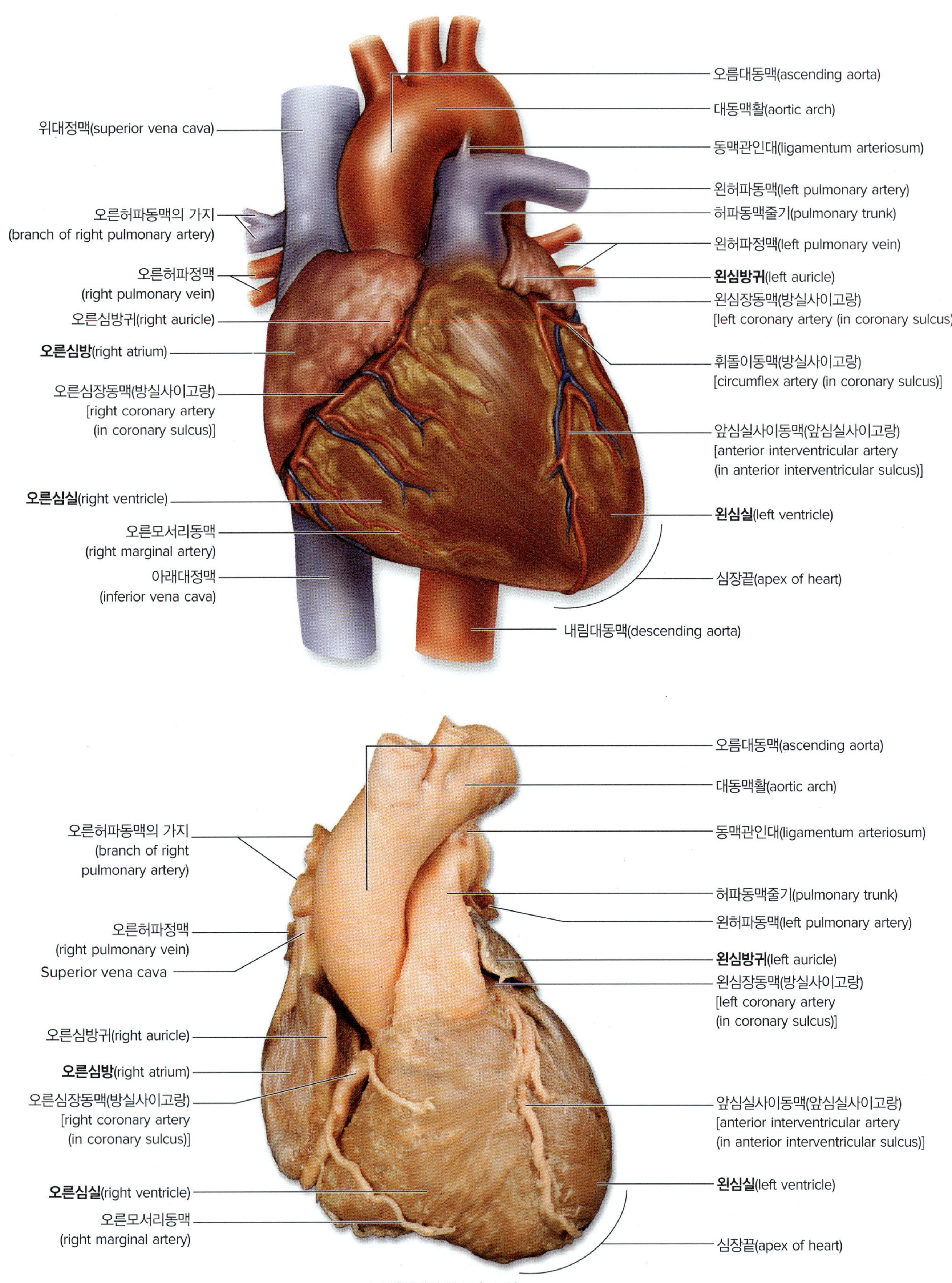

(a) 앞쪽에서 본 모습 그림

그림 16.7 심장 외부의 해부학적 구조. 심장 표면의 각 부분을 관찰할 수 있는 그림과 표본 사진. (a) 앞쪽에서 본 모습.

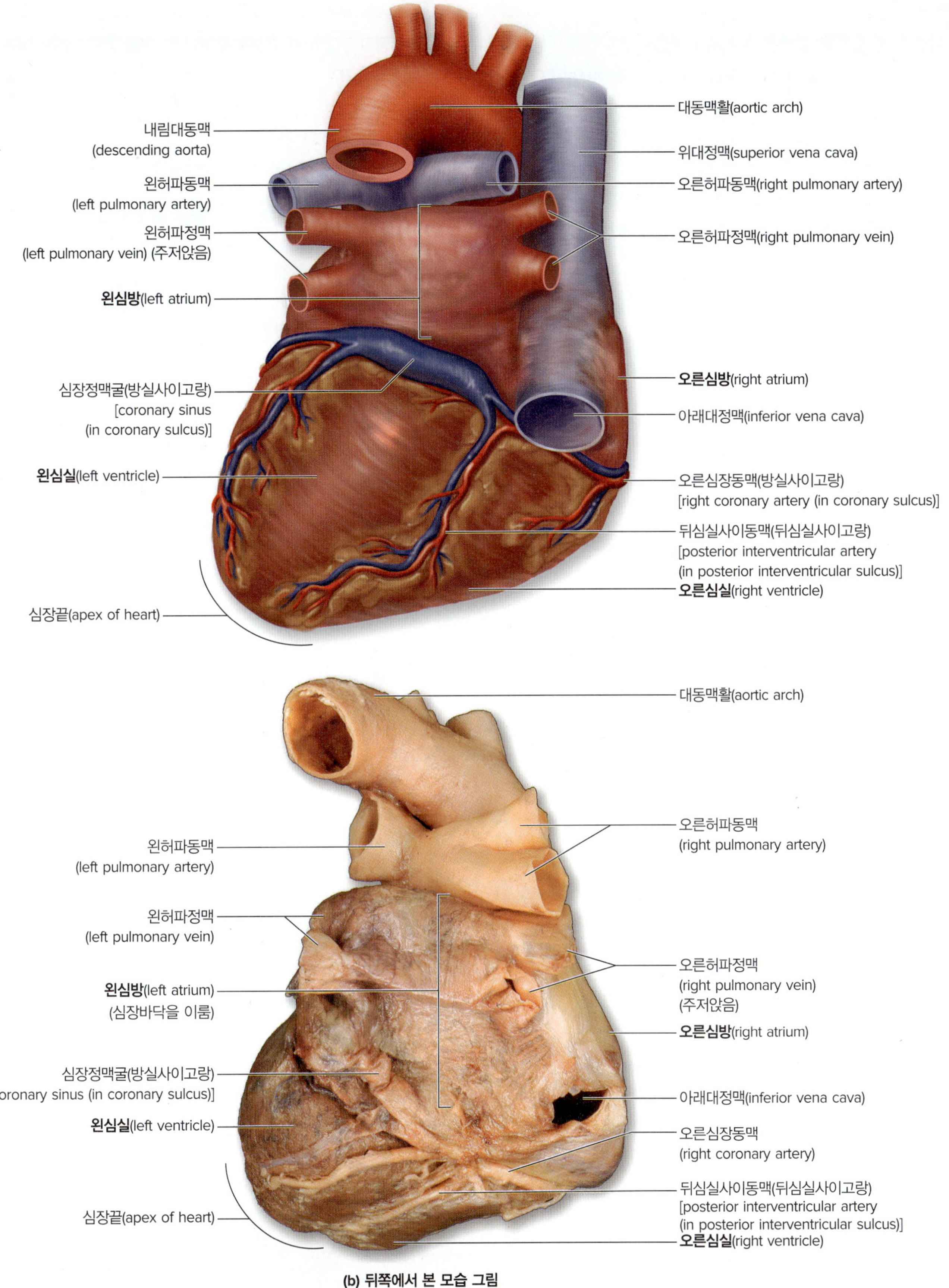

(b) 뒤쪽에서 본 모습 그림

그림 16.7 심장 외부의 해부학적 구조(계속). (b) 뒤쪽에서 본 모습.

› 심장의 고랑

심방과 심실은 심장의 바깥면을 둘러싸고 있는 깊은 고랑인 **방실사이고랑**(관상구, coronary sulcus, atrioventricular sulcus)으로 나뉘어 있다. 방실사이고랑은 심장의 앞쪽과 뒤쪽에서 모두 볼 수 있다. **심실사이고랑**(심실간구, interventricular sulcus; *inter*: 사이)은 좌우 심실 사이 방실사이고랑에서 심장끝을 향해 아래로 뻗은 고랑이며, 좌우 심실을 심장 표면에서 나눈다. **앞심실사이고랑**(전심실간구, anterior interventricular sulcus)은 심장의 앞면에, **뒤심실사이고랑**(후심실간구, posterior interventricular sulcus)은 심장의 뒷면에 있다. 모든 고랑 속에는 심장벽에 혈액을 공급하는 심장혈관이 있다. 심장혈관에 대해서는 곧 다룬다.

무엇을 배웠는가?

11 심장을 앞에서 봤을 때 심장의 어느 면이 더 잘 보이는가? 뒤에서 봤을 때는?

12 심장을 앞에서 봤을 때 더 잘 보이는 큰 혈관은? 뒤에서 봤을 때는?

13 심장의 주요한 세 고랑은 무엇인가? 이들 고랑 안에는 어떤 구조가 자리잡고 있는가?

16.3b 심장벽의 층

학습목표

9. 심장벽을 이루는 세 층을 열거하고 각 층을 구성하는 조직을 제시한다.

심장의 관상면을 통해 심장의 내부 구조를 볼 수 있다(**그림 16.8**). 먼저 심방과 심실의 심장벽을 관찰해 보자. 심실의 벽은 심방의 벽보다 두껍다. 심실이 혈액을 박출하기 때문이다. 또 일반적으로 왼심실의 벽이 오른심실의 벽보다 3배 두껍다. 왼심실과 오른심실은 똑같은 양의 혈액을 박출하지만, 왼심실은 혈액을 온몸으로 보낼 만큼 큰 힘을 내야 하기 때문이다. 한편 오른심실은 바로 옆의 허파로 혈액을 뿜어 내기만 하면

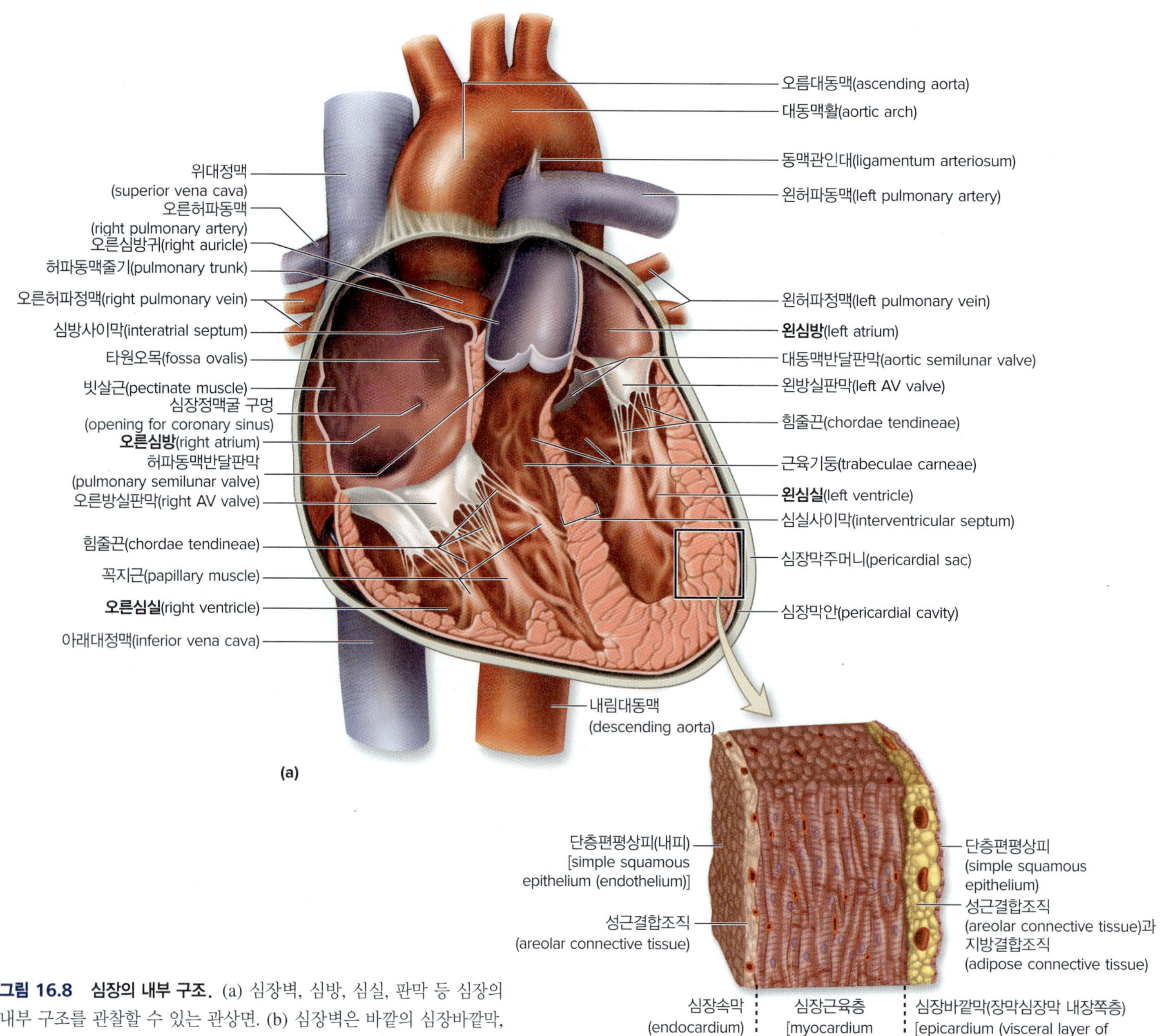

그림 16.8 심장의 내부 구조. (a) 심장벽, 심방, 심실, 판막 등 심장의 내부 구조를 관찰할 수 있는 관상면. (b) 심장벽은 바깥의 심장바깥막, 가운데의 두꺼운 심장근육층, 안쪽의 심장속막으로 이루어져 있다.

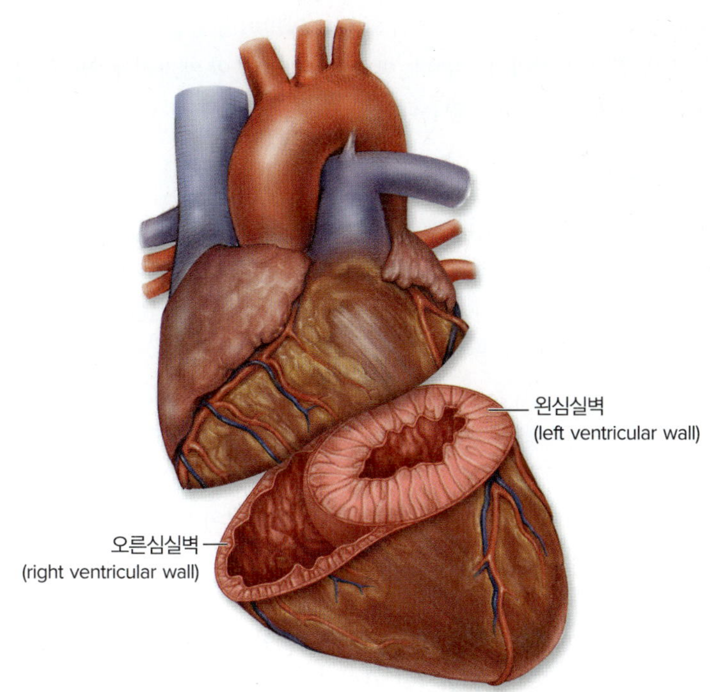

그림 16.9 좌우 심실벽의 두께 비교. 왼심실벽은 오른심실벽보다 약 3배 두껍다. 왼심실은 온몸으로 혈액을 보내기 위해 충분한 힘을 발휘해야 하기 때문이다.

된다. 심장의 가로면에서도 이 두께 차이를 관찰할 수 있다(**그림 16.9**).

심장의 벽은 서로 뚜렷하게 다른 3개의 층으로 이루어져 있다. 벽의 바깥에는 심장바깥막, 가운데에는 심장근육층, 안에는 심장속막이 있다(그림 16.8b).

심장바깥막(심외막, epicardium; *epi*: 위)은 심장의 가장 바깥층이며 장막심장막 내장쪽층(visceral lyaer of serous pericardium)이라고도 한다. 심장막은 단층편평상피와 그 아래의 성근결합조직으로 이루어져 있다. 나이가 들면 지방결합조직이 늘면서 심장바깥막이 두꺼워진다.

심장근육층(심근층, myocardium; *mys*: 근육)은 심장벽의 가운데 층이다. 심장근육조직으로 이루어져 있으며 심장벽의 세 층 중에서 가장 두껍다. 심장근육층이 만들어 내는 수축력은 혈액을 박출하는 데 필요한 힘이 된다. 심실의 심장근육층은 나이가 들면서 두께가 변할 수 있다. 예를 들어 전신동맥이 좁아지면 심장근육층이 비대해진다. 심장근육의 현미경해부학에 대해서는 이 장의 뒷부분에서 다룬다.

심장의 안쪽 면과 심장판막의 바깥면은 **심장속막**(심내막, endocardium; *endon*: 속)으로 덮여 있다. 심장속막은 내피라는 단층편평상피와 그 아래의 성근결합조직으로 이루어져 있으며, 혈관의 안쪽 벽과 연결된다.

무엇을 배웠는가?

14 심장을 절개한다면 어떤 층부터 차례대로 드러날까? 심장벽의 가장 바깥쪽 층의 두 가지 이름은 무엇인가?

16.3c 심방과 심실

학습목표

10. 각 심방과 심실의 특징과 기능을 설명한다.

그림 16.8에는 심방과 심실의 내부 구조도 나타냈다. 좌우 심방은 **심방사이막**(심방중격, interatrial septum)이라는 얇은 벽으로, 좌우 심실은 **심실사이막**(심실중격, interventricular septum)이라는 두꺼운 벽으로 나뉜다. 심실사이막의 위치는 심장 표면에 있는 심실사이고랑의 위치를 보면 알 수 있다(그림 16.7). (따라서 심실사이고랑은 그 바로 안쪽에 심실사이막이 위차한다는 표지가 된다.)

› 오른심방

오른심방 안쪽의 벽 뒷면은 매끄러우나 앞면과 심방귀 속에는 **빗살근**(즐상근, pectinate muscle)이라는 근육 융기가 있다(그림 16.8a). 심방사이막에는 **타원오목**(난원와, fossa ovalis)이 있다. 타원오목은 태아기에 있었던 **타원구멍**(타원공, foramen ovale)의 흔적이다. 태아기에는 혈액이 허파를 우회해 타원구멍을 통해 오른심방에서 왼심방으로 간다(태아의 순환계통에 대해서는 17.12 참조). 타원구멍의 바로 아래에는 심장벽의 탈산소화된 혈액이 빠져나가는 심장정맥굴이 있다. 위아래 대정맥구멍도 볼 수 있다. 즉 오른심방으로 3개의 정맥을 통해 탈산소화된 혈액이 흘러들어 간다. 심장정맥굴, 위대정맥, 아래대정맥이다. 오른심방과 오른심실은 오른방실판막이 있는 오른방실구멍으로 나뉜다. 탈산소화된 혈액은 오른심방에서 판막이 열려 있을 때 오른방실구멍을 지나 오른심실로 들어간다.

› 오른심실

오른심실의 안쪽 벽에는 크고 매끈하며 불규칙한 근육 융기인 **근육기둥**(육주, trabeculae carneae; *trab*: 기둥; *carne*: 살)이 있다. 오른심실의 안쪽 벽에서는 일반적으로 원뿔형의 근육인 **꼭지근**(유두근, papillary muscle) 3개가 튀어나와 있다(오른심실에서 꼭지근의 수는 최소 2개, 최대 9개이다). 꼭지근은 **힘줄끈**(건삭, chordae tendineae)이라는 가느다란 콜라겐 가닥에 고정되어 있으며, 힘줄끈은 오른방실판막에 부착되어 있다. 오른심실은 위쪽 끝에서 원뿔형으로 좁아지면서 벽이 매끈해지고 허파동맥줄기로 연결된다. 허파동맥 반달판막은 오른심실과 허파동맥줄기 사이에 있다. 탈산소화된 혈액은 오른심실에서 열려 있는 허파동맥반달판막을 통과해 허파동맥줄기로 박출되며, 이 혈액은 허파로 운반되어 기체를 교환한 후 허파정맥을 통해 왼심방으로 돌아온다.

› 왼심방

왼심방은 오른심방과 마찬가지로 심방귀에 빗살근이 있다. 왼심방에서는 허파정맥구멍을 눈으로 볼 수 있다(그림 16.8에 2개가 보인다). 왼심방과 왼심실은 왼방실판막이 있는 왼방실구멍으로 나뉜다. 산소화된 혈액은 왼심방에서 판막이 열려 있을 때 왼방실구멍을 통해 왼심실로 들어간다.

› 왼심실

왼심실의 안쪽 벽에도 근육기둥이 있다. 또 힘줄끈으로 고정된 꼭지근 2개가 있다. 심실의 위쪽 끝에는 대동맥 입구가 있다. 왼심실과 대동맥의 경계에는 대동맥반달판막이 있다. 산소화된 혈액은 왼심실에서 박출되어 열려 있는 대동박반달판막을 통해 대동맥으로 들어간다.

> **무엇을 배웠는가?**
>
> 15 좌우 심실은 무엇으로 나뉘는가? 심장 표면을 보았을 때 이것의 위치를 어떻게 알 수 있는가?
>
> 16 유두근과 힘줄끈, 그리고 방실판막은 서로 어떻게 위치관계를 이루는가?

16.3d 심장판막

> **학습목표**
>
> **11.** 두 가지 유형의 심장판막을 구조 및 기능 면에서 비교하고 대조한다.

혈액이 효율적으로 흐르려면 심장이 원활하게 뛰고 판막이 혈액의 흐름을 통제해 한 방향으로 흐르도록 해야 한다. 심장판막에는 방실판막과 반달판막이 있다는 것을 상기한다. 판막은 내피가 있는 섬유결합조직 덮개로 이루어져 있으며, 이 덮개를 첨판이라고 한다(**그림 16.10**).

› 방실판막

오른방실판막은 오른심방과 심실 사이에 위치하며 첨판이 3개 있다. 왼방실판막은 왼심방과 왼심실 사이에 첨판이 2개 있다(그것이 두 판막이 각각 삼첨판막, 이첨판막이라 불리는 이유이기도 하다). 그림 16.10b에 방실판막이 열린 모습과 닫힌 모습을 모두 나타냈다. 판막이 열릴 때 첨판은 심실 쪽으로 밀려남으로써 혈액이 심방에서 심실로 이동한다. 심실이 수축하면 심실의 압력이 증가하면서 혈액이 위로 밀려남으로써 방실판막이 닫힌다. 꼭지근은 각 방실판막의 첨판 아랫면에 부착된 힘줄끈을 안정시킨다. 이 덕분에 판막이 닫혔을 때 판막이 뒤집혀 심방 쪽으로 열리지 않는다. 방실판막의 첨판이 제자리에 있어야 혈액이 심방으로 역류하지 않는다.

› 반달판막

허파동맥반달판막은 오른심실과 허파동맥줄기 사이에 있으며 대동맥반달판막은 왼심실과 대동맥 사이에 있다. 각 반달판막은 반달 모양의 주머니와 같은 반달첨판 3개로 이루어져 있다(그림 16.10a, c). 반달판막에는 꼭지근이나 힘줄끈이 연결되어 있지 않다. 반달판막 첨판의 열린 모습과 닫힌 모습을 그림 16.10c에 모두 나타냈다.

심실이 수축해서 혈액의 압력으로 방실판막이 열리고 혈액이 허파동맥줄기와 대동맥으로 들어가면 반달판막이 열린다. 심실이 이완해 심실의 압력이 허파동맥줄기와 대동맥보다 낮아지면 반달판막이 닫힌다. 동맥 속의 혈액이 다시 심실로 오다가 반달판막의 첨판에 막히고 반달판막이 닫힌다.

반달판막이 닫힘으로써 혈액이 심실로 역류하지 않는다. 심장판막을 이루는 결합조직의 유연성과 탄력성은 나이가 들면서 떨어진다. 심장판막의 유연성이 떨어지면 심장 속의 혈류가 변해 심장잡음이 나타날 수 있다(임상적 고찰 16.4: "심음과 심장잡음" 참조).

> **무엇을 배웠는가?**
>
> 17 힘줄끈과 꼭지근은 어떤 기능을 하는가?

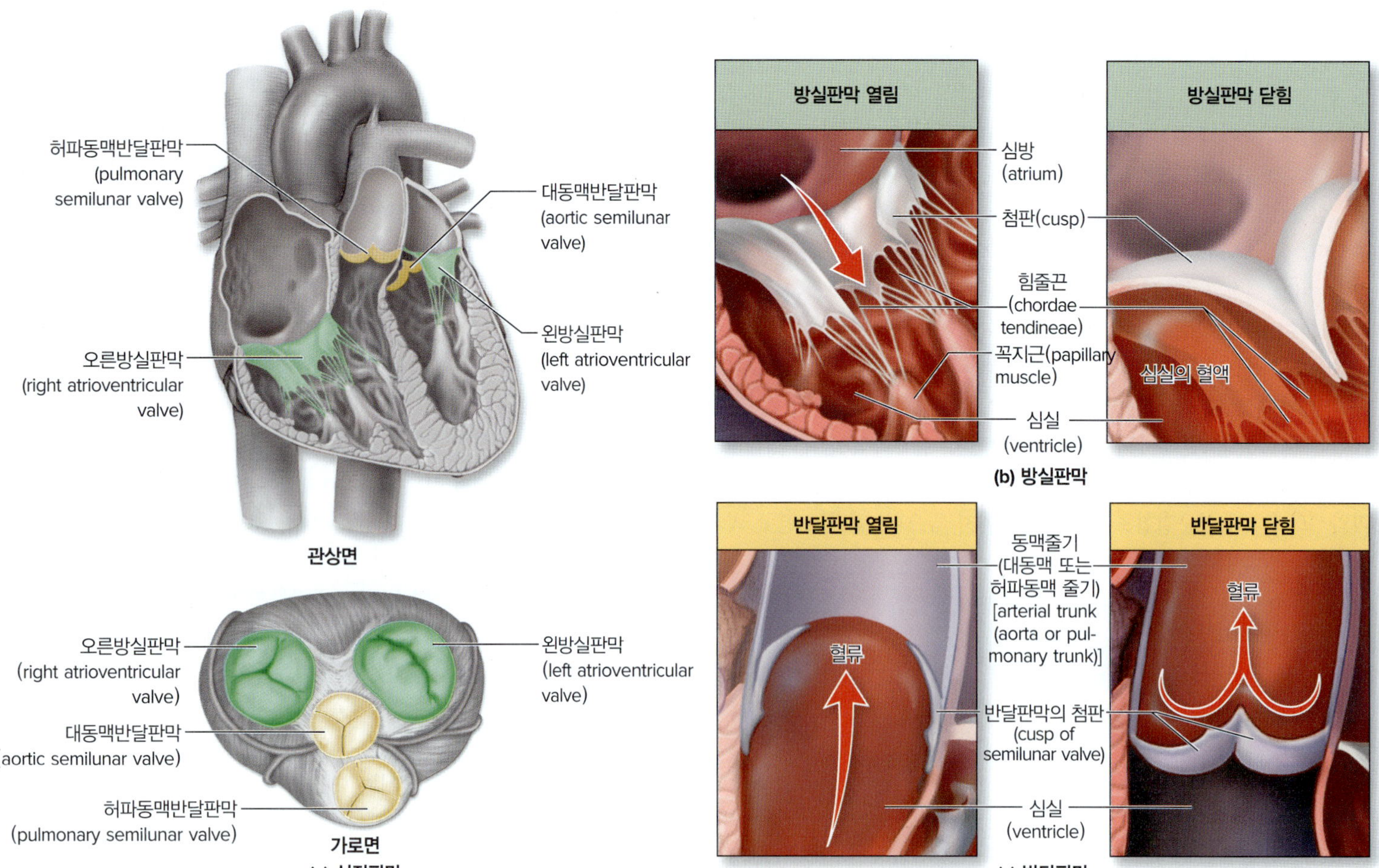

그림 16.10 심장판막. (a) 관상면과 가로면에서 본 심장판막의 위치, (b) 방실판막이 열렸을 때와 닫혔을 때, (c) 반달판막이 열렸을 때와 닫혔을 때.

통합 INTEGRATE

임상적 고찰 16.3 CLINICAL VIEW

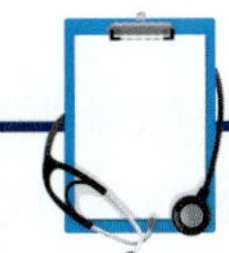

10대 운동선수와 심장질환으로 인한 돌연사

운동경기 중에 고등학교 운동선수가 돌연사하는 일이 있었다. 심장혈관계통의 질환을 미리 찾아내지 못해 사망한 것이다. 연구에 따르면 사망 전까지 선수에게는 아무런 문제가 나타나지 않았다. 부검 결과, 대부분은 선천성 심장결함과 심장동맥기형 때문에 사망한 것으로 나타났다. 기형으로 인해 심장비대가 발생했으며 심장비대가 돌연사로 이어진 것이었다.

심장비대(cardiomegaly)란 심장이 받는 스트레스 때문에 심장벽이 두꺼워지거나(비대) 심장이 눈에 띄게 커지는(확장) 것이다. 많은 심장혈관질환이 심장비대를 초래할 수 있다. 하지만 어린 운동선수에게서 보이는 심장의 비대는 비후성 심근병증(huperttophic cardiomyopathy)이라고 불리는 상황 때문이다. 다른 용어로는 비후성 심장, 심장비대 등(hypertrophic heart, heart enlargement, and athlete's heart)이 쓰인다.

비후성 심근병증은 심장벽의 비대(심실 한쪽이나 양쪽 모두)이나 혈액이 지나갈 출입구가 좁아져서 심박출량이 좁아지는 것이다. 격렬한 운동은 이런 상황을 더 악화시키고, 이때 환자는 호흡곤란이나 가슴통증, 실신 등의 증상이 나타날 수 있다. 일부 증례에서는 돌연사가 일어나기도 하며, 환자가 육체적으로 부담이 되는 활동을 하는 경우 더 흔하다.

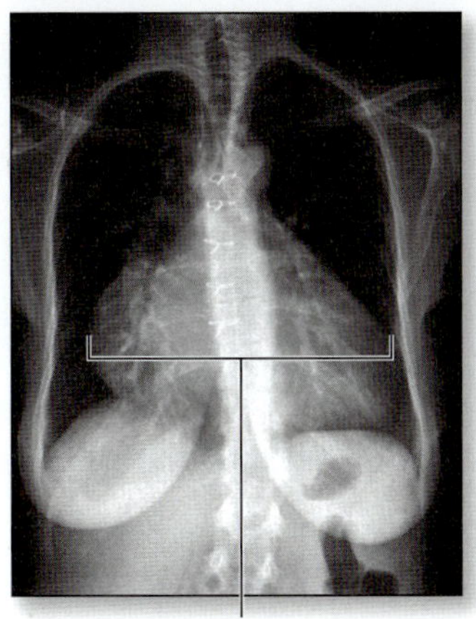

심장비대는 신체검사에서 찍는 일반적인 엑스레이를 통해 발견되는 경우가 많다. 심장비대를 확진할 때는 심장의 기능과 구조를 살피는 심장초음파상을 이용한다. 현재 미국의 대다수 학군에서는 학생 운동선수의 심장비대 위험을 살피기 위한 엑스레이 비용을 부담하고 있다.

성인 여성의 심장비대. 심장의 음영이 가슴안의 너비 대부분을 차지하고 있다.

통합 INTEGRATE

임상적 고찰 16.4 CLINICAL VIEW

심음과 심잡음

매 심장박동에 관계된 두 가지 심음이 있는데, 이를 합쳐 lubb-dupp sound라고 부른다. Lubb sound는 **S1 심음**이라고도 알려져 있고, 방실판막이 닫힐때 나는 소리이다(그림 16.21 2단계 참조). dupp sound는 **S2 심음**이라고도 알려져 있으며 반달판막이 닫힐 때 나는 소리이다(그림 16.21 4단계 참조). 이들 심음은 심장활동 및 심장판막의 작용에 대한 임상적으로 중요한 정보를 제공한다.

방실판막과 반달판막에서 나는 소리가 가장 잘 들리는 위치는 판막의 위치와는 똑같지 않을 수도 있는데, 판막의 해부학적인 위치 근처에서는 소리가 겹칠 수 있기 때문이다.

- 대동맥반달판막은 복장뼈 오른쪽 두 번째 갈비뼈사이공간에서 가장 잘 들린다.
- 폐동맥반달판막은 복장뼈 왼쪽 두 번째 갈비뼈사이공간에서 가장 잘 들린다.
- 오른쪽 방실판막은 복장뼈 왼쪽 아래 경계선 다섯 번째 갈비뼈사이공간에서 가장 잘 들린다.
- 왼쪽 방실판막은 심첨부 근처(왼쪽 다섯 번째 갈비뼈사이공간, 복장뼈 가운데선에서 9 cm 정도 떨어진 곳)에서 가장 잘 들린다.

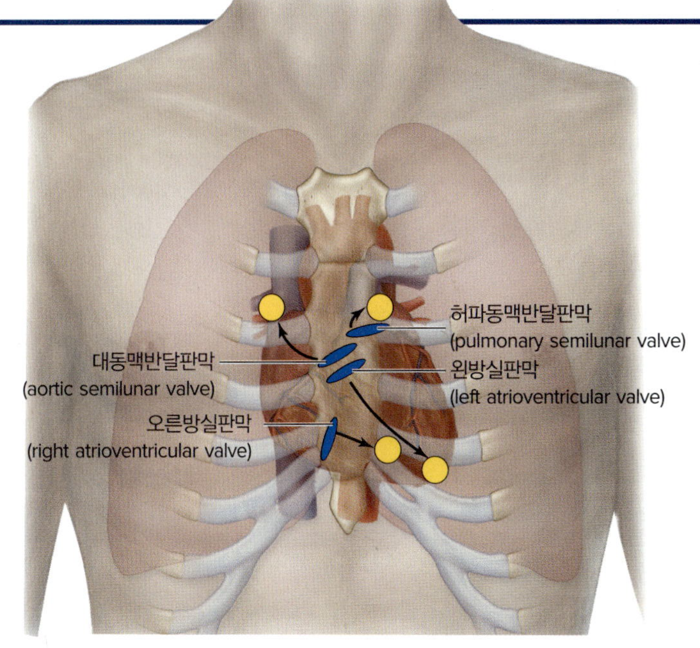

각 판막의 실제 위치와 소리가 가장 잘 들리는 구역

심잡음이라고 불리는 비정상적인 심음은 심장판막의 이상을 가장 먼저 알려 준다. 심잡음은 보통 심장을 통과하는 혈액의 와류에서 생겨나며, 이는 판막이 새거나, 판막의 유연성이 감소하거나, 판막 기형이 원인이다. 심잡음은 때로는 큰 문제가 아닐수도 있으나, 모든 심잡음은 더욱 심각한 심잡음을 감별하기 위하여 잘 살펴볼 필요가 있다. 심잡음의 두 가지 형태는 판막기능부전과 판막협착이다.

판막기능부전은 심장첨판이 충분히 잘 맞닫히지 않아 하나 이상의 심장판막이 샐 때를 말한다. 염증이나 질병으로 인해 판막의 첨판 끝에 흉터가 생기거나 위축이 될 수 있으며 이로 인해 혈액이 판막을 통해 역류하고 심장비대까지 발생할 수 있다.

판막협착은 판막첨판의 흉터로 경화되거나 부분적으로 유착되어 완전히 열릴 수 없을 때이다. 협착된 판막은 좁아지고 혈액의 흐름에 저항을 만들어서 혈액이 나가는 양을 감소시킨다. 판막협착이 생긴 심장의 방은 때때로 비대해지고 늘어나며, 이 두 가지 모두 위험한 결과를 초래할 수 있다. 판막협착의 가장 중요한 원인은 목구멍의 사슬알균(연쇄상구균) 감염에 의해 생길 수 있는 류마티스 심장병이다.

16.3e 심장의 섬유뼈대

학습목표

12. 섬유뼈대의 위치와 기능을 서술하라.

심장은 치밀불규칙결합조직으로 구성된 섬유뼈대에 의해 안쪽에서 지탱되고 있다(**그림 16.11**). 이 섬유뼈대는 다음과 같은 역할을 한다.

- 심방과 심실 사이의 경계에서 구조를 지탱한다.
- 심장판막을 고정하고 받쳐 주는 섬유성 고리를 형성한다.
- 심장근육조직에 잘 붙어 있을 수 있도록 단단한 뼈대를 제공한다.
- 활동전압이 심방에서 심실로 바로 전달되지 않도록 전기적 절연효과를 나타냄으로써 심방과 심실이 동시에 수축하는 일을 막는다.

심장근육세포가 심장의 각 방을 휘감는 나선형의 다발들로 정렬되어 섬유뼈대에 붙어 있는 것을 볼 수있다(그림 16.11b). 심방이 수축할 때, 심장근육세포들은 심방을 안쪽으로 압박하여 공간을 좁혀서 혈액이 심실 쪽으로 내려갈 수 있도록 한다. 심실이 수축할 때에는 심장꼭대기부터 시작해서 걸레를 비틀어짜는 것과 같은 작용이 일어나 피를 위쪽으로 밀어올려 큰 혈관들로 보낸다.

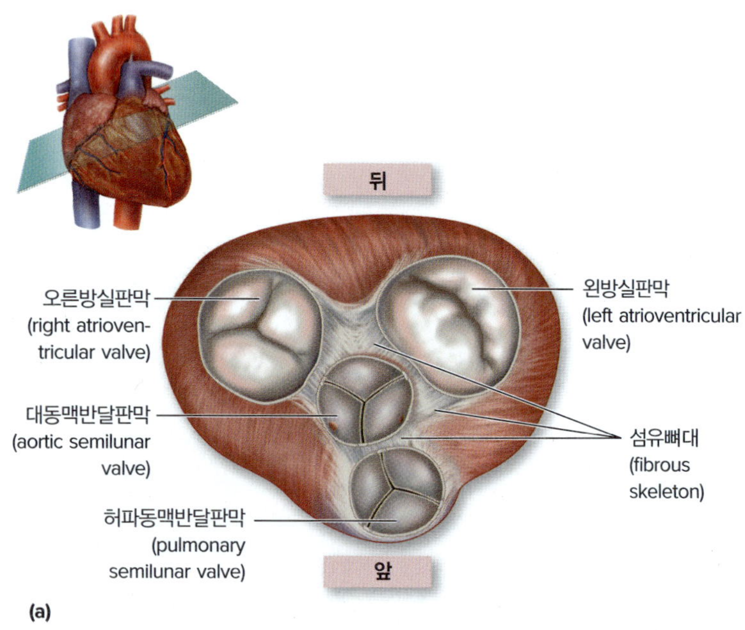

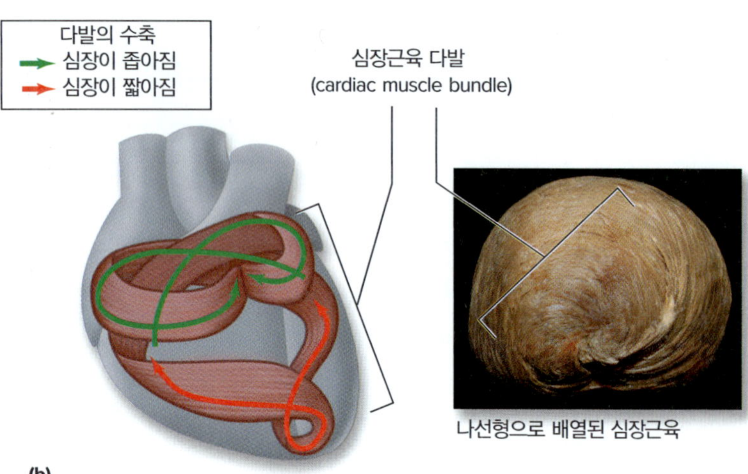

그림 16.11 심장의 섬유뼈대. (a) 섬유뼈대는 치밀불규칙결합조직으로 이루어져 있으며, 심장을 기계적으로 지탱하고 전기적 절연체 역할을 한다. 심장을 위에서 볼 때 섬유뼈대가 심장판막을 지탱하는 모습을 가장 잘 관찰할 수 있다. (b) 섬유뼈대에 나선형으로 부착된 심장근육을 나타낸 그림과 사진이다.

무엇을 배웠는가?

18 힘줄끈과 꼭지근은 어떤 기능을 하는가?

16.3f 심장근육의 미세구조

학습목표

13. 심장근육의 일반구조를 서술하라.

14. 심장근육의 세포내 구조를 설명하라.

15. 심장근육이 어떻게 필요한 에너지를 얻는지 논하라.

심장근육은 심장근육조직으로 이루어져 있다. 심장근육조직은 비교적 짧고 여러 갈래로 갈라진 세포로 이루어지며, 세포의 중심에는 1~2개의 핵이 있다(**그림 16.12**). 세포를 둘러 싸는 근육속막(endomysium)이라는 성근결합조직이 이 세포들을 지탱한다. 그 외에 심장근육세포를 이루는 부분은 다음과 같다.

- 함입되어 근육세포질그물로 뻗은 T관을 형성하는 근육속막(근초; 세포막). 심장근육의 T관은 근육원섬유마디 하나마다 함입되며 Z판 위로 겹친다.
- 심장근육에서 근육세포질그물은 근육원섬유라는 근육잔섬유 다발을 둘러싼다. 그러나 뼈대근육의 근육세포질그물만큼 광범위하지 않으며 종말시스터나(근육세포질그물의 끝에 있는 주머니)가 없고 T관과 밀접하게 연결되어 있지도 않다(그림 16.12c).
- 근육잔섬유는 근육원섬유마디로 배열되어 있다. 이 때문에 심장근육을 현미경으로 보면 줄무늬가 보인다(그림 16.12d). 흥미로운 점은 심장근육이 휴식할 때는 근육원섬유마디 속에서 가는필라멘트와 굵은필라멘트가 최대로 겹치지 않는다는 것이다(뼈대근육과 다른 점이다. 길이와 장력의 관계는 7.7c 참조). 대신 심방과 심실에 혈액이 들어와 심장근육이 늘어나면 가는필라멘트와 굵은필라멘트가 최대로 겹친다. 뒤에서도 살펴보겠지만, 이렇게 됨으로써 혈액이 더 들어올 때 가는필라멘트와 굵은필라멘트 사이에 가교가 더 형성되고 심장근육이 더 많이 수축할 수 있다.

세포 사이의 구조

서로 이웃한 심장근육세포의 근육속막(근초)은 주름지게 접혀 있어서 표면적이 매우 넓어지며 막이 서로 결합할 수 있다(그림 16.12b). 이 덕분에 심장근육의 구조가 안정되고 심장근육세포 사이의 소통이 촉진된다.

이 세포 사이의 결합에는 **사이원반**(개재원반, intercalated disc)이라는 독특한 부분이 존재한다. 사이원반은 심장근육세포를 기계적 · 전기적으로 연결한다. 사이원반에는 두 가지 구조가 있다.

- **데스모솜**(desmosome). 데스모솜은 근육속막(근초)의 안쪽 표면에 있는 단백질플라크에 고정된 단백질 필라멘트이다. 심장근육세포

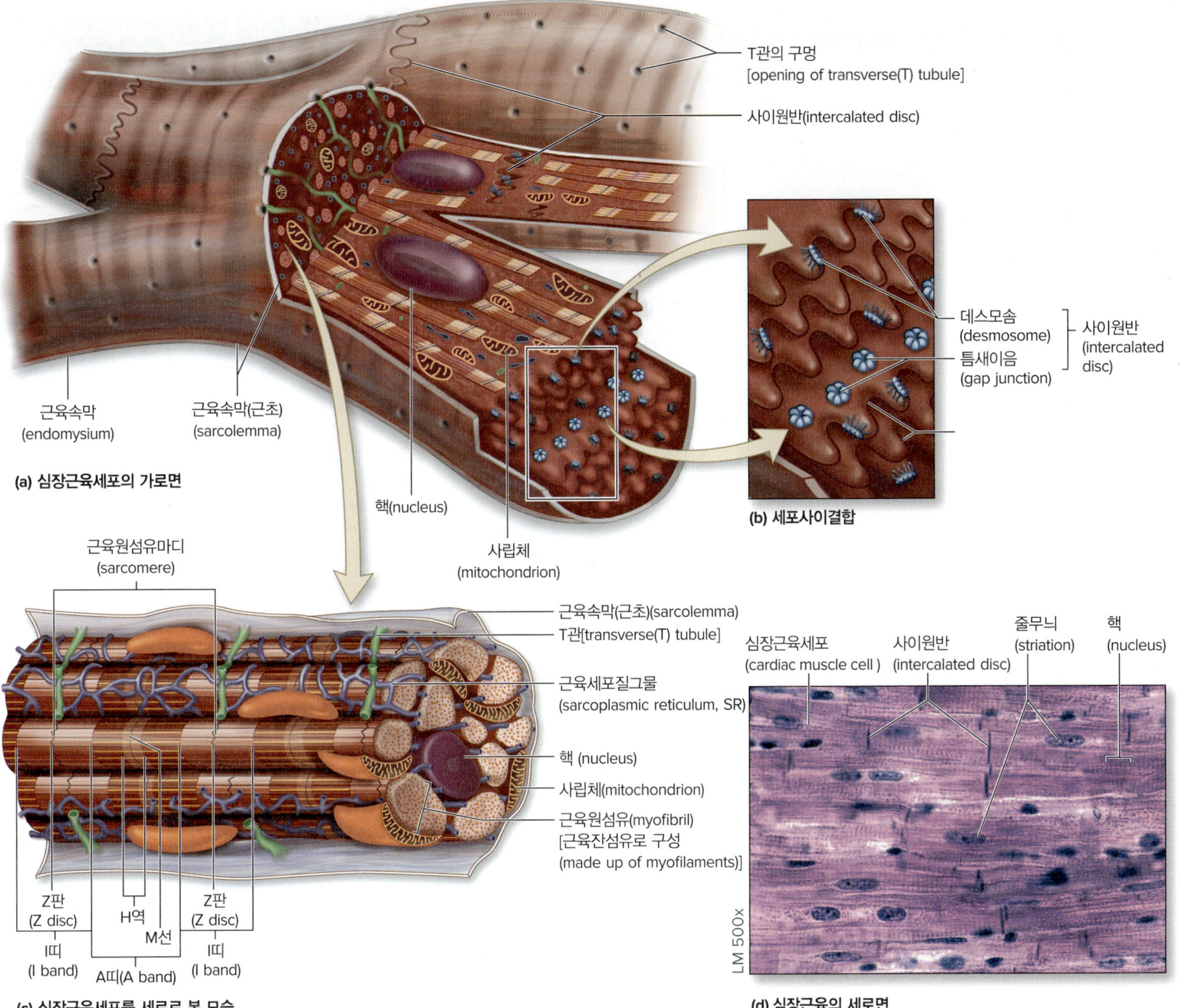

그림 16.12 심장근육의 조직. 심장근육은 심장근육세포로 이루어져 있다. (a) 세포는 비교적 짧고 갈라져 있으며 줄무늬가 있다. (b) 세포는 데스모솜과 틈새이음으로 이루어진 사이원반으로 서로 연결된다. (c) T관은 근육세포질그물을 향해 안쪽으로 뻗은 근육속막(근초)의 함입이다. (d) 심장근육의 세로면을 광학현미경으로 관찰한 사진으로 심장근육세포에 수직방향으로 있는 선이 사이원반이다.

가 서로 분리되지 않도록 기계적으로 접합하는 역할을 한다.

- **틈새이음**(gap junction)**.** 틈새이음은 서로 이웃한 심장근육세포의 근육속막(근초) 사이에 있는 단백질로 된 구멍이다. 틈새이음을 통해 이온이 저항을 적게 받으면서 심장세포 사이를 지난다. 틈새이음이 있기 때문에 심장근육세포의 근육속막(근초)을 따라 활동전위가 계속 이동해 심방 또는 심실이 서로 조화를 이루며 수축할 수 있다. 심방 또는 심실은 하나의 단위로 움직이는데, 이를 기능적 융합세포(functional syncytium)라고 한다.

› 심장근육의 대사

심장근육에는 광범위한 혈액 공급, 수많은 사립체, **미오글로빈**(근육이 휴식 중일 때 산소와 결합하는 글로불린 단백질)이나 **크레아틴 키나아제**(인산 크레아틴에서 ADP로 인산기의 전달을 촉매하여 ATP와 크레아틴 생산) 및 그 외의 구조 등 높은 에너지 수요를 맞추기 위한 특징이 많다. 미오글로빈은 7.2b에서, 크레아틴키나아제는 7.4a에서 다룬다. (임상적 고찰 7.5: "진단도구로서의 크레아틴키나아제 혈중 농도" 참조)

심장근육은 거의 산소세포호흡에만 의존한다. 세포의 구조와 대사과정이 산소세포호흡을 뒷받침한다. 심장근육에는 사립체가 많다(전체 부피의 약 25%, 한편 뼈대근육에서는 전체 부피의 약 2%). 또 지방산, 포도당, 젖산, 아미노산, 케톤체와 같이 다양한 유형의 연료 분자를 이용할 수 있다. 심장근육세포가 이용하는 연료분자의 상대적인 양은 상황에 따라 다르다. 예를 들어 강도 높은 운동으로 뼈대근육이 젖산을 더 많이 생성해 혈액 속으로 분비하면 심장근육은 이 젖산을 흡수해서 이용한다.

심장근육은 산소대사에 의존하기 때문에 **허혈**(저산소) 상태에 취약하다. 심장근육이 무산소(해당) 경로를 이용하거나 산소부채를 축적할(7.4b 참조) 때는 기능에 제한이 있다. 그러므로 심장동맥이 좁아지는 등 여러 원인으로 심장근육으로 가는 혈류가 저해되면 심장근육이 손상되거나 죽을 수 있다.

무엇을 배웠는가?

19 심장에서 산소세포호흡을 뒷받침하는 특징은 무엇인가?

16.4 심장의 혈관: 심장벽에 대한 혈액 공급

심장은 끊임없이 혈액을 박출하지만 이 혈액에서 산소나 영양소를 얻지는 못한다. 심장의 두꺼운 벽에서는 산소와 영양소가 충분히 흡수되지 않기 때문이다. 대신 **심장동맥순환**(coronary circulation)이라는 내인성 배분체계를 통해 산소와 영양소가 공급된다(**그림 16.13**). 심장벽에 산소화한 혈액을 전달하는 혈관을 심장동맥이라 하고, 심장벽에서 탈산소화한 혈액을 내보내는 혈관을 심장정맥이라 한다. 심장 뒤쪽에서 본 혈관들이 그림 16.13a, b에 나타나 있다.

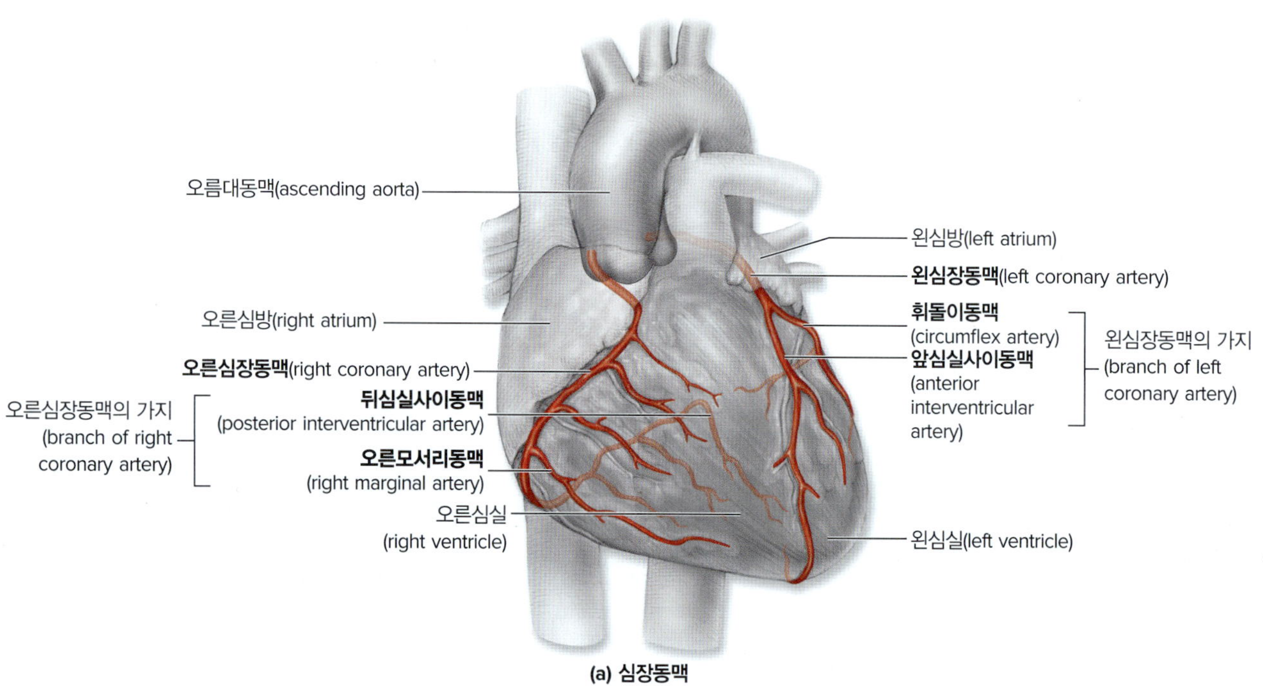

(a) 심장동맥

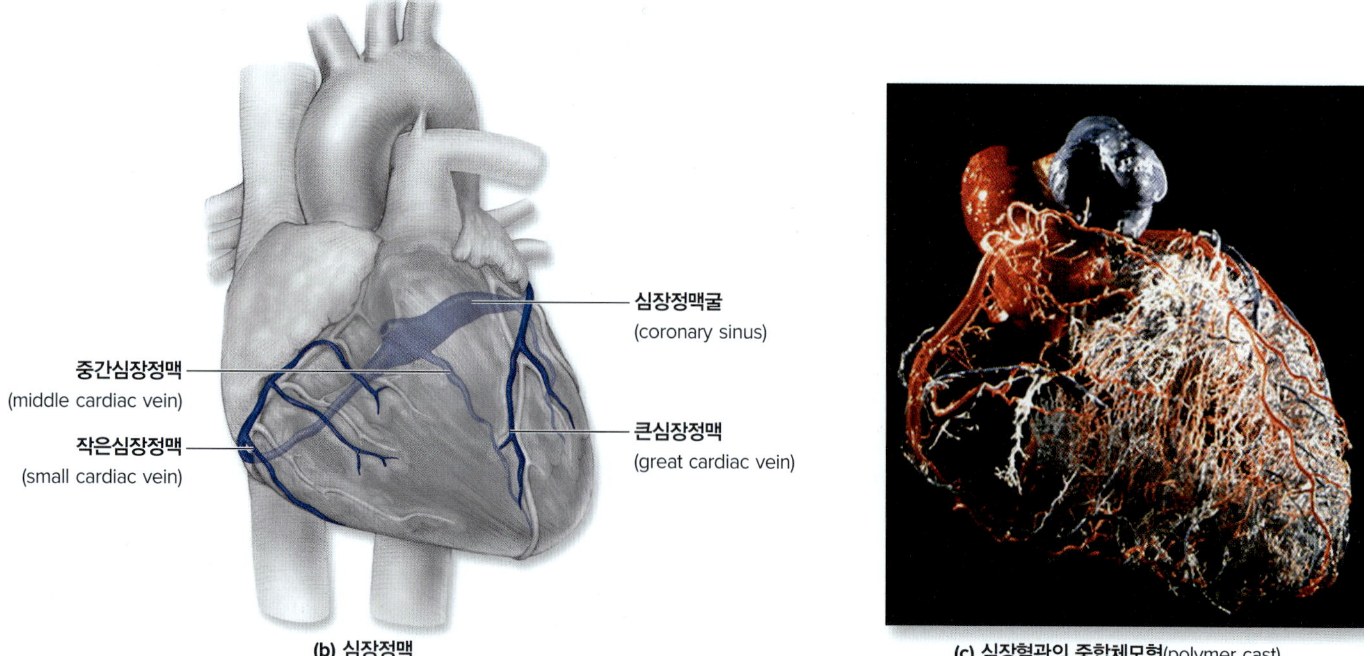

(b) 심장정맥

(c) 심장혈관의 중합체모형(polymer cast)

그림 16.13 심장동맥순환. (a) 심장근육조직으로 혈액을 전달하는 심장동맥과 (b) 심장근육조직에서 혈액을 내보내는 심장정맥을 앞에서 본 모습, (c) 심장혈관의 중합체모형(polymer cast) 사진.

16.4a 심장동맥

학습목표

16. 심장동맥을 판별하고 심장동맥의 주요 가지에서 혈액을 공급받는 부분이 어디인지 서술한다.

17. 심장동맥의 기능적 끝동맥이 왜 중요한지 설명한다.

18. 심장동맥을 통한 혈액의 흐름을 서술한다.

오른심장동맥(우관상동맥, right coronary artery)과 왼심장동맥(좌관상동맥, left coronary artery)은 심장의 방실사이고랑 속을 지나 심장벽에 혈액을 공급한다(그림 16.13a). 이 동맥은 오름대동맥의 유일한 가지이며, 대동맥반달판막의 바로 위에서 시작한다.

오른심장동맥은 일반적으로 심장의 오른쪽 가장자리로 가는 **오른모서리동맥**(right marginal artery)과 좌우 심실의 뒷면으로 가는 **뒤심실사이동맥**(posterior interventricular artery)으로 갈라진다. 왼심장동맥은 일반적으로 왼심방과 왼심실로 가는 **휘돌이동맥**(circumflex artery)과 좌우 심실 및 심실사이막 대부분의 앞면으로 가는 **앞심실사이동맥**[anterior interventricular artery; **왼쪽앞내림 대동맥**(left anterior descending artery)이라고도 함]으로 갈라진다. 그러나 심장동맥이 갈라지는 양상은 사람마다 많이 다르다. 앞심실 사이동맥이 폐색되면 치명적인 심장마비가 일어나 사망할 위험이 크다.

기능적 끝동맥

신체조직은 일반적으로 하나의 동맥에서 혈액을 공급받으며 이를 **끝동맥**(end artery)이라고 한다. 그에 반해, 어떤 신체조직은 둘 혹은 그 이상의 동맥과 연결되어 있으며, 이를 **동맥연결**(문합, anastomose)이라고 한다(17.1e 참조). 동맥연결은 2개의 경로를 통해 해당 부위에 혈액을 효과적으로 공급할 수 있도록 해준다. 좌우 심장동맥은 심장근육에 혈액을 공급하므로 동맥연결로 볼 수도 있지만, 심장동맥질환이 있을 경우처럼 동맥 하나가 막혔을 경우 다른 동맥이 혈액을 충분히 공급하기에는 연결이 너무 좁기 때문에 **기능적 끝동맥**(functional end artery)이라고 한다.

혈류

심장동맥의 혈류는 심장벽에 간헐적으로 공급된다. 심장이 이완했을 때만 심장혈관이 혈류를 공급할 수 있기 때문이다. 반면 심장이 수축하면 혈관이 눌려 혈류가 잠시 중단된다. 이 때문에 혈류는 심장벽에 지속적으로 공급되지 않고, 심장이 규칙적으로 수축과 이완을 반복함에 따라 끊겼다가 흐르다가 한다.

통합 INTEGRATE

학습전략 LEARNING STRATEGY

머리글자 **RaMP**(진입로)는 심장의 오른쪽으로 뻗은 3개 주요 심장 동맥을 기억하는 데 도움을 준다. 오른(**R**)심장동맥(a)은 오른모서리(**M**: marginal)동맥과 뒤(**P**)심실사이 동맥으로 나뉜다. 머리글자 **LAC**(락염료)는 심장의 왼쪽으로 뻗은 3개 주요 심장동맥을 기억하는 데 도움을 준다. 왼(**L**)심장동맥은 앞(**A**)심실사이동맥과 휘돌이(**C**: circumflex)동맥을 분지한다.

어떻게 생각하는가?

2 운동할 때와 같이 심장이 빠르게 뛰면 심장동맥이 눌리는 시간은 어떻게 될까?

통합 INTEGRATE

임상적 고찰 16.5 CLINICAL VIEW

협심증과 심근경색증

심장동맥이 건강하지 못하면 심장벽에 혈액을 충분히 공급하지 못한다. 심장동맥이 플라크 때문에 좁아지고 막히는 것을 **죽상경화증**(atherosclerosis; *athere*: 귀리죽, *sclerosis*: 딱딱함) 또는 심장동맥질환(coronary artery disease)이라고 한다. 한편 민무늬근육이 수축해 혈관이 갑자기 좁아지는 심장혈관 연축을 겪는 사람도 있다. 죽상경화증과 심장혈관 연축은 협심증 또는 그보다 더 위험한 심근경색증으로 이어질 수 있다.

협심증(angina pectoris)은 가슴 왼쪽, 왼팔, 왼쪽 어깨, 때로는 턱이 나 등과 같이 위치를 정확히 알 수 없는 곳에서 통증이 나타나는 것이다(증상이 다양하며 여성의 경우에는 더 다양하다). 스트레스가 발생하는 활동을 해서 심장의 부하가 증가했는데 좁아진 심장혈관이 이 수요를 따라가지 못할 때 발생한다. 협심증의 통증은 흔히 교감경로(T1~T5 척추 구역, 12.4 참조)를 따라 연관통증(13.2b 참조)으로 나타나므로 통증은 T1 피부분절(11.5a 참조)이 있는 가슴 또는 왼팔 아랫부분에 발생할 수 있다. 활동을 멈춰서 심장으로 가는 혈류가 회복되면 통증이 곧 감소한다. 치료할 때는 니트로글리세린과 같이 일시적으로 혈관을 확장하는 약물을 복용한다. 협심증의 예후와 장기적인 치료는 혈관이 좁아지거나 연축하는 정도에 따라 다르다.

경색증(infarction)이란 혈액이 공급되지 않아 조직이 죽는 것이다. 심근경색증(myocardial infarction, MI)은 흔히 심장마비(heart attack)라고 하며, 심장동맥이 갑자기 완전히 폐색되어 나타나는 치명적인 상태이다. 심근의 일부에 산소가 결핍되어 조직이 괴사한다. 심근경색증을 겪은 사람들은 으스러지는 것 같은 극심한 통증이 갑자기 가슴에서 시작되어 왼팔과 목 왼쪽으로 퍼져 나간다고 묘사한다. 여성은 이 증상 대신 극도의 피로 및 인플루엔자와 유사한 증상으로 나타날 수 있기 때문에 오진하기 쉽다. 그 외에 즉시 나타나는 증상은 쇠약, 숨가쁨, 구역, 구토, 불안, 과도한 땀 등이다. 성숙한 심장근육세포는 재생할 수 있는 능력이 거의 또는 전혀 없기 때문에(유사분열을 하지 않음) 심근경색증 때문에 세포가 죽은 경우에는 흉터조직이 빈자리를 채운다. 다량의 조직이 손실되면 심장이 갑자기 크게 약화되므로 몇 시간에서 며칠 내로 사망할 수 있다.

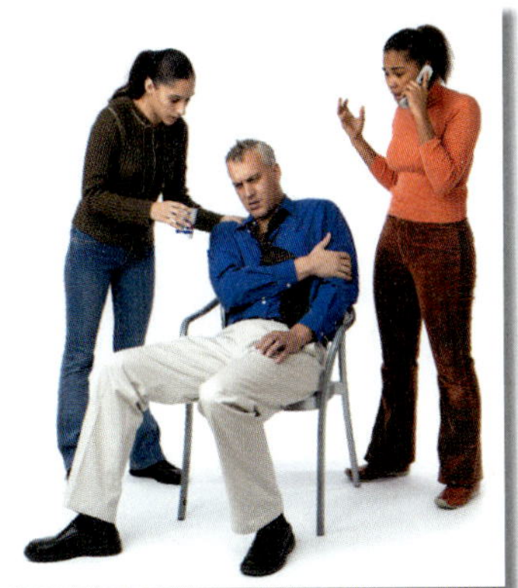

©McGraw-Hill Education/Ken Karp

통합 INTEGRATE

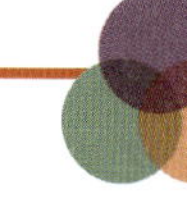

개념 연결
CONCEPT CONNECTION

심장정맥굴은 혈관벽이 매우 얇은 변형된 정맥이다(17.1d 참조). 심장정맥굴은 주위를 둘러싼 조직에 의해 지지를 받는다. **심장정맥굴**은 방실사이고랑 내에 위치하며 지방결합조직이 지지해 준다(16.7a, b 그림 참조). 사진에서는 지방결합조직은 제거되어 있다. **경막정맥굴**은 10.2절에서 다루고 있으며 이 정맥굴은 경질막에 의해 지지된다.

무엇을 배웠는가?

20 뒤심실사이동맥이 막히면 심장의 어느 부분에 혈액이 부족해지는가?

16.4b 심장정맥

학습목표

19. 심장정맥을 판별하고 심장의 어느 부분에서 혈액이 심장정맥을 통해 빠져나가는지 서술한다.

정맥혈은 여러 심장정맥 중 하나를 통해 복귀한다(그림 16.13b). 심장정맥에는 앞심실사이고랑 속에서 앞심실사이동맥을 따라 존재하는 **큰심장정맥**(great cardiac vein), 뒤심실사이고랑에서 뒤심실사이동맥을 따라 존재하는 **중간심장정맥**(middle cardiac vein), 오른모서리동맥을 따라 존재하는 **작은심장정맥**(small cardiac vein)이 있다. 이 정맥들을 지나는 혈액은 방실사이고랑의 큰 정맥인 **심장정맥굴**(coronary sinus)로 간다. 심장정맥굴은 심장벽에서 나온 탈산소화한 정맥혈을 모아 직접 오른심방으로 보낸다.

무엇을 배웠는가?

21 심장정맥굴은 어떤 기능을 하는가?

16.5 심장의 작용을 조절하는 해부학적 구조

심장은 계속 혈액을 박출하기 위해 심장근육세포의 규칙적인 자극에 의존한다. 심장의 전도계는 전기활동을 정확하게 조율한다. 이 전기활동은 "박동조율기(길잡이, pacemaker)"의 자극에서 시작된다. 그다음 활동전위가 심장의 특화한 전도섬유로 전달되어 심방이 심실보다 먼저 수축한다. 이 현상들은 자율신경계통 작용의 영향을 받는다.

16.5a 심장의 전도계

학습목표

20. 심장의 전도계를 구성하는 요소를 판별하고 위치를 말한다.

심장에는 특수한 심장근육세포가 있으며, 이 세포들을 통틀어서 심장의 **전도계**(conduction system)라고 한다(**그림 16.14a**). 이 독특한 심장세포는 수축하지 않으며 전기신호를 만들고 전도한다. 전도계에는 다음과 같은 부분이 존재한다.

- **굴심방결절**(동방결절, sinoatrial node, SA node)은 오른심방의 뒤쪽 벽, 위대정맥 입구 가까이에 있다. 여기에 있는 세포는 심장의 박동을 일으키므로 흔히 심장의 '박동조율기'라고 불린다.
- **방실결절**(atrioventricular node, AV node)은 오른심방의 바닥, 오른방실판막과 심장정맥굴구멍 사이에 있다.
- **방실다발**(atrioventricular bundle, AV bundle)은 **히스속**(bundle of His)이라고도 하며, 방실결절에서 심실사이막 사이로 뻗어 있다. 방실다발은 좌우 다발로 나뉜다.
- **푸르킨예섬유**(Purkinje fiber)는 심장꼭대기의 좌우 방실다발에서 뻗어 나와 심실벽을 통해 이어진다.

무엇을 배웠는가?

22 왜 굴심방결절을 박동조율기라고 하는가?

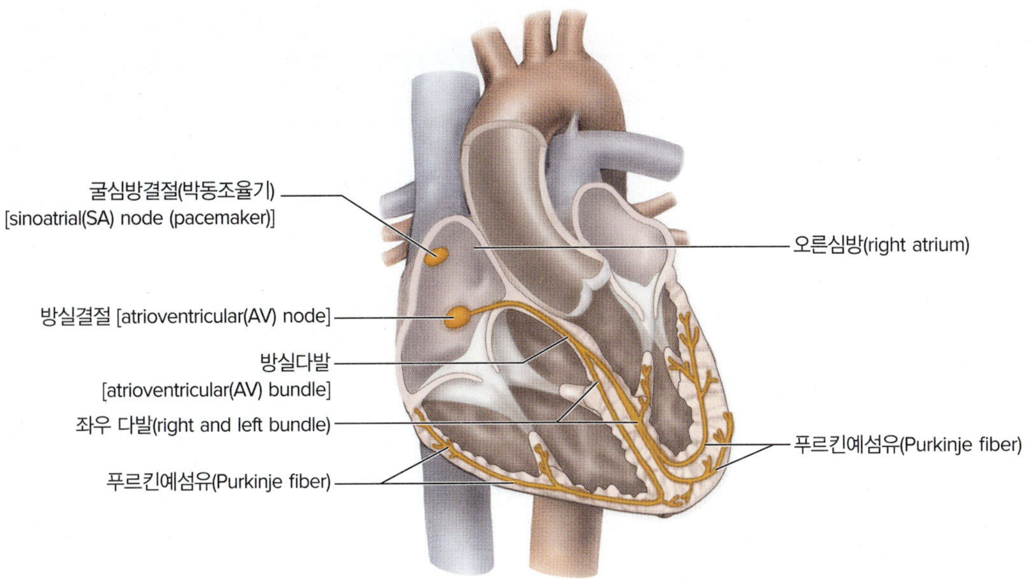

(a) 전도계

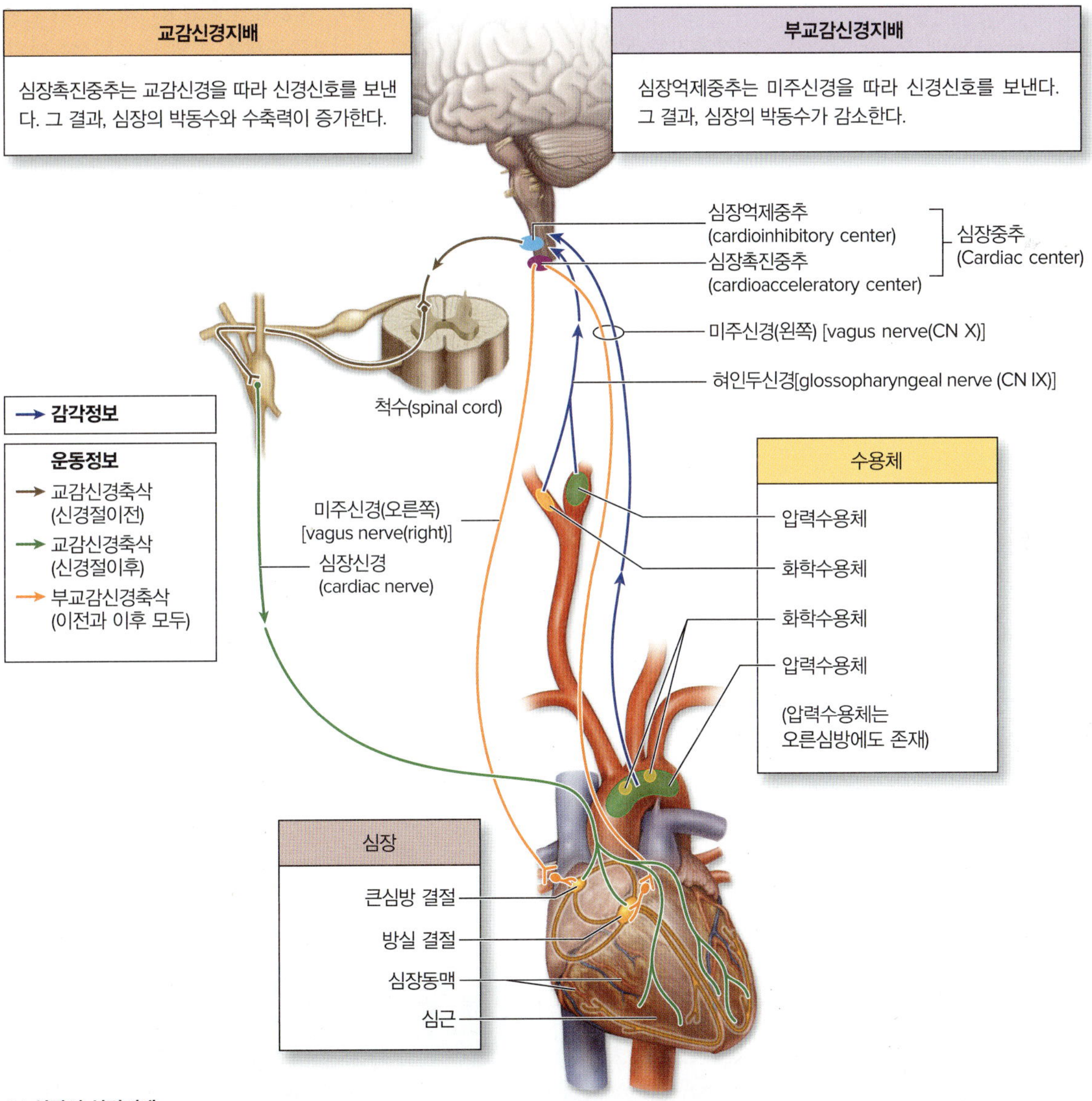

교감신경지배

심장촉진중추는 교감신경을 따라 신경신호를 보낸다. 그 결과, 심장의 박동수와 수축력이 증가한다.

부교감신경지배

심장억제중추는 미주신경을 따라 신경신호를 보낸다. 그 결과, 심장의 박동수가 감소한다.

심장억제중추 (cardioinhibitory center)
심장촉진중추 (cardioacceleratory center)
심장중추 (Cardiac center)
미주신경(왼쪽) [vagus nerve(CN X)]
허인두신경[glossopharyngeal nerve (CN IX)]
척수(spinal cord)

→ 감각정보

운동정보
→ 교감신경축삭 (신경절이전)
→ 교감신경축삭 (신경절이후)
→ 부교감신경축삭 (이전과 이후 모두)

미주신경(오른쪽) [vagus nerve(right)]
심장신경 (cardiac nerve)

수용체

압력수용체
화학수용체
화학수용체
압력수용체
(압력수용체는 오른심방에도 존재)

심장

큰심방 결절
방실 결절
심장동맥
심근

(b) 심장의 신경지배

그림 16.14 심장의 활동을 통제하는 자율신경의 부분. (a) 심장의 전도계는 전기작용을 일으키고 전도해서 심장수축을 유발한다. (b) 심장의 박동수와 수축력은 뇌줄기의 자율신경계통(심장촉진과 심장억제)이 조절한다. (왼쪽) 교감축삭은 심장촉진중추에서 심장신경을 통해 전달되는 신경신호와 함께 뻗어 나온다. (오른쪽) 부교감축삭은 심장억제중추에서 미주신경을 통해 전달되는 신경신호와 함께 뻗어 나온다.

16.5b 심장의 신경지배

학습목표

21. 심장의 부교감신경지배와 교감신경지배를 비교하고 대조한다.

심장의 박동은 굴심방결절이 일으키지만 박동수와 수축력은 자율신경계통이 조절한다. 부교감신경 경로와 교감신경 경로는 숨뇌 속의 **심장중추**(cardiac center)에서 심장으로 뻗어 있다(10.5c 참조). 이 중추에는 심장촉진중추와 심장억제중추가 있다(그림 16.14b). 이 중추에서 나온 신경은 심장박동을 일으키지는 않고 조절하기만 한다.

부교감신경지배(parasympathetic innervation)는 **심장억제중추**(cardioinhibitory center)에서 좌우 미주신경(CN X)을 통해 이루어진다. 이 신경이 가슴안으로 내려올 때 심장으로 가는 가지가 뻗어 나온다(12.3 참조). 주로 오른미주신경은 굴심방결절을, 왼미주신경은 방실결절을 지배한다. 부교감신경의 자극은 심박수를 낮추지만, 부교감신경이 심근을 지배하지 않기 때문에 심장의 수축력에는 직접적인 영향을 미치지 않는다.

교감신경지배(sympathetic innervation)는 **심장촉진중추**(cardioacceleratory center)에서 시작된다. 척수의 T1~T5 속에 있는 신경세포가 굴심방결절, 방실결절, 심장근육으로 뻗어 있다(12.4 참조). 교감신경계통의 자극은 심장의 박동수와 수축력을 모두 높인다. 심장동맥도 어느 정도는 교감신경계통의 지배를 받아 확장되어 심장근육의 혈류 증가를 뒷받침한다.

통합 INTEGRATE

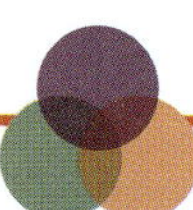

개념 연결 CONCEPT CONNECTION

안정막전위는 세포가 휴지 상태에 있을 때 세포막 안팎의 전하의 차이를 말한다(2.2 참조).안정막전위를 보이는 세포에는 심장근육세포, 뼈대근육세포(7.2d 참조), 신경세포(9.7b 참조), 감각수용체 세포(13.1a 참조) 등이 있다.

무엇을 배웠는가?

23 뇌줄기의 심장촉진중추와 연결된 교감신경계통은 무엇이며, 심장의 활동에 어떻게 영향을 미치는가?

16.6 심장의 자극

최종적으로 심장혈관계통 전체에서 혈액이 박출되도록 하는, 심장의 수축과 관련된 생리적 과정은 크게 두 가지 작용으로 나뉜다. 이 작용은 다음과 같으며 **그림 16.15**에도 나타냈다.

- **전도계.** 전기작용이 굴심방결절에서 개시되며 활동전위가 전도계를 따라 전달된다.
- **심장근육세포.** 활동전위가 심장근육세포의 근육속막(근초)을 건너 퍼져 나가 심장근육세포 속의 근육원섬유마디가 수축한다. 박동 한 번당 이 작용은 두 번 일어난다. 처음에는 심방의 세포에서, 두 번째는 심실의 세포에서 일어난다.

여기서는 휴식 시 굴심방결절세포의 생리적 상태와 이 세포들이 어떻게 심장의 심박조율기로 활동할 수 있는지를 포함하여 전도계에서 일어나는 현상에 대해서 살펴보고, 심장근육세포의 생리적 과정에 대해서는 그 다음에 다룰 것이다.

16.6a 결절세포의 펌프 및 통로의 개관

학습목표

22. 심장의 결절세포와 관련된 펌프와 통로에 대해 서술한다.

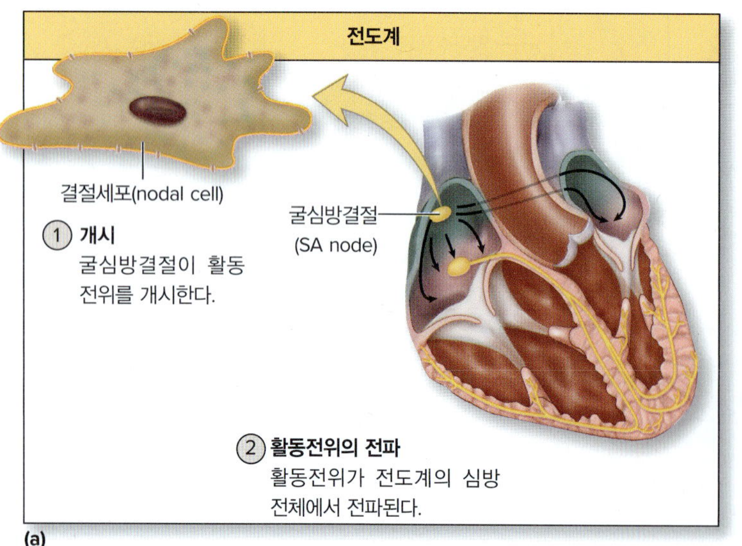

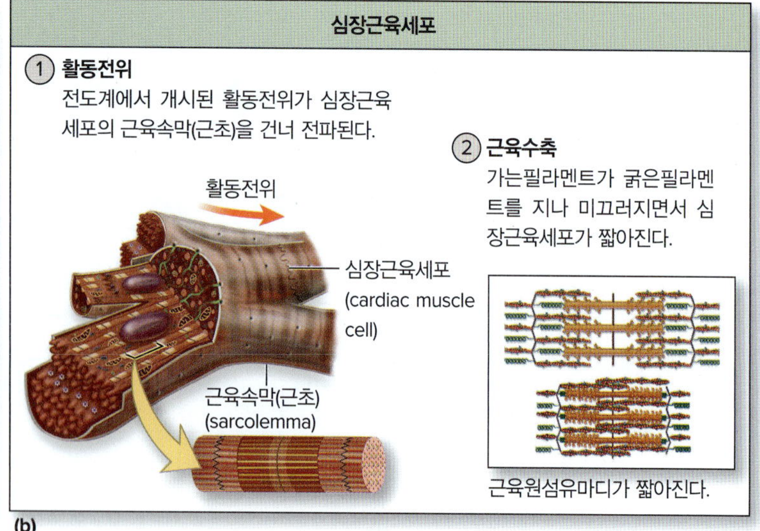

그림 16.15 심장의 수축과 관련된 생리적 과정. 심장의 수축에 필요한 생리적 과정 두 가지는 전도계와 심장근육세포에서 일어난다. (a) 전도계의 굴심방결절은 심장 전체로 퍼져 나가는 활동전위를 개시한다. (b) 활동전위는 심장근육세포의 근육속막(근초)을 따라 심장근육세포 속의 근육원섬유가 수축하도록 촉발한다. 심장근육세포의 현상은 박동 한 번당 두 번 일어나는데, 한 번은 심방세포에서, 한 번은 심실세포에서 일어난다.

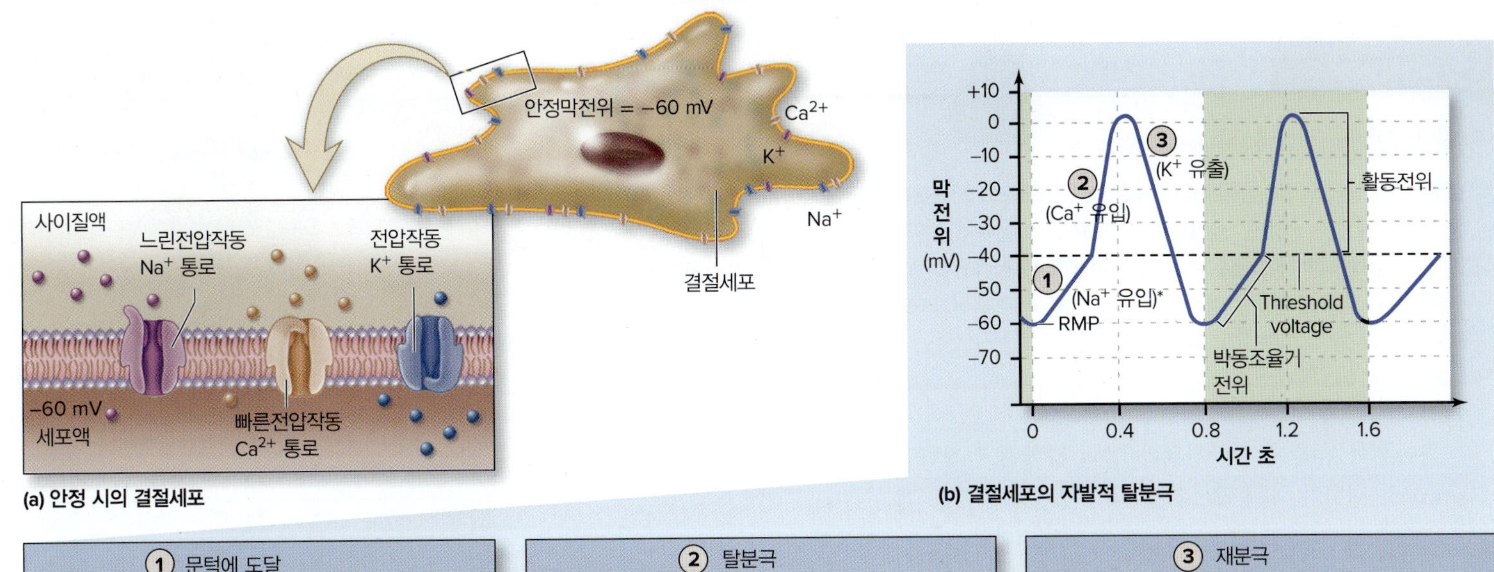

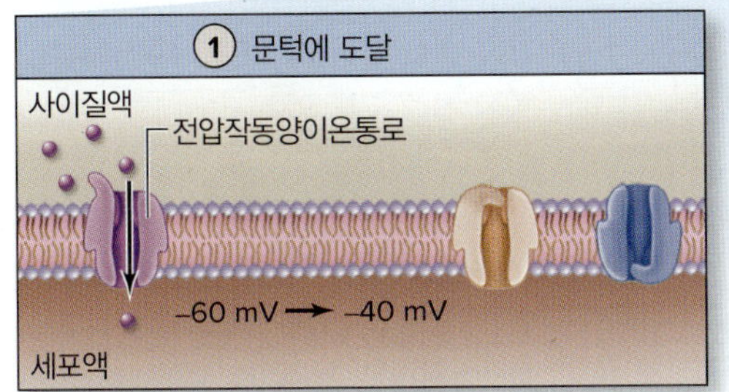

• 전압작동양이온통로 열림
• 나트륨이온이 결절세포로 들어감
• 문턱에 도달
• 양이온통로 닫힘

• 전압작동칼슘통로 열림
• 칼슘이 결절세포로 들어감
• 탈분극이 일어남
• 전압작동칼슘통로 닫힘

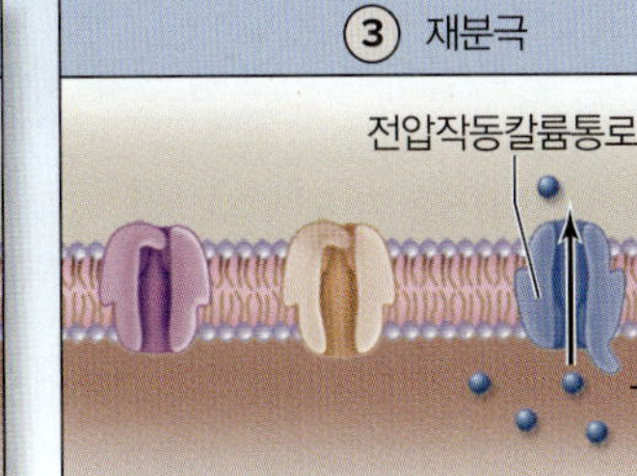

• 전압작동칼륨통로 열림
• 칼륨이 결절세포에서 나옴
• 재분극이 일어남
• 전압작동칼슘통로 닫힘

그림 16.16 굴심방결절세포의 작용. (a) 결절세포의 안정막전위는 −60 mV이다. 세포막에 있는 전압작동통로가 막전위의 변화에 반응해 열린다. (b) 심장자극을 개시하는 굴심방결절세포(박동조율기세포)에서 일어나는 일련의 전기적 변화를 나타낸 그래프이다.

굴심방결절의 **결절세포**(nodal cell)는 자율적으로 탈분극을 개시함으로써 활동전위를 만들어 내어 심장박동을 개시하는 박동조율기 세포이다. 이 특화된 심장세포는 여러 가지 다른 세포와 구별되는 특징이 있는데, 이는 **그림 16.16a**에서 살펴볼 수 있다.

결절세포의 한 가지 중요한 특징은 세포막 안팎에 전하의 차이가 존재한다는 것이다. 세포막 안쪽의 세포내액은 세포막 바깥의 세포외액에 비해 음의 전위를 띤다. 이 전하의 차이는 안정막전위라고 부르며 결절세포의 안정막전위는 약 −60mV이다. 안정막전위는 2.4절에서 다루고 있으며, 나트륨−칼륨펌프, 나트륨이온누출통로, 칼륨이온누출통로에 의해 형성되고 유지된다. 나트륨−칼륨펌프의 주요한 기능은 세포막 바깥쪽에 더 많이 분포하는 나트륨과 세포막 안쪽에 더 많이 분포하는 칼륨의 농도기울기를 유지하는 것이다. 또 결절세포에는 칼슘이온펌프가 있기 때문에 세포 바깥에 칼슘이온이 더 많이 존재해 칼슘이온의 농도기울기가 형성된다. 16.6b에서 설명한 것과 같이, 결절세포는 다른 세포와는 달리 안정막전위를 유지하지 않는다.

또한 결절세포에는 느린전압작동나트륨이온통로, 빠른전압작동칼슘이온통로, 전압작동칼륨이온통로 등 특정한 전압작동통로가 있다(그림 16.16a).

무엇을 배웠는가?

24 결절세포의 안정막전위값은 얼마인가?

16.6b 굴심방결절의 전기적 현상: 활동전위의 개시

학습목표

23. 자발성을 정의하라.

24. 굴심방결절세포가 저절로 탈분극해 박동조율기세포의 역할을 하는 과정을 서술하라.

굴심방결절세포는 **자발성**(자동능, autorhythmicity, automaticity)이 있다는 점에서 독특하다. 이때 자발성이란 외부의 영향 없이 저절로 탈분극해 활동전위를 개시하는 것이다. 굴심방결절세포에서는 다음과 같은 일련의 현상이 일어나며 이 내용을 그림 16.16b에도 나타냈다.

1. **문턱에 도달.** 느린전압작동 양이온통로가 열린다(지난 주기에 재분극이 일어났기 때문이다). 나트륨이온이 결절세포 안으로 유입되어(T-type 칼슘이온통로도 따라 열려 칼슘의 유입 또한 일어난다.) 안정막전위가 −60 mV에서 **문턱**(threshold)인 −40 mV로 변한다. 외부 자극 없이 문턱에 도달된다는 점을 기억한다.

2. **탈분극.** 막전위가 문턱값에 다다름으로써 빠른전압작동칼슘이온통로(L-type)가 열리도록 촉발된다. 칼슘이온이 결절세포 안으로 유입되어 막전위가 −40 mV에서 다소 양의 값(0 mV를 조금 넘음)으로 변한다. 이 극성의 역전을 **탈분극**(depolarization)이라고 한다.

3. **재분극.** 칼슘통로가 닫히고 전압작동칼륨이온통로가 열린다. 칼

통합 INTEGRATE

개념 연결 CONCEPT CONNECTION

결절세포는 안정막전위를 갖는다는 점에서 신경세포와 비슷하다. 하지만 둘 사이의 뚜렷한 차이는 결절세포는 자체적으로 탈분극을 일으키는 반면 신경세포는 신경전달물질이나 특정 자극이 필요하다는 것이다. 또한 신경세포의 경우 탈분극을 통해 나트륨이 세포 내로 들어가지만, 결절세포는 칼슘이 들어간다는 것이다.

륨이온이 유출되어 막전위가 양의 값에서 안정막전위인 −60 mV로 변한다. 안정막전위가 다시 생성되는 것을 **재분극**(repolarization)이라고 한다. 재분극은 느린전압작동나트륨이온통로가 다시 열리도록 촉발하며 이로써 전체 과정이 반복된다.

휴식 시에 이 과정은 약 0.8초가 걸린다. 이 때문에 휴식기의 심장박동은 분당 75회이다. 흥미로운 점은 굴심방결절세포가 저절로 탈분극하는 고유의 속도는 분당 약 100회로 훨씬 빠르다는 것이다(이 고유의 횟수는 해당 심장근육세포를 배양해 자율신경계통의 신경지배가 없는 상태에서 측정한 것이다). 휴식기의 심박수가 분당 75회인 이유는 부교감신경이 미주신경을 통해 굴심방결절을 계속 자극하기 때문이다. 이렇게 심박수를 늦추는 것을 **미주신경긴장도**(vagal tone)라고 한다.

어떻게 생각하는가?

3 재분극에 반응하여 어떤 이온통로가 열리는가?

결절세포의 심박조율전위

결절세포에는 안정된 안정막전위가 없다. 대신 막전압의존성 양이온통로가 다시 열리면 안정막전위가 점점 상승해 문턱에 다다른다. 이렇게 자극 없이 문턱에 다다르는 것을 **박동조율기전위**(pacemaker potential)라고 한다. 결절세포의 박동조율기전위로 인해 전기신호가 시작되며, 이 신호는 전도계를 통해 전달되어 심장근육세포를 자극하고 주기적으로 수축할 수 있도록 한다. 이는 심장수축을 개시할 때 자율신경계의 자극이 필요하지 않은 이유가 된다.

무엇을 배웠는가?

25 자발성이란 무엇인가? 결절세포가 심장의 박동조율기 역할을 할 때 어떻게 자발적 세포로 기능하는지 설명하라.

16.6c 심장의 전도계: 활동전위의 전파

학습목표

25. 심장의 전도계를 통해 전달되는 활동전위에 대해 서술한다.

심장근육이 자극을 받으려면 굴심방결절이 개시한 활동전위가 전도계로 퍼져 나가야 한다. 현상의 순서는 다음과 같다(**그림 16.17**).

① 굴심방결절에서 활동 전위가 생성된다. 활동전위는 심장근육세포 사이로 틈새이음을 통해 심장 전체로 퍼져 나가 방실결절로 간다.

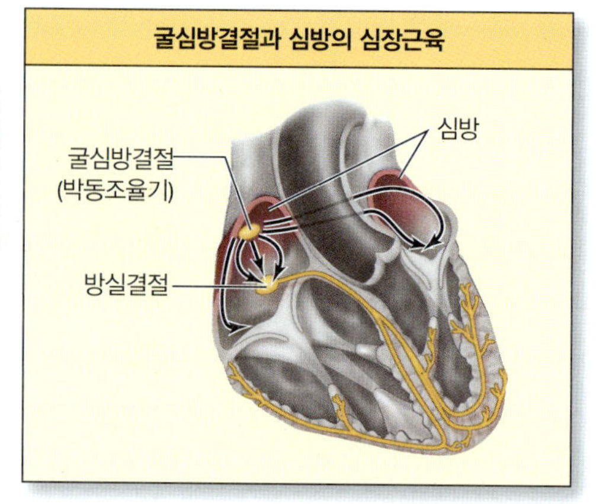

② 활동전위가 방실결절에서 지연된 후 심실사이막 속의 방실다발로 전달된다.

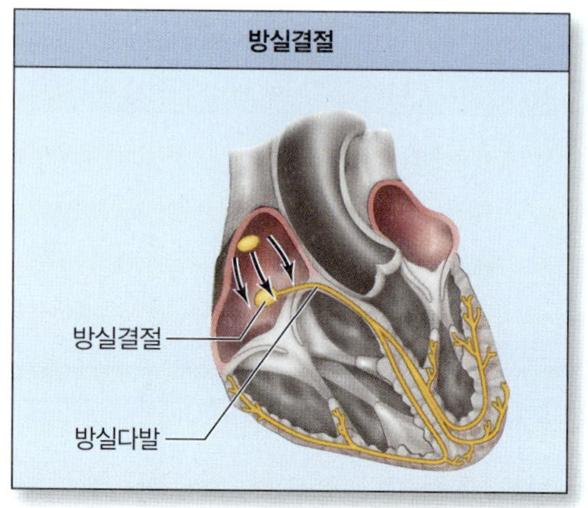

③ 방실다발의 좌우 가지로 활동전위가 전도되어 푸르킨예섬유로 간다.

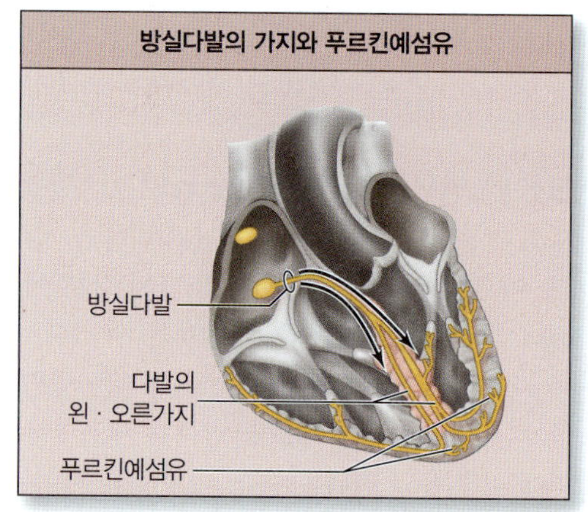

④ 활동전위가 심장근육세포 사이의 틈새이음을 통해 심실 전체로 퍼져 나간다.

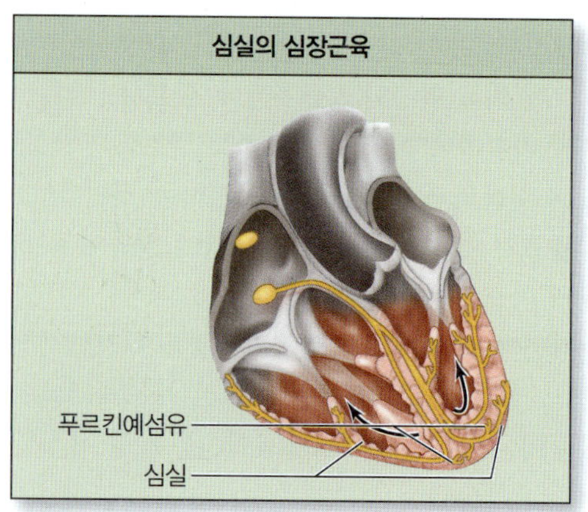

그림 16.17 심장의 전도계를 통한 활동전위의 개시와 전파. 활동전위는 굴심방결절에서 시작되어 심장의 전도계를 따라 전파된다. 휴식기의 평균적인 속도는 약 0.8초이다.

통합 INTEGRATE

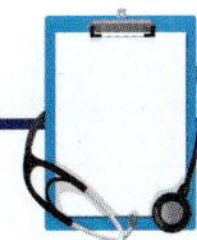

임상적 고찰 16.6 CLINICAL VIEW

딴곳박동조율기

굴심방결절이 아닌 곳에 있는 박동조율기를 **딴곳박동조율기**(이소성 심장박동조율기, ectopic pacemaker, ectopic focus; *ektos*: 바깥, *topos*: 장소)라고 한다. 전도계에서 굴심방결절이나 심장근육세포가 아닌 곳에 있는 심장근육세포도 저절로 탈분극해 박동조율기의 역할을 할 수 있다. 그러나 탈분극의 속도가 굴심방결절보다 느리다. 방실결절의 속도는 분당 40~50회이며 심장근육세포의 속도는 분당 20~40회이다. 굴심방결절이 기능을 하지 못하면 방실결절이 기본적인 박동조율기가 되어 심박수를 조절한다. 심장이 분당 40~50회만 뛰어도 생명을 유지하기에 충분한 혈액이 박출된다. 만약 굴심방결절과 방실결절이 모두 기능하지 못하면 심장근육세포가 심박을 조절한다. 이때는 심박수가 분당 20~40회에 불과해서 생명을 유지할 수 없다. **기계적 심박조율기**는 외과적으로 삽입하여 심장근육에 반복적인 전기자극을 주는 작은 기계이다. 이 기계는 환자에게 필요한 심박수와 리듬을 유지시켜 준다.

1. **활동전위가 좌우 심방으로 배분되어 방실결절로 전달된다.** 굴심방결절에서 개시된 활동전위가 심방의 심장근육세포 사이로 틈새이음을 통해 퍼져 나간다. 틈새이음이 있기 때문에 심방벽의 모든 근육세포가 거의 즉시 흥분할 수 있다. 이 전기자극으로 좌우 심방의 심장근육세포가 동시에 수축한다.
2. **방실결절에서 활동전위가 지연된다.** 방실결절의 세포는 섬유의 지름이 작고 틈새이음의 수가 적다. 이 때문에 병목현상이 일어나 활동전위의 전도속도가 늦어진다. 절연작용을 하는 섬유뼈대(활동전위가 방실결절로만 전달되도록 함) 때문에 전도속도는 더욱 늦어진다. 전도의 지연은 100밀리초(0.1초)로 매우 짧으나, 심방이 수축을 마치고 심실이 수축하기 전에 혈액을 심실로 보내 심실을 꽉 채우기에는 충분한 시간이다.
3. **활동전위가 방실결절에서 방실다발을 통해 푸르킨예섬유로 이동한다.** 굴심방결절에서 온 활동전위가 방실다발을 따라 푸르킨예섬유로 간다.
4. **활동전위가 틈새이음을 통해 좌우 심실로 퍼져 나간다.** 그다음에 활동전위는 틈새이음을 통해 심실의 심장근육세포 사이로 전파된다. 틈새이음이 있기 때문에 심실의 심장근육세포는 거의 동시에 자극을 받을 수 있다. 일반적으로 굴심방결절의 세포에서 수축이 개시되고 120~200밀리초 후에 심실의 세포가 수축한다.

› 심실과 관련된 부분

심실이 효과적으로 기능하려면 다음과 같은 부분이 서로 조화를 이루며 수축해야 한다.

- 푸르킨예섬유는 심장의 다른 전도섬유보다 지름이 크기 때문에 활동전위가 심실세포를 통해 매우 빠르게 전달된 후 심실의 심장근육 전체로 즉시 퍼져 나간다. 이 때문에 좌우 심실의 심장근육세포가 동시에 수축한다.
- 심실 속의 꼭지근이 자극을 받아 즉시 수축한다. 이 근육은 방실판막의 첨판에 힘줄끈으로 고정되어 있다. 심실 안의 압력이 증가하기 직전에 꼭지근은 이완된 힘줄끈을 당겨 방실판막의 첨판이 당겨지게 한다. 이로써 혈액이 심방으로 역류하지 않을 수 있다.
- 심실의 자극은 심장꼭대기에서 시작된다. 이 덕분에 혈액은 위쪽의 허파동맥줄기와 대동맥을 향해 효율적으로 박출될 수 있다.

무엇을 배웠는가?

26 활동전위는 심장의 전도계에서 어떤 경로로 이동하는가?

27 활동전위가 방실결절을 지날 때 어떤 부분 때문에 전도가 느려지는가? 이 지연은 어떤 기능을 하는가?

16.7 심장근육세포

전도계가 심장근육세포를 자극한 후 심장근육세포 속에서는 중요하고 서로 연관된 두 가지 현상이 일어난다. 한 가지는 근육속막(근초)의 활동전위 전파, 다른 한 가지는 근육원섬유마디의 수축이다. 심장근육세포에서는 심장주기마다 이 현상이 두 번 일어난다는 점을 유념한다. 한 번은 심방의 근육세포에서, 한 번은 심실의 근육세포에서 일어난다.

16.7a 휴지기의 심장근육세포

학습목표

26. 휴지기에 심장근육세포의 근육속막(근초)이 어떤 상태인지 서술하라.

심장근육세포의 근육속막(근초)은 여러 가지 독특한 특징이 있다(**그림 16.18a**).

결절세포와 마찬가지로 심장근육세포의 근육속막(근초)에도 나트륨-칼륨 펌프, 나트륨이온누출통로, 칼륨이온누출통로가 있다. 이러한 펌프와 통로가 있기 때문에 세포의 바깥에서는 나트륨이온 농도가 높고 안에서는 칼륨이온 농도가 높아 안정막전위가 생성되고 유지된다. 다만 결절세포의 안정막전위가 −60 mV인 것과 달리 심장근육세포의 안정막전위는 −90 mV이다. 또 심장근육세포에는 칼슘이온 펌프가 있어서 세포 바깥의 칼슘이온 농도가 더 높아 칼슘 농도기울기가 형성된다.

심장근육세포의 근육속막(근초)에는 막의 탈분극에 관여하는 빠른 전압작동나트륨이온통로와 막의 재분극에 관여하는 전압작동칼륨이온통로가 있다. 또 전압작동칼슘이온통로도 있다. 느린전압작동칼슘이온통로가 열리면 칼슘이온이 세포 속으로 들어온다(그림 16.18a). 칼슘이온의 이동은 심장근육세포가 정상적으로 기능하는 데 중요하다. 여기에 대해서는 곧 설명하겠다.

무엇을 배웠는가?

28 전압작동칼슘이온통로가 열렸을 때 칼슘이온은 심장근육세포 안으로 이동하는가, 밖으로 이동하는가?

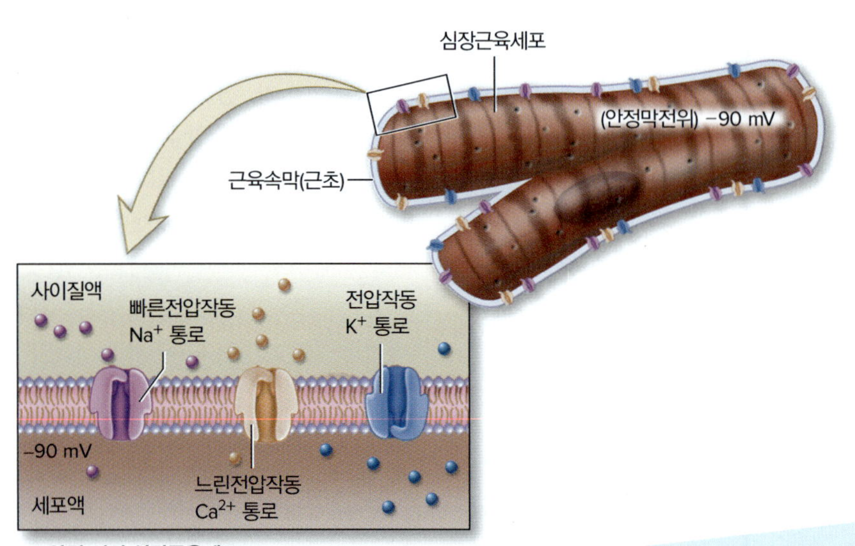

(a) 안정 시의 심장근육세포

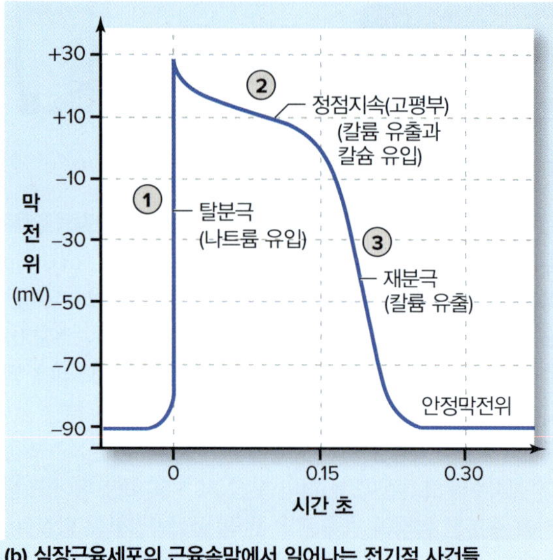

(b) 심장근육세포의 근육속막에서 일어나는 전기적 사건들

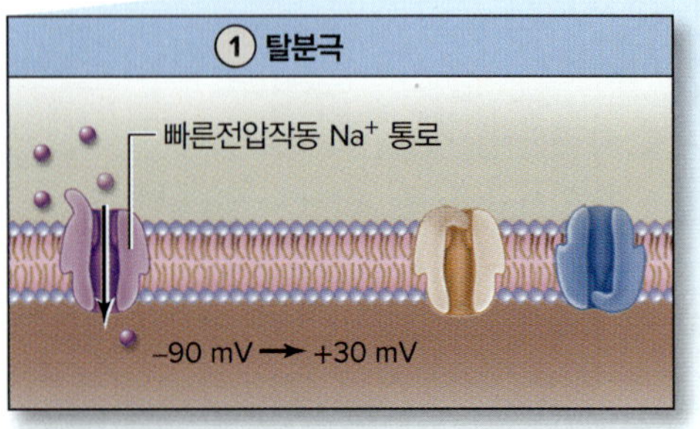

- 빠른전압작동나트륨통로 열림
- 나트륨이온이 심장세포로 빠르게 들어감
- 탈분극이 일어남(−90 mV → +30 mV)
- 빠른전압작동나트륨통로 닫힘

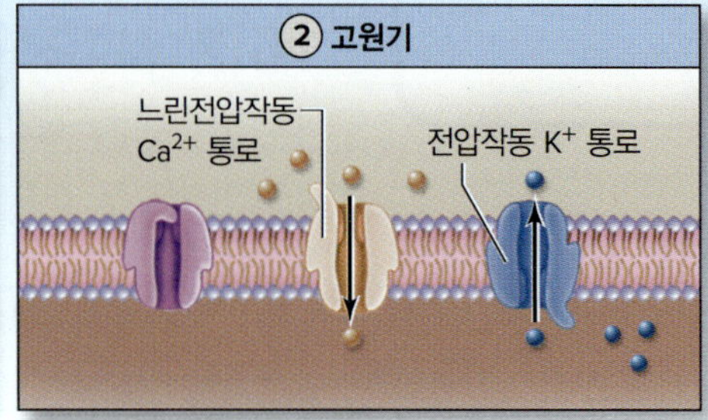

- 전압작동 칼륨통로 열림
- 칼륨이 심장근육세포에서 흘러나옴
- 느린전압작동칼슘통로 열림
- 심장세포 안으로 칼슘이온이 들어감
- 전기적 변화 없이 탈분극상태가 유지됨

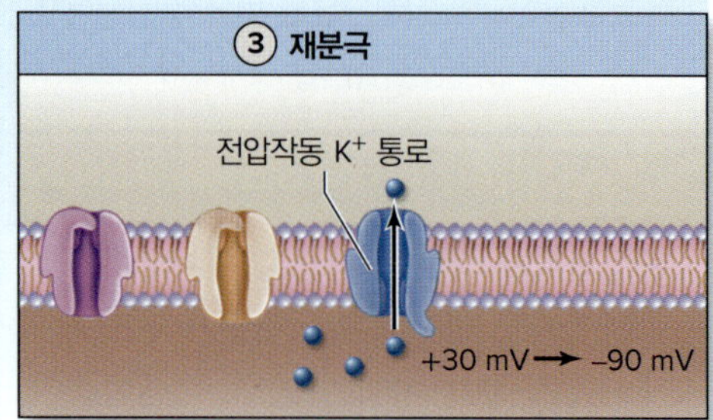

- 전압작동칼륨통로는 열려 있음
- 칼륨이 심장근육세포에서 흘러나옴
- 전압작동칼슘이온통로 닫힘
- 재분극이 일어남(+30 mV → −90 mV)

그림 16.18 심장근육세포의 전기적 현상. (a) 심장근육세포의 안정막전위는 −90 mV이다. 근육속막(근초)의 전압작동통로가 막전위의 변화에 반응해 열린다. (b) 심장근육세포의 근육속막(근초)에서 활동전위가 전달될 때 일어나는 일련의 전기적 현상을 나타낸 그래프이다.

16.7b 심장근육세포에서 일어나는 전기적 현상과 기계적 현상

학습목표

27. 근육속막에서 일어나는 활동전위의 전기적 현상을 열거한다. 근육수축에서 일어나는 기계적 현상을 짧게 요약한다.

28. 심장이 수축할 때는 전기적 현상과 기계적 현상이 일어난다.

› 전기적 현상

심장근육 근육속막에서 활동전위가 전파될 때 일어나는 전기적 현상은 다음과 같다(그림 16.18b).

① **탈분극.** 활동전위가 전도계를 통해(또는 틈새이음을 통해) 전달되어 근육속막(근초)의 빠른전압작동나트륨이온통로가 열리도록 촉발한다. 나트륨이온이 심장근육세포로 들어와 탈분극을 유발한다. 안정막전위는 −90 mV에서 +30 mV로 바뀐다. 전압작동나트륨이온통로는 닫혀서 비활성화상태가 된다. 이렇게 막전압이 상대적으로 낮은 상태에서 상대적으로 높은 막전압이 되는 것을 **탈분극**이라고 한다.

② **정점지속.** 탈분극으로 전압작동칼륨이온통로가 열리도록 촉발되어 칼륨이온이 심장근육세포에서 나간다. 이때 막전위가 조금 변한다. 근육속막(근초)에 있는 느린전압작동칼슘이온통로도 거의 즉시 열려서 사이질액의 칼슘이온이 심장근육세포로 유입된다. 칼슘이온이 들어오면 근육세포질그물이 자극을 받아 칼슘이온을 더 방출한다(근육세포질그물로부터 칼슘이온의 80% 이상이 방출된다). 근육세포질에서 양이온인 칼륨이온이 들어올 때 근육세포질로 양이온인 칼슘이온이 동시에 들어가기 때문에 근육속막(근초)에는 전하 변화가 없다. 따라서 심장근육세포의 근

통합 INTEGRATE

개념 연결 CONCEPT CONNECTION

전도성은 활동전압 동안 전압작동 통로들이 차례로 열리며 막전압을 따라 전도되는 전기적 변화에 의해 나타난다. 전도성은 뼈대근육, 신경, 심장근육세포의 막을 따라 나타난다.

육속막(근초)은 탈분극 상태를 유지한다. 변동이 없는 이 상태를 **정점지속**(고평부, plateau)이라고 한다.

3 **재분극.** 전압작동칼슘이온통로가 닫히고 칼륨이온통로는 열린 채로 유지되어 칼륨이온이 심장근육세포 밖으로 유출됨으로써 재분극이 완성된다. 충분한 칼륨이 세포막 밖으로 빠져나가면 막전위가 역전되어 −90mV의 안정막전위가 회복되며, 이렇게 막전위가 원래대로 되돌아가는 것은 **재분극**이라고 한다. 재분극이 되어야만 심장근육이 다시 자극을 받으면 근육세포가 새로운 활동전위를 전파한다.

이 세 현상, 즉 탈분극, 정점지속, 재분극은 막전압의존성 이온통로가 차례대로 열리면서 근육속막을 따라 반복된다. 이렇게 세포막을 따라 전기신호가 전달되는 것을 **전도성**이라 한다. 전기신호의 전도성은 심장근육세포의 (자극이 발생하는) 세포막이 (수축이 일어나는) 근육세포 내부에 기능적으로 연결되도록 한다. 이런 과정은 뼈대근육에서 일어나는 것과 흡사하다(7.3b 참조).

› 기계적 현상(가교순환)

칼슘이온이 사이질액과 근육세포질그물에서 근육세포질로 유입되면 (2단계) 근육수축의 기계적인 현상이 시작된다. 칼슘이온은 이제 트로포닌과 결합해 근육원섬유마디 속에서 가교순환을 개시한다. 이 과정은 뼈대근육 수축에서 일어나는 과정과 비슷하다(7.3c 참조).

근육원섬유마디가 관여하는 근수축의 단계를 요약하면 다음과 같다.

가교 형성: 미오신 분자의 머리가 액틴에 붙어 굵은 필라멘트와 가는 필라멘트 사이의 가교를 형성한다.

파워스트로크: 미오신 분자의 머리가 돌아가면서(파워스트로크) 가는필라멘트를 굵은필라멘트 위로 짧은 거리를 당김으로써 근육원섬유마디의 길이를 단축시킨다.

미오신 분자의 머리가 떨어져 나감: ATP가 미오신 머리에 결합하면 미오신의 머리가 액틴에서 떨어져 나간다.

미오신 분자 머리가 복귀함: ATP는 ATP 분해효소에 의해 미오신에서 떨어져 나가고, 이는 미오신 분자의 머리가 원상복귀할 에너지를 제공한다.

전압작동칼슘이온통로가 닫히면서(3단계) 칼슘이온이 근육세포질그물로 다시 흡수되고 칼슘이온이 세포막의 펌프를 통해 세포에서 제거됨으로써 근육세포질의 칼슘 농도가 낮아진다. 가는필라멘트와 굵은필라멘트 사이의 가교가 감소함으로써 칼슘이 트로포닌에서 분리된다. 근육원섬유마디가 휴식기의 길이로 돌아가 심장근육이 이완한다.

어떻게 생각하는가?

4 심장에 문제가 있는 환자에게 칼슘통로차단제를 주는 경우가 있다. 환자가 칼슘통로차단제를 투여받으면 심장의 박동수와 수축력은 어떻게 되는가?

무엇을 배웠는가?

29 심장근육세포의 근육속막(근초)에서 일어나는 전기적 현상 세 가지는 무엇인가? 각 현상에 대해 설명하라.

16.7c 재분극과 불응기

학습목표

29. 불응기를 정의한다.

30. 정점지속기의 중요성을 설명한다.

심장근육세포는 (뼈대근육섬유와는 달리) 이완 없이 근육 수축이 지속되는 현상인 강축이 일어날 수 없다(7.6c 참조). 이 차이는 심장이 심장혈관계를 통해 혈액을 기계적으로 펌프하는 기능을 수행하는 데 매우 중요하다. 여기에서는 이 차이가 생기는 이유를 이해하기 위해 심장근육세포와 뼈대근육섬유의 특징을 비교해 본다(**그림 16.19**).

그림 16.19에서 뼈대근육과 심장근육의 근육속막(근초)의 활동전위, 근육 긴장의 변화, 불응기를 비교해 볼 수 있다.

- **근육긴장**은 그래프에 근육의 수축과 이완을 나타내는 빨간 선으로 표시되어 있다. 이 기계적인 현상은 근육세포 내의 근육원섬유마디가 수축 시 짧아졌다가 이완 시에는 길어지면서 나타난다.
- **활동전위**는 그림 16.19a, c에 파란선으로 표시되어 탈분극과 재분극을 나타내고 있다. 이 전기적인 현상은 근육세포 내의 근육속막에서 일어난다.
- **불응기**는 각 그래프에서 녹색으로 표시되어 있으며, 근육이 다시 자극되어도 수축이 일어나지 않는 시기이다(불응기는 근육속막에서 얼마나 빨리 탈분극과 재분극이 일어나는가에 달려 있다. 재분극이 빠르면 빠를수록 불응기도 짧아진다).

뼈대근육섬유에서 무엇이 일어나는지를 나타내는 두 그래프(그림 16.19a, b)를 보자. 그림 16.19a는 뼈대근육에 한 번의 자극이 일어났을때 일어나는 일을 나타낸다. 뼈대근육섬유 내의 근육원섬유마디와 관련된 근육의 수축과 이완은 약 100밀리초에 걸쳐 일어난다. 근육속막에서는 재분극이 탈분극에 바로 이어지며, 상대적으로 불응기가 짧다(1~2밀리초). 결과적으로, 근육원섬유마디가 뼈대근육섬유 내에서 여전히 수축하고 있을 동안 근육속막은 이미 재분극되어 새로운 자극을 받아들일 준비를 갖춘다.

그림 16.19b는 뼈대근육에 잦은 자극이 가해질 때를 나타낸다. 뼈대근육은 불응기가 상대적으로 짧기 때문에, 뼈대근육이 미처 완전히 이완되기도 전에 다시 가해지는 자극에 반응할 수 있다. 사실, 뼈대근육은 계속해서 근육이 수축해 있을 정도(전혀 이완 없이)로 자극이 이루어질 수 있다. 이렇게 근육 수축이 계속되는 상태는 강축이라고 부른다는 것을 기억하라.

이제 심장근육세포에서 일어나는 일을 보여 주는 두 그래프(그림 16.19 c, d)를 보자. 그림 16.19c는 심장근육에 한 번의 자극이 가해졌을 때를 나타낸다. 심장근육세포 내의 근육원섬유마디가 수축과 이완을 하는 데는 약 250밀리초(뼈대근육에 비해 긴 시간)가 걸린다. 근육속막에서의 재분극 역시 탈분극 이후 즉시 일어나지 않으며, 이는 불응기를 상대적으로 길게 만든다(거의 250밀리초). 이 상대적으로 긴 불응기는 재분극을 지연시키는 근육속막의 정점지속 때문이다. 결과적으로 근육원섬유마디는 근섬유 내에서 여전히 수축과 이완이 일어나는 가운데 근육속막은 여전히 새로운 자극을 받아들일 수 있도록 재분극이 이

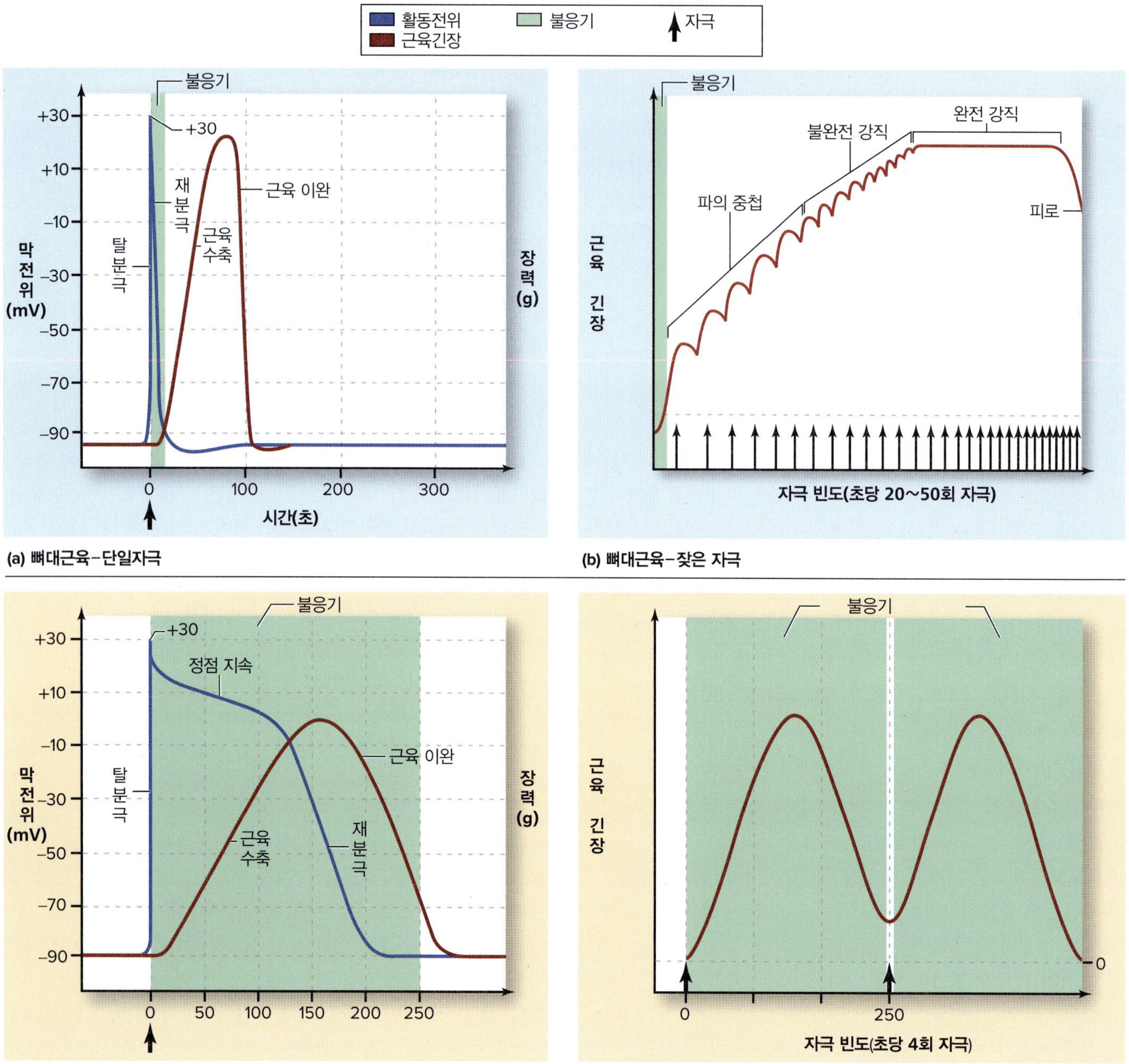

(a) 뼈대근육-단일자극

(b) 뼈대근육-잦은 자극

(c) 심장근육-단일자극

(b) 심장근육-잦은 자극

그림 16.19 뼈대근육세포와 심장근육세포의 전기적 현상과 기계적 현상 비교. 근육속막(근초)을 따라 전파되는 활동전위와 관련된 전기적 변화, 근육이 수축할 때 근육 긴장의 생성과 관련된 기계적 변화를 나타냈다. 심장근육세포의 불응기가 길기 때문에 심장근육은 다시 자극을 받기 전에 수축 및 이완할 수 있으며, 그 결과로 수축 지속(테타니)이 방지된다.

루어지지 않은 상태이다.

그림 16.19d는 심장근육에 잦은 자극이 가해질 때를 나타낸다. 심장근육은 상대적으로 긴 불응기 때문에 상당기간 동안은 다시 자극이 가해질 수 없다. 심장근육세포의 근육속막이 다시 자극을 받을 수 있을 때까지의 이러한 지연은 심장벽이 다시 자극될 때까지 완전히 수축하고 이완할 수 있도록 해 준다. 따라서 심장벽의 심근층을 이루는 심장근육세포에서는 경축이 일어나지 않으며, 각각의 자극마다 수축하고 이완하기를 반복한다. 이는 심장이 혈액을 펌프하기 위한 중요한 특징이다(만일 심장근육세포에서 강축이 가능했다면, 심장의 방들은 지속된 수축이 일어나고, 즉 펌핑이 중단된 채 '잠겨지는' 일이 발생할 것이다).

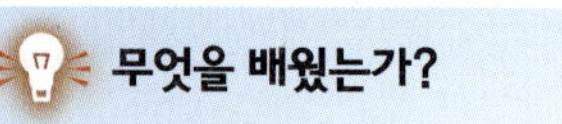

무엇을 배웠는가?

30 심장근육의 절대불응기가 길다는 점이 왜 중요한가?

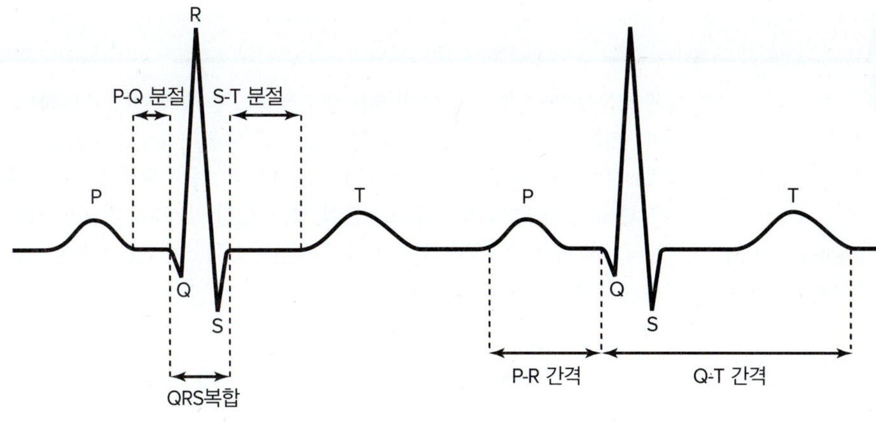

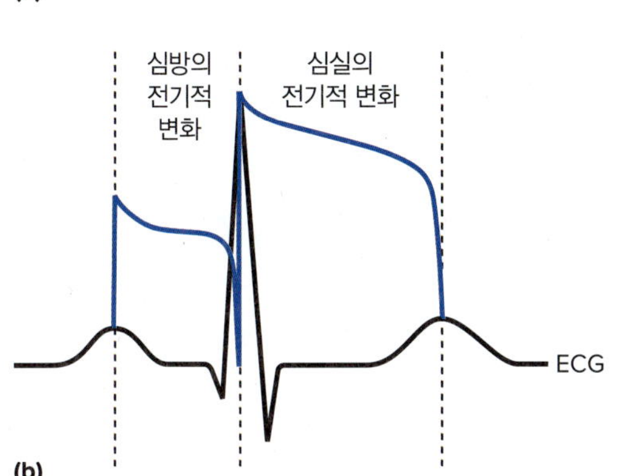

그림 16.20 심전도. (a) P파, QRS복합, T파의 위치가 나타난 심전도 그래프. 파와 파 사이에는 P−Q 분절과 S−T 분절이 있다. P−R 간격과 Q−T 간격도 관찰할 수 있다. (b) 심방과 심실의 전기적 변화를 나타낸 그래프를 심전도에 겹쳐 보면 각 전기적 변화 사이의 관계, 그리고 전기적 변화와 심전도 사이의 관계를 알 수 있다.

16.7d 심전도 기록

학습목표

31. 심전도 기록의 구성요소를 안다.

심장 내의 전기적 변화는 건강검진 시 피부에 전극을 부착해 측정할 수 있다. 부착 부위는 주로 손목, 발목, 그리고 가슴에서 여섯 지점이다. 전기신호는 **심전도**(electrocardiogram, ECG, EKG)의 형태로 수집 및 정리된다. 서로 다른 부위의 전극에서 수집한 정보를 비교하면 심장의 전기적 변화에 대한 정확하고 통합된 정보를 얻을 수 있다.

› 파와 분절

심전도를 이용하면 심장근육세포가 생성하는 모든 활동전위를 통합해서 추적할 수 있다. 전형적인 심전도 그래프에서는 심장주기 한 번당 그래프가 꺾이는 부분이 세 곳 있다. 바탕선 위의 P파, Q에서 시작하고 바탕선 아래로 조금 내려갔다가 위로 크게 올라가(R) S에서 끝나는 QRS 복합, 바탕선 위의 T파이다(**그림 16.20**). 이 파들은 심장의 특정 부분에서 발생하는 탈분극 및 재분극과 관련된 전기적 변화를 나타낸다.

1. **P파**(P wave)는 굴심방결절에서 시작되는 **심방 탈분극**의 전기적 변화를 반영한다. 이 현상은 0.08~0.1초 정도 지속된다.
2. **QRS복합**(QRS complex)은 0.06~0.1초 정도 지속되며 **심실 탈분극**과 관련된 전기적 변화를 반영한다. 좌우 심방은 동시에 재분극한다는 점을 기억하라. 그러나 심실의 전기작용이 더 크기 때문에 이 재분극의 신호는 가려진다.
3. **T파**(T wave)는 **심실 재분극**과 관련된 전기적 현상을 나타낸다.

통합 INTEGRATE

임상적 고찰 16.7 CLINICAL VIEW

심장부정맥

심장부정맥은 심장의 전기적 활동의 이상을 의미한다.

심장차단(heart block)은 심장의 전도계에 나타나는 장애이다. 심장차단은 실신(syncope), 몽롱함, 불규칙한 심박, 두근거림을 유발할 수 있다. 심장차단은 차단의 정도에 따라 세 가지 유형으로 나뉜다.

1도 방실차단(first-degree AV block)은 PR 간격이 길기 때문에 PR지연이라고도 한다. 심방과 심실 사이의 활동전위가 느려지며 일반적으로 증상이 없다.

2도 방실차단(second-degree AV block)은 심방과 심실 사이의 전도경로 중 특정한 지점에서 나타나며 그 결과, 심실로 활동전위 일부가 전도되지 못한다.

3도 방실차단(third-degree AV block)은 심장이 완전히 차단되어 굴심방결절의 활동전위가 심실에서 전혀 수용되지 못한다. 이 상태는 치명적이므로 의료중재가 필요하다.

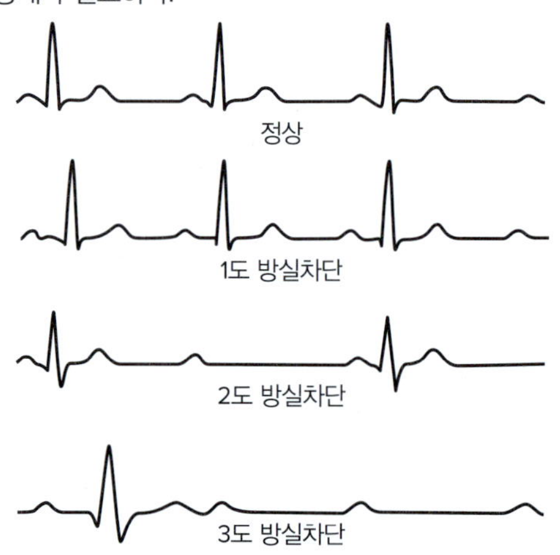

조기심실수축은 굴심방결절 대신 방실결절이나 심실전도계에서 일어나는 비정상적인 활동전압(한 번 혹은 빠르게 여러 번)을 말한다. 스트레스나, 카페인과 같은 자극, 수면 박탈이 발생했을 때 잘 일어나는 조기심실수축은 방실결절 또는 심실의 전도계 속에서 비정상적인 활동전위가 발생함으로써 한 번 또는 급속히 나타난다. 조기심실수축은 많이 일어나지 않으면 해롭지 않다. 대부분은 알아차리지 못한 채 지나가나, 심장이 한 번 쉬었다가 갑자기 세게 뛰는 것처럼 느껴질 수 있다.

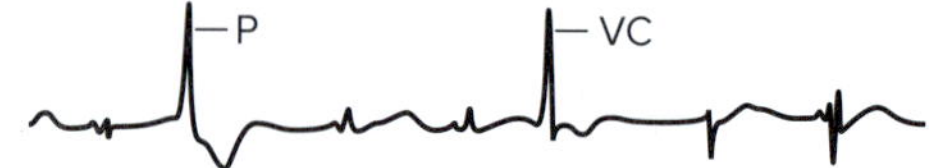

심방잔떨림(심방세동, atrial fibrillation)에서는 심방된떨림과 다르게 활동전위가 훨씬 불규칙해서 심장박동도 불규칙해진다. 심실은 수축작용을 증가시키거나 감소시켜 반응하는데, 그 결과로 심장박동의 리듬이 심각하게 흐트러질 수 있다.

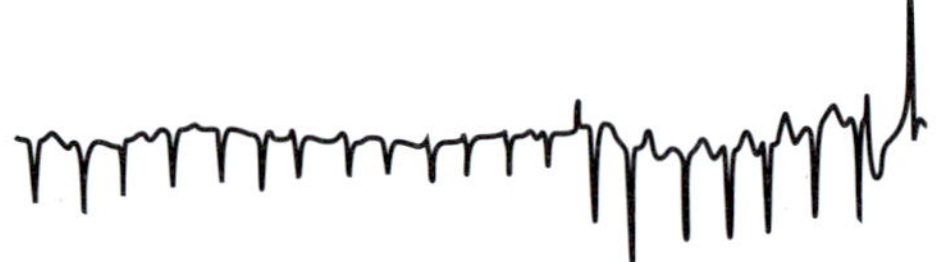

심실잔떨림(심실세동, ventricular fibrillation)은 심실근육이 제대로 수축하지 않고 빠르게 반복해서 움직이는 상태로 치명적이다. 잔떨림이 있는 심장은 수축이 조화를 이루지 못하기 때문에 혈액을 박출하지 못해 혈액순환이 멈춘다. 이렇게 심장의 활동이 중단되는 것을 심정지(cardiac arrest)라고 한다. 정상적인 심장수축이 회복되려면 의료인이 가슴 피부에 전극 패들을 대고 강한 전기충격을 줘서(제세동) 심장근육세포의 전기적 현상이 조화되도록 해야 한다.

자동심장충격기(automated external defibrillator, AED)는 갑자기 심정지가 온 환자의 생명을 구하기 위해 사용할 수 있다(임상적고찰 16.5: "협심증과 심근경색증" 참조). 갑작스러운 심정지의 가장 흔한 원인은 심실잔떨림이다. 심실잔떨림에서 정상 심장박동을 회복시키기 위해 자동심장충격기를 사용할 수 있다. 자동심장충격기는 특히 많은 사람이 있는 공항, 쇼핑몰, 학교, 호텔, 일터와 같은 공공장소에서 유용하다.

파와 파 사이의 두 분절은 정점지속에 해당한다(전기적 변화가 없다). 이 시간 동안 심장근육세포 속의 근육원섬유마디가 짧아진다. **P–Q 분절**(P–Q segment)은 심방의 심장근육세포가 수축할 때 나타나는 근육속막(근초)의 정점지속, **S–T 분절**(S–T segment)은 심실의 심장근육세포가 수축할 때 나타나는 정점지속이다.

그림 16.20b에서는 심방과 심실의 전기적 변화를 나타낸 그래프(그림 16.18)를 심전도에 겹쳤다. 심전도의 파가 탈분극이나 재분극과 같은 전기적 변화를 어떻게 반영하고, 분절의 편평하거나 꺾인 부분이 전기적 변화가 없는 정점지속을 어떻게 반영하는지 주의해서 보자. 주기 사이의 편평한 선은 심장이 박동과 박동 사이에 쉴 때를 나타낸다.

› 간격

심전도의 또 다른 특징은 P–R 간격과 Q–T 간격이다(그림 16.20a). 간격의 길이 변화는 심장의 비정상적인 변화를 반영할 수 있다.

P–R 간격(P–R interval)은 P파가 시작되고 나서(심방탈분극) QRS파(편향)가 시작되기까지(심실 탈분극)를 나타낸다. 정상 상태에서 이 간격은 0.12~0.20초이다. 이 시간은 활동전위가 전도계 전체에 전달되는 데 걸리는 시간(즉 굴심방결절에서 심실을 흥분시키는 푸르킨예 섬유까지의 시간)이다. P–R 간격이 0.20초보다 긴 경우는 일반적으로 심실의 전도에 문제가 있으며 심장차단(heart block)의 징후인 경우가 많다(임상적 고찰 16.7: "심장부정맥" 참조).

Q–T 간격(Q–T interval)은 QRS가 시작되고 나서(심실 탈분극) T파가 끝나기까지(심실 재분극)를 나타낸다. 이 시간은 심실 안에서 활동전위가 발생하는 데 필요한 시간이다. 이 간격은 심박수에 따라 다르며 0.2~0.4초이다. Q–T 분절이 변하면 심박이 빠르고 불규칙한 **빠른 부정맥**(부정빈맥, tachyarrhythmia; *tachys*: 속도)이 나타날 수 있다.

심전도는 신체검사를 할 때와 수술을 한 후에 비정상적 심장리듬(빠름, 느림, 부정맥), 심장비대, 심장혈류저하(허혈), 심근경색 또는 고혈압으로 인한 심장손상을 찾아내기 위해 흔히 이용하는 진단도구이다. 심전도는 다양한 상태를 진단하는 데 매우 효과적인 도구이지만 모든 비정상을 찾아내지는 못한다. 심전도는 진단을 내리고 치료계획을 수립하기 위한 여러 진단도구 중 하나라고 할 수 있다.

> **무엇을 배웠는가?**
>
> 31 P파, QRS복합, T파는 심장에서 일어나는 어떤 현상을 반영하는가? 심전도에서 정점지속을 반영하는 분절 2개는 무엇인가?

16.8 심장주기

심장주기(cardiac cycle)란 심장박동이 개시된 후 다음 심장박동이 개시되기까지 일어나는 모든 변화를 가리킨다. 심장이 한 번 박동하려면 모든 심방과 심실이 수축했다가 이완해야 한다. 주기는 **수축기**(systole)와 **확장기**(diastole)로 나뉜다.

16.8a 심장주기의 개관

> **학습목표**
>
> **32.** 심장주기와 관련된 압력 변화에 따라 심장 내에서 일어나는 두 가지 과정을 안다.
>
> **33.** 심장주기에서 일어나는 다섯 가지 현상을 열거한다.

심방과 심실이 수축하고 이완하면 심방과 심실의 압력이 변한다. 압력은 수축할 때 증가하고 이완할 때 감소한다. 이 압력의 변화로 중요한 생리적 현상이 두 가지 일어난다.

- 혈액이 압력기울기를 따라 심방과 심실에서 한 방향으로(압력이 높은 쪽에서 낮은 쪽으로) 이동한다.
- 혈액이 역류하지 않고 흐르도록 심장판막이 열리고 닫힌다.

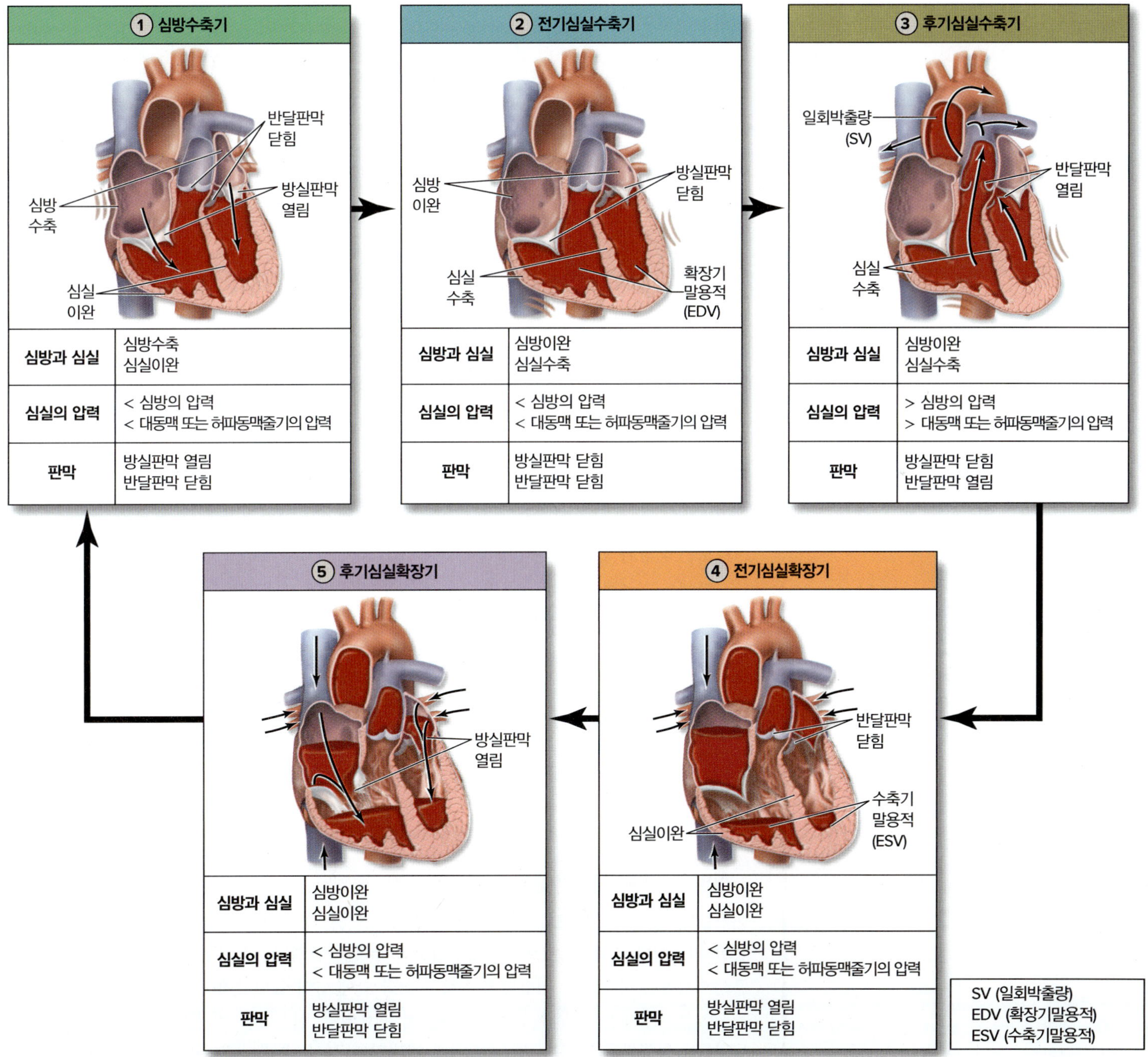

그림 16.21 심장주기의 단계. 심장주기에서 발생하는 심방과 심실의 수축과 이완, 심실 압력의 변화, 심실판막의 열림과 닫힘.

통합 INTEGRATE

학습전략 LEARNING STRATEGY

심장판막의 작동은 용수철로 연결된 문 2개가 있는 작은 방을 상상하면 이해하기 쉽다. 문 하나를 닫으면 다른 하나가 열린다. 이를 심장에 적용하여 생각하면, 심실이 수축하면 방실판막이 닫히고 반달판막이 열린다. 그리고 심실이 이완할 때는 반대로 반달판막이 닫히면서 방실판막이 열린다.

심장주기 동안 혈액을 심장으로 이동시키고, 심장판막을 열고 닫는 가장 중요한 추진력은 심실의 수축과 이완에서 나온다.

- **심실수축.** 심실이 수축하고 심실의 압력이 증가한다. 방실판막이 혈액에 밀려 닫힌 상태를 유지함으로써 혈액이 심방으로 역류하지 않고, 반달판막이 혈액에 밀려 열림으로써 혈액이 각각 좌심실에서 대동맥, 그리고 우심실에서 허파동맥줄기로 이동한다. 이렇게 혈액이 한 방향으로 흐른다.
- **심실이완.** 심실이 이완하고 심실의 압력이 감소한다. 이제 반달판막이 닫혀서 혈액이 각 심실로 역류하는 것을 방지하고, 방실판막이 열려 혈액이 각 심방에서 심실로 흘러들어올 수 있다.

심장주기는 심방수축기, 전기심실수축기, 후기심실수축기, 전기심실확장기, 후기심실확장기로 나뉜다. 이 현상을 **그림 16.21**에 요약했다. 각 현상에 대한 설명을 읽을 때 다음과 같은 점을 생각하라. (1) 심방 및 심실이 수축하는가, 이완하는가? (2) 심실의 압력이 심방의 압력보다 높은가 낮은가, 대동맥 또는 허파동맥줄기의 압력보다 높은가 낮은가? (3) 방실판막과 반달판막이 열리는가 닫히는가?

무엇을 배웠는가?

32 심장주기에서 발생하는 압력의 변화는 심장의 어떤 생리적 과정 두 가지를 유발하는가?

16.8b 심장주기에 일어나는 현상

학습목표

34. 심장주기의 다섯 단계에서 어떤 일이 일어나는지를 열거하고 서술한다.

35. 심실균형의 의의를 설명한다.

심장주기는 반복되기 때문에 어느 지점부터 설명하든 상관이 없다. 그러나 편의상 모든 심방과 심실이 휴식하다가 심방이 바로 수축기에 접어드는 시점부터 시작한다.

심장주기의 시작

심장주기가 새로 시작할 때인 심방수축기 직전에 심장은 다음과 같은 상태이다.

- 모든 심방과 심실이 휴식기이다.
- 혈액은 위대정맥, 아래대정맥, 심장정맥굴을 통해 오른심방으로 되돌아오고 허파정맥을 통해 왼심방으로 되돌아온다.
- 심실은 수동적으로 채워진다. 이때 심실을 계속 채우기 위해 심방이 수축할 필요는 없다.
- 심방을 채운 혈액의 압력이 휴식 중인 심실에 남아 있는 혈액의 압력보다 크기 때문에 방실판막이 열려 있다.
- 심실에 남아 있는 혈액의 압력이 대동맥 또는 허파동맥줄기 속 혈액의 압력보다 작기 때문에 반달판막이 닫혀 있다.

통합 INTEGRATE

학습전략 LEARNING STRATEGY

이 요약표가 심장주기의 5가지 시기마다 일어나는 사건을 기억하는 데 유용할 것이다.

	1	2	3	4	5
심방	C	R	R	R	R
심실	R	C	C	R	R
방실판막	O	CL	CL	CL	O
반달판막	CL	CL	O	CL	CL

valves

R = 이완
C = 수축
O = 열림
CL = 닫힘

심방수축기와 심실의 충만

이 시기는 휴식기와 비교할 때 두가지 일이 일어난다는 점에서 구별된다. 이는 심방수축과 심실의 충만 완료이다(그림 16.21의 1단계). 심방의 수축은 굴심방결절이 심방벽의 심장근육세포들을 흥분시키면서 시작된다. 심장벽의 수축은 심방 안에 남아 있던 혈액을 좌우 심실로 이동시킨다.

심실의 충만은 심방의 수축이 끝나면서 완료되며, 심실은 이때 혈액이 최대 용적으로 차게 된다. 이 혈액량은 휴식기, 혹은 이완기 마지막의 심실 내 혈액량이라는 뜻에서 **확장기말용적**(end-diastolic volume, EDV)이라고 한다. 확장기말 용적은 그림 16.21 2단계 그림에서 볼 수 있으며, 휴식 중인 성인의 확장기말 용적은 약 130 mL이다.

심방수축기 동안에는 심방이 수축하여 정맥으로부터의 입구가 눌려서 닫히기 때문에 각 정맥들(위대정맥, 아래대정맥, 심장정맥굴 등을 통해 우심방으로, 폐정맥을 통해 좌심방으로)을 통해 심방으로 혈액이 들어가거나 심방에서 정맥들로 혈액이 역류하지 않는다.

이 시기 마지막에 심방이 이완하고 다음 심장주기까지 그 상태를 유지한다는 것을 기억해 두면 도움이 된다(그림 16.21 2단계부터 5단계까지 참조). 이 네 단계는 심실의 이완과 수축에 따른 변화를 포함한다.

› 등용적성 수축기

등용적성 수축기(isovolumetric contraction)에는 심실의 수축하지만 심실 내 혈액 용적의 변화는 일어나지 않는다. 이 시기에는 심실수축과 방실판막이 닫힌다는 두 가지 변화가 일어난다. 심실수축은 심실전도계의 푸르킨예섬유가 심실의 심장근육세포를 흥분시키면서 시작된다. 심실이 수축을 시작함에 따라 심실 내 압력이 심방 내 압력을 넘어서며, 결과적으로 방실판막이 닫힌다. 방실판막들은 힘줄끈에 의해 유두근에 매여 있다는 점을 유념한다. 이들 판막이 닫힘으로써 심실에서 심방으로 혈액이 역류하는 것을 방지할 수 있다. 반달판막은 심실의 압력이 동맥줄기 내의 압력보다 여전히 낮기 때문에 닫힌 상태로 남아 있다.

이 시기에는 모든 심장판막이 닫혀 있다는 점을 주목한다. 따라서 이 시기에 심실근육들이 수축하고 있어도 혈액은 심실 내로 들어가거나 심실에서 나오지 못하기 때문이 심실 내 용적은 변하지 않는다.

› 심실구출기

심실구출기는 심실의 수축이 계속되어 반달판막을 열면서 혈액이 심실에서 동맥줄기로 이동하는 시기이다(그림 16.21 3단계). 심실이 수축을 계속하면서 심실 내의 압력이 상승하고 동맥줄기 내의 압력을 초과하게 된다. 결과적으로 반달판막이 열리고 혈액이 각 심실에서 연결된 동맥(왼심실의 경우 대동맥, 오른심실에서는 허파동맥줄기)으로 빠져나간다. 방실판막은 심실의 압력이 심방 내 압력보다 높기 때문에 닫힌 채이다. 심실수축 동안 박출되는 혈액의 양을 **일회박출량**(stroke volume, SV)이라고 한다. 일반적으로 일회박출량은 약 70 mL 정도이다.

심실 속의 혈액이 전부 박출되지는 않는다. 수축기가 끝날 때 심실에 남아 있는 혈액을 **수축기말용적**(end-systolic volume, ESV)이라고 한다. 그림 16.21의 4단계에서 수축기말용적을 볼 수 있다. 확장기말용적에서 일회박출량을 빼면 수축기말용적을 구할 수 있는데, 수축기말용적은 130 − 70 = 60 mL이다.

› 등용적성 이완기

등용적성 이완기(isovolumetric relaxation)는 심실이 이완하면서 심실 내 혈액 용적에는 변화가 없는 시기이다. 이 시기에는 두 가지 변화가 일어나는데, 하나는 심실의 이완이며 다른 하나는 반달판막의 폐쇄이다(그림 16.21의 4단계 참조). 심실이 이완하기 시작하면서 심실은 다시 휴식기 때의 크기로 돌아가려 하고 심실 내 압력은 그와 연결된 동맥줄기 내 압력에 비해 낮아진다. 혈액은 처음에는 동맥줄기 내에서 살짝 역류하지만 반달판막에 가로막히고, 이때 반달판막이 닫힌다. 반달판막이 닫힘으로써 혈액이 심실로 역류하지 않는다. 심실 내 압력이 여전히 심방 내 압력에 비해 높기 때문에 방실판막은 닫힌 상태를 유지한다.

또다시 모든 심장판막이 동시에 닫혀 있다는 사실을 주목한다. 그렇기 때문에 심실근육이 이 시기에 이완하더라도 혈액이 심실로 들어오거나 심실에서 빠져나가지 않고, 심실 내 용적도 변하지 않는다.

› 심방이완과 심실 충만

심장주기의 마지막 단계는 심실의 지속적인 이완 및 방실판막이 열리는 것으로 규정된다. 심실이 계속해서 이완함에 따라 심실 내 압력이 심방의 압력 이하로 떨어지고 방실판막이 열린다. 방실판막이 열리면서 다시 심방에서 심실로 혈액으로 흘러들어 가 심실을 채운다. 반달판막은

통합 INTEGRATE

학습전략 LEARNING STRATEGY

심실의 압력 변화로 나타나는 두 가지 효과를 생각할 때, 용수철이 달린 문 2개가 있는 작은 방을 상상하면 이해하기 쉽다. 문 하나가 열리면 하나는 닫힌다. 열린 문을 밀면 닫히고, 닫힌 문을 밀면 열린다. 그다음에는 반대 순서로 미는 동작을 멈춘다. 어떤 일이 일어날까? 각 문은 원래 위치로 돌아온다. 열렸던 문은 닫히고, 닫혔던 문은 열린다.

통합 개념 개관

그림 16.22 심장주기와 관련된 변화 심장주기는 심장박동의 시작부터 다음 박동의 시작까지 심장 내에서 일어나는 모든 변화이다. 심장주기는 다섯 시기로 정리할 수 있으며 (a) 심전도, (b) 5시기를 나타낸 심장 모식도, (c) 대동맥과 왼심방, 왼심실의 상대적인 압력과 이로 인한 판막의 개폐와 혈액의 동력과 움직임, (d) 왼심실 혈액용적의 변화를 나타낸 그래프이다.

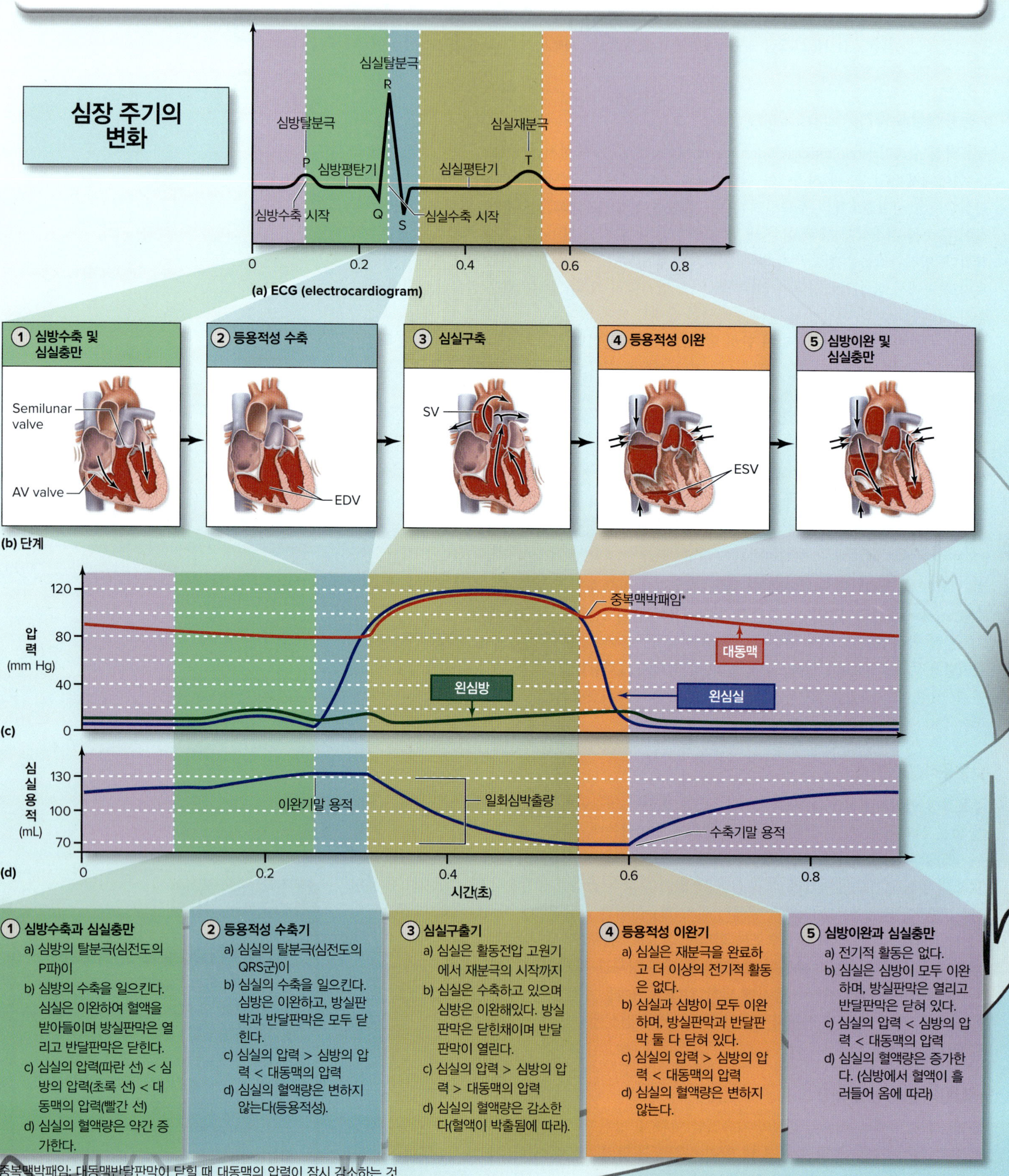

1 심방수축과 심실충만

a) 심방의 탈분극(심전도의 P파)이

b) 심방의 수축을 일으킨다. 심실은 이완하여 혈액을 받아들이며 방실판막은 열리고 반달판막은 닫힌다.

c) 심실의 압력(파란 선) < 심방의 압력(초록 선) < 대동맥의 압력(빨간 선)

d) 심실의 혈액량은 약간 증가한다.

2 등용적성 수축기

a) 심실의 탈분극(심전도의 QRS군)이

b) 심실의 수축을 일으킨다. 심방은 이완하고, 방실판막과 반달판막은 모두 닫힌다.

c) 심실의 압력 > 심방의 압력 < 대동맥의 압력

d) 심실의 혈액량은 변하지 않는다(등용적성).

3 심실구출기

a) 심실은 활동전압 고원기에서 재분극의 시작까지

b) 심실은 수축하고 있으며 심방은 이완해있다. 방실판막은 닫힌채이며 반달판막이 열린다.

c) 심실의 압력 > 심방의 압력 > 대동맥의 압력

d) 심실의 혈액량은 감소한다(혈액이 박출됨에 따라).

4 등용적성 이완기

a) 심실은 재분극을 완료하고 더 이상의 전기적 활동은 없다.

b) 심실과 심방이 모두 이완하며, 방실판막과 반달판막 둘 다 닫혀 있다.

c) 심실의 압력 > 심방의 압력 < 대동맥의 압력

d) 심실의 혈액량은 변하지 않는다.

5 심방이완과 심실충만

a) 전기적 활동은 없다.

b) 심실은 심방이 모두 이완하며, 방실판막은 열리고 반달판막은 닫혀 있다.

c) 심실의 압력 < 심방의 압력 < 대동맥의 압력

d) 심실의 혈액량은 증가한다. (심방에서 혈액이 흘러들어 옴에 따라)

* 중복맥박패임: 대동맥반달판막이 닫힐 때 대동맥의 압력이 잠시 감소하는 것

심실 내 압력이 동맥줄기의 압력보다 낮기 때문에 닫혀 있다. 놀랍게도 심장주기에서 5단계로 나뉘어 지금까지 서술된 모든 일은 각 심장박동마다 반복되는 일이다.

그림 16.22는 심전도에서 나타나는, 심장수축을 조절하는 전기적 현상과 왼심방, 왼심실, 대동맥의 상대적인 압력, 그리고 왼심실 내의 혈액 용적의 차이 등 한 번의 심장박동이 있을 때 일어나는 모든 주요 사건을 보여 준다.

› 심실균형

정상적으로 두 심실이 두 순환계를 통해 같은 양의 혈액을 박출한다는 것을 이해하는 것이 중요하다. 이러한 상태를 **심실균형**이라고 한다. 하지만 오른심실은 오직 인접한 허파에만(상대적으로 짧은 경로) 혈액을 펌프해야 하는 데 반해 왼심실은 온몸순환(상대적으로 긴 경로)을 위해 혈액을 펌프해야 한다. 따라서 왼심실은 혈액을 멀리까지 보내기 위해서 오른심실보다 더 크고 강해야 한다. 하지만 심장 양쪽에서 박출되는 혈액의 양은 같다. 양심실에서 박출되는 혈액의 양이 지속적으로 다르다면 부종, 즉 간질이나 세포에 과다한 체액이 존재하는 상태가 될 수 있다(임상적 고찰 16.1: "울혈성 심부전" 참조).

무엇을 배웠는가?

33 심실구출기에는 어떤 일이 일어나는가?

34 방실판막을 닫히게 하고 반달판막을 열리게 하는 압력 변화는 무엇인가?

35 확장기말용적, 수축기말용적, 일회박출량을 정의하고 서로 어떤 관계가 있는지 설명하라.

16.9 심장박출량

심장혈관계통의 기능은 혈액을 온몸으로 이동시켜 호흡기체, 영양소, 그 외의 물질을 운반하는 것이다. 심장박출량은 심장혈관계통이 이 기능을 얼마나 효율적으로 수행하는지 측정하는 기준이다. 건강한 사람이라면 힘든 일이나 운동을 할 때 세포의 산소와 영양소 요구량 증가를 충족하고 노폐물을 제거하기 위해 심장박출량이 늘어난다. 한편 심장기능이 저해된 사람은 심장박출량이 증가하지 않아 힘든 신체활동을 할 능력이 제한된다. 여기서는 먼저 심장박출량에 대해 알아본 후 심장박출량에 영향을 미치는 변수에 대해 살펴본다.

16.9a 심장박출량의 개관

학습목표

36. 심장박출량을 정의한다.

37. 심장예비력의 의미를 설명한다.

심장박출량(cardiac output)은 하나의 심실(왼쪽 또는 오른쪽)이 1분당 박출하는 혈액의 양이며 흔히 분당 리터로 나타낸다. 양쪽 심실은 같은 양의 혈액을 박출하므로 왼심실의 박출량과 오른심실의 박출량을 모두 사용할 수 있다.

심장박출량은 심박수와 일회박출량에 따라 결정된다. **심박수**(heart rate, HR)는 분당 박동수이다. **일회박출량**(stroke volume, SV)은 박동 한 번당 박출되는 혈액의 양이며 박동 한 번당 밀리리터로 나타낸다. 심장박출량은 다음과 같이 구할 수 있다.

심박수(분당 박동수) × 일회박출량(박동당 박출량(mL)) = 심박출량(분당 박출량(mL))

예를 들어 휴식기에 심박수가 분당 75회이고 일회박출량이 70 mL이면 심장박출량은 분당 5,250 mL(5.25 L)이다. 몸속의 혈액 총량은 약 5 L이다(15.1b 참조). 따라서 심장박출량이 분당 약 5 L라면, 허파순환과 온몸순환으로 혈액이 매분 5 L씩 박출되는 것이다. 매일 약 7,500 L의 혈액이 이동한다!

› 휴식기의 심장박출량 유지

휴식기의 정상적인 심장박출량은 심박수와 일회박출량에 따라 유지되며, 이 두 가지는 서로 영향을 미친다. 심장이 작은 사람은 일회박출량이 적다. 이 경우 휴식기에 정상적인 심장박출량을 유지하려면 심박수가 높아야 한다. 따라서 여성은 일반적으로 남성보다 휴식기 심박수가 높고 영아와 아동은 성인보다 휴식기 심박수가 높다. 예를 들면 신생아의 휴식기 심박수는 분당 120~160회이다.

반대로 고도의 훈련을 받은 운동선수는 심장이 크고 튼튼하다. 격렬한 운동을 할 때 심장혈관계통의 수요량 증가에 반응해 심장벽의 심장근육세포가 비대해지기 때문이다. 심장이 크면 일회박출량도 많다. 따라서 운동선수의 휴식기 심박수는 낮다. 투르드 프랑스에서 일곱 번 우승한 랜스 암스트롱의 경우, 가장 강도 높은 훈련을 하던 시기에는 휴식기 심박수가 분당 33회였다.

› 심장예비력

심박수와 일회박출량이 모두 증가하면 심장박출량이 증가한다. 운동을 할 때 심박수는 분당 170회 이상까지 빨라질 수 있다. 일회박출량도 100 mL 이상까지 증가할 수 있다. **심장예비력**(cardiac reserve)이란 휴식기 수준보다 증가한 심장박출량이며, 운동 시 심장박출량 에서 휴식기의 심장박출량을 빼서 구할 수 있다.

심장예비력은 그 사람에게 가능한 운동의 강도와 시간을 측정하는 수단이다. 운동선수가 아닌 건강한 사람은 심장예비력이 약 4배(분당 약 20 L)까지, 강도 높은 훈련을 받은 운동선수는 약 7배(분당 약 35 L)까지 증가할 수 있다. 심장이 약한 사람은 심장예비력이 낮기 때문에 운동을 할 때 한계가 나타난다.

무엇을 배웠는가?

36 심장박출량을 결정하는 두 가지 요인은 무엇인가?

37 (a) 휴식기에는 심박수가 분당 75회이고 일회박출량이 70 mL이다. (b) 운동을 할 때는 심박수가 분당 150회이고 일회박출량이 100 mL이다. 이때 휴식기의 심장박출량과 운동기의 심장박출량, 그리고 심장예비력을 구하라.

16.9b 심박수에 영향을 미치는 변수

학습목표

38. 심박수변동인자를 정의하고 이 인자들이 심박수에 어떻게 영향을 미치는지 서술한다.

39. 어떻게 자율반사가 심박수에 영향을 미치는지는 논의한다.

심장박출량은 심박수와 일회박출량에 따라 달라지고, 심박수와 일회박출량은 다양한 변수의 영향을 받는다. 여기서는 심박수에 영향을 미치는 변수에 대해, 다음 절에서는 일회박출량에 영향을 미치는 변수에 대해 설명한다. 심박수는 굴심방결절과 방실결절에 작용하는 외부 요인으로 인해 변할 수 있다. 심박수를 낮추거나 높이는 주된 외부 요인은 자율신경계통의 지배와 몇몇 호르몬의 농도에서 나온다. 심박수를 변화시키는 요인을 **심박수변동인자**(chronotropic agent; *chrono*: 시간, *tropos*: 변화)라고 하고, 이는 다시 심박수증가인자와 심박수감소인자로 나눌 수 있다.

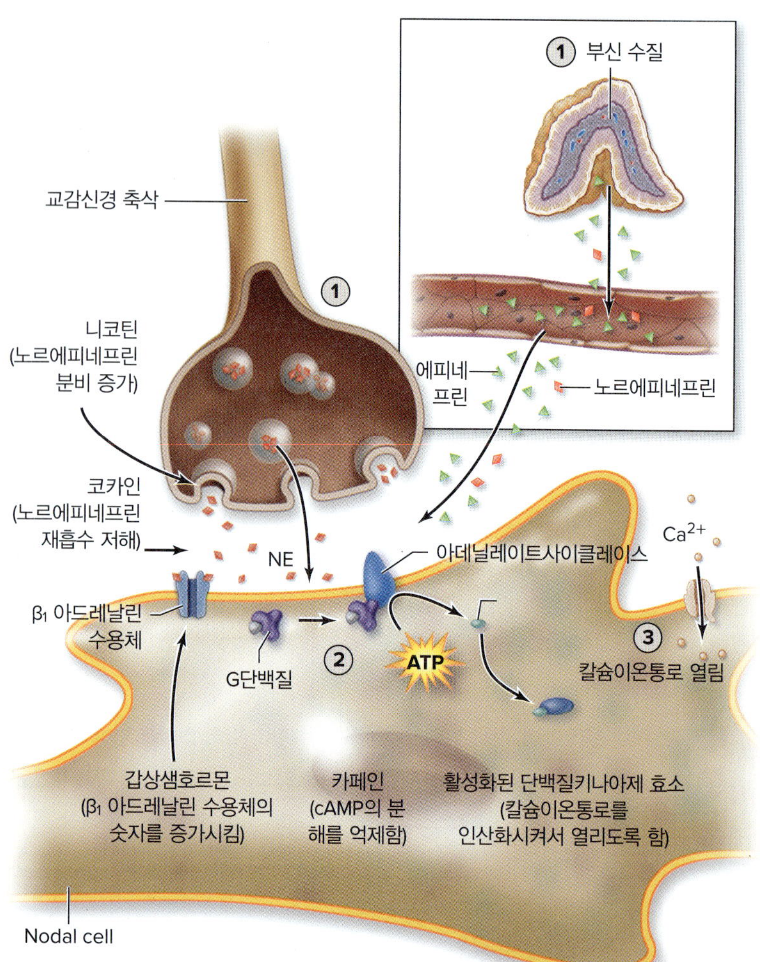

그림 16.23 교감신경계에 의한 결절세포 조절 교감신경의 축삭은 노르에피네프린을 분비한다(그리고 부신속질에서 노르에피네프린과 에피네프린의 분비를 자극한다). (1단계) 이는 심박수를 증가시키는 심박수증가인자로 작용한다. 노르에피네프린과 에피네프린은 결절세포의 수용체에 결합하여(2단계) G단백질을 활성화하고 2차 전령계를 형성하여 단백질키나아제 효소를 활성화하며 칼슘이온통로를 열도록 한다(3단계). 갑상샘호르몬과 특정 화학물질(니코틴, 코카인, 카페인 등)들은 이 신호경로의 각각 다른 단계에서 심박수를 올리는 작용을 한다.

심박수증가인자(positive chronotropic agent)는 심박수를 높이는데, 교감신경계통의 자극과 특정 유형의 호르몬 자극이 여기에 해당한다(**그림 16.23**). 교감신경축삭은 심장굴심방결절세포에 직접 작용하는 신경전달물질인 노르에피네프린을 분비하며, 부신속질에서 나온 에피네프린과 노르에피네프린이 혈액 속으로 들어가도록 한다(1단계). 노르에피네프린과 에피네프린은 심장의 β_1-아드레날린수용체(12.6b 참조)에 결합한다(2단계). 이 결합으로 G단백질이 아데닐레이트사이클레이스를 활성화하도록 하는 세포 내 경로가 개시되며 이로 인해 이차전령인 cAMP가 생성된다(14.5b 참조). 결과적으로 단백질키나아제 효소가 칼슘이온통로를 인산화해 통로가 열리도록 한다. 양이온인 칼슘이온이 결절세포로 들어오고 결절세포는 더 빨리 문턱에 다다라 굴심방결절의 전도속도를 높인다(3단계)(칼슘이온의 유입이 결절세포의 탈분극을 자극한다. 16.6b 참조). 교감신경이 방실결절을 자극할 때도 세포로 칼슘이 더 많이 유입된다. 방실결절의 지연이 감소하고 전도속도가 증가함으로써 심박수가 증가한다.

감상샘호르몬도 심박수증가인자이다. β_1-아드레날린수용체를 늘림으로써 결절세포가 노르에피네프린과 에피네프린에 더 잘 반응하도록 하기 때문이다(2단계에 작용). 이뿐만 아니라 여러 가지 약물도 이 반응경로에 작용하여 심박수를 높인다. 니코틴(노르에피네프린이 분비되도록 자극)이나 코카인(노르에피네프린의 재흡수 저해)과 같은 약물도 시냅스 틈새에 존재하는 노르레피네프린의 양을 늘려 심박수를 높인다(1단계에 작용). 이와 달리 카페인은 cAMP의 분해를 억제한다(3단계에 작용). '에너지음료'를 통해 매우 고용량의 카페인을 섭취함으로써 치명적인 심장발작이 일어난 예가 여러 건 존재한다.

반대로 **심박수감소인자**(negative chronotropic agent)는 심박수를 낮춘다. 부교감신경지배는 가장 중요한 심박수감소인자 중 하나이다. 부교감신경축삭은 칼륨이온통로로 작용하는 M2 무스카린성 수용체에 결합하는 아세틸콜린을 분비한다. 이 통로가 열리면 칼륨이온이 농도기울기를 따라 세포 밖으로 나간다. 칼륨이온이 손실되면 결절세포가 과다분극(막전위가 더 음의 값을 나타냄)하기 때문에 문턱에 다다르는 데 더 오래 걸린다. 따라서 심장이 느리게 뛴다. β차단제(노르에피네프린과 에피네프린이 베타수용체에 결합하지 못하도록 함)도 심박수감소인자이며, 고혈압 치료에 사용한다.

› 자율신경 반사

교감신경계 및 부교감신경계를 통해 심박수에 영향을 미칠 수 있는 자율신경계의 능력은 **자율신경 반사**에 의해 조절된다(12.8 참조). 뇌에 있는 심장중추는 압력수용체(혈관이 늘어난 정도를 반영) 및 화학수용체(혈액의 이산화탄소 및 수소이온 농도를 반영)로부터 감각신호를 받는다. 심장중추는 반사적으로 이 입력신호에 반응하여 심장을 지배하는 교감 및 부교감 신경신호를 변화시킴으로써 항상성을 유지할 수 있도록 심박수와 일박출량을 조절한다(그림 16.14 참조).

자율신경계 반사 중 하나로 베인브리지 반사(bainvridge reflex)라고 불리는 **심방 반사**가 있으며, 이 반사는 심장에 혈액이 과다하게 충만하는 것을 방지한다. 심방 반사는 복귀정맥혈의 증가로 심방벽에 있는 압력수용체가 자극되면 시작되며, 심장촉진중추로 향하는 감각신경 신호가 증가한다. 심박수가 증가하여 혈액이 보다 빨리 심장을 통해 움직임에 따라 심방이 덜 늘어나게 된다. 동맥 반사는 온몸의 혈압 조절과 관계되며, 대동맥과 경동맥의 압력수용체 및 화학수용체로부터 시작된다. 이에 대해서는 다음 장에서 다룰 것이다.

무엇을 배웠는가?

38 심박수증가인자와 심박수감소인자가 심박수에 미치는 영향을 설명하고 각 인자의 예를 들라.

39 심방의 압력수용체와 심장중추, 그리고 심장에 관여하는 심방 반사에 대해 서술하라.

16.9c 일회박출량에 영향을 미치는 변수

학습목표

40. 일회박출량에 영향을 미치는 세 가지 변수를 열거한다.

41. 세 가지 변수를 정의하고 각 변수에 영향을 미치는 요인과 각 변수가 일회박출량에 영향을 미치는 원리를 설명한다.

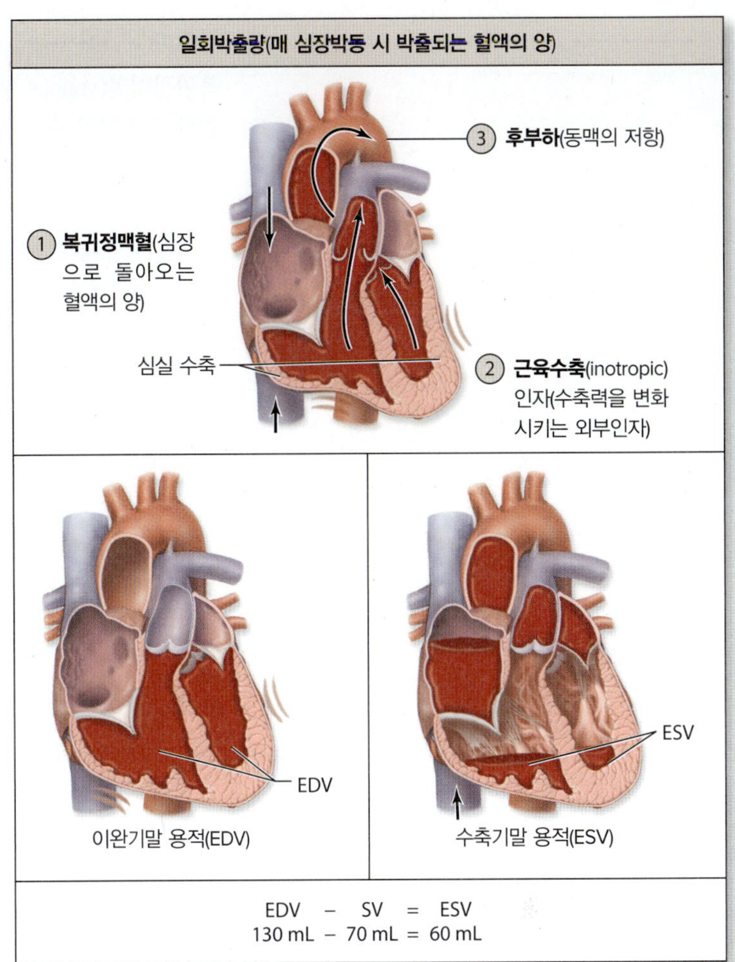

그림 16.24 이완기말용적, 수축기말용적, 일회박출량의 관계. 일회박출량은 복귀정맥혈과 근육수축인자, 후부하에 의해 결정된다. 이완기말용적은 심실의 휴식기말 혈액 용적이며, 수축기말용적은 심실이 수축하기 직전 혈액의 용적이다. 일회박출량은 한 번의 심장박동으로 박출되는 혈액의 양으로 이완기말용적–수축기말용적과 동일하다.

일회박출량은 심장박동 한 번당 심실이 수축하는 동안 심실에서 박출되는 혈액의 양, 즉 심장박동 한 번당 박출되는 혈액의 양이다(**그림 16.24**). 일회박출량은 심장의 이완기말 심장으로 들어가는 혈액의 양(이완기말용적, EDV)에 의해 영향을 받는다. 휴식 중인 성인의 이완기말용적은 대략 130 mL 정도이지만, 정상적인 심실수축 동안 이 혈액이 전부 박출되는 것은 아니다. 심실수축 말기에 심실에 남아 있는 혈액의 양을 수축기말 용적(ESV)이라고 부르며, 성인에서 수축기말용적은 보통 60 mL 정도이다. 따라서 일회박출량은 이완기말용적에서 수축기말용적을 뺀 양이 된다.

$$EDV - ESV = SV$$
$$130\,mL - 60\,mL = 70\,mL$$

위 수치는 성인의 일반적인 EDV, ESV, SV 수치이다. 실제 일회박출량은 다를 수 있으며 여러 변수의 영향을 받는다. 여기에는 (1) 심장으로 돌아가는 혈액의 양인 복귀정맥혈, (2) 심장근육의 수축력에 영향을 미치는 외부 요인인 근육수축인자, (3) 심장에서 박출되는 혈액에 대한 동맥의 저항인 후부하가 있다.

› 복귀정맥혈

복귀정맥혈(venous return)은 대정맥을 통해 심장으로 돌아가는 혈액의 양을 말하며, 일회박출량과 직접적인 관련이 있다. 복귀정맥혈은 휴식기 끝, 수축 직전에 심실에 있는 혈액의 양(확장이완기말용적)을 결정하고 이 혈액량은 심장의 전부하를 결정한다. **전부하**(preload)는 심장근육이 수축하기 전에 받는 부하로 인해 심장근육이 얼마나 늘어나는지를 의미한다. 다시 말해, 전부하는 수축 직전 심장벽이 늘어난 정도이다.

복귀정맥혈과 일회박출량의 직접적인 관계를 **프랭크-스탈링법칙**(Frank-Starling law)으로 설명할 수 있다. 프랭크-스탈링법칙은 줄여서 스탈링법칙(Starling's law)이라고 하기도 한다. 심장으로 유입되는 혈액량이 증가하면 심장벽이 더 많이 늘어난다(전부하가 증가한다). 그 결과, 심장근육세포의 근육원섬유마디에서 가는필라멘트와 굵은필라멘트가 더 많이 겹치기 때문에 가교가 더 많이 형성된다(심장근육은 휴식기에 가는필라멘트와 굵은필라멘트가 최대로 겹치지 않는다). 결과적으로 심실이 더 강력하게 수축해 일회박출량이 증가한다.

반대로 복귀정맥혈이 감소하면 심장벽이 덜 늘어나(전부하 감소) 가는필라멘트와 굵은필라멘트가 덜 겹쳐 가교가 적게 형성된다. 그 결과, 심실의 수축력이 낮아져 일회박출량이 감소한다. 그렇다면 복귀정맥혈과 전부하의 증가나 감소를 유발하는 요인은 무엇일까? 복귀정맥혈은 정맥의 압력이 증가하거나 혈액이 유입되는 시간이 증가하면 함께 증가하며, 이 두 요인 중 하나가 감소하면 함께 감소한다. 물풍선을 생각하면 이해하기 쉽다. 물의 압력과 풍선을 채우는 시간에 따라 풍선에 차는 물의 양이 달라진다.

예를 들면 운동을 할 때는 정맥의 압력이 증가하므로 복귀정맥혈이 증가한다. 뼈대근육이 정맥을 '쥐어짜' 혈액이 심장으로 돌아가도록 돕는다(17.5a 참조). 근육의 운동이 강력할수록 뼈대근육의 펌프작용이 증가한다. 운동을 하는 동안 복귀정맥혈은 휴식기의 약 2배까지 증가한다. 또 복귀정맥혈은 심박수가 낮을수록 증가한다. 박동이 느리면 혈액이 심장으로 돌아오는 시간이 늘어난다. 휴식기의 심박수가 매우 낮은 운동선수의 경우에서 이를 확인할 수 있다.

반대로 혈액량이 적거나(예: 출혈이 있는 경우) 심박수가 비정상적으로 낮으면 복귀정맥혈이 감소한다. 그 결과, 확장기말용적과 전부하가 감소해 일회박출량이 줄어든다.

복귀정맥혈 증가에 반응해 심장이 더 강하게 수축하는 고유의 능력 덕분에 좌우 심실의 박출량이 균형을 이룰 수 있다. 예를 들어 운동을 시작했을 때 심장 오른쪽의 복귀정맥혈이 증가하면 심장 오른쪽이 더 강하게 수축해 일회박출량이 증가한다. 증가한 혈액은 허파순환을 거쳐 왼심실로 돌아오고 왼심실도 벽이 더 많이 늘어나 더 강하게 수축한다.

› 근육수축인자

일회박출량도 심박수와 마찬가지로 외부 요인의 영향을 받는다. 심박수를 변화시키는 주된 외부 요인은 자율신경계통의 지배와 여러 호르몬의 농도이다. 일회박출량에 영향을 미치는 요인을 **근육수축인자**(inotropic agent; *ino*: 섬유)라고 한다. 근육수축인자는 심장세포가 일정한 힘으로 늘어났을 때 수축하는 힘인 **수축성**(contractility)을 변화시킨다. 수축력이 증가하거나 감소하는 이유는 일반적으로 근육세포질에서 이용 가능한 칼슘이온의 양이 변했기 때문이다. 칼슘이온의 양이 변하면 형성된 가교의 수도 변하며 그 결과로 수축력이 변한다.

근육수축증가인자는 이용 가능한 칼슘이온의 양을 늘려 가교가 더 많이 형성되게 한다. 근육수축증가인자로는 교감신경축삭의 노르에피네프린 분비, 부신속질의 에피네프린과 노르에피네프린 분비가 있다. 이들 리간드들은 β_1 아드레날린 수용체에 결합하여 심장근육세포 내의 칼슘이온농도를 증가시킨다. 갑상샘호르몬은 에피네프린수용체의 수를 증가시키는 근육수축증가인자이다. 특정 약물(예: 디기탈리스)은 특정한 심장 상태(예: 울혈심부전)에 동반되는 비정상적으로 낮은 심장박출량을 치료할 때 사용하는 근육수축증가인자이다.

반대로 근육수축감소인자는 이용 가능한 칼슘이온을 줄여 가교가 적게 형성되도록 함으로써 수축성을 낮춘다. 칼륨이온이나 수소이온 등의 증가를 포함한 전해질의 불균형은 근육수축감소인자이다. 특정 약물(예: 칼슘통로차단제인 니페디핀)도 근육수축감소인자이며 주로 고혈압을 치료할 때 심장박출량을 감소시키기 위해 투여한다.

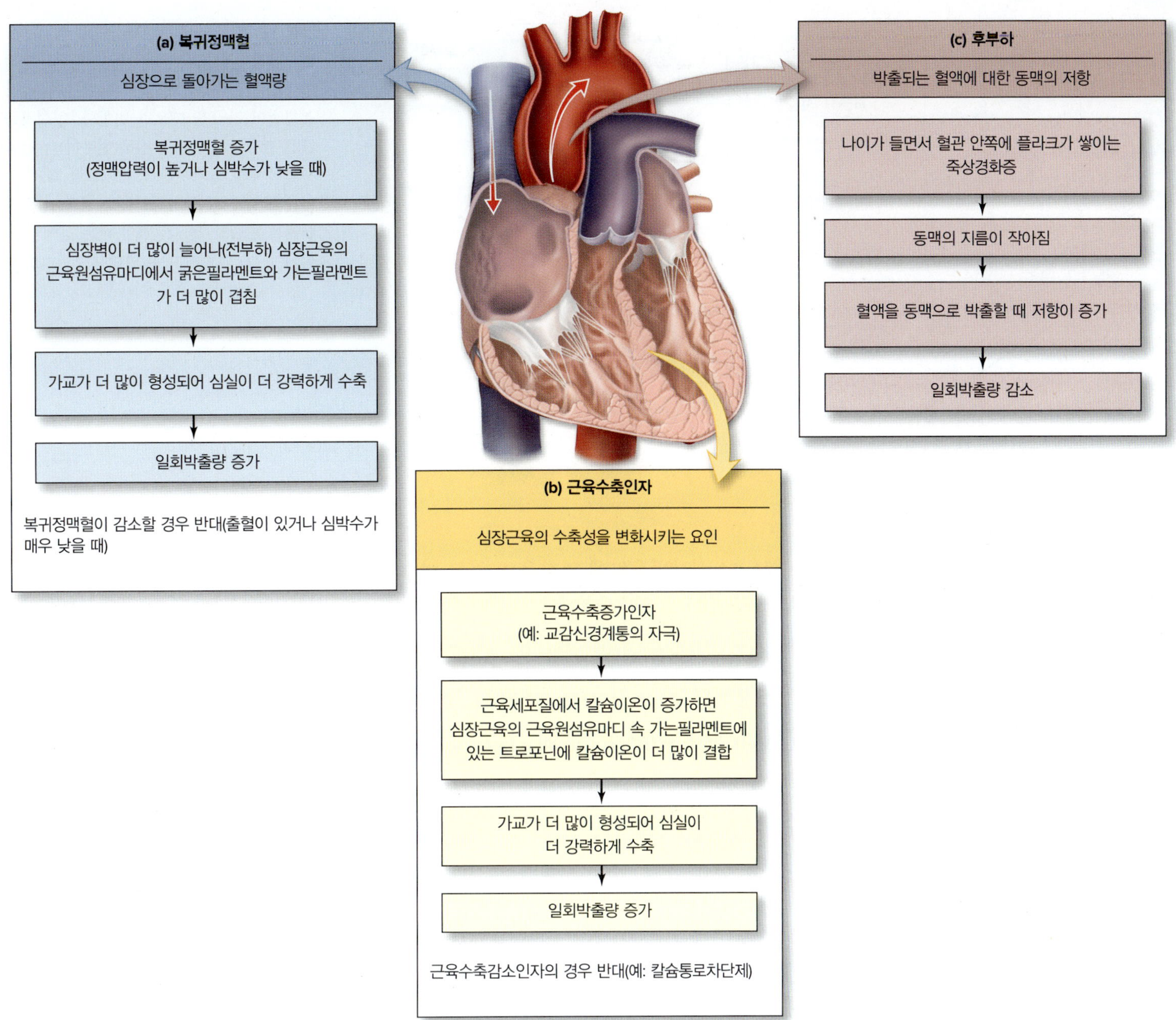

그림 16.25 일회박출량에 영향을 미치는 변수. 박동 한 번당 박출되는 혈액의 양인 일회박출량에 세 가지 변수가 영향을 미친다. (a) 복귀정맥혈, (b) 근육수축인자, (c) 후부하.

› 후부하

후부하(afterload)는 심실이 혈액을 박출할 때 동맥에서 나타나는 저항이며, 혈액이 박출되기 위해 극복해야 하는 압력이다. 일반적으로 후부하는 고령자의 경우에 문제가 된다. 나이가 들면 동맥의 안쪽 벽에 플라크가 축적되는 죽상경화증이 흔히 발생한다(하지만 청소년 및 젊은 성인에서도 비만의 증가로 인해 죽상경화증의 발생률이 증가하고 있다). 죽상경화증은 혈관 내벽에 플라크가 축적되는 것이다. 동맥줄기로 혈액이 이동할 때 혈관 내경이 좁아질수록 혈액이 이동하는 데 더 큰 저항이 걸려서 일회박출량이 감소한다. 일회박출량에 영향을 미치는 이 변수들의 관계는 **그림 16.25**에 정리되어 있다.

무엇을 배웠는가?

40 다음 중 일회박출량을 증가시키는 것은? (a) 복귀정맥혈 증가, (b) 근육세포질의 칼슘이온 증가, (c) 후부하. 이유도 함께 설명하라.

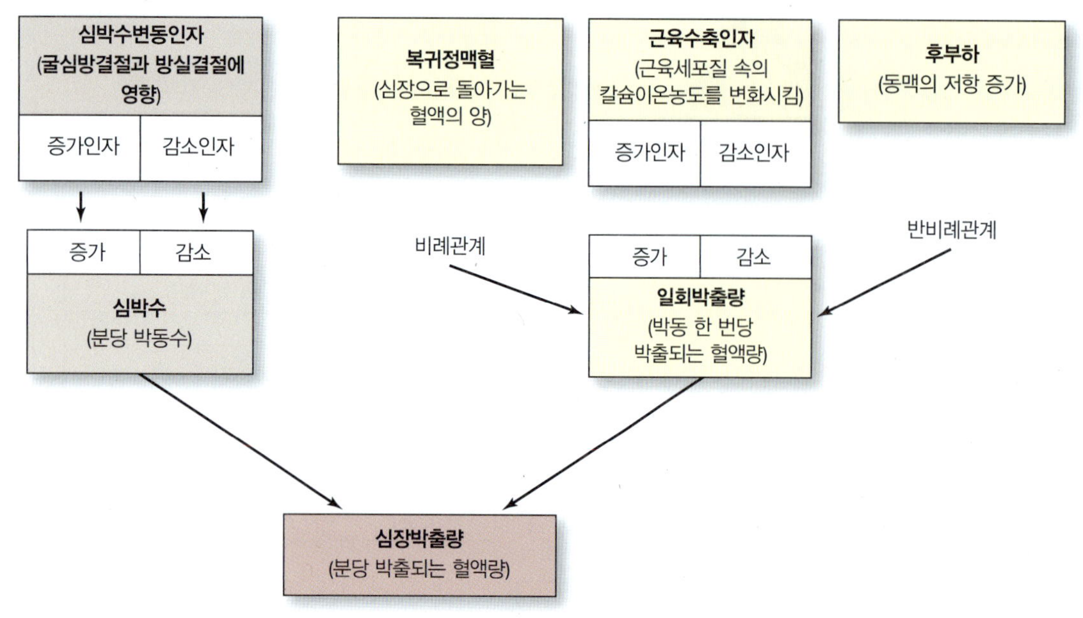

그림 16.26 심장박출량에 영향을 미치는 요인. 심장박출량은 심박수와 일회박출량의 영향을 받는다. 심박수는 굴심방결절과 방실결절이 자극을 받으면 변한다. 일회박출량은 심장벽이 늘어난 정도(전부하)나 근육수축인자가 변화시킨 근육세포질 속 칼슘이온의 양과 같은 심장근육의 변화, 심장이 혈액을 박출할 때 극복해야 하는 동맥의 저항(후부하) 변화에 따라 변한다.

통합 INTEGRATE

임상적 고찰 16.8
CLINICAL VIEW

느린맥과 빠른맥

성인의 맥박이 분당 60회 미만인 상태가 지속되는 것을 **느린맥**(서맥, bradycardia)이라고 한다. 느린맥은 장기간 유산소운동을 하며 고도의 훈련을 받은 운동선수의 경우에는 정상적인 변화이다. 느린맥을 유발하는 비정상적인 상태로는 갑상샘기능저하증, 전해질불균형, 울혈성 심부전이 있다. 반대로 성인의 맥박이 분당 100회를 초과하는 상태가 지속되는 것을 **빠른맥**(빈맥, tachycardia)이라고 한다. 빠른맥은 심장질환, 발열, 불안과 같은 비정상적 상태 때문에 나타난다.

16.9d 심장박출량에 영향을 미치는 변수

학습목표

42. 심장박출량에 영향을 미치는 변수를 요약한다.

심박수와 일회박출량에 영향을 미침으로써 결과적으로 심장박출량에 영향을 미치는 요인을 **그림 16.26**에 요약했다. 다음과 같은 사항을 유념한다.

- **심박수.** 심박수의 증가나 감소는 전도계에 영향을 미치는 심박수변동인자에 달려 있다. 이 인자는 굴심방결절을 자극해 전도속도를 변화시키거나 방실결절을 자극해 지연의 정도를 변화시킨다.
- **일회박출량.** 일회박출량의 증가 또는 감소는 일반적으로 심장근육에 변화가 나타난 결과이다. 복귀정맥혈(심장이 늘어나는 정도를 변화시킴)과 근육수축인자(근육세포질의 칼슘이온 농도를 변화시킴)는 가교의 수에 영향을 미쳐 수축력을 변화시킨다. 단 하나의 예로 후부하가 있다. 후부하는 심장이 혈액을 박출하기 어렵도록 하는 동맥의 저항 증가를 반영한다. 후부하는 일반적으로 노화과정에서 증가한다.
- **심장박출량.** 심박수와 일회박출량은 심장박출량과 직접적인 관련이 있다. 심박수와 일회박출량이 증가하면 심장박출량이 증가한다. 반대로 심박수와 일회박출량이 감소하면 심장박출량이 감소한다. 심박수와 일회박출량이 서로 다른 방향으로 변할 때(예: 혈액손실로 일회박출량이 줄어들고 심박수는 심장박출량을 유지하기 위해 상승)는 심장박출량이 어떻게 변할지 예측하기가 쉽지 않다. 심장박출량은 두 요소의 상대적인 변화에 따라 변할 결정될 것이다.

무엇을 배웠는가?

41 심박수와 일회박출량이 증가하면 심장박출량은 어떻게 변하는가? 두 변수와 심장박출량은 비례하는가, 반비례하는가?

16.10 심장의 발생

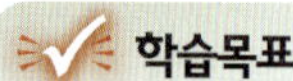

학습목표

43. 원시심장관에서 심장 구조가 어떻게 발생하는지 설명한다.

44. 발생 중에 일어날 수 있는 막기형에 대해 서술한다.

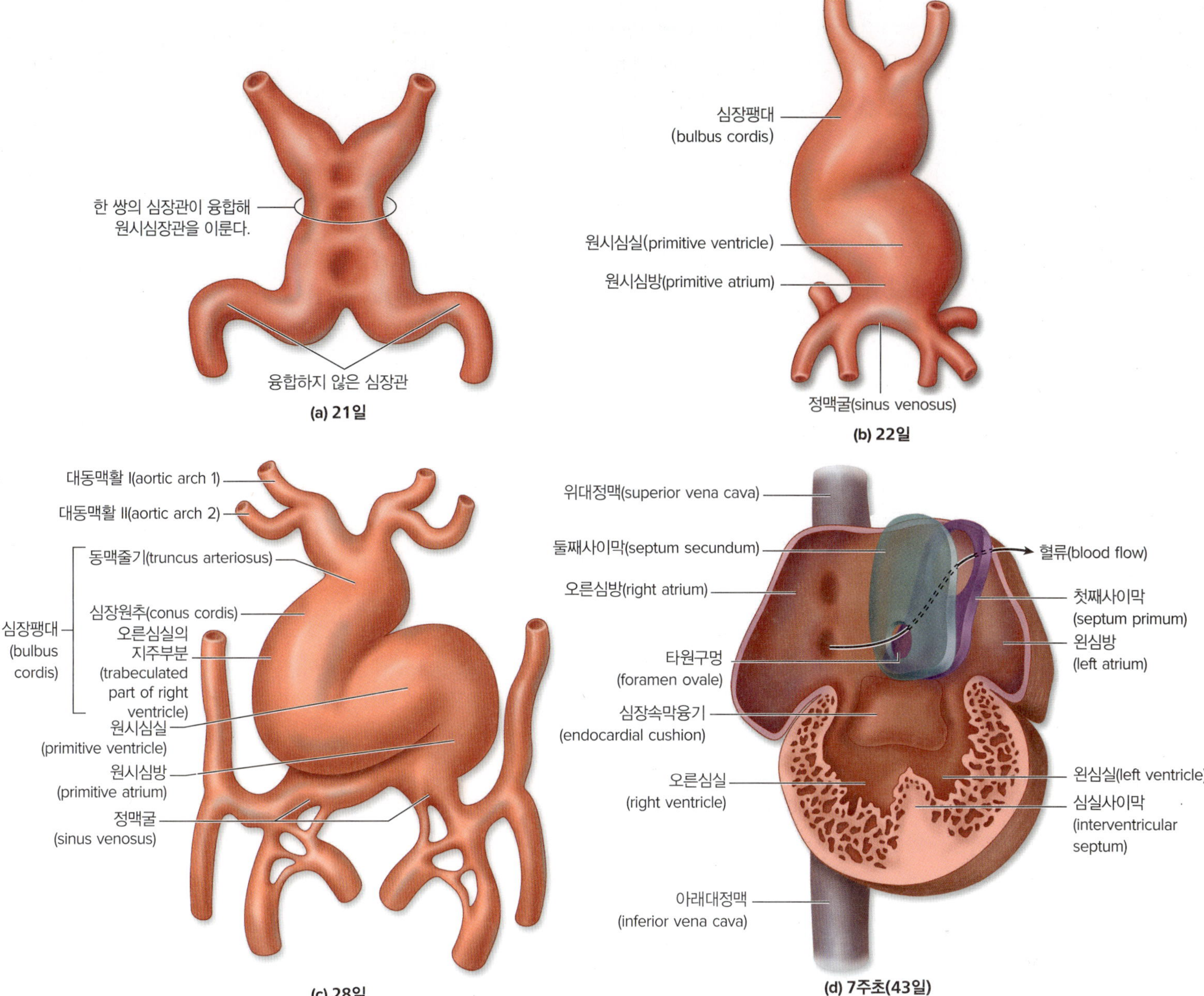

그림 16.27 심장의 발생. 심장은 중배엽에서 발생한다. 19일에 한 쌍의 심장관이 배아의 심장발생구역에서 나타난다. (a) 심장관은 21일째에 융합한다. (b) 22일째가 시작될 때 심장관이 구부러지고 접힌다. (c) 28일째에 심장관은 S 모양이 된다. (d) 7주 초반에 서로 겹치는 2개의 사이막에서 심방사이막이 형성된다. 타원구멍은 출생 전까지 혈액이 허파순환을 피해 우회해서 온몸순환으로 가는 통로이다.

심장의 발생은 배아가 너무 커져서 확산만으로는 영양을 공급받을 수 없는 3주째에 시작된다. 심장의 발생 단계는 복잡한데, 이는 심장이 발생이 끝나기 전부터 기능을 시작해야 하기 때문이다(**그림 16.27**).

발생 19일(3주 중간)에 2개의 **심장관**(heart tube, endocardial tube)이 배아의 중배엽에서 형성된다. 21일에 이 한 쌍의 심장관이 융합해 하나의 원시심장관을 이룬다(그림 16.27a). 22일에는 심장이 뛰기 시작하며 4주 후반에는 심장관이 구부러지고 접혀 심장의 외부 형태를 이룬다(그림 16.27b). 이 관의 **정맥굴**(정맥동, sinus venousus), **원시심방**(primitive atrium), **원시심실**(primitive ventricle), **심장팽대**(심구, bulbus cordis)는 출생 후 심장의 각 부분을 이룬다(아래에 있는 부분부터 열거했다). 정맥굴과 원시심방은 좌우 심방의 일부를 이룬다. 원시심실은 왼심실 대부분을 이룬다. 심장팽대는 다시 오른심실 대부분을 이루는 오른심실의 **지주부분**(우심실 소주부, trabeculated part of the right ventricle), 심실에서 혈액이 유출되는 관을 이루는 **심장원추**(conus cordis), 오름대동맥과 허파동맥줄기를 이루는 **동맥줄기**(truncus arteriosus)로 나뉜다(그림 16.27c).

심장 발생의 다음 단계는 5~8주 동안 이루어진다. 심장관이 2개의 심방과 2개의 심실로 나뉘고 큰 혈관이 형성된다. 심방과 심실이 나뉘는 과정은 복잡하며, 흔한 선천성 심장기형 중 많은 경우가 발생과정의 오류 때문에 나타난다.

사이막(중격)은 하나의 심방을 좌우로 나눈다. 사이막은 서로 일부 겹치는 두 부분으로 이루어져 있는데, 이 부분들은 각각 **첫째사이막**(일차중격, septum primum)과 **둘째사이막**(이차중격, septum secundum)이다(그림 16.27d). 이 두 부분은 이어져서 심장속막융기라는 조직 덩어리가 된다. 둘째사이막의 구멍(첫째사이막으로 덮임)은 **타원구멍**(foramen ovale)이라고 한다. 배아의 폐는 아무 기능도 하지 않기 때문에 오른심방에서 왼심방으로 가는 혈액은 대부분 타원구멍을 지나면서 첫째사이막을 왼심방으로 밀어낸다.

아기가 태어나고 허파가 제 기능을 하게 되면 왼심방의 혈액은 첫째사이막과 둘째사이막을 함께 밀어 심방사이막을 형성한다. 배아기에 있던 구멍의 흔적은 심방사이막의 **타원오목**(fossa ovalis)으로 남는다.

좌우 심실은 심실바닥에서 위로 자라는 **심실사이막**(심실중격, interventricular septum)으로 나뉜다. 방실판막, 꼭지근, 힘줄끈도 모두 심실 벽의 일부에서 형성된다.

다수의 선천성 심장기형은 발생 초 몇 주간 심장이 불완전하거나 잘못 발달해 발생한다. 예를 들면 **심방사이막결손**(atrial septal defect)이 있는 신생아는 태어난 후에도 심장의 좌우 심방 사이에 구멍이 있다. 이 때문에 왼심방(압력이 더 높음)의 혈액이 오른심방(압력이 더 낮음)으로 유입됨으로써 심장 오른쪽의 비대가 생길 수 있다.

심실사이막결손(ventricular septal defect)은 심실사이막이 완전히 형성되지 않았을 때 발생한다. 대동맥허파동맥사이막이 동맥줄기를 불균등하게 나누면 **팔로네증후**(팔로사징, tetralogy of Fallot)라는 흔한 기형이 발생한다. 그 결과로 심실사이막결손, 매우 좁은 허파동맥줄기(허파동맥 협착), 좌우 심실 모두에 걸치는 대동맥, 오른심실 비대가 나타난다.

무엇을 배웠는가?

42 출생 직후에 타원구멍이 닫히지 않는다면 심장 속에서 혈류의 경로는 어떻게 될까?

단원 요약 CHAPTER SUMMARY

16.1 심장혈관계통의 개관

- 심장혈관계통은 허파순환과 온몸순환을 이루는 심장과 혈관으로 구성되어 있다.

16.1a 전반적인 기능

- 심장혈관계통의 기능은 온몸으로 물질들을 수송하고 온 조직에 적절한 관류가 이루어지도록 하는 것이다.

16.1b 전체적인 모습과 구성요소

- 혈관은 기본적으로 동맥, 모세혈관, 정맥의 세 가지 유형으로 이루어져 있다.
- 심장은 오른심방과 오른심실로 구성된 오른쪽 부분, 왼심방과 왼심실로 구성된 왼쪽 부분이 두 개의 나란한 펌프로서 작동한다.

16.1c 허파순환과 온몸순환

- 순환경로에는 허파로 향하는 허파순환과 온몸으로 향하는 온몸순환이 있다.

16.2 가슴안에 위치한 심장

- 심장은 가슴안에 위치하고 섬유질 주머니 안에 싸여 있다.

16.2a 심장의 위치

- 심장은 몸의 정중앙선의 왼쪽에 자리잡고 있으며, 복장뼈 뒤 가슴세로칸에 위치하며 심장끝쪽은 아래쪽을 가리키고 있다.

16.2b 심장막의 특징

- 심장을 둘러싸는 심장막은 바깥쪽의 섬유심장막과 안쪽의 장막심장막 벽쪽층으로 이루어진 심장막주머니, 그리고 심장벽의 바깥층을 이루는 장막심장막 내장쪽층으로 구성된다.
- 심장막안은 두 층의 장막심장막 사이의 잠재적인 공간으로 심장막액이 차 있다. 이 심장막액은 장막에서 형성되며 표면의 마찰을 줄이는 윤활작용을 한다.

16.3 심장의 해부학

- 심장은 비교적 작은 원뿔 형태의 기관이며, 대략 사람의 주먹 정도의 크기를 가지고 있다.

16.3a 심장의 표면을 이루는 부분

- 앞쪽에서 보면 심장의 오른쪽이 더 잘 보이며, 심장의 왼쪽은 뒤쪽에서 봤을 때 더 잘 보인다.
- 방실사이고랑과 심실사이고랑은 심장의 바깥표면에서 볼 수 있다. 이 고랑들에는 심장혈관이 위치한다.

16.3b 심장벽의 층

- 심장벽은 심장바깥막(장막심장막의 내장쪽층), 심장근육층, 심장속막으로 이루어져 있다.

16.3c 심방과 심실

- 심방은 심방사이막으로, 심실은 심실사이막으로 나뉘어 있다.
- 심장의 네 방은 오른심방, 오른심실, 왼심방, 왼심실이다.

16.3d 심장판막

- 방실판막은 심방과 심실 사이에 위치하며, 반달판막은 심실과 동맥줄기(허파동맥이나 대동맥) 사이에 위치한다.

16.3e 심장의 섬유뼈대

- 섬유뼈대는 심장판막 및 심장근육이 붙을 자리를 제공하며 방실결절을 거치지 않고 심방에서 심실로 활동전압이 전달되는 것을 방지한다.

16.3f 심장근육의 미세구조

- 심장근육세포는 크기가 작고 가지를 친 형태이며 중앙에 1개 또는 2개의 핵을 가지고 있다.
- 사이원반은 데스모솜과 틈새이음으로 이루어져 있으며, 심장근육세포들을 단단히 연결하고 각각 활동전압을 전달할 수 있도록 해 준다.
- 심장근육세포는 ATP 공급을 거의 전적으로 호기성 세포호흡에 의존하기 때문에, 충분한 산소 공급이 더욱 필수적이다.

16.4 심장의 혈관: 심장벽에 대한 혈액 공급

- 심장순환은 심장벽으로 혈액을 보내고 받는 순환이다.

16.4a 심장동맥

- 심장동맥은 심장벽에 혈액을 공급하며 오름대동맥에서 갈라져 나온 왼심장동맥과 오른심장동맥으로 구성된다.

16.4b 심장정맥

- 정맥환류는 심장정맥을 거쳐 심장정맥굴을 통해 이루어지며 환류된 혈액은 심장의 오른심방으로 들어간다.

16.5 심장의 작용을 조절하는 해부학적 구조

- 심장의 작용은 심장전도계에 의해 발생하며 자율신경계의 영향을 받는다.

16.5a 심장의 전도계

- 심장에 대한 자극은 굴심방결절에서의 활동전압의 개시와 전도계를 통한 활동전압의 전도를 포함한다.
- 전도계는 굴심방결절, 방실결절, 방실다발, 좌우다발갈래, 푸르킨예섬유를 포함하며 활동전압을 개시하고 전도하여 심장박동을 유발하도록 특화된 심장세포들로 구성되어 있다.

16.5b 심장의 신경지배

- 심장억제중추로부터 시작하는 부교감신경의 지배는 심박수를 낮춘다. 교감신경지배는 심장촉진중추에서 유래하며 심박수와 수축력을 모두 증가시킨다.

(계속)

단원 요약 CHAPTER SUMMARY

16.6 심장의 자극

- 심장수축은 활동전압의 개시와 전도계를 통한 활동전압의 확산 및 심장근육의 근육속막을 통한 활동전압의 확산과 심장근육의 수축을 모두 포함한다.

16.6a 결절세포의 펌프 및 통로의 개관

- 신경세포와 관계된 펌프와 통로들이 결절세포의 세포막에도 존재한다. 결절세포에만 존재하는 통로로는 결절세포에서 자발적으로 탈분극이 일어나도록 하는 느린 전압작동나트륨통로가 있다.

16.6b 굴심방결절의 전기적 현상: 활동전위의 개시

- 굴심방결절에서 일어나는 세 가지 현상은 (1) 양이온(Na^+, Ca^{2+})이 막전압의존성통로를 통해 결절세포 내로 들어가 문턱에 도달하고 (2) 열린 막전압의존성 칼슘통로를 통해 칼슘이온이 결절세포 내로 들어가 탈분극이 일어나며 (2) 칼륨이온이 막전압의존성 칼륨통로를 통해 결절세포를 빠져나가면서 재분극이 일어난다.
- 안정 시 부교감신경계는 결절세포의 타고난 리듬을 분당 100회의 흥분 빈도에서 분당 약 75회로 낮춘다.

16.6c 심장의 전도계: 활동전위의 전파

- 활동전압은 굴심방결절, 방실결절, 방실다발, 다발갈래, 푸르킨예섬유의 순서로 전도계를 따라 퍼져나간다.

16.7 심장근육세포

- 전도계의 자극에 따라 근육속막에서의 활동전압 전도 및 근육세포 내 근육원섬유마디의 수축이 일어난다.

16.7a 휴지기의 심장근육세포

- 뼈대근육과 관련된 펌프와 통로들은 심장근육세포의 세포막에도 존재한다. 활동전위를 전달하는 심장근육세포의 기능에만 관계된 이온통로는 막전압의존성 칼슘통로이다.

16.7b 심장근육세포에서 일어나는 전기적 현상과 기계적 현상

- 심장근육에서 일어나는 전기적 현상으로는 근육 속막에서의 탈분극, 정점지속, 재분극 등이 있다.
- 기계적 현상에는 뼈대근육에서 일어나는 것과 유사하며 심장근육세포 내에서의 가교순환과 근육원운동섬유 수축이 있다.

16.7c 재분극과 불응기

- 심장근육은 뼈대근육에 비해 불응기가 더 길어서 다시 자극이 가해질 때까지 충분히 수축과 이완이 이루어질 수 있도록 하며, 이는 심장의 펌프작용을 위해 중요한 특징이다.

16.7d 심전도 기록

- 심전도는 심장의 전기적 변화를 그래프로 기록한 것이며, 심장기능 이상의 진단과 치료에 이용된다.

16.8 심장주기

- 심장주기는 한 번의 심장박동이 개시될 때부터 다음 박동 시작까지 총 시간을 의미한다.

16.8a 심장주기의 개관

- 심장주기에는 심장 각 방들의 수축 및 이완, 그리고 압력 변화 및 그로 인해 심장판막이 열리고 닫힘으로써 심장에서 혈액이 한 방향으로만 나갈 수 있도록 하는 모든 과정이 포함된다.

16.8b 심장주기에 일어나는 현상

- 심장주기는 심방의 수축과 심실의 충만, 등용적성 수축기, 심실구출기, 등용적성 이완기, 심방이완과 심실충만의 다섯 단계로 이루어진다.

16.9 심장박출량

- 심장박출량은 얼마나 심장혈관계통이 효과적으로 온몸에 물질들을 수송시키고 있는지를 측정하는 기준이다.

16.9a 심장박출량의 개관

- 심장박출량은 1분 동안 하나의 심실에서 박출되는 혈액의 양으로 정의된다.
- 심장박출량은 일회박출량에 심박수를 곱한 것과 같다.
- 심장예비력은 심장이 박출하는 혈액의 양을 휴식기의 심장박출량 이상으로 증가시킬 수 있는 능력을 의미한다.

16.9b 심박수에 영향을 미치는 변수

- 심박수는 굴심방결절과 방실결절의 활성을 변화시키는 심박수변동인자에 의해 변한다. 심박수증가인자는 심박수를 높이고, 심박수감소인자는 심박수를 낮춘다.

16.9c 일회박출량에 영향을 미치는 변수

- 일회박출량은 복귀정맥혈, 근육수축인자, 그리고 후부하의 영향을 받는다. 복귀정맥혈은 일회박출량과 직접적으로 관련이 있다. 근육수축증가인자는 일회박출량을 늘리고 근육수축감소인자는 일회박출량을 감소시키며, 후부하는 일회박출량과 음의 상관관계를 갖는다.

16.9d 심장박출량에 영향을 미치는 변수

- 심박수는 전도계의 자극에 의해 변화하며, 일회박출량은 심장근육의 변화로 인한 영향을 받는다.
- 심박수와 일회박출량 모두 심장박출량에 직접적인 관련이 있다.

16.10 심장의 발생

- 심장의 발생은 셋째주에 시작된다.
- 배아의 심장발생구역에 있는 중배엽 세포들은 한 쌍의 심장관을 형성하며, 이는 21일째에 융합하여 하나의 원시심장관을 만든다.
- 타원구멍은 두 심방을 연결하며, 이로 인해 대부분의 혈액은 허파순환을 우회하게 된다. 이 구멍은 출생 후 곧 막힌다.

단원 평가

기초 평가 Do You Know the Basics?

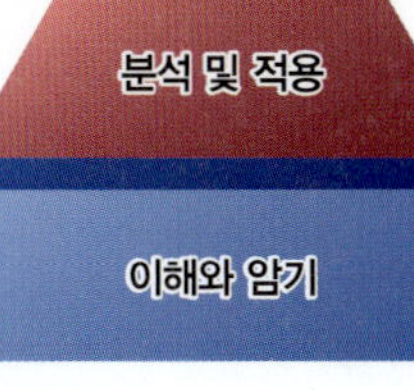

1. 다음 중 혈액이 심장의 각 부분을 순환하는 순서로 옳은 것은?
   a. 오른심방 → 왼방실판막 → 오른심실 → 허파동맥반달판막
   b. 오른심방 → 오른방실판막 → 오른심실 → 허파동맥반달판막
   c. 왼심방 → 오른방실판막 → 왼심실 → 대동맥반달판막
   d. 왼심방 → 왼방실판막 → 왼심실 → 허파동맥반달판막

2. 심장막안 공간은 어떤 구조물들 사이에 있는가?
   a. 섬유심장막과 장막심장막 벽쪽층
   b. 장막심장막 벽쪽층과 내장쪽층
   c. 장막심장막 내장쪽층과 심장바깥막
   d. 심근과 장막심장막 내장쪽층

3. 허파동맥줄기에서 오른심실로 혈액이 역류되는 것을 방지하는 기전은?
   a. 오른방실판막이 닫힘
   b. 허파동맥반달판막이 열림
   c. 오른심방이 수축
   d. 허파동맥반달판막이 닫힘

4. 심장벽으로부터의 정맥환류가 우심방으로 들어가는 경로는?
   a. 심장정맥굴
   b. 아래대정맥
   c. 허파정맥
   d. 위대정맥

5. 결절세포의 칼슘이온통로의 기능은?
   a. 탈분극을 유도하고 심장활동전압을 개시함
   b. 과다한 칼슘이 세포에서 빠져나가도록 함
   c. 세포가 안정막전위에 빠르게 도달할 수 있도록 함
   d. 세포의 수축을 지속시킴

6. 활동전압이 심장근육세포들 사이에서 빠르게 전달될 수 있도록 해주는 것은?
   a. 근육원섬유마디
   b. 사이원반
   c. 화학적 신경전달물질
   d. 섬유성 골격

7. 심실 꼭지근은 나머지 심실벽의 심실근육보다 조금 먼저 자극이 이루어진다. 그 이유는?
   a. 활동전압이 빠르게 전도될 수 있도록 함
   b. 방실판막의 첨판을 잡아당겨 역류를 방지함
   c. 반달판막 쪽으로 혈액이 뿜어지도록 함
   d. 심실근육이 협동하여 수축을 할 수 있도록 함

8. 전부하가 나타내는 것은?
   a. 수축 전 심장 방이 늘어나는 정도
   b. 심실근육의 수축률
   c. 운동 중 심실 충만의 감소
   d. 자율신경계에 의한 심장의 자극

9. 심실이 수축할 때 일어나는 일이 아닌 것은?
   a. 방실판막이 닫힘
   b. 혈액이 대동맥으로 박출됨
   c. 반달판막이 열림
   d. 혈액이 허파동맥줄기에서 심방으로 들어감

10. 심방 반사 동안 일어나는 일은?
    a. 심방의 충만속도가 감소함
    b. 혈압이 증가함에 따라 심박수가 감소함
    c. 굴심방결절의 리듬이 느려짐
    d. 심방 내 혈액의 양이 많아짐에 따라 심박수가 증가함

11. 허파순환과 온몸순환의 차이를 비교하고 설명하시오.

12. 장막심장막의 벽쪽층과 내장쪽층의 구조, 위치, 기능을 비교하시오.

13. 방실판막이 적절하게 기능하기 위하여 힘줄끈이 필요한 이유는 무엇인가?

14. 심방벽이 심실벽에 비해 얇은 이유, 그리고 오른심실벽이 왼심실벽에 비해 상대적으로 얇은 이유를 설명하시오.

15. 심실근육조직 내의 사이원반의 구조와 기능을 서술하시오.

16. 심장혈관(coronary vessels)의 일반적인 위치와 기능을 설명하시오.

17. 심장 활동에 대한 교감신경계와 부교감신경계의 효과가 기능적으로 어떤 차이를 보이는지 설명하시오.

18. 심장전도계와 심장근육세포에서 심장근육 수축과정과 관련하여 일어나는 두 가지 과정을 간략히 서술하시오.

19. 심장주기의 다섯 단계를 나열하고, 각 단계에서 심방과 심실의 수축/이완 여부, 각 판막의 개폐 여부를 서술하시오.

20. 심장박출량을 정의하고, 심장박출량이 심박수와 일회박출량에 의해 어떻게 영향을 받는지를 설명하시오.

응용 평가 Can You Apply What You've Learned?

다음 지문을 읽고 1~2번 문항에 답하시오.

한 젊은이가 격렬한 운동을 하고 갑자기 가슴에 통증을 느낀 뒤 의식을 잃었다. 깨어난 뒤 그는 병원으로 옮겨져 검사를 받게 되었으며 의료진은 일반적인 검사 및 심전도를 시행한 후 젊은이에게 일상생활 및 운동을 계속해도 좋다고 얘기하였다.

1. 격렬한 운동과 관련된 심박수 증가가 의식을 잃은 원인이 될 수도 있다. 그 이유는 무엇인가?

a. 전신 혈압의 증가
b. 전도계의 기능 이상
c. 심장으로 돌아오는 혈액량의 증가
d. 빈맥으로 인한 관상순환량의 감소

2. 심근경색이 일어났는지를 감별하기 위해 시행할 수 있는 검사가 아닌 것은?
a. 심전도
b. 지속적인 혈압 모니터링
c. 손상된 심근으로부터 유출된 크레아틴 키나아제의 혈중농도 측정
d. 손상된 심근으로부터 유출된 트로포닌의 혈중농도 측정

3. 칼슘통로 억제제의 효과기전은?
a. 박출되는 혈액의 양을 증가시킴
b. 후부하를 증가시킴
c. 수축력을 감소시킴
d. 전부하를 감소시킴

4. 환자가 심각한 교통사고로 인해 피를 흘리게 되었다. 이 환자에게 일어날 일로 적합한 것은?
a. 일회심박출량의 감소
b. 심박수의 증가
c. 심박출량이 감소할 수 있음
d. 위 세 가지 모두 일어날 수 있음

5. 수술이 진행되는 동안 오른쪽 미주신경이 사고로 절단되었다. 심박수에 미칠 영향으로 옳은 것은?
a. 미주신경은 심장을 지배하지 않으므로 심박수의 변화는 없다.
b. 굴심방결절 자체에 내재된 리듬으로 심박수가 증가한다.
c. 심장이 박동을 멈추고 심박수는 0이 된다.
d. 굴심방결절 자체에 내재된 리듬으로 심박수가 감소한다.

종합 평가 Can You Synthesize What You've Learned?

1. 당신의 친구 부부가 아이를 낳았다. 친구 부부는 의사로부터 아기의 우심방과 좌심방 사이의 타원구멍이 닫히지 않았다는 말을 듣고는, 간호사인 당신에게 아이의 상태가 어떤지 설명을 듣고 싶어 당신을 찾아왔다. 정상 심장 내 혈액의 흐름과 타원구멍이 열려 있을 때의 심장 내 혈액의 흐름 둘 모두를 설명하되, 산소화된 혈액과 탈산소화된 혈액의 개념을 포함하여 설명하시오.

2. 조세핀은 55세의 비만 여성이며 식이조절이나 운동은 하지 않는다고 한다. 어느 날 그녀는 활기차게 걷고 있던 도중 가슴에서 왼쪽 팔로 내려가는 통증을 느꼈고, 의사에게서 심장의 문제로 인한 협심증이 생긴 것이라는 말을 들었다. 조세핀은 당신에게 협심증이 무엇이며, 심장의 문제가 있는데 왜 팔이 아픈 것인지 설명해 달라고 부탁한다. 무슨 말을 해줄 수 있는가?

3. 당신의 할아버지는 굴심방결절이 기능을 멈췄다는 진단을 받았다고 한다. 어떻게 할아버지의 심장이 분당 40~50회로 박동할 수 있는지 설명하고, 심방이 자극되어 수축하는지 밝히시오.

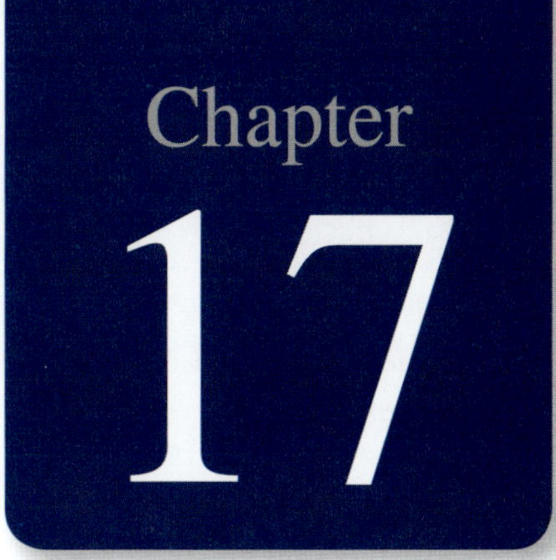

심장혈관계통: 혈관의 구조와 기능

Cardiovascular System: Vessel and Circulation

통합 *INTEGRATE*

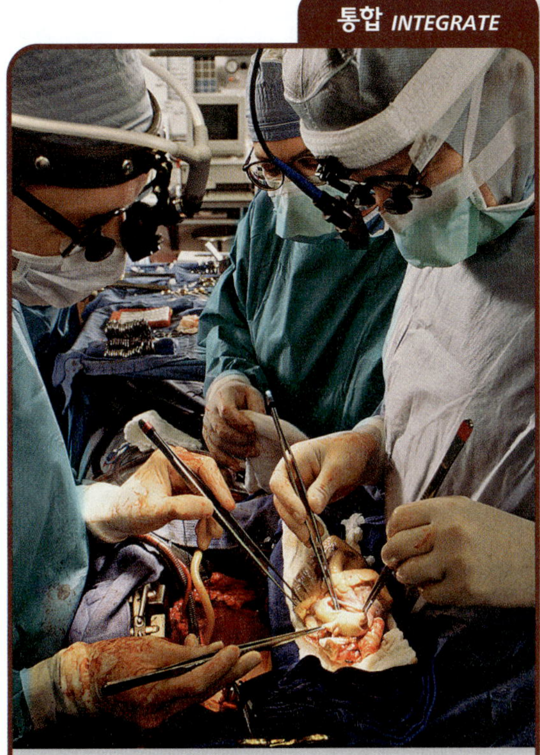

©Mark Harmel/Getty Images

관련 직업

심장혈관 외과 의사

심장혈관 수술은 심장과 혈관의 질환을 진단하고 치료하는 수단이다. 가장 흔한 혈관질환 중 하나는 혈관에 플라크가 쌓여 속공간이 좁아지는 죽상경화증이다. 이 혈관이 완전히 막히면 혈액을 공급받던 조직이 죽을 수 있다. 심장혈관 외과 의사는 혈관을 막은 물질을 제거하거나 혈액을 공급하기 위해 혈관우회로를 만드는 훈련을 받는다. 또 의료영상을 이용해서 도관을 혈관에 직접 통과시키고 막힌 혈관에 스텐트를 삽입한다.

17.1 혈관의 구조와 기능
17.1a 혈관의 일반적인 구조
17.1b 동맥
17.1c 모세혈관
17.1d 정맥
17.1e 혈관의 경로
통합: 개념 개관
혈관의 형태와 기능

17.2 혈관의 총 단면적과 혈류 속도

17.3 모세혈관 교환
17.3a 확산과 소포수송
17.3b 덩이흐름
17.3c 순여과압력
17.3d 림프계통

17.4 국소혈류
17.4a 혈관분포와 혈관 형성
17.4b 근육성 반응
17.4c 국소적 · 단기적 조절
17.4d 국소혈류와 전신혈류

17.5 혈압, 저항, 전신혈류
17.5a 혈압
17.5b 저항
17.5c 혈압기울기와 저항에 대한 혈류의 관계

17.6 혈압과 혈류의 조절
17.6a 혈압의 신경 조절
17.6b 혈압을 조절하는 호르몬
통합: 개념 개관
혈관을 조절하는 요인

17.7 운동 중의 혈류 분포

17.8 허파순환
17.8a 허파순환의 혈류
17.8b 허파순환의 특징

17.9 온몸순환: 심장으로 혈액이 드나드는 혈관
17.9a 심장에서 혈액을 내보내는 동맥
17.9b 심장으로 혈액을 돌려보내는 정맥

17.10 온몸순환: 머리와 몸통
17.10a 머리와 목
17.10b 가슴벽과 배벽
17.10c 가슴기관
17.10d 위창자길
17.10e 뒤쪽 배기관, 골반, 샅

17.11 온몸순환: 팔다리
17.11a 팔
17.11b 다리

17.12 태아기와 출생 후의 순환 비교
17.12a 태아의 순환
17.12b 출생 후의 변화

우리 중 대부분은 고혈압이 해롭다는 사실을 안다. 고혈압은 혈관을 손상시켜 심장혈관계통의 질환을 유발할 수 있다. 그러나 혈액(그리고 혈액이 운반하는 영양소와 호흡기체)이 온몸에 효과적으로 박출되고 신체조직으로 운반되려면 최소한의 혈압이 유지되어야 한다. 혈압이 너무 많이 내려가면 신체에 영양소가 부족해 사망할 수 있다. 여러 신체계통(내분비계통, 신경계통, 비뇨계통 등)이 충분한 혈압을 유지하는 데 관여하며, 이로써 조직에 관류가 적절히 공급되어 당장 필요한 신체활동을 할 수 있다.

이 장에서는 혈관의 일반적인 구조와 기능, 혈류속도, 모세혈관에서의 물질교환 과정, 그리고 혈관에서 혈류량과 혈압에 영향을 주는 요소를 먼저 알아볼 것이다. 그 후 허파순환과 온몸순환의 주요 동맥 및 정맥을 살펴본 다음, 마지막으로 태아와 성인의 순환을 비교해 볼 것이다.

17.1 혈관의 구조와 기능

혈관은 기능에 따라 크게 세 가지로 나눌 수 있다. **동맥**(artery)은 혈액을 심장에서 모세혈관으로 운반한다. **모세혈관**(capillary; *capillaris*: 털과 같은)은 미세하고 비교적 구멍이 많은 혈관으로 혈액과 조직 사이에 물질이 교환되도록 한다. **정맥**(vein)은 모세혈관의 혈액을 다시 심장으로 운반한다.

17.1a 혈관의 일반적인 구조

학습목표

1. 대부분의 혈관에 공통적으로 존재하는 세 층에 대해 서술한다.
2. 동맥, 모세혈관, 정맥의 층이 어떻게 이루어져 있는지 설명한다.

혈관의 벽은 막(tunic; *tunica*: 겉옷)으로 이루어져 있다. 막은 혈액이 흐르는 속공간(내강, lumen)을 둘러싼다. 막은 속막, 중간막, 바깥막으로 나뉜다(**그림 17.1**). 동맥, 모세혈관, 정맥은 기능이 다르기 때문에 막도 서로 다르게 구성되어 있다.

› 막

혈관벽에서 가장 안쪽에 있는 층을 **속막**(내막, tunica intima, tunica interna)이라고 한다. 속막은 속공간과 직접 닿는 **내피**(endothelium; 단층편평상피), 그리고 성근결합조직으로 된 얇은 내피밑층으로 이루어져 있다. 속막은 혈액이 혈관의 속공간을 원활히 지날 수 있도록 매끈하며, 산화질소나 엔도텔린과 같은 물질을 분비하여 중간막 내에 있는 민무늬근육의 수축과 이완을 조절한다. 속막은 심장의 안쪽 벽인 심장속막으로 이어진다(16.3b 참조).

중간막(중막, tunica media)은 혈관의 가운데 벽이다. 주로 원형으로 배열된 민무늬근육세포로 이루어져 있으며 이 세포는 탄력섬유로 지탱된다. 중간막의 민무늬근육이 수축하면 **혈관수축**(vasoconstriction)이 일어나 속공간이 좁아진다. 민무늬근육이 이완하면 **혈관확장**

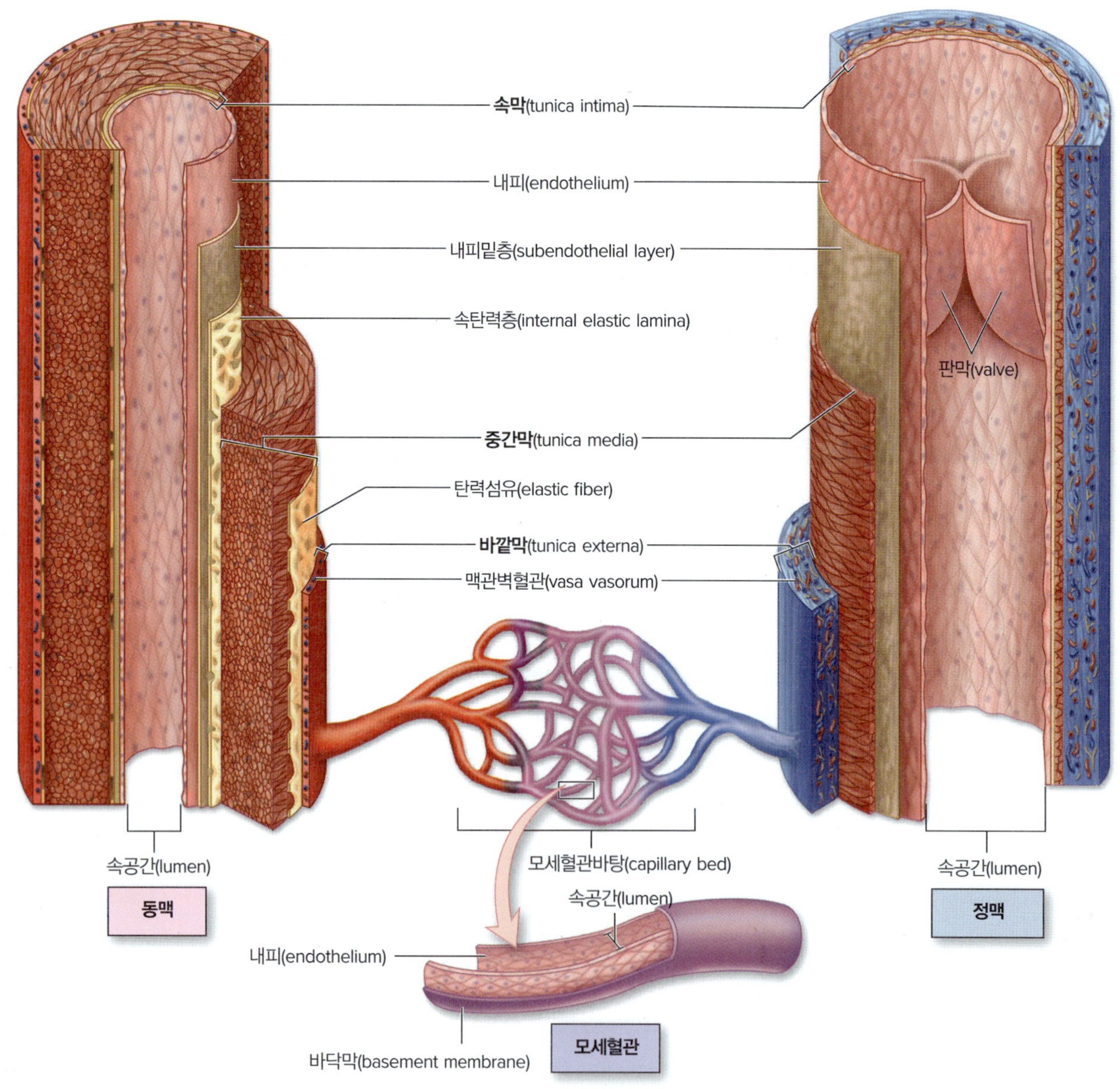

그림 17.1 동맥, 모세혈관, 정맥의 벽. 동맥과 정맥에는 속막, 중간막, 바깥막이 있다. 동맥은 중간막이 두껍고 속공간이 좁은 편이며, 정맥은 바깥막이 가장 두껍고 속공간이 큰 편이다. 일부 정맥에는 판막이 있다. 모세혈관에는 보통 속막(바닥막과 내피)만 있으며 내피밑층은 없다(동맥의 종류에 따라 속막에서의 탄력섬유 분포가 다르다. 이 그림에서는 근육형 동맥에서의 탄력섬유의 배열이 나타나 있다).

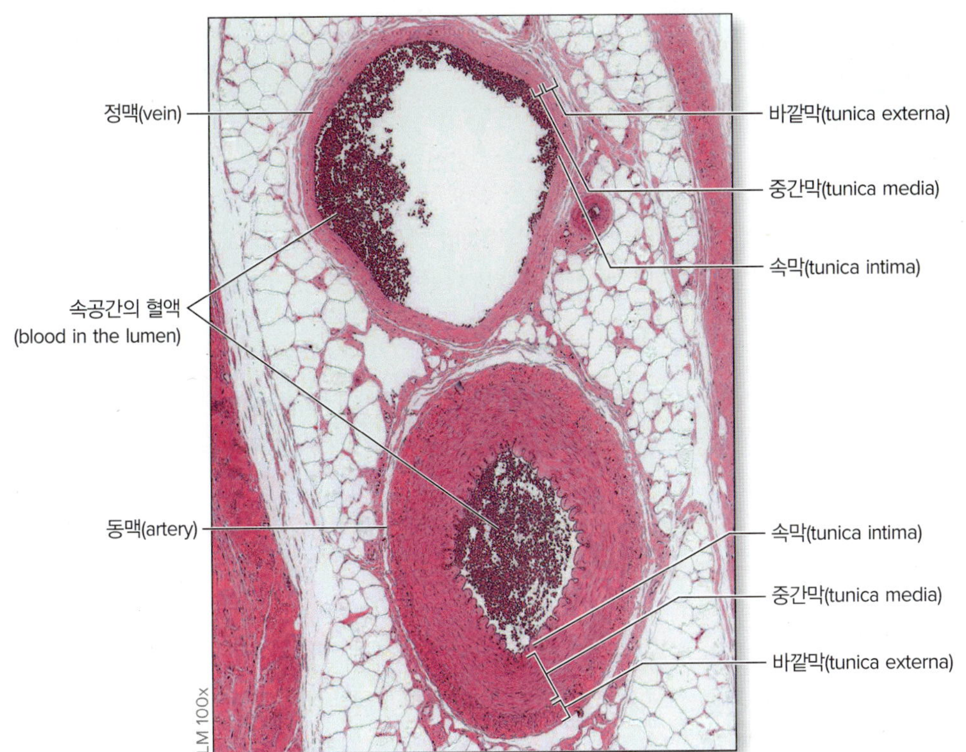

그림 17.2 동맥과 정맥을 비교한 현미경 사진. 동맥은 벽이 두껍기 때문에 일반적으로 조직의 형태가 유지된다. 바로 옆에 있는 정맥(동반정맥)은 속이 혈액으로 차지 않으면 벽이 무너진다(이 사진에서는 정맥이 무너지지 않았다).

(vasodilation)이 일어나 속공간이 넓어진다.

바깥막(외막, tunica externa, tunica adventitia)은 혈관벽의 가장 바깥층으로 탄력섬유와 콜라겐섬유를 함유한 성근결합조직으로 이루어져 있다. 바깥막은 혈관이 다른 기관에 고정되도록 돕는다. 매우 큰 혈관의 바깥막에는 혈액이 따로 공급되어야 하는데, 작은 동맥들이 이루는 그물인 **맥관벽혈관**(vasa vasorum)을 통해 공급된다. 맥관벽혈관은 바깥막에 분포한다.

혈관 유형의 비교

동맥과 정맥은 같은 신체부위에 분포하며 **동반혈관**(companion vessel)의 형태로 나란히 위치하는 경우가 많다. **그림 17.2**는 서로 나란한 동맥과 정맥 조직의 사진이다. 정맥에 비하면 동맥은 중간막이 두껍고 속공간이 좁으며 탄력섬유와 콜라겐섬유가 더 많다. 이 때문에 동맥의 벽은 원래 형태로 다시 돌아가기 쉬우며 정맥보다 혈압의 변화에 탄력과 저항을 더 많이 발휘한다. 또 동맥은 속에 혈액이 없어도 개방 상태를 유지한다. 한편 정맥은 바깥막이 두껍고 속공간이 크며 탄력섬유와 콜라겐 섬유가 적다. 정맥 속에 혈액이 없으면 일반적으로 정맥의 벽이 무너진다. 동맥과 정맥의 특징을 **표 17.1**에 정리했다. 모세혈관은 내피와 그 아래의 바닥막으로 이루어진 속막밖에 없다는 점이 독특하다. 내피밑층이 없고 속막만 있기 때문에 모세혈관 속의 혈액과 조직 사이에서 기체와 영양소가 신속히 교환될 수 있다.

무엇을 배웠는가?

1 동맥과 정맥은 해부학적으로 어떻게 다른가?

표 17.1 동맥과 정맥의 비교

특징	동맥	정맥
속공간의 지름	정맥보다 좁음	동맥보다 넓음
벽의 일반적인 두께	정맥보다 두꺼움	동맥보다 얇음
단면의 형태	원형 유지(혈액이 차 있지 않더라도)	정맥 속에 혈액이 없으면 단면이 납작해짐(무너짐)
가장 두꺼운 막	중간막	바깥막
막의 탄력섬유와 콜라겐섬유	정맥보다 많음	동맥보다 적음
판막	없음	대부분의 정맥에 있음
혈압의 범위	정맥보다 높음(큰 동맥은 100 mmHg, 세동맥은 40 mmHg)	정맥보다 낮음(세정맥은 20 mmHg, 대정맥은 0 mmHg)
혈류	혈액을 심장에서 몸으로 운반	혈액을 몸에서 심장으로 운반
혈중 산소 농도	전신동맥은 산소 농도가 높은 혈액을 운반 허파동맥은 산소 농도가 낮은 혈액을 운반	전신정맥은 산소 농도가 낮은 혈액을 운반 허파정맥은 산소 농도가 높은 혈액을 운반

17.1b 동맥

학습목표

3. 탄력형동맥, 근육형동맥, 세동맥을 구분한다.

세동맥은 심장에서 모세혈관으로 가면서 점점 작은 혈관으로 갈라진다. 속공간의 지름이 점점 더 작아지며, 혈관벽의 막에서는 탄력섬유의 비율이 감소하고 민무늬근육의 비율이 증가한다. 동맥은 크게 탄력형동맥, 근육형동맥, 세동맥으로 나뉜다(**그림 17.3**, **17.4**).

› 탄력형동맥

탄력형동맥(elastic artery)은 동맥 중에서 가장 크며 지름이 1~2.5 cm이다. 혈액을 심장에서 근육형동맥으로 전달하기 때문에 **전도동맥**(conducting artery)이라고도 한다. 탄력형동맥은 이름에서도 알 수 있듯이 세 겹의 막 전체에서 탄력섬유의 비율이 높으며, 특히 중간막에서 비율이 가장 높다. 이 탄력섬유는 세 개의 막 층 모두에 걸쳐 분포하며, 특히 중간막에 풍부하다. 탄

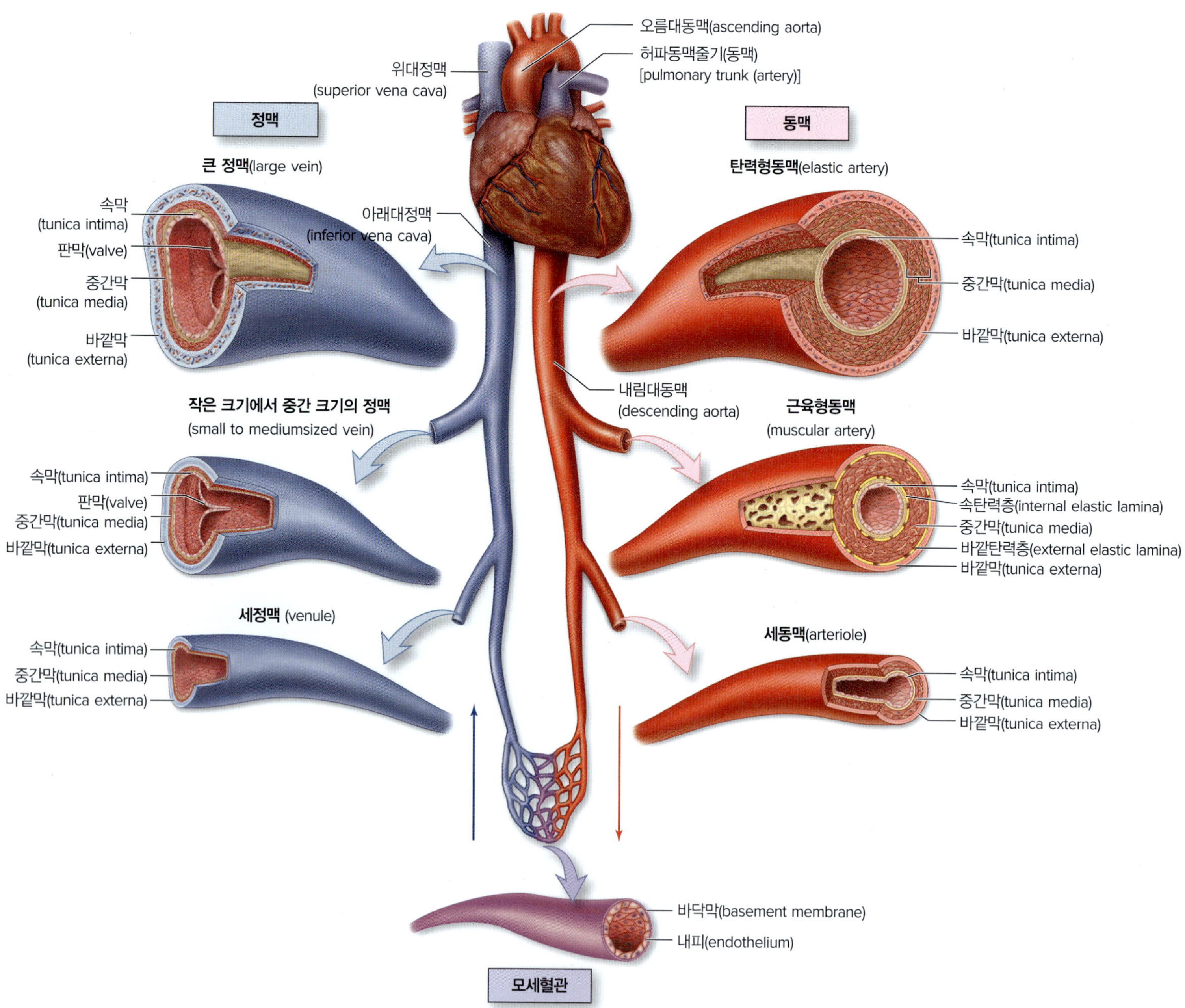

그림 17.3 **동반혈관의 비교** 동맥과 정맥은 크기에 따라 벽의 두께가 다르다.

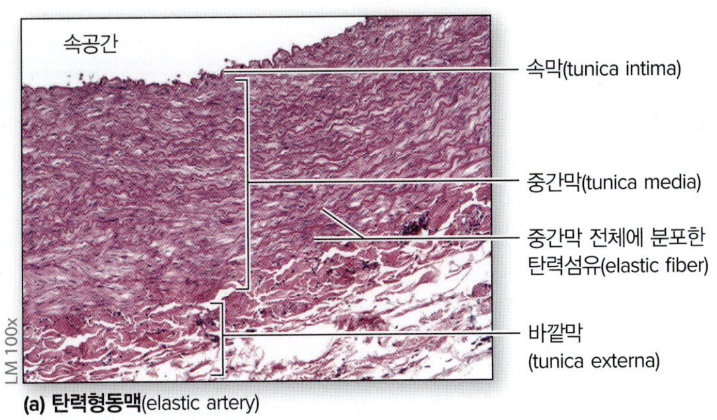

(a) 탄력형동맥(elastic artery)

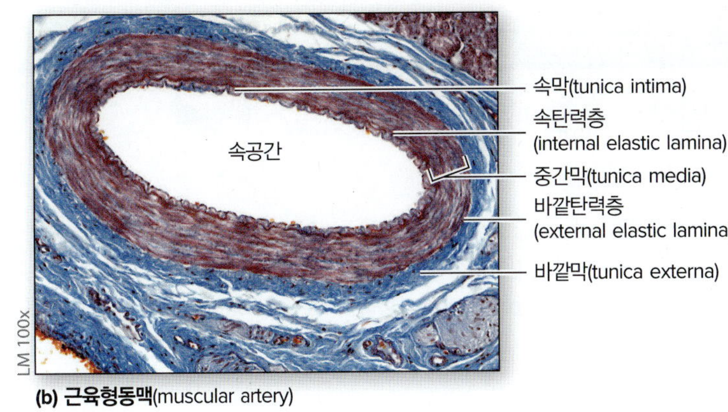

(b) 근육형동맥(muscular artery)

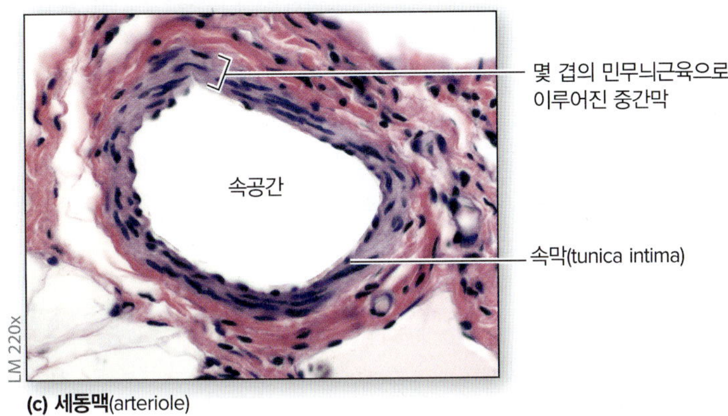

(c) 세동맥(arteriole)

그림 17.4 동맥의 유형. 세 가지 유형의 동맥을 광학현미경으로 본 사진. (a) 탄력형동맥은 중간막에 탄력섬유가 매우 많다. (b) 근육형동맥은 중간막에 민무늬근육이 풍부하며 민무늬근육의 옆에는 탄력층이 있다. (c) 세동맥의 중간막은 일반적으로 여섯 겹 이하의 민무늬근육세포층으로 이루어져 있다.

력섬유가 풍부하므로 심실수축기에 심장이 혈액을 박출하면 혈관이 늘어나면서 박출된 혈액을 수용할 수 있다.

그 다음에는 원래대로 돌아가서 심실확장기에 혈액이 동맥 속을 쉽게 이동하도록 한다. 탄력형동맥의 예로는 대동맥, 허파동맥줄기, 팔머리동맥, 온목동맥, 빗장밑동맥과 같은 심장에 가까운 큰 혈관들과 온엉덩동맥이 있다(그림 17.19a). 탄력형동맥은 근육형동맥으로 갈라진다.

› 근육형동맥

근육형동맥(muscular artery)은 일반적으로 지름이 0.3 mm에서 1 cm로 중간 크기이 다. 혈액을 특정한 신체 부위와 기관에 배분하므로 **배분동맥**(distributing artery)이라고도 한다.

근육형동맥의 세 막 중에서는 여러 겹의 민무늬근육세포로 이루어진 중간막이 가장 두껍다. 탄력섬유는 탄력형동맥과 달리 두 층에 국한된다. **속탄력층**(internal elastic lamina)은 속막과 중간막을 나누고, **바깥탄력층**(external elastic lamina)은 중간막과 바깥막을 나눈다. 근육이 많고 탄력섬유가 적기 때문에 탄력형동맥에 비해 수축과 확장 능력이 뛰어난 대신 탄력성은 낮다.

잘 알려진 동맥(예: 위팔동맥, 앞정강동맥, 심장동맥, 아래창자간막동맥)은 대부분 근육형동맥이다(그림 17.19a). 근육형동맥은 세동맥으로 갈라진다.

› 세동맥

세동맥(arteriole)은 지름이 10 μm에서 0.3 mm로 동맥 중에서 가장 작다. 보통 세동맥은 중간층에 여섯 겹 이하의 민무늬근육이 있다. 큰 세동맥에는 3개의 막이 모두 있으며, 가장 작은 세동맥에는 한 겹의 민무늬근육으로 둘러싸인 얇은 내피밖에 없다. 세동맥의 민무늬근육은 평소에 약간 수축한 상태이다(뼈대근육이 평소에 약간 수축한 상태인 것과 똑같다. 7.7a 참조). 이처럼 약간 수축한 상태를 **혈관운동긴장**(vasomotor tone)이라고 하며, 뇌줄기의 혈관운동중추가 조절한다. **교감신경성 운동긴장**은 혈관을 수축시킴으로써 혈관이 약간 수축해 있는 정도를 조

통합 INTEGRATE

임상적 고찰 17.1 CLINICAL VIEW

죽상경화증

죽상경화증(atherosclerosis; *athere*: 귀리죽, *sclerosis*: 경화)은 탄력형 동맥과 근육형동맥의 진행성 질환이다. 동맥의 속막을 뻣뻣하게 만들고 속공간을 좁히는 **죽종**[atheroma; 죽상판(atheromatous plaque)이라고도 함]이 발생하는 것이 특징이다.

원인

죽상경화증의 원인은 완전히 알려지지는 않았지만 **손상-반응 가설**(response-to-injury hypothesis)이 가장 널리 수용되고 있다. 이 가설에 따르면 동맥벽의 내피가 손상되었을 때, 특히 감염, 외상, 고혈압으로 반복해서 손상되었을 때 염증반응이 일어나 죽종이 발생한다. 손상된 내피는 투과성이 높아져서 백혈구와 혈소판이 병변에 달라붙어 염증반응을 일으키기 쉬워진다. 저밀도지질단백질(LDL)과 초저밀도지질단백질(VLDL)이 속막으로 들어가 산소와 결합해 혈관벽에 달라붙은 채로 남는다. 지질단백질이 산소화하면 단핵구가 몰려 들어 내피에 밀집하고 벽으로 이동한다. 단핵구는 벽으로 이동하면 지질을 소화해 **거품세포**(포말세포, foam cell)로 발전한다. 결과적으로 중간막의 민무늬근육세포가 죽종으로 이동해서 증식하여 죽종이 더 커지고 혈관의 속공간이 더 좁아진다. 이 때문에 동맥이 혈액을 공급하는 부위의 혈류가 제한된다.

죽상경화증은 진행성 질환이다. 일반적으로 플라크는 성인기 초기에 발생하기 시작해 나이가 들면서 점점 커진다. 사람들은 플라크가 동맥의 혈류를 제한할 만큼 커져서 혈관 합병증을 일으킬 때까지 플라크의 존재를 알아차리지 못한다.

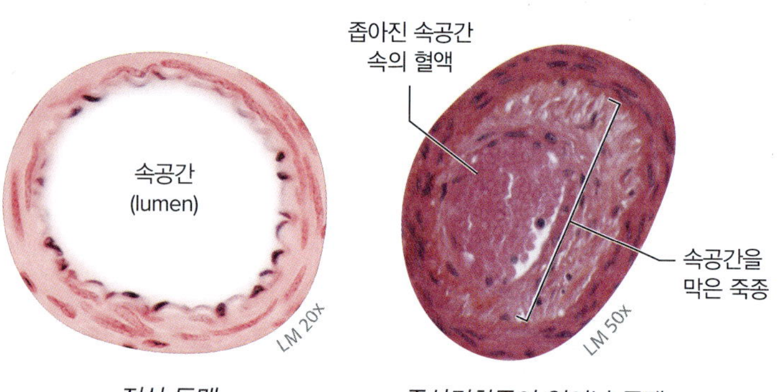

정상 동맥 *죽상경화증이 일어난 동맥*

위험 요인

어떤 사람은 유전적으로 죽상경화증에 취약하다. 유전되기 쉬운 **고콜레스테롤혈증**(hypercholesterolemia)은 죽상경화증의 발생률 및 중증도와 관련이 있다. 또 남성은 여성보다 죽상경화증에 취약하며, 죽상경화증의 증상은 나이가 들면서 점점 더 많이 나타난다. 또한 흡연과 고혈압은 혈관 손상을 유발해 죽상경화증의 발생 위험을 높인다.

치료법

동맥이 폐색된 지 몇 시간밖에 지나지 않았다면 **혈관성형술**(angioplasty; *angeion*: 혈관, *plastos*: 형성된)이라는 치료를 한다. 끝에 풍선이 달린 도관을 동맥에 삽입해 동맥이 좁아진 곳까지 밀어 넣는다. 그다음 풍선에 공기를 넣어 좁아진 곳을 넓히고 스텐트를 넣는다. 스텐트는 철사로 된 그물로 혈관 속에서 펼쳐져서 속공간을 열린 채로 유지한다. 심장동맥이 폐색된 경우 심장동맥우회술이라는 더 침습적인 치료가 필요할 수 있다. 정맥(예: 큰두렁정맥) 또는 동맥(예: 속가슴동맥)을 원래 위치에서 떼어 내 심장동맥계통으로 가는 대동맥에 접붙임으로써 죽상경화증으로 좁아진 부분을 우회하게 한다.

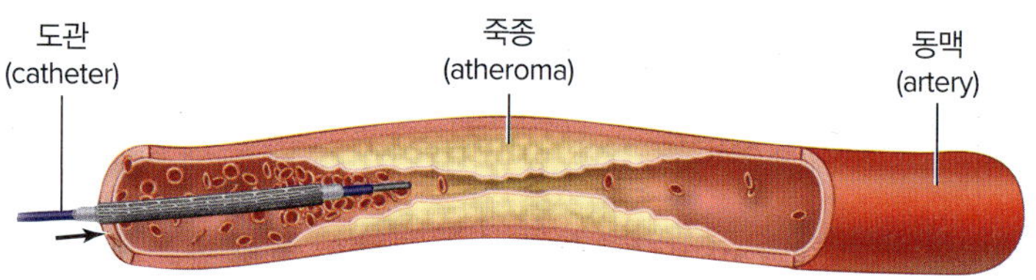

① 동맥이 폐색된 부분으로 도관을 통과시켜 바람을 넣지 않은 풍선과 펼치지 않은 스텐트를 삽입한다.

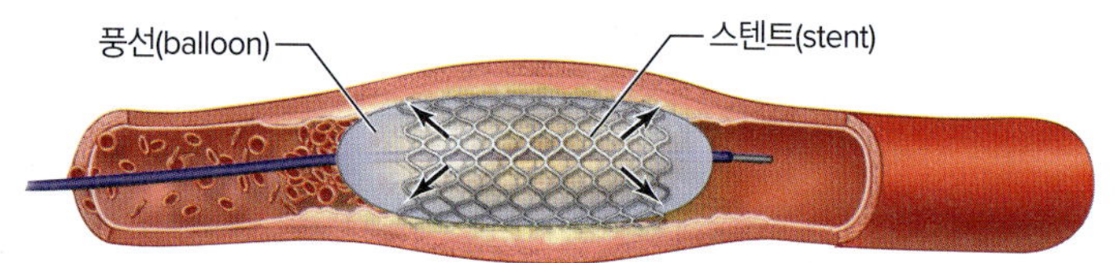

② 풍선에 바람을 넣어 스텐트를 펼쳐서 죽종을 압박한다.

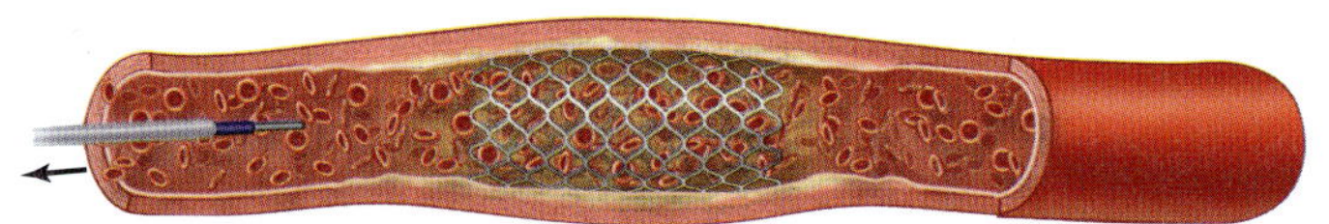

③ 풍선에서 바람을 빼고 도관을 꺼낸다. 스텐트는 펼쳐진 채로 남는다.

혈관성형술은 동맥의 좁아진 부분을 확장하는 데 이용된다.

절한다. 혈관은 수축하면 혈류를 크게 감소시킬 수도 있고, 이완하여 해당 부위로 더 많은 혈류를 가게 할 수도 있다. 세동맥은 전신의 혈압 및 몸 각 부위의 국소혈류 조절에서 중요한 역할을 한다.

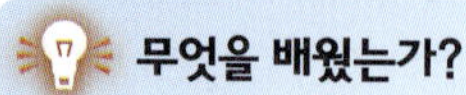

❷ 동맥이 점점 작은 혈관으로 갈라지면 막의 구성은 어떻게 변하는가?

통합 INTEGRATE

임상적 고찰 17.2 CLINICAL VIEW

동맥류

나이가 들수록 대부분의 탄력형동맥과 근육형동맥은 심장에서 나오는 압력을 잘 견디지 못하게 된다. 수축기 혈압은 나이가 들수록 높아져서 이 문제를 악화시킬 수 있다. 이 때문에 고령자에게는 동맥벽의 일부가 얇아지고 부풀어 오르는 **동맥류**(aneurysm; *aneurysma*: 확장)가 일어나기 쉽다. 얇아지고 부풀어오른 혈관벽은 파열하기 쉬워지기 때문에 대량 출혈과 그로 인한 사망을 유발할 수 있다. 동맥류는 뇌바닥의 동맥과 대동맥에서 가장 흔히 나타난다.

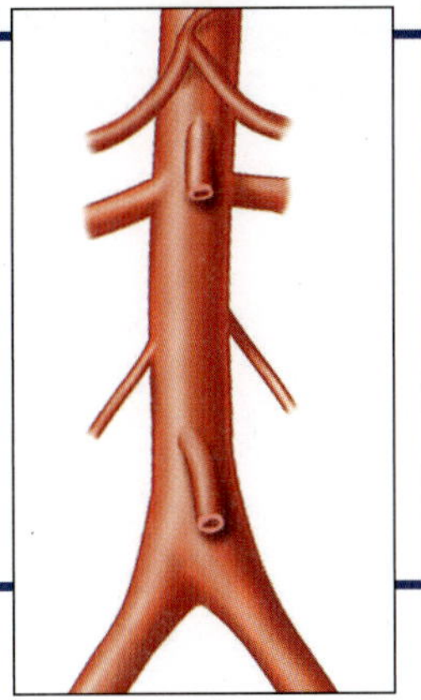

정상 동맥

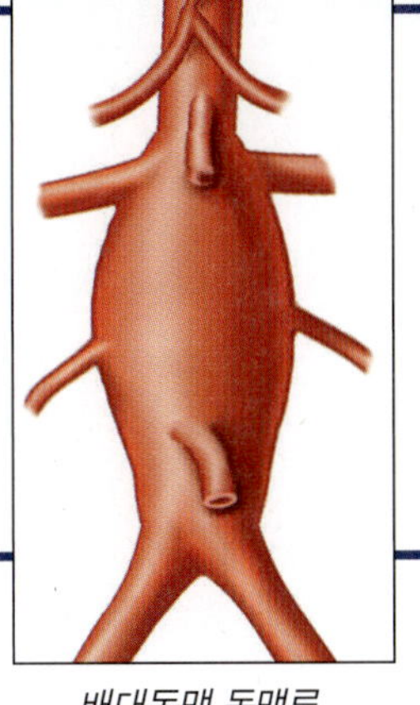

배대동맥 동맥류

17.1c 모세혈관

학습목표

4. 모세혈관의 일반적인 구조와 기능을 서술한다.
5. 연속모세혈관, 창모세혈관, 굴모세혈관의 구조, 기능, 위치를 비교한다.
6. 모세혈관바탕을 통한 혈액의 이동을 추적한다.

모세혈관은 혈관 중 가장 작으며 세동맥과 세정맥을 연결한다. 보통 모세혈관은 길이가 대략 1 mm이고 지름은 8~10 μm로, 적혈구의 지름보다 조금 크다. 이 때문에 적혈구는 모세혈관 속을 한 줄로 지나야 한다[동전포갬모양(연전상, rouleau); 15.3b 참조]. 모세혈관은 바닥막 위 단순편평상피로 이루어진 내피세포층으로만 구성되어 있으며, 지름이 작고 벽이 얇아서 혈액과 신체조직 사이에서 물질을 교환하기에 적절하다.

› 모세혈관의 유형

모세혈관은 투과성에 따라 연속모세혈관, 창모세혈관, 굴모세혈관으로 나뉜다(**표 17.2**).

연속모세혈관(continuous capillary)은 모세혈관 중 가장 흔하다. 내피세포는 틈 없는 바닥막 위에서 완전하고 연속되는 내벽을 이루며 속공간을 둘러싼다. 내피세포는 치밀이음으로 서로 결합하지만 틈이 없는 것은 아니다. 내피세포와 내피세포 사이의 틈을 **세포틈새**(세포간열, intercellular cleft)라고 한다. 물질은 세포수송과정(예: 확산, 포음작용)을 통해 내피세포를 통과하거나 세포틈새 사이로 확산과 덩이흐름(bulk flow)을 통해 혈액에 드나들 수 있다.

세포틈새는 작기 때문에 유형성분이나 혈장단백질과 같은 큰 물질은 통과하지 못하고 포도당, 아미노산, 이온과 같이 작은 물질(5 nm 미만)을 함유한 액체만 통과할 수 있다. 연 속모세혈관은 근육, 피부, 허파, 중추신경계통에 있다.

창모세혈관(fenestrated capillary; *fenestra*: 창문)에도 완전하고 연속되는 내피세포 내벽과 틈새가 없는 바닥막이 있다. 그러나 내피세포의 일부(지름이 10~100 nm)는 매우 얇다. 이 얇은 부분을 **창**(fenestration) 또는 구멍(pore)이라고 한다. 창이 작기 때문에 유형성분은 통과

통합 INTEGRATE

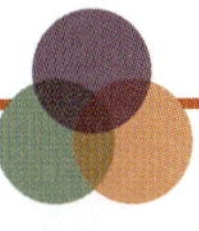

개념 연결 CONCEPT CONNECTION

혈액-뇌장벽(10.2d 참조)은 바닥막이 두껍고 세포틈새가 없는 형태의 연속모세혈관으로 이루어져 있다. 물질은 제한된 세포 과정을 통해서만 내피세포를 통과할 수 있다. 그러나 무극성 물질의 이동은 제한되지 않으므로 니코틴이나 알코올 등은 단순확산을 통해 세포를 통과해서 뇌로 들어갈 수 있다.

표 17.2	모세혈관의 유형	
특징	(a) 연속모세혈관	(b) 창모세혈관
구조	바닥막(basement membrane) 포액(포음)세포(pinocytotic vesicle) 적혈구(erythrocyte) 속공간(lumen) 세포틈새(intercellular cleft) 내피세포의 핵(nucleus of endothelial cell)	바닥막(basement membrane) 창(fenestration) 포액(포음)세포(pinocytotic vesicle) 적혈구(erythrocyte) 속공간(lumen) 세포틈새(intercellular cleft) 내피세포의 핵(nucleus of endothelial cell)
설명	내피세포로 된 안쪽 벽이 속공간을 완전히 둘러쌈; 바닥막에도 틈이 없음; 내피세포 사이에 세포틈새가 있음	연속모세혈관과 비슷하나 창이 있음(지름 10~100 nm)
혈관벽을 통과하는 물질	일부 백혈구, 혈장과 그 내용물(대부분의 단백질은 제외)	다량의 물질이 여과되거나 분비되거나 흡수됨; 일부 작은 단백질
위치	대부분의 모세혈관(예: 근육, 피부, 가슴샘, 허파, 중추신경계통의 모세혈관)	작은창자(영양소 흡수) 섬모체돌기(안방수 생성) 맥락얼기(뇌척수액 생성) 대부분의 내분비샘(호르몬이 혈액으로 흡수되게 함) 콩팥(혈액 여과)

하지 못하고 작은 혈장단백질은 통과할 수 있다. 창모세혈관은 혈액과 사이질조직 사이에 액체가 다량 운반되는 곳에 존재한다. 영양소를 흡수하는 작은창자, 안방수를 생성하는 눈의 섬모체돌기, 뇌척수액을 생산하는 뇌의 맥락얼기, 호르몬이 혈액으로 흡수되도록 하는 내분비샘, 혈액을 여과하는 콩팥이 여기에 포함된다.

굴모세혈관(sinusoid; *sinus*: 굴, *eidos*: 모습)은 불연속모세혈관(discontinuous capillary)이라고도 하며, 내피세포로 이루어진 내벽에 큰 구멍 또는 틈새가 있고 바닥막에 틈이 있거나 바닥막이 아예 없다. 이 틈을 통해 큰 물질(유형성분, 큰 혈장단백질)과 혈장이 혈액과 조직 사이를 이동한다. 굴모세혈관은 유형성분을 순환계통으로 내보내는 뼈속질, 순환계통에서 적혈구를 제거하는 간과 지라, 혈액 속의 호르몬 분자 이동을 촉진하는 일부 내분비샘(뇌하수체앞엽, 부신, 부갑상샘 등)에 있다.

› 모세혈관바탕

모세혈관은 혼자서 기능하지 않는다. 여러 모세혈관(10~100개)이 함께 기능하며 하나의 **모세혈관바탕**(모세혈관상, 모세혈관계, capillary bed)을 이룬다(**그림 17.5**). 모세혈관바탕은 세동맥에서 갈라져 나온 **메타세동맥**(후소동맥, metarteriole; *meta*: 다음)에서 혈액을 공급받는다. 메타세동맥의 몸쪽 부분은 민무늬근육세포에 듬성듬성하게 둘러싸여 있으며 **먼쪽 부분**(우선로, thoroughfare channel)에는 민무늬근육세포가 없다. 우선로는 모세혈관바탕으로 통하는 **모세혈관이후세정맥**(postcapillary venule)과 연결되어 있다.

참모세혈관(true capillary)이라는 혈관이 메타세동맥에서 갈라져 나와 모세혈관바탕 덩어리를 이룬다. 각 참모세혈관의 근원에서는 **모세혈관앞조임근**(precaphillary sphincter)이라는 민무늬근육 고리가 참모세혈관으로 가는 혈류를 통제한다. 조임근이 이완하면 혈액이 참모세혈관으로 흐르고, 조임근이 수축하면 혈액이 모세혈관바탕을 우회해 직접 메타세동맥과 우선로를 통해 모세혈관이후세정맥으로 흐른다. 모세혈관앞조임근은 수축과 이완으로 이루어진 주기를 분당 5~10회씩 반복한다. 이 주기를 혈관운동(vasomotion)이라고 한다.

(c) 굴모세혈관

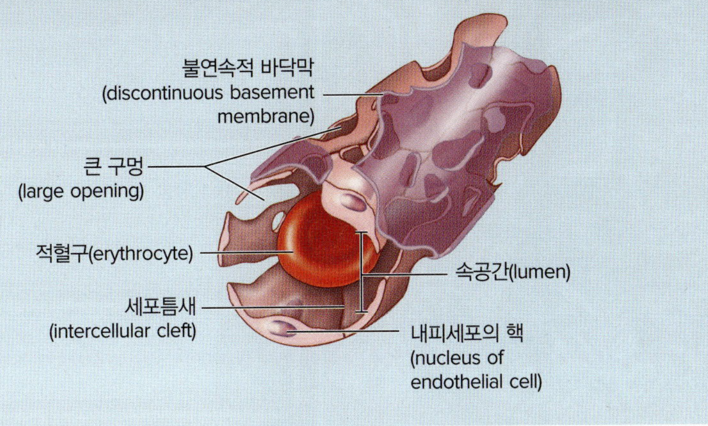

내피세포로 된 안쪽 벽이 속공간을 완전히 둘러싸지 못함; 바닥막에 틈이 있거나 바닥막이 없음

큰 물질(유형성분, 큰 혈장단백질)과 혈장

뼈속질(유형성분이 혈액으로 들어감)
간과 지라(오래된 적혈구가 큰포식세포에 포식되어 순환계통에서 사라짐)
일부 내분비샘(뇌하수체앞엽, 부신, 부갑상샘)

모세혈관바탕은 항상 전체의 1/4가량만 열려 있다. 모세혈관 전체의 길이는 95,000 km를 초과하는데 모세혈관 속의 혈액은 250~300 mm(전체 혈액량의 약 5%)에 불과하기 때문이다. 모세혈관 전체를 동시에 채우기에는 혈액이 부족하다. 조직 1그램에서 단위시간당 모세혈관으로 들어가는 혈액의 양을 **관류**(perfusion)라고 하며, 일반적으로 그램당 분당 밀리리터(mL/min/g)로 나타낸다.

무엇을 배웠는가?

3 모세혈관 중 가장 투과성이 높은 유형은 무엇이며, 몸의 어느 부위에 존재하는가?

17.1d 정맥

학습목표

7. 정맥의 구조와 일반적인 기능을 서술한다.
8. 심장혈관계통에서 정맥이 어떻게 혈액저장소의 역할을 하는지 설명한다.

정맥은 모세혈관과 심장 사이에 뻗어 있으며, 서로 합쳐 점점 더 큰 혈관이 되면서 속공간도 점점 넓어진다(그림 17.3).

› 세정맥

세정맥(venule)은 정맥 중에서 가장 작으며, 지름은 8~100 μm이다. 세정맥은 세동맥과 나란히 존재한다. 세정맥 중에서도 가장 작은 모세혈관이후세정맥은 모세혈관과 이어져 있다. 작은 세정맥은 합쳐져서 큰 세정맥을 이룬다. 가장 큰 세정맥에는 3개의 막이 모두 있다. 세정맥은 합쳐져서 정맥이 된다.

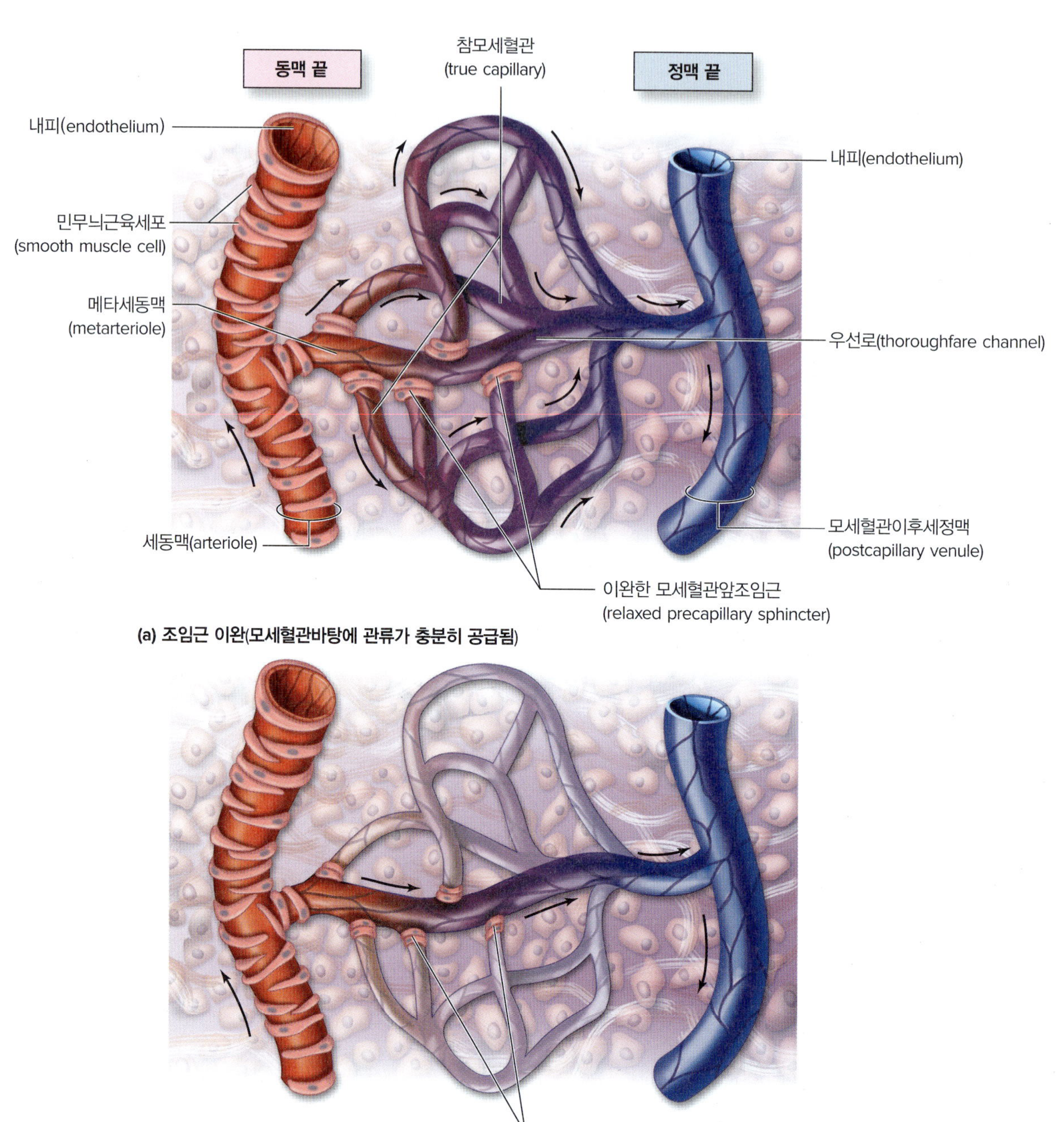

그림 17.5 모세혈관바탕의 구조와 모세혈관바탕 속의 관류. 모세혈관바탕은 메타세동맥에서 시작된다. 메타세동맥은 모세혈관이후세정맥과 만나는 우선로와 직접 연결되어 있다. 참모세혈관은 우선로에서 갈라져 나오며 참모세혈관을 지나는 혈류는 모세혈관앞조임근이 조절한다. (a) 모세혈관앞조임근이 이완해 관류가 충분히 공급되는 모세혈관바탕, (b) 모세혈관앞조임근이 수축해 대부분의 혈액이 빠져나간 모세혈관바탕.

› 작은 정맥, 중간 크기의 정맥, 큰 정맥

세정맥은 지름이 100 μm를 넘는 정맥이 된다. 작은 정맥과 중간 크기의 정맥은 근육형동맥과 나란히 존재하며 가장 큰 정맥들은 탄력형동맥과 나란히 존재한다. 정맥의 혈압은 너무 낮아서 중력을 거스르지 못하는 경우가 많다. 그러나 대부분의 정맥에는 수많은 판막(valve)이 있어서 혈액이 팔다리에 고이지 않는다. 판막은 주로 속막으로 이루어져 있으며, 탄력섬유와 콜라겐섬유로 강화된다. 판막의 해부학적 구조는 심장의 반달판막과 비슷하다(16.3d 참조).

› 혈액저장소의 역할을 하는 전신정맥

휴식기에 심장혈관계통의 각 부분을 이동하는 혈액의 비율을 **그림 17.6**에 나타냈다. 허파순환(약 18%)과 심장(약 12%)에는 비교적 소량의 혈액이 있다. 온몸순환의 혈액 비율이 가장 높으며(약 70%) 그중에서 전신정맥에 가장 많은 양이 있다(약 55%). 혈액이 많기 때문에 정맥은 혈액저장소(blood reservoir)의 역할을 한다. 혈액은 정맥에 저장되어 있다가 운동 때문에 혈액이 많이 필요할 때는 정맥 수축을 통해 순환계통으로 이동하고, 휴식기에 혈액이 덜 필요할 때는 정맥 확장을 통해 정맥으로 되돌아온다.

그림 17.7에는 각 혈관의 기능과 그에 상응하는 구조를 나타냈다.

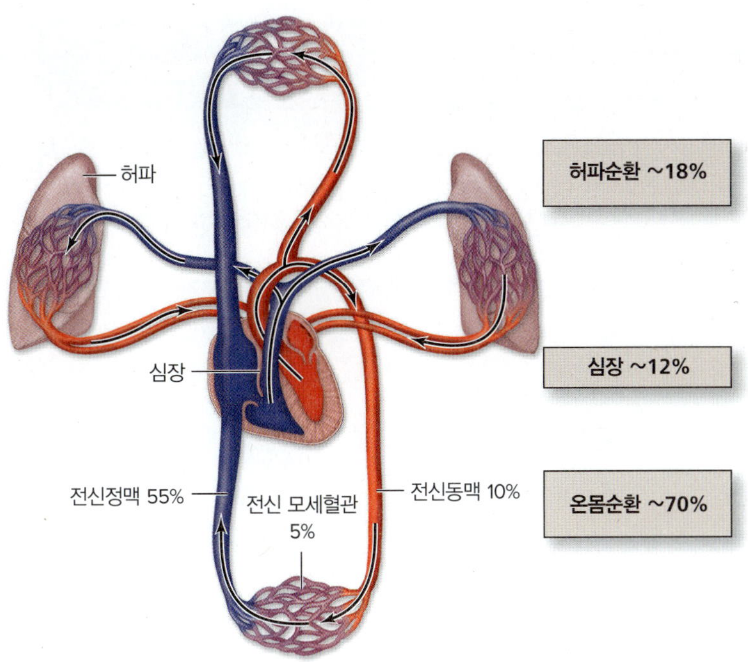

그림 17.6 휴식기의 혈액 분포. 심장혈관계통의 각 부분에는 서로 다른 양의 혈액이 존재하는데, 그중 전신정맥에 있는 혈액의 비율이 가장 높다.

무엇을 배웠는가?

4 정맥은 어떻게 혈액저장소의 역할을 하는가?

17.1e 혈관의 경로

학습목표

9. 혈관의 단순경로와 대체경로를 비교하고 대조한다.

혈관은 단순경로 또는 대체경로로 배열되어 있다(**그림 17.8**). 두 경로를 자세히 살펴보자.

› 단순경로

단순경로(simple pathway)에서는 하나의 주요 동맥이 신체 기관 또는 부위로 혈액을 운반하며 이 동맥은 점점 작게 갈라져서 세동맥이 된다. 세동맥은 하나의 모세혈관바탕에 혈액을 공급한다. 모세혈관의 혈액은 세정맥으로 빠져나가며 다른 세정맥과 합쳐져서 하나의 주요 정맥이 된다.

이 주요 정맥은 신체기관 또는 부위에서 심장 쪽으로 혈액을 운반한다. 즉 하나의 단순경로에서는 하나의 동맥, 하나의 모세혈관바탕, 하나의 정맥이 하나의 신체기관 또는 부위와 연결되어 있다. 지라를 드나드는 혈액을 단순경로의 예로 들 수 있다. 하나의 지라동맥이 지라로 산소화한 혈액을 운반하고 지라의 모세혈관바탕에서 물질이 교환되며, 하나의 지라정맥이 탈산소화한 혈액을 운반한다. 혈액을 기관으로 운반하는 단 하나의 경로인 동맥을 **끝동맥**(end artery)이라고 한다.

› 대체경로

여러 가지 대체 순환경로가 존재할 수 있으며, 이 대체 순환경로는 다양한 유형의 연결과 문맥 계통을 포함한다. 대체경로는 단순경로와 하나의 신체기관 또는 부위에 연결된 동맥, 모세혈관바탕, 정맥의 개수면에서 차이를 보인다.

대체경로 중 다음 세 가지 유형은 **연결**(문합, anastomosis)에 속한다. 연결은 혈관이 서로 연결된 상태이다. **동맥연결**(arterial anastomosis)에서는 2개 이상의 동맥이 만나 하나의 신체부위에 혈액을 공급한다(예를 들면 그림 17.22a에 나타난, 배벽에 혈액을 공급하는 위배벽동맥과 아래배벽동맥의 연결). 심장동맥과 같이 연결이 너무 작아서 거의 끝동맥과 같은 기능을 한다고 간주되는 경우도 있다. 이러한 동맥을 **기능적 끝동맥**(functional end artery)이라고 한다(16.4a 참조).

정맥연결(venous anastomosis)에서는 하나의 신체부위에서 2개 이상의 정맥을 통해 혈액이 빠져나간다. 정맥은 동맥보다 연결을 많이 형성하는 편이다. 자쪽피부정맥, 위팔정맥, 노쪽피부정맥은 정맥연결의 예이다(그림 17.19b).

동정맥연결(동정맥문합, arteriovenous anastomosis)은 지름길(shunt)이라고도 하며, 모세혈관바탕을 우회해 동맥의 혈액을 직접 정맥으로 전달한다. 손가락, 발가락, 손바닥, 귀에 존재하며 체온이 낮아졌을 때 혈액이 이 부분들을 우회하도록 한다.

혈관 배열의 다른 유형으로는 **문맥계통**(문맥계, portal system)이 있다. 혈류는 2개의 모세혈관바탕을 지나며 두 모세혈관바탕은 문맥으로 분리되어 있다. **문맥**(portal vein)은 혈액이 심장으로 돌아가기 전에 그 혈액을 다른 기관으로 먼저 보낸다. 혈액은 동맥, 모세혈관바탕, 문맥, 모세혈관바탕, 정맥의 순서로 흐른다. 시상하부와 뇌하수체앞엽 사이에 존재하는 시상하부-뇌하수체 문맥계통을 예로 들 수 있다(14.7a 참조). 이 문맥계통은 시상하부의 호르몬이 뇌하수체에 더 직접적으로 전달될 수 있도록 한다. 또 다른 예로는 이 장의 뒷부분에서 설명할 간문맥계통이 있다.

통합 INTEGRATE

개념 연결 CONCEPT CONNECTION

벽이 매우 얇고 민무늬근육이 없는 정맥을 정맥굴이라고 한다. 정맥굴은 주변 조직이 지탱한다. 심장의 방실사이고랑에서 지방조직에 지탱되는 심장정맥굴(그림 16.7), 뇌에서 경질막에 지탱되는 경질막정맥굴(그림 10.5, 10.6)을 예로 들 수 있다.

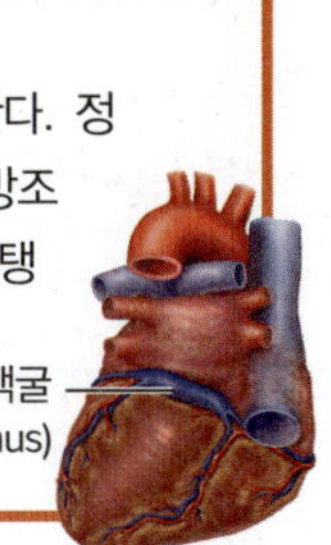

무엇을 배웠는가?

5 각 대체경로는 단순경로와 어떻게 다른가?

17.2 혈관의 총 단면적과 혈류속도

학습목표

10. 혈관 총 단면적과 혈류속도의 관계를 기술하라.

11. 모세혈관에서 낮은 혈류속도가 무슨 의의를 가지는지 생각해 보자.

통합 개념 개관

그림 17.7 혈관의 형태와 기능. (a) 동맥, (b) 모세혈관, (c) 정맥의 구조와 생리를 비교했다.

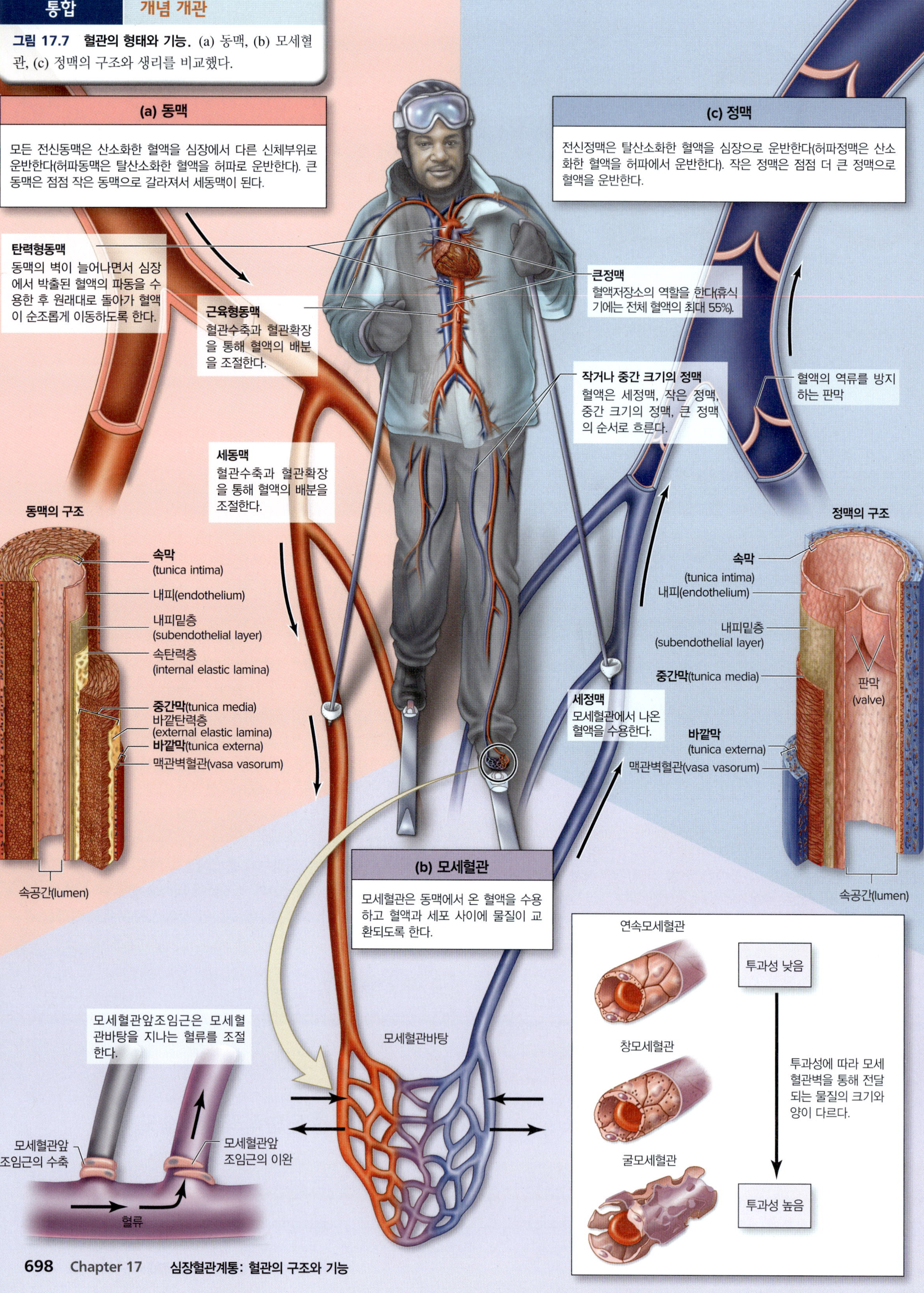

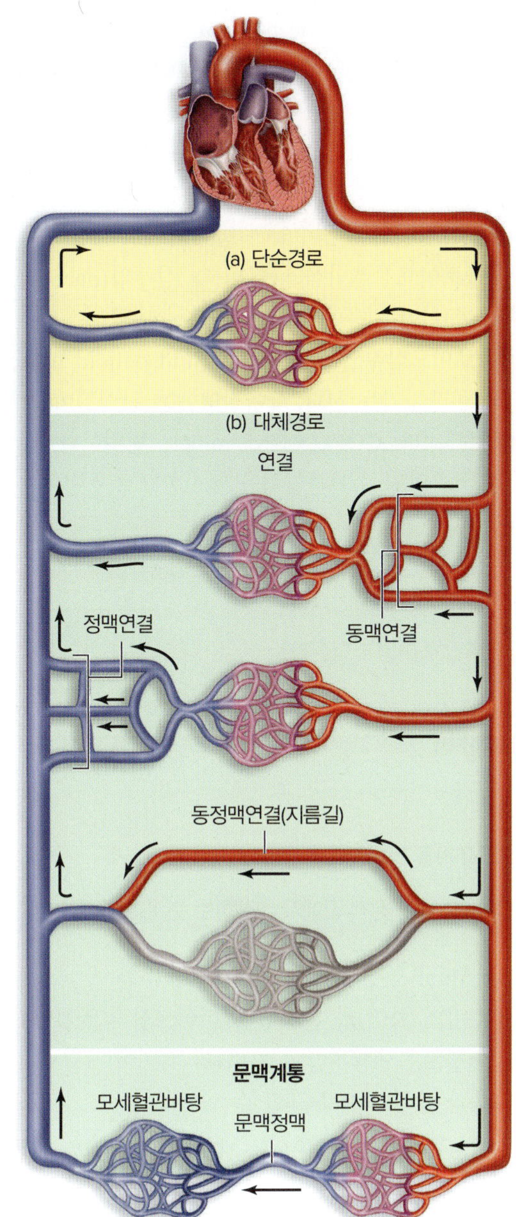

그림 17.8 혈류의 단순경로와 대체경로 비교. (a) 단순경로에서는 하나의 주요 동맥, 하나의 모세혈관바탕, 하나의 주요 정맥이 혈액을 하나의 신체부위로 전달한다. (b) 대체경로에는 연결과 문맥계통이 있다. 연결에서는 하나의 신체 부위에 연결된 동맥, 모세혈관, 정맥의 수가 서로 다르다. 문맥계통에서는 혈관이 심장으로 돌아가기 전에 다른 기관(예: 간)의 모세혈관바탕으로 간다.

혈관의 단면적은 혈관 내경의 직경으로 나타낼 수 있다. **총 단면적**은 각 유형의 혈관(동맥, 모세혈관, 정맥) 모두가 병렬로 배열되어 있다고 가정할 때, 이 혈관들 전체의 직경을 합산한 것으로 추정할 수 있을 것이다. 동맥 각각의 단면적은 비교적 크더라도 동맥의 총 단면적은 상대적으로 작다는 것을 알게 되면 놀랄 수도 있다. 상대적으로 총 단면적이 작은 정맥계 역시 이와 비슷한 양상이다. **그림 17.9**의 그래프에서 파란색 선을 보라. 이에 반해, 모세혈관은 하나하나의 단면적은 매우 작지만 총 단면적은 약 4,500 cm^2(총 길이는 95,000 km 정도)로 가장 큰 값을 보인다.

혈류속도는 단위시간당 피가 운반되는 속도로, 보통 초당 센티미터로 나타낸다. 그림 17.9의 그래프를 보면, 혈관 총 단면적과 혈류속도는 음의 상관관계를 보이는 것을 알 수 있다. 혈류속도는 총 단면적

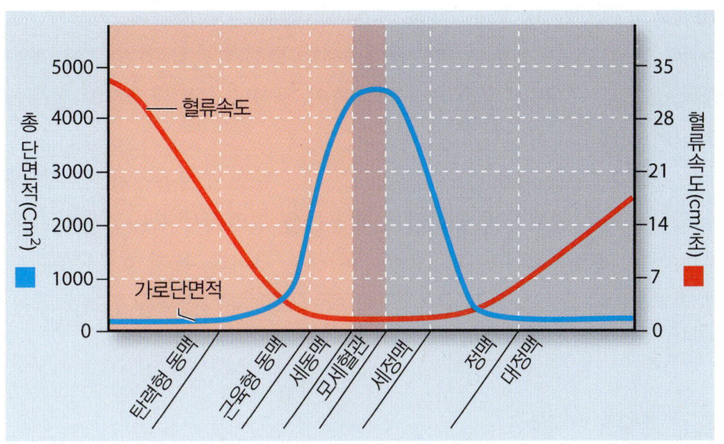

그림 17.9 총 단면적과 혈류속도의 관계. 총 단면적이 커질수록 혈류는 느려진다. 모세혈관이 단면적이 가장 크면서 혈류는 가장 느리다는 것을 확인할 수 있다. 이 덕분에 혈액과 조직 사이의 물질들의 교환이 촉진된다.

이 상대적으로 작은 동맥과 정맥에서 상대적으로 빠른 반면, 총 단면적이 큰 모세혈관에서는 비교적 느리다. 따라서 혈류속도는 서로 다른 종류의 혈관을 지나면서 변하게 된다. 동맥에서의 혈류속도는 비교적 빠르고 모세혈관에서 가장 느리며, 정맥에서는 다시 상대적으로 빨라진다. 강에서 물이 흐르는 것도 이와 유사하다. 강의 폭이 좁아지는 곳에서는 물이 빠르게 흐르며, 강이 넓어지는 곳에서는 물이 느리게 흐른다. 물론, 물의 유량은 이들 각각의 곳에서 모두 같게 유지된 채로 늘 바다로 흘러간다. 이와 비슷하게, 혈관을 흐르며 혈류의 속도는 변화하지만, 혈류는 늘 심장혈관계통의 혈관계를 통해 압력 경사를 따라 이동한다.

모세혈관에서의 혈류가 훨씬 느리다는 것은 어떤 의의를 지닐까? 느린 혈류속도 덕분에, 호흡 기체, 영양분, 노폐물과 호르몬 등이 신체 조직과 혈액 사이에서 교환되는 모세혈관 교환이 효율적으로 일어나기 위한 충분한 시간을 벌 수 있다.

무엇을 배웠는가?

6 어떤 종류의 혈관에서 혈류가 가장 느린가? 이에 대해 해부학적 구조 및 생리학적 의의를 설명하라.

17.3 모세혈관 교환

모세혈관은 혈액과 주변 조직 사이에 물질(예: 호흡기체, 영양소, 노폐물, 호르몬)이 교환되도록 한다. 교환방법에는 확산, 소포수송, 덩이흐름이 있다.

17.3a 확산과 소포수송

학습목표

12. 모세혈관과 조직 사이의 확산과 소포수송을 설명한다.

전신 모세혈관에서 산소, 호르몬, 영양소와 같은 물질은 농도가 높은 혈액에서 농도가 낮은 사이질액과 조직세포로 **확산**(diffusion)된다. 반대로 이산화탄소와 노폐물은 농도가 높은 조직세포에서 농도가 낮은

혈액으로 확산된다. 매우 작은 용질(예: 산소, 이산화탄소, 포도당, 이온)과 액체는 내피세포나 세포사이틈새를 통해 확산될 수 있으며, 작은 단백질과 같이 큰 용질은 창모세혈관의 창이나 굴모세혈관의 틈새를 지나야 한다.

소포수송(vesicular transport)은 내피세포가 포음작용으로 액체로 찬 소포를 세포막에 융합시켜 내용물을 혈액에서 사이질액으로 운반하거나 사이질액에서 혈액으로 운반하는 것이다. 특정 호르몬(예: 인슐린)이나 지방산과 같은 용질은 이 방법으로 내피세포를 통과해 운반된다.

무엇을 배웠는가?

7 확산을 통해 모세혈관 너머로 운반되는 물질은 무엇인가? 소포수송으로 모세혈관을 떠나는 물질은 무엇인가?

17.3b 덩이흐름

학습목표

13. 덩이흐름, 여과, 재흡수에 대해 설명한다.

14. 모세혈관의 정수압과 콜로이드삼투압을 비교하고 대조한다.

덩이흐름(용적흐름, bulk flow)이란 다량의 액체와 그 속에 용해된 물질이 압력기울기를 따라한 방향으로 이동하는 것이다. 모세혈관의 동맥 끝에서 일어나는 과정인 **여과**(filtration)는 액체가 덩이흐름을 통해 모세혈관의 틈(예: 세포사이틈새, 창)으로 나가는 것이다. 이때 액체와 작은 용질은 쉽게 빠져나가지만 큰 용질은 대부분 막힌다. 반대로 모세혈관의 정맥 끝에서는 재흡수가 일어난다. **재흡수**(reabsorption)란 액체가 덩이흐름을 통해 혈액으로 돌아가는 것이다(**그림 17.10**).

어떻게 모세혈관의 동맥 끝에서는 여과가, 정맥 끝에서는 재흡수가 일어날까? 이동의 방향은 모세혈관에 작용하는 서로 반대 압력인 정수압과 콜로이드삼투압에 달려 있다. 두 압력은 모두 mmHg로 나타낸다.

› 정수압

정수압(hydrostatic pressure)이란 액체가 신체기관에 가하는 물리적인 힘이다. 예를 들면 **혈액정수압**[blood hydrostatic pressure, HPb; 간략하게 **혈압**(blood pressure)이라고도 함]은 혈액이 혈관벽을 누를 때 발생하는 힘을 단위영역으로 나눈 것이다. 혈액정수압은 모세혈관의 여과를 촉진한다.

사이질액에도 정수압이 있으며, 이를 **사이질액정수압**(interstitial fluid hydrostatic pressure, HP_{if})이라고 한다. 이는 사이질액이 혈관의 바깥 표면에 가하는 힘이다. 대부분의 조직에서 사이질액정수압이 매우 작으므로 편의상 0에 가깝다고 가정한다. 여기에서도 정수압에 대해 논할 때는 물질을 모세혈관 밖으로 밀어내는 혈액정수압을 중심으로 할 것이다.

› 콜로이드삼투압

여과와 재흡수를 조절하는 또 하나의 중요한 힘은, 용질의 농도가 높기 때문에 발생하는 삼투를 통해 물을 '밀어내는' 삼투압이다. **콜로이드삼투압**(교질삼투압, colloid osmotic pressure, COP)이란 조직의 단백질(콜로이드) 농도에 따라 물을 다시 조직으로 끌어들이는 힘을 가리킨다.

혈액콜로이드삼투압(blood colloid osmotic pressure, COPb)은 알부민과 같은 혈액 속 단백질로 인해 혈액으로 수분을 끌어당기는 힘이다. 혈액콜로이드삼투압은 정수압과 반대되므로 재흡수를 촉진한다. 임상의는 혈액콜로이드삼투압을 나타낼 때 **삼투압**(oncotic pressure; *onkosis*: 부어오름)이라는 용어를 사용하기도 한다.

사이질액콜로이드삼투압(interstitial fluid colloid osmotic pressure, COP_{if})도 존재하기는 하나 사이질액에는 단백질이 적기 때문에 콜로이드삼투압도 적다. COP_{if}는 0~5 mmHg 범위이다. 정수압과 삼투압의 값을 정확히 알면 순여과압력을 계산함으로써 덩이흐름의 방향을 알 수 있다.

무엇을 배웠는가?

8 정수압과 삼투압은 어떻게 다른가?

17.3c 순여과압력

학습목표

15. 순여과압력(NFP)을 정의한다.

16. 모세혈관의 동맥 끝과 정맥 끝에서 발생하는 순여과압력을 계산한다.

순여과압력(net filtration pressure, NFP)은 순수한 정수압(혈액정수압과 사이질액정수압의 차이)과 순수한 콜로이드삼투압(혈액콜로이드삼투압과 사이질액콜로이드삼투압의 차이)의 차이이다(그림 17.10). 순여과압력은 다음과 같은 식으로 구할 수 있다.

$$NFP = (HP_b - HP_{if}) - (COP_b - COP_{if})$$

HP_b = 혈액의 정수압, HP_{if} = 사이질액의 정수압, COP_b = 혈액의 콜로이드삼투압, COP_{if} = 사이질액의 콜로이드삼투압이다. 이 식은 물리학자인 어니스트 스탈링이 발견한 **스탈링법칙**(Starling's law)을 응용한 것이다. 스탈링은 정수압과 삼투압이 서로 반대작용을 하며, 모세혈관의 막을 통한 여과와 재흡수를 일으킨다는 사실을 처음 발견한 사람 중 하나이다.

순여과압력은 혈액이 모세혈관의 동맥 끝에서 정맥 끝으로 이동하면서 변한다. 모세혈관의 동맥 끝에서 HP_b는 일반적으로 35 mmHg 전후, HP_{if}는 0으로 가정, COP_b는 26 mmHg 전후, COP_{if}는 5 mmHg 전후이다. 순여과압력은 다음과 같이 계산할 수 있다.

$$(35\ \text{mmHg} - 0\ \text{mmHg}) - (26\ \text{mmHg} - 5\ \text{mmHg}) =$$
$$35\ \text{mmHg} - 21\ \text{mmHg} = 14\ \text{mmHg}$$

동맥 끝의 순여과압력은 14 mmHg로 양의 값이라는 점을 주목한다. 양의 값은 수분을 혈액 밖으로 밀어내는 정수압이 수분을 모세혈관으로 끌어당기는 삼투압보다 크다는 것을 의미한다. 그 결과로 수분이 혈관에서 주변 조직으로 나가는 여과가 모세혈관의 동맥 끝에서 일어난다.

이제 모세혈관의 정맥 끝에서 일어나는 사건을 생각해 보자. 혈액정수압은 혈액이 모세혈관을 지나 정맥 끝에 다다르면서 점점 감소한

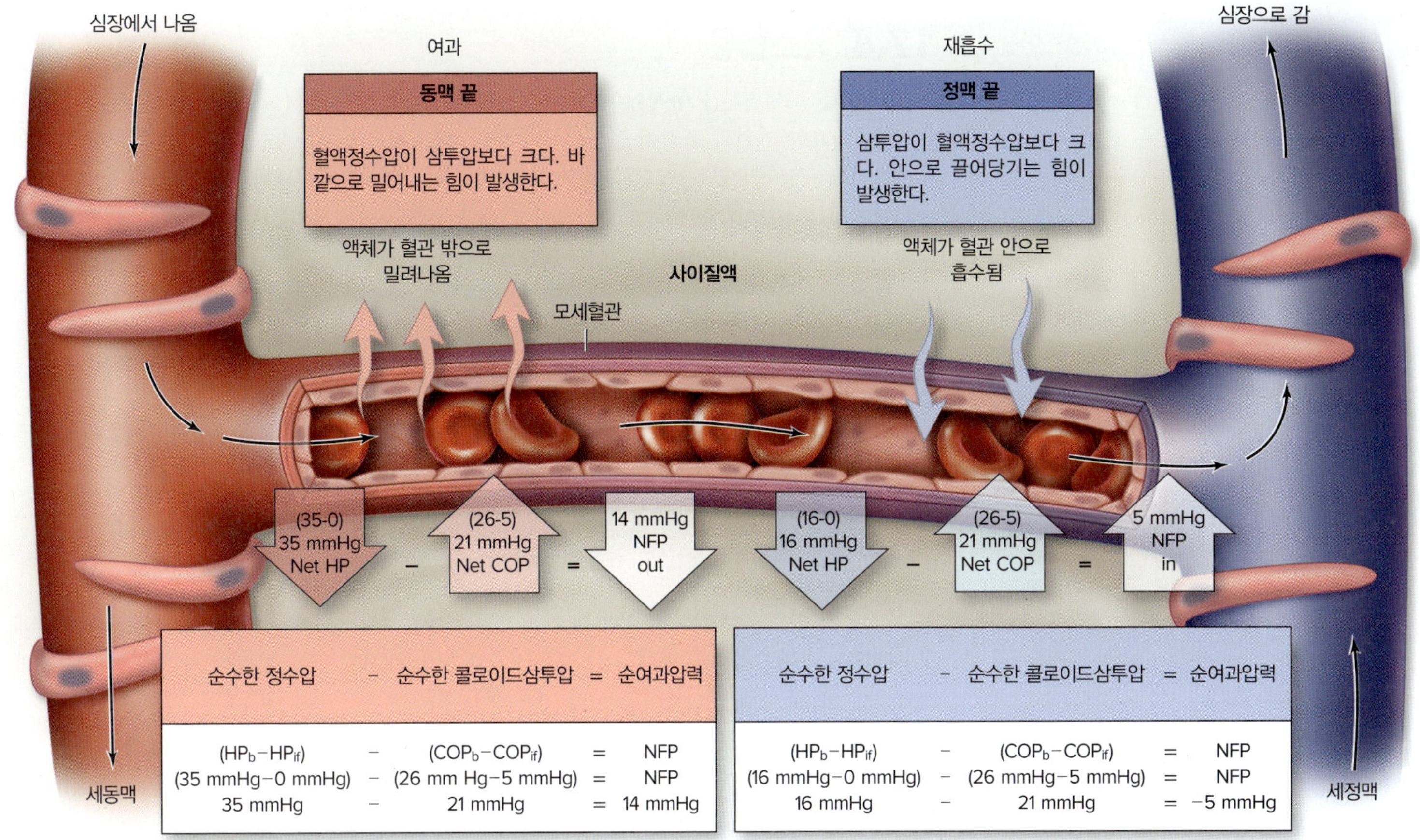

그림 17.10 모세혈관의 덩이흐름. 혈액정수압은 모세혈관의 동맥 끝에서 높고 정맥 끝에서 낮다. 삼투압은 비교적 일정하므로 동맥 끝에서는 여과가 일어나고 정맥 끝에서는 재흡수가 일어난다.

다. 혈액이 모세혈관을 이동하면서 수분이 빠져나가기 때문이다. 혈액의 양이 감소하므로 정맥 끝에서는 혈액정수압도 줄어들어 일반적으로 16~20 mmHg가 된다.

반대로 혈액과 사이질액의 콜로이드삼투압은 모세혈관 전체에서 비교적 일정하게 유지되므로 동맥 끝과 정맥 끝에서 값이 비슷하다. 정맥 끝에서 COP_b는 약 26 mmHg, COP_{if}는 약 5 mmHg이다. HP_{if}는 여기서도 0으로 가정한다. 정맥 끝의 순여과압력은 다음과 같이 계산한다.

$$(16\ \text{mmHg} - 0\ \text{mmHg}) - (26\ \text{mmHg} - 5\ \text{mmHg}) = \text{NFP}$$
$$16\ \text{mmHg} \quad - \quad 21\ \text{mmHg} \quad = -5\ \text{mmHg}$$

이때 순여과압력이 −5 mmHg로 음의 값이라는 점을 주목한다. 음의 값은 혈액정수압이 삼투압보다 낮기 때문에 나타난다. 그 결과로 모세혈관의 정맥 끝에서는 수분이 주변 조직에서 다시 혈액으로 들어가는 재흡수가 일어난다.

순여과압력을 계산하는 데 이용한 압력은 하나의 예에 불과하다. 구체적인 압력은 신체부위, 모세혈관바탕에 유입되는 혈액의 양, 개인의 건강에 따라 다르다.

어떻게 생각하는가?

1 모세혈관에서 물질의 교환이 중단될 정도로 혈압이 낮아질 수 있는가? 이유도 함께 설명하라.

무엇을 배웠는가?

9 모세혈관의 동맥 끝에서 정맥 끝으로 가면서 정수압은 어떻게 변하는가? 콜로이드삼투압도 비슷하게 변하는가?

10 압력 중 값이 가장 큰 두 가지는 무엇인가? 이 압력들이 여과와 재흡수에 구체적으로 어떤 영향을 미치는지 설명하라.

17.3d 림프계통

학습목표

17. 림프계통이 모세혈관바탕에서 어떤 역할을 하는지 설명한다.

모세혈관바탕의 동맥 끝에서는 여과가 이루어지고 정맥 끝에서는 재흡수가 이루어지지만 정맥 끝에서는 수분이 전부 재흡수되지는 않는다. 일반적으로 모세혈관은 사이질액으로 이동한 수분의 85%가량을 재흡수한다. 그럼 나머지 15%의 잉여 수분은 어떻게 될까?

또 하나의 신체계통인 **림프계통**(림프계, lymphatic system)이 이 나머지 수분을 혈액으로 돌려보낸다. 림프관은 이 수분을 수용하고 여과해 정맥순환으로 보낸다. 림프관과 림프계통에 대해서는 18장에서 자세히 설명할 것이다.

무엇을 배웠는가?

11 림프관이 기능을 하지 않으면 모세혈관바탕 주변에 있는 사이질액의 양은 어떻게 될까?

17.4 국소혈류

전신의 모든 모세혈관을 동시에 채우기에는 혈액이 부족하다는 사실을 상기하라. 따라서 혈액은 가장 필요한 기관과 조직에 공급되어야 한다. **국소혈류**(local blood flow)란 특정한 조직의 모세혈관에 국소적으로 전달되는 혈액이며 분당 밀리리터로 나타낸다. 조직 1 g의 모세혈관에 단위시간당 유입되는 혈액의 양은 관류라고 한다. 심장순환계통의 최종 목적은 모든 조직에 충분한 관류를 공급하는 것이다.

특정 기관이나 조직에 전달되는 혈액의 양은 (1) 조직의 혈관분포, (2) 근육성 반응 (3) 혈류에 영향을 미치는 국소조절인자, (4) 전체 혈액량에 따라 달라진다.

17.4a 혈관분포와 혈관형성

학습목표

18. 혈관분포도가 무엇인지 서술한다.

19. 혈관형성의 과정과 혈관형성이 관류를 어떻게 돕는지 설명한다.

하나의 조직에 혈관이 분포한 범위를 가리키는 **혈관분포도**(degree of vascularization)가 혈액 공급능력을 결정한다. 뇌, 뼈대근육, 심 장, 간과 같이 대사가 매우 활발한 기관은 혈관이 풍부하게 분포한다. 반대로 힘줄이나 인대 같은 부분에는 혈관이 거의 분포하지 않고 혈액 공급이 제한되어 있다.

하나의 조직에 분포한 혈관의 양은 혈관형성을 통해 변할 수 있다. **혈관형성**(angiogenesis; *angio*: 혈관, *genesis*: 생성)이란 혈관이 필요한 조직에 새로운 혈관이 형성되는 것이다. 혈관형성은 몇 주에서 몇 달에 걸쳐 일어나는 장기적인 해부학적 변화를 통해 충분한 관류가 공급되도록 돕는다. 예를 들면 유산소운동에 대한 반응으로 뼈대근육에서 혈관형성이 촉진된다. 지방이 축적되는 형태로 살이 찌면 지방조직에 혈관형성이 이루어진다. 심장혈관이 폐색되면 심장벽으로 혈액을 전달할 경로를 새로 만들기 위해 혈관형성이 일어난다.

혈관의 **퇴행**(regression)도 일어날 수 있다. 신체활동을 잘 하지 않으면 뼈대근육의 혈관 일부가 퇴행하고, 음식 섭취량이 줄어들고 운동량이 늘어나 지방조직이 감소하면 지방조직의 혈관이 퇴행한다.

무엇을 배웠는가?

12 뼈대근육의 혈관형성은 어떤 때 자극되는가? 지방조직의 혈관형성은 어떤 때 자극되는가?

17.4b 근육성 반응

학습목표

20. 조직에 정상적인 혈류를 유지하는 근육성 반응을 설명한다.

전신혈압은 혈관을 통해 피가 흐를 수 있도록 하는 원동력이며, 조건(흥분하거나 이완하는 등)에 따라 달라질 수 있다. 하지만 조직에 유입되는 혈류는 혈관의 늘어남에 따라 혈관 내 민무늬근의 수축과 이완으로 이루어지는 **근육성 반응**에 의해 상대적으로 일정하게 유지된다.

전신혈압이 증가하면 더 많은 양의 피를 혈관으로 보내려는 힘이 작용하며 혈관벽에 있는 민무늬근육세포를 늘어나게 한다. 이는 민무늬근육세포를 자극하여 수축하게 만들어 혈관이 수축하게 된다. 따라서 전신혈압이 증가하여 혈관으로 더 많은 피가 들어가려고 해도, 그로 인해 초래되는 혈관수축이 혈관직경을 감소시켜 전신혈압의 변화를 상쇄하기 때문에 조직으로 흘러들어 가는 혈류는 일정하게 유지된다. 반대로, 전신혈압이 감소하면 혈관으로 더 적은 양의 피가 흘러들어 가며, 혈관벽의 민무늬근은 덜 늘어나게 된다. 이는 민무늬근을 이완하도록 하며, 혈관이완이 일어난다. 따라서 전신혈압이 낮아져 혈관으로 더 적은 양의 피를 혈관으로 흘려 보내려는 힘이 작용하더라도, 혈관이완으로 인해 혈관의 직경이 늘어나고 전신혈압의 변화를 상쇄하며, 조직으로 들어가는 혈류는 일정하게 유지된다.

무엇을 배웠는가?

13 전신혈압이 높아졌을 때의 근육성 반응에 대해 설명하라.

17.4c 국소적 · 단기적 조절

학습목표

21. 혈관확장제와 혈관수축제를 비교하고 대조한다.

22. 조직이 대사 수요에 따라 국소혈류를 어떻게 자동조절하는지 설명한다.

23. 조직이 손상된 경우나 신체 방어의 일환으로 국소혈류가 어떻게 변하는지 서술한다.

혈류의 국소적인 조절은 조직의 대사활동 변화에 대한 반응으로 항상 이루어진다. 국소혈류는 조직 손상에 대한 반응이나 신체 방어의 일환으로 변화하기도 한다. 자극은 특정한 화학물질의 농도 변화이며, 이 화학물질을 통틀어 **혈관작용화학물질**(vasoactive chemical)이라고 한다. 이 물질은 혈관확장제와 혈관수축제로 분류된다. **혈관확장제**(vasodilator)는 세동맥을 확장하고 모세혈관앞조임근을 이완시켜 모세혈관바탕의 혈류가 증가하도록 하는 물질이다. **혈관수축제**(vasoconstrictor)는 세동맥과 모세혈관앞조임근을 수축시켜 모세혈관바탕의 혈류가 감소되게 한다(그림 17.5).

자동조절과 대사활동 변화

자동조절(autoregulation)은 대사 수요 변화에 대한 반응으로 조직이 스스로 국소혈류를 조절하는 것이다. 최초의 자극은 일반적으로 조직의 대사활동 증가로 관류가 부족해지는 것이다. 조직이 충분한 혈액 관류를 공급받지 못하면 산소와 영양소 농도가 감소하고 이산화탄소, 젖산, 수소이온, 칼륨이온 농도가 증가한다. 이로 인해 국소혈관확장제의 농도가 변하며, 그 결과로 조직에 혈액을 공급하는 모세혈관에 혈액이 추가로 유입된다. 조직에 관류가 증가해 물질의 농도가 항상성을 되찾으면 혈관이 수축한다. 이러한 분자의 농도 증가와 혈관 확장 사이에는 음성되먹임고리가 있다고 할 수 있다.

자동조절은 혈액 공급이 일시적으로 저해되었다가 회복될 때 가장 뚜렷하게 나타난다. 혈류가 일시적으로 저해되면 조직은 산소와 영양소를 공급받지 못하고 대사노폐물이 축적된다. 국소혈류가 회복되면 해당 조직에는 혈류가 크게 증가하는데, 이 상태를 **반응충혈**(reactive hyperemia)이라고 한다. 산소와 영양소를 다시 공급하고 축적된 노폐물을 제거하려면 혈액이 추가로 필요하기 때문에 나타나는 상태이다.

반응충혈의 예로 다음과 같은 경우를 들 수 있다. 추운 야외에 있다가 따뜻한 방에 들어가면 볼이 홍조를 띤다. 추운 곳에 있을 때는 진피의 혈관이 수축해 혈액을 동정맥지름길(션트)로 보냄으로써 열을 보존한다. 그러나 따뜻한 곳으로 가면 진피에 혈류가 증가해 볼이 붉어지고, 시간이 조금 지난 후 피부의 정상적인 혈류가 회복되면서 홍조가 사라진다.

조직 손상에 대한 반응 또는 신체 방어의 일환인 단기적 조절

손상된 조직, 백혈구, 혈소판에서 조직 손상에 대한 반응 또는 신체 방어의 일환으로 혈관작용화학물질이 분비될 때도 국소혈류가 조절된다. 이 과정을 **염증**(inflammation)이라고 한다. 예를 들면 외상, 알레르기, 감염, 심지어 운동에 대한 반응으로 **히스타민**(histamine)과 **브라디키닌**(bradykinin)이 분비된다. 이 화학물질들은 직접 세동맥을 자극하거나, 혈관의 내피세포가 산화질소를 분비하도록 간접적으로 자극함으로써 혈관을 확장할 수 있다. **산화질소**(nitric oxide)는 매우 강력하지만 지속 시간이 짧은 혈관확장제이다.

프로스타글란딘(prostaglandin)이나 **트롬복산**(thromboxane)과 같은 혈관작용화학물질은 혈관수축을 유발한다(국소호르몬은 14.3b 참조). 15.4a절에서 내피세포가 손상되면 강력한 혈관 수축작용을 하는 일련의 화학물질이 분비되어 혈액손실을 막는다고 배웠던 것을 상기한다.

통합 INTEGRATE

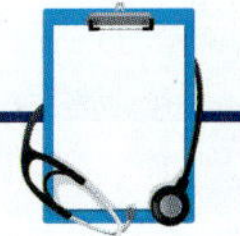

임상적 고찰 17.3
CLINICAL VIEW

종양혈관형성

정상적인 체세포와 마찬가지로 암 종양의 비정상세포도 산소와 영양소를 공급받고 노폐물을 제거해야 한다. 따라서 암 종양이 발생할 때는 반드시 종양 속에 혈관이 함께 형성되는데, 이를 **종양혈관형성**(tumor angiogenesis)이라고 한다. 종양혈관형성은 암세포가 분자를 분비함으로써 시작된다. 이 분자는 정상 숙주세포가 혈관형성을 자극하는 성장인자를 분비하도록 한다. 암 연구에서 활발한 분야 중 하나는 종양혈관 형성을 억제해 종양의 성장에 필요한 산소와 영양소를 차단함으로써 종양을 줄이거나 제거하는 연구이다.

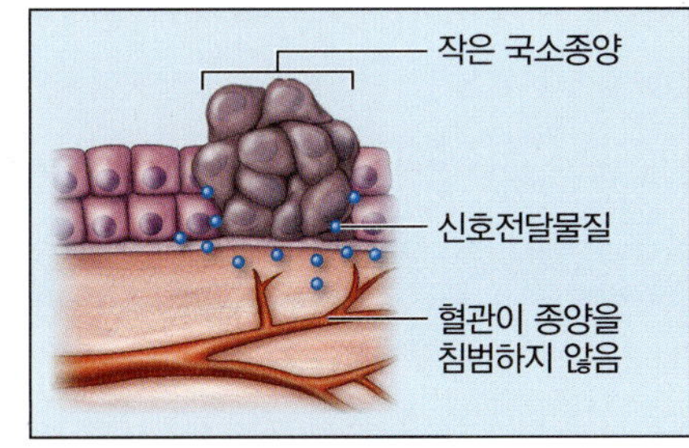

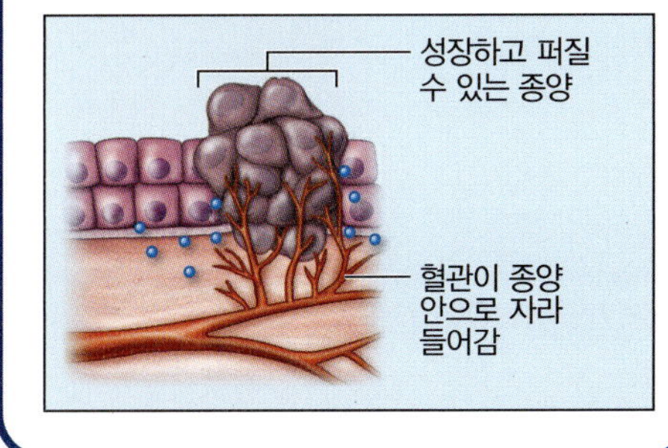

표 17.3 혈압과 혈류에 영향을 미치는 물질과 체계

효과	국소물질	호르몬과 신경전달물질
혈관확장제(vasodilator) 혈관확장 혈류흐름	산소 농도 감소 영양소 농도 감소 이산화탄소, 수소, 칼륨, 젖산 농도 증가 히스타민(histamine) 브라디키닌(bradykinine) 산화질소(nitric oxide)	심방나트륨이뇨펩티드(ANP) 에피네프린(심장혈관과 뼈대근육의 혈관에 있는 β_2아드레날린수용체에 결합)
혈관수축제(vasoconstrictor) 혈관수축 혈류흐름	산소 농도 증가 영양소 농도 증가 이산화탄소, 수소, 칼륨, 젖산 농도 감소 엔도텔린(endothelin) 프로스타글란딘(prostaglandin) 트롬복산(thromboxane)	앤지오텐신 II 알도스테론 항이뇨호르몬(ADH) 노르에피네프린(피부와 배기관을 비롯한 대부분의 혈관에 있는 α_1아드레날린수용체에 결합)[1]

1. 교감신경자극의 감소는 차의 속도를 늦추기 위해 발에서 가속페달을 떼는 것과 같이, 열거한 작용을 감소시키는 결과를 초래한다.

혈관확장제와 혈관수축제의 목록이 정리된 **표 17.3**을 참고하라.

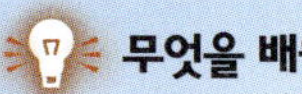

무엇을 배웠는가?

14 대사활동과 국소혈류 사이에는 어떤 관계가 있는가?

17.4d 국소혈류와 전신혈류

학습목표

24. 전신혈류와 국소혈류의 전반적인 관계를 설명한다.

온몸으로 운반되는 국소혈류를 충분하게 유지하는 것(모든 조직의 충분한 관류를 위해)은 최종적으로 전신혈류에 달려 있다. **전신혈류**(total blood flow)란 일정한 시간 동안 혈관계통 전체에서 운반된 혈액의 양이다(흔히 분당 리터로 나타낸다). 전신혈류는 심장박출량과 일치한다. 휴식기의 평균적인 심장박출량은 5.25 L/min이며, 운동 중에는 이보다 증가할 수 있다(16.9 참조). 심장박출량이 증가하면 전신혈류도 증가하며 신체조직은 혈액을 더 많이 공급받게 된다. 심장박출량이 감소하면 전신혈류도 감소하며 신체조직은 혈액을 더 적게 공급받게 된다. 전신혈류를 조절하는 인자는 혈액이 운반되는 심장혈관계통의 두 가지 요소(심장과 혈관)이다. 이 인자는 다음 절에서 자세히 설명할 것이다.

무엇을 배웠는가?

15 국소혈류는 어떻게 전신혈류에 따라 결정되는가?

17.5 혈압, 저항, 전신혈류

여기서는 심장, 혈관, 혈액의 개념을 통합하겠다. 먼저 혈압과 심장의 박출활동이 압력기울기를 형성해 혈관계통으로 혈액을 운반하는 원리를 살펴보고, 그다음 혈액이 혈관으로 운반될 때 어떻게 저항을 겪는지 설명한다. 그리고 혈압과 저항이 전신혈류를 결정하는 원리를 다룰 것이다.

17.5a 혈압

학습목표

25. 혈압과 혈압기울기를 정의한다.

26. 동맥, 모세혈관, 정맥의 혈압과 혈압기울기를 비교하고 대조한다.

27. 동맥의 맥박압과 평균동맥압을 계산한다.

28. 정맥이 작은 압력기울기를 극복하고 혈액을 심장으로 돌려보내는 기전을 설명한다.

혈압(blood pressure)은 혈액이 혈관의 안쪽 벽에 가하는 압력을 단위영역으로 나눈 것이다(덩이흐름에 관한 절에서 이미 설명했다). **혈압기울기**(blood pressure gradient)란 혈관의 한쪽 끝과 반대쪽 끝의 혈압이 다른 것이다. 심장이 규칙적으로 수축하면서 동맥의 혈압은 높고 정맥의 혈압은 낮기 때문에 혈관계통에는 혈압기울기가 존재한다. 혈압기울기는 혈관에서 혈액을 추진하는 원동력이기 때문에 임상과 생리학에서 모두 중요하다. 이 절을 학습하면서 **그림 17.11**을 참조한다.

› 동맥의 혈압

심실이 수축하고 이완하기 때문에 동맥의 혈류는 박동(pulsatile)한다. 동맥이 최대로 늘어나는 심실수축기에 혈압이 가장 높으며, 이 수치를 **수축기압**(systolic pressure)이라고 한다. 동맥이 최대로 줄어드는 심실이완기에는 혈압이 가장 낮으며, 이 수치를 **확장기압**(diastolic pressure)이라고 한다. 동맥의 혈압은 분수로 나타내는데, 분자는 수축기압이고 분모는 확장기압이다. 성인의 혈압은 평균 120/80 mmHg이나 개인차가 크다. 수축기압과 확장기압을 이용해 맥박압과 평균동맥압을 계산할 수 있다.

맥박압 **맥박압**(맥압, pulse pressure)은 심장이 휴식하다가(확장기압) 수축할 때(수축기압) 동맥이 추가로 받는 압력이다. 수축기압에서 확장기압을 빼면 맥박압을 구할 수 있다. 예를 들어 혈압이 120/80 mmHg인 사람은 맥박압이 40 mmHg이다(120 − 80 = 40 mmHg).

맥박압은 동맥의 탄력성과 원래대로 움츠러드는 능력을 측정하는 수단이기 때문에 중요하다. 건강하고 탄력 있는 동맥은 쉽게 늘어나고 줄어들면서 심장혈관계통에서 혈액의 이동을 돕는다. 그러나 혈관이 노화하거나 질병(예: 죽상경화증)에 걸리면 동맥의 탄력성이 떨어져 늘어나고 줄어들기가 어렵기 때문에 심장이 혈액을 박출하기도 힘들어진다. 운동할 때와 같이 맥박압이 일시적으로 높아지는 것은 심장박출량이 증가했기 때문이지만, 맥박압이 계속 높은 것은 동맥이 건강하지 못하다는 신호일 수 있다.

맥박압 때문에 동맥에서는 규칙적으로 고동이 느껴지며, 얕은 탄력형동맥과 근육형동맥에서 이 느낌을 촉진하는 것이 바로 '맥박'이다(표 17.4).

평균동맥압 **평균동맥압**(mean arterial pressure, MAP)은 동맥의 평균적인 혈압이다. 확장기압이 수축기압보다 다소 오래 지속되므로 평균동맥압은 확장기압과 수축기압의 단순한 평균이 아니다. 평균동맥압은 다음과 같이 구한다.

$$\text{평균동맥압} = \text{확장기압} + \frac{1}{3}\ \text{맥박압}$$

혈압이 120/80 mmHg인 사람의 평균동맥압은 약 93 mmHg이다(80 + 40/3 = 93 mmHg).

평균동맥압은 몸의 조직과 기관에 관류가 얼마나 충분히 공급되는지 알 수 있는 지표이므로 임상적으로 중요하다. 일반적으로 평균 동맥압이 70~110 mmHg이면 관류가 순조롭게 공급되는 것이다. 평균동맥압이 60 mmHg보다 낮으면 혈류가 충분하지 않다는 신호일 수 있으며, 평균동맥압이 너무 높으면 조직에 공급되는 혈류가 너무 많아서 사이질조직에 부종이 발생할 수 있다(임상적 고찰 17.5: "뇌부종" 참조). 고혈압은 죽상경화증의 위험요소이다(임상적 고찰 17.1: "죽상경화증" 참조).

맥박압과 평균동맥압은 대동맥과 같이 심장에 가까운 동맥에서 높다. 동맥이 점점 작게 갈라지면서 심실에서 멀어질수록 맥박압과 평균동맥압이 낮아진다. 동맥의 압력기울기는 비교적

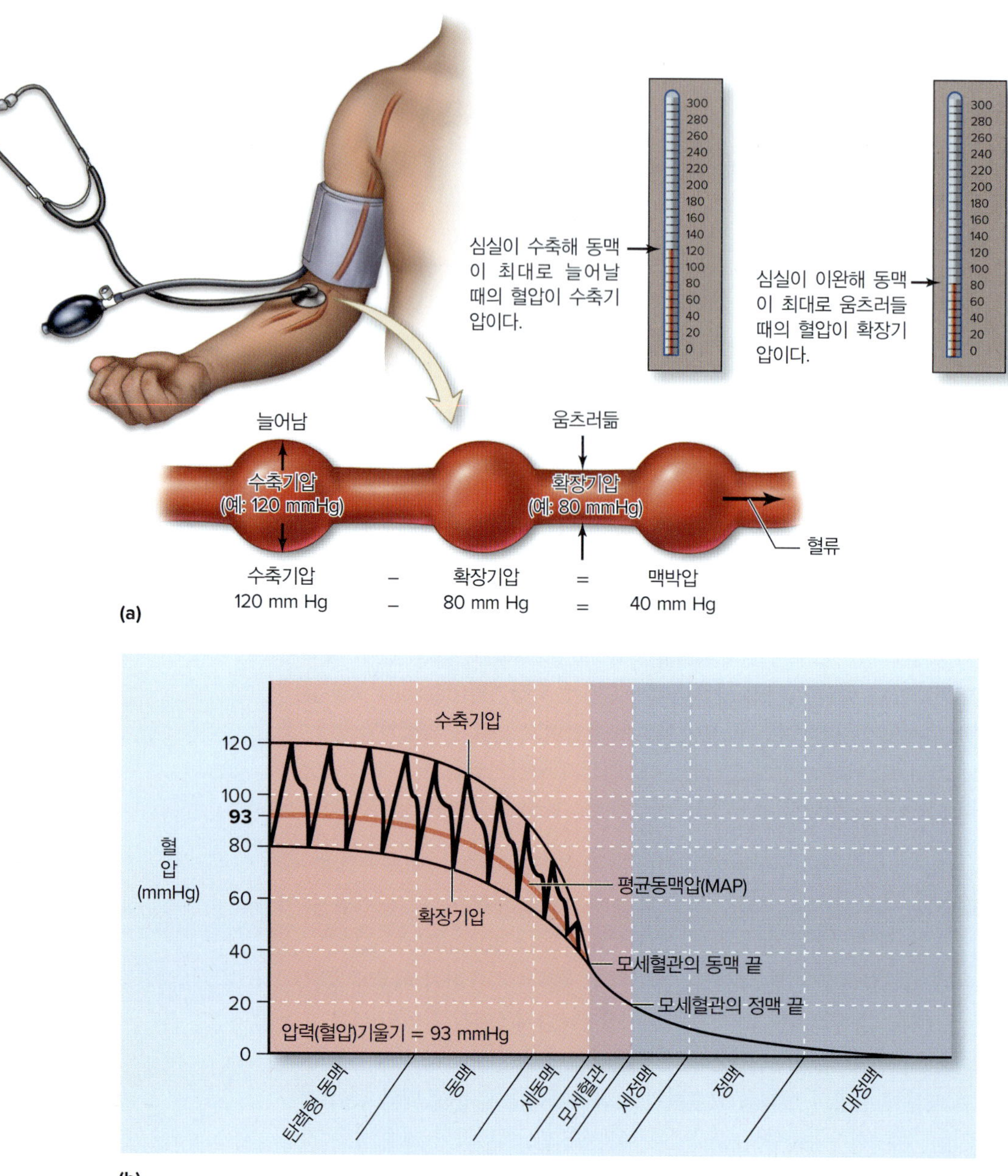

그림 17.11 혈압. (a) 동맥의 혈압은 박동한다. 심실이 수축해 동맥이 최대로 늘어날 때의 혈압을 수축기압이라 하고, 심실이 이완해 혈관이 최대로 움츠러들었을 때의 혈압을 확장기압이라고 한다. 맥박압은 심장이 이완했다가 수축할 때 추가되는 압력이다. (b) 혈액이 심장혈관계통의 혈관을 흐를 때 혈압의 변화를 추적한 그래프이다.

가파르며 동맥 속의 혈액 이동을 촉진한다(그림 17.11b).

› 모세혈관의 혈압

혈액이 모세혈관에 다다르면 수축기압과 확장기압의 차이가 사라지므로 맥박압이 없어진다. 모세혈관의 혈류는 부드럽고 균일하다.

혈액과 주변 조직 사이에서 물질이 교환되려면 모세혈관바탕의 혈압이 충분해야 하지만 모세혈관을 손상시킬 만큼 높으면 안 된다. 모세혈관의 동맥 끝에서 혈압은 약 40 mmHg이며 그 후로 빠르게 떨어져(약 1 mm의 모세혈관을 지나는 동안) 정맥 끝에서는 20 mmHg 이하가 된다. 이 혈압을 이용해 앞에서 말한 모세혈관교환의 순여과압력을 구할 수 있다. 모세혈관의 동맥 끝에서 혈압이 비교적 높기 때문에 여과가 이루어질 수 있으며, 정맥 끝에서는 혈압이 비교적 낮기 때문에 콜로이드삼투압을 통해 수분이 혈액으로 재흡수될 수 있다.

통합 INTEGRATE

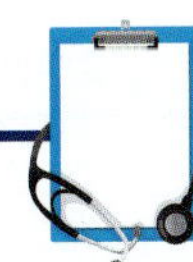

임상적 고찰 17.4 CLINICAL VIEW

맥박 부위 찾기

맥박(pulse)은 혈액이 동맥으로 박출될 때 동맥벽이 규칙적으로 고동치는 것이며, 맥박압을 반영한다. 맥박의 측정이 임상에서 중요한 이유는 다음과 같다.

1. 심박수를 간접적으로 알 수 있다.
2. 맥박의 힘을 통해 혈압을 알 수 있다. 혈압이 높으면 맥박이 강하고 혈압이 낮으면 맥박이 약하다.
3. 맥박이 없으면 그 부위에 혈류가 공급되지 않는다는 의미이다.

맥박을 잴 수 있는 부위는 전신에 있으며 이런 부위에서는 대체로 동맥이 뼈와 같은 단단한 부분에 눌려 있다. 맥박을 잴 때는 두 손가락을 사용하는데 엄지손가락은 쓰지 않는다. 엄지손가락 자체에 약한 맥박이 있어서 혼란을 줄 수 있기 때문이다. 맥박을 잴 때 흔히 이용하는 부위를 표 17.4에 나타냈다. 이 표를 보고 자신의 맥박을 직접 재 보자.

표 17.4 흔히 맥박을 재는 부위

동맥	맥박을 재기에 가장 좋은 곳
얕은관자동맥 (superficial temporal)	귀 앞, 관자뼈의 광대돌기 뿌리 위
얼굴동맥 (facial artery)	아래턱뼈와 깨물근이 이루는 각의 바로 앞
온목동맥 (common carotid artery)	목빗근 앞, 후두와 기도 가쪽
위팔동맥 (brachial artery)	위팔의 안쪽 표면, 겨드랑이와 팔오금 사이의 가운데 지점
노동맥 (radial artery)	손목의 노뼈 쪽, 위팔노근과 노쪽손목굽힘근힘줄 사이
넙다리동맥 (femoral artery)	샅고랑인대 바로 아래, 두덩뼈와 위앞엉덩뼈가시 사이의 대략 중간 지점
오금동맥 (popliteal artery)	다리오금, 무릎을 살짝 굽힌 상태
뒤정강동맥 (posterior tibial artery)	정강뼈의 안쪽복사 뒤쪽 아래
발등동맥 (dorsalis pedis artery)	발배뼈(발 안쪽의 등) 위 또는 엄지발가락과 둘째발가락 사이의 등쪽

› 정맥의 혈압

모세혈관에서 정맥을 통해 심장으로 돌아가는 혈액을 복귀정맥혈(venous return)이라고 한다. 세정맥과 정맥 속의 혈액은 심장에서 멀어서 박출작용의 영향을 받지 않기 때문에 박동이 없다. 따라서 정맥도 모세혈관과 마찬가지로 맥박압이 없다. 세정맥의 혈압은 약 20 mmHg이며 오른심방의 아래대정맥에서는 거의 0 mmHg이다. 따라서 정맥의 압력기울기는 20 mmHg에 불과하다. 압력기울기가 작기 때문에 서 있을 때와 같은 상황에서는 정맥에서 혈액을 이동하는 힘이 일반적으로 부족하다. 정맥혈의 복귀는 정맥 속의 판막, 그리고 뼈대근육과 호흡기의 펌프로 촉진된다(**그림 17.12**).

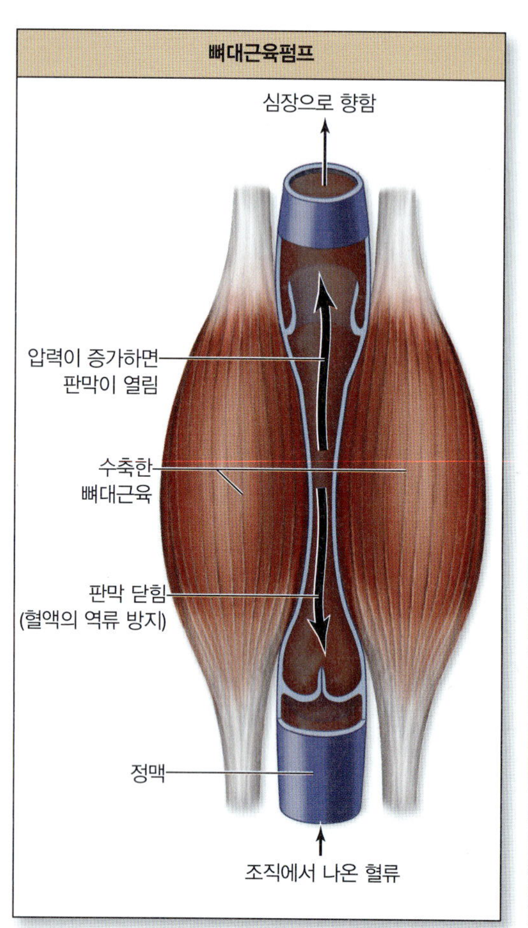

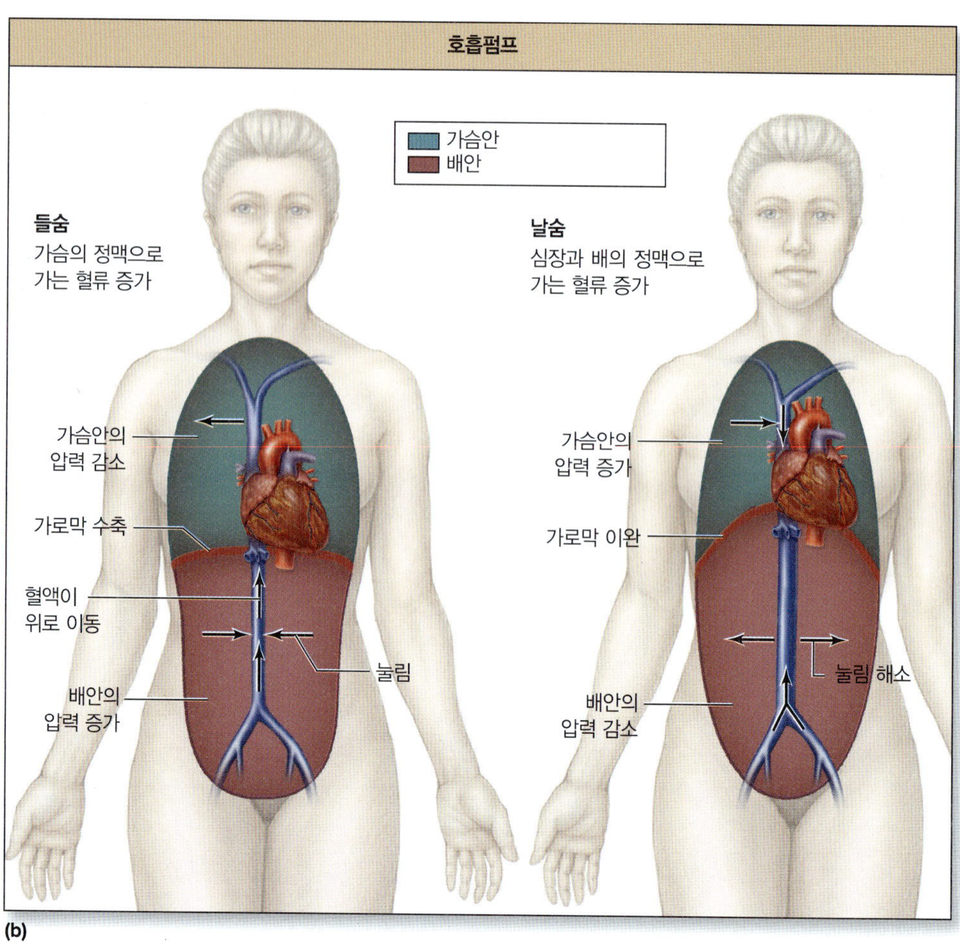

그림 17.12 정맥혈의 복귀에 영향을 미치는 요인. 심장으로 정맥혈이 복귀할 때는 정맥의 작은 압력기울기를 극복하기 위해 (a) 팔다리의 뼈대근육펌프와 (b) 몸통의 호흡펌프가 복귀를 촉진한다.

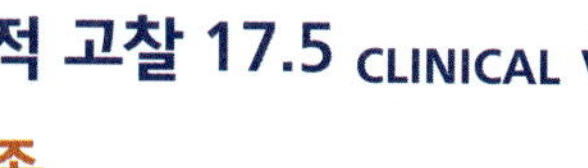

통합 INTEGRATE

임상적 고찰 17.5 CLINICAL VIEW

뇌부종

정상적인 평균동맥압을 유지하는 것이 뇌에 매우 중요하다. 평균동 맥압이 상승하면 뇌에 사이질액이 과도하게 존재하는 상태인 **뇌부종**(cerebral edema)이 발생할 수 있다. 이는 혈압이 240/140 mmHg인 경우와 같이 평균동맥압이 160 mmHg보다 높다면 발생할 수 있다. 평균동맥압이 높으면 뇌의 모세혈관에서 여과가 증가하며, 중추신경계통에는 림프관이 없으므로 잉여 사이질액은 사이질공간에 남는다.

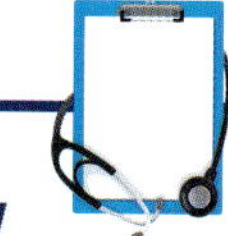

통합 INTEGRATE

임상적 고찰 17.6 CLINICAL VIEW

깊은정맥혈전증

깊은정맥혈전증(심부정맥혈전증, deep vein thrombosis, DVT)이란 정맥에 **혈전**(thrombus)이 있는 것이다. 혈전이 가장 흔히 생기는 부위는 장딴지의 정맥이다. 깊은정맥혈전증은 일반적으로 심장질환이 있거나, 신체활동이 적거나, 와병 중인 환자와 같이 오랫동안 움직이지 못한 사람에게 발생한다. 건강한 사람도 비행기를 오랫동안 타면 깊은정맥혈전증에 걸릴 수 있다.

깊은정맥혈전증의 첫 징후는 발열, 혈전이 있는 부위의 물렁거림과 붉어짐, 혈전이 있는 정맥으로 혈액을 흘려보내는 부위의 심한 통증과 부기, 심박수 상승이다. 가장 심각한 합병증은 혈전이 떨어져 나와 허파로 이동해 허파동맥의 가지를 막는 **허파색전**(pulmonary embolus)으로, 호흡부전과 사망을 유발할 수 있다. 깊은정맥혈전증으로 진단되면 환자에게는 저분자량 헤파린과 같은 항응고약물을 주사해 혈액이 더 응고되지 않고 기존의 혈전이 떨어져 나오지 않도록 한다.

뼈대근육펌프(skeletal muscle pump)는 주로 팔다리의 혈액 이동을 돕는다. 뼈대근육이 수축하면서 정맥을 쥐어짜 혈액이 심장으로 이동하도록 하고 판막이 역류를 막는다. 뼈대근육의 작용이 활발할 때(예: 걸을 때) 뼈대근육펌프는 혈액을 더 신속하고 효율적으로 심장으로 이동한다. 반대로 오랫동안 몸을 움직이지 못하면 혈액이 다리의 정맥에 고여 깊은정맥혈전증이 발생할 위험이 높아진다(임상적 고찰 17.6: "깊은정맥혈전증" 참조).

호흡펌프(respiratory pump)는 가슴안에서 혈액의 이동을 돕는다. 숨을 들이쉴 때는 가로막이 수축하고 편평해지며 배안의 압력이 증가해 배안의 혈관에 압력을 가한다. 이때 부수적으로 가슴안의 부피가 증가하고 압력이 감소한다. 혈액은 배안의 혈관에서 가슴안의 혈관으로 이동한다. 숨을 내쉴 때는 가로막이 이완해 반구 모양으로 돌아간다.

가슴안의 부피가 감소하고 압력이 증가해 가슴안의 혈관에 압력이 가해지며 혈액은 가슴안의 혈관에서 심장으로 돌아간다. 또 배안의 압력이 감소해 혈액이 다리에서 배의 혈관으로 이동한다. 호흡수가 증가하면(예: 운동할 때) 호흡펌프가 혈액을 심장으로 더 빨리 돌려보낸다.

온몸순환의 혈압기울기

이제 우리는 혈관계통의 여러 부분에서 나타나는 정상적인 혈압을 안다(또 혈관의 각 유형에 대해서도 확실히 안다). 온몸순환의 전체 혈압기울기를 계산할 때는 심장에 가까운 동맥의 혈압과 대정맥의 혈압을 이용한다(그림 17.11). 평균동맥압은 93 mmHg이고 대정맥의 혈압은 0 mmHg이다. 이때 심장의 박출작용으로 형성되는 혈압기울기는 93 mmHg(93 mmHg − 0 mmHg)이다.

더 중요한 점은 혈압기울기가 혈액을 혈관계통에서 순환시키는 원동력이라는 것이다. 혈압기울기의 변화는 전체 혈류의 변화와 직접적인 관계가 있다. 혈압기울기가 증가하면 전체 혈류가 증가하고, 혈압기울기가 감소하면 전체 혈류도 감소한다.

압력기울기의 경사를 어떻게 바꿀 수 있을까? 혈압기울기는 심장박출량을 통해 바뀐다. 심장박출량이 증가하면 압력기울기도 증가하고, 반대로 심장박출량이 감소하면 압력기울기도 감소한다(16.9 참조).

무엇을 배웠는가?

16 혈압이 155/95 mmHg인 55세의 여성이 있다. 이 여성의 맥박압과 평균동맥압은 얼마인가?

17 모세혈관의 혈압은 생리적으로 왜 중요한가?

18 정맥의 작은 압력기울기는 어떻게 극복되는가?

19 온몸순환에서 혈액을 이동하는 압력기울기는 어떻게 계산하는가? 압력기울기는 왜 중요한가?

17.5b 저항

학습목표

29. 저항을 정의하고 혈액의 점도, 혈관의 길이, 혈관의 반지름이 저항에 어떤 영향을 미치는지 설명한다.

저항도 전체 혈류에 영향을 미친다. **저항**(resistance)은 혈액이 혈관 속을 지날 때 겪는 마찰의 양이다. 혈류와 저항의 방향은 항상 반대이다. 이 마찰은 혈액과 혈관벽의 접촉에서 비롯된다. 혈관의 혈액에 대한 저항을 논할 때는 일반적으로 **말초저항**(peripheral resistance)에 대해 이야기한다(혈액이 심장에서 받는 저항과 반대되는 개념). 혈액의 점도, 혈관의 길이, 혈관의 크기(반지름)와 같은 여러 요인이 말초저항에 영향을 미친다.

통합 INTEGRATE

학습전략 LEARNING STRATEGY

혈압기울기는 심장이 혈관으로 혈액을 박출할 때 형성된다. 이는 펌프가 파이프를 통해 물을 뿜어낼 때 압력이 형성되는 것과 비슷하다. 두 경우 모두 펌프가 강력할수록 큰 압력기울기가 형성되어 혈액 또는 물이 더 많이 흐른다.

통합 INTEGRATE

임상적 고찰 17.7 CLINICAL VIEW

정맥류

정맥류(varicose veins, *varix*: 확장된 정맥)는 정맥이 직경이 늘어나고 구불구불해져 있는 상태이다. 이런 정맥의 판막은 기능을 상실하여 혈액이 정맥의 한곳에 고여 정맥이 불거지도록 한다. 정맥류는 하지의 표재정맥에서 가장 흔하다. 정맥류는 유전적 소인, 노화, 정맥 환류를 막는 스트레스 인자(장기간의 기립상태, 비만, 임신 등) 등에 의해 생길 수 있다. 항문직장부위에 생기는 정맥류를 치핵(hemorrhoids)이라고 부른다. 치핵은 배변을 위해 힘을 줄 때 혹은 분만을 할 때처럼 배 안의 압력이 증가하여 일어나게 된다.

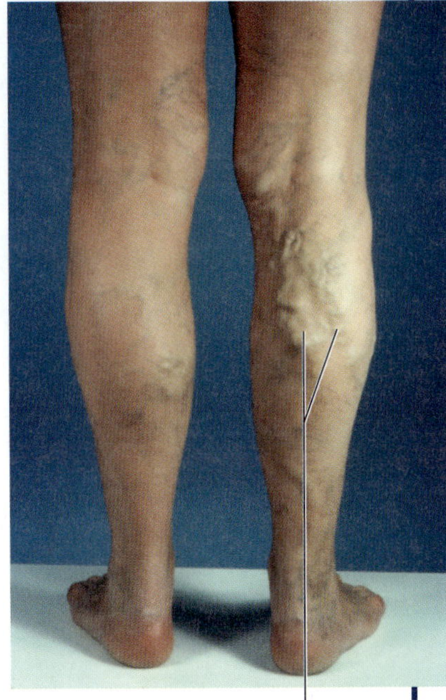

©Bob Tapper/Medical Images

혈액의 점도

점도(viscosity)란 액체가 흐를 때 생기는 저항이다. 더 일반적으로 말하자면 점도는 액체의 '진한 정도'를 가리킨다. 액체가 진할수록 점도가 높으며 흐를 때 저항을 많이 받는다. 점도는 액체 속 입자의 비율과 입자들 사이의 상호작용이 결정한다. 혈액에는 유형성분, 혈장단백질, 혈소판이 있기 때문에 혈액의 점도는 물보다 4.5~5.5배 높다. 따라서 혈액은 흐를 때 물보다 저항을 많이 받는다.

혈액의 점도가 변하면 혈액이 혈관에서 받는 저항도 변한다. 예를 들어 빈혈에 걸려서 적혈구의 수가 감소하면 혈액의 점도가 낮아져 혈액이 흐를 때 저항을 덜 받는다. 반대로 유형성분이 정상보다 많거나(예: 혈액 속의 적혈구 수를 일부러 늘릴 때; 임상적 고찰 15.1: "혈액 도핑" 참조) 탈수가 일어나면 혈액의 점도가 높아져 저항이 커진다.

혈관의 길이

혈관의 길이가 길수록 저항도 크다. 혈관이 길면 혈액이 그 속을 지날 때 받는 마찰이 커지기 때문이다. 지름이 같다면 짧은 혈관의 저항이 긴 혈관의 저항보다 적다. 일반적으로 한 사람의 혈관 길이는 비교적 일정하다. 그러나 살이 많이 찌면 추가된 지방에 혈액을 공급하기 위해 혈관이 몇 킬로미터 더 형성된다. 따라서 살이 찌면 혈관의 저항이 증가하며 살이 빠지면 저항이 감소한다(불필요한 혈관이 퇴행하므로).

› 혈관의 반지름

일반적인 건강한 사람의 경우 혈액의 점도와 혈관의 길이가 대체로 일정하다. 저항을 조절할 수 있는 주된 방법은 혈관 속의 반지름(즉 혈관의 지름)을 변화시키는 것이다.

혈관의 반지름은 구체적으로 저항에 어떻게 영향을 미칠까? 혈액은 혈관 속공간의 중심에서 더 빨리 흐르고 가장자리에서는 느리게 흐르는 경향이 있다. 가장자리에서는 혈관벽의 저항을 받기 때문이다. 이와 같이 관 속에서 액체가 흐르는 속도의 차이를 **결흐름**(층판류, laminar flow)이라고 한다. 강을 관찰해 보면 결흐름의 증거를 발견할 수 있다. 강 가장자리의 물은 느리게 흐르고 가운데의 물은 상당히 빠르게 흐른다. 따라서 혈관의 지름이 커지면 혈관벽에서 가까운 곳을 흐르는 혈액이 비교적 적어지고 전체 혈류가 증가한다. 반대로 혈관의 지름이 작아지면 혈관벽에서 가까운 곳을 흐르는 혈액이 비교적 많아지고 전체 혈류가 감소한다.

혈류와 혈관 속 반지름의 관계는 다음과 같은 식으로 나타낼 수 있다($\propto$는 비례관계를 의미함).

$$F \propto r^4$$

F는 흐름, r은 혈관 속의 반지름이다. 이 식은 혈류가 반지름의 4제곱과 정비례한다는 뜻이다. 혈관이 확장해 반지름이 1 mm에서 2 mm로 증가하면 혈류는 16배 커진다. r = 1 mm이면 r^4 = 1, 초당 F = 1 mm가 된다. r = 2 mm이면 r^4 = 16, 초당 F = 16 mm가 된다. 반대로 혈관이 수축해 반지름이 2 mm에서 1 mm로 감소하면 혈류는 1/16로 감소한다.

모든 혈관은 수축하거나 확장할 수 있다. 그러나 일반적으로 저항은 세동맥의 수축과 확장으로 변화하며, 세동맥의 수축과 확장은 중추신경계통의 교감신경계통이 조절한다. 몸에는 수많은 세동맥이 있기 때문에(그리고 세동맥 전체의 길이가 상당히 길기 때문에) 반지름이 조금만 변해도 저항이 크게 변해 혈류에 막대한 영향을 미친다. 죽상경화증은 플라크 때문에 혈관의 속공간이 좁아지는 질환이다. 죽상경화증이 발생한 혈관을 혈액이 지날 때는 저항이 더 크다.

무엇을 배웠는가?

20 저항의 정의는 무엇인가?

21 저항을 변화시키는 세 가지 요인은 무엇인가? 각 요인은 혈관 속의 혈류에 어떻게 영향을 미치는가?

17.5c 혈압기울기와 저항에 대한 혈류의 관계

학습목표

30. 혈압기울기와 전체 혈류저항 사이의 관계를 설명한다.

31. 온몸순환에서 저항이 증가하면 왜 혈압이 증가하는지 설명한다.

전체 혈류는 단위시간당 심장혈관계통에서 이동하는 혈액의 양이며 혈압과 저항의 영향을 받는다고 앞에서 설명했다. 이 관계를 다음과 같은 식으로 나타낼 수 있다.

$$F \propto \frac{\Delta P}{R}$$

F = 혈류, ΔP = 압력기울기($P_1 - P_2$), R = 저항이다.

› 전신의 압력기울기

앞의 식은 혈류가 압력기울기와 정비례한다는 사실을 나타낸다. 압력기울기가 증가하면 전체 혈류도 증가하고 압력기울기가 감소하면 전체 혈류도 감소한다(저항이 똑같다고 가정할 경우). 심장박출량이 증가하면 압력기울기도 증가하고 심장박출량이 감소하면 압력기울기도 감소한다는 사실을 상기한다. 따라서 압력기울기가 가파르면 혈류가 증가한다. 그러나 이 변화는 심장이 더 격렬히 움직일 때만 나타난다.

› 저항

앞의 식은 혈류가 저항과 반비례한다는 사실도 나타낸다. 저항이 증가하면 혈류가 감소하고 저항이 감소하면 혈류가 증가한다(압력기울기가 똑같다고 가정할 경우). 저항은 다음의 경우에 증가한다. (1) 혈액의 점도가 증가할 때(예: 적혈구의 농도가 더 높을 때), (2) 혈관의 길이가 증가할 때(예: 체중이 증가할 때), (3) 혈관 속공간의 지름이 감소할 때(예: 혈관이 수축할 때, 죽상경화증에 걸렸을 때).

› 전신혈압과 저항의 관계

저항이 계속 증가하는 사람(예: 체중이 크게 증가하거나 죽상경화증에 걸린 사람)은 일반적으로 동맥혈압이 증가한다. 이 상태는 임상적으로 중요하다. 증가한 저항을 극복하면서 혈류를 정상적으로 유지하고 모든 조직에 적절한 관류를 공급해야 하기 때문에 동맥혈압이 증가하는 것이다. 혈류, 혈압기울기, 저항의 관계를 **그림 17.13**에 요약했다.

무엇을 배웠는가?

22 저항이 계속 증가하는 사람의 혈압은 높을까, 낮을까, 정상일까? 이유도 함께 설명하라.

통합 INTEGRATE

학습전략 LEARNING STRATEGY

빨대로 음료수를 마셔 보면 저항에 영향을 미치는 변수를 쉽게 체험할 수 있다.

- **혈액의 점도.** 탄산음료는 걸쭉한 밀크셰이크보다 빨대 속을 더 쉽게 움직인다.
- **혈관의 길이.** 짧은 빨대를 사용하면 길고 비비 꼬인 빨대를 쓸 때보다 더 편하다.
- **혈관의 반지름.** 보통 크기의 빨대를 사용하면 구멍이 작은 커피 스틱을 쓸 때보다 더 편하다.

진한 음료를 긴 빨대나 가느다란 빨대로 마시면 저항이 더 크다. 마찬가지로 혈액의 점도가 높고 혈관이 길며 수축한 상태이면 저항이 크다.

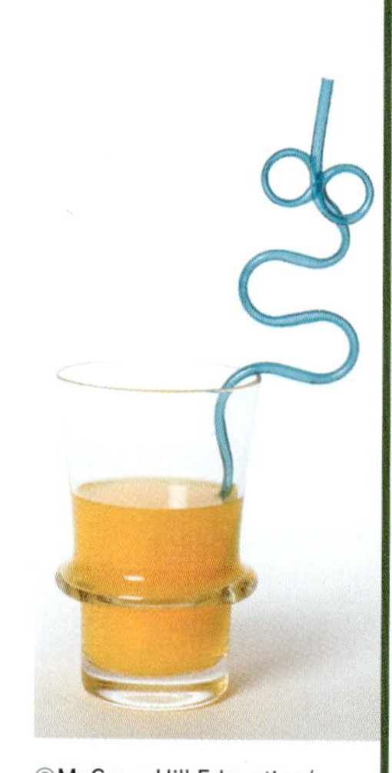

©McGraw-Hill Education/ Ken Cavanagh

전체 혈류 ∝ $\frac{\text{압력기울기(심장이 생성)}}{\text{저항(혈액이 혈관 속을 이동할 때 발생)}}$

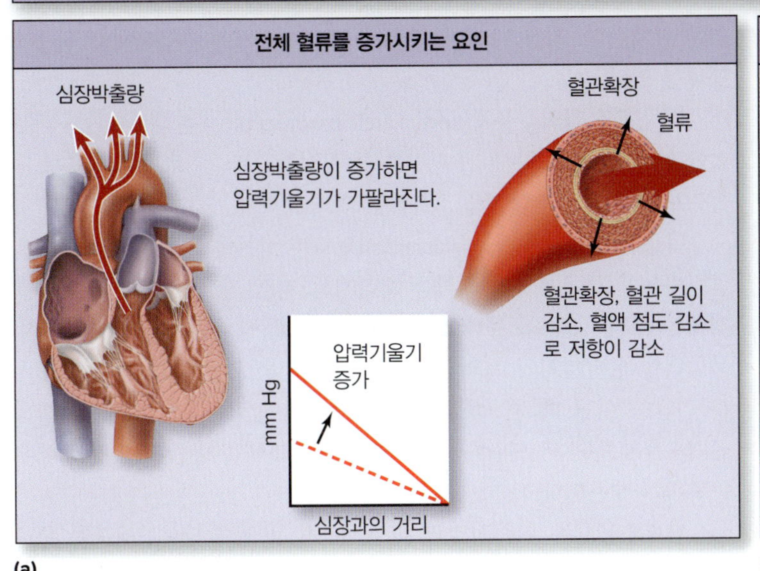

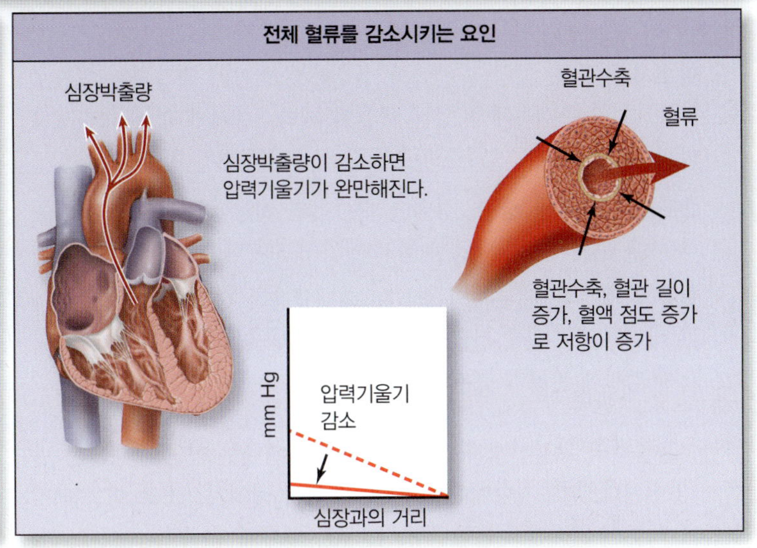

(a) (b)

그림 17.13 전체 혈류에 영향을 미치는 요인. 전신의 조직에서 적절한 관류를 유지하려면 전체 혈류가 유지되어야 한다. 전체 혈류는 압력기울기와 저항의 영향을 받는다. (a) 전체 혈류의 증가, (b) 전체 혈류의 감소.

17.6 혈압과 혈류의 조절

혈압은 모든 조직에서 충분한 관류를 유지하기 위해 심장혈관계통으로 혈액을 밀어낼 만큼 높아야 하지만 너무 높아서 혈관을 손상시키면 안 된다. 혈압에 영향을 미치는 주된 요인 세 가지는 심장박출량, 저항, 혈액량이다. 이 변수들의 조절이 항상성을 유지하는 데 매우 중요하며, 이 변수들은 신경계통의 단기적 기전과 내분비계통의 장기적 기전을 통해서 조절된다.

17.6a 혈압의 신경 조절

학습목표

32. 단기적 기전을 통한 혈압조절과 관련된 해부학적 요소에 대해 서술한다.

33. 혈압을 변화시키는 자율신경반사에 대해 설명한다.

혈압의 단기적 조절은 숨뇌의 핵이 관여하는 자율신경반사를 통해 이루어진다. 이 반사는 심장박출량과 저항을 변화시켜 혈압을 신속히 조절하는데, 앉았다가 일어설 때를 예로 들 수 있다. 먼저 자율신경반사에 관여하는 해부학적 부위에 대해 설명한 후, 이 부위가 어떻게 혈압을 정상으로 유지하는지 논한다. 이 절을 읽는 동안 **그림 17.14**를 참조한다.

› 심장혈관중추

숨뇌에 있는 두 무리의 자율신경핵이 혈압조절에 관여하는데, 바로 **심장중추**(cardiac center)와 **혈관운동중추**(vasomotor center)이다. 이 두 중추를 하나로 묶어 **심장혈관중추**(cardiovascular center)라고 한다. 심장중추는 심장의 활동을 조절하고(그 결과, 심장박출량이 조절됨), 혈관운동중추는 혈관이 수축되는 정도를 조절한다(그 결과, 저항이 조절됨).

심장중추 심장중추에는 2개의 조절핵이 있다는 사실을 상기한다. 바로 **심장촉진중추**(cardioacceleratory center)와 **심장억제중추**(cardioinhibitory center)이다(16.5b 참조). 교감신경계통 경로는 심장촉진중추에서 굴심방결절과 심장근육으로 뻗어 있다. 심장촉진중추의 교감신경 운동명령이 증가하면 심장의 박동수와 수축력이 증가해 심장박출량이 증가한다. 부교감신경계통 경로는 심장억제중추에서 굴심방결절과 방실결절로 뻗어 있다. 심장억제중추의 부교감신경 운동명령이 증가하면 심장의 박동수가 감소하고 심장의 전도계를 지나는 전기신호의 전도가 느려져 심장박출량이 감소한다(부교감신경섬유는 심장근육층에 뻗어 있지 않아서 수축력과 일박출량을 변화시키지 않는다).

혈관운동중추 이에 비해 혈관운동중추는 혈관의 수축 및 이완 정도를 결정한다. 심장과 달리 혈관은 교감/부교감의 길항적인 두 가지 기전의 조절을 받는 것이 아니라 교감신경섬유의 지배만을 받는다. 즉, 교감신경섬유만이 혈관운동중추에서 뻗어 나가 대부분의 혈관에 닿는다. 신경전달물질인 노르에피네프린 역시 이들 신경절세포에서 분비된다.

혈관 혈관의 반응(수축과 이완)은 그 혈관벽 속의 민무늬근육에 연결된 세포수용체의 유형에 따라 다르다. 수용체의 종류는 혈관이 분포한 서로 다른 조직 중 어디에 위치한 혈관이냐에 따라 다르다. 이 민무늬근육은 보통 다양한 신경전달물질이나 호르몬에 결합하는 수용체 중 하나를 가지고 있다. 주된 수용체는 **알파-1수용체**(alpha1 receptor)와 **베타-2수용체**(beta2 receptor)이다. 알파-1수용체가 있는 혈관은 주로 노르에피네프린에 반응해 수축하는데, 전신에 있는 혈관 대부분이 여기에 속한다. 반대로 베타-2수용체가 있는 혈관은 에피네프린에 반응해 확장하는데 뼈대근육의 혈관과 심장혈관이 여기에 포함된다(에피네프린은 교감신경계통의 자극이 있을 때 부신속질에서 분비된다).

교감신경계통이 활성화하여 부신속질이 자극되면 다음과 같은 일이 일어난다.

- **말초저항 증가.** 자극을 받아서 수축하는 혈관이 확장되는 혈관보다 많다. 알파수용체가 있는 혈관이 베타수용체가 있는 혈관보다 많기 때문이다. 그 결과로 말초저항이 증가해 혈압이 오른다.
- **순환하는 혈액량 증가.** 정맥이 수축하면 저장되었던 혈액이 이동해 몸을 순환하는 혈액량이 늘고 혈압이 오른다.
- **혈류의 재분배.** 대부분의 혈류는 뼈대근육과 심장에 전달되고, 다른 대부분의 부위에 전달되는 혈류는 적다. 영양소와 산소가 더 필요한 기관에 관류가 충분히 공급된다.

혈관운동중추의 교감신경자극이 감소하면 혈관에는 이와 반대되는 변화가 일어난다. 말초저항이 감소하고, 혈액이 혈액저장소로 이동하며, 혈류의 배분이 원래대로 돌아간다.

› 압력수용체

압력수용체(baroreceptor)는 혈관벽의 늘어남에 반응하는 특수한 감각신경종말이다. 압력수용체는 혈관벽이 늘어나며 그 안의 혈액량 변화를 감지한다. 심장혈관계통의 주요 압력수용체는 대동맥활과 목동맥팽대에 있다.

대동맥활 압력수용체(aortic arch baroreceptor)는 대동맥활의 바깥막에 있다. 이 수용체는 미주신경을 통해 심장혈관중추로 신경신호를 되돌려보내며 전신의 혈압을 조절하는 데 중요하다.

목동맥팽대(경동맥동, carotid sinus)는 속목동맥의 바깥막에 있는 압력수용체로 온목동맥이 처음 갈라지는 지점 가까이에 있다. 목동맥팽대는 혀인두신경을 통해 심장혈관계통으로 신경신호를 돌려 보낸다. 목동맥팽대는 머리와 목의 혈압 변화를 감시하므로 뇌에 영향을 미치는 혈압을 살필 때 중요하다. 목동맥팽대의 압력수용체는 대동맥활의 압력수용체보다 더 민감하다. 뇌에 충분한 혈액을 공급하는 것이 매우 중요하기 때문이다.

압력수용체는 미주신경과 혀인두신경 내의 감각신경세포를 통해 특정한 비율로 심장혈관계통에 신경신호를 전달한다. 혈관벽이 늘어나는 정도가 변하면 신호의 발생률도 변한다.

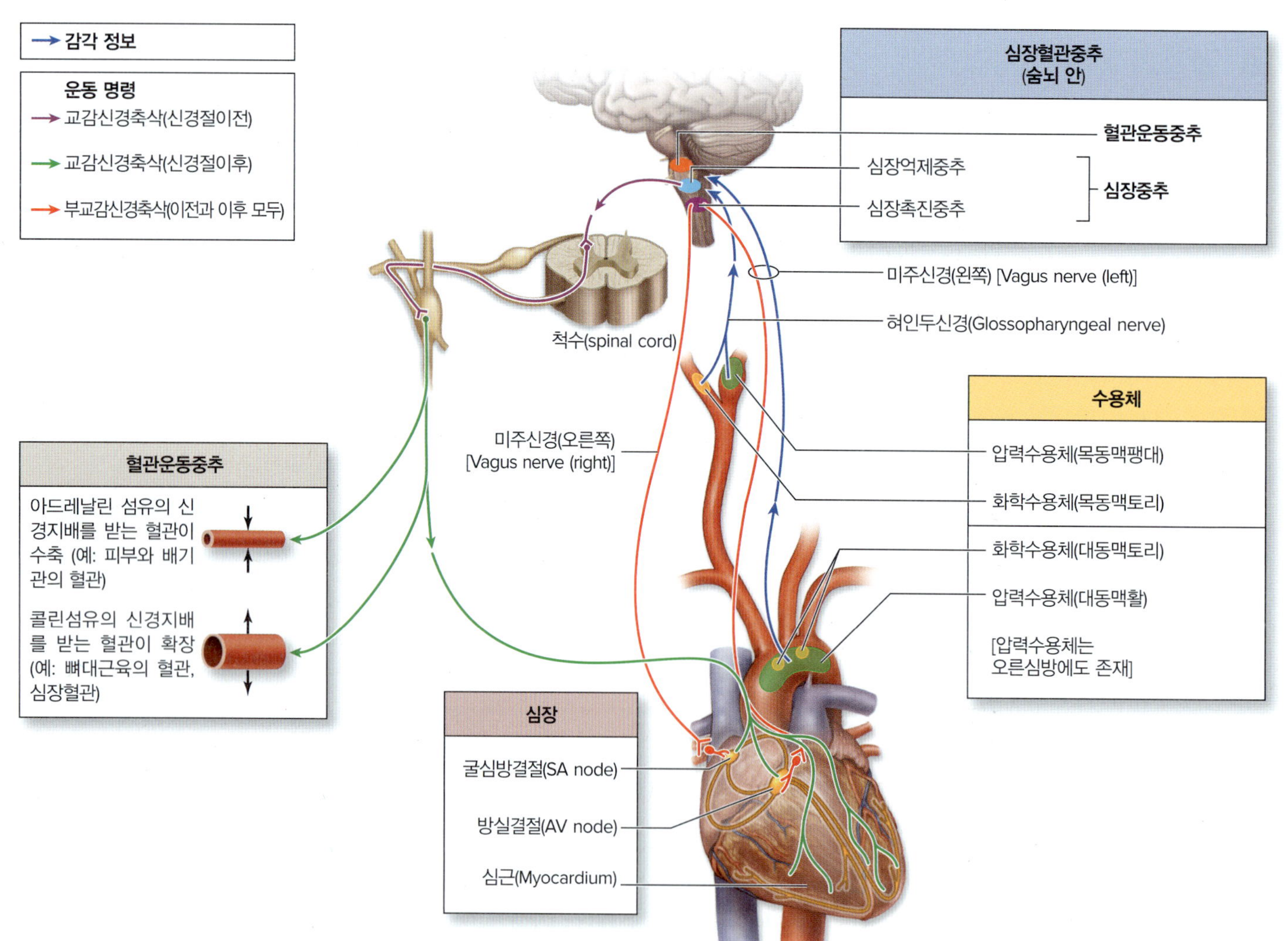

그림 17.14 심장혈관중추. 심장혈관중추는 음성되먹임을 통해 혈압을 조절한다. 심장혈관중추는 목동맥과 대동맥활에 있는 압력수용체와 화학수용체에서 혈압에 대한 감각정보를 받는다. 그리고 심장박출량과 말초저항을 조정함으로써 혈압을 조절한다(교감신경과 미주신경의 운동명령을 통해).

› 자율신경반사

압력수용체는 혈관벽의 늘어남에 반응해 활성화해서 혈압조절을 돕는 자율신경반사를 개시한다. 이 반사를 **압력수용체반사**(baroreceptor reflex)라고 하며, 혈압의 저하 또는 상승으로 인해 개시된다.

혈압이 내려갈 경우

1. 혈관벽이 늘어난 정도가 감소하며(혈압의 저하 반영; 아침에 침대에서 일어날 때를 예로 들 수 있음) 대동맥활 압력수용체와 목동맥팽대 중 하나 또는 둘 모두가 이를 탐지한다.
2. 압력수용체가 심장중추와 혈관운동중추로 뻗은 미주신경과 혀인두신경 속 감각신경세포를 따라 전달되는 신경신호의 생성속도를 낮춘다.
3. 심장중추의 심장촉진중추가 심장으로 가는 교감신경 경로로 전달되는 신경신호를 증가시킨다. 굴심방결절이 신경신호 생성속도를 높이고 심장근육이 더 강력하게 수축한다. 부수적으로 심장중추의 심장억제중추는 굴심방결절과 방실결절로 가는 부교감신경 경로로 전달되는 신경신호를 감소시킨다. 그 결과, 심박수와 일회박출량이 증가해 심장박출량이 증가한다.
4. 동시에 혈관운동중추는 혈관으로 가는 교감신경 경로로 전달되는 신경신호를 증가시킨다. 혈관이 수축하고 말초저항이 증가하며 혈액저장소에서 혈액이 빠져나온다. 그 결과로 심장박출량, 저항, 몸을 순환하는 혈액량이 증가해 혈압이 신속히 상승함으로써 혈관계통에서 혈액을 운반하기에 충분한 혈압이 유지된다.

혈압이 올라갈 경우

1. 혈관벽이 더 늘어나며(혈압의 증가 반영) 대동맥활 압력수용체와 목동맥팽대 중 하나 또는 둘 모두가 이를 탐지한다.
2. 압력수용체가 뇌줄기에 있는 심장혈관중추의 두 부분으로 가는 신호의 생성비율을 높인다.
3. 심장중추의 심장촉진중추가 교감신경 경로로 전달되는 신경신호를 감소시킨다. (a) 굴심방결절로 가는 신호를 감소시켜 심박수를 줄이고, (b) 심장근육으로 가는 신호를 감소시켜 일회박출량을 감소시킨다. 부수적으로 심장억제중추가 굴심방결절로 가는 부교감신경 경로의 신경신호를 증가시켜 신호 생성속도를 늦추고, 방실결절로 가는 신호를 증가시켜 신경신호를 더욱 늦춘다. 그 결과, 심박수와 일회박출량이 감소해 심장박출량이 감소한다.
4. 동시에 혈관운동중추가 혈관으로 가는 교감신경 경로의 신경신호를 감소시킨다. 혈관이 확장되고 저항이 감소하며 혈액이 혈액저장소로 들어간다. 그 결과로 심장박출량, 저항, 몸을 순환하는 혈액량이 감소해 혈압이 낮아짐으로써 혈류가 휴식기 수준으로 돌아간다.

압력수용체는 혈압의 갑작스럽고 단기적인 변화에 잘 반응하나 장기간 혈압을 조절하는 데에는 효과적이지 않다. 만성적으로 혈압이 높으면 압력수용체가 이 변화에 적응해 평소의 혈압범위를 조정하기 때문이다(1.6 참조).

어떻게 생각하는가?

2 니코틴은 굴심방결절을 자극해 활동전압빈도를 늘리며 심근층을 자극해 심장이 더욱 강하게 수축하도록 함으로써 심장박출량을 늘린다. 또 세동맥의 수축도 유발한다. 그렇다면 흡연자의 혈압은 비흡연자에 비해 높을까, 낮을까? 이유도 함께 설명하라.

› 화학수용체 반응

화학수용체(chemoreceptor)는 호흡조절에 더 중요하나 혈압조절에도 두 번째로 중요하다. 화학수용체는 자극을 받으면 **화학수용체반사**(chemoreceptor reflex)를 개시한다. 이 반사는 결과적으로 혈액의 화학물질 농도가 정상으로 돌아오게 하는 음성되먹임 과정이다.

주된 말초 화학수용체는 **대동맥토리**(aortic body)와 **목동맥토리**(경동맥소체, carotid body)이다. 대동맥토리는 대동맥활에 있으며 목동맥토리는 바깥목동맥 속, 온목동맥이 갈라지는 지점 가까이에 있다. 대동맥토리와 목동맥토리는 심장혈관중추로 감각정보를 보내는데, 대동맥토리는 미주신경을, 목동맥토리는 혀인두신경을 통해 정보를 보낸다.

이산화탄소 농도 증가, pH 저하, 산소 농도의 큰 저하는 화학수용체를 자극하며 이로써 신호가 증가하면 주로 혈관운동중추가 자극을 받는다. 혈관운동중추는 여기에 반응해 혈관으로 가는 교감신경 경로의 신경신호를 증가시키며, 이를 통해 저항이 증가하고 혈액이 혈액저장소에서 나와 복귀정맥혈이 증가한다. 혈압이 높아지고 혈류가 증가하며, 허파로 가는 혈류도 함께 증가하므로 호흡기체 교환에도 변화가 일어난다. 그 결과로 혈중 기체 농도가 정상으로 돌아간다(19.5c 참조).

› 뇌의 고차원 중추

혈압은 더 고차원적인 뇌의 중추에도 영향을 받는다. 예를 들어 체온이 증가하며, 운동 또는 비상사태로 인해 맞섬–도피반응이 일어나면 시상하부가 심장박출량과 저항을 증가시킨다. 스카이다이빙과 같은 새롭거나 위험한 경험에 대한 불안도 혈압을 높일 수 있다. 또한 둘레계통도 감정 또는 감정적 기억에 대한 반응으로 혈압을 변화시킨다(10.8f 참조).

무엇을 배웠는가?

23 혈압을 단기적으로 조절하는 기전은 언제 중요한가?

24 아침에 일어나면 혈압은 어떻게 변하는가? 일어났을 때 혈압을 유지하는 자율신경반사에 대해 서술하라.

17.6b 혈압을 조절하는 호르몬

학습목표

34. 혈압을 조절하는 호르몬에 대해 서술한다.
35. 레닌–앤지오텐신계와 이 계통이 혈압에 미치는 영향에 대해 설명한다.
36. 알도스테론, 항이뇨호르몬, 앤지오텐신 II가 혈압에 미치는 영향을 심방나트륨이뇨펩티드의 영향과 대조한다.

에피네프린과 노르에피네프린 외에도 다양한 호르몬이 혈압조절에 관여한다. 앤지오텐신 II, 항이뇨호르몬, 알도스테론, 심방나트륨이뇨펩티드를 들 수 있다. 이 호르몬들은 저항과 혈액량 중 하나 또는 둘 모두를 변화시켜 혈압을 조절한다. 혈액량은 수분 섭취를 자극하거나(수분 섭취가 발생한다고 가정) 소변의 양을 변화시킴으로써 조절한다. 각 호르몬에 대해서는 20장에서 더 자세히 논의한다.

› 레닌–앤지오텐신계

레닌–앤지오텐신계(renin-angiotensin system)는 단기적인 신경 조절과 장기적인 호르몬 조절의 중간에 있다. 신경계통이 앤지오텐신 II의 합성을 개시하며(단기적 기전) 앤지오텐신 II는 다른 호르몬의 분비를 유발하기 때문이다(장기적 기전).

효소인 레닌(renin)은 콩팥의 혈압 저하나 교감신경계통의 자극에 반응해 콩팥에서 혈액으로 분비된다(**그림 17.15**). 레닌은 간이 생성해서 혈액 속으로 분비한 비활성호르몬인 앤지오텐시노겐(angiotensinogen)을 앤지오텐신 I(angiotensin I)으로 변환해 효소 화학반응을 일으킨다. 앤지오텐신 I은 **앤지오텐신전환효소**(angiotensin-converting enzyme, ACE)에 의해서 앤지오텐신 II(angiotensin II)로 변환된다. 앤지오텐신 II는 모세혈관 내피와 연관된 효소이다. 앤지오텐신전환효소는 허파의 모세혈관 내피에 매우 고농도로 존재하기 때문에 앤지오텐신 변환은 대부분 허파에서 이루어진다(모두는 아니다).

앤지오텐신전환효소가 대부분 허파의 모세혈관 내피에 있으므로 충분한 양의 앤지오텐신 I이 앤지오텐신 II로 변환된다. 허파순환을 지나는 모든 혈액이 산화되어 앤지오텐신 I과 전환효소의 접촉이 최대화되기 때문이다.

앤지오텐신 II는 여러 가지 효과가 있다. 앤지오텐신 II는 노르에피네프린과 같은 호르몬보다 훨씬 강력한 혈관수축제이며, 따라서 말초저항과 혈압을 크게 증가시킨다. 또 갈증중추를 자극해 수분을 섭취하도록 해서 혈액량을 증가시키며, 그 결과로 혈압이 상승한다. 그리고 콩팥이 소변 생성을 줄이도록 직접 작용하고 다른 호르몬(알도스테론과 항이뇨호르몬)을 자극함으로써 간접적으로 작용해 혈압을 높인다. 소변의 생성이 감소하면 혈액에서 빠져나가는 수분이 감소해 혈액량이 유지되고 그 결과, 혈압도 유지된다.

어떻게 생각하는가?

3 앤지오텐신전환효소 억제제는 고혈압과 저혈압 중 무엇을 치료하는 데 사용하는가? 이유도 설명하라.

› 알도스테론과 항이뇨호르몬

알도스테론(aldosterone)은 다양한 자극(예: 앤지오텐신 II)에 대한 반응으로 부신겉질에서 분비된다. 알도스테론은 콩팥의 나트륨이온과 수분 흡수를 증가시켜 이 성분들이 소변으로 덜 빠져나가도록 한다. 그 결과, 혈액량과 혈압이 유지된다.

항이뇨호르몬(antidiuretic hormone, ADH)은 시상하부의 신경신호에 대한 반응으로 뇌하수체뒤엽에서 분비된다(14.7b 참조). 시상하부는 혈액의 농도 증가(흔히 혈액량 감소가 원인임)를 탐지하거나 앤지오텐신 II의 자극을 받으면 뇌하수체뒤엽을 자극한다. 항이뇨호르몬은 콩팥의 수분 흡수를 증가시켜 소변으로 덜 빠져나가도록 함으로써 혈액량과 혈압의 유지를 돕는다. 또 갈증중추를 자극해 수분 섭취를 늘림으로써 혈액량을 증가시킨다. 출혈 등으로 혈액이 극도로 줄어들면 항이뇨호르몬이 다량 분비되어 혈관수축을 유발하며, 그 결과 말초저항과 혈압이 증가한다. 이 때문에 항이뇨호르몬을 바소프레신(vasopressin)이라고도 한다.

요약하자면 앤지오텐신 II와 항이뇨호르몬(고용량일 경우)은 말초저항과 혈압을 높인다. 그리고 앤지오텐신 II, 알도스테론, 항이뇨호르몬은 소변량을 감소시켜 혈액량과 혈압의 유지를 돕는다(또는 수분 섭취를 통해 혈액량과 혈압을 높인다).

› 심방나트륨이뇨펩티드

심방나트륨이뇨펩티드(atrial natriuretic peptide, ANP)는 혈액량과 복귀정맥혈이 증가해 동맥

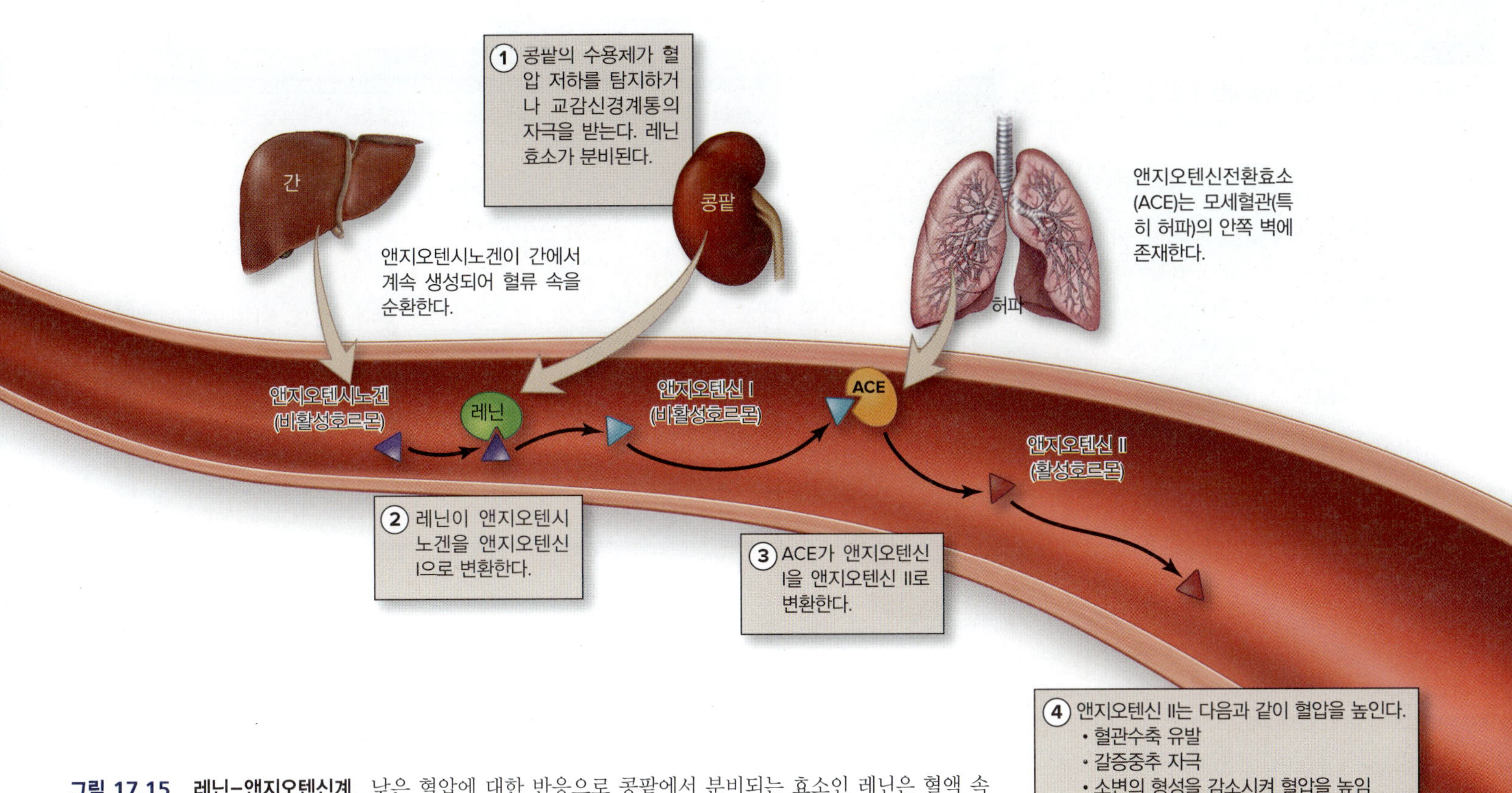

그림 17.15 레닌-앤지오텐신계. 낮은 혈압에 대한 반응으로 콩팥에서 분비되는 효소인 레닌은 혈액 속에서 일련의 효소 화학반응을 일으켜 결과적으로 혈압 상승을 돕는다.

벽이 늘어나면 여기에 대한 반응으로 심방에서 분비된다. 심방나트륨이뇨펩티드는 (1) 혈관 확장을 유발해 말초저항을 줄이고 (2) 소변량을 증가시켜 혈액량을 감소시킨다. 그 결과로 혈압이 낮아진다. **표 R.7**에서 체액 균형, 혈액량, 혈압을 조절하는 네 가지 호르몬에 대해 자세히 설명한다.

› 혈압에 영향을 미치는 변수의 통합

정상 혈압을 유지하기 위한 항상성 기전은 세 가지 주요 변수에 좌우된다. 즉 심장박출량, 저항, 혈액량으로 이 변수들은 모두 혈압과 정비례한다. 이 변수들이 증가하면 혈압이 오르고 이 변수들이 감소하면 혈압이 내려간다. 주요 변수들의 관계는 **그림 17.16**에 요약했다.

무엇을 배웠는가?

25 앤지오텐시노겐은 어떻게 활성화해 앤지오텐신 II가 되는가? 앤지오텐신 II는 혈압에 어떻게 영향을 미치는가?

26 혈압을 낮추는 호르몬은 무엇인가?

17.7 운동 중의 혈류 분포

학습목표

37. 휴식기와 운동 중의 전신 혈류와 혈류 분포를 비교한다.

운동을 할 때는 심장이 빠르고 강하게 뛰며 혈액이 정맥의 혈액저장소에서 순환계통으로 나오기 때문에 전신의 혈류가 증가한다. 또 혈액의 재분배도 이루어진다. 이 변화가 있기 때문에 대사가 활발한 대부분의 조직이 조직세포에 필요한 혈류를 충분히 공급받을 수 있다.

통합 개념 개관

그림 17.16 혈압을 조절하는 요인 (a) 심장박출량, (b) 말초저항, (c) 혈액량이 혈압에 영향을 미친다.

(a) 심장박출량

심장박출량은 분당 박출되는 혈액량이다. 심장박출량은 심박수 및 일회박출량의 식으로 나타낼 수 있다. 심장박출량 = 심박수 × 일회박출량

심박수

심장박출량이 증가한다.

120 bpm

심박수가 증가하면 심장박출량과 혈압이 증가한다.

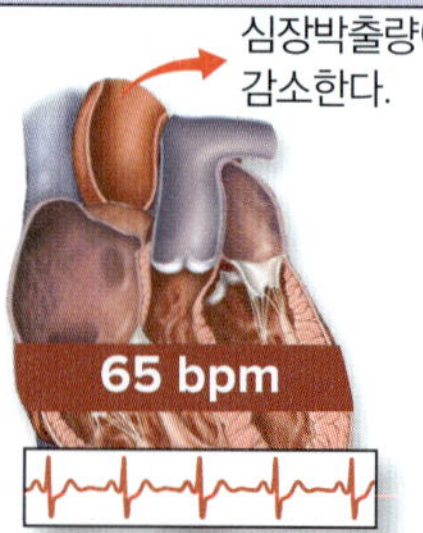

심장박출량이 감소한다.

심박수가 감소하면 심장박출량과 혈압이 감소한다.

일회박출량

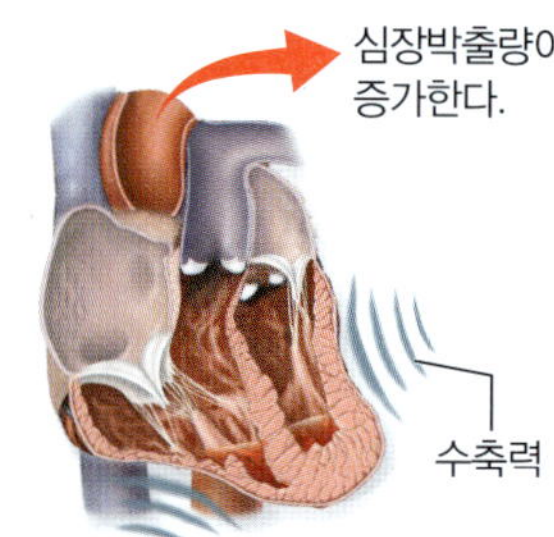

심장박출량이 증가한다.

일회박출량이 증가하면 심장박출량과 혈압이 증가한다.

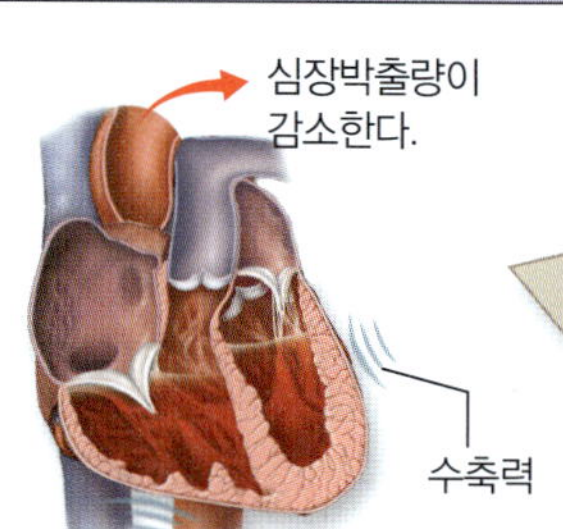

심장박출량이 감소한다.

일회박출량이 감소하면 심장박출량과 혈압이 감소한다.

통합 INTEGRATE

임상적 고찰 17.9 CLINICAL VIEW

혈압 측정

동맥의 혈압은 **혈압계**(sphygmomanometer; *sphygmos*: 맥박, *metron*: 측정)를 이용해 간접적으로 측정한다. 팔에 압박대를 두르고 눌린 동맥의 바로 먼쪽에 청진기를 대서 맥박음을 들을 수 있도록 한다. 위팔동맥이 완전히 눌릴 때까지 압박대를 부풀려서 혈류를 잠시 멈춘다. 그다음 공기를 천천히 빼면서 압박대의 압력을 낮춘다. 2개의 수치가 기록되며(예: 120/80), 측정 단위는 수은주 밀리미터(mmHg)이다.

위팔동맥(brachial artery)

청진기(stethoscope)

압박대(blood pressure cuff)

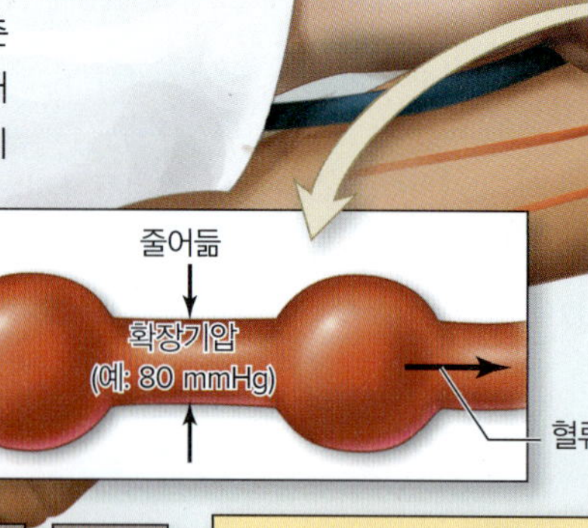

수축기압

혈압수치 중 큰 숫자는 심장이 수축할 때의 동맥혈압인 수축기압이다. 이 수치는 소리가 처음 들릴 때 기록된다. 위팔동맥의 압력이 압박대의 압력을 극복하고 혈류가 회복될 때 소리가 나기 시작한다.

300 280 260 240 220 200 180 160 140 120 100 80 60 40 20 0

300 280 260 240 220 200 180 160 140 120 100 80 60 40 20 0

확장기압

혈압수치 중 작은 숫자는 심장이 이완할 때의 동맥혈압인 확장기압이다. 이 수치는 소리가 더 이상 들리지 않을 때 기록된다. 압박대가 동맥을 누르지 않아서 위팔동맥의 혈류가 완만해질 때 소리가 들리지 않게 된다.

(b) 말초저항

말초저항은 혈관 속의 혈류와 반대방향으로 작용하는 힘이며 혈관의 반지름, 혈관의 길이, 혈액의 점도에 따라 달라진다.

혈관의 반지름

혈관이 수축하면 혈관의 속공간이 좁아져 말초저항과 혈압이 증가한다.

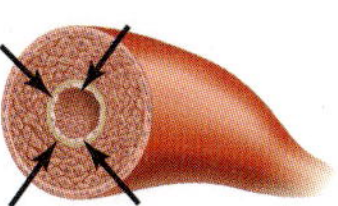

혈관이 확장하면 말초저항과 혈압이 감소한다.

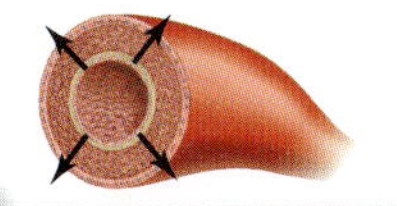

혈관의 길이

혈관이 길면 말초저항이 증가해 혈압이 높아진다.

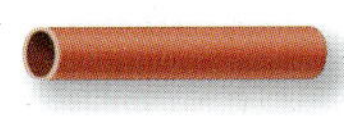

혈관이 짧으면 말초저항이 감소해 혈압이 낮아진다.

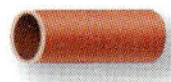

혈액의 점도

점도가 증가하면 혈류에 반대되는 힘이 발생해 말초저항과 혈압이 증가한다.

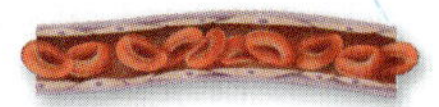

점도가 감소하면 혈액이 더 쉽게 혈관을 지나므로 말초저항과 혈압이 감소한다.

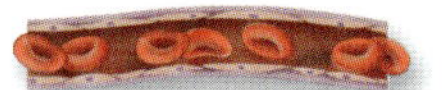

(c) 혈액량

혈액량은 수분 섭취와 수분 배출에 따라 변한다. 수분을 섭취하면 혈액량과 혈압이 증가하고, 수분이 배출되면 혈액량과 혈압이 감소한다.

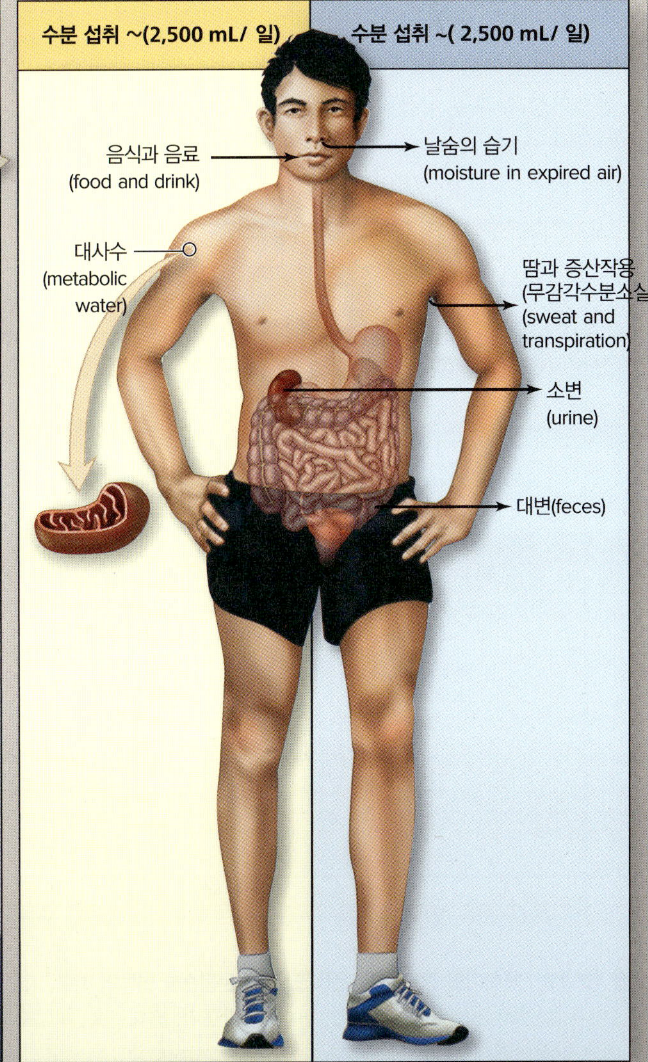

통합 INTEGRATE

임상적 고찰 17.10 CLINICAL VIEW

고혈압과 저혈압

고혈압(hypertension)은 혈압이 만성적으로 높은 상태이며 수축기압이 140 mmHg 초과, 확장기압이 90 mmHg 초과일 때를 가리킨다. 고혈압은 혈관벽을 손상시키거나, 동맥에 죽상경화증을 발생하기 쉽게 하거나, 세동맥벽이 두꺼워지고 속공간의 지름이 줄어드는 **세동맥경화**(arteriolosclerosis)를 유발할 수 있다. 또 고혈압은 심장에 부하를 주기 때문에 심부전의 주요 원인이기도 하다.

반대로 **저혈압**(hypotension)은 혈압이 만성적으로 낮은 상태이며 피로, 어지럼증, 실신을 유발한다. 일부 의사들은 수축기압이 90 mmHg 미만이거나 확장기압이 60 mmHg 미만인 상태를 저혈압으로 정의하지만, 다른 의사들은 사람에 따라 저혈압의 기준이 다르다고 말한다.

기립저혈압(orthostatic hypotension)은 **체위저혈압**(postural hypotension)이라고도 하며, 자세를 갑자기 바꿀 때(예: 누워 있다가 일어설 때) 혈압이 떨어지는 것이다. 그 때문에 자세를 바꾼 후 어지럼증, 몽롱함, 실신이 발생할 수 있다. 기립저혈압에서는 혈압조절을 돕는 신경계통의 반응이 신속히 작용하지 못해 평균동맥압이 60 mmHg 미만으로 내려간다. 그래서 혈액이 정맥에 고인 채로 뇌의 혈 관계통에 도달하지 못해 위와 같은 증상이 일어난다.

그림 17.17은 혈류가 휴식기의 5,250 mL/min에서 운동 중 17,500 mL/min으로 바뀌는 예이다. 혈류는 다음과 같은 부위 또는 기관에서 증가한다.

- 심장혈관으로 가는 혈류는 약 3배 증가한다(250 mL/min에서 750 mL/min). 심장벽의 근육에 산소를 충분히 공급하기 위한 변화이다.
- 뼈대근육의 혈류는 무려 11배 증가하는데(1,100 mL/min에서 12,500 mL/min) 전체 심장박출량의 약 70%를 차지하는 양이다. 운동할 때 뼈대근육의 높은 대사 수요를 충족하기 위한 변화이다.
- 피부의 혈류비율은 열방출을 위해 휴식기의 약 5배가 된다(400 mL/min에서 1,900 mL/min).

한편 배기관의 혈류는 감소해 소화과정이 느려진다. 또 콩팥의 혈류 도 감소해 소변 생성을 억제함으로써 혈액량과 혈압이 유지된다. 운동 중에 대사가 활발하지 않은 부위에는 혈류가 적게 공급된다.

무엇을 배웠는가?

27 운동을 할 때 심장박출량 중 많은 비율을 공급받는 기관은 무엇인가? 적은 비율을 공급받는 기관은 무엇인가?

17.8 허파순환

허파순환은 탈산소화한 혈액을 심장의 오른쪽에서 가져와 허파로 보내고 산소화한 혈액을 심장의 왼쪽으로 보낸다.

17.8a 허파순환의 혈류

학습목표

38. 오른심실, 허파, 왼심방으로 이어진 혈관경로를 추적한다.

허파순환에서는 탈산소화한 혈액이 오른심실에서 **허파동맥줄기**(pulmonary trunk)를 통해 박출된다(그림 17.18). 허파동맥줄기는 왼쪽 허파로 가는 **왼허파동맥**(left pulmonary artery)과 오른쪽 허파로 가는 **오른허파동맥**(right pulmonary artery)으로 갈라진다. 허파동맥은 점점 작은 동맥으로 갈라져 세동맥이 된다. 세동맥은 허파모세혈관으로 갈라지며, 여기서 기체교환이 일어난다. 이산화탄소는 혈액에서 허파의 허파꽈리로 확산되며 산소는 허파꽈리에서 혈액으로 이동한다.

모세혈관은 융합해 세정맥이 되며 세정맥은 융합해 **허파정맥**(pulmonary vein)이 된다. 일반적으로 좌우 2개씩의 허파정맥이 산소화한 혈액을 심장의 왼심방으로 옮긴다.

무엇을 배웠는가?

28 심장의 오른쪽으로 돌아왔다가 허파로 박출되는 혈액의 비율은 얼마나 되는가?

17.8b 허파순환의 특징

학습목표

38. 온몸순환과 구별되는 허파순환의 특징을 안다.

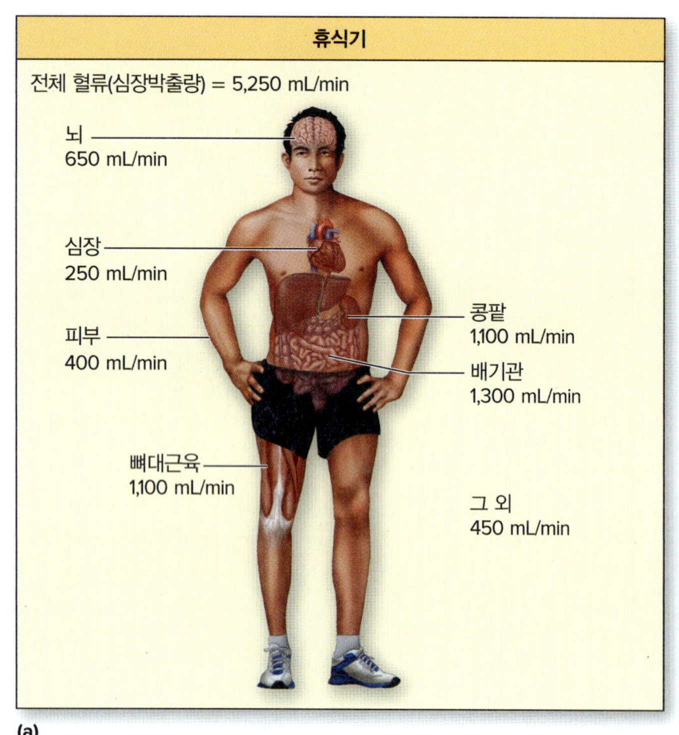

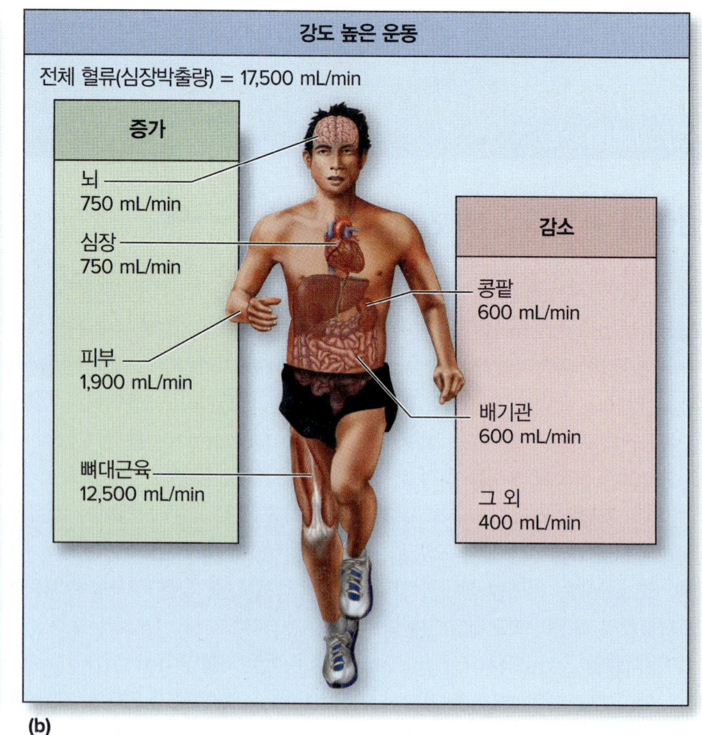

그림 17.17 휴식기와 강도 높은 운동을 할 때 온몸순환 혈류의 비교. (a) 휴식기에 심장박출량은 약 5,250 mL/min이다. (b) 이 예에서 강도 높은 운동을 할 때 심장박출량은 17,500 mL/ min으로 증가한다. 심장혈관, 뼈대근육, 피부로 가는 혈액의 비율이 높아지고 배기관, 콩팥, 그 외에 대사가 덜 활발한 조직으로 가는 혈액이 비교적 적어진다.

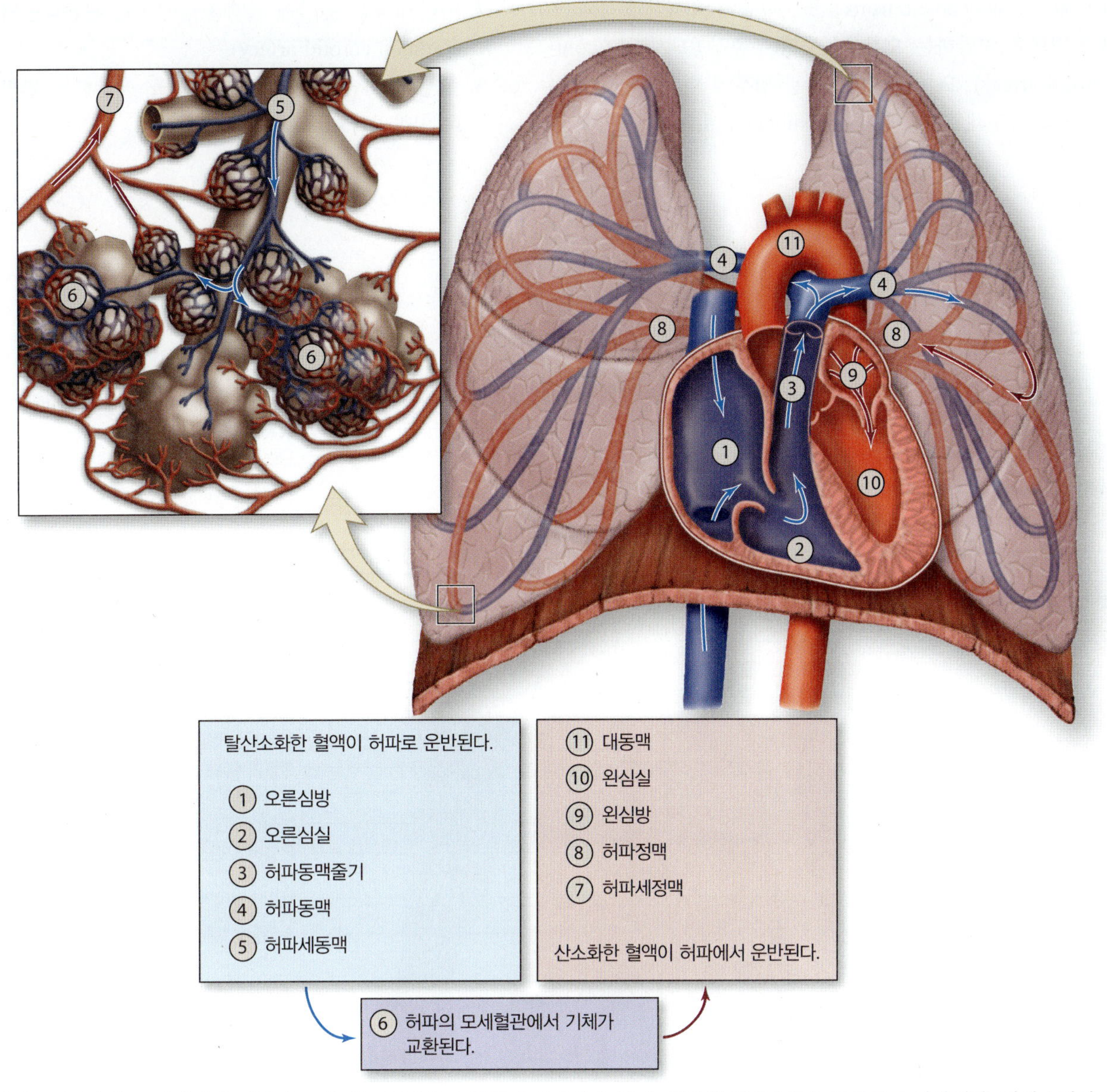

그림 17.18 허파순환. 허파순환은 허파에서 기체가 교환되는 표면으로 혈액이 드나들게 한다. 심장의 혈액순환을 화살표로 나타냈다. 탈산소화한 혈액은 파란 화살표, 산소화한 혈액은 빨간 화살표이다.

허파동맥은 전신동맥보다 탄력결합조직이 적고 속공간이 넓다. 허파가 심장에 가깝기 때문에 허파혈관은 전신순환의 혈관보다 짧다. 그 결과, 허파순환의 혈압은 전신순환보다 낮다. 허파순환의 혈압 변화는 다음과 같다.

- 수축기에 혈액은 약 15~25 mmHg의 혈압으로 오른심실에서 나간다. 휴식기일 때는 압력이 낮고 운동을 할 때는 압력이 높다.
- 혈액이 허파동맥줄기와 좌우 허파동맥을 지나면서 혈압이 내려간다. 허파꽈리의 모세혈관에서는 혈압이 약 10 mmHg가 된다. 허파 모세혈관의 혈압이 전신 모세혈관보다 낮다는 것은 혈액이 그만큼 천천히 움직인다는 뜻이며, 이 덕분에 허파의 기체교환이 촉진된다.
- 혈액은 모세혈관에서 점점 더 큰 정맥으로 흐르며 왼심방으로 혈액이 이동할 때 혈압은 거의 0 mmHg가 된다.

무엇을 배웠는가?

29 허파순환의 혈압은 전신순환의 혈압보다 높은가, 낮은가?

17.9 온몸순환: 심장으로 혈액이 드나드는 혈관

심장으로 혈액이 드나드는 통로가 되는 혈관에 대해 논한 다음 각 신체 부위(머리, 몸통, 팔 다리)의 순환경로를 살펴본다. 이 절을 학습하면서 주요 동맥과 정맥의 위치를 나타낸 **그림 17.19**를 참조한다.

17.9a 심장에서 혈액을 내보내는 동맥

학습목표

40. 심장의 왼심실에서 주요 신체부위로 혈액을 운반하는 동맥을 열거한다.

산소화한 혈액은 심장의 왼심실에서 박출되어 오름대동맥으로 들어간다. **좌우 심장동맥**(coronary artery)은 오름대동맥의 벽에서 시작되어 심장벽에 혈액을 공급한다(그림 17.19).

오름대동맥은 몸의 왼쪽으로 구부러져 **대동맥활**(aortic arch)이 된다. 혈압을 조절하는 대동맥토리가 대동맥활의 바깥막에 있다는 사실을 상기한다. 대동맥활에서 주요 동맥 3개가 시작된다.

1. **팔머리동맥**(brachiocephalic trunk). 팔머리동맥은 머리와 목의 오른쪽에 동맥혈을 공급하는 **오른온목동맥**(우총경동맥, right common carotid artery), 오른팔과 가슴기관 일부에 혈액을 공급하는 **오른빗장밑동맥**(우쇄골하동맥, right subclavi-an artery)으로 갈라진다.
2. 머리와 목의 왼쪽에 혈액을 공급하는 **왼온목동맥**(좌총경동맥, left common carotid artery).
3. 왼팔과 가슴기관 일부에 혈액을 공급하는 **왼빗장밑동맥**(좌쇄골하동맥, left subclavian artery).

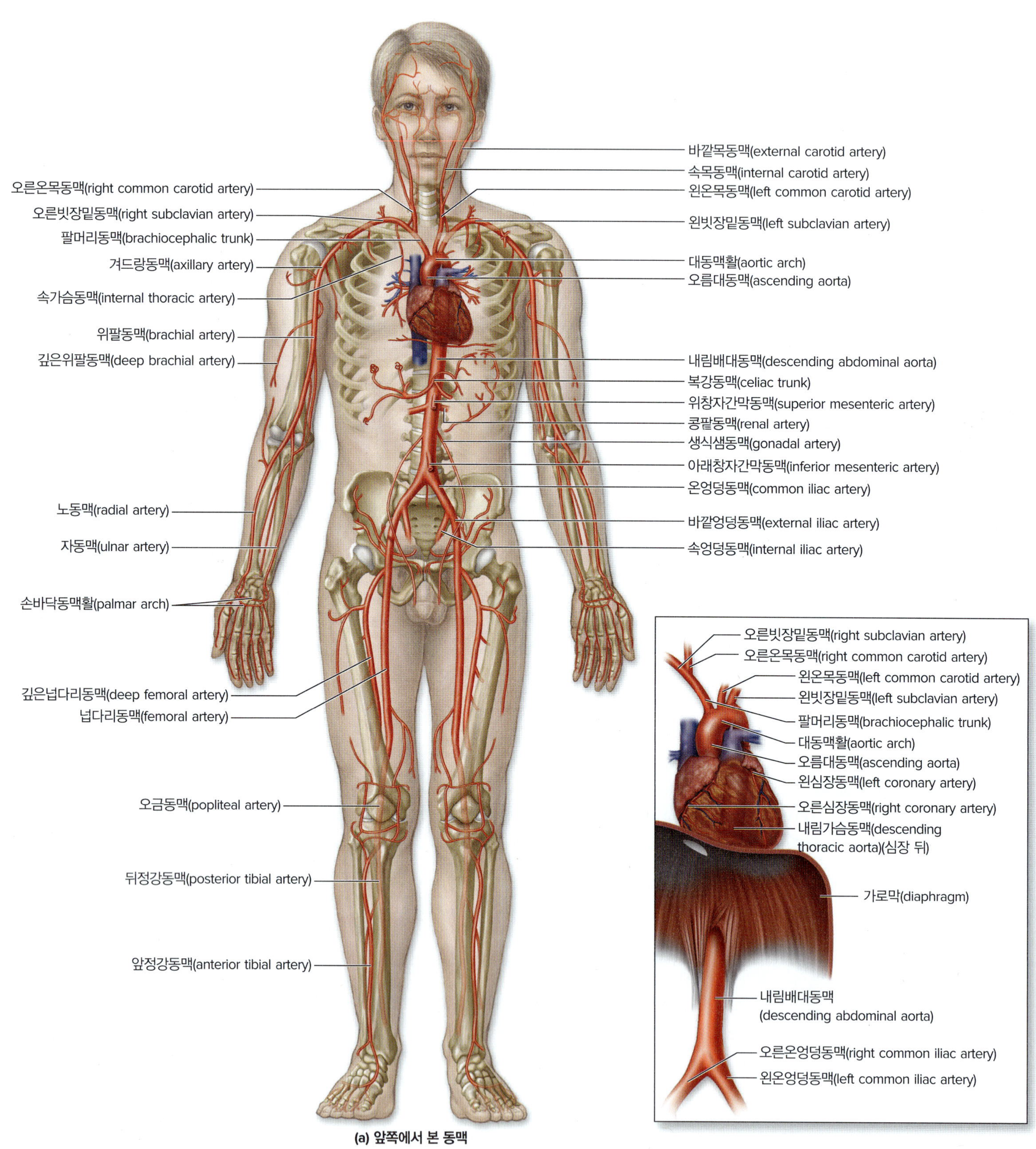

그림 17.19 대략적인 혈관분포. 온몸순환의 동맥은 심장에서 전신의 모세혈관바탕으로 혈액을 운반한다. 온몸정맥은 혈액을 심장으로 돌려보낸다. (a) 전신의 동맥을 앞에서 본 모습, 심장과 대동맥을 확대한 모습.

대동맥활은 아래로 휘어 **내림가슴대동맥**(하행흉대동맥, descending thoracic aorta)이 되며, 내림가슴대동맥은 여러 갈래로 나뉘어 가슴벽과 내장에 혈액을 공급한다. 이 동맥은 가로막의 대동맥구멍을 통과해 **내림배대동맥**(하행복부대동맥, descending abdominal aorta)이 된다.

내림배대동맥은 배벽과 배기관에 혈액을 공급한다. 4번 허리뼈 높이에서 내림배대동맥은 **좌우 온엉덩동맥**(총장골동맥, common iliac artery)으로 갈라진다. 좌우 온엉덩동맥은 저마다 속엉덩동맥(골반과 샅의 기관에 혈액 공급)과 바깥엉덩동맥(다리에 혈액 공급)으로 다시 나뉜다.

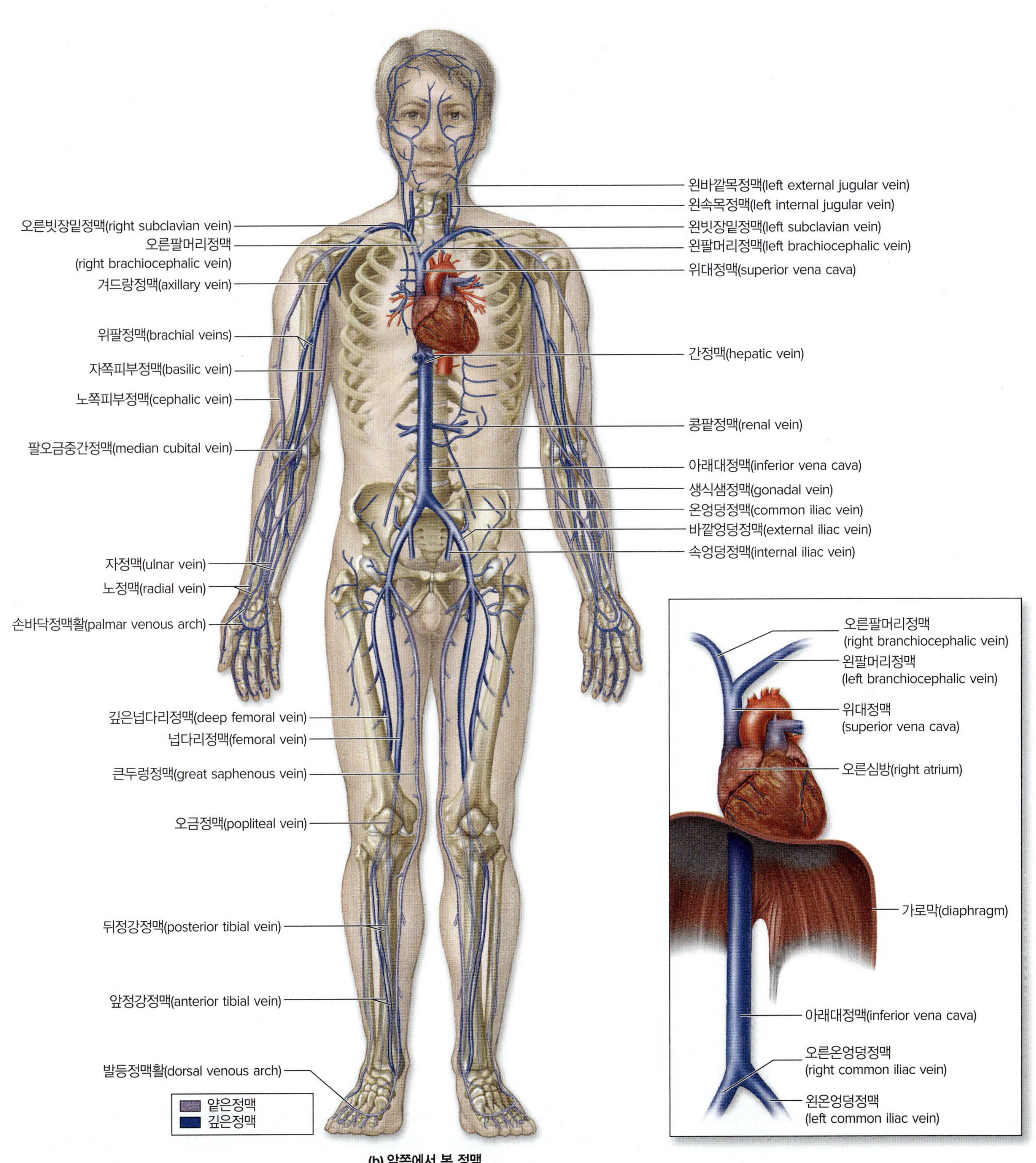

그림 17.19 대략적인 혈관분포(계속). (b) 전신의 정맥을 앞에서 본 모습, 심장으로 혈액을 운반하는 주요 정맥을 확대한 모습.

통합 INTEGRATE

학습전략 LEARNING STRATEGY

혈관의 이름을 기억하는 데 유용한 방법을 소개하겠다.

1. 혈관의 이름은 그 혈관이 지나는 부분이나 옆에 있는 뼈의 이름을 따르는 경우가 많다. 예를 들면 겨드랑동맥은 겨드랑이 부분에 있으며 노동맥은 노뼈 근처를 지난다.
2. 어떤 혈관의 이름은 혈액을 공급하는 위치의 이름을 따른다. 예를 들면 콩팥동맥은 콩팥에, 생식샘동맥은 생식샘에, 얼굴동맥은 얼굴에 혈액을 공급한다.
3. 서로 나란히 있는 동맥과 정맥(동반혈관)은 이름이 같은 경우가 있다. 예를 들면 넙다리동맥과 넙다리정맥은 서로 나란히 뻗어 있다.
4. 각 신체부위의 혈관을 자기 나름대로 간단히 정리해서 써 보는 것이 기억을 강화하는 데 좋다.

무엇을 배웠는가?

30 대동맥활은 크게 무엇으로 갈라지는가? 이 가지들은 대체로 어떤 부위에 혈액을 공급하는가?

17.9b 심장으로 혈액을 돌려보내는 정맥

학습목표

41. 온몸순환에서 심장의 오른심방으로 혈액을 돌려보내는 정맥을 열거한다.

혈액은 3개의 혈관을 통해 오른심방으로 돌아간다. 이 혈관은 위대정맥, 아래대정맥, 심장정맥굴이다(그림 17.19b). 머리, 목, 팔, 가슴벽, 배벽에서 혈액을 운반하는 정맥들이 합쳐져서 **좌우 팔머리정맥**(brachiocephalic vein)이 되며, 이 팔머리정맥들은 합쳐져서 **위대정맥**(superior vena cava)이 된다. 가로막 아래에 있는 정맥들은 합쳐져서 **아래대정맥**(inferior vena cava)이 된다. 따라서 아래대정맥은 다리, 골반, 샅, 배기관에서 오는 혈액을 심장으로 보낸다. 아래대정맥은 내림배대동맥의 오른쪽에 있으며 가로막의 대정맥구멍(caval opening)을 통과한다. 16.4b절에서 **심장정맥굴**(coronary sinus)이 심장근육의 탈산소화한 혈액을 오른심방으로 운반한다고 했던 것을 상기한다.

무엇을 배웠는가?

31 위대정맥과 아래대정맥은 어느 신체 부위의 혈액을 심장으로 운반하는가?

17.10 온몸순환: 머리와 몸통

머리, 가슴기관, 배기관으로 가는 혈류는 생존에 매우 중요하기 때문에 심장에서 나온 혈류는 바로 이런 부분으로 간다.

17.10a 머리와 목

학습목표

42. 머리와 목의 동맥을 열거한다.

43. 대뇌동맥고리를 그리고 기능을 설명한다.

44. 경질막정맥굴의 전반적인 구조와 기능을 서술한다.

머리와 목으로 가는 동맥은 대동맥활에서 갈라져 나온다. 머리와 목에서 나온 혈액은 목정맥과 팔머리정맥을 지난다. 먼저 동맥에 대해 살펴보자.

› 동맥

머리와 목으로 가는 혈액의 대부분은 **온목동맥**(총경동맥, common carotid artery)에서 나온다(**그림 17.20a**). 두 온목동맥은 기도 좌우의 바로 가쪽을 나란히 지난다. 후두의 방패연골 위쪽 가장자리에서 두 온목동맥은 머리뼈 바깥 부분에 혈액을 공급하는 **바깥목동맥**(외경동맥, external carotid artery)과 머리뼈 안쪽 부분에 혈액을 공급하는 **속목동맥**(내경동맥, internal carotid artery)으로 갈라진다. 온목동맥에서 속목동맥이 갈라져 나오는 지점 부근에 혈압조절을 돕는 수용체인 목동맥팽대가 있다는 사실을 상기한다.

머리와 목으로 가는 혈액은 **척추동맥**(vertebral artery), **갑상목동맥**(갑상경동맥간, thyrocervical trunk), **목갈비동맥**(늑경추동맥, costocervical trunk)에서도 나온다. 이 동맥은 모두 빗장밑동맥에서 갈라져 나온다.

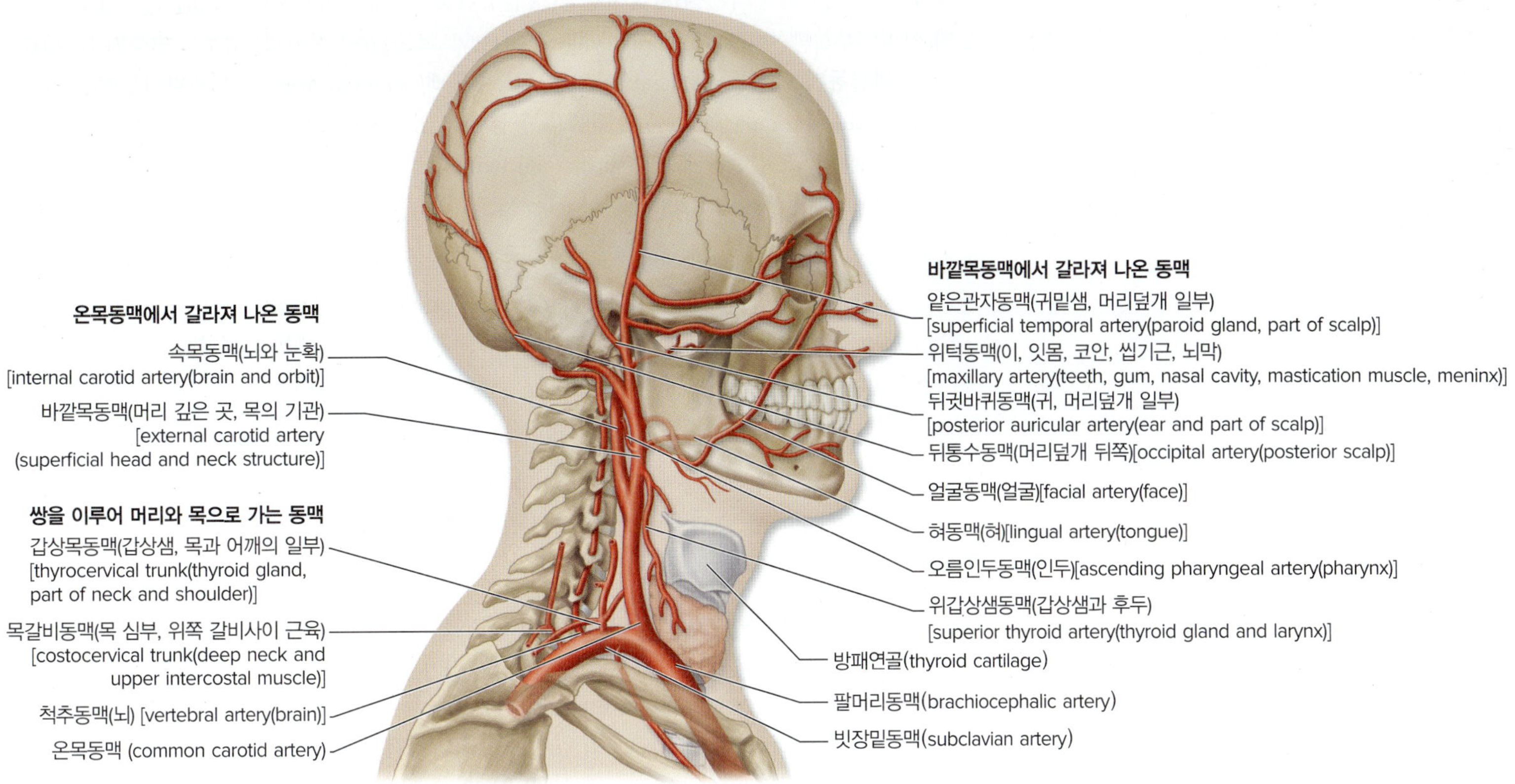

(a) 오른쪽 가쪽에서 본 동맥

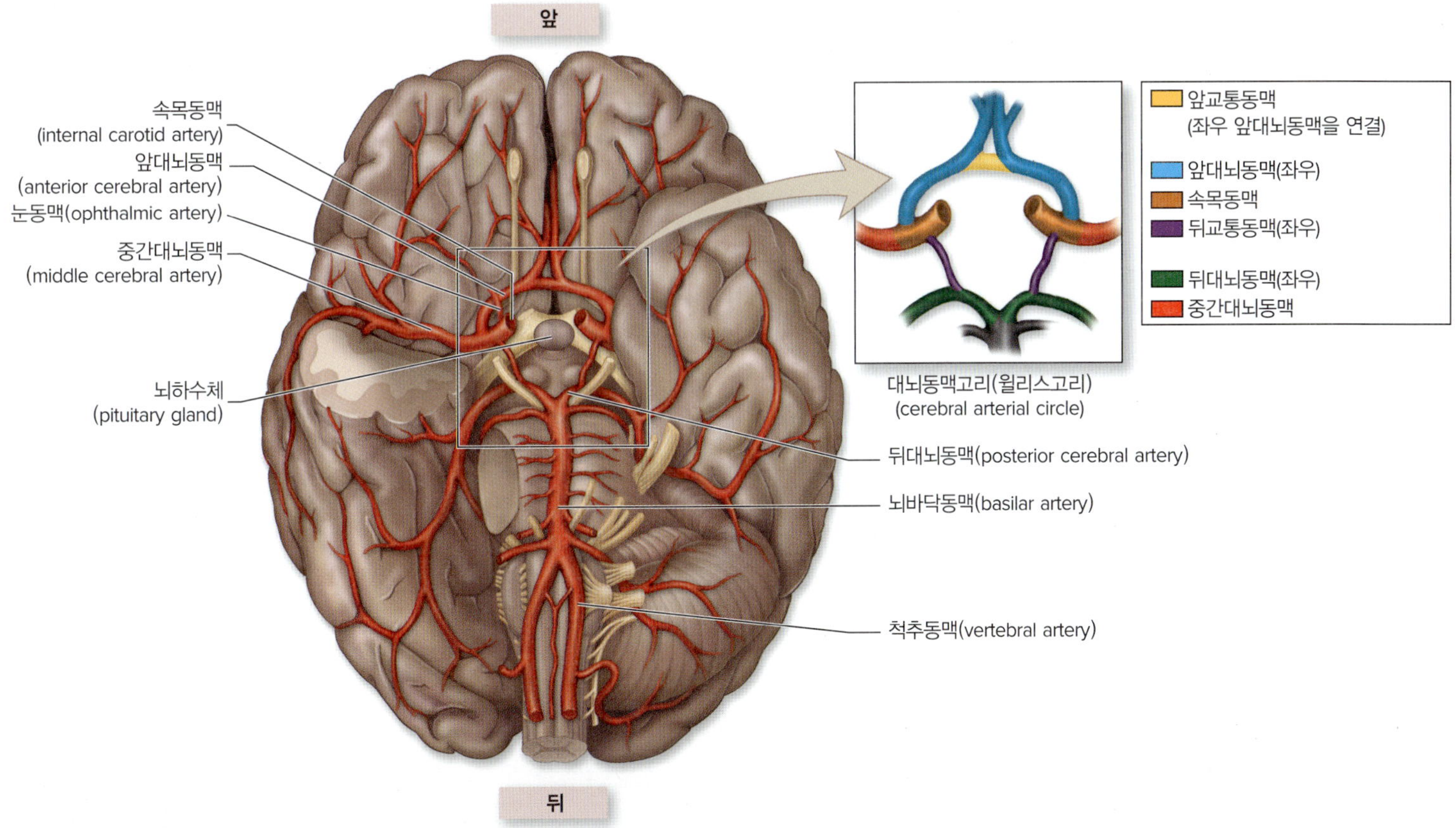

(b) 아래쪽에서 본 뇌의 동맥

그림 17.20 머리와 목의 동맥혈류. (a) 머리와 목에 혈액을 공급하는 혈관을 오른쪽 가쪽에서 본 모습. (b) 뇌를 뒤쪽에서 본 모습. 뇌에 혈액을 공급하는 속목동맥과 척추동맥의 가지를 관찰할 수 있다. 또 나비뼈의 터키안장을 둘러싼 혈관의 연결인 대뇌동맥고리를 확대 그림으로 나타냈다.

바깥목동맥 바깥목동맥은 **위갑상샘동맥**(상갑상선동맥, superior thyroid artery), **오름인두동맥**(상행인두동맥, ascending pharyngeal artery; *pharynx*: 목구멍, 인두), **혀동맥**(lingual artery), **얼굴동맥**(안면동맥, facial artery), **뒤통수동맥**(occipital artery), **뒤귓바퀴동맥**(후이개동맥, posterior auricular artery)에 혈액을 공급한다. 그 후 바깥목동맥은 위턱동맥(상악동맥, maxillary artery)과 얕은관자동맥(superficial temporal artery)으로 갈라진다. 이 동맥들이 있는 구체적인 위치를 그림 17.20a에 나타냈다.

속목동맥 속목동맥은 목동맥관을 통해 머리뼈로 들어간 후에 여러 갈래로 갈라진다. 이 갈래에는 뇌에 혈액을 공급하는 **앞대뇌동맥**(전대뇌동맥, anterior cerebral artery)과 **중간대뇌동맥**(중대뇌동맥, middle cerebral artery), 눈과 눈 주변 부분 일부에 혈액을 공급하는 **눈동맥**(안동맥, ophthalmic artery)이 있다(그림 17.20b).

척추동맥 척추동맥은 빗장밑동맥에서 시작되어 목뼈의 가로구멍을 지나 큰구멍을 통해 머리뼈로 들어간다. 여기서 척추동맥은 합쳐져서 **뇌바닥동맥**(뇌기저동맥, basilar artery)을 이룬다. 뇌바닥동맥은 다리뇌 바로 앞에 있으며, 여러 갈래로 갈라져서 대뇌 뒤쪽에 혈액을 공급하는 **뒤대뇌동맥**(posterior cerebral artery)이 된다.

대뇌동맥고리 **대뇌동맥고리**(cerebral arterial circle)는 **윌리스고리**(circle of Willis)라고도 하며 터키안장 주위의 중요한 동맥연결이다(그림 17.20b). 대뇌동맥고리는 뒤대뇌동맥, **뒤교통동맥**(후교통동맥, posterior communicating artery), 속목동맥, 앞대뇌동맥, **앞교통동맥**(전교통동맥, anterior communicating artery; 두 앞대뇌동맥을 연결)으로 이루어져 있다. 대뇌동맥고리는 뇌의 혈압을 일정하게 유지시키며 한 혈관이 막혔을 때 곁통로를 제공한다.

› 정맥

목과 머리의 혈액은 세 쌍의 주요 정맥으로 빠져나간다(**그림 17.21**). 머리의 양쪽에는 **척추정맥**(vertebral vein)과 **바깥목정맥**(외경정맥, external jugular vein)이 있으며, 이 정맥들은 빗장밑정맥으로 통한다. 나머지 하나는 **속목정맥**(내경정맥, internal jugular vein)으로 빗장밑정맥과 만나 팔머리정맥을 이룬다. 바깥목정맥을 통해서는 주로 머리와 목의 혈액이 빠져나가며, 속목정맥을 통해서는 머리안의 혈액이 빠져나간다. 좌우 위팔정맥은 만나서 위대정맥을 이룬다.

머리안 머리안의 정맥혈 중 일부는 목뼈의 가로구멍을 지나는 척추정맥을 통해 팔머리정맥으로 빠져나간다. 그러나 머리안의 정맥혈은 대부분 큰 정맥 여러 개를 통해 빠져나가며 이 정맥을 통틀어 **경질막정맥굴**(경막정맥동, dural venous sinus)이라고 한다. 변형된 이 큰 정맥은 경질막의 두 층 사이에서 형성되며 잉여 뇌척수액도 수용한다는 점을 상기하라(10.2a 참조). 경질막정맥굴에서 나온 혈액은 주로 속목정맥으로 빠져나간다.

무엇을 배웠는가?

32 빗장밑정맥에서 뻗어 나와 머리와 목에 혈액을 공급하는 동맥 4개는 무엇인가? 이 부분의 혈액을 운반하는 주요 정맥은 무엇인가?

33 경질막정맥굴은 어떤 기능을 하는가?

17.10b 가슴벽과 배벽

학습목표

45. 가슴벽에 혈액을 공급하는 동맥에 대해 서술한다.

46. 배벽에 혈액을 공급하는 동맥에 대해 서술한다.

47. 가슴벽과 배벽의 혈액을 운반하는 정맥을 열거하고 그 경로를 추적한다.

몸통벽 부위의 온몸순환은 주로 광범위하게 연결되어 쌍을 이루는 혈관이 담당한다. 정맥이 동맥보다 복잡하다.

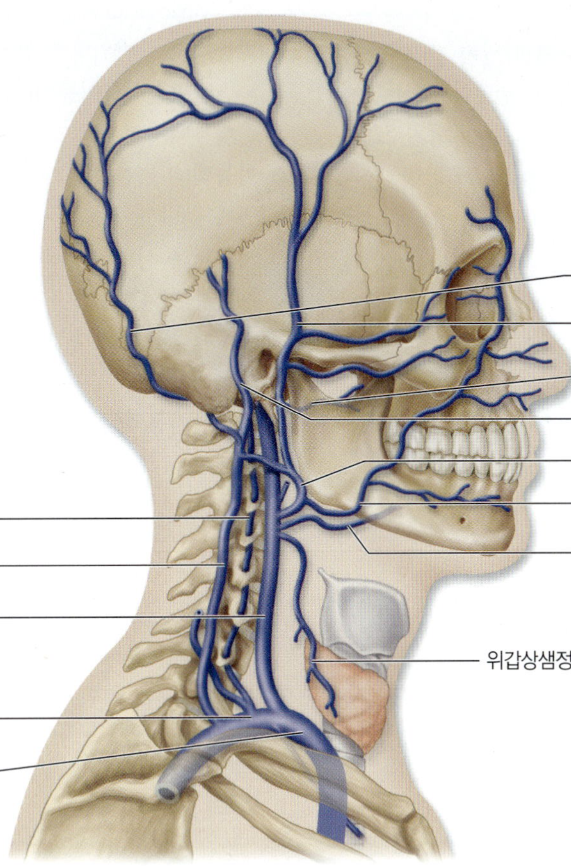

목과 머리 얕은 부위 정맥
뒤통수정맥(occipital vein)
얕은관자정맥(superficial temporal vein)
위턱정맥(maxillary vein)
뒤귓바퀴정맥(posterior auricular vein)
아래턱뒤정맥(retromandibular vein)
얼굴정맥(facial vein)
혀정맥(lingual vein)
위갑상샘정맥(superior thyroid vein)

머리와 목의 혈액을 운반하는 큰정맥
척추정맥(vertebral vein)
바깥목정맥(external jugular vein)
속목정맥(internal jugular vein)
오른빗장밑정맥(right subclavian vein)
오른팔머리정맥(right brachiocephalic vein)

(a) 오른쪽 가쪽에서 본 정맥

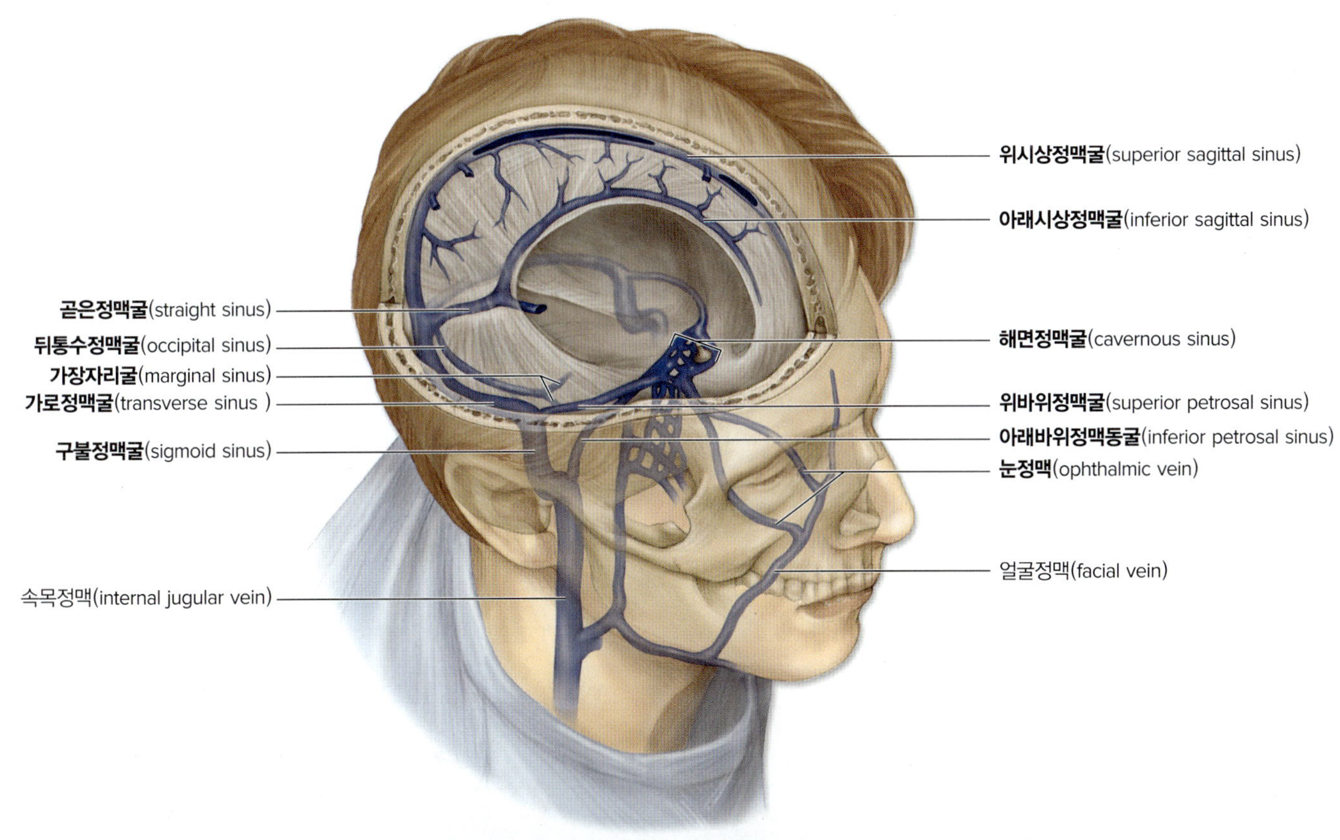

(b) 오른쪽 위 앞 가쪽에서 본 경막정맥굴

그림 17.21 머리와 목의 정맥 혈류. (a) 머리와 목의 혈액을 운반하는 정맥을 오른쪽 가쪽에서 본 모습. (b) 머리안의 정맥을 위쪽 앞 가쪽에서 본 모습. 경질막정맥굴은 볼드체로 표시했다.

› 동맥

가슴벽과 배벽에는 쌍을 이루는 동맥이 분포한다(그림 17.22a). **좌우 속가슴동맥**(내흉동맥, internal thoracic artery)은 좌우 빗장밑동맥에서 시작되어 가슴벽 앞부분과 젖샘에 혈액을 공급한다. 속가슴동맥은 복장뼈 좌우 가쪽에 있으며 1~6번 **앞갈비사이동맥**(전늑간동맥, anterior intercostal artery)과 하나의 **근육가로막동맥**(근횡격막동맥, musculophrenic artery; *phren*: 가로막)으로 갈라진다. 근육가로막동맥은 다시 7~9번 앞갈비사이동맥으로 갈라진다. 갈비사이동맥은 갈비사이공간에 있는 기관에 혈액을 공급한다. 갈비사이동맥은 배벽 윗부분에 혈액을 공급하는 **위배벽동맥**(상복벽동맥, superior epigastric artery)이 된다.

바깥엉덩동맥에서 갈라져 나온 **아래배벽동맥**(하복벽동맥, inferior epigastric artery)은 배벽 아랫부분에 혈액을 공급한다. 이 동맥은 위배벽동맥과 광범위하게 연결되어 있다.

맨위갈비사이동맥(최상늑간동맥, supreme intercostal artery)은 목갈비동맥에서 갈라져 나온다. 맨위갈비사이동맥은 1번과 2번 **뒤갈비사이동맥**(후늑간동맥, posterior intercostal artery)으로 갈라진다. 3~11번 뒤갈비사이동맥은 내림가슴대동맥에서 갈라져 나온다. 앞뒤 갈비사이동맥은 서로 연결되며 각 쌍은 가슴벽의 일부를 가로 방향으로 지나는 혈관이 된다.

마지막으로 다섯 쌍의 **허리동맥**(요동맥, lumbar artery)이 내림배대동맥에서 갈라져 나와 배벽의 뒤 가쪽 부분에 분포한다. 또 하나의 **정중엉치동맥**(정중천골동맥, median sacral artery)이 골반 부위 대동맥에서 갈라져 나와 엉치뼈와 꼬리뼈 부근에 혈액을 공급한다.

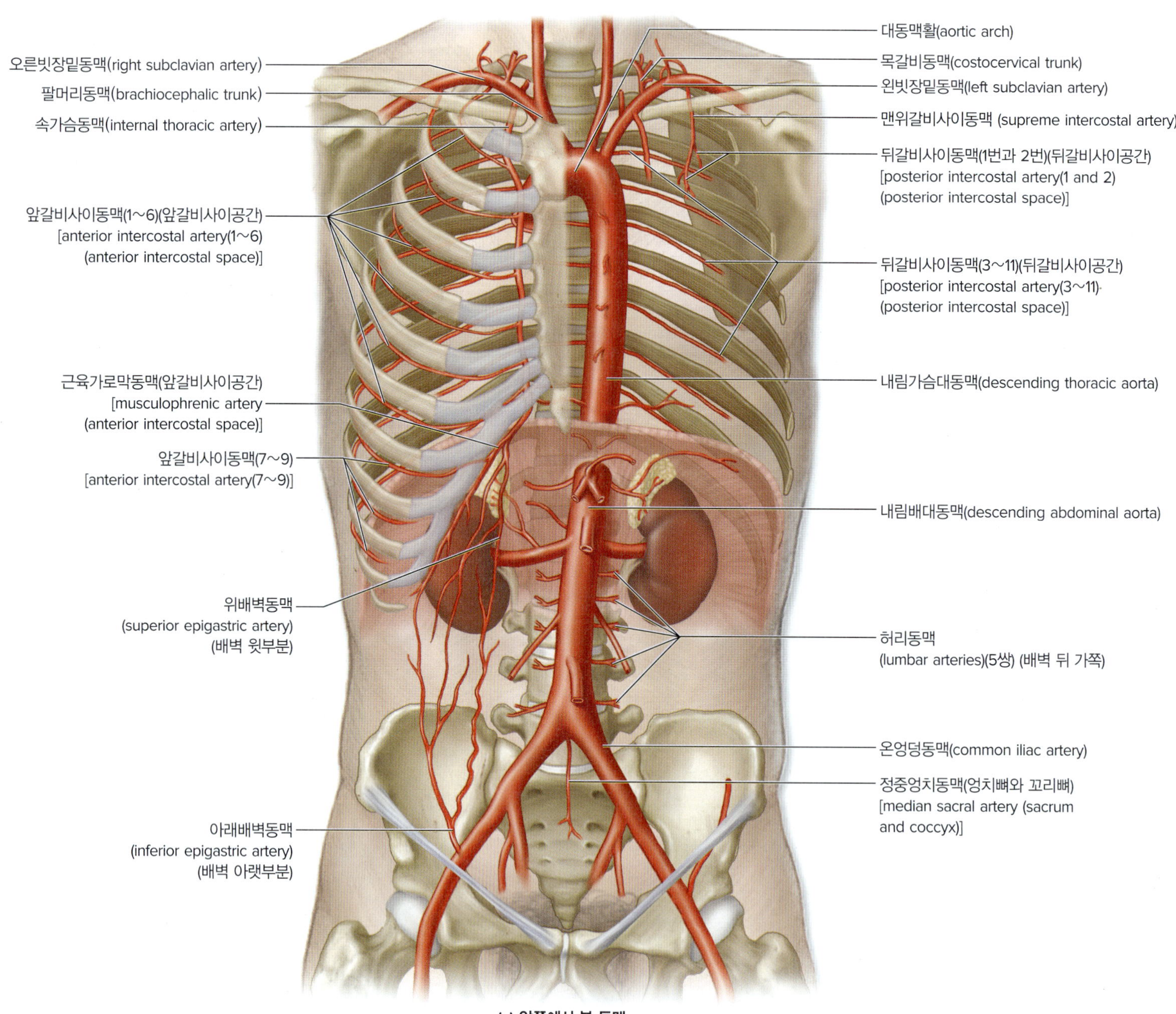

(a) 앞쪽에서 본 동맥

그림 17.22 가슴벽과 배벽의 순환. (a) 가슴벽과 배벽에 혈액을 공급하는 동맥으로 위아래 배벽정맥의 연결을 주목하라.

› 정맥

가슴벽과 배벽의 정맥 경로는 동맥 경로보다 복잡하다(그림 17.22b). **앞갈비사이정맥**(전늑간정맥, anterior intercostal vein), **근육가로막정맥**(근횡격막정맥, musculophrenic vein), **위배벽정맥**(상복벽정맥, superior epigastric vein)은 모두 **속가슴정맥**(내흉정맥, internal thoracic vein)으로 합쳐진다. 속가슴정맥은 팔머리정맥으로 이어진다.

아래배벽정맥(하복벽정맥, inferior epigastric vein)은 **바깥엉덩정맥**(external iliac vein)과 합쳐진다. 1번과 2번 **뒤갈비사이정맥**(후늑간정맥, posterior intercostal vein)은 **맨위갈비사이정맥**(최상늑간정맥, supreme intercostal vein)과 합쳐져서 팔머리정맥으로 이어진다.

허리정맥(요정맥, lumbar vein)과 **뒤갈비사이정맥**(후늑간정맥, posterior intercostal vein)은 가슴벽 뒷부분을 따라 홀정맥계통으로 이어진다. 척추 왼쪽의 **반홀정맥**(hemiazygos vein)과 **덧반홀정맥**(accessory hemiazygos vein)은 왼쪽의 혈관에서 온 혈액을 운반한다. **홀정맥**(기정맥, azygos vein)은 오른쪽의 정맥과 반홀정맥에서 온 혈액을 운반한다. 홀정맥은 위대정맥으로 이어진다. 정맥혈 복귀는 그림 17.22c를 참조한다.

무엇을 배웠는가?

34 가슴벽과 배벽으로부터 정맥혈을 받는 홀정맥계통은 위대정맥 혹은 아래대정맥 어느 곳으로 유입되는가?

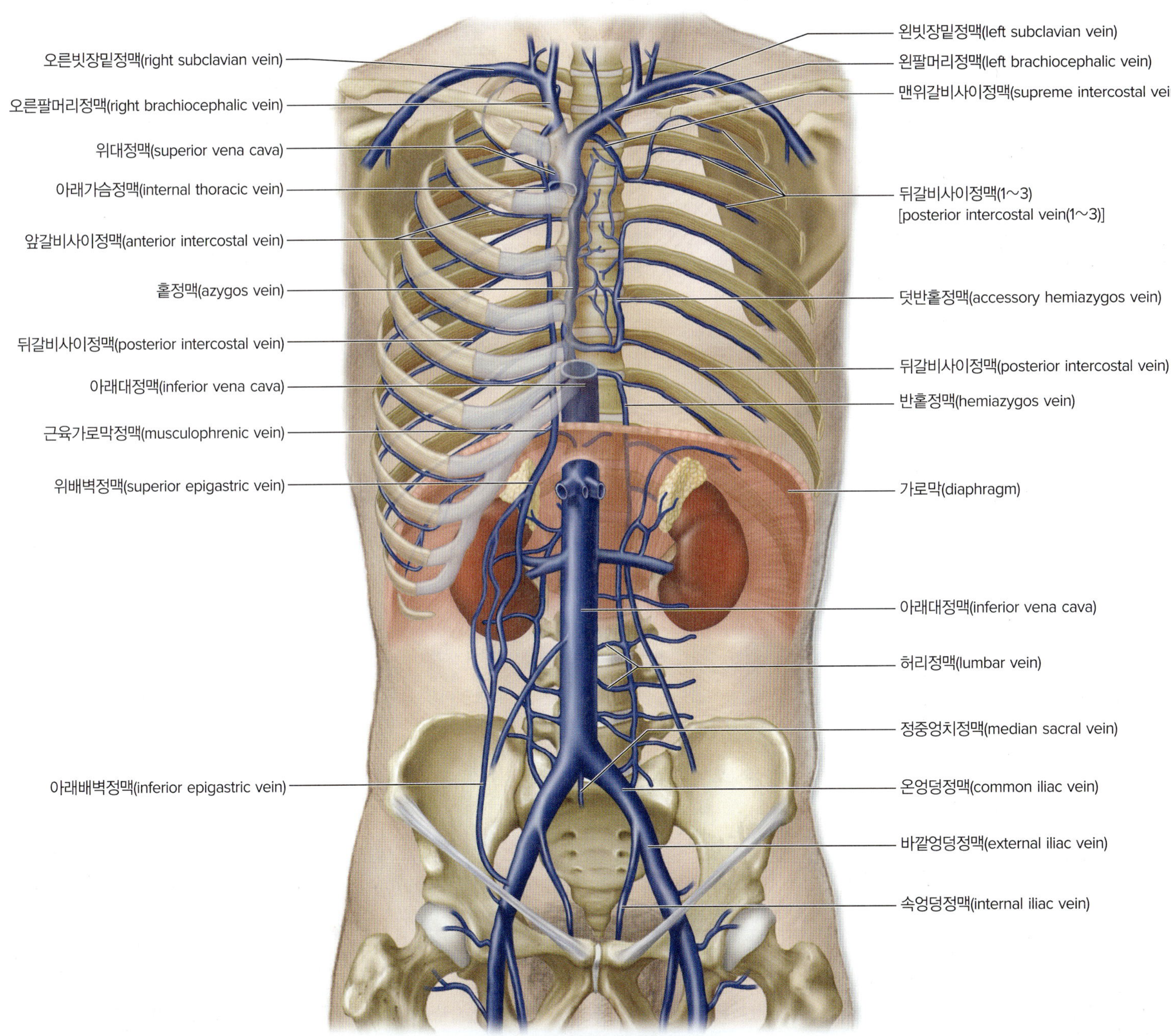

그림 17.22 가슴벽과 배벽의 순환(계속). (b) 가슴벽과 배벽의 정맥은 동맥보다 복잡하다.

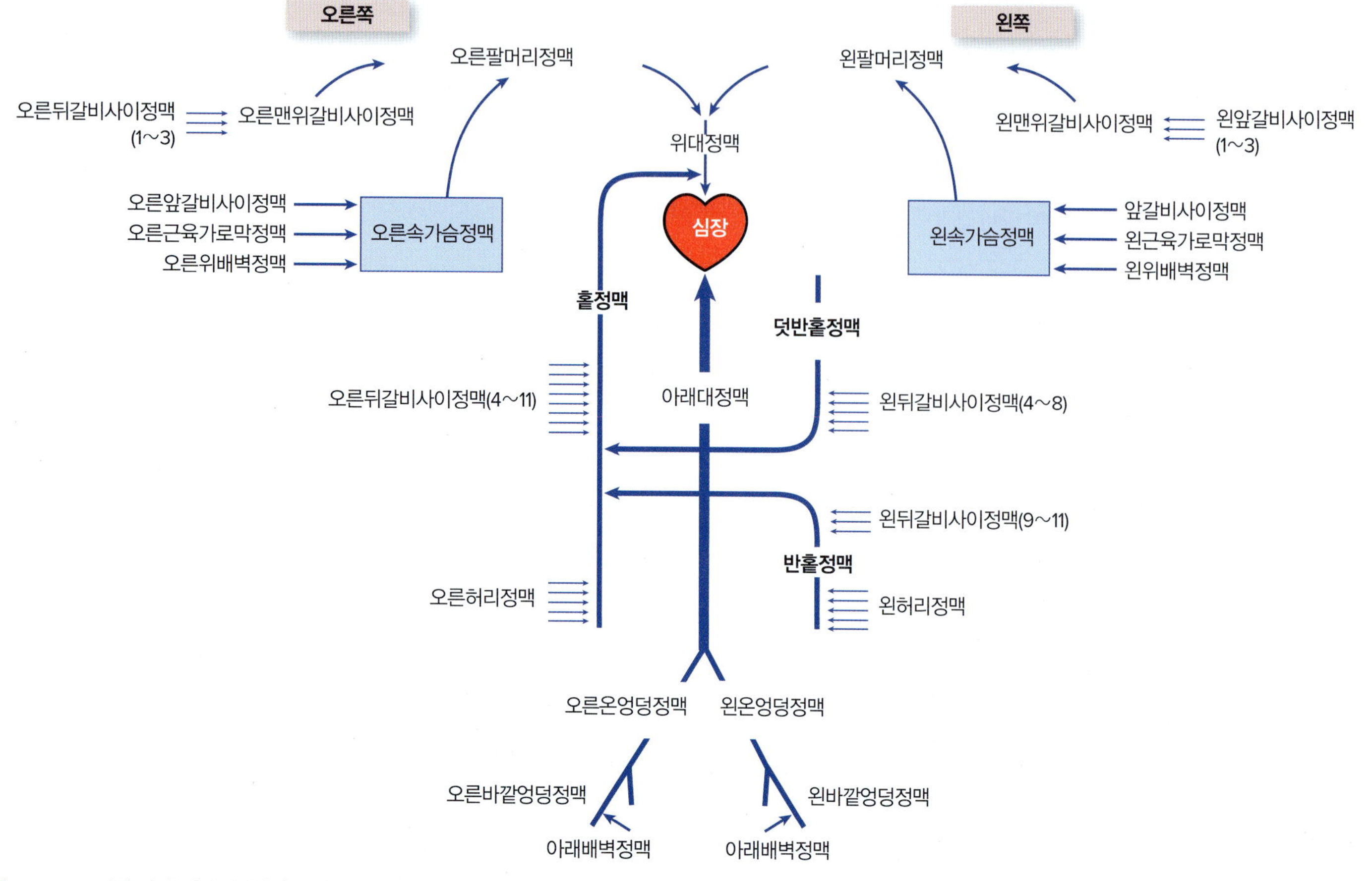

그림 17.22 가슴벽과 배벽의 순환(계속). (c) 정맥의 혈액 이동을 나타낸 도식.

17.10c 가슴기관

학습목표

48. 허파, 식도, 가로막과 관련된 동맥과 정맥에 대해 서술한다.

가슴에 있는 주요 기관은 심장, 허파, 식도, 가로막이다. 심장과 관련된 동맥과 정맥은 16.4절에서 설명했다. 다른 기관의 혈관은 여기서 살펴본다(**그림 17.23**).

허파

기관지와 세기관지(허파의 공기 통로), 허파의 결합조직은 3~4개의 작은 **기관지동맥**(bronchial artery)을 통해 혈액을 공급받는다. 세기관지동맥은 내림가슴대동맥의 앞쪽 벽에서 작게 갈라져 나온다. **좌우 기관지정맥**(bronchial vein; 그림에 없음)은 홀정맥계통과 허파정맥으로 통한다. 허파의 나머지 부분은 허파꽈리에서 직접확산을 통해 산소를 공급받는다.

식도

여러 개의 작은 **식도동맥**(esophageal artery)이 내림가슴대동맥의 앞쪽 벽에서 갈라져 나와 식도에 혈액을 공급한다. 또 왼위동맥은 식도의 배 부분에 혈액을 공급하는 여러 개의 **식도가지**(esophageal branch)를 형성한다. **식도정맥**(esophageal vein)은 식도벽에서 온 혈액을 운반하며 홀정맥 또는 왼위정맥(그림에 없음)으로 통할 수 있다. 왼위정맥은 간문맥과 합쳐진다.

가로막

가로막에는 쌍을 이루는 혈관이 혈액을 공급한다. **위가로막동맥**(상횡격막동맥, superior phrenic artery)은 내림가슴대동맥에서 시작되며, **아래가로막동맥**(하횡격막동맥, inferior phrenic artery)은 내림배대동맥에서 시작되어 가로막에 혈액을 공급한다. **근육가로막동맥**(근횡격막동

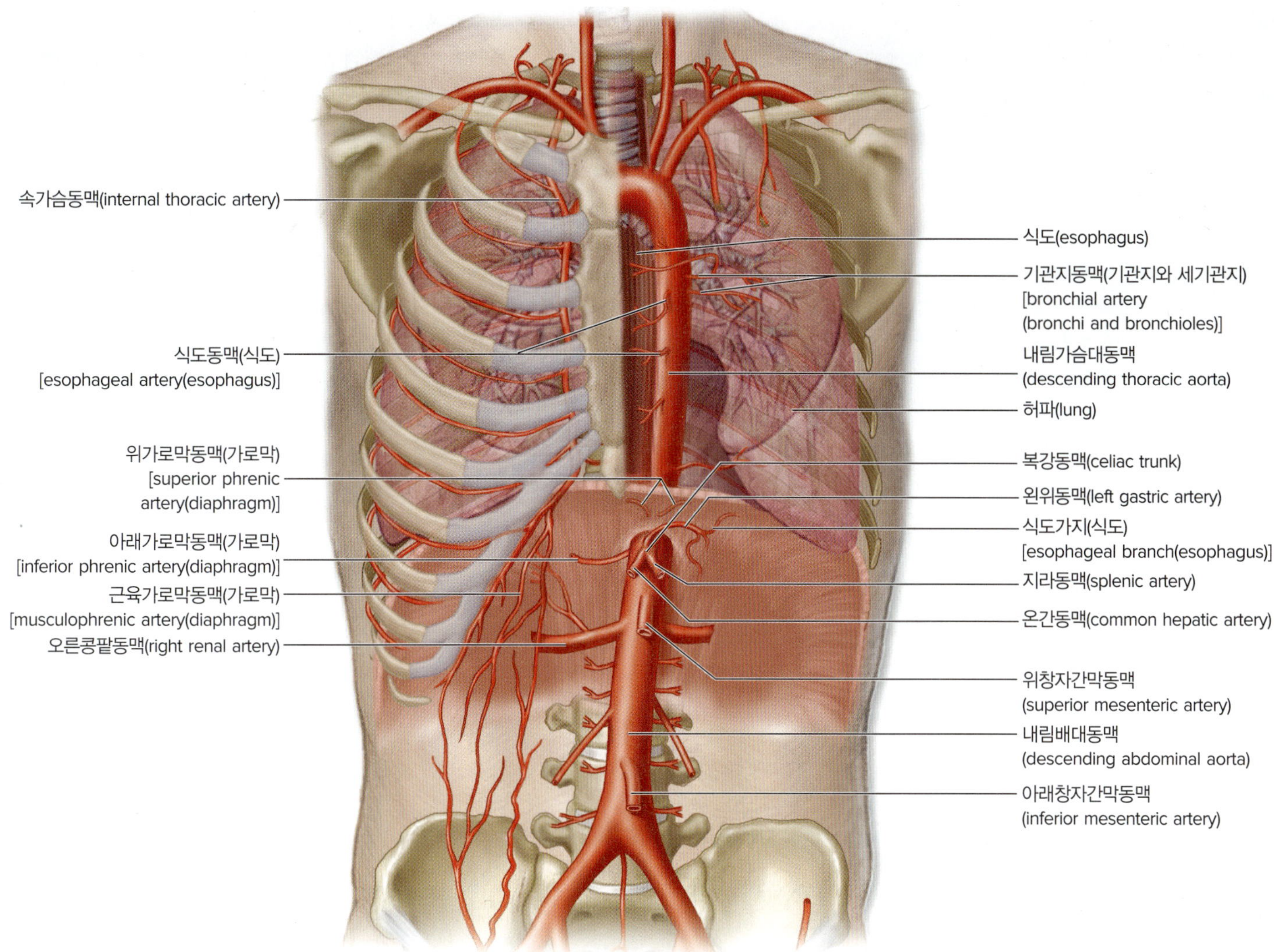

그림 17.23 가슴안과 가로막의 기관에 대한 동맥혈 공급. 기도, 식도, 가로막의 혈관을 나타냈다. 이 그림에서는 몸 왼쪽 부분의 갈비뼈와 얕은 혈관을 그리지 않고 깊은 혈관이 잘 보이게 했다.

맥, musculophrenic artery)과 심장가로막동맥(그림에 없음)은 속가슴동맥에서 시작된다. 위아래 가로막정맥은 아래대정맥으로 통하며 근육가로막의 혈액은 팔머리정맥과 합쳐지는 속가슴정맥을 통해 빠져나간다. 이 정맥들은 그림에 없다.

무엇을 배웠는가?

35 허파에 혈액을 공급하는 전신(체)동맥은 무엇인가? 허파에서 구체적으로 어떤 부분이 혈액을 받는가?

17.10d 위창자길

학습목표

49. 내림대동맥에서 갈라져 나와 위창자길에 혈액을 공급하는 주요 동맥 3개와 각 동맥의 주된 가지를 열거한다.

50. 간문맥계통의 기능을 설명한다.

51. 위창자길에서 아래대정맥으로 혈액이 이동하는 경로를 추적한다.

위창자길은 배대동맥에서 시작되며 쌍을 이루지 않는 동맥에서 혈액을 공급받는다. 정맥혈은 간문맥계통을 지나 아래대정맥으로 간다.

› 배의 동맥

쌍을 이루지 않는 동맥 3개가 내림배대동맥의 앞쪽 벽에서 시작되어 위창자길에 혈액을 공급한다. 위에 있는 동맥부터 차례로 열거하면 복강동맥, 위창자간막동맥, 아래창자간막동맥이다(**그림 17.24**). 각 동맥이 혈액을 공급하는 구체적인 부위는 그림 17.24를 참조한다.

복강동맥 **복강동맥**(celiac trunk)은 가로막의 대동맥구멍 바로 아래에 있다. 복강동맥에서는 3개의 동맥이 갈라져 나온다. (1) **왼위동맥**(left gastric artery), (2) **지라동맥**(비장동맥, splenic artery), (3) **온간동맥**(총간동맥, common hepatic artery)이다. 온간동맥은 **고유간동맥**(hepatic artery proper)과 **위샘창자동맥**(위십이지장동맥, gastroduodenal artery)으로 갈라진다.

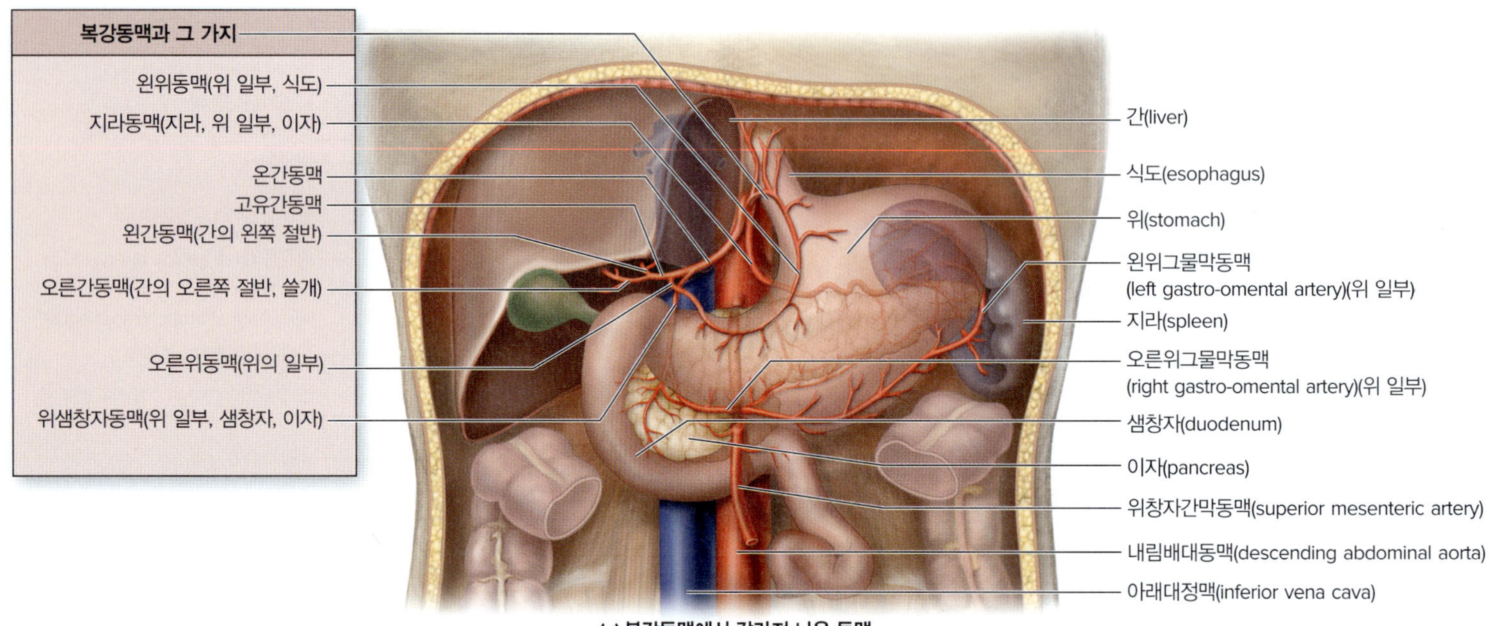

(a) 복강동맥에서 갈라져 나온 동맥

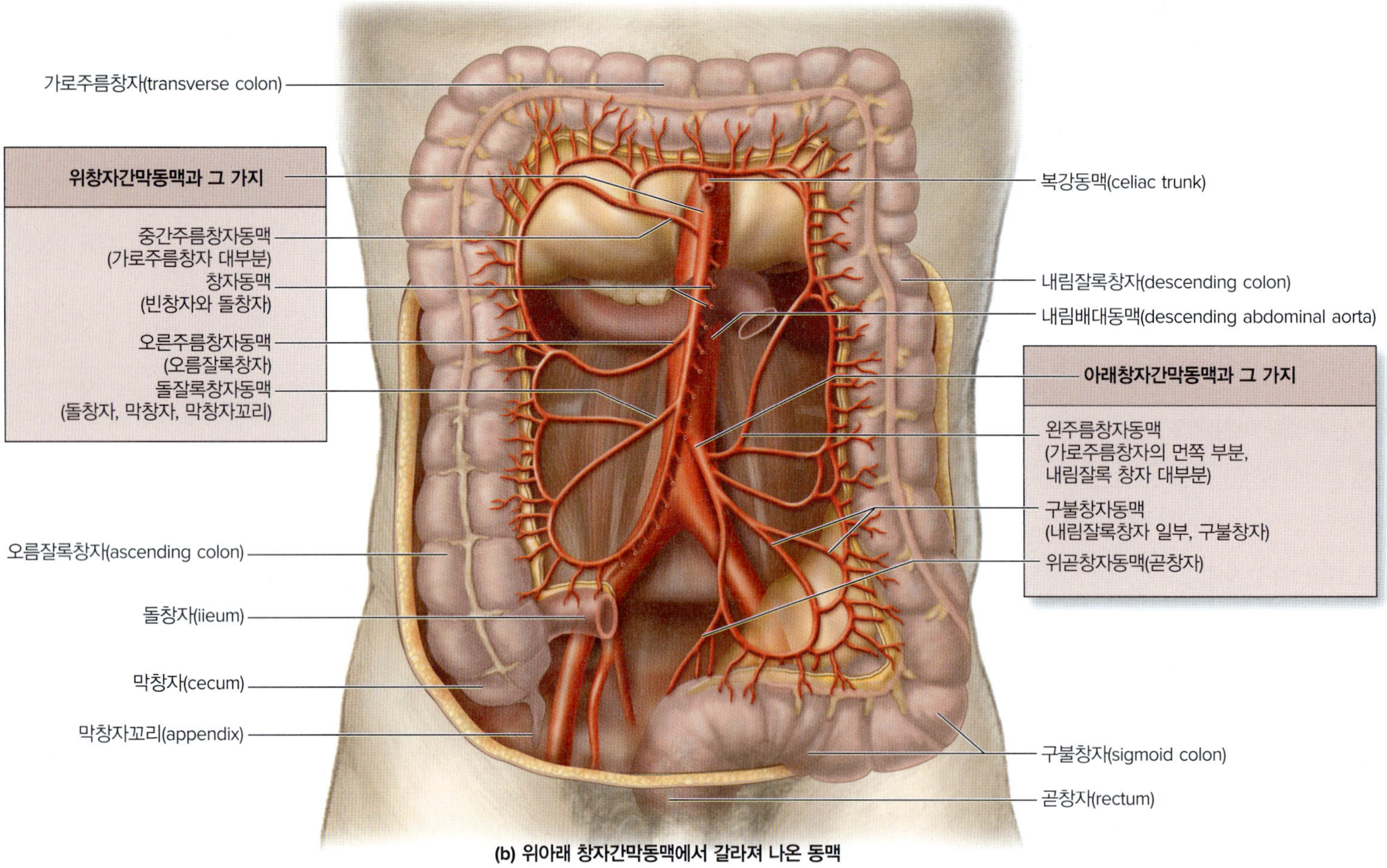

가로주름창자(transverse colon)

위창자간막동맥과 그 가지

중간주름창자동맥
(가로주름창자 대부분)
창자동맥
(빈창자와 돌창자)
오른주름창자동맥
(오름잘록창자)
돌잘록창자동맥
(돌창자, 막창자, 막창자꼬리)

오름잘록창자(ascending colon)
돌창자(iieum)
막창자(cecum)
막창자꼬리(appendix)

복강동맥(celiac trunk)
내림잘록창자(descending colon)
내림배대동맥(descending abdominal aorta)

아래창자간막동맥과 그 가지

왼주름창자동맥
(가로주름창자의 먼쪽 부분,
내림잘록 창자 대부분)
구불창자동맥
(내림잘록창자 일부, 구불창자)
위곧창자동맥(곧창자)

구불창자(sigmoid colon)
곧창자(rectum)

(b) 위아래 창자간막동맥에서 갈라져 나온 동맥

그림 17.24 위창자길과 배기관의 동맥. 복강동맥, 위창자간막동맥, 아래창자간막동맥은 대부분의 배기관에 혈액을 공급한다. (a) 복강동맥에서 갈라져 나온 동맥은 식도 일부, 위, 지라, 이자, 간, 쓸개에 혈액을 공급한다. (b) 위아래창자간막동맥에서 갈라져 나온 동맥은 작은창자에 혈액을 공급한다.

위창자간막동맥 **위창자간막동맥**(상장간막동맥, superior mesenteric artery; *mosos*: 가운데, *enteron*: 창자)은 복강동맥 바로 아래에 있다. 위창자간막동맥에서는 18~20번 창자동맥(intestinal artery), **중간주름창자동맥**(중결장동맥, middle colic artery), **오른주름창자동맥**(우결장동맥, right colic artery), **돌잘록창자동맥**(회결장동맥, ileocolic artery)이 갈라져 나온다.

아래창자간막동맥 **아래창자간막동맥**(하장간막동맥, inferior mesenteric artery)은 대략 L_3 허리뼈 높이, 대동맥이 갈라지는 지점의 약 5 cm 위에서 시작된다. 아래창자간막동맥은 **왼주름창자동맥**(좌결장동맥, left colic artery), **구불창자동맥**(구불결장동맥, sigmoid artery), **위곧창자동맥**(상직장동맥, superior rectal artery; *rectus*: 일직선으로)으로 갈라진다.

› 배와 간문맥계통의 정맥혈 복귀

소화기관의 모세혈관과 정맥을 지난 혈액은 직접 아래대정맥으로 들어가 심장으로 돌아가지 않는다(**그림 17.25**). 대신 이 혈액은 소화기관의 정맥에서 **간문맥계통**(hepatic portal system)으로 들어가며, 간문맥계통은 혈액이 대정맥으로 가기 전에 먼저 간으로 보낸다.

간문맥계통이 필요한 이유는 위창자길의 정맥은 소화된 영양소를 흡수하는데 이 영양소가 간에서 처리되어야 하기 때문이다. 또 간은 위창자길의 혈관이 흡수한 해로운 물질을 해독한다. 간문맥계통은 흡수된 물질을 처리할 때 가장 효율적인 경로이다. 그리고 간문맥계통은 지라에서 적혈구를 분해할 때 나온 물질을 수용하며, 이 중 일부가 간에서 재활용된다. 간문맥계통에서는 소화기관에서 온 혈액이 3개의 주된 정맥으로 흐른다.

1. 가로 방향의 **지라정맥**(splenic vein).
2. 세로 방향의 **아래창자간막정맥**(inferior mesentric vein).
3. 몸의 오른쪽에서 세로 방향으로 존재하는 **위창자간막정맥**(superior mesentric vein).

이 정맥들은 모두 간과 연결된 **간문맥**(hepatic portal vein)으로 혈액을 보낸다. 좌우 위정맥과 같은 작은 정맥은 직접 간문맥으로 통한다. 간문맥의 정맥혈은 간의 굴모양혈관으로 흐른다. 정맥혈은 굴모양혈관에서 간동맥을 통해 간으로 들어오는 산소화한 동맥혈과 섞인다. 소화기관에서 온, 탈산소화했으나 영양소가 풍부한 혈액과 간동맥에서 온 산소화한 혈액이 함께 간의 굴모양혈관을 흐르는 것이다. 혈액은 아래대정맥과 만나는 간정맥(hepatic vein)을 통해 간에서 흘러 나간다.

무엇을 배웠는가?

36 복강동맥에서 갈라져 나오는 동맥 3개는 무엇이며, 이 동맥들은 어느 기관에 혈액을 공급하는가?

37 간문맥계통의 간문맥으로 통하는 주요 정맥 3개는 무엇인가? 간문맥계통은 어떤 기능을 하는가?

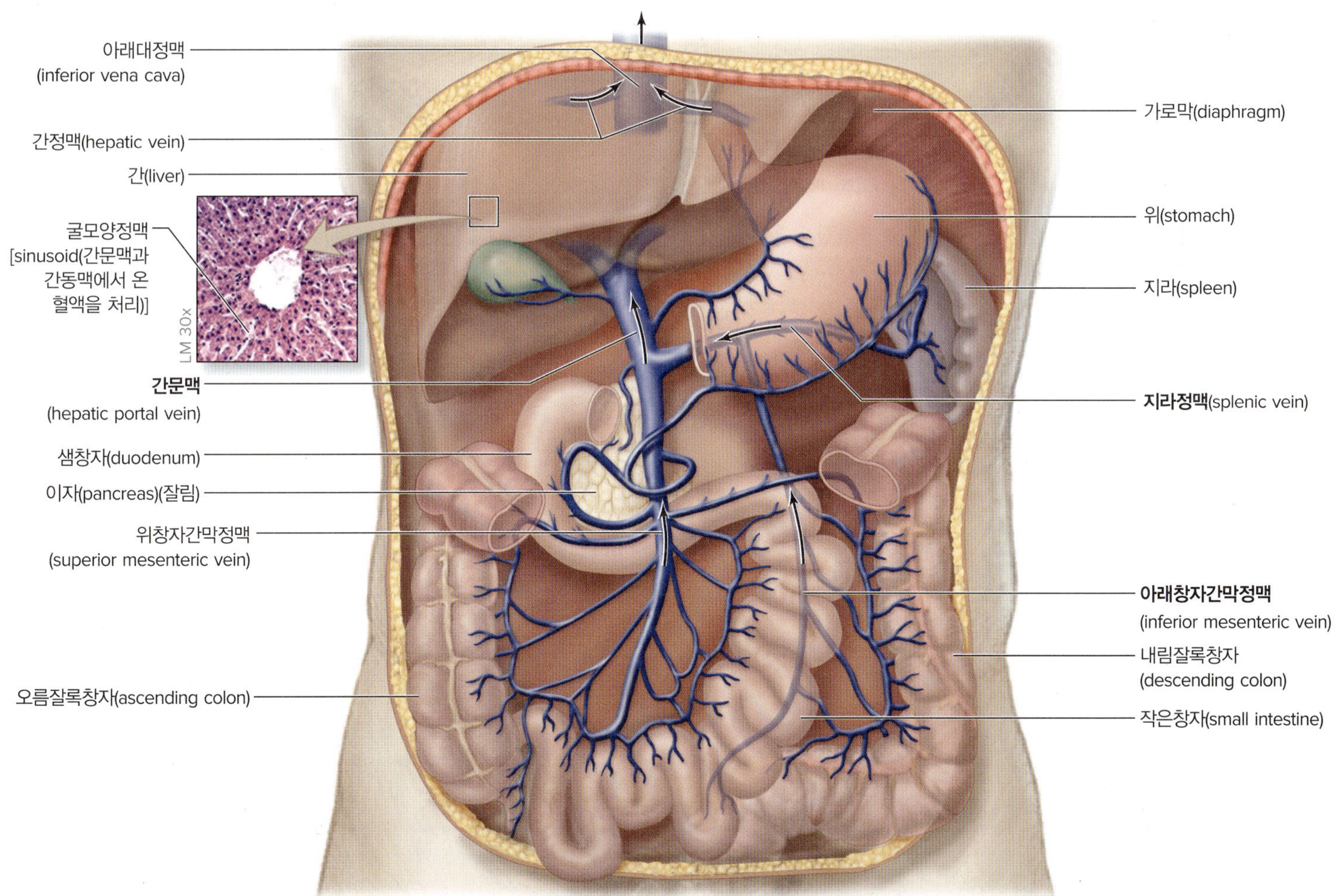

그림 17.25 간문맥계통. 간문맥계통은 정맥혈을 위창자길에서 간으로 운반해 영양소가 처리되게 한다.

통합 INTEGRATE

학습전략 LEARNING STRATEGY

간문맥계통의 정맥은 다양한 양상을 보이지만 일반적으로는 의자를 옆에서 본 모습과 비슷하다. 의자의 앞다리는 아래창자간막정맥, 뒷다리는 위창자간막정맥, 앉는 부분은 지라정맥, 등받이는 간문맥이다.

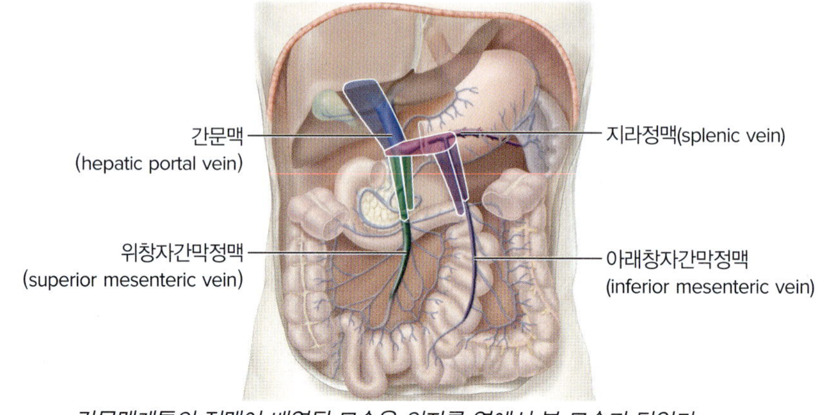

간문맥계통의 정맥이 배열된 모습은 의자를 옆에서 본 모습과 닮았다.

17.10e 뒤쪽 배기관, 골반, 샅

학습목표

52. 부신, 콩팥, 생식샘의 동맥과 정맥에 대해 서술한다.

53. 골반과 샅의 주요 혈관을 열거한다.

내림배대동맥과 속엉덩동맥에서 갈라져 나온 동맥은 뒤쪽 배기관과 골반에 혈액을 공급하며, 이 동맥과 이름이 같은 정맥은 뒤쪽 배기관과 골반의 혈액에서 나온 혈액을 운반한다(**그림 17.26**). 앞에서 말한 동맥 외에도 쌍을 이루는 여러 동맥이 내림배대동맥의 옆쪽에서 시작된다.

› 뒤쪽 배기관

중간부신동맥(중부신동맥, middle suprarenal artery)은 양쪽 부신에 혈액을 공급한다. **콩팥동맥**(신장동맥, renal artery)은 양쪽 콩팥에 혈액을 공급한다. **생식샘동맥**(gonadal artery)은 양쪽 생식샘에 혈액을 공급한다. 이 기관들에서 나온 혈액을 운반하는 정맥은 동맥과 이름이 같다.

› 골반과 샅

대동맥은 아래 끝에서 좌우 온엉덩동맥으로 갈라진다. 각 온엉덩동맥은 다시 속엉덩동맥과 바깥엉덩동맥으로 갈라진다. **속엉덩동맥**(internal iliac artery)은 주로 골반과 샅에 혈액을 공급하는 동맥이다. 속엉덩동맥에서 갈라져 나온 동맥에는 **위볼기동맥**(상둔동맥, superior gluteal artery), **아래볼기동맥**(하둔동맥, inferior gluteal artery), **위방광동맥**(상방광동맥, superior vesical artery), **중간곧창자동맥**(중직장동맥, middle rectal artery), **질동맥**(vaginal artery)과 **자궁동맥**(uterine artery)(여성의 경우), **속음부동맥**(internal pudendal artery), **폐쇄동맥**(obturator artery)이 있다. 태아기 순환의 흔적으로 **안쪽배꼽동맥인대**(내측제동맥삭, medial umbilical ligament)가 있는데, 태아기에는 배꼽동맥이 태반에서 온 혈액을 운반한다.

골반과 샅의 혈액이 빠져나가는 정맥은 동맥과 이름이 같다(그림 17.22b). 이 정맥은 속엉덩정맥과 합쳐진다. 속엉덩정맥은 온엉덩정맥으로 연결되고 온엉덩정맥은 아래대정맥으로 연결된다.

무엇을 배웠는가?

38 콩팥, 부신, 자궁에 혈액을 공급하는 동맥은 각각 무엇인가?

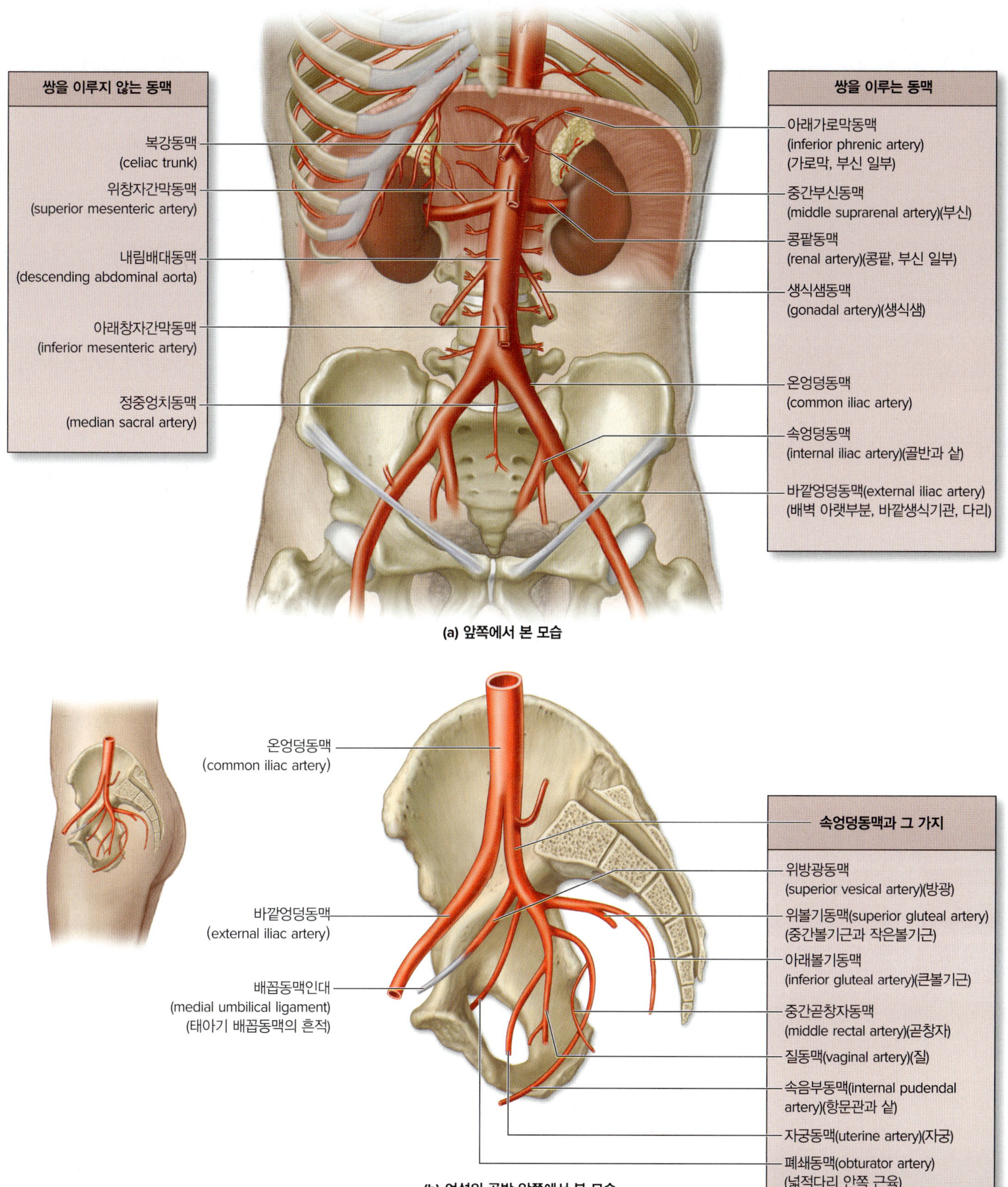

그림 17.26 배기관, 골반, 샅의 동맥. (a) 내림배대동맥에서 직접 뻗어 나오는, 쌍을 이루는 동맥들이 부신, 콩팥, 생식샘, 골반에 혈액을 공급한다. (b) 오른속엉덩동맥의 가지는 골반기관에 혈액을 공급한다. 이 그림에서는 여성의 골반을 나타냈다. 남성의 골반에는 자궁동맥이 없고 질동맥 대신 아래방광동맥이 있다(모든 속 엉덩동맥의 가지에 이름을 표기하지는 않았다).

17.11 온몸순환: 팔다리

팔다리의 혈류는 좌우대칭을 이룬다. 팔다리의 순환은 다음과 같은 공통점이 있다. (1) 큰동맥이 혈액을 공급한다. 팔에는 빗장밑동맥, 다리에는 바깥엉덩동맥이 있다. (2) 큰동맥은 팔꿈치와 무릎에서 갈라진다. (3) 동맥활과 정맥활이 있다. (4) 얕은 곳과 깊은 곳에서 정맥이 그물 모양을 이룬다.

17.11a 팔

학습목표

54. 빗장밑동맥에서 손가락에 이르기까지 팔의 동맥을 추적한다.

55. 팔의 얕은 정맥과 깊은 정맥을 비교한다.

양팔은 빗장밑동맥에서 혈액을 공급받으며 빗장밑정맥으로 혈액을 내보낸다. 정맥계통에는 얕은 부분과 깊은 부분이 있다.

› 팔의 동맥

빗장밑동맥(쇄골하동맥, subclavian artery)은 양팔에 혈액을 공급한다. 왼빗장밑동맥은 대동맥활에서 바로 시작되며 오른빗장밑동맥은 팔머리동맥에서 갈라져 나온다(그림 17.22a).

빗장밑동맥은 팔로 가기 전에 상반신의 여러 부분으로 가지를 뻗는다. 이 가지에는 앞에서 설명한 척추동맥, 갑상목동맥, 목갈비동맥, 속가슴동맥이 있다.

빗장밑동맥은 1번 갈비뼈의 가쪽 가장자리를 지나고 나면 **겨드랑동맥**(액와동맥, axillary artery)으로 이름이 바뀐다(**그림 17.27**). 겨드랑동맥은 어깨와 가슴으로 가지를 여러 개 뻗는다. 겨드랑동맥은 큰원근을 지나고 나면 **위팔동맥**(상완동맥, brachial artery)으로 이름이 바뀐다. 여기에서는 대부분의 위팔근육에 혈액을 공급하는 **깊은위팔동맥**(상완심동맥, deep brachial artery)이 갈라져 나온다. 팔오금에서 위팔동맥은 **노동맥**(요골동맥, radial artery)과 **자동맥**(척골동맥, ulnar artery)으로 갈라진다. 이 두 동맥은 앞팔과 손목에 혈액을 공급한 후 서로 연결되어 손바닥에서 **깊은손바닥동맥활**(deep palmar arch; 주로 노동맥으로 이루어짐)과 **얕은손바닥동맥활**(superficial palmar arch; 주로 자동맥으로 이루어짐)을 이룬다. 이 동맥활에서 **손가락동맥**(digital artery)이 시작된다.

어떻게 생각하는가?

4 왼쪽 자동맥이 잘리면 왼쪽 손과 손가락에 혈액이 공급될 수 있을까? 이유도 함께 설명하라.

› 팔의 정맥

팔의 정맥은 혈액을 겨드랑정맥으로 모아서 빗장밑정맥으로 보낸다. 팔의 정맥은 얕은 정맥과 깊은 정맥으로 나뉜다.

얕은 정맥　손등의 정맥은 안쪽에 있는 **자쪽피부정맥**(척골측피부 정맥, basilic vein)과 가쪽에 있는 **노쪽피부정맥**(요골측피부정맥, cephalic vein)으로 연결되는 그물(또는 활)을 이룬다. 자쪽피부정맥과 노쪽피부정맥은 겨드랑정맥으로 혈액을 운반하며 깊은 정맥과도 연결되어 있다.

팔오금에서 비스듬한 **팔오금중간정맥**(정중주와정맥, median cubital vein)이 자쪽피부정맥과 노쪽피부정맥을 잇는다. 팔오금중간정맥은 정맥에 속이 빈 바늘을 찔러 혈액을 뽑거나 용액을 주사하는 정맥뚫기를 할 때 흔히 이용된다. 이 얕은 정맥은 사람마다 차이가 크며 많은 얕은 정맥 가지들과 다시 연결되어 있다.

깊은 정맥　**손가락정맥**(digital vein), **깊은손바닥정맥활**(deep palmar venous arch), **얕은손바닥정맥활**(superficial palmar venous arch)은 **노정맥**(radial vein)과 **자정맥**(ulnar vein)으로 이어진다. 노정맥과 자정맥은 쌍을 이루며 동맥과 평행한 위치에 있다. 팔오금 높이에서 노정맥과 자정맥은 합쳐져서 위팔동맥과 나란히 뻗어 있는 한 쌍의 **위팔정맥**(상완정맥, brachial vein)이

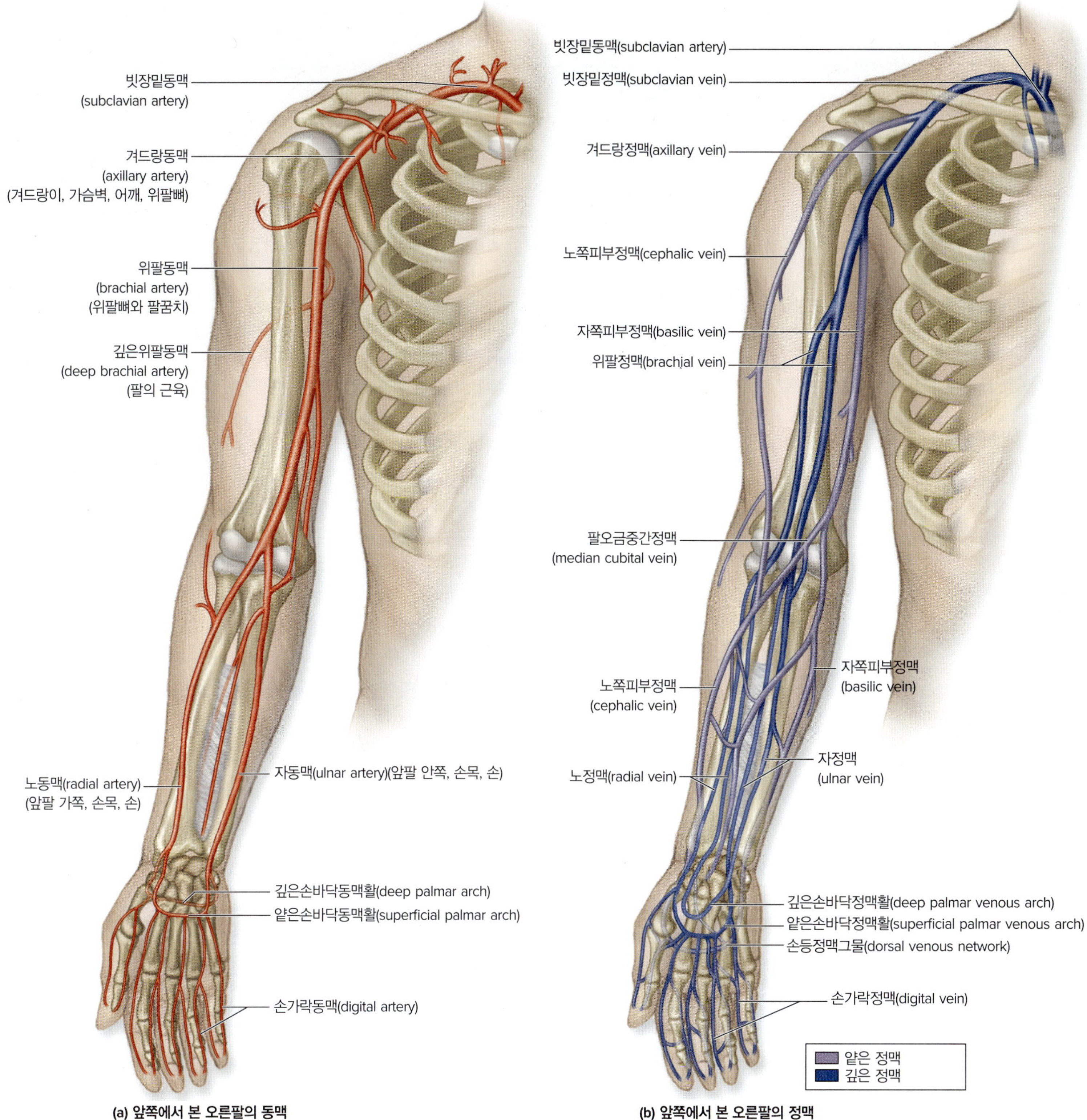

(a) 앞쪽에서 본 오른팔의 동맥

(b) 앞쪽에서 본 오른팔의 정맥

그림 17.27 팔의 혈관. 빗장밑동맥은 산소화한 혈액을 팔에 공급한다. 정맥들은 합쳐져 탈산소화한 혈액을 심장으로 돌려보낸다. (a) 팔에 혈액을 공급하는 동맥, (b) 팔에서 혈액을 돌려보내는 얕은 정맥과 깊은 정맥.

된다. 위팔정맥과 자쪽피부정맥은 합쳐져서 **겨드랑정맥**(액와정맥, axillary vein)이 된다.

1번 갈비뼈의 가쪽 가장자리 위에서 겨드랑정맥은 **빗장밑정맥**(쇄골하정맥, subclavian vein)으로 이름이 바뀐다(그림 17.19b). 빗장밑정맥과 속목정맥은 서로 만나서 팔머리정맥을 이룬다. 앞에서 살펴봤듯이 좌우 팔머리정맥은 위대정맥을 이룬다.

무엇을 배웠는가?

39 빗장밑동맥에서 손가락동맥에 이르기까지 혈관의 순서는 어떻게 되는가?

40 위팔에서 가장 중요한 얕은 정맥은 무엇인가?

17.11b 다리

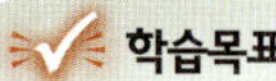

학습목표

56. 바깥엉덩동맥에서 발가락에 이르기까지 다리의 동맥을 추적한다.

57. 다리의 얕은 정맥과 깊은 정맥을 비교하고 대조한다.

다리의 동맥과 정맥은 팔과 매우 비슷하다. 다리의 혈류에 대해 학습하면서 팔의 혈류와 비교해 보라.

› 다리의 동맥

다리에서 중심이 되는 동맥은 온엉덩동맥에서 갈라져 나온 **바깥엉덩동맥**(외장골동맥, external iliac artery)이다(**그림 17.28a**). 바깥엉덩동맥은 샅고랑인대를 지나고 나면 **넙다리동맥**(대퇴동맥, femoral artery)으로 이름이 바뀐다. **깊은넙다리동맥**(대퇴심동맥, deep femoral artery)은 넙다리동맥에서 시작되며 엉덩관절(안쪽과 가쪽 넙다리휘돌이동맥을 통해)과 넙다리근육 다수에 혈액을 공급한 후 넙다리 뒤 안쪽을 가로지른다. 넙다리동맥은 다리오금으로 들어가고 나면 **오금동맥**(슬와동맥, popliteal artery)으로 이름이 바뀐다.

오금동맥은 무릎관절과 그 부위 근육에 혈액을 공급한다. 오금동맥은 다리 앞부분에 혈액을 공급하는 **앞정강동맥**(전경골동맥, anterior tibial artery)과 다리 뒷부분에 혈액을 공급하는 **뒤정강동맥**(후경골동맥, posterior tibial artery)으로 갈라진다. 뒤정강동맥에서는 다리 가쪽 근육으로 가는 **종아리동맥**(비골동맥, fibular artery)이 갈라져 나온다.

뒤정강동맥은 발바닥 부분으로 이어져 **안쪽발바닥동맥**(medial plantar artery)과 **가쪽발바닥동맥**(lateral plantar artery)으로 갈라진다. 앞정강동맥은 발목 앞면을 가로지르면서 **발등동맥**(족배동맥, dorsalis pedis artery)으로 이름이 바뀐다. 발등동맥과 가쪽발바닥동맥의 가지는 합쳐져서 **발바닥동맥활**(plantar arterial arch)을 이룬다. 발바닥동맥활에서는 **발가락동맥**(digital artery)이 뻗어 나와 발가락으로 간다.

› 다리의 정맥

다리의 정맥은 얕은 정맥과 깊은 정맥이 있다(그림 17.28b).

얕은 정맥 발등에서는 발등정맥활이 **큰두렁정맥**(대복재정맥, great saphenous vein)과 **작은두렁정맥**(소복재정맥, small saphenous vein)으로 이어진다. 큰두렁정맥은 발목 안쪽에서 시작되어 다리 전체의 안쪽 면에 가깝게 뻗은 후 넙다리정맥으로 통한다. 작은두렁정맥은 발목 가쪽에 가깝게 뻗은 다음 장딴지 뒤쪽을 따라가다가 오금정맥으로 이어진다. 이 얕은 정맥들에서는 구멍이 뚫린 정맥이 갈라져 나와 깊은 정맥과 이어진다. 이 정맥 또는 구멍이 있는 정맥에서 판막이 기능을 하지 못하면 정맥류가 발생한다(임상적 고찰 17.7: "정맥류" 참조).

깊은 정맥 발의 **발가락정맥**(digital vein)과 깊은 정맥은 쌍을 이루는 **안쪽발바닥정맥**(medial plantar vein)과 가쪽발바닥정맥(lateral plantar vein)으로 통한다. 이 정맥들과 한 쌍의 **종아리정맥**(비골정맥, fibular vein)은 **뒤정강정맥**(후경골정맥, posterior tibial vein)으로 통한다. 발등과 발목의 깊은 정맥은 앞정강동맥과 나란한 한 쌍의 **앞정강정맥**(전경골정맥, anterior tibial vein)으로 이어진다. 앞정강정맥과 뒤정강정맥은 함께 만나서 **오금정맥**(popliteal vein)을 이룬다. 오금정맥은 넓적다리 앞쪽으로 휜 후 **넙다리정맥**(대퇴정맥, femoral vein)으로 이름이 바뀐다. 넙다리정맥은 샅고랑인대를 지나면서 **바깥엉덩정맥**(외장골정맥, external iliac vein)으로 이름이 바뀐다. 바깥엉덩정맥과 속엉덩정맥은 골반에서 합쳐져서 온엉덩정맥을 이룬다. 좌우 온엉덩정맥은 다시 합쳐져서 아래대정맥이 된다.

무엇을 배웠는가?

41 혈액이 바깥엉덩동맥에서 발가락동맥까지 이동하는 경로를 추적하라.

42 큰두렁정맥과 작은두렁정맥은 위치와 길이가 어떻게 다른가?

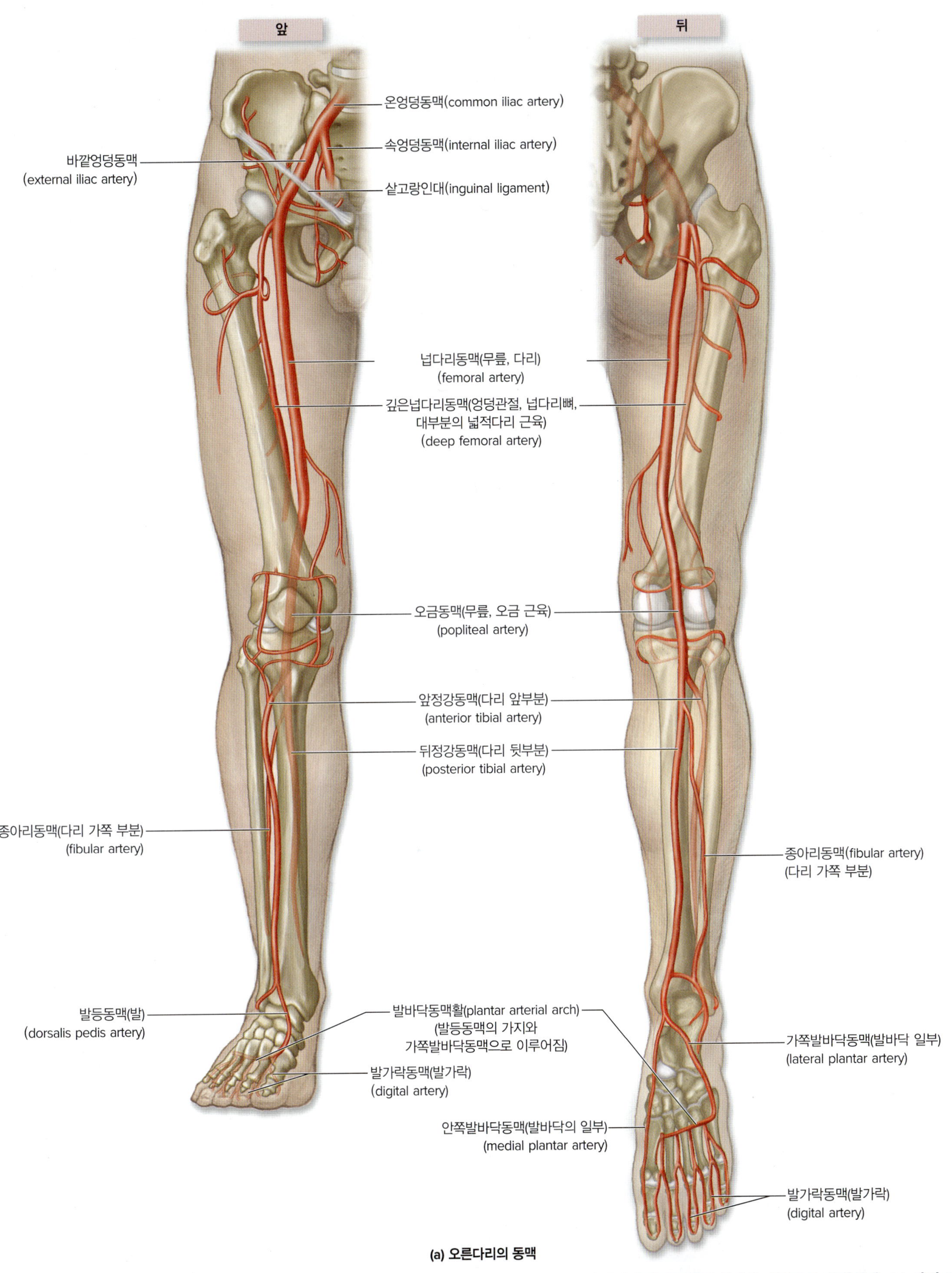

(a) 오른다리의 동맥

그림 17.28 다리의 혈관. 바깥엉덩정맥은 산소화한 혈액을 다리로 운반한다. 정맥들은 점점 합쳐지면서 탈산소화한 혈액을 심장으로 운반한다. (a) 다리 전체의 정맥을 앞쪽과 뒤쪽에서 본 모습.

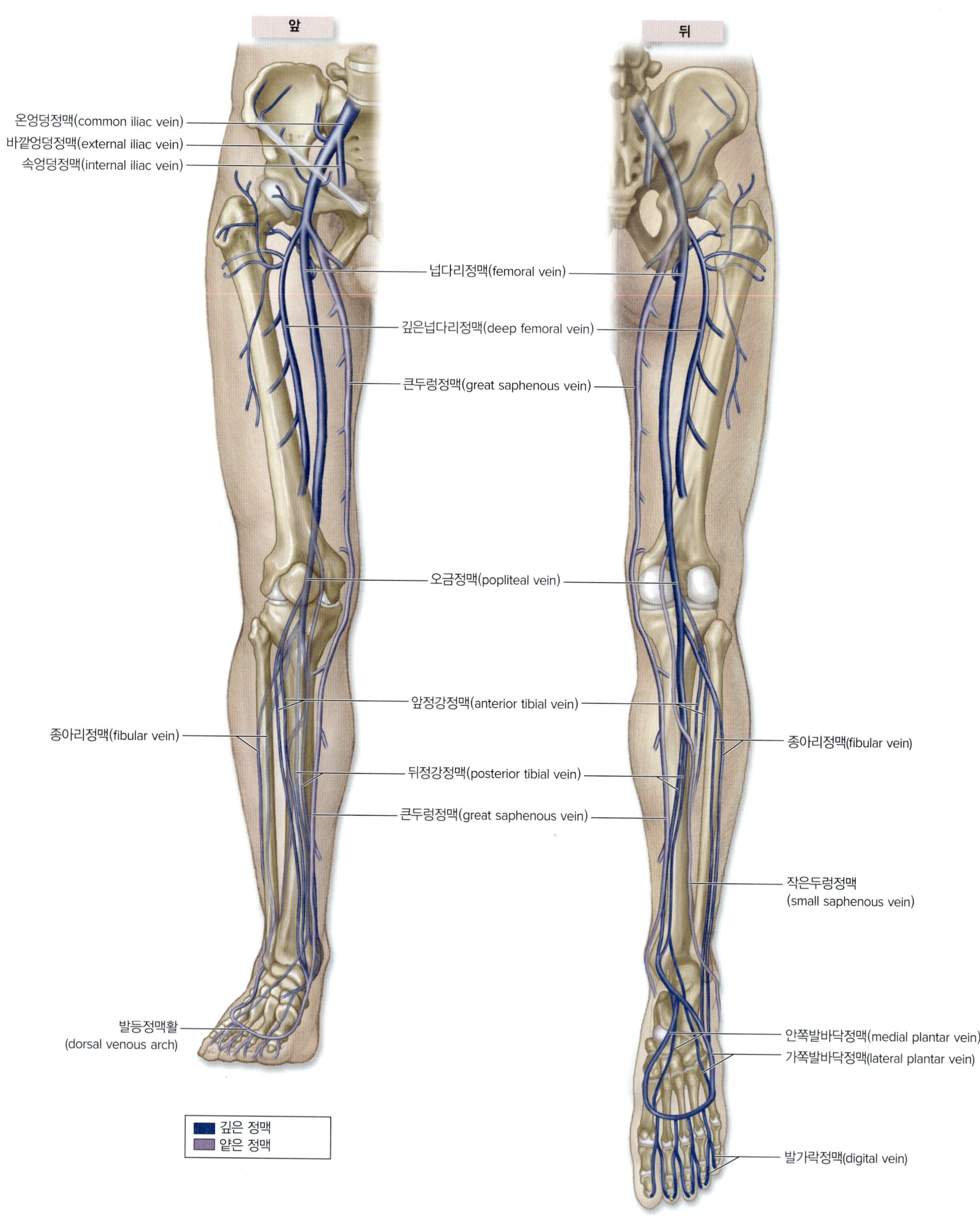

(b) 오른다리의 정맥

그림 17.28 다리의 혈관(계속). (b) 다리의 혈액을 심장으로 돌려보내는 얕은 정맥과 깊은 정맥을 앞쪽과 뒤쪽에서 본 모습.

17.12 태아기와 출생 후의 순환 비교

태아와 신생아의 순환계통은 구조와 기능 면에서 서로 다르다. 태아는 태반을 통해 어머니에게 산소와 영양소를 직접 전달받지만 신생아의 심장혈관계통은 독립해야 한다. 또 태아의 허파는 기능하지 않기 때문에 허파동맥과 심장 오른쪽의 혈압이 심장 왼쪽보다 높다. 그리고 태아의 혈관 중 몇 개는 아직 기능하지 않는 기관을 피해서 순환이 필요한 혈관으로 혈액을 직접 보내고 가져온다. 이 때문에 태아의 심장혈관계통에 존재하던 부분 중 일부는 출생 후에 변형되거나 기능을 멈춘다.

17.12a 태아의 순환

학습목표

58. 태아의 혈액순환 경로를 추적한다.

태아의 순환 경로는 다음과 같다(**그림 17.29**).

1. 태반에서 산소화한 혈액이 **배꼽정맥**(제정맥, umbilical vein)을 통해 태아의 몸으로 들어온다.
2. 배꼽정맥에서 온 혈액은 간을 우회해 **정맥관**(ductus venosus)을 통해 직접 아래대정맥으로 간다.
3. 정맥관의 산소화한 혈액과 아래대정맥의 탈산소화한 혈액이 섞인다.
4. 위아래 대정맥에서 온 혈액이 오른심방으로 간다.
5. 심장 오른쪽의 혈압이 왼쪽보다 높기 때문에 혈액은 대부분 **타원구멍**(타원공, foramen ovale)을 통해 오른심방에서 왼심방으로 간다. 이 혈류는 왼심실로 간 후 대동맥을 통해 박출된다.
6. 소량의 혈액은 오른심실과 허파동맥줄기로 들어가나 이 중 대부분은 **동맥관**(ductus arteriosus)이라는 우회로를 통해 허파동맥줄기에서 대동맥으로 이동한다.
7. 혈액은 몸의 나머지 부분으로 가며 탈산소화한 혈액은 한 쌍의 **배꼽동맥**(제동맥, umbilical artery)을 통해 태반으로 돌아온다.
8. **태반**에서 영양소와 기체의 교환이 이루어지고 순환이 되풀이된다.

출생 후에 태아의 순환은 변한다. 아기가 처음으로 숨을 쉬면 허파의 저항이 감소하고 허파의 동맥이 확장된다. 그 결과, 심장 오른쪽의 압력이 감소하고 왼쪽의 압력이 증가해 온몸순환이 이루어진다.

무엇을 배웠는가?

43 태아의 순환계통에만 존재하는 다섯 가지 부분을 열거하고 각 부분의 기능을 설명하라.

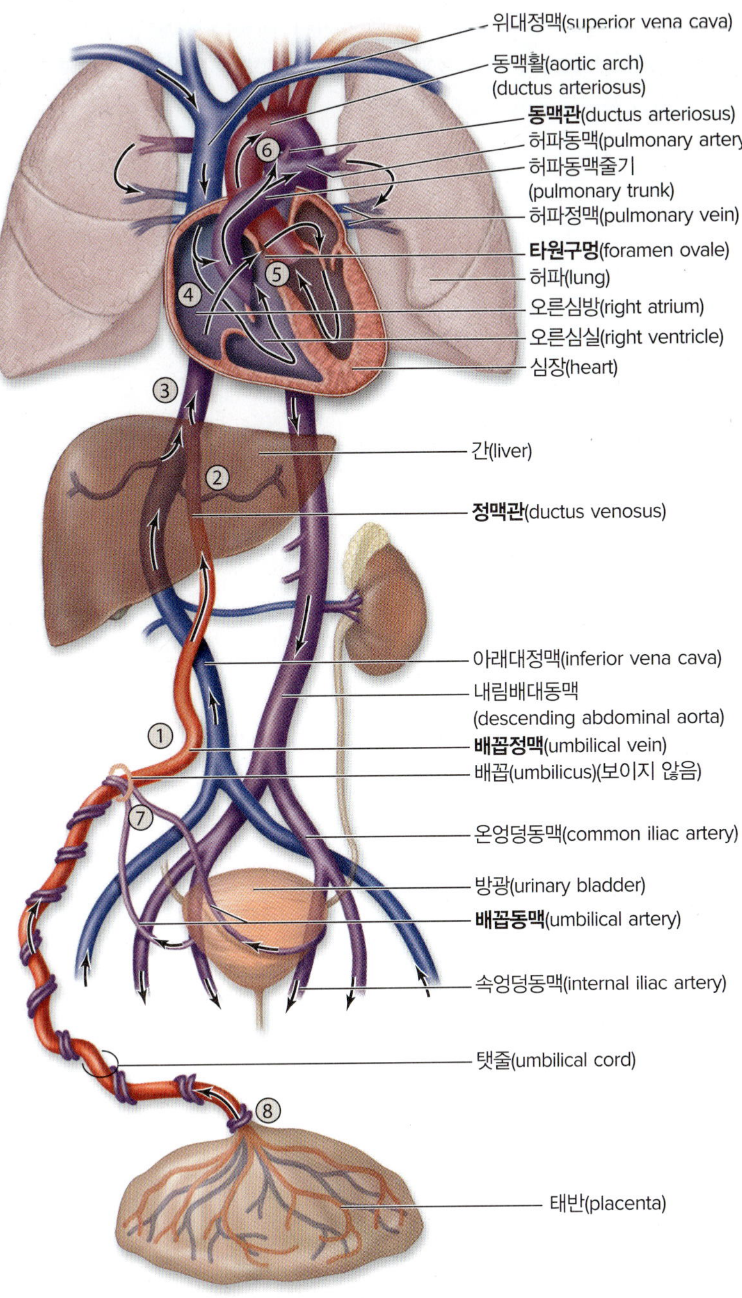

태아의 순환계통에 존재하는 부분	출생 후의 부분
동맥관	동맥관인대
정맥관	정맥관인대
타원구멍	타원오목
배꼽동맥	안쪽배꼽동맥인대
배꼽정맥	간의 원인대

그림 17.29 태아의 순환. 심장과 혈관의 구조 변화는 태아와 신생아의 차이를 반영한다. 이 그림에서 혈류의 경로는 검은 화살표로 나타냈다. 표에는 태아의 순환계통에 있는 부분이 어떻게 변하는지 요약했다.

17.12b 출생 후의 변화

학습목표

59. 아기가 태어나고 허파순환이 활성화한 후에 일어나는 변화에 대해 서술한다.

출생 후에는 다음과 같은 변화가 일어난다.

- 배꼽정맥과 배꼽동맥은 수축하고 기능하지 않게 된다. 배꼽정맥은 **간의 원인대**(round ligament of liver, ligamentum teres)와 **안쪽배꼽동맥인대**(medial umbilical ligament)가 된다.
- 정맥관은 기능을 멈추고 수축해 **정맥관인대**(ligamentum venosum)가 된다.

- 이제 심장 왼쪽의 압력이 높아지기 때문에 심방사이막의 첨판 2개가 타원구멍을 덮는다. 이제 사이막 벽의 얇은 타원형 홈인 **타원오목**(fossa ovalis)만이 남는다.
- 출생 10~15시간 후에 동맥관이 닫혀서 **동맥관인대**(ligamentum arteriosum)라는 섬유구조가 된다.

무엇을 배웠는가?

44 동맥관과 타원구멍이 출생 후에 닫힌다는 사실은 왜 중요한가?

통합 INTEGRATE

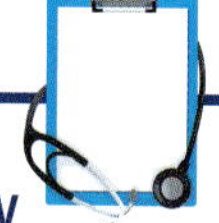

임상적 고찰 17.11 CLINICAL VIEW

동맥관열림증

일부 신생아, 특히 미숙아의 경우는 동맥관이 닫히지 않을 수 있다. **동맥관열림증**(동맥관개존증, patent ductus arteriosus)이 있으면 대동맥의 혈액이 허파계통으로 들어갈 수 있다. 이렇게 되면 허파순환의 혈압이 높아지고 탈산소화한 혈액이 대동맥에서 온 산소화한 혈액과 섞인다. 태아기에 프로스타글란딘이 동맥관을 열린 상태로 유지하므로 동맥관열림증은 프로스타글란딘 억제제로 치료할 수 있다. 혹은 수술로 동맥관을 제거할 수도 있다.

단원 요약 CHAPTER SUMMARY

17.1 혈관의 구조와 기능	• 동맥은 심장으로부터 혈액을 받으며, 모세혈관은 가스와 영양물질의 교환을 담당하고, 정맥은 심장으로 혈액을 보내는 역할을 한다.
	17.1a 혈관의 일반적인 구조 • 동맥과 정맥에는 속막, 중간막, 바깥막이 있다. • 모세혈관에는 내피세포층과 바닥막만으로 이루어진 속막이 있다.
	17.1b 동맥 • 동맥은 탄력형동맥, 근육형동맥, 세동맥 순서로 가지를 쳐 나간다.
	17.1c 모세혈관 • 가장 작은 혈관인 모세혈관은 소동맥과 소정맥을 연결하여 가스와 영양 교환이 모세혈관에서 일어난다. • 모세혈관에는 투과도가 각각 다른 연속모세혈관, 창모세혈관, 굴모세혈관의 세 종류가 있으며, 이들은 모세혈관바탕에 배열되어 있다.
	17.1d 정맥 • 소정맥은 작은 정맥들이며 더 큰 정맥들로 합쳐진다. 판막들은 정맥에서 혈액의 역류를 막아 준다. • 정맥은 휴식 시 온몸의 혈액의 55%가량을 저장하는 혈액저장고로서의 역할을 하며 정맥 내에서의 혈압은 낮다.
	17.1e 혈관의 경로 • 혈관들은 단순한 경로(동맥 → 모세혈관바탕 → 정맥 → 심장)로 배열되어 있을 수도 있고, 문합이나 문맥 등의 대체경로의 형태를 띨 때도 있다.
17.2 혈관의 총 단면적과 혈류 속도	• 혈류의 속도는 혈관의 총 단면적과 반비례한다. • 혈류는 모세혈관에서 가장 느리게 흐름으로써 영양과 가스 교환을 용이하게 할 수 있다.
17.3 모세혈관 교환	• 물질들은 확산, 소포수송, 덩이흐름을 통해 모세혈관벽을 통과할 수 있다.
	17.3a 확산과 소포수송 • 작은 용질(산소, 이산화탄소, 포도당, 이온들)은 확산을 통해 혈액과 사이질액 사이를 이동할 수 있다. • 어떤 용질은 상대적으로 커서(예: 인슐린) 소포수송을 통해 이동된다.
	17.3b 덩이흐름 • 덩이흐름은 정수압과 삼투압으로 인해 모세혈관 수준에서 여과와 재흡수가 일어나는 것이다.
	17.3c 순여과압력 • 순여과압은 순수한 정수압과 순수한 콜로이드 삼투압의 차이이다. • 순여과압은 모세혈관의 동맥쪽 끝에서는 양의 값을 가지므로 여과가 일어나며, 모세혈관의 정맥쪽 끝에서는 순여과압이 음의 값이 되어 재흡수가 일어난다.
	17.3d 림프계통 • 림프관은 모세혈관의 정맥쪽 끝에서 흡수되지 않은 사이질액을 재흡수한다. 림프관은 결국 흡수한 사이질액을 정맥순환으로 돌려보낸다.
17.4 국소혈류	• 관류는 조직 1 g에 단위시간당 유입되는 혈액의 양이다. • 국소혈류는 조직의 혈관분포도, 근육성 반응이나 국소적 · 단기적 조절, 총 혈류량에 의해 결정된다.
	17.4a 혈관분포와 혈관형성 • 혈관분포도는 조직에 따라 다르다. 다만 분포한 혈관의 양은 시간이 지나며 혈관 형성에 따라 증가하기도, 퇴행에 따라 감소하기도 한다.
	17.4b 근육성 반응 • 근육성 반응은 혈관이 늘어나는 것에 반응하여 혈관벽 내의 민무늬근이 수축하거나, 혈관이 덜 늘어나게 되면 혈관벽 내의 민무늬근이 이완하여 일정한 혈류량을 유지하는 것을 말한다.

(계속)

단원 요약 CHAPTER SUMMARY

17.4 국소혈류	**17.4c 국소적 · 단기적 조절** • 혈류의 국소적 · 단기적 조절은 자동조절(대사 수요 변화에 의해 조직 스스로 혈관확장물질이나 이온 등을 생성하여 국소혈류를 조절하는 과정)이나, 손상된 조직의 반응 혹은 신체 방어의 일환으로 분비된 물질에 의해 일어난다.
	17.4d 국소혈류와 전신혈류 • 전신혈류는 심박출량(분당 약 5.25 L)과 마찬가지로 휴식 시에는 상대적으로 일정하며 운동 중에는 상당히 증가하여 조직이 더 많은 혈액을 활용할 수 있도록 한다.
17.5 혈압, 저항, 전신혈류	• 혈류는 혈압과 정비례하며 저항과 반비례한다.
	17.5a 혈압 • 혈압(blood pressure)은 혈액이 혈관의 안쪽 벽에 가하는 압력을 단위 영역으로 나눈 것이며, 수은주밀리미터(mmHg) 단위로 나타낸다. • 수축기압은 심실 수축기 동안의 동맥 내 혈압이다. 확장기압은 심실 확장기 동안의 동맥 내 혈압이며 맥박압은 수축기압과 확장기압의 차이를 말한다. • 평균동맥압은 혈액을 심장에서 조직 쪽으로 밀어내는 평균 압력이며 확장기압에 맥박압의 3분의 1을 더하여 계산할 수 있다. • 모세혈관 내 혈압은 동맥쪽 끝에서는 대략 40 mmHg 정도이며 정맥쪽 끝에서는 20 mmHg 정도이다. • 정맥혈의 복귀는 판막, 뼈대근육과 호흡기의 펌프로 촉진된다.
	17.5b 저항 • 저항은 혈액이 혈관을 통해 운반되며 겪게 되는 마찰로 정의할 수 있다. • 혈액의 점성이 증가하거나 혈관의 길이가 늘어나면 말초저항이 증가한다. • 혈관수축은 말초저항을 증가시키며 혈관이완은 말초저항을 감소시킨다.
	17.5c 혈압기울기와 저항에 대한 혈류의 관계 • 혈류(F)는 압력기울기(ΔP)에 비례하고 저항(R)에 반비례하여 다음 공식을 따른다. $F \propto \Delta P/R$. • 혈류량은 압력기울기가 가팔라지거나 말초저항이 작을 때 더 커진다. 압력기울기가 완만해지거나 저항이 더 커지면 혈류량은 감소한다.
17.6 혈압과 혈류의 조절	• 혈압은 심박출량, 말초저항, 혈액량에 의해 결정된다. 혈액량은 단기적으로 신경계에 의해 조절되고 장기적으로는 내분비계 혹은 내분비계와 신경계 양쪽 모두에 의해 조절된다.
	17.6a 혈압의 신경 조절 • 혈압에 대한 신경 조절은 대동맥과 목동맥에 위치하여 혈관벽의 늘어남을 감지하는 압력수용체의 작용으로 이루어진다. 이에 따라 감각신경세포를 따라 심장혈관중추로 전달되는 신경신호에 변화가 일어나며 결과적으로 심장과 혈관으로 향하는 운동신호가 변한다. • 화학수용체는 혈액 화학물질 농도에 따라 혈압을 조절한다.
	17.6b 혈압을 조절하는 호르몬 • 레닌-앤지오텐신계는 레닌과 앤지오텐신전환효소((angiotensin-converting enzyme, ACE)에 의해 앤지오텐시노겐을 활성화하여 앤지오텐신 II로 변환하는 데 기여한다. 앤지오텐신 II는 직접적으로, 그리고 알도스테론, 항이뇨호르몬의 분비를 통해서 저항과 혈액량을 증가시킨다. • 항이뇨호르몬과 알도스테론 모두 소변 배출량을 감소시키며 혈액량과 혈압을 유지한다. • 심방나트륨이뇨펩티드는 소변배출량을 증가시켜 혈액량을 감소시키고 혈관을 확장시켜 혈압을 낮춘다.
17.7 운동 중의 혈류 분포	• 운동 중에는 총 혈류량과 혈액의 분포 둘 다 변화한다. • 운동중에는 심장벽, 뼈대근육, 그리고 피부에 더 많은 혈액이 공급되며, 배장기에는 상대적으로 적은 혈액이 보내진다.
17.8 허파순환	**17.8a 허파순환의 혈류** • 혈액은 오른심실에서 허파로 박출되어 심장의 왼쪽으로 돌아온다.
	17.8b 허파순환의 특징 • 허파순환은 온몸순환에 비해 경로가 더 짧으며, 낮은 혈압을 보인다.
17.9 온몸순환: 심장으로 혈액이 드나드는 혈관	**17.9a 심장에서 혈액을 내보내는 동맥** • 산소화된 혈액은 왼심실에서 오름대동맥으로 박출되며, 심장동맥은 오름대동맥에서 갈라져 나온다. • 대동맥활에서 갈라지는 3개의 가지는 팔머리동맥, 왼온목동맥, 왼빗장밑동맥이다. • 내림대동맥(가슴 및 배 대동맥으로 나뉨)은 왼쪽 및 오른쪽 온엉덩동맥으로 갈라진다.
	17.9b 심장으로 혈액을 돌려보내는 정맥 • 머리, 목, 팔, 가슴, 배벽에서 나오는 정맥은 왼쪽 및 오른쪽 팔머리정맥으로 합쳐지며, 이는 결국 위대정맥으로 합쳐진다.
17.10 온몸순환: 머리와 몸통	**17.10a 머리와 목** • 온목동맥은 머리와 목에 대부분의 혈액을 공급하며 바깥목동맥과 속목동맥으로 나뉜다. • 바깥목동맥은 머리의 표층부위와 목의 기관들에 혈액을 공급하며 속목동맥은 뇌와 눈확에 혈액을 공급한다. • 머리뼈의 혈액은 척추정맥을 통해 빠져나가거나, 경질막정맥굴을 거쳐 속목정맥으로 빠져나간다. 머리와 목의 정맥환류는 속목정맥과 바깥목정맥을 통해 이루어진다.
	17.10b 가슴벽과 배벽 • 다른 동맥과 마찬가지로 속가슴동맥도 한쌍이 존재하여 가슴과 배벽에 혈액을 공급한다. • 가슴과 배벽의 정맥환류는 복잡하며 홑정맥계통을 통해 이루어진다.

(계속)

단원 요약 CHAPTER SUMMARY

17.10 온몸순환: 머리와 몸통	**17.10c 가슴기관** • 허파는 내림대동맥에서 나오는 기관지동맥 가지들로부터 혈액을 공급받는다. 이 혈액은 기관지정맥으로 빠져나간다. • 식도는 대동맥에서 가지를 쳐서 나오는 식도동맥, 왼위동맥의 식도가지들로부터 혈액을 공급받는다. 이 혈액은 식도정맥을 통해 빠져나간다. • 가로막은 가로막동맥을 통해 혈액을 공급받고 가로막정맥으로 혈액을 돌려보낸다.
	17.10d 위창자길 • 내림배대동맥에서 나오는, 쌍을 이루지 않는 3개의 주요 동맥(복강동맥, 위창자간막동맥, 아래창자간막동맥)이 배기관들에 혈액을 공급한다. • 간문맥은 산소를 적게 포함하고 있으나 영양분이 풍부한 혈액을 위창자길과 지라로부터 받아서 간으로 보내 처리하도록 한다. 이 혈액은 간정맥을 따라 간에서 흘러나간다.
	17.10e 뒤쪽 배기관, 골반, 샅 • 내림배대동맥에서 쌍을 이루는 동맥가지들이 나와 뒤쪽 배기관, 골반, 샅에 혈액을 공급한다. 동맥과 같은 이름의 정맥들에 의해 혈액이 빠져나간다.
17.11 온몸순환: 팔다리	• 팔다리는 여러 가지로 갈라지는 하나의 동맥에 의해 혈액을 공급받으며, 얕은 정맥과 깊은 정맥을 통해 혈액이 빠져나간다.
	17.11a 팔 • 팔은 빗장밑동맥에 의해 혈액을 공급받으며 빗장밑정맥에 의해 혈액을 돌려보낸다.
	17.11b 다리 • 다리는 바깥엉덩동맥에 의해 혈액을 공급받으며, 바깥엉덩정맥을 통해 혈액을 돌려보낸다.
17.12 태아기와 출생 후의 순환 비교	**17.12a 태아의 순환** • 태아에서는 산소화된 혈액이 태반으로부터 배꼽정맥을 통해 공급되며, 탈산소화된 혈액은 한쌍의 배꼽동맥을 통해 빠져나간다. • 태아의 심장혈관계통은 정맥관을 통해 간을 우회하며, 타원구멍과 동맥관을 통해 허파순환을 우회한다.
	17.12b 출생 후의 변화 • 신생아에서는 배꼽정맥과 배꼽동맥이 퇴화하고, 정맥관과 타원구멍, 동맥관이 닫힌다.

단원 평가

기초 평가 Do You Know the Basics?

1. 모세혈관의 특징이 아닌 것은?
   a. 창모세혈관을 통해 더 많은 양의 물질이 교환될 수 있다.
   b. 굴모세혈관은 뇌 주변의 모세혈관 중 가장 흔한 종류이다.
   c. 모세혈관은 소동맥으로부터 혈액을 공급받는 모세혈관바탕의 형태로 배열되는 경우가 흔하다.
   d. 모세혈관벽은 내피와 바닥막으로만 이루어지며, 내피밑층이 존재하지 않는다.

2. 정맥에 대해 올바르게 설명한 것은?
   a. 정맥은 항상 탈산소화된 혈액을 운반한다.
   b. 정맥은 소정맥이라고 하는 더 작은 혈관들로 혈액을 보낸다.
   c. 정맥에서 가장 두꺼운 막(tunic)은 바깥막(tunica externa)이다.
   d. 정맥 속 공간은 동맥과 비교하면 좁은 경향이 있다.

3. 맥관벽혈관이 분포하는 곳은?
   a. 속막
   b. 중간막
   c. 바깥막
   d. 위 대답 모두 옳음

4. 조직 관류를 감소시키는 원인은?
   a. 총 혈류량의 감소
   b. 혈관확장제
   c. 혈관 생성
   d. 이산화탄소 증가, pH 감소(수소이온농도 증가), 산소 감소

5. 압력기울기가 가장 완만하여 뼈대근육과 호흡의 펌프작용에 의해 이를 보완해야 하는 혈관은?
   a. 동맥
   b. 정맥
   c. 모세혈관
   d. 정맥굴

6. 증가하게 되면 단위면적당 혈류량이 늘어나게 되는 요소는?
   a. 혈관 길이
   b. 혈관 직경
   c. 혈액의 점도
   d. 유형성분의 숫자

7. 총 혈류량에 대한 설명으로 옳은 것은?
   a. 총 혈류량은 압력기울기가 가파르면 증가한다(저항은 일정하다고 가정).
   b. 총 혈류량은 저항이 증가하면 감소한다(심박출량은 일정하다고 가정).
   c. 총 혈류량은 모든 조직에 적절한 관류를 유지하기 위해 중요하다.
   d. 위 설명 모두 맞음

8. 혈류속도가 가장 느린 곳은?
   a. 근육형동맥
   b. 모세혈관
   c. 정맥
   d. 탄력형동맥

9. 혈압은 무엇에 의해 조절되는가?
   a. 심장중추
   b. 혈관운동중추
   c. 호르몬
   d. 위 모두 맞음

10. 팔동맥에서의 혈액의 흐름으로 맞는 것은?
    a. 빗장밑동맥 → 겨드랑동맥 → 자동맥 → 노동맥 → 위팔동맥
    b. 빗장밑동맥 → 겨드랑동맥 → 위팔동맥 → 노쪽피부동맥 → 자쪽피부동맥
    c. 빗장밑동맥 → 자동맥 → 위팔동맥 → 노동맥
    d. 빗장밑동맥 → 겨드랑동맥 → 위팔동맥 → 자동맥 및 노동맥

11. 대부분의 혈관에서 발견되는 세 가지 막을 나열하고 설명하시오.

12. 기능, 막의 두께, 속공간의 넓이, 혈압의 측면에서 동맥과 정맥을 비교 대조하시오.

13. 정수압과 삼투압의 차이를 설명하시오. 모세혈관의 동맥쪽 끝과 정맥쪽 끝에서 이들 압력은 어떻게 다른가?

14. 모세혈관의 순여과압을 구하는 공식을 쓰시오.

15. 혈관의 직경과 혈관의 길이, 혈액의 점도, 혈압과 혈류량의 관계를 설명하시오.

16. 교감신경계가 어떻게 대부분의 혈관에서는 혈관 수축을 일으키면서 심장동맥과 뼈대근혈관에서는 혈관확장을 일으키는지 설명하시오.

17. 심박출량, 저항, 혈액량의 변화가 어떻게 혈압에 영향을 미치는지 간략히 설명하시오.

18. 심장중추와 혈관운동중추가 어떻게 혈압과 혈류량을 조절하는지 비교하시오.

19. 온몸순환과 허파순환을 비교하고, 각 순환에서 동맥과 정맥의 기능을 논의하시오.

20. 출생 후 심장과 혈관에서 어떤 변화가 일어나는가? 이런 변화가 일어나는 이유는 무엇인가?

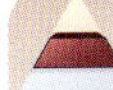

응용 평가 Can You Apply What You've Learned?

1. 간경화가 있는 환자가 알부민을 비롯한 혈장단백질을 생성할 수 없다면, 모세혈관 물질교환과 관련하여 생기는 변화는 무엇이며, 그 효과는 무엇인가?

a. 모세혈관 물질교환의 변화는 없다.
b. 혈액의 정수압이 감소하며 수분은 혈액에 남는다.
c. 모세혈관 내의 콜로이드삼투압이 증가하며, 혈관 내의 혈액량이 증가한다.
d. 모세혈관 내의 콜로이드삼투압이 감소하며, 수분이 사이질액에 남아 부종을 유발한다.

2. 아를렌은 체육관에 가서 격렬한 운동을 시작하였다. 분비되는 호르몬이 아닌 것은?
a. 에피네프린
b. 심방나트륨이뇨펩티드
c. 앤지오텐신 II
d. 노르에피네프린

3. 아를렌은 운동이 끝난 후 매트에 누워 다리근육 스트레칭을 하였다. 스트레칭이 끝나고 급하게 일어나자 다소 어지러움을 느꼈지만 어지럼증은 금새 사라졌다. 어지럼증이 사라지게 된 생리학적 과정은 무엇일까?
a. 대동맥토리가 머리의 혈압 상승을 감지하고 화학수용체 반사를 개시하여 혈압을 낮춤
b. 목동맥토리가 운동으로 인한 이산화탄소 감소 및 산소 증가를 감지하고 혈관운동중추를 자극하여 머리와 목 혈관의 혈관 수축을 유도함
c. 처음에는 머리와 목의 알파수용체만이 자극되어 어지럼증이 느껴짐
d. 목동맥의 압력수용체가 목동맥의 늘어남이 덜해짐을 감지하고 자율신경반사를 개시하여 머리와 목으로 가는 혈류를 늘림

4. 해롤드는 6개월에 걸쳐 20킬로그램을 감량한 후, 건강검진을 하면서 체중과 함께 혈압 또한 내려갔다는 것을 알게 되었다. 해롤드의 혈압이 떨어진 이유를 가장 잘 설명한 것은?
a. 지방이 감소하게 되면 지방결합조직에 혈액을 공급하던 혈관의 길이도 짧아진다. 혈관의 길이가 짧아지면 혈압도 떨어진다.
b. 해롤드가 뺀 지방의 대부분이 가슴기관 주변에 있으며, 체중을 줄이면서 이 지방들이 사라져 가슴기관에 대한 압박이 감소하였다.
c. 혈관의 저항이 지방 감소로 인해 증가하였으며 이로 인해 혈압이 감소하였다.
d. 지방이 혈관을 수축시키는 역할을 하고 있었으며, 지방을 빼면서 혈관이 확장할 수 있게 되어 혈압이 감소하였다.

5. 알레한드로는 차에 치이는 사고를 당하면서 오른쪽 발에 큰 부상을 입고 피를 흘리게 되었다. 알레한드로가 너무 많은 피를 흘리지 않도록 하려면 다리의 동맥을 압박해야 한다. 어떤 동맥을 압박해야 발의 출혈을 완전히 막을 수 있을까?
a. 앞정강동맥
b. 뒤정강동맥
c. 깊은넙다리동맥
d. 오금동맥

종합 평가 Can You Synthesize What You've Learned?

1. 토마스는 운동과 식이조절을 거의 하지 않는 50세의 비만 남성이다. 그의 생활습관은 동맥경화의 위험성을 높이고 있다. 고혈압과 동맥경화의 관계에 대해 토마스에게 설명해보시오.

2. 동맥은 팔꿈치나 무릎 같은 관절 부근에서 많은 연결(문합)을 이루는 경향이 있다. 이런 경향이 갖는 이점은 무엇인가?

3. 고혈압과 비만을 가진 사람에게 체중을 줄이라고 조언하는 이유에 대해 혈관의 길이와 저항, 혈압의 관계를 고려하여 설명하시오.

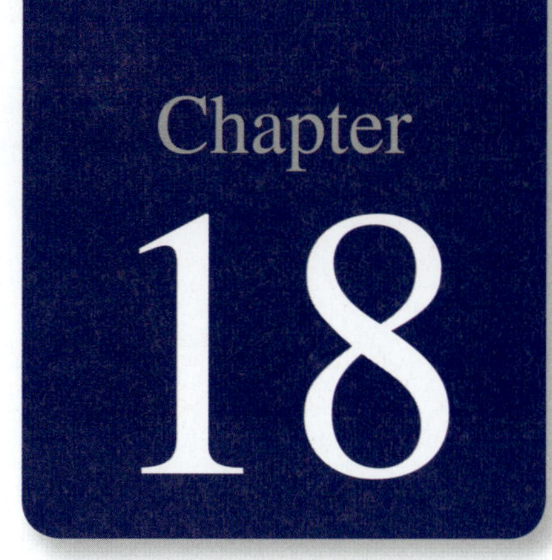

림프계통
Lymphatic System

18.1 림프와 림프관

18.1a 림프와 림프모세관

18.1b 림프관과 림프관줄기

18.2 림프조직과 림프기관의 개관

18.3 일차림프구조

18.3a 적색뼈속질

18.3b 가슴샘

18.4 이차림프구조

18.4a 림프절

18.4b 지라

18.4c 편도

18.4d 림프소절과 점막연관림프조직 (MALT)

통합: 개념 개관

심장혈관계통 및 면역계통과 림프계통의 관계

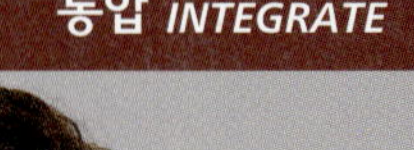

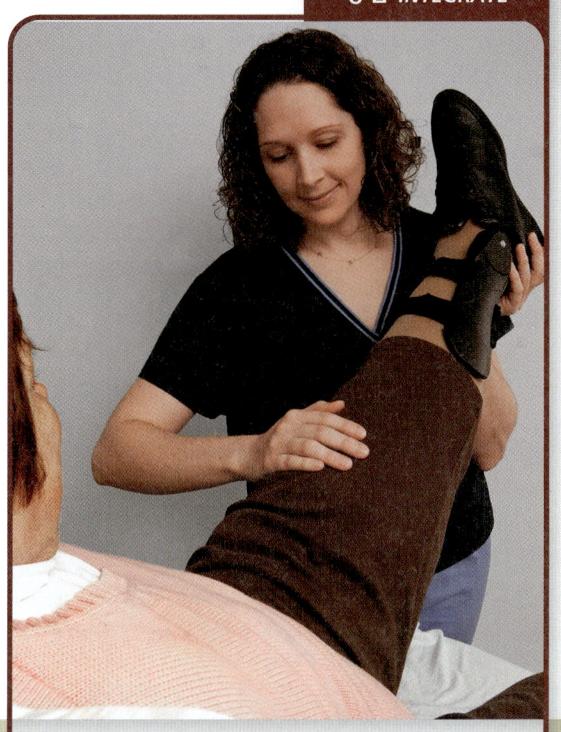

©Marty Heitner/The Image Works

관련 직업

림프부종 치료사

림프부종 치료사는 마사지, 압박붕대, 압박복, 운동을 통해 환자의 부종을 완화할 수 있다. 부종은 암치료의 일환으로 림프관과 림프절을 제거했을 때 흔히 발생한다. 마사지를 통해 림프가 림프관 속을 이동해 정맥순환으로 돌아가도록 도울 수 있다. 미국에서 간호사, 물리치료사, 작업치료사, 마사지 치료사는 림프부종 치료사 자격증을 딸 수 있다.

어린아이는 편도에 염증이 생기고 커지는 편도염에 잘 걸린다. 이때 목의 림프절이 붓고 지라가 비대해지는 경우도 많다. 아이가 편도염에 걸리면 림프절과 지라가 함께 영향을 받는 이유가 궁금했을 것이다. 1장에서 편도, 림프절, 지라는 림프계통의 일부라고 학습했다. 이제 이 기관들이 면역계통을 도와 미생물을 비롯한 감염원으로부터 몸을 방어한다는 사실을 배울 것이다. 림프기관에 염증이 생기고 커지는 것은 이 기관들이 해로운 물질로부터 몸을 방어하는 데 활발하게 관여하고 있다는 뜻이다.

림프계통에는 다른 계통을 돕는 중요한 기능이 두 가지 있다. 림프계통은 면역계통의 외부 물질 방어를 돕는 림프구와 그 외의 면역 세포를 운반하고 보존한다. 또 림프계통은 심장혈관계통을 도와 여분의 체액을 혈액으로 되돌려 보냄으로써 체액 균형, 혈액량, 혈압을 유지한다. 흥미롭게도 림프계통은 스스로 독립된 기능을 수행하지는 않는다.

이 장에서는 림프관과 사이질공간의 잉여 체액 흡수에 대해 다룬 후 림프절과 지라를 비롯한 림프기관에 대해 살펴볼 것이다. 또 림프계통의 흔한 기능부전에 대한 내용도 짧게 다룰 것이다. 면역계통에 대한 자세한 내용은 다음 장에서 다룬다.

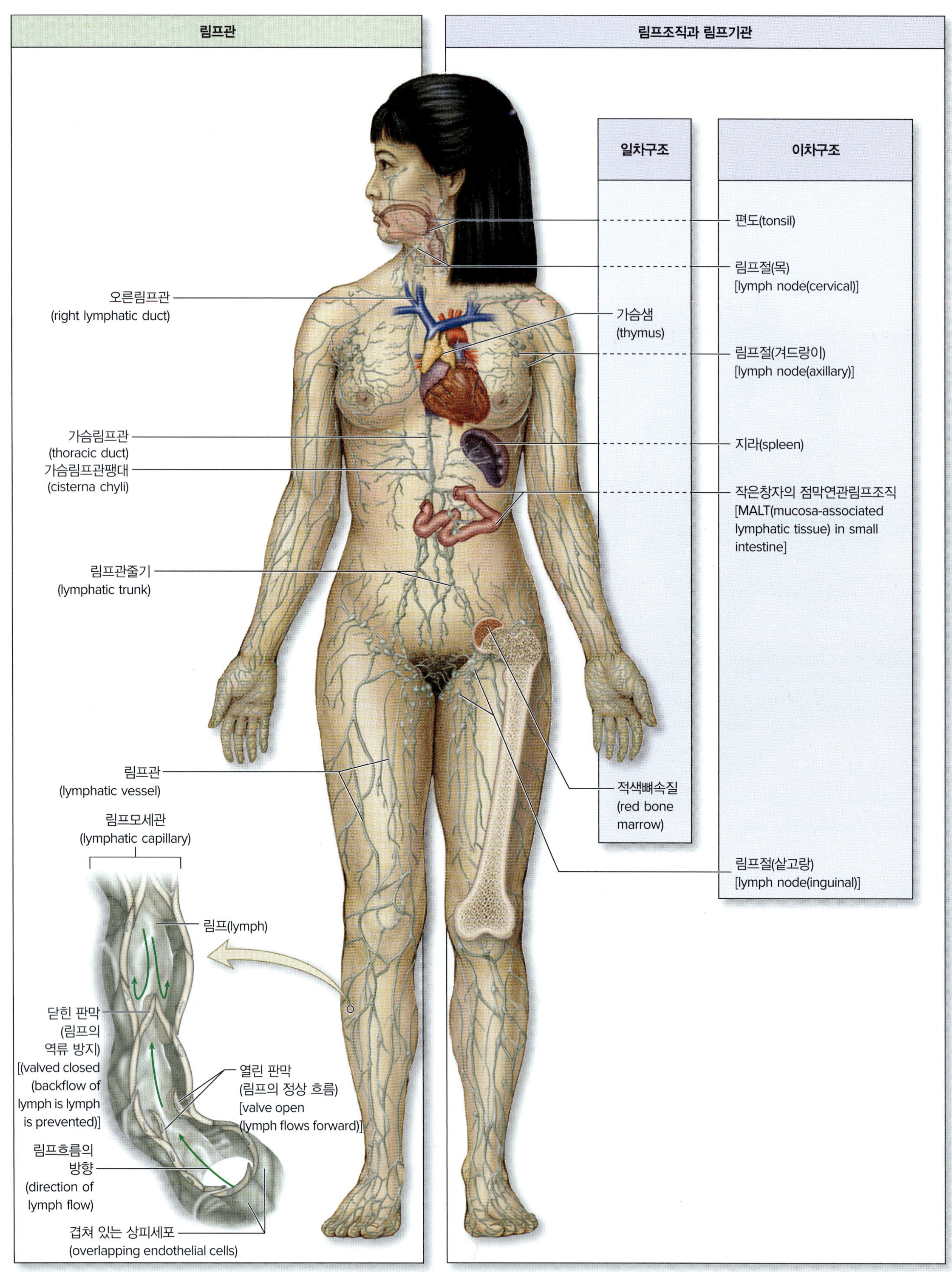

그림 18.1 림프계통. 림프계통은 림프관, 림프조직, 림프기관으로 이루어져 있다. 림프관과 림프기관은 일차구조와 이차구조로 나뉜다.

18.1 림프와 림프관

림프계통(림프계, lymphatic system)은 림프관, 림프조직, 림프기관으로 이루어져 있다(**그림 18.1**). 림프는 림프관으로 운반되는 액체이다. 먼저 림프의 형성과 특징에 대해 다룬 후 림프가 점점 큰 림프관으로 운반되어 심장혈관계통으로 돌아가는 과정을 살펴보자. 림프관(lymph vessel)은 림프계통에서 관의 어떤 형태(예: 림프모세관, 림프관, 림프관줄기)를 설명하기 위하여 사용되는 반면, 림프관(lymphatic vessel)은 림프모세관과 림프관줄기 사이의 관을 언급할 때 사용된다.

6.1a 림프와 림프모세관

학습목표

1. 림프와 그 성분에 대해 서술한다.
2. 림프모세관의 위치와 구조를 설명한다.
3. 체액이 림프모세관으로 어떻게 들어가는지 설명한다.

림프는 조직세포를 둘러싼 사이질액에서 나온다. 림프는 압력기울기를 따라 림프모세관으로 수동적으로 이동한다. 림프모세관이 모여서 큰 림프관을 이룬다.

› 림프의 특징

세포의 사이질공간으로 들어가는 체액의 15%는 모세혈관 교환에서 모세혈관으로 재흡수되지 않는다(17.3d 참조). 이 사이질액은 하루에 약 3 L이며 정상적인 경우 림프모세관에 흡수된다.

림프관으로 들어간 사이질액을 **림프**(lymph; *lympha*: 맑은 샘물)라고 한다. 림프는 물, 용해된 용질(예: 이온), 소량의 단백질(모세혈관 교환 때 사이질공간으로 새어 나온 단백질로 100~200 g)로 이루어져 있다. 때로 세포 부산물과 병원체를 포함한 외부 물질, 대사된 암세포가 섞여 있을 수 있다(임상적 고찰 18.1: "전이" 참조).

통합 INTEGRATE

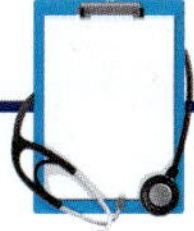

임상적 고찰 18.1 CLINICAL VIEW

전이

림프관은 여분의 사이질액을 혈액으로 돌려보내는 중요한 역할을 하지만 때로는 병원체나 질병을 전파하는 데 관여할 수 있다. 예를 들면 암세포는 원발 종양에서 떨어져 나와 림프를 타고 운반될 수 있다. 이 암세포는 몸속을 돌아다니다가 몸의 다른 부위에 이차 종양을 형성할 수 있는데, 이 과정을 **전이**(metastasis)라고 한다. 만약 유방암이 허파로 전이되면 이 암은 허파암이 아니라 전이된 유방암이라고 한다. 림프절을 생검했을 때 다른 신체부위에서 온 암세포가 존재하면 암이 전이되었다는 증거이다.

› 림프모세관

림프관 그물은 림프관 중 가장 작은 **림프모세관**(lymphatic capillary)에서 시작된다(**그림 18.2**). 림프모세관은 미세하고 끝이 막힌 관이며 사이질액을 흡수한다. 림프모세관은 적색뼈속질과 혈관이 없는 조직(예: 상피)을 제외하고 대부분의 모세혈관 그물 사이에 있는 성근결합조직 전체에 퍼져 있다. 최근 연구는 림프관(lymphatic vessel)은 뇌로부터 혈액을 배출하는 경질막정맥동굴(dural venous sinus)과 관련이 있다고 보고했다.

림프모세관의 구조는 벽이 내피로 이루어져 있다는 점에서 모세혈관과 비슷하다(그림 18.2b). 그러나 림프모세관은 일반적으로 모세혈관보다 지름이 크고 바닥막이 없으며 내피세포가 서로 겹친다. 이 겹

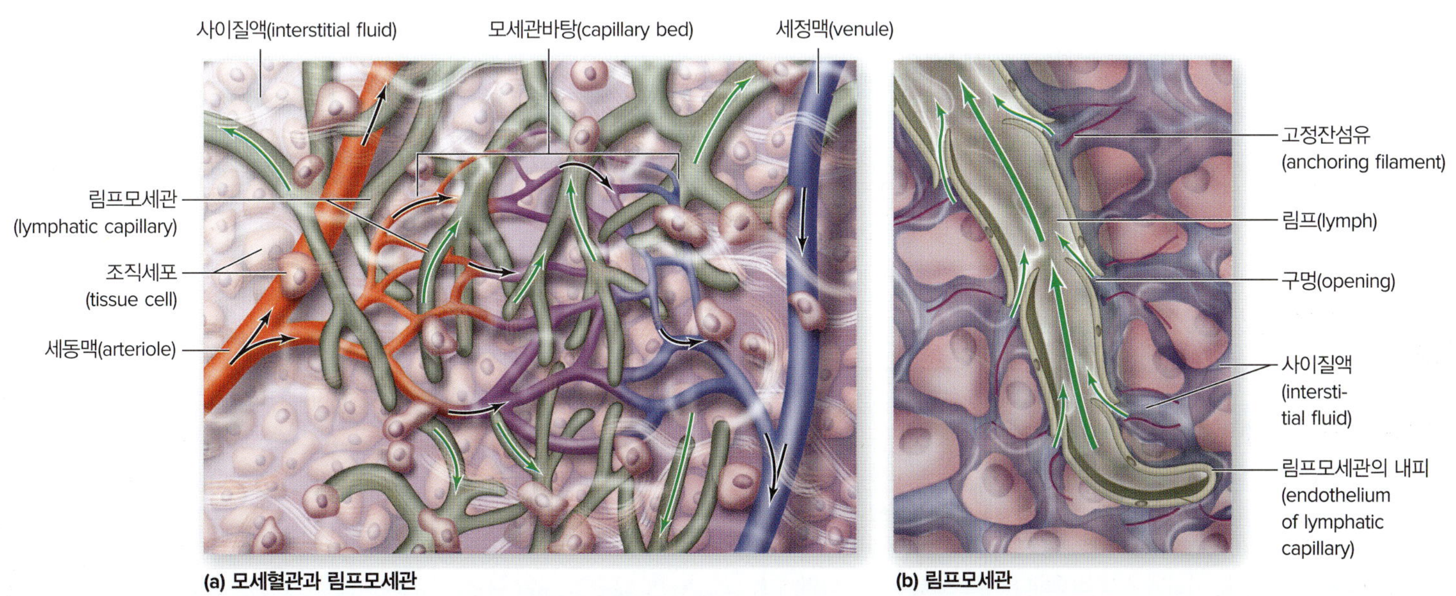

그림 18.2 림프모세관. (a) 림프모세관은 끝이 막힌 관으로 대부분의 모세혈관 그물 사이에 있는 결합조직에 존재하며, 모세혈관 교환 중에 흡수되지 않은 남은 체액을 흡수한다. (b) 림프모세관은 서로 겹치는 내피세포를 통해 잉여 사이질액을 수용한다. 이 사이질액을 림프라고 부른다. 그림에서 검은 화살표는 혈류이며 녹색 화살표는 림프의 흐름이다.

통합 INTEGRATE

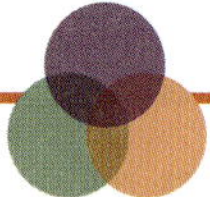

개념 연결 CONCEPT CONNECTION

작은창자에 있는 특수한 림프모세관을 암죽관이라고 한다. 암죽관은 위창자길에서 혈액으로 직접 들어갈 수 없는 지질과 지용성 비타민을 흡수한다(20.4c 참조). 위창자길에서나 온 림프는 지질 때문에 우윳빛깔을 띠며, 이 때문에 위창자길의 림프는 암죽이라고도 불린다.

치는 내피세포는 한 방향으로만 열리는 문의 역할을 해서 체액이 림프모세관으로 들어올 수는 있지만 나갈 수는 없게 한다. **고정잔섬유**(anchoring filament)는 내피세포가 주변 구조에 고정되도록 돕는다. 위창자길 속의 림프모세관은 **암죽관**(유미관, lacteal; *lactis*: 젖)이라고 하는데, 위창자길에서 온 지용성 물질이 흡수되도록 한다. 여기에 대해서는 21.4c절에서 자세히 다룬다.

› 림프모세관으로 들어가는 림프

사이질액을 림프모세관으로 이동시키는 원동력은 사이질공간의 정수압 증가이다(2.3b 참조). 모세혈관에서 수분이 더 많이 여과되면 정수압이 증가한다(17.2b 참조). 림프모세관 내피세포의 가장자리에서 압력이 증가하면 사이질액이 림프모세관 속으로 밀려들어 간다. 사이질액의 압력이 높을수록 림프모세관으로 들어가는 사이질액의 양이 많아진다. 사이질액이 가하는 압력이 증가하면 림프모세관이 무너질 수 있는데, **림프모세관 세포**와 주변 조직 사이에 존재하는 고정잔섬유가 이를 막는다.

림프가 림프모세관으로 들어간 후에는 림프에서 발생하는 압력이 내피세포를 밀어 림프모세관이 닫힌다. 이 때문에 림프는 림프관 안에 갇혀 사이질공간으로 다시 나갈 수 없다. 그 후에 림프는 림프모세관, 림프관(vessel), 림프관줄기, 림프관(duct)의 순서로 점점 커지는 그물 속으로 운반된다.

무엇을 배웠는가?

1. 사이질공간에서 림프모세관으로 흡수되는 물질은 주로 무엇인가?
2. 사이질액은 림프모세관으로 어떻게 들어가서 갇히는가?

통합 INTEGRATE

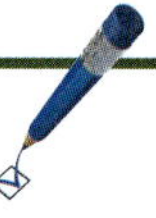

학습전략 LEARNING STRATEGY

림프모세관으로 사이질액이 들어가는 것은 사람이 집의 문으로 들어가는 것과 비슷하다. 문이 잠겨 있지 않은 상태에서 손잡이를 돌렸다고 생각해 보자. 문 밖의 미는 힘이 문을 안쪽으로 연다(사이질액이 림프모세관 벽의 바깥에서 압력을 가하는 것과 비슷하다). 문으로 들어가고 나면 문을 안에서 미는 힘이 문을 닫히게 한다(들어간 사이질액이 림프모세관 안에서 압력을 가하는 것과 비슷하다).

18.1b 림프관과 림프관줄기

학습목표

4. 림프가 림프관과 림프관줄기에서 이동하는 기전을 설명한다.
5. 림프관줄기의 다섯 가지 유형을 열거하고, 어느 신체부위의 림프가 각 유형의 림프관줄기로 이동하는지 서술한다.
6. 오른림프관과 가슴림프관으로 어느 신체부위의 림프가 이동하는지 서술한다.

림프는 림프모세관으로 들어간 후 점점 더 큰 림프관과 림프관줄기로 흐른다. 마지막에 림프는 혈액순환으로 들어간다.

› 림프관

림프모세관이 모이면 더 큰 관인 **림프관**(lymphatic vessel)을 이룬다(**그림 18.1**). 얕은 림프관은 일반적으로 얕은 정맥 가까이에 있고, 깊은 림프관은 깊은 동맥과 정맥 옆에 있다. 림프관은 3개의 막(속막, 중간막, 바깥막)이 있고 속공간에 **판막**(valve)이 있다는 점에서 작은 정맥과 비슷하다. 림프관 그물의 압력이 낮기 때문에 림프가 관에 고이거나 역류하지 않도록 막는 데 판막이 필요하다. 다리와 같이 림프의 흐름이 중력을 거스르는 부위에서는 판막이 특히 중요하다.

림프계통에는 펌프가 없기 때문에 림프가 림프관에서 이동하려면 다음과 같은 기전에 의존해야 한다. (1) 팔다리에서는 주변 뼈대근육의 수축(뼈대근육펌프), 몸통에서는 호흡펌프(17.5a 참조), (2) 가까운 동맥의 박동, (3) 큰 림프관벽에 있는 뼈대근육의 규칙적인 수축. 이러한 기전은 림프관 안의 판막이 중요한 역할을 하는데, 판막은 림프의 역류를 방지하여 한 방향으로 흐르게 함으로써 림프가 정맥순환계로 되돌아가게 한다.

어떤 림프관은 림프절이라는 기관에 직접 연결되어 있다. 림프가 림프절을 지날 때 외부 물질과 병원체가 여과된다. 림프절에 대해서는 이 장의 뒷부분에서 자세히 다룬다.

› 림프관줄기

림프관은 몸의 좌우에 있는 **림프관줄기**(lymphatic trunk)로 통한다(**그림 18.3**). 각각의 림프관줄기는 다음과 같이 몸의 주요 부위에서 림프를 운반해 온다.

- 목림프줄기(jugular trunk)는 머리와 목에서 림프를 운반해 온다.
- 빗장밑림프줄기(subclavian trunk)는 팔, 젖가슴, 얕은 가슴벽에서 림프를 운반해 온다.
- 기관지세로칸림프줄기(기관지종격임파본관, bronchomedias-tinal trunk)는 가슴 깊은 부위에서 림프를 운반해 온다.
- 창자림프줄기(장림프관줄기, intestinal trunk)는 배기관 대부분에서 림프를 운반해 온다.
- 허리림프줄기(lumbar trunk)는 다리, 배골반벽, 골반기관에서 림프를 운반해 온다.

어떻게 생각하는가?

1. 신체 일부의 림프절과 거기에 연결된 림프관을 수술로 제거했을 때(예: 유방암이 전이되었을 때) 림프가 어떻게 될지 예상해 보라.

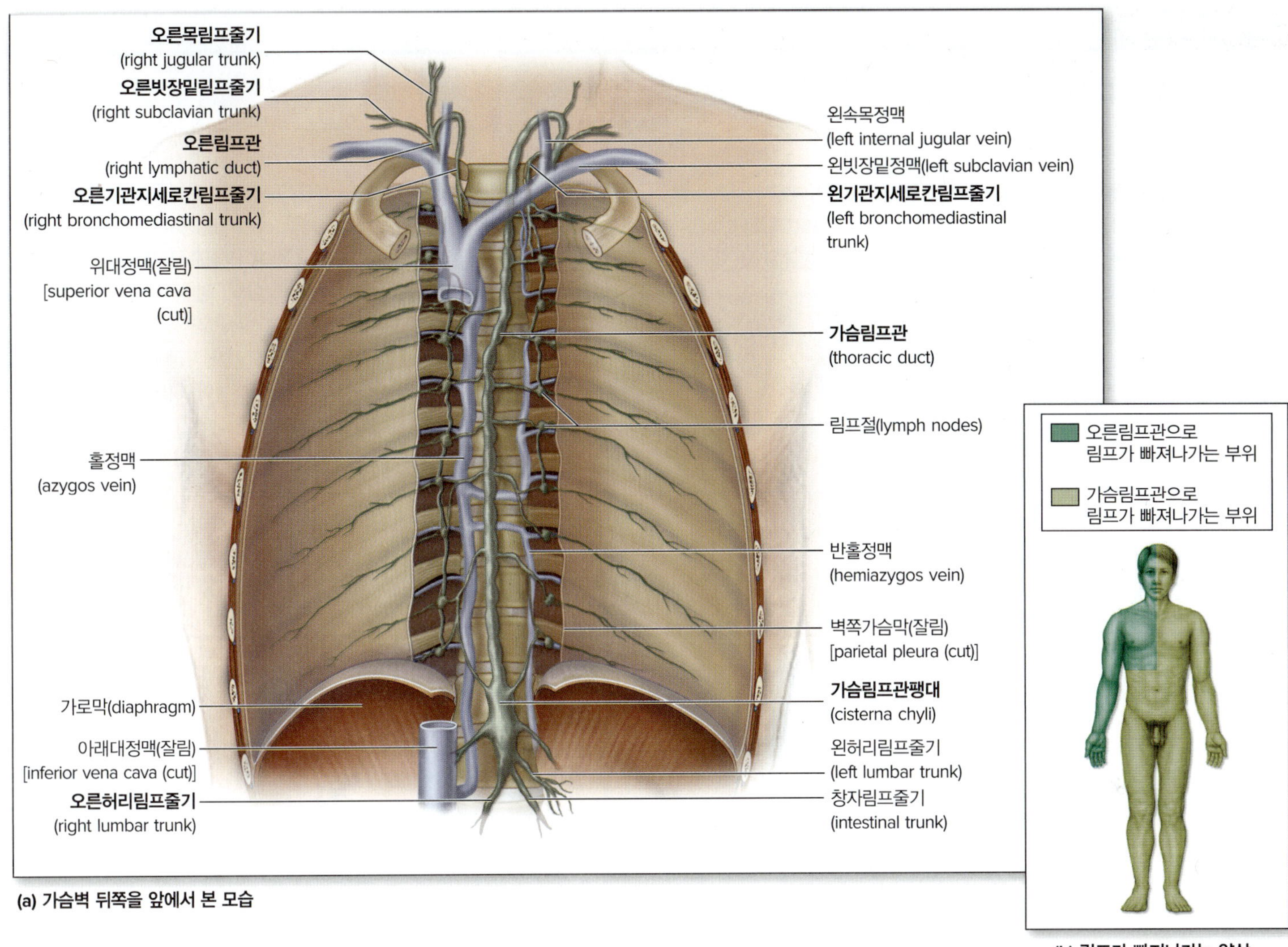

(a) 가슴벽 뒤쪽을 앞에서 본 모습

(b) 림프가 빠져나가는 양상

그림 18.3 림프관줄기와 림프관. 림프는 림프관줄기에서 2개의 림프관(오른림프관과 가슴림프관)으로 흐른다. 오른림프관은 오른목정맥과 오른빗장밑정맥의 이음부로, 가슴림프관은 왼목정맥과 왼빗장밑정맥의 이음부로 연결된다. (a) 가슴벽 뒤쪽을 앞에서 본 모습으로 주요 림프관줄기와 림프관, 림프가 심장혈관계통의 정맥순환으로 빠져나가는 지점을 관찰할 수 있다. (b) 림프가 오른림프관과 가슴림프관으로 빠져나가는 부위를 나타냈다.

› 림프관

림프관줄기는 가장 큰 림프관인 **림프관**(lymphatic duct)으로 이어진다. 림프관은 오른림프관과 가슴림프관이 있다. 이 림프관들은 모두 림프를 정맥순환으로 되돌려 놓는다.

오른림프관 **오른림프관**(right lymphatic duct)은 오른쪽 빗장뼈 가까이에 있다. 오른림프관은 다음의 부위에서 림프를 가져오는 림프관줄기와 이어져 있다. (1) 머리와 목의 오른쪽, (2) 오른팔, (3) 가슴 오른쪽. 오른림프관은 오른빗장밑정맥과 오른속목정맥이 만나는 곳으로 림프를 돌려보낸다. 다시 말해 오른림프관은 몸의 위쪽 1/4에서 온 림프를 배출한다.

가슴림프관 **가슴림프관**(흉관, thoracic duct)은 오른림프관보다 크다. 길이는 37.5~45 cm이며 가로막에서 왼빗장밑정맥과 왼목정맥의 이음부로 뻗어 있다. 가슴림프관은 몸의 나머지 3/4에서 온 림프를 배출한다(머리와 목의 왼쪽, 왼팔, 가슴 왼쪽, 배 전체, 두 다리).

가슴림프관 바닥과 L_2 척추 앞에는 **가슴림프관팽대**(cisterna chyli)라는 둥근 주머니 모양의 기관이 있다. 가슴림프관팽대는 위창자길의 작은창자로부터 들어오는, 지질이 풍부한 우윳빛깔 림프인 **암죽**(유미, chyle; *chylos*: 즙)을 림프관(vessel)에서 받는다. 좌우 창자림프줄기와 허리림프줄기는 가슴림프관팽대로 림프를 흘려보낸다. 가슴림프관은 가슴림프관팽대 위, 척추뼈몸통의 바로 앞에 있다. 가로막의 대동맥구멍을 지나 척추뼈몸통의 중앙선보다 왼쪽으로 올라간다.

무엇을 배웠는가?

3 림프관줄기와 림프관(duct)은 어떻게 다른가?

4 오른림프관은 어느 신체 부위의 림프를 운반하는가?

18.2 림프조직과 림프기관의 개관

학습목표

7. 림프조직과 림프기관의 두 종류를 말하고 각 종류에 속하는 신체부위를 설명한다.

통합 INTEGRATE

임상적 고찰 18.2 CLINICAL VIEW

림프부종

림프부종(lymphedema; *oidema*: 부어오름)은 신체 일부에서 림프가 빠져나가지 못해 사이질액이 축적되는 질환이다. 사이질액이 축적된 부위는 붓고 아프다. 림프부종을 치료하지 않으면 단백질이 많이 함유된 사이질액이 상처 치유를 방해하며 사이질액에서 세균이 자라 감염이 발생할 수도 있다.

대부분의 림프부종은 림프관이 막혀서 발생하는 폐쇄(obstructive)림프부종이다. 폐쇄림프부종의 원인은 다음과 같다.

- 림프관의 외상 또는 감염
- 림프절과 림프관의 악성 종양 전파
- 림프관이나 림프절에 흉터를 형성하는 방사선 치료
- 어떤 부위의 림프절을 제거하는 수술(예: 겨드랑림프절을 제거하는 유방암 수술)

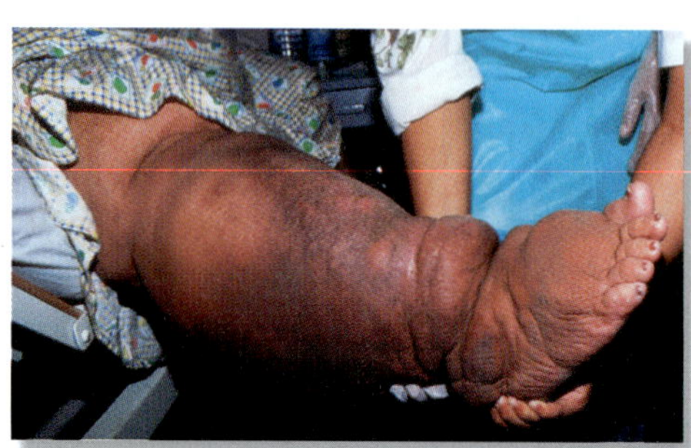

코끼리피부병
©Andy Crumo, TDR, WHO/Science Source

림프부종은 완치할 수 없지만 억제할 수는 있다. 환자는 부종을 완화하고 사이질액이 순환계통으로 돌아가도록 돕기 위해 압박스타킹과 같은 압박복을 입어야 한다. 특정한 운동과 마사지도 림프의 흐름을 개선할 수 있다. 동남아시아와 아프리카에서는 실과 같이 생긴 기생충인 사상충에 감염되어 림프부종이 나타나는 사람이 수백만 명이다. **림프사상충증**(lymphatic filariasis; *filum*: 실)의 경우, 사상충이 림프계통에서 몇 년간 살고 번식하면서 림프의 흐름을 막는다. 이 사상충은 모기가 가장 많이 전파하며, 발 피부의 갈라진 틈으로 들어오기도 한다. 림프사상충증에 걸린 부위는 정상적인 크기의 몇 배로 부어오른다. 극단적인 경우를 **코끼리피부병**(상피병, elephantiasis)이라고 한다. 림프사상충증은 기생충을 죽이는 약물로 치료하지만 림프계통의 손상이 회복될 수 없는 경우도 있다.

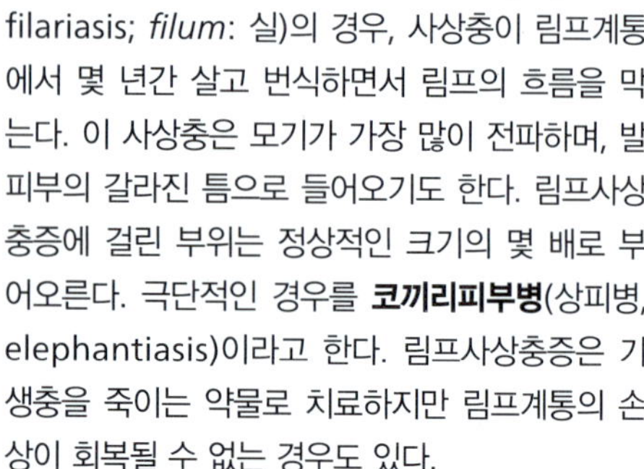

림프계통은 특수한 림프조직과 림프기관으로 이루어져 있다. 이 조직과 기관 중에는 적색뼈속질, 가슴샘, 림프절, 지라, 편도, 점막연관림프조직, 광범위림프소절이 있다(그림 18.1; 광범 위림프소절은 그림에 없음).

림프계통의 조직과 기관은 일차구조와 이차구조로 나뉜다.

- 일차림프구조(primary lymphatic structure)는 림프구의 형성과 성숙에 관여한다. 적색뼈속질과 가슴샘은 일차림프구조로 간주된다.
- 이차림프구조(secondary lymphatic structure)는 림프구 형성에는 관여하지 않고 림프구를 비롯한 면역세포를 보유한다. 이차림프구조는 면역반응이 개시되는 곳이다. 주된 이차림프구조로 림프절, 지라, 편도, 림프소절, 점막연관림프조직이 있다.

각 부분에 대해서는 여기서 자세히 설명하며 **표 18.1**에 요약했다.

무엇을 배웠는가?

5 일차림프구조와 이차림프구조는 어떻게 다른가? 각 분류의 예로는 무엇이 있는가?

18.3 일차림프구조

이 절에서는 일차림프구조의 전반적인 구조와 기능에 대해 다룬다. 여기에는 적색뼈속질과 가슴샘이 포함된다.

18.3a 적색뼈속질

학습목표

8. 적색뼈속질의 위치와 전반적인 기능을 서술한다.

9. 림프구의 주요 유형 두 가지를 설명한다.

표 18.1 림프구조

구성요소	일차/이차	위치	기능
적색뼈속질(red bone marrow)	일차	특정한 뼈의 갯솜뼈 속 공간	모든 유형성분 생성
가슴샘(thymus)	일차	위세로칸 윗부분(성인); 위세로칸 윗부분과 앞부분(아동)	T림프구가 성숙하고 분화하는 곳
림프절(lymph node)	이차	림프관(lymphatic vessel)을 따라 존재; 덩어리는 겨드랑이, 샅굴, 목 부분에 있음	림프 여과; 림프 속의 물질에 대한 면역반응이 개시되는 곳
지라(spleen)	이차	배 왼위쪽 1/4, 9~11번 갈비뼈 근처, 위 일부를 감쌈	혈액 여과; 혈액 속의 물질에 대한 면역반응이 개시되는 곳; 노화한 적혈구와 혈소판 제거; 혈소판 저장소의 기능을 함
편도(tonsil)	이차	인두 속	코와 입을 통해 몸에 들어온 물질로부터 몸을 보호
점막연관림프조직 [malt(mucosaassociated lym- phatic tissue)]	이차	위창자길, 기도, 생식관, 요로벽 속	점막과 접촉하는 물질에 대해 면역반응 개시

직색뼈속질은 해면뼈(치밀뼈)의 특정 부분에 있는 잔기둥 사이의 공간에 있다. 성인의 경우에는 머리뼈의 납작뼈, 척추뼈, 갈비뼈, 복장뼈, 볼기뼈, 위팔뼈와 넙다리뼈의 몸쪽 뼈끝에 있다(4.2d 참조).

적색뼈속질은 조혈작용을 한다(15.3a 참조). 유형성분에는 적혈구, 혈소판, 과립구(중성구, 호산구, 호염기구), 무과립구(단핵구, 림프구)가 있다는 점을 상기한다(**그림 18.4**). 림프구의 주요 유형 두 가지는 **T림프구**(T-lymphocyte, T-cell)와 **B림프구**(B-lymphocyte, B-cell)이다. 조혈작용이 일어난 후 유형성분은 적색뼈속질에서 혈액으로 이동한다. T림프구는 다른 유형 성분과 달리 가슴샘으로 가서 성장을 완료해야 한다. T림프구는 가슴샘(thymus)에서 성숙해야 하기 때문에 림프구 이름에 "T"자가 붙는다.

무엇을 배웠는가?

6 적색뼈속질은 왜 일차림프구조로 분류되는가?

18.3b 가슴샘

학습목표

10. 가슴샘의 구조와 전반적인 기능을 서술한다.

가슴샘(thymus)에는 2개의 엽이 있으며 위세로칸의 윗부분에서 T림프구의 성숙을 담당한다(**그림 18.5**). 영아와 아동의 경우에는 가슴샘이 상당히 커서 위세로 칸의 앞부분까지 걸쳐 있다. 가슴샘은 사춘기까지 자라서 최대 30~50 g이 된다. 가슴샘이 다 자라면 가슴샘 속의 세포는 퇴행하기 시작한다. 그 후 가슴샘 조직은 대부분 지방결합조직으로 대체된다.

한창 때의 가슴샘에는 서로 융합한 2개의 **가슴샘엽**(thymic lobe)이 있다. 가슴샘엽은 결합조직으로 된 **피막**(capsule)으로 싸여 있다. 피막에서 뻗어 나온 섬유는 **잔기둥**(trabecula) 또는 사이막(septum)이라고 하며, 가슴샘엽을 2개의 **소엽**(lobule)으로 나눈다. 소엽에는 **겉질**(cortex)과 **속질**(medulla)이 있다.

통합 INTEGRATE

학습전략 LEARNING STRATEGY

림프구는 림프구의 성숙장소인 조직이나 장기에서 확인할 수 있다. T림프구는 가슴샘에서 성숙하고, B림프구는 뼈속질에서 성숙한다. 그러나 B림프구의 명칭에 있는 B는 B림프구가 뼈속질에서 발생하기 때문에 여기에서 B가 유래한 것은 아니다. B림프구는 닭에서 처음 발견되었고, 조류의 림프기관인 파브리카우스 주머니(bursa of Fabricius)에서 B가 명명되었다.

통합 INTEGRATE

개념 연결 CONCEPT CONNECTION

내분비계통에서 일부 기관에는 호르몬을 생산하는 내분비조직 덩어리가 있다는 점을 설명했다. 가슴샘이 그 예이다. 가슴샘에는 (1) 림프조직이 있기 때문에 림프계통으로 간주되며, (2) 호르몬을 분비하는 상피조직이 있기 때문에 내분비계통으로 간주된다(14.11c 참조). 가슴샘에서 만들어지는 호르몬으로는 T림프구의 성숙을 자극하는 티모신, 티뮬린, 티모포이에틴이 있다.

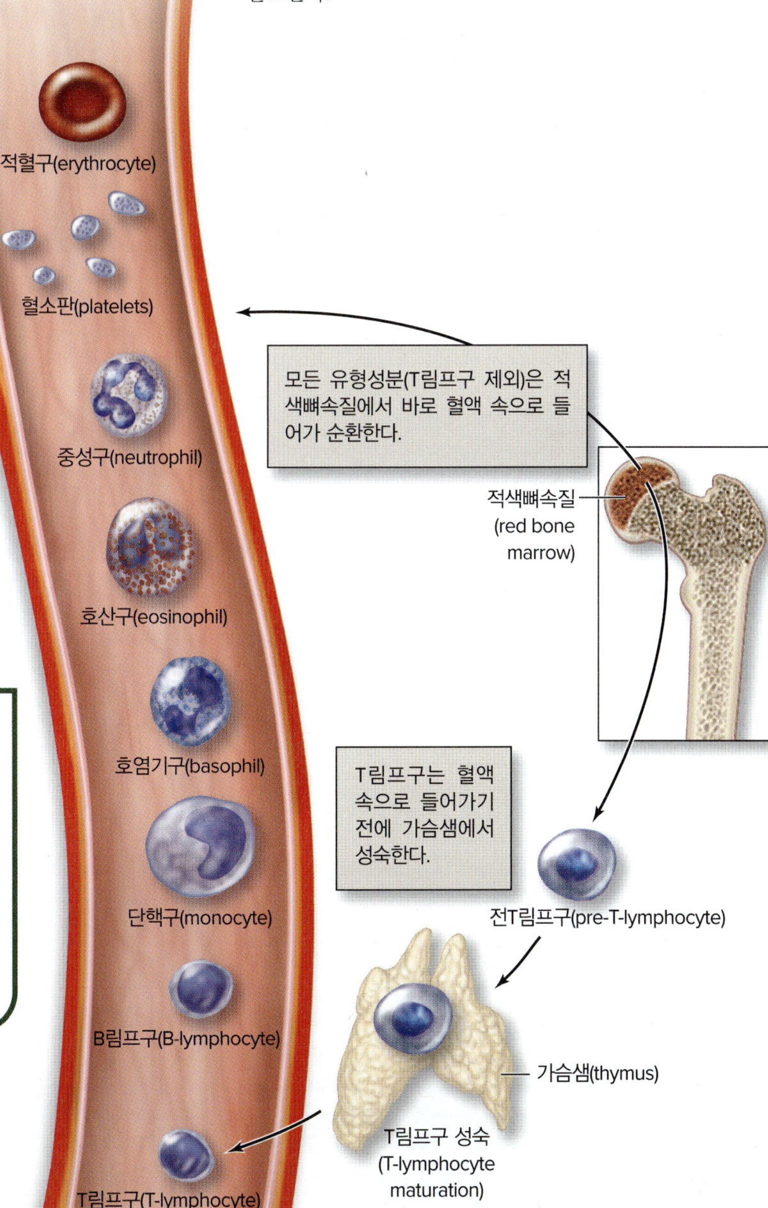

그림 18.4 조혈과정의 유형성분. 적색뼈속질은 조혈작용을 통해 모든 유형성분을 만들어 낸다. 미성숙한 T림프구(전T림프구)는 적색뼈속질에서 가슴샘으로 이동해 성장을 완료한다.

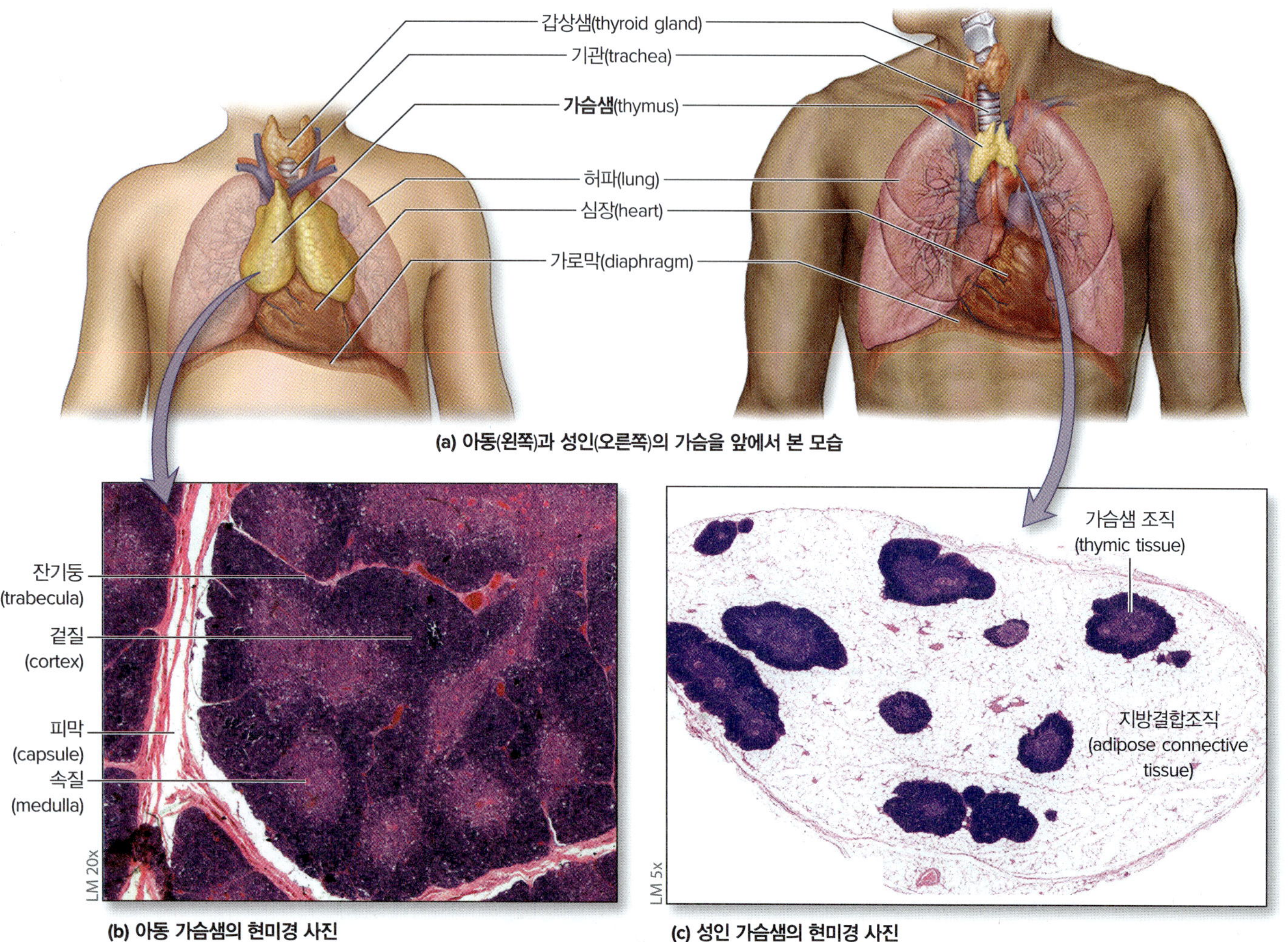

그림 18.5 가슴샘. (a) 가슴샘은 2개의 엽이 있는 림프기관으로 아동기에 가장 크다. (b) 아동 가슴샘의 현미경 사진으로 소엽 속의 겉질과 속질을 관찰할 수 있다. (c) 성인 가슴샘의 현미경 사진으로 지방결합조직이 생기고 가슴샘조직은 손실되었다.

두 부분 모두 주로 상피조직으로 이루어져 있으며 이 상피조직 속에는 다양한 성장 단계의 T림프구가 있다. 겉질에는 미성숙한 T림프구(전T림프구)가 있고 속질에는 성숙한 T림프구가 있다. 상피세포는 T림프구의 성숙에 관여하는 가슴샘호르몬을 분비한다. 가슴샘에는 림프구와 상피조직이 모두 있으므로 **림프상피기관**(lymphoepithelial organ)이라고 한다.

무엇을 배웠는가?

7 겉질과 속질에 있는 T림프구의 유형은 각각 무엇인가?

18.4 이차림프구조

림프구를 비롯한 면역세포를 보존하는 구조를 **이차림프구조**라고 한다. 이차림프구조는 그물 모양 세포바깥 결합조직 바탕질에 엮인 림프세포로 이루어져 있다.

이차림프구조는 **림프기관**(lymphatic organ)과 **림프소절**(lymphatic nodule)의 집합체로 나뉜다. 치밀불규칙결합조직으로 이루어진 피막의 유무가 차이점이다. 림프기관에는 완전한 피막이 있다. 림프절과 지라는 림프기관에 속한다. 편도, 점막연관림프조직(MALT), 광범위림프소절과 같은 그 외의 구조에는 불완전한 피막이 있거나 피막이 전혀 없다.

18.4a 림프절

학습목표

11. 림프절의 구조에 대해 서술한다.

12. 림프절의 기능을 설명한다.

림프절(lymph node)은 작고 원형이거나 타원형이며 피막으로 싸여 있다. 림프관 경로를 따라 존재하면서 중심적인 림프기관으로 기능한다. 림프절은 림프를 여과하고 불필요한 물질을 제거한다.

림프절의 크기(1~25 mm)와 수(500~700개)는 다양하다. 림프절은 몸의 깊은 부위와 얕은 부위에 모두 존재하며, 일반적으로 특정 신체부위에서 온 림프를 수용하는 덩어리 형태로 존재한다. 덩어리를 이루는 림프절의 예로는 젖가슴, 겨드랑이, 팔에서 온 림프를 수용하는 **겨드랑림프절**(axillary lymph node), 다리와 골반에서 온 림프를 수용하는 샅고랑림프절(inguinal lymph node), 미리와 목에서 온 림프를 수용하는 목림프절(cervical lymph node)이 있다(그림 18.1). 림프절은 덩어리를 이루지 않고 몸의 여러 부분에 따로따로 존재할 수도 있다.

수많은 **들림프관**(수입림프관, afferent lymphatic vessel)이 림프절로 림프를 운반한다(**그림 18.6**). **날림프관**(수출림프관, efferent lymphatic vessel)은 일반적으로 단 하나이며, 림프절의 나선형 부분인 문(hilum)에서 시작된다. 림프는 림프절의 문에서 날림프관을 통해 빠져나간다.

림프절의 피막은 림프절을 감싸고 속으로 돌출되어 있는 결합조직으로 이루어져 있는데, 이 돌출부를 **잔기둥**(trabecula)이라고 한다. 잔기둥은 림프절을 여러 구획으로 나눈다. 결합조직은 혈관과 신경이 림프절로 들어가는 통로를 제공한다.

림프절에서 피막의 심부는 **겉질**(cortex)과 **속질**(medulla)로 나뉜다. 겉질은 여러 개의 **림프소절**(lymphatic nodule) 중 일부로 이루어져 있다. 림프절 속의 림프소절은 속의 **종자중심**(배중심, germinal center)을 지탱하는 그물섬유로 이루어져 있다. 종자중심에는 증식하는 B림프구와 일부 포식세포가 외투층(mantle zone)에 둘러싸여 있다. 외투층에는 T림프구, 큰 포식세포, 가지세포가 있다. 속질에서는 속질끈(수질삭, medullary cord)이라는 결합조직섬유가 B림프구, T림프구, 큰포식세포로 이루어진 나선을 지탱한다.

림프절의 겉질과 속질에는 작고 개방된 통로가 있다. 겉질의 통로는 **겉질굴**(피질동, cortical sinus)이라 하고, 속질의 통로는 **속질굴**(수질동, medullary sinus)이라 한다. 이 공간들의 안쪽 벽은 큰포식세포로 덮여 있다.

› 림프절을 통한 림프의 흐름

림프는 수많은 들림프관을 통해 림프절로 들어가며 속질굴과 겉질굴로 흐른다. 림프절은 림프 속에 외부 물질 또는 병원체가 있는지 끊임없이 감시한다. 림프절 속의 큰포식세포가 림프 속의 외부 부산물을 제거하면 림프는 날림프관을 통해 림프절을 빠져나간다. 림프절은 덩어리를 이루는 경우가 많으므로 하나의 림프절이 림프를 수용해 거르고 나면 그 림프는 같은 덩어리 안의 다른 림프로 계속 이동한다. 이렇게 림프 속에 불필요한 물질이 있는지 계속 감시된다.

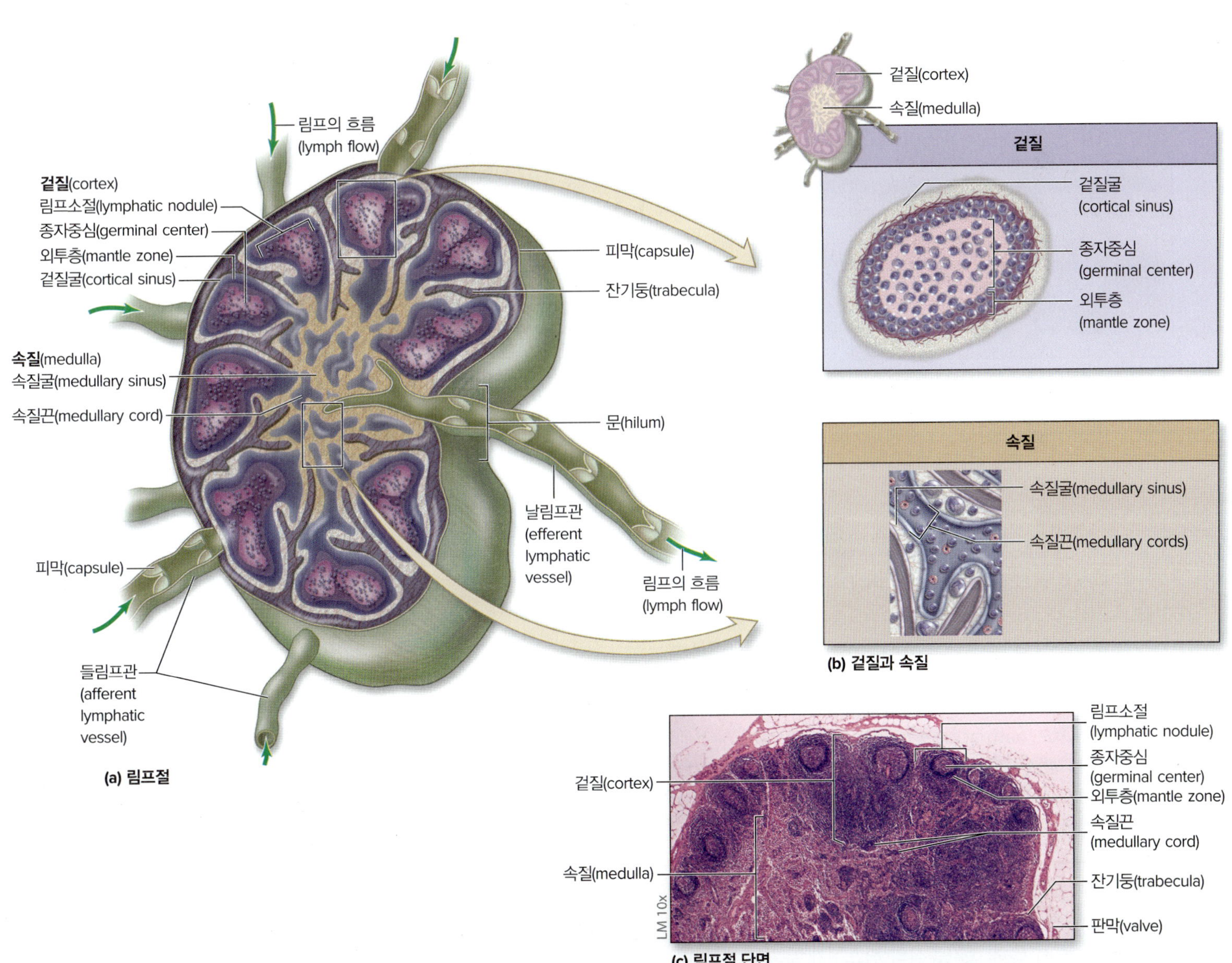

그림 18.6 림프절. (a) 림프절은 피막으로 싸인 작은 기관이며 림프관 속의 림프를 여과한다. 녹색 화살표는 림프절을 드나드는 림프의 흐름이다. (b) 림프절의 겉 질과 속질에 있는 영역. (c) 림프절의 겉질과 속질을 찍은 현미경 사진.

통합 INTEGRATE

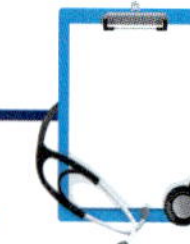

임상적 고찰 18.3 CLINICAL VIEW

림프종

림프종(lymphoma; *oma*: 종양)은 림프구조에서 발생하는 악성신생물이다. 흔히(모든 경우는 아님) 목이나 겨드랑이에 있는 림프절이 단단해지고 커진다. 일부 환자는 그 외에 증상이 없고 나머지 환자들은 밤 시간의 발한, 발열, 이유를 알 수 없는 체중 감소가 함께 나타난다. 림프종은 호지킨림프종과 비호지킨림프종으로 나뉜다.

호지킨림프종(Hodgkin lymphoma)은 호지킨병(Hodgkin disease)이라고도 한다. 마치 부엉이의 눈과 같은 2개의 핵이 있는 큰 세포인 리드슈테른베르크세포(Reed-Sternberg cell)가 림프절에서 림프구에 둘러싸여 있는 것이 특징이다. 호지킨림프종은 젊은 성인(16~35세)과 60세를 넘은 사람에게 발생한다. 림프절 하나에서 시작되어 주변의 다른 림프절로 확산된다. 일찍 발견하면 종양을 제거한 후 방사선 치료와 화학요법 중 한 가지 또는 둘 모두를 실시해 완치할 수 있다.

비호지킨림프종(non-Hodgkin lymphoma)은 호지킨림프종보다 훨씬 흔하다. 비호지킨림프종은 흔히 비정상적인 B림프구에서 발생하며, T림프구에서 발생하는 경우는 적다. 일부 유형은 진행이 빠르고 치명적이며 나머지 유형은 천천히 자라고 치료에 잘 반응한다. 유형, 발견 당시에 확산된 정도, 악성의 진행속도에 따라 치료방법이 다르다.

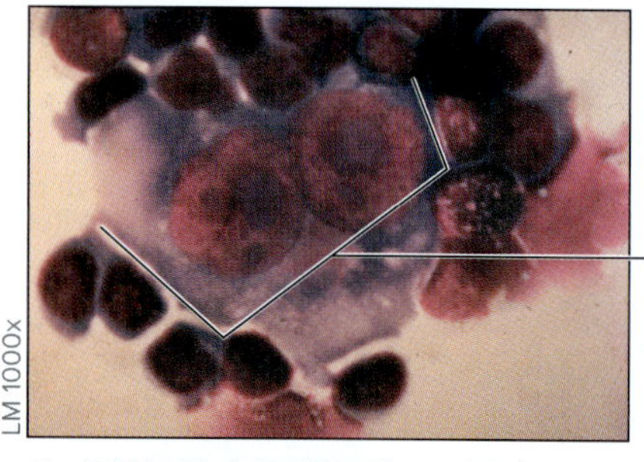

호지킨림프종의 특징인 리드슈테른베르크세포
©Dorothea Zucker-Franklin/Medical Images

통합 INTEGRATE

개념 연결 CONCEPT CONNECTION

가지세포(수지상세포, dendritic cell)는 뼈속질에서 만들어지는 특수한 포식세포로 피부의 상피조직과 점막에 존재한다. 피부에 있는 가지세포는 표피가지세포 또는 랑게르한스세포라고 부른다(3.1a 참조). 가지세포는 외부 물질을 세포내섭취 한 후 피부와 점막에서 림프절로 이동한다. 자연살해세포(NK세포, natural killer cells)는 림프계열세포(lymphoid line)에서 형성된 림프구의 형태이다(15.3a 참조). 이런 선천면역세포(innate immune cells)는 혈액으로 들어가서 순환하기 전에 가슴샘과 이차림프구조 안에서 분화하고 성숙한다.

림프절 속의 림프구도 외부 물질과 접촉한다. 이 접촉 후에 면역반응이 개시되어 림프구, 특히 종자중심의 림프구가 분화할 수 있다. 새로운 림프구 중 일부는 림프절에 남고 나머지는 림프로 운반되어 혈액을 타고 감염된 부위로 간다.

감염이 발생하면 림프절 중 일부가 붓고 물렁물렁해질 수 있다. 이 상태를 "샘이 부었다(swollen gland)"고 하는 경우가 있으나 이는 틀린 표현이다. 림프절이 커졌다는 것은 림프구가 증식해 감염에 대항한다는 뜻이다. 코나 겨드랑이와 같이 얕은 부위에 있는 림프절이 부으면 촉진할 수 있다.

무엇을 배웠는가?

8 림프는 어떻게 림프절을 통해 흐르며, 큰포식세포와 림프구는 어떻게 림프를 감시하는가?

18.4b 지라

학습목표

13. 지라와 그 위치에 대해 서술한다.

14. 백색속질과 적색속질을 설명한다.

15. 지라의 기능을 설명한다.

지라(비장, spleen)는 인체의 림프기관 중 가장 크다. 지라는 배 왼쪽 위 1/4, 가로막 아래, 9~11번 갈비뼈에 인접한 곳에 있다(**그림 18.7**). 몸의 깊은 부위에 있고 붉은색을 띠며 콩팥 왼쪽, 위(stomach) 뒤 가쪽에 있다. 지라의 크기와 무게는 사람마다 상당히 다르나 일반적으로 길이는 약 12 cm, 너비는 약 7 cm이다.

지라의 뒤 **가쪽면**(가로막면, diaphragmatic surface)은 볼록하고 둥글다. 앞 **안쪽면**(내장면, visceral surface)은 오목하며 문(hilum, hilus)이 있다. 혈관과 신경이 이 문을 통해 지라를 드나든다. **지라동맥**(비장동맥, splenic artery)은 지라로 혈액을 운반하고, **지라정맥**(비장정맥, splenic vein)은 지라에서 나오는 혈액을 운반한다.

지라는 결합조직 피막으로 둘러싸여 있으며 이 피막에서 지라를 향해 잔기둥이 뻗어 나온다. 지라에는 겉질과 속질이 없고 대신 백색속질과 적색속질로 나뉜다. **백색속질**(white pulp)은 T림프구, B림프구, 큰포식세포로 이루어진 공 모양 덩어리로 구성되어 있다. 백색속질 속에는 **중심동맥**(central artery)이 있다.

지라에서 백색속질을 뺀 나머지 조직인 **적색속질**(red pulp)에는 적혈구, 혈소판, 큰포식세포, B림프구가 있다. 적색속질의 세포는 그물결합조직 속에 있으며 **지라끈**(비장삭, splenic cord)이라는 구조를 이룬다. 지라끈은 **빌로트끈**(cord of Bilroth)이라고도 한다. **지라굴**(비동, splenic sinusoid)은 적색속질과 연결되어 있다(17.1c절에서 배웠던 내용을 상기한다. 굴모세혈관은 투과성이 매우 높은 모세혈관으로 바닥판이 불연속적이어서 혈액이 혈관벽을 쉽게 드나들 수 있다). 지라굴은 세정맥으로 연결되며 최종적으로 지라정맥으로 이어진다.

지라의 적색속질은 혈소판 저장소의 역할을 한다(전체 혈소판 중 약 30% 저장). 출혈이 발생했을 때와 같이 혈소판이 필요한 경우에는 이 혈소판이 혈액으로 다시 들어간다(15.3d 참조).

어떻게 생각하는가?

2 안전벨트를 골반 쪽이 아닌 윗배에 맸다가 사고를 당하면 지라가 어떻게 될지 예상해 보라.

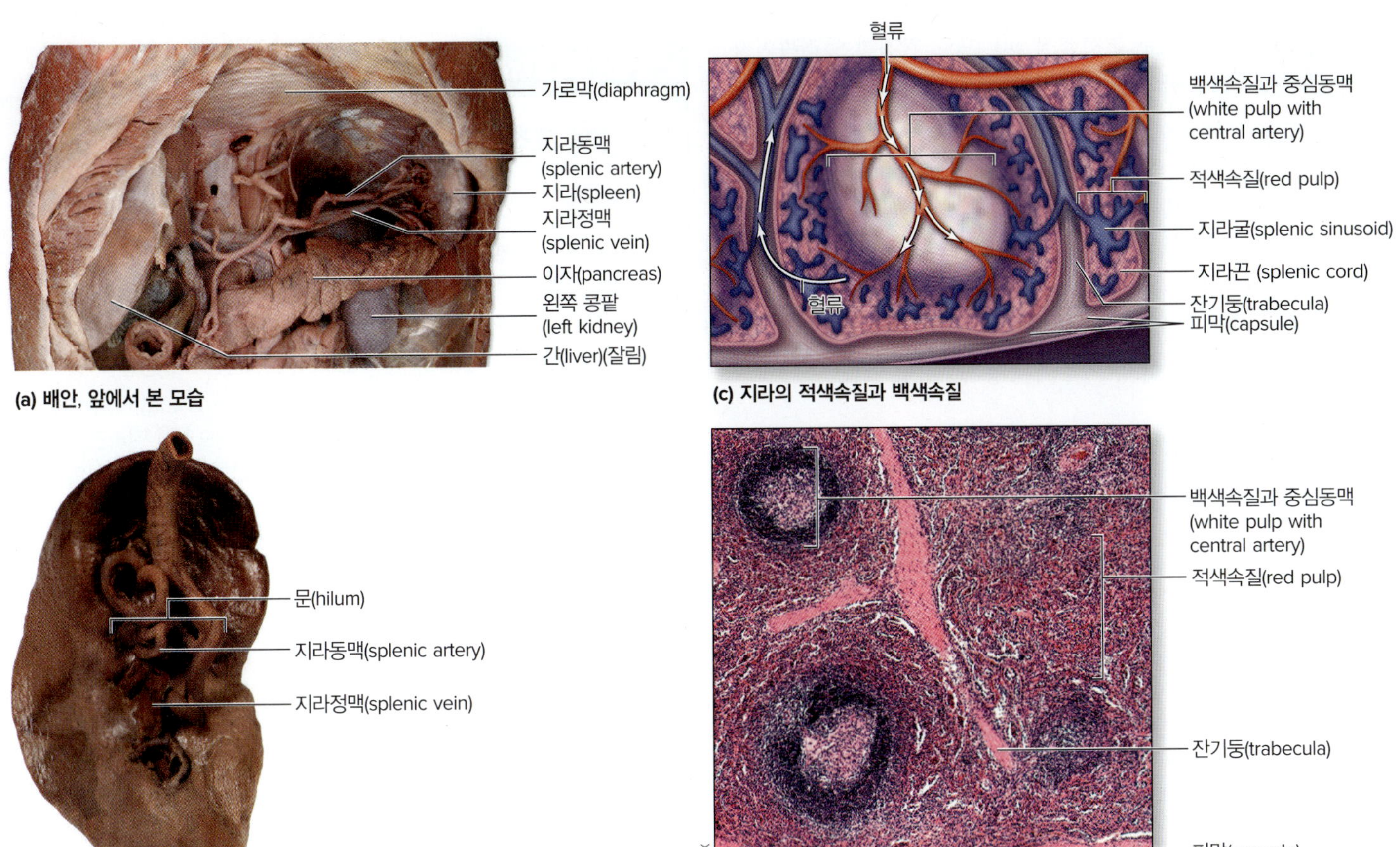

그림 18.7 지라. (a) 몸속에서 지라의 위치가 어디인지 관찰할 수 있는 표본 사진. 이 사진에서는 아래쪽의 이자를 제거해 지라의 혈관이 더 잘 보이도록 했다. (b) 지라동맥과 지라정맥이 통과하는 문을 포함해 지라의 안쪽 표면을 관찰할 수 있는 사진. (c) 지라 조직에서 적색속질과 백색속질의 미세한 배열을 관찰할 수 있는 그림. (d) 현미경 사진.

› 지라를 흐르는 혈액의 감시

지라는 혈액(림프가 아님)을 여과한다. 혈액이 지라로 들어가 중심동맥을 흐르면 백색속질의 림프구가 혈액 속의 외부 물질, 세균, 그 외에 해로울 수 있는 물질을 감시한다.

혈액은 중심동맥을 지나 적색속질의 지라굴을 흐른다. 혈액은 지라굴 속을 이동하면서 적색속질의 지라끈에 있는 세포와 접촉한다. 지라굴의 안쪽 벽을 이룬 큰포식세포는 혈액 속의 세균, 외부 부산물, 오래되고 기능하지 못하는 적혈구와 혈소판을 포식한다. 지라에서 혈액이 흐르는 순서를 정리하면 지라동맥, 중심동맥(백색속질), 지라굴(적색속질), 세정맥(지라굴과 이어짐), 지라정맥의 순서이다(그림 18.7c).

지라가 수행하는 기능을 요약하면 다음과 같다. (1) 신체 방어의 일환으로 세균을 비롯한 외부 물질 포식(적색속질과 백색속질), (2) 오래되고 기능하지 못하는 적혈구와 혈소판 포식(적색속질), (3) 혈소판 저장소(적색속질).

태아기 5개월째에 지라는 혈구 형성에도 관여하며 출생 후에는 뼈속질이 이 기능을 한다. 특정한 상황에서는 지라가 다시 이 기능을 수행할 수 있다.

무엇을 배웠는가?

9 지라는 어떤 기능을 하는가? 각 기능은 적색속질과 백색속질 중 어디에서 수행되는가?

통합 INTEGRATE

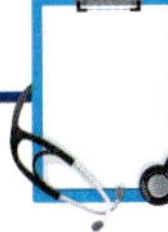

임상적 고찰 18.4 CLINICAL VIEW

지라절제술

지라절제술(splenectomy)은 수술로 지라를 제거하는 것이다. 심한 지라 감염, 지라의 낭종 또는 종양, 호지킨림프종을 비롯한 암, 특정한 혈액 질환(예: 낫적혈구빈혈) 등 다양한 이유로 지라를 제거할 수 있다. 그러나 가장 흔한 이유는 배 부상으로 지라가 파열되었을 경우이다.

지라를 제거하면 다른 림프기관이 지라의 기능을 대신 수행하지만, 심각하거나 치명적인 감염에 취약해진다. 이 때문에 지라를 절제한 사람에게는 인플루엔자와 폐렴 예방주사를 맞도록 권장하며 장기간(때로는 평생) 항생제 치료를 받도록 한다.

10 림프를 여과하는 림프구조는 무엇인가? 혈액을 여과하는 림프구조는 무엇인가?

18.4c 편도

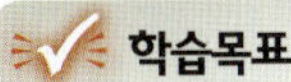

학습목표

16. 편도의 주요 종류, 위치, 기능을 설명한다.

편도(tonsil; *tonsilla*: 말뚝)는 결합조직 피막으로 완전히 둘러싸이지 않은 이차림프구조이며, 인두에 있다. **인두편도**(pharyngeal tonsil)는 코인두의 뒤쪽 벽에 있다. 인두편도가 커졌을 경우를 **아데노이드**(adenoid; *aden*: 샘)라고 한다. **목구멍편도**(구개편도, palatine tonsil)는 입안의 뒤 가쪽에 있으며, 혀편도(lingual tonsil)는 혀 뒤 1/3에 있다(그림 18.8). 편도는 코나 입으로 들어오는 외부 물질로부터 몸을 보호한다.

가장자리의 패인 부분을 **편도움**(편도소와, tonsillar crypt)이라고 한다. 편도움으로 인해 표면적이 넓어져 물질을 포착하기 쉽다. 편도 속에는 림프소절이 있으며, 이 중 일부에는 종자중심이 있다.

무엇을 배웠는가?

11 편도의 주요 종류 세 가지는 무엇이며, 각 종류는 어떤 기능을 하는가?

18.4d 림프소절과 점막연관림프조직(MALT)

학습목표

17. 림프소절의 구성에 대해 서술한다.

18. 점막연관림프조직과 파이어판의 위치를 비교한다.

림프소절과 점막연관림프조직도 이차림프구조에 속한다. 이 구조는 비교적 소량의 림프조직이며 전신에 존재한다.

› 림프소절

림프소절(lymphatic nodule)은 **림프소포**(lymphatic follicle)라고도 하며 작은 타원형의 림프구 덩어리이다. 세포바깥 바탕질이 조금 있으며, 결합조직 피막으로 완전히 싸여 있지는 않다. 흩어진 림프소절은 **광범위림프조직**(diffuse lymphatic tissue)이라고 한다. 광범위림프조직은 모든 신체기관과 막창자꼬리벽 속에 존재하며 이 부분들을 감염으로부터 방어한다. 그러나 몸의 일부에서는 다량의 림프소절이 덩어리를 지어 점막연관림프조직과 같은 큰 구조를 이룬다.

› 점막연관림프조직

점막연관림프조직(mucosa-associated lymphatic tissue, MALT)은 위창자길, 기도, 생식관, 요로 점막층의 고유판에 있다. 점막연관림프조직의 림프구는 점막과 접촉하는 외부 물질로부터 몸을 방어한다.

점막연관림프조직은 작은창자의 점막층, 그중에서도 주로 돌창자에서 매우 돌출되어 있다. 이곳에서 **파이어판**(Peyer patch)이라는 림프소절의 집합은 상당히 커져서 창자의 속공간으로 튀어나올 수 있다(그림 21.16).

그림 18.9에 림프계통이 잉여 체액을 사이질공간에서 혈액으로 돌려보내 체액균형을 유지함으로써 심장순환계통을 돕고, 해로울 수 있는 물질로부터 몸을 보호하는 데 관여함으로써 면역계통을 돕는 역할을 나타냈다.

무엇을 배웠는가?

12 위창자길, 기도, 생식관, 요로에서 점막연관림프조직은 어떤 기능을 하는가?

통합 INTEGRATE

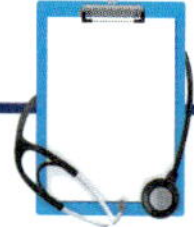

임상적 고찰 18.5 CLINICAL VIEW

편도염과 편도절제술

편도는 감염으로부터 인두를 보호하도록 만들어졌다. 편도는 염증이 자주 생기고 감염되는데, 이 상태를 **급성편도염**(acute tonsillitis)이라고 한다. 목구멍편도가 급성편도염에 가장 잘 걸린다. 편도염이 붉어지고 커지며 심한 경우에는 인두 일부가 폐색되어 호흡곤란이 발생할 수 있다.

편도는 아데노바이러스와 같은 바이러스 또는 사슬알균(Streptococcus)과 같은 세균에 감염될 수 있다. 사슬알균 편도염에 걸리면 편도가 매우 붉어지고 흰 얼룩이 생긴다(백색삼출물이라고 한다). 편도염의 증상은 발열, 오한, 목구멍 통증, 삼키기 어려움 등이다.

감염이 오래 가거나 반복되면 편도가 영구적으로 커지는 만성편도염(chronic tonsillitis)이 발생할 수 있다. 만성편도염이 치료되지 않으면 **편도절제술**(tonsillectomy)을 실시할 수 있다. 의료지침에서는 환자가 1년간 일곱 번 목구멍편도감염(예: 편도염, 패혈성인후염), 또는 2년간 다섯 번 편도감염, 또는 3년간 1년에 세 번 편도감염을 겪었을 때만 편도를 절제하도록 권장하고 있다. 연구 결과에 따르면 편도를 절제해도 새로운 감염에 대한 몸의 반응은 큰 변화가 없다.

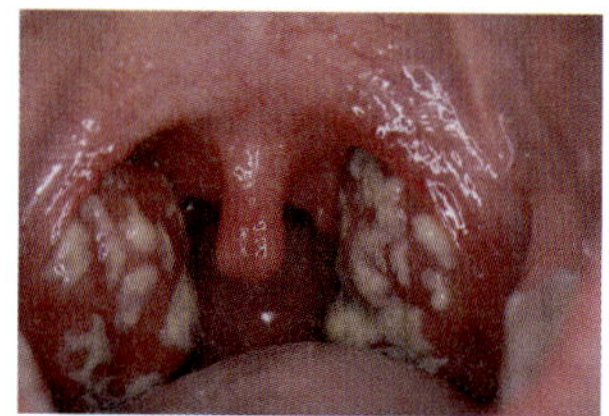

편도염

©Dr. P. Marazzi/Science Source

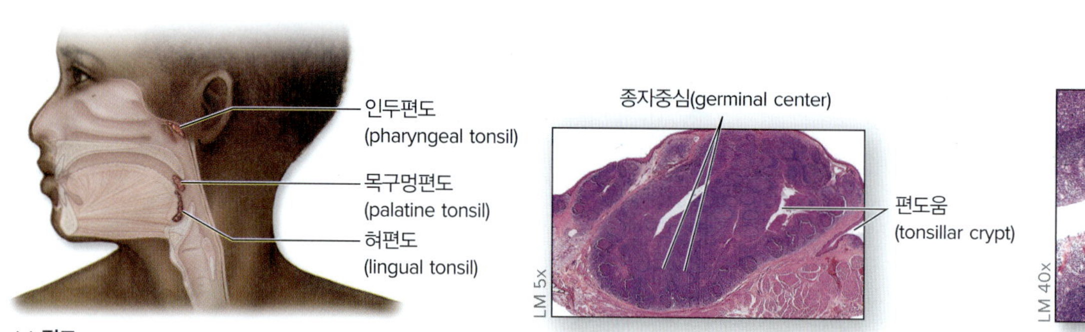

그림 18.8 편도. (a) 편도는 인두벽에 있다. (b) 외부 물질의 포착을 돕는 편도움의 현미경 사진. (c) 편도의 림프소절 속에 있는 종자중심의 현미경 사진.

그림 18.9 심장혈관계통 및 면역계통과 림프계통의 관계. 림프계통은 (a) 체액을 사이질공간에서 혈액으로 돌려보내 체액 균형, 혈압, 혈액량을 유지함으로써 심장혈관계통을 돕는다. (b) 몸을 방어하는 면역계통을 돕는다.

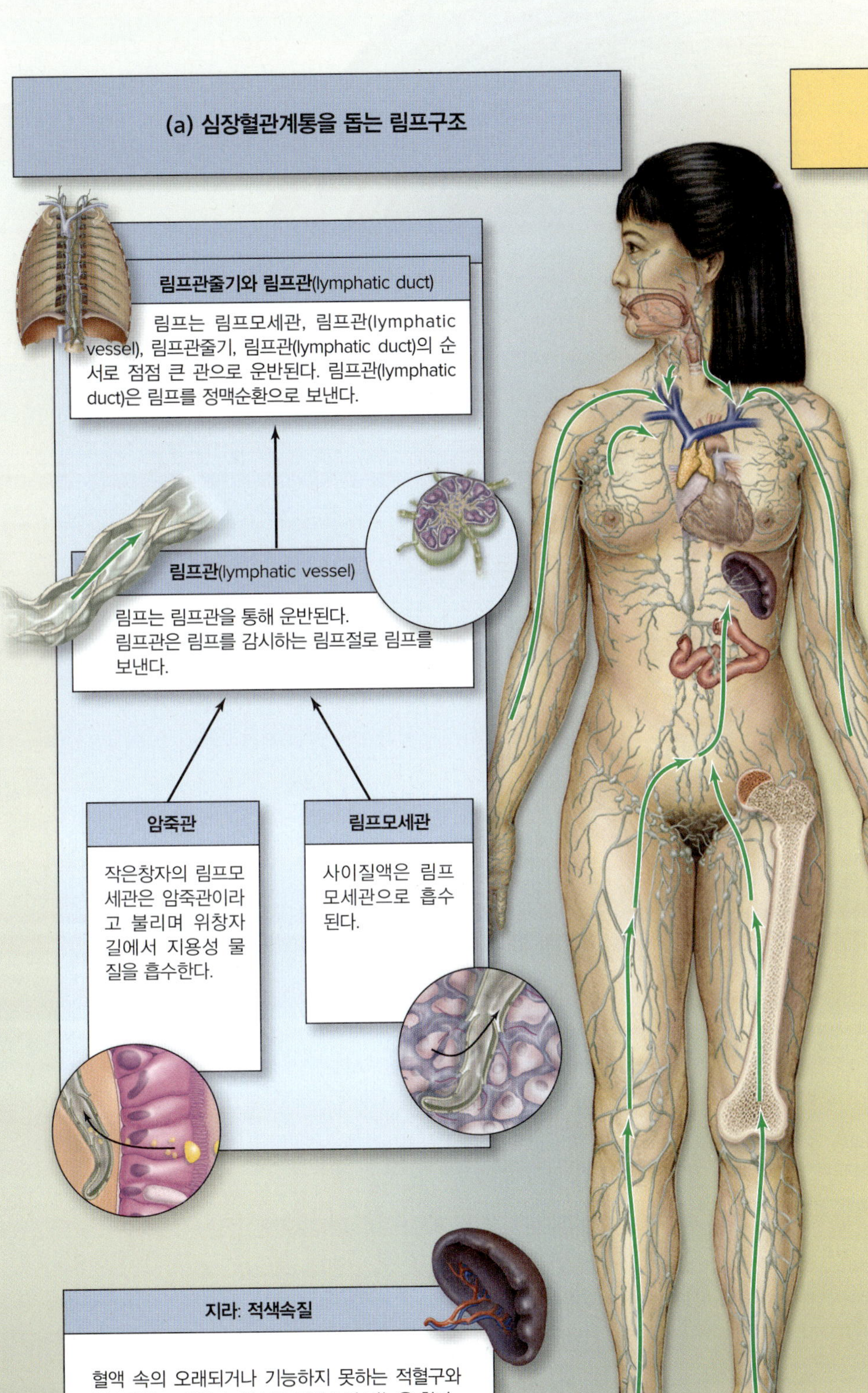

(b) 면역계통을 돕는 림프구조

일차림프구조

적색골수

림프구를 포함한 유형성분 생성

가슴샘

T림프구가 성숙하고 분화하는 곳

이차림프구조

림프절

림프 속의 외부 물질(예: 세균, 바이러스) 유무를 감시

지라: 백색속질

혈액 속의 외부 물질(예: 세균, 바이러스) 유무를 감시

편도

공기와 음식 속의 병원체를 방어

림프소절/점막연관림프조직

해로울 수 있는 물질로부터 신체기관(림프소절)과 점막(점막연관림프조직)을 보호

단원 요약 CHAPTER SUMMARY

	• 림프계통은 림프관, 림프조직 및 림프장기로 구성되고, 심장혈관계통과 면역계통의 기능을 지원한다.
18.1 림프와 림프관	• 림프는 림프관으로 운반된다.
	18.1a 림프와 림프모세관 • 림프는 용질(이온 등)과 때로는 외부 물질(병원체 등)을 포함하는 사이질액으로 림프모세관으로 흡수되어 림프관을 따라서 이동하고, 혈액으로 되돌아간다. • 림프모세관은 내피세포가 겹쳐 있는 내피혈관으로, 사이질액이 림프관에 들어가 림프가 된다.
	18.1b 림프관과 림프관줄기 • 림프는 림프모세관, 림프관, 림프관관줄기, 가슴림프관(또는 오른림프관)을 포함하는 관의 네트워크를 통해 운반된다. • 림프관을 통한 림프의 이동은 큰 림프관과 림프관줄기에 있는 판막과 림프의 이동에 관여하는 몇 가지 기전에 의해 도움을 받는다.
18.2 림프조직과 림프장기의 개관	• 일차림프구조는 림프구의 형성과 성숙에 관여한다. • 이차림프구조는 림프구와 다른 면역세포를 수용하며, 면역반응을 시작하는 장소로서 역할을 한다.
18.3 일차림프구조	**18.3a 적색뼈속질** • 적색뼈속질은 림프구를 포함한 모든 유형의 구성요소를 생성한다.
	18.3b 가슴샘 • 가슴샘은 위세로칸에 있으며 두 개의 엽으로 구성된 장기이다. 가슴샘의 기능은 유년기에서 사춘기까지 활발하다가, 그 이후에는 크기가 작아지고 기능이 떨어진다. • 가슴샘은 가슴샘호르몬 조절에 의하여 T림프구가 성숙되는 장소이다.
18.4 이차림프구조	• 이차림프구조는 피막으로 완전히 둘러싸인 림프기관과 불완전하게 둘러싸이거나 둘러싸이지 않은 림프소절로 구성될 수 있다. • 림프기관과 림프소절은 림프구(예: B림프구)를 수용하는 그물결합조직으로구성된다.
	18.4a 림프절 • 림프절은 림프를 여과하는 림프기관으로, 수가 많으며, 크기가 작고, 피막으로 둘러싸여 있다. • 각 림프절은 림프구(예: B림프구)를 수용하는 겉질과 속질로 구성된다.
	18.4b 지라 • 지라는 가장 큰 림프기관이다. 혈액을 여과하는 백색속질과 적색속질로 나뉜다. • 지라는 혈액에서 박테리아 및 기타 이물질을 제거하거나, 오래된 적혈구와 혈소판을 제거하며, 적혈구와 혈소판의 저장고와 혈액의 저장고로서 기능한다.
	18.4c 편도 • 편도는 흡입하거나 섭취할 수 있는 잠재적인 유해물질로부터 몸을 보호하기 위하여 인두와 입안에 위치하는데, 부분적으로 피막으로 둘러싸인 림프구조의 집합체이다. • 편도는 그 특이적인 위치에 따라서 명명되며, 인두편도, 입천장편도 및 혀편도가 있다.
	18.4d 림프소절과 점막연관림프조직 • 림프소절은 몸 전체의 모든 기관에서 발견될 수 있다. • 점막연관림프조직은 위창자관, 호흡관, 비뇨관 및 생식관에서 점막에 둘러싸인 벽 안에 들어 있는 림프소절의 큰 그룹으로 구성된다.

단원 평가

성과 및 평가
분석 및 적용
이해와 암기

기초 평가 Do You Know the Basics?

1. 림프계통에 의해 도움받는 인체의 계통은 무엇인가?
   a. 심장혈관계통과 비뇨계통
   b. 심장혈관계통과 면역계통
   c. 호흡계통과 심장혈관계통
   d. 호흡계통과 비뇨계통

2. 다음의 신체 부위 중에서 림프가 가슴림프관으로 배출되는 부위는?
   a. 오른쪽 다리
   b. 오른쪽 팔
   c. 머리의 오른쪽
   d. 가슴의 오른쪽

3. 지라는 어디에 위치하는 이차림프구조인가?
   a. 입안
   b. 림프관
   c. 위창자관
   d. 위와 인접한 가로막 아래

4. 가슴샘의 기능은?
   a. T림프구의 성숙 장소
   b. 림프 여과
   c. 혈액 여과
   d. 혈액의 유형 성분 생성

5. 어떤 종류의 림프관은 내피로만 구성되고, 한 방향으로 열리는 문의 역할을 하여 사이질액이 들어가지만 빠져나가지 못하게 한다. 어떤 종류의 림프관인가?
   a. 림프관
   b. 림프모세관
   c. 림프관
   d. 가슴림프관(또는 오른림프관)

6. 림프절에 대한 설명으로 옳은 것은?
   a. 림프절은 붓거나, 물렁물렁해질 수 있다.
   b. 림프절은 혈액을 여과한다.
   c. 림프는 들림프관을 통하여 림프절 안으로 들어간다.
   d. 림프절에서 작은 개방된 통로인 굴은 겉질에만 있다.

7. 다음 림프구조물 중에서 목에 사슬알균이 감염되었을 때, 붓지 않는 것은?
   a. 인두편도
   b. 지라
   c. 목림프절
   d. 입천장편도

8. 팔, 가슴 및 가슴벽의 얕은층으로부터 림프를 받는 림프관줄기는 어느 것인가?
   a. 허리림프줄기
   b. 목림프줄기
   c. 빗장밑림프줄기
   d. 기관지세로칸림프줄기

9. 노화된 적혈구를 혈액순환에서 제거하는 것은?
   a. 점막연관림프조직
   b. 림프절
   c. 가슴샘
   d. 지라

10. 림프관에 흡수된 사이질액은 정맥혈액으로 보내기 전에 ________ 에 의해 감시된다.
   a. 점막연관림프조직
   b. 지라
   c. 가슴샘
   d. 림프절

11. 림프관, 일차림프관 및 이차림프관을 포함하는 림프계통의 해부학적 구조를 나열하시오.

12. 일차림프구조와 이차림프구조를 구별하는 기준이 무엇인지 설명하시오.

13. 림프가 무엇인지를 설명하고, 림프가 혈액으로 돌아가기 위해 어떤 구조를 통과하는지를 흐름도로 설명하시오.

14. 림프가 가슴림프관으로 들어가는 몸의 부위는 어디인가?

15. 사람이 나이가 들면서 가슴샘의 해부학적 구조가 어떻게 변하는지 설명하시오.

16. 림프절의 기본적인 구조, 림프가 림프절을 출입하는 방법 및 림프절의 기능을 설명하시오.

17. 지라의 적색속질과 백색속질의 해부학적 구조와 기능을 비교하고 설명하시오.

18. 편도선의 구체적인 위치를 설명하시오.

19. 광범위림프소절과 점막연관림프조직의 위치와 기능을 기술하시오.

20. 림프계통이 심장혈관계통와 면역계통의 기능을 어떻게 지원하는지 설명하시오.

응용 평가 Can You Apply What You've Learned?

1. 어린 소년의 머리덮개(두피)에 진드기가 박혔다. 어떤 림프절이 가장 많이 붓는가?
   a. 목림프절
   b. 샅림프절
   c. 겨드랑림프절
   d. 넙다리림프절

2. 가슴샘이 없이 태어난 아이는 어느 구조가 성숙하지 못하는가?
   a. 큰포식세포
   b. B림프구
   c. 수지상세포
   d. T림프구

3. 한 젊은 여성이 교통사고를 당했는데, 사고 중에 지라가 파열되어서 지라를 제거해야 했다. 그녀는 앞으로 어떤 큰 위험을 안고 살아가야 하는가?
   a. 과잉면역반응
   b. 세균감염
   c. 저혈압
   d. 림프에서 살아남은 병원체

4. 유방절제술 중에 림프절을 제거했다. 수술 후 합병증 중의 하나는?
   a. 팔의 부종
   b. 림프절의 재생
   c. 과잉면역반응
   d. 신체의 다른 부위에 있는 림프절의 부종

5. 림프부종(림프 배출 방해로 인한 사이질액의 축적)이 발생할 수 원인이 아닌 것은?
   a. 림프절 그룹의 외과적 제거
   b. 종양이나 감염에 의한 날림프관 폐쇄
   c. 림프관에 흉터를 형성할 수 있는 방사선 치료
   d. 림프관에서 림프의 흐름을 증가시키는 운동

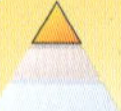

종합 평가 Can You Synthesize What You've Learned?

1. 아리안나는 B림프구를 대상으로 하는 전염병인 단핵세포증가증을 진단받았다. 의사는 그녀의 가슴우리 바로 아래의 왼쪽 옆구리를 콕콕 짚어보고 그녀에게 어떤 장기가 비대되었는지 확인하고 있다고 말했는데, 이것은 단핵세포증가증과 함께 발생할 수 있는 합병증이다. 의사가 확인한 림프기관은 무엇이며, 왜 비대되었는가? 이 림프기관의 해부학적 및 조직학적 구조를 포함하여 설명하시오.

2. 조던은 림프절이 목의 가쪽면을 따라 비대되어 있었는데, 이 구조가 림프종일 수도 있다고 걱정한다. 악성세포가 림프절에 어떻게 도달했는지 설명하시오.

3. 마크는 목이 아프다고 호소하며 응급치료시설에 방문했다. 검사 결과, 그의 편도가 부었다. 추가로 질문한 결과, 그는 편도가 부은 이력은 없지만, 거의 일주일 동안 목이 아팠다고 한다. 그는 편도를 제거하기 위해 병원에 가야 할 것을 걱정하고 있다. 일반적으로 편도절제가 필요한 조건을 설명하시오.

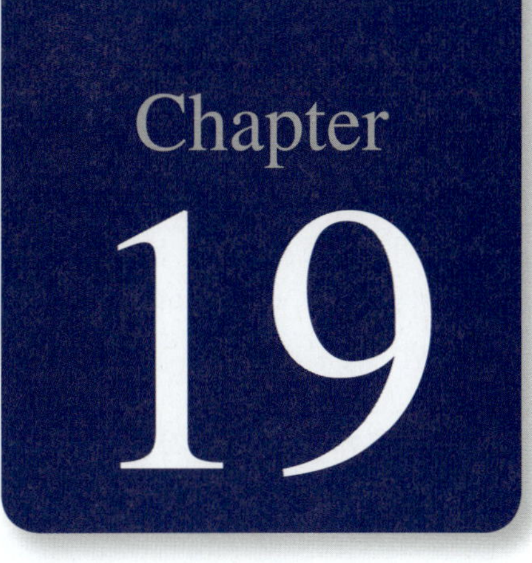

호흡계통
Respiratory System

19.1 호흡계통의 개관
19.1a 호흡계통의 전반적인 기능
19.1b 호흡계통의 전반적인 분류
19.1c 호흡점막

19.2 상부호흡기도
19.2a 코와 코안
19.2b 코곁굴
19.2c 인두

19.3 하부호흡기도
19.3a 후두
19.3b 기관
19.3c 기관지나무
19.3d 호흡구역: 호흡세기관지, 허파꽈리관, 허파꽈리
19.3e 호흡막

19.4 허파
19.4a 허파의 맨눈해부학
19.4b 허파의 혈관과 신경분포
19.4c 가슴막과 가슴막안
19.4d 허파가 팽창한 상태를 유지하는 원리

19.5 호흡: 허파환기
19.5a 허파환기의 개관
19.5b 호흡의 역학
19.5c 신경의 호흡 조절
19.5d 기류, 압력기울기, 저항
19.5e 허파환기와 허파꽈리환기
19.5f 호흡량과 호흡용량

19.6 호흡: 허파꽈리 기체교환과 온몸 기체교환
19.6a 기체교환의 화학적 원리
19.6b 허파꽈리 기체교환(바깥호흡)
19.5c 온몸 기체교환(속호흡)

19.7 호흡: 기체교환
19.7a 산소 운반
19.7b 이산화탄소 운반
19.7c 운반 분자의 역할을 하는 혈색소
통합: 개념 개관
산소와 이산화탄소의 이동

19.8 호흡수와 항상성
19.8a 과다환기와 저환기가 심장혈관 기능에 미치는 영향
19.8b 호흡과 운동

통합 *INTEGRATE*

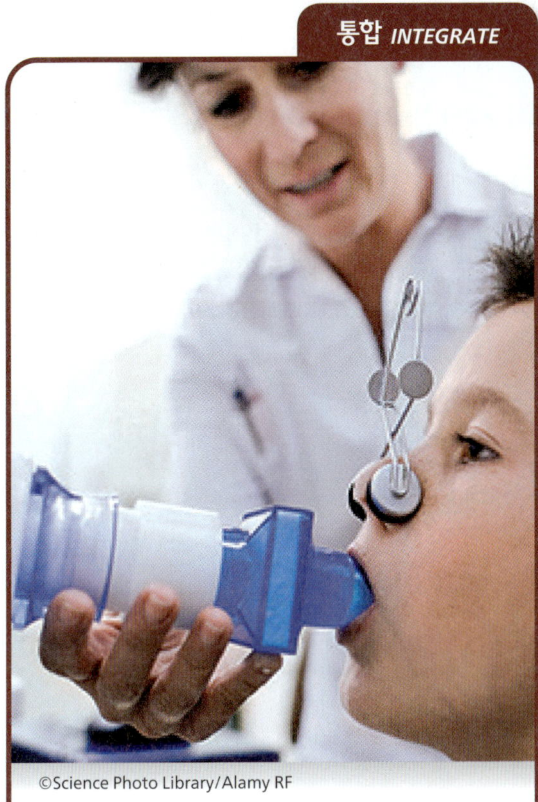

©Science Photo Library/Alamy RF

관련 직업

호흡기 치료사(Respiratory Therapist)

호흡기 치료사는 호흡불규칙성 또는 기타 심폐질환이 있는 개인을 평가, 관리 및 치료하는 동맹 의료전문가이다. 여기에는 종종 뇌졸중이나 심장마비와 함께 나타나는 급성질환 및 기관지염, 천식, 폐공기증과 같은 만성질환이 모두 포함된다.

호흡계통(호흡계, respiratory system; *respire*: 숨쉬다)은 살아 있는 세포에 필요한 기체교환의 수단이다. 세포가 산소호흡을 할 때는 산소가 충분히 공급되고 이산화탄소 노폐물이 제거되어야 한다. 산소와 이산화탄소가 주변 공기와 체세포 사이에서 계속 교환되는 종합적인 과정을 호흡(respiration)이라고 한다. 호흡을 위해서는 호흡계통, 뼈대계통, 근육계통, 신경계통, 심장혈관계통 등 여러 계통이 협동하는 통합적인 생리과정이 이루어져야 한다. 호흡계통은 주변의 대기와 허파 사이에 기체가 교환되도록 한다. 뼈대계통과 근육계통은 가슴안의 부피와 압력을 변화시켜 허파를 드나드는 공기의 움직임을 촉진하며, 신경계통은 호흡과 관련된 뼈대근육의 수축을 자극하고 조정한다. 심장혈관계통은 허파와 세포 사이에서 산소와 이산화탄소를 운반한다.

이 장에서는 호흡계통의 각 부분이 어떤 기능을 하고 어떤 해부학적 구조로 이루어졌는지 논할 것이다. 그다음 호흡을 할 때 호흡계통, 뼈대계통, 근육계통, 신경계통이 어떻게 함께 기능하는지 살펴본다(허파환기). 그리고 허파와 혈액 사이(허파꽈리 기체교환), 혈액과 조직세포 사이(온몸 기체교환)의 호흡기체교환에 대해 자세히 살펴보고 심장혈관계통에서 이루어지는 기체 운반, 호흡수가 항상성에 미치는 영향을 설명하며 끝맺는다.

19.1 호흡계통의 개관

호흡계통은 머리, 목, 몸통으로 이어지는 호흡통로와 허파로 이루어져 있다. 여기서는 호흡계통이 몸에서 다양한 기능을 어떻게 수행하고, 구조적 · 기능적으로 어떻게 이루어져 있으며, 내벽의 점막을 통해 어떻게 보호받는지 살펴본다.

19.1a 호흡계통의 전반적인 기능

학습목표

1. 호흡계통의 기능을 서술한다.

사람들이 흔히 생각하는 호흡계통의 기능은 주로 호흡일 것이다. 그러나 호흡계통은 다음과 같은 다양한 기능을 한다.

- **공기의 통로.** 기도는 외부 환경과 허파꽈리를 잇는 공기통로이다. 숨을 들이쉬면 공기가 대기 중에서 허파꽈리로 이동하고 숨을 내쉬면 공기가 다시 대기로 배출된다.
- **산소와 이산화탄소가 교환되는 곳.** 허파꽈리와 허파모세혈관 사이의 얇은 막은 산소와 이산화탄소가 교환되는 곳이다. 산소는 허파꽈리에서 혈액으로 확산되며 이산화탄소는 혈액에서 허파꽈리로 확산된다.
- **냄새의 탐지.** 코안의 윗부분에 있는 후각수용체는 공기가 지날 때 냄새를 탐지하고, 이 수용체의 감각정보는 뇌의 여러 부위로 전달되어 해석된다.
- **소리의 생성.** 후두의 성대는 공기가 지날 때 진동해 소리를 만들어 내고 이 소리는 호흡기관의 상부에서 공명한다.

무엇을 배웠는가?

1 호흡기체의 교환이 이루어지는 호흡기관은?

19.1b 호흡계통의 전반적인 분류

학습목표

2. 호흡계통의 구조적 분류와 기능적 분류를 구분한다.

호흡계통은 구조적으로 상부호흡기도와 하부호흡기도로 나뉜다(**그림 19.1**). 코, 코안, 인두는 **상부호흡기도**(upper respiratory tract)를 이루고, 후두, 기관, 기관지, 세기관지(종말세기관지와 호흡세기관지 포함), 허파꽈리관, 허파꽈리는 **하부호흡기도**(lower respiratory tract)를 이룬다.

호흡계통의 구조는 기능적으로도 분류할 수 있다. 주로 공기를 운

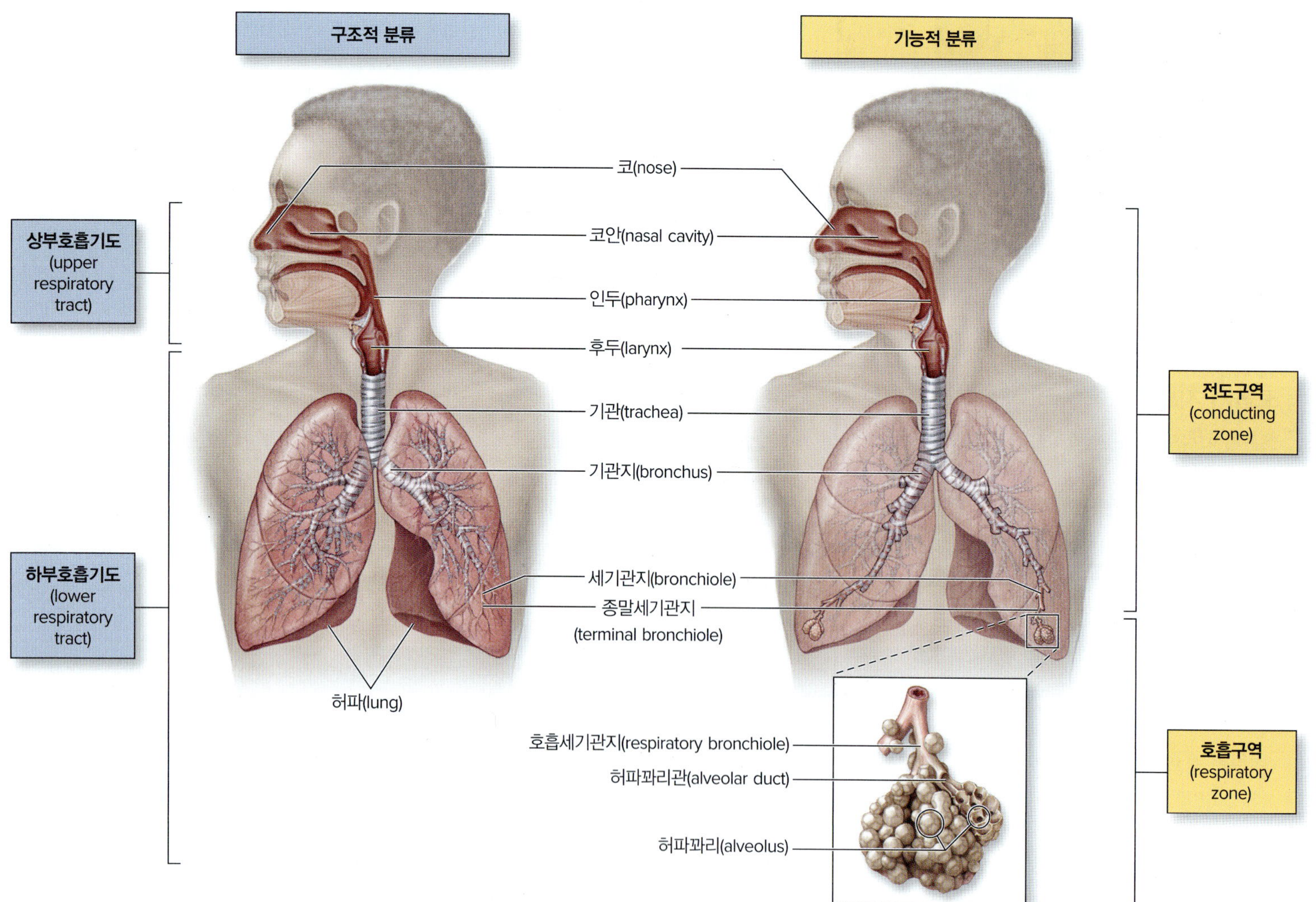

그림 19.1 호흡계통의 전반적인 해부학적 구조. 호흡계통은 구조적으로 상부호흡기도와 하부호흡기도로 나뉜다. 기능적으로는 전도구역과 호흡구역으로 나뉜다.

반하거나 전도하는 통로는 **전도구역**(conducting zone)에 속하며, 여기에는 코에서 종말세기관지로 이어지는 통로가 포함된다. 혈액과 기체를 교환하는 부분인 호흡세기관지, 허파꽈리관, 허파꽈리는 **호흡구역**(respiratory zone)에 속한다.

무엇을 배웠는가?

2 상부호흡기도를 이루는 부분은 무엇인가? 호흡구역을 이루는 부분은 무엇인가?

19.1c 호흡점막

학습목표

3. 기도의 내벽을 덮는 점막의 구조를 서술하고, 기도를 따라 점막의 구조가 어떻게 변하는지 설명한다.
4. 점막이 만들어 내는 점액의 기능을 설명한다.

호흡통로는 외부로 노출되어 있다. 내벽은 **점막**(mucous membrane)으로 덮여 있으며, 이를 점막층(mucosa)이라고 한다. 일반적으로 점막은 상피와 그 아래의 바닥막, 그리고 다시 그 아래에 성근결합조직으로 이루어진 고유판으로 구성된다. 기도의 전도구역에서 상피는 대부분 섬모로 덮여 있다.

상피의 구조는 기도를 따라가면서 변한다. 코안에서 허파꽈리로 갈수록 상피는 점점 얇아진다. 또 거짓중층섬모원주상피, 단층섬모원주상피, 단층입방상피, 단층편평상피로 변한다. 기도 일부에서는 예외도 있는데, (1) 인두에서 공기와 음식이 모두 지나는 부분, (2) 성대와 그 바로 윗부분을 포함한 후두 일부이다. 이 부분들은 마찰을 견디기 위해 비각질화 중층편평상피로 덮여 있다. **그림 19.2**에 기도의 점막에서 발견되는 상피의 유형을 요약했다.

기도의 내벽을 덮은 상피에는 대부분 술잔세포가 있으며, 그 아래의 고유판에는 점액샘과 장액샘이 있다. 점액은 이 세포와 샘의 분비물

통합 INTEGRATE

학습 전략 LEARNING STRATEGY

구조적 구성 : 하부호흡기도는 후두에서 시작하여 허파꽈리까지 이어지는 모든 구조물을 포함한다.

기능적 구성 : 종말세기관지는 전도구역의 마지막 부위이다.

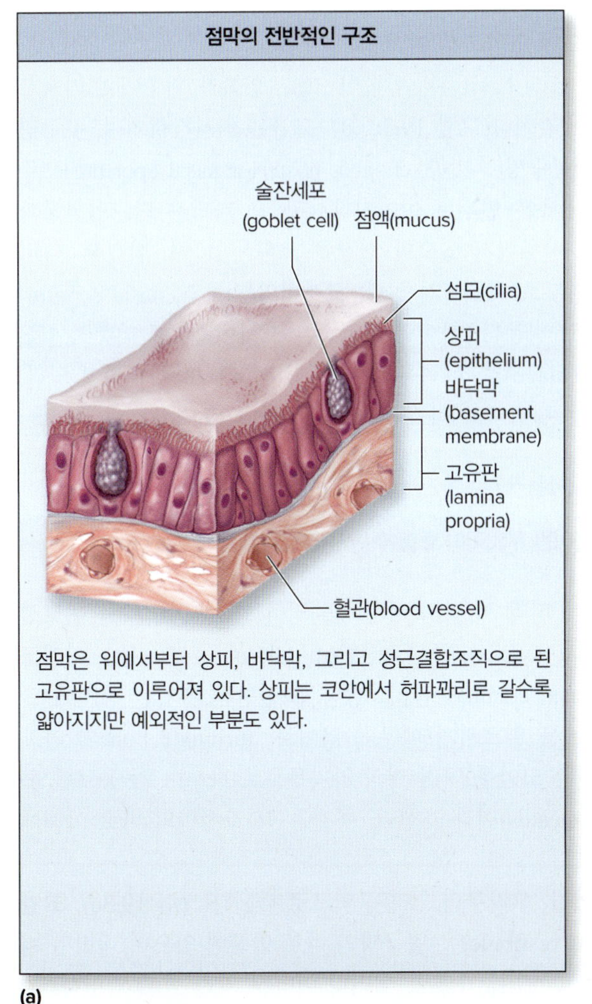

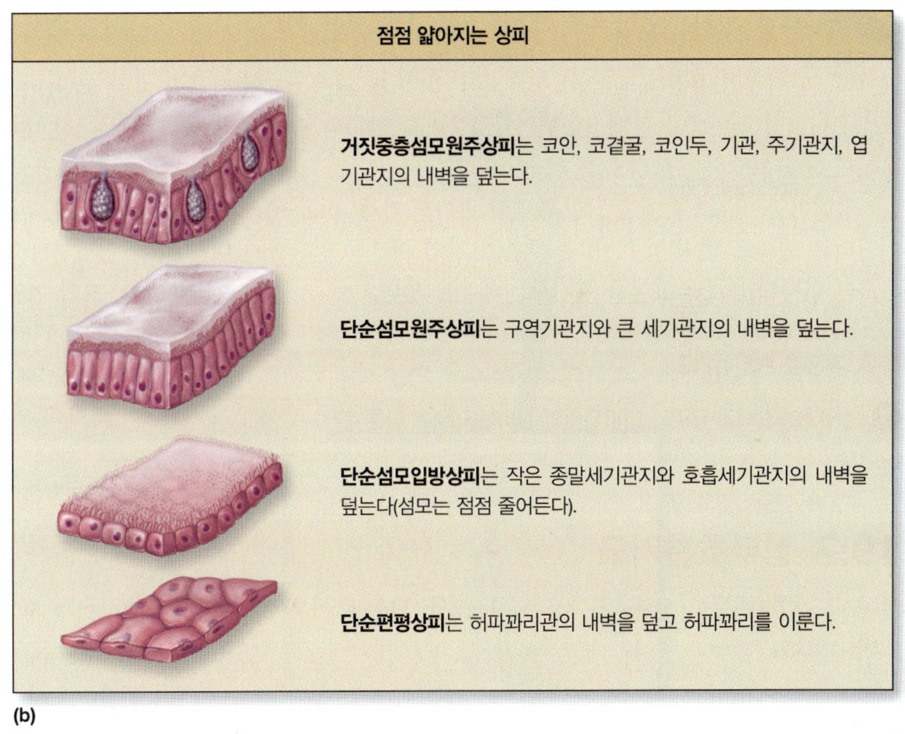

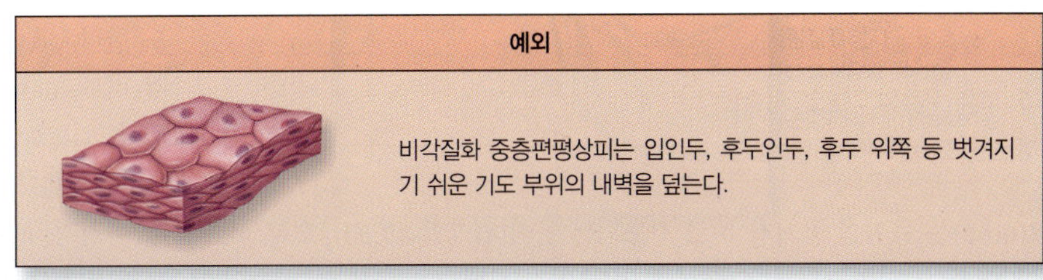

그림 19.2 점막. 점막은 기도의 내벽을 이룬다. (a) 점막은 크게 상피, 바닥막, 고유판으로 나뉜다. (b) 점막은 기도를 따라 점점 얇아진다. (c) 벗겨지기 쉬운 곳은 점막이 얇지 않다.

그림 19.3 상부호흡기도. (a) 상부호흡기도의 해부학적 구분, (b) 코의 지지 구조, (c) 코안의 정중시상면, (d) 코안의 관상면.

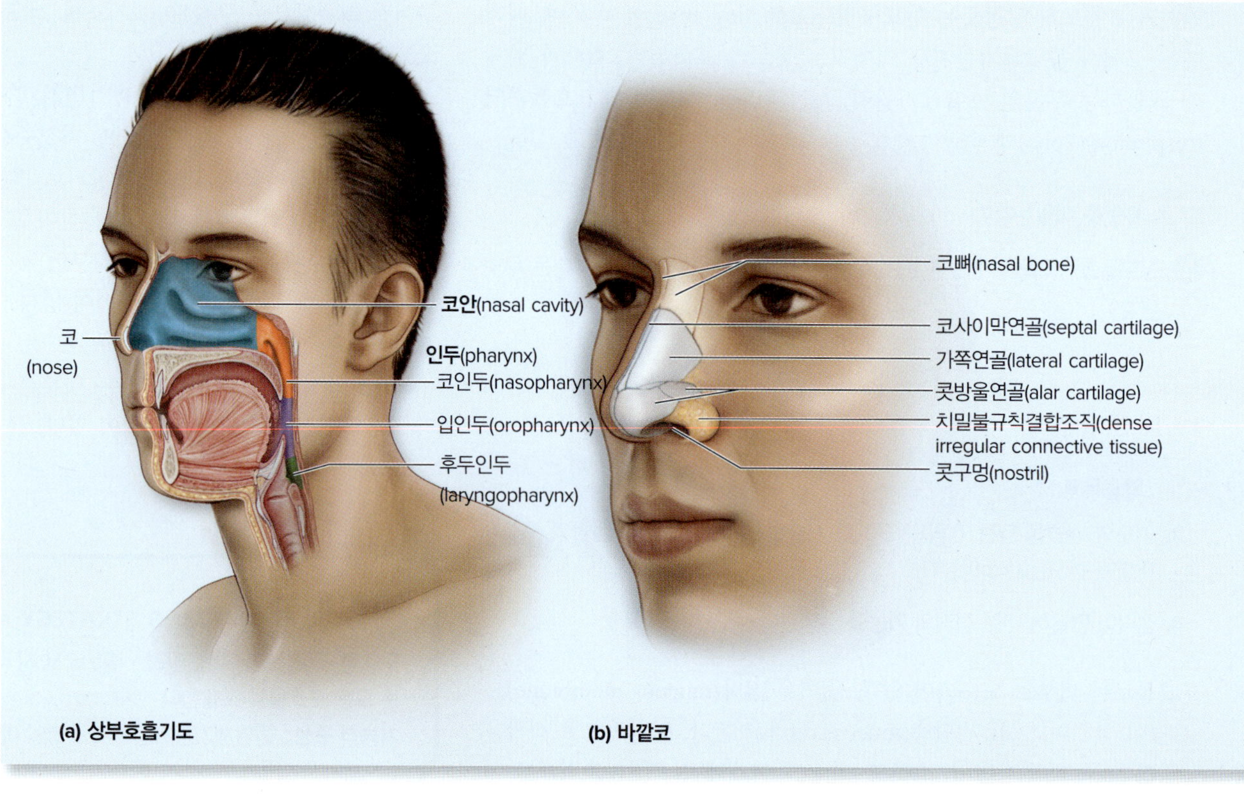

이 조합되어 만들어진다. 매일 약 1~7큰술의 점액이 만들어지며 자극에 노출되면 점액이 더 많이 생성된다. 점막의 분비물에는 점액의 점성을 높여 더 효과적으로 먼지, 먼지 입자, 미생물, 꽃가루를 가둘 수 있게 하는 단백질인 **뮤신**(mucin)이 함유되어 있다. 또 라이소자임(항균효소), 디펜신(항미생물 단백질), 면역글로불린A(항체)와 같이 미생물로부터 몸을 보호하는 물질도 함유되어 있다.

점액이 침 및 그 속에 붙잡힌 물질과 만나면 **가래**(sputum)라는 끈적거리는 형태로 뱉어낼 수 있다. 호흡기 감염 여부를 진단하기 위해 의사가 환자에게 가래 표본을 채취하는 경우도 있다.

무엇을 배웠는가?

3 상부호흡기도의 상피와 허파꽈리의 상피는 어떻게 다른가?

19.2 상부호흡기도

앞에서도 설명했듯이 상부호흡기도는 코, 코안, 인두로 이루어져 있다(**그림 19.3a**).

19.2a 코와 코안

학습목표

5. 코의 구조와 기능을 서술한다.
6. 코안의 세 구역을 열거하고 설명한다.

코(nose)는 들이쉰 공기가 주로 전도되는 곳이다(그림 19.3b). 코는 뼈, 유리연골, 치밀불규칙결합조직으로 이루어지고 바깥은 피부로 덮여 있다. 한 쌍의 코뼈가 콧등을 이루고 코를 위에서 지탱한다. 콧등의 앞쪽 아래에는 한 쌍의 **가쪽연골**(lateral cartilage)과 두 쌍의 **콧방울연골**(alar cartilage)이 있다. 한 쌍의 콧구멍(비공, nostril, naris)은 나팔 모양이며 치밀불규칙결합조직으로 이루어져 있다. 콧구멍은 코의 뒤 위쪽으로 뚫려 있으며 코안으로 이어진다.

코안(비강, nasal cavity)은 앞쪽이 코로, 위쪽과 뒤쪽이 머리뼈로 이루어진 내부 공간이다(그림 19.3c, d). 코안은 직사각형이며, 콧구멍에서 한 쌍의 **뒤콧구멍**(후비공, choana, posterior nasal aperture)으로 이어진다. 뒤콧구멍은 인두로 이어진다. 코안의 바닥은 단단입천장과 물렁입천장으로 이루어져 있으며 천장은 코뼈, 이마뼈, 벌집뼈, 나비뼈, 코의 연골 일부로 이루어져 있다. **코사이막**(비중격, nasal septum)은 코안을 좌우로 나눈다. 사이막의 앞쪽은 **코사이막연골**(비중격연골, septal nasal cartilage)로, 뒤쪽은 수직의 납작한 뼈로 이루어져 있다. 이 뼈의 윗부분은 벌집뼈, 아래쪽은 보습뼈이다(5.2d 참조).

어떻게 생각하는가?

1 코중격만곡증이란 무엇이며 호흡에 어떤 영향을 미치는가?

코안의 가쪽 벽을 따라 세 쌍의 뼈가 돌출되어 있는데, 각 쌍을 **위코선반**(superior nasal concha), **중간코선반**(middle nasal concha), **아래코선반**(inferior nasal concha)이라고 한다. 코선반은 흡입한 공기에 난기류(turbulence)를 일으키기 때문에 영어로 'turbinate bone'이라고도 한다. 코선반은 코안을 여러 개의 공기통로로 나누며 각 통로를 **콧길**(비도, nasal meatus)이라고 한다. 콧길은 각 코선반의 바로 아래에 있다.

코안은 코안뜰, 후각구역, 호흡구역으로 나뉜다(그림 19.3c). **코안뜰**(비전정, nasal vestibule)은 콧구멍의 바로 안쪽에 있으며 내벽이 피부와 **코털**(비모, vibrissa; *vibro*: 떨리다)이라는 거친 털로 덮였다. 코털은 큰 입자를 붙잡는다.

후각구역(olfactory region)은 코안의 윗부분으로 여기에는 후각상

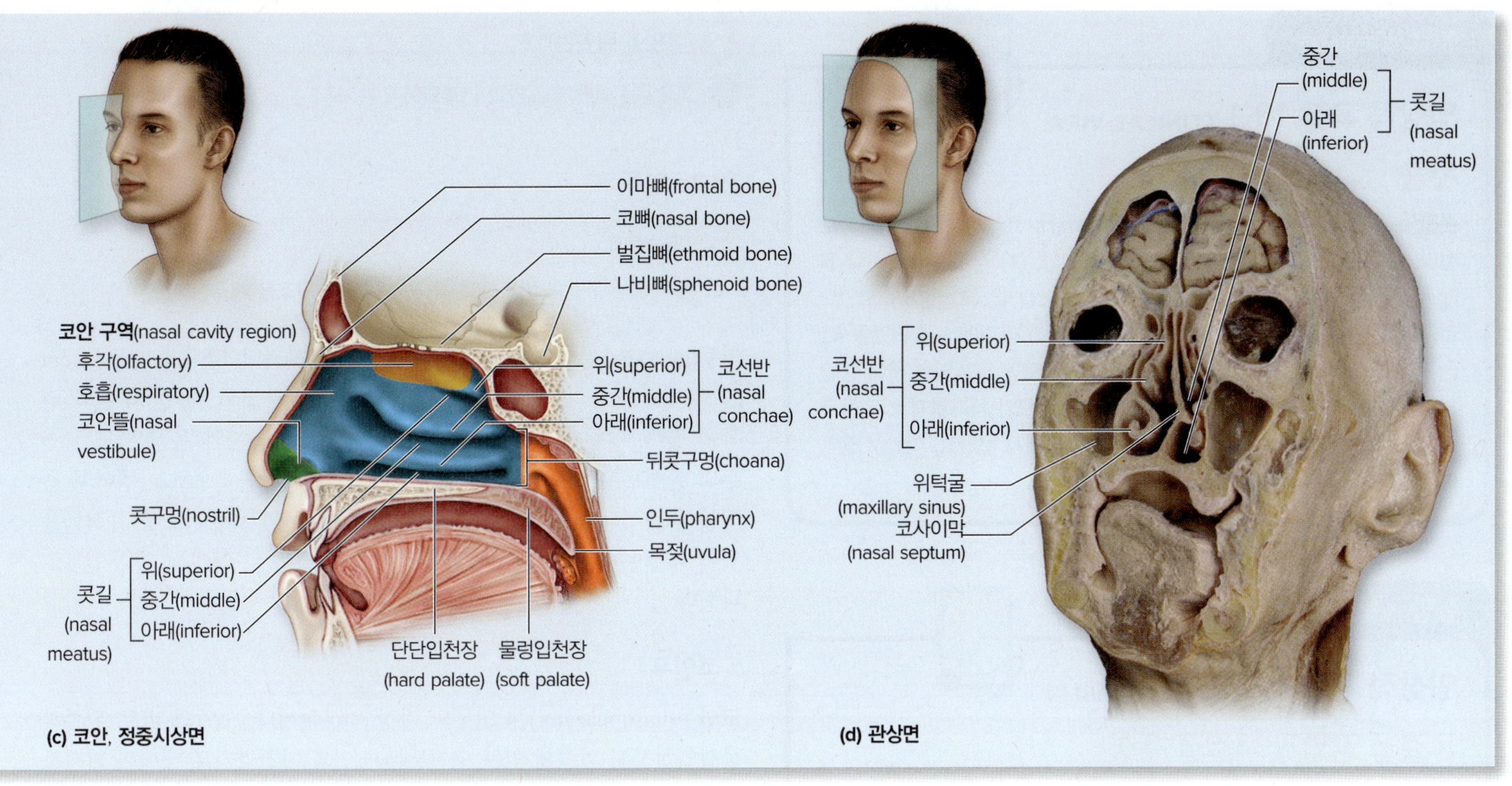

(c) 코안, 정중시상면

(d) 관상면

피(거짓중층섬모원주상피와 후각수용체)가 있다. 공기 중의 분자가 후각상피를 덮은 점액에 용해되어 후각수용체를 자극함으로써 냄새가 탐지된다(13.3a 참조).

호흡구역(respiratory region)은 거짓중층섬모원주상피로 이루어진 점막으로 내벽이 덮여 있다. 이 점막의 고유판에는 폭넓은 혈관그물이 있다. 코피가 흔히 나는 이유는 혈관이 폭넓게, 그리고 얕게(상피 바로 아래) 분포하기 때문이다. 그리고 한 쌍의 **코눈물관**(비루관, nasolacrimal duct)이 양쪽 눈 표면의 눈물을 코안의 호흡구역으로 흘려보낸다(그림 16.9).

코안의 일차 기능은 기도로 들어오는 **공기를 조절하는 것이다**(공기를 덥히고 정화하며 습도를 높인다). 코안 내벽에 광범위하게 분포한 혈관이 공기를 체온과 같은 온도로 덥힌다. 이 혈관은 차가운 공기에 반응해 확장되며 그 결과, 혈류가 증가해 공기가 더 효과적으로 데워진다. 기도의 내벽을 덮은 점액이 미생물, 먼지, 그 외의 외부 물질을 붙잡음으로써 공기가 깨끗해진다. 그 후 섬모가 점액과 그 내용물을 인두 쪽으로 쓸어 삼켜지게 한다. 또 공기는 축축한 콧속을 지나면서 습해진다. 코선반이 공기에 난류를 일으켜 더 많은 공기가 점막과 접하게 함으로써 공기 조절이 강화된다.

무엇을 배웠는가?

4 흡입한 공기는 코안을 지나면서 어떻게 변하는가?

5 코선반은 어떤 기능을 하는가?

19.2b 코곁굴

학습목표

7. 코곁굴 네 쌍의 구조와 기능을 서술한다.

5.2d절에서 처음 다루었던 **코곁굴**(부비동, paranasal sinus; *para*: 옆에)은 코안과 연결되어 있다(**그림 19.4**). 코곁굴은 머리뼈 속의 공간으로 어느 뼈 속에 있느냐에 따라 이름이 정해졌다. 위에서 아래로 각 한 쌍의 **이마굴**(전두동, frontal sinus), **벌집굴**(사골동, ethmoidal sinus), **위턱굴**(상악동, maxillary sinus)이 있다. **나비굴**(접형동, sphenoidal sinus)은 벌집굴의 뒤쪽에 있다. 모든 굴은 관으로 코안과 연결되어 있다. 굴과 관의 내벽은 코안의 점막과 연결되는 거짓중층섬모원주상피로 이루어져 있다. 점액과 그 속의 외부 물질은 코곁굴에서 코안으로, 그 후에는 인두로 쓸려 가서 삼켜진다.

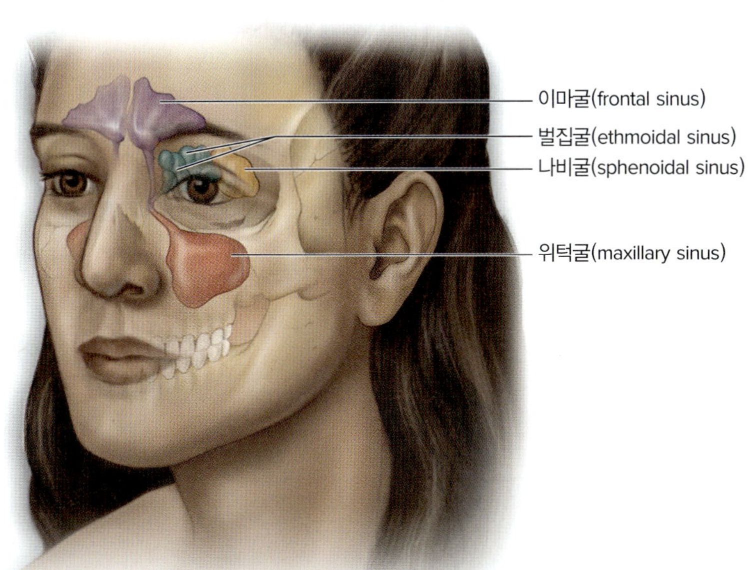

앞에서 본 모습

그림 19.4 코곁굴. 코곁굴은 공기로 찬 공간이며 어느 뼈 속에 있느냐에 따라 이마굴, 벌집굴, 나비굴, 위턱굴로 나뉜다.

통합 INTEGRATE

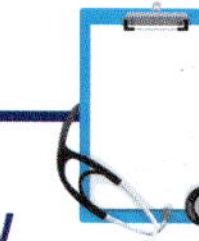

임상적 고찰 19.1 CLINICAL VIEW

콧물

콧물(runny nose)은 **비루**(rhinorrhea; *rhin*: 코, *rhoia*: 흐름)라고도 한다. 콧물은 다음과 같은 이유로 생길 수 있다. (1) 감기 바이러스나 알레르기 등에 대한 반응으로 점액이 많이 만들어질 때, (2) 울어서 코안으로 흐르는 눈물샘의 분비물이 증가할 때, (3) 찬 공기에 노출되었을 때, 찬 공기가 코안으로 들어와 그 속의 따뜻한 온도에 노출되면 물이 응결하며 이물이 점액과 섞인다. 또한 상피세포의 섬모가 차가워져서 잘 움직이지 않기 때문에 점액을 코인두로 잘 쓸어 보내지 못하고, 따라서 점액이 코안에 더 잘 고이게 된다.

통합 INTEGRATE

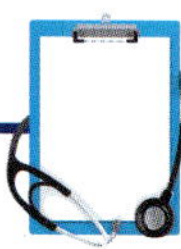

임상적 고찰 19.2 CLINICAL VIEW

코곁굴 감염과 코곁굴 두통

호흡기 감염이나 알레르기에 대한 반응으로 코곁굴에서 코안으로 연결되는 관의 점막에 염증이 생길 수 있으며, 그 결과, 점액의 배출이 감소해 코곁굴에 축적된다. 점액이 잘 배출되지 않으면 **코곁굴감염**(sinus infection)이 일어날 수 있다.

코곁굴의 압력이 증가하면 점막이 부어 **코곁굴 두통**(sinus headache)이 발생한다. 코곁굴 두통은 수영을 하거나 고도가 높은 곳에 있을 때 압력의 변화 때문에 발생할 수도 있다.

무엇을 배웠는가?

6 코곁굴은 어떻게 코안과 연결되어 있는가?

19.2c 인두

학습목표

8. 인두의 세 구역을 비교하고 각 구역의 관련 구조를 서술한다.

인두(pharynx)는 흔히 목구멍(throat)이라고 불리며, 길이가 평균 13 cm인 깔때기 모양의 통로이다(**그림 19.5**). 인두는 코안, 입안, 후두의 뒤쪽에 있다. 인두 전체를 따라 공기가 전달되며 공기와 음식은 모두 인두의 아랫부분을 지난다. 인두의 가쪽 벽은 뼈대근육으로 이루어져 음식물이 축적되었을 때 유연해지고 팽창할 수 있으며 식도로 음식물을 밀어 내릴 수 있다. 인두는 위에서 아래로 코인두, 입인두, 후두인두로 나뉜다.

코인두

코인두(nasopharynx)는 인두의 가장 윗부분이다. 코안의 바로 뒤쪽과 물렁입천장의 위쪽에 있는 코인두는 코안과 마찬가지로 내벽이 거짓중층섬모원주상피로 덮여 있다. 평소에는 공기만 코인두를 드나든다. 입안과 입인두 속의 물질은 일반적으로 물렁입천장에 막혀 코인두로 들어가지 못한다. 삼키는 동작을 할 때 물렁입천장이 올라가기 때문이다. 그러나 음식을 삼키다 말고 웃을 때와 같이 음식이나 음료가 코인두와 코안으로 들어가는 경우가 있다. 물렁입천장이 코인두를 완전히 덮지 못하기 때문에 웃을 때 발생한 힘이 음식물 중 일부를 코안으로 밀어 올릴 수 있다. 웃음이 너무 강력하면 음식물이 콧구멍으로 나올 수도 있다.

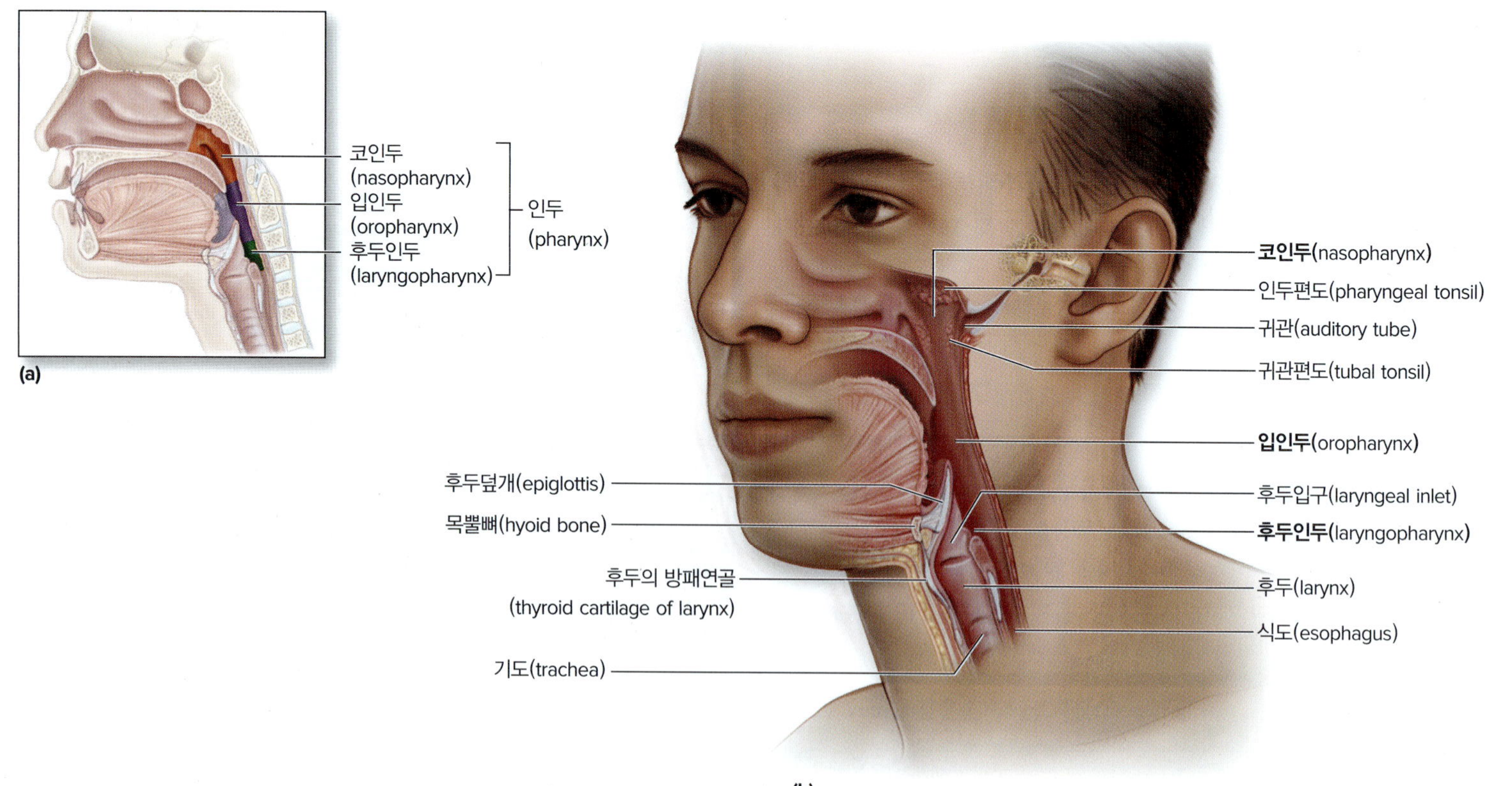

그림 19.5 인두. (a) 인두의 세 구역(코인두, 입인두, 후두인두)을 볼 수 있는 시상면. (b) 앞에서 보면 인두와 후두, 기도, 식도의 관계를 관찰할 수 있다.

코인두의 가쪽 벽에는 코인두와 가운데귀를 연결하는 한 쌍의 **귀관**(이관, auditory tube)이 있다. 귀관은 유스타키오관(eustachian tube) 또는 **인두고실관**(pharyngotympanic tube)이라고도 한다. 귀관은 과도한 기압을 코인두로 배출함으로써 가운데귀와 외부 대기의 기압을 같게 한다. 귀관의 인두 쪽 구멍 가까운 곳에는 귀관편도라는 한 무리의 림프절이 있다. 또 코인두의 뒷부분에는 **인두편도**(pharyngeal tonsil)가 하나 있다. 편도가 커진 상태를 임상적으로 **아데노이드**(adenoid; *aden*: 샘, *eidos*: 닮음)라고 한다. 귀관편도와 인두편도는 림프조직으로 이루어졌으며 감염의 전파를 예방한다.

〉입인두

인두의 가운데 부분을 **입인두**(oropharynx)라고 한다. 입인두는 입안의 바로 뒤에 있다. 입인두는 위로는 물렁입천장 높이에서 아래로는 목뿔뼈로 뻗어 있다. **목구멍편도**(구개편도, palatine tonsil)는 입인두의 가쪽 벽에 있고 **혀편도**(lingual tonsil)는 혀의 바닥(즉 입인두의 앞부분)에 있다. 목구멍편도와 혀편도는 삼키거나 흡입한 외부물질에 대한 '1차 방어선'이다(그림 18.8).

〉후두인두

인두의 좁은 아랫부분은 **후두인두**(laryngopharynx)이다. 후두인두는 후두의 바로 뒤쪽에 있으며 목뿔뼈 높이에서 아래로 이어져 후두와 식도 사이에서 끝난다. 입인두와 후두인두는 음식과 공기가 모두 지나는 곳이다. 내벽은 비각질화 중층편평상피로 덮여 있다(그림 19.2c).

무엇을 배웠는가?

7 인두에서 편도가 있는 구역 2개는 무엇인가? 이 편도들은 어떤 기능을 하는가?

19.3 하부호흡기도

하부호흡기도(lower respiratory tract)에는 전도경로(후두, 기관, 기관지, 세기관지)와 기체교환부위(호흡세기관지, 허파꽈리관, 허파꽈리)가 모두 있다(그림 19.1).

19.3a 후두

학습목표

9. 후두의 전반적인 기능과 구조를 서술한다.
10. 후두가 어떻게 목소리를 만들어 내는지 설명한다.

후두(larynx, voice box)는 원통형에 가까운 공기통로로 길이는 약 4 cm이다(그림 19.5). 위로는 후두인두, 아래로는 기관으로 이어진다. 인두와 후두를 잇는 구멍을 **후두구멍**(laryngeal inlet, laryngeal aperture, laryngeal aditus)이라고 한다.

〉후두의 기능

후두는 여러 가지 중요한 기능을 한다.

- **공기가 지나는 통로이다.** 후두는 평소에 열려 있으며 공기가 드나든다.
- **삼킨 물질이 기도로 들어가지 못하게 한다.** 음식물을 삼킬 때 후두의 위쪽 구멍이 덮여 음식물이 하기도로 들어가지 못한다.
- **말할 때 목소리를 만들어 낸다.** 후두 속의 성대라는 힘줄이 날숨 시 공기가 지날 때 진동한다.
- **배안의 압력 증가를 돕는다.** 후두덮개가 후두를 덮어 공기가 나가지 못하며 동시에 배의 근육이 수축해 배 압력이 증가한다. 이 작

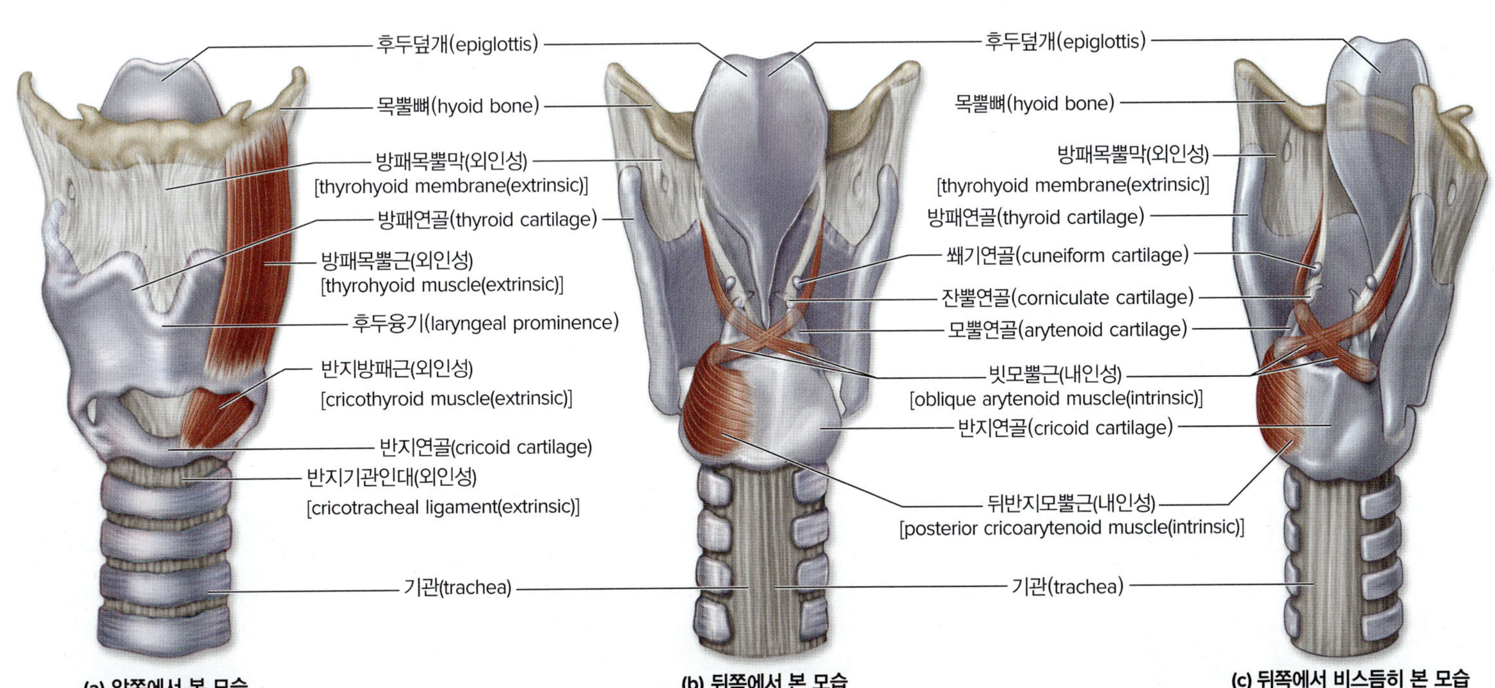

그림 19.6 후두. 후두를 (a) 앞쪽에서 본 모습, (b) 뒤쪽에서 본 모습, (c) 뒤쪽에서 비스듬히 본 모습. 후두는 9개의 연골, 여러 개의 인대, 뼈대근육으로 이루어져 있다. 9개의 연골, 외인성 인대, 내인성 인대는 후두를 유연하게 지탱한다. 외후두근(후두외재근)은 후두를 올리는 데 관여하며 내후두근(후두내재근)은 목소리를 만들어 낸다.

용을 **발살바조작**(Valsalva maneuver)이라고 한다. 배근육에 힘을 주어 수축시키면서 숨을 참으면 발살바조작을 통해 배의 압력이 증가하는 것을 느낄 수 있다.

- **재채기반사와 기침반사에 관여한다.** 재채기와 기침은 모두 날숨이 폭발하듯 터져 나오는 것이다. 배근육이 힘 있게 수축하고 성대가 처음에는 닫혔다가 가슴안의 압력이 증가하면서 갑자기 열린다. 재채기는 코안에 자극물이 있을 때 개시되고(11.6a과 11.6b 참조) 기침은 기관과 기관지에 자극물이 있을 때 개시된다. 재채기와 기침 모두 기도에서 자극물을 제거한다.

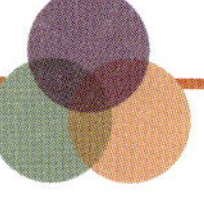

통합 INTEGRATE

개념 연결 CONCEPT CONNECTION

발살바조작은 방광의 배뇨(20.8c 참조), 위창자길의 배변(21.3d 참조), 분만 시의 압박 방출과 같은 생리적 과정을 촉진한다.

후두의 해부학

인두와 후두를 잇는 구멍을 **후두구멍**(laryngeal inlet, laryngeal aperture, laryngeal aditus)이라고 한다. 후두는 인대와 근육으로 고정된 아홉 조각의 연골 틀로 이루어져 있으며 이 틀의 지지를 받는다. 이 연골은 하나씩의 방패연골, 반지연골, 후두덮개, 그리고 한 쌍씩의 모뿔연골, 잔뿔연골, 쐐기연골이다(**그림 19.6**).

방패연골(갑상연골, thyroid cartilage)은 후두연골 중 가장 크다. 방패연골은 방패처럼 생겼으며 후두의 가쪽 벽과 앞쪽 벽을 이룬다. 앞쪽으로 거의 V처럼 튀어나온 부분을 **후두융기**(laryngeal prominence)라고 한다[영어에서는 흔히 아담의 사과(Adam'sapple)라고 한다]. 이 융기는 다음의 이유 때문에 일반적으로 남성이 더 크다. (1) 남성의 후두구멍이 여성보다 좁다(남성 90°, 여성 120°). (2) 테스토스테론이 성장을 유발하므로 남성은 사춘기에 이 융기가 커진다.

방패연골은 반지 모양의 **반지연골**(윤상연골, cricoid cartilage; *kridos*: 반지) 가쪽 표면에 부착되어 있다. 반지연골은 방패연골 아래에 있다. **후두덮개**(후두개, epiglottis)는 큰 숟가락 또는 나뭇잎과 같이 생겼으며, 방패연골의 안쪽에 고정되어 뒤쪽 상방으로 인두를 향해 튀어나와 있다. 후두덮개는 음식물을 삼킬 때 후두를 덮는다. 세 쌍의 작은 연골인 모뿔연골(피열연골, arytenoid cartilage), 잔뿔연골(소각연골, corniculate cartilage; *corniculatus*: 뿔이 있는), 쐐기연골(설상연골, cuneiform cartilage; *cuneus*: 쐐기)은 안쪽에 있다(그림 19.6).

후두의 연골들은 후두덮개를 제외하고 모두 유리연골로 이루어져 있다. 후두구멍을 덮었다 열었다 하는 후두덮개는 더 유연한 탄력연골로 이루어져 있다. 후두의 인대에는 외인성 인대와 내인성 인대가 있다. **외인성 인대**(extrinsic ligament)는 후두연골의 바깥 표면에 부착되어 목뿔뼈와 기관을 비롯한 다른 부분들로 뻗어 있다.

후두 속의 **내인성 인대**(intrinsic ligament)에는 성대인대와 후두안뜰인대가 있다(**그림 19.7**). **성대인대**(vocal ligament)는 주로 탄력결

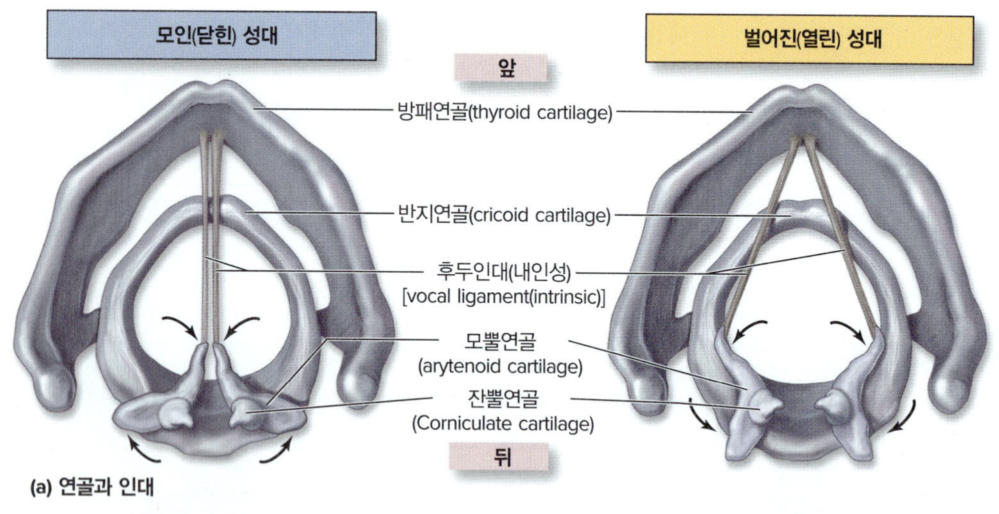

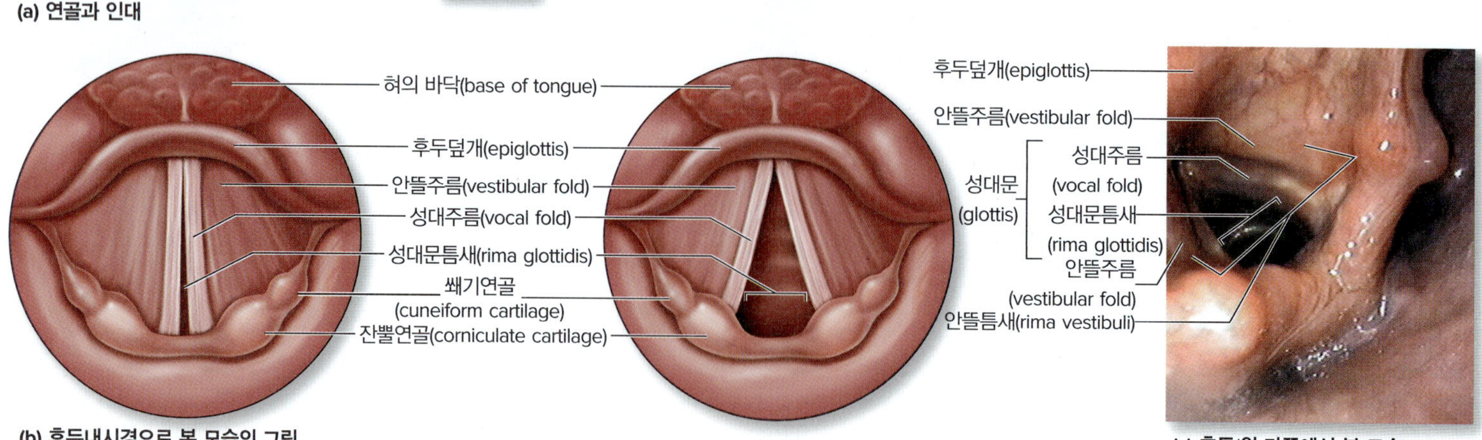

(c) 후두(위 가쪽에서 본 모습)
(Larynx superolateral view)

그림 19.7 성대주름. 성대주름(참성대)은 점막으로 덮인 탄력인대이며, 방패연골과 모뿔연골 사이에 뻗어 있다. 성대주름은 성대문틈새를 둘러싸며 목소리를 만들어 낸다. 이 그림에는 성대가 모인 모습과 벌어진 모습을 나타냈다. (a) 위에서 본 연골과 인대, (b) 연골과 인대를 덮은 부분을 후두내시경으로 보았을 때의 모습을 그림으로 나타낸 것, (c) 위 가쪽에서 본 후두내시경 사진. 안뜰주름, 성대주름, 기관을 향해 열린 성대문틈새가 보인다.

통합 INTEGRATE

임상적 고찰 19.3 CLINICAL VIEW

후두염

후두염(laryngitis)은 후두에 생기는 염증이며 주변 조직으로 퍼져 나갈 수 있다. 가장 흔한 원인은 바이러스 또는 세균 감염이다. 운동경기를 보면서 몇 시간 동안 소리를 질렀을 때와 같이 목소리를 너무 많이 써도 후두염에 걸릴 수 있다. 목이 쉬고 목구멍이 아프며 때로는 열이 난다. 심한 경우에는 후두덮개까지 염증이 일어나고 부을 수 있다. 아동의 기도는 작아서 후두덮개에 염증과 부기가 있으면[후두덮개염(후두개염, epiglottitis)], 갑자기 기도가 폐색되어 응급 상황이 발생할 수 있다.

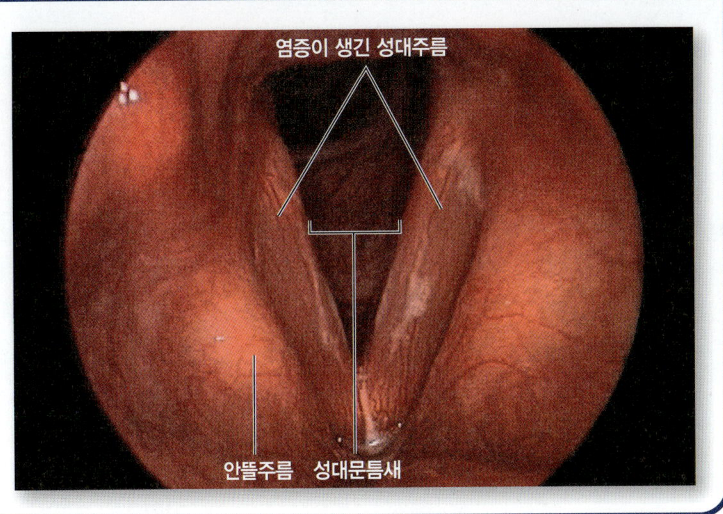

후두염에 걸려 염증이 생기고 붉어진 후두를 후두내시경으로 본 모습

©Biophoto Associates/Science Source

합조직으로 이루어졌으며, 방패연골과 모뿔연골 사이에서 앞뒤로 뻗어 있다. 이 인대는 점막으로 덮여 **성대주름**(vocal fold)을 이룬다. 성대주름은 참성대(true vocal cord)라고도 하는데, 공기가 지날 때 목소리를 만들어 내기 때문이다. 혈관이 없어서 흰색을 띠기 때문에 주변 조직과 잘 구별된다. 이 주름 사이의 틈을 **성대문틈새**(성문열, rima glottidis; *rima*: 틈)라고 한다. 성대주름과 성대문틈새는 함께 성대문(성문, glottis)을 이룬다.

후두안뜰인대(vestibular ligament)는 또 한 종류의 내인성 인대이다. 후두안뜰인대는 방패연골 사이에서 모뿔연골과 반지연골로 뻗어 있다. 후두안뜰인대와 이 인대를 덮고 있는 점막은 함께 성대주름 위에서 **안뜰주름**(vestibular fold)을 이룬다. 안뜰주름 사이의 틈을 안뜰틈새(전정열, rima vestibuli)라고 한다. 안뜰주름은 목소리를 만들어 내지 않고 성대주름을 보호하기만 하므로 **거짓성대**(false vocal cord)라고도 한다.

뼈대근육은 후두벽의 일부를 이루며 외재근과 내재근으로 나뉜다. **외재근**(extrinsic muscle)은 목뿔뼈나 복장뼈에서 시작되며 방패연골에 닿는다. 외재근은 일반적으로 후두를 안정시키고 음식을 삼킬 때 후두의 움직임을 돕는다(21.2c 참조).

내재근(intrinsic muscle)은 후두 속에 있으며, 모뿔연골과 잔뿔연골에 부착된다(그림 19.6b, c). 내재근이 수축하면 모뿔연골이 회전해 성대문틈새의 형태가 변한다(그림 19.7). 성대주름이 모이면 틈이 좁아지고 성대주름이 벌어지면 틈이 넓어진다. 내재근은 목소리를 만들어 내며 음식을 삼킬 때 후두가 덮이도록 돕는다.

목소리의 생성

성대주름이 진동하기 시작하면서 목소리의 생성이 개시된다. 내후두근이 성대문틈새를 좁히고 날숨에서 공기가 성대를 지나면서 성대주름이 진동한다.

목소리의 특징으로는 성역, 음조, 음량이 있다. **성역**(range)은 목소리의 높낮이로 성대주름의 길이와 두께에 따라 결정된다. 남성은 일반적으로 성대주름이 여성보다 길고 두껍기 때문에 목소리가 낮다. 성대주름은 나이가 들면서 길어지므로 어른이 되면 목소리가 낮아진다.

음조(pitch)는 음파의 주파수이다. 음조는 성대주름의 긴장도에 따라 결정되며 주로 내후두근(후두의 내재근)이 조절한다. 성대주름의 긴장이 증가하면 공기가 지날 때 성대주름이 더 많이 진동하며 더 높은 소리가 난다. 반대로 성대주름의 긴장이 감소하면 진동도 감소해 음조가 낮아진다.

음량(loudness)은 공기가 성대를 지나는 힘의 강도에 따라 결정된다. 많은 양의 공기가 성대문틈새를 지나면 큰 목소리가 나고 공기가 적게 지나면 작은 목소리가 난다. 속삭일 때는 성대문틈새의 가장 뒷부분만 열리고 성대주름이 진동하지 않는다. 성대가 진동하지 않으므로 속삭일 때는 음조가 항상 같다.

말을 할 때는 인두, 코안, 입안, 코곁굴에서 소리가 공명해야 하며 서로 다른 소리를 만들어 내기 위해 입술, 이, 혀도 관여해야 한다. 어린아이는 코곁굴과 같은 속공간이 발달하지 않아서 소리가 잘 공명하지 않으므로 높은 코맹맹이 소리가 난다. 또한 코를 막은 채로 말하면 공기가 코안을 통과하지 않으므로 평소와 상당히 다른 목소리가 난다.

무엇을 배웠는가?

8 후두는 어떻게 배의 압력 증가를 돕는가?

9 후두의 연골 중 쌍을 이루지 않는 연골은 무엇인가?

10 성대주름과 안뜰주름의 구조 및 기능은 어떻게 다른가?

19.3b 기관

학습목표

11. 기관의 구조에 대해 서술한다.

12. 기관연골의 구조와 기능을 설명한다.

기관(trachea)은 유연하고 조금 단단한 관 형태의 기관이며 목을 지나 가슴세로칸으로, 후두에서 주기관지를 향해 아래로 뻗어 있다. 기관은 식도의 바로 앞, 복장뼈 일부의 뒤에 있다(**그림 19.8a**).

기관의 맨눈해부학

기관은 길이 약 13 cm, 지름 약 2.5 cm이다. 기관의 앞쪽 벽과 가쪽 벽은 **기관연골**(tracheal cartilage)이라는 C자 형태의 유리연골 15~20개

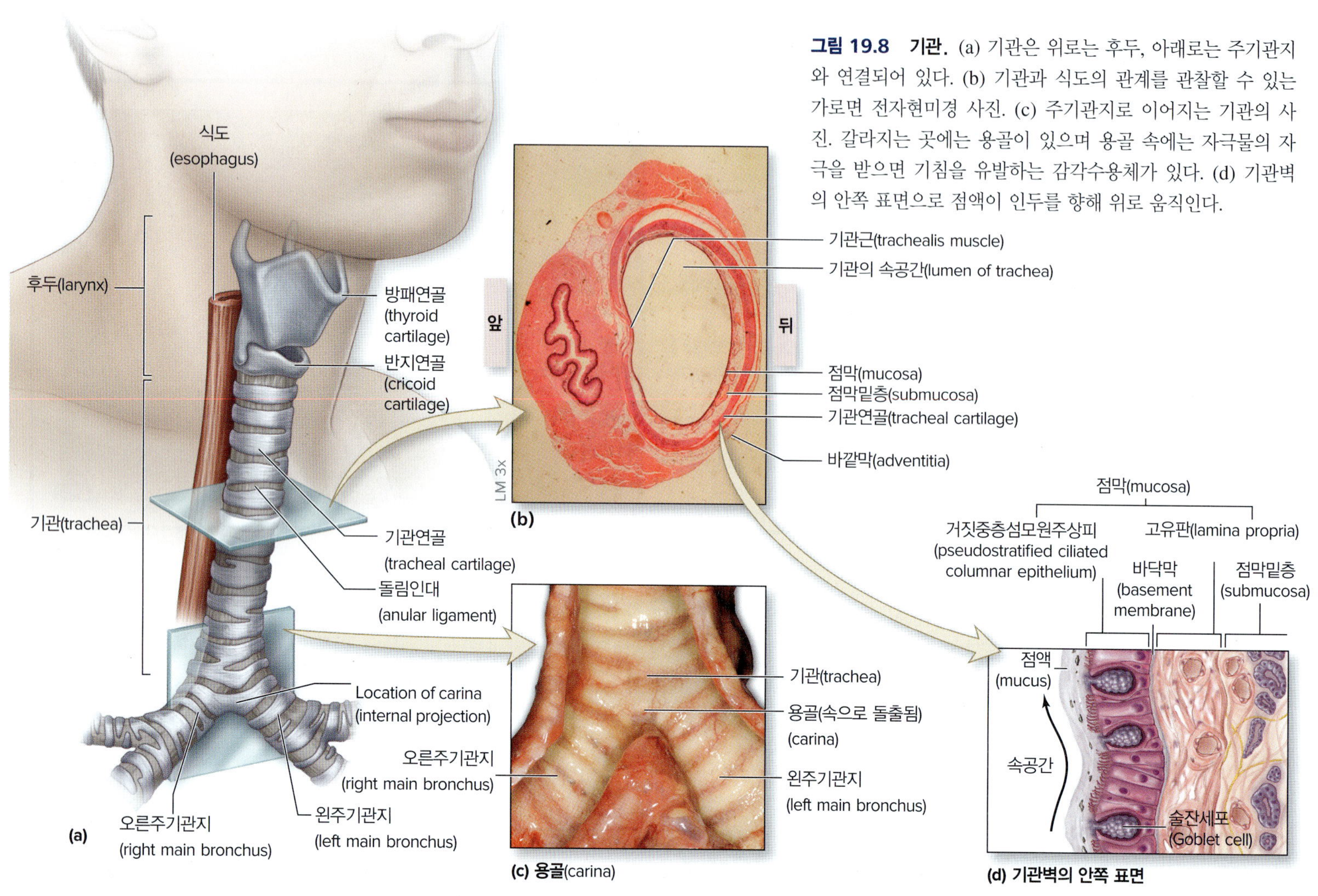

그림 19.8 기관. (a) 기관은 위로는 후두, 아래로는 주기관지와 연결되어 있다. (b) 기관과 식도의 관계를 관찰할 수 있는 가로면 전자현미경 사진. (c) 주기관지로 이어지는 기관의 사진. 갈라지는 곳에는 용골이 있으며 용골 속에는 자극물의 자극을 받으면 기침을 유발하는 감각수용체가 있다. (d) 기관벽의 안쪽 표면으로 점액이 인두를 향해 위로 움직인다.

가 지탱한다. 기관연골은 **돌림인대**(anular ligament; *anulus*: 고리)라는 납작한 탄력결합조직이며 위아래로 연결되어 있다.

C자 형태의 기관연골은 저마다 연골막과 치밀섬유막으로 싸여 있다. 연골 고리의 양끝은 뒤쪽에서 **기관근**(trachealis muscle)과 탄력인대막에 부착되어 있다(그림 19.8b). 연골고리는 기관벽을 강화하며 어느 정도 단단하게 하여 기관이 항상 개방 상태를 유지하게 한다. 한편 뒤쪽의 유연한 기관근과 인대막은 음식물이 식도를 지날 때 식도가 팽창할 수 있도록 한다. 기관근은 기침을 할 때 수축함으로써 기관의 지름을 줄여 공기가 더 빨리 더 빠져나가도록 촉진한다. 이로써 외부 물질 또는 음식물이 기도에서 더 잘 빠져나갈 수 있다.

속에는 연골을 덮은 점막융기인 **용골**(carina)이 있다. 용골은 주기관지가 두 갈래로 갈라지는 곳에 있다(그림 19.8c). 용골의 감각수용체는 매우 민감하며, 자극을 받으면 강력한 기침을 유발할 수 있다.

› 기관벽의 조직

기관의 벽은 안쪽부터 바깥쪽으로 다음과 같이 이루어져 있다. (1) 술잔세포와 고유판이 있는 거짓중층섬모원주상피로 이루어진 **점막**(mucosa)(그림 19.8b, d), (2) 큰 혈관, 신경종말, 장액샘, 점액샘, 림프조직이 있는 성근결합조직으로 이루어진 **점막밑층**(점막하층, submucosa), (3) **기관연골**(tracheal cartilage), (4) 탄력결합조직으로 이루어진 **바깥막**(외막, adventitia)(그림 19.8b). 점막 상피에서는 섬모가 움직여 점액과 그 속의 먼지, 미생물, 그 외의 입자를 후두와 인두를 향해 위로 밀어냄으로써 삼켜지거나 밖으로 나가게 한다(그림 19.8d).

어떻게 생각하는가?

2 오래 흡연한 사람의 기관과 기관지 내벽은 거짓중층섬모원주상피에서 중층편평상피로 바뀐다. 이러한 변화는 왜 일어날까? 그리고 이 변화 때문에 어떤 결과가 일어날까?

통합 INTEGRATE

임상적 고찰 19.4
CLINICAL VIEW

기관절개술

기관절개술(tracheotomy)은 가장 오래된 수술 중 하나이다. 환자의 기도가 막히거나, 질병이나 부상으로 호흡환기에 지장이 있을 때 기관을 절개해 호흡을 촉진하는 것이다. 기관절개술은 생명을 구할 수도 있지만 위험이 따르므로 의료훈련을 받은 사람이 실시해야 한다.

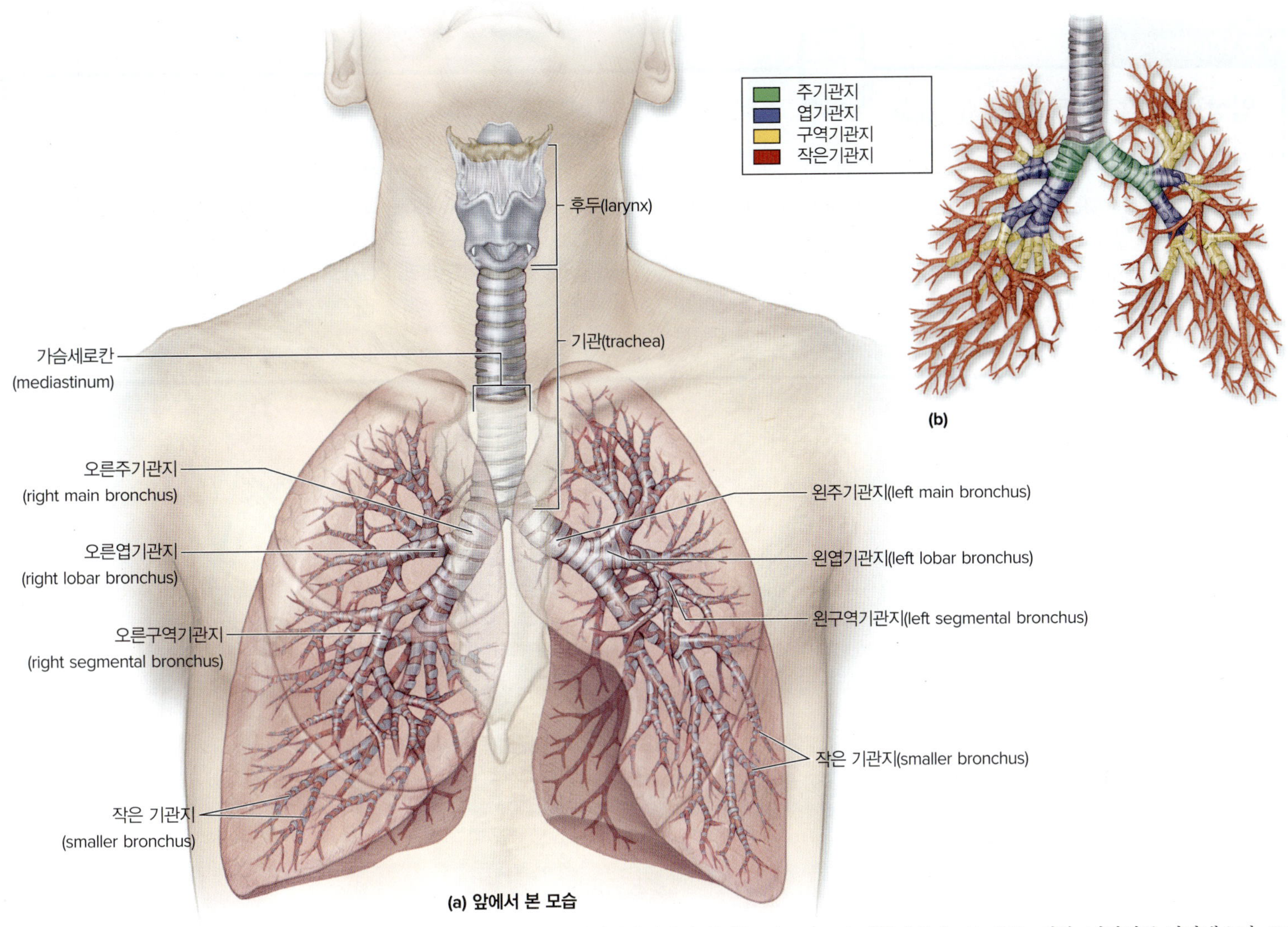

그림 19.9 기관지나무. 기관지나무는 2개의 주기관지에서 시작해 종말세기관지에서 끝나는 전도경로로 이루어진다. (a) 후두, 기관, 기관지를 나타냈으며, (b) 기관지나무의 주된 하위 부분들을 각각 다른 색으로 표시했다.

무엇을 배웠는가?

11 C자 형태의 기관연골은 어떤 기능을 하는가? 기관근의 기능과 탄력인대막의 기능은 뒤에서 각 연골을 어떻게 보완하는가?

19.3c 기관지나무

학습목표

13. 기관지나무의 구조적 하위 분류에 대해 서술한다.

14. 기관지수축과 기관지확장의 과정을 설명한다.

기관지나무(bronchial tree)는 주기관지에서 시작해 점점 좁아지며 허파 전체에서 갈라져 나가다가 가장 작은 세기관지 통로로 끝나는 공기전도 경로이다(**그림 19.9**, **그림 19.10**).

기관지나무의 맨눈해부학

기관은 복장뼈각(복장뼈자루와 복장뼈 몸통이 만나는 곳) 높이에서 **주기관지**(main bronchus, primary bronchus)로 갈라진다. 주기관지는 아래 가쪽으로 허파를 향해 뻗는다. 오른주기관지는 왼주기관지보다 더 짧고 넓으며 수직 방향이기 때문에 외부 입자가 오른주기관지에 더 걸리기 쉽다. 좌우 주기관지는 연결된 모든 허파혈관, 림프관, 신경과 함께 허파의 안쪽 면을 통과해

통합 INTEGRATE

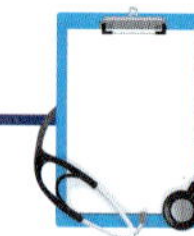

임상적 고찰 19.5 CLINICAL VIEW

기관지염

기관지염(bronchitis)은 기관지에 생기는 염증으로 바이러스나 세균 감염, 화학물질 증기, 입자, 담배연기 등의 자극물을 들이마시는 것이 원인이다. 임상적으로 기관지염은 급성과 만성으로 나뉜다.

급성기관지염(acute bronchitis)은 감기와 같은 감염 도중이나 후에 빠르게 발생한다. 증상은 기침, 재채기, 들숨 시의 통증, 발열 등이며, 대부분 10~14일 사이에 완치된다.

만성기관지염(chronic bronchitis)은 자극에 오래 노출되었을 때 발생한다. 만성기관지염의 의학적 정의는 다량의 점액이 기침과 함께 3개월간 지속되는 것이다. 자극에 대한 노출이 계속되면 기관지벽이 두꺼워져 속공간이 좁아지고 점액분비세포가 증식하는 등 기관지에 영구적인 변화가 생긴다. 기관지에 이러한 변화가 생기면 나중에 세균에 감염될 가능성이 높아진다.

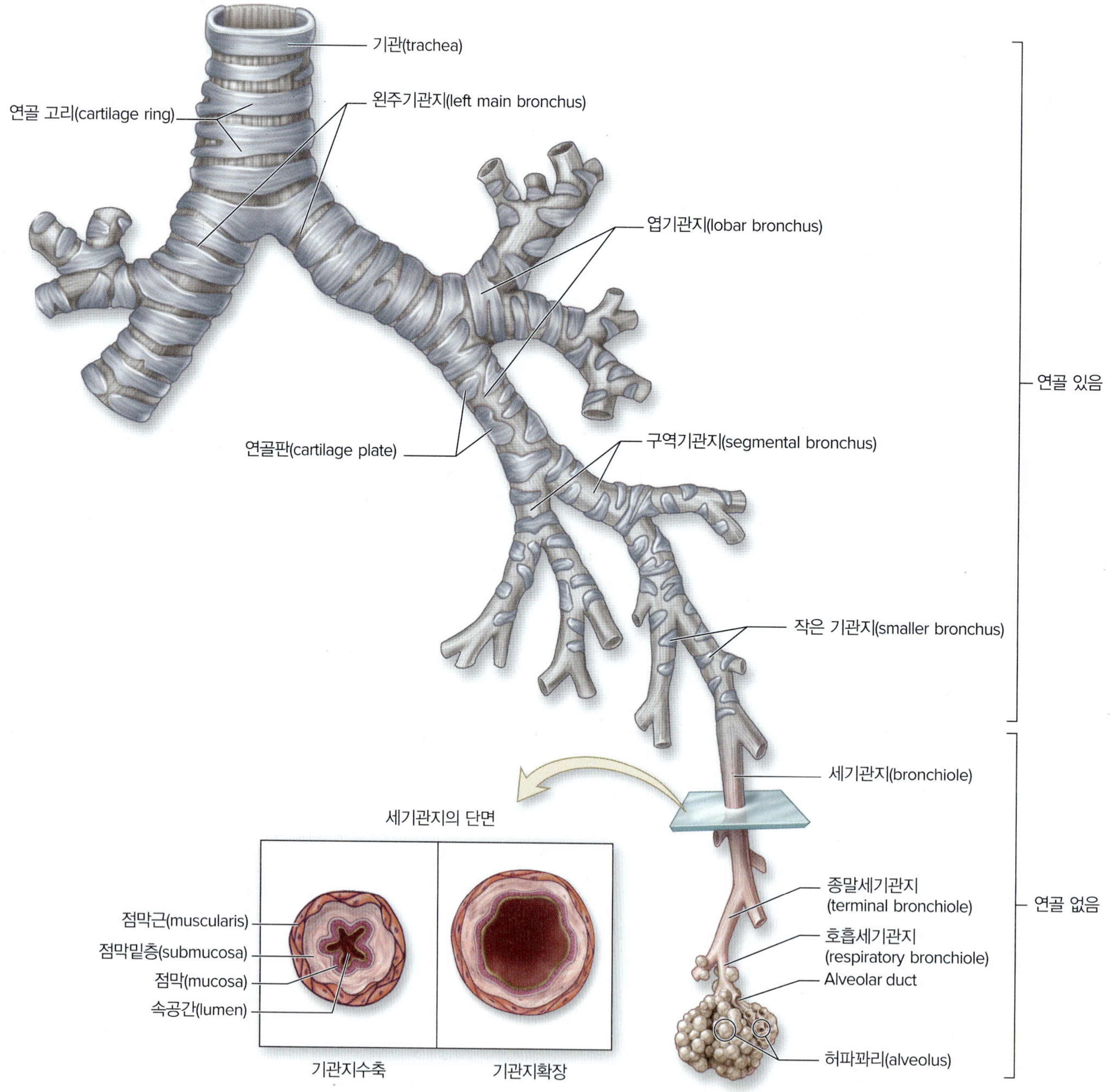

그림 19.10 기관지 벽의 구조. 점점 작아지는 불규칙한 연골 판이 기관지를 지탱한다. 세기관지에는 연골이 없고 비교적 두꺼운 민무늬근육층이 있다. 민무늬근육은 기관지의 수축과 확장을 유발해 속공간의 넓이를 변화시킴으로써 허파꽈리에 다다르는 공기의 양을 조절한다.

통합 INTEGRATE

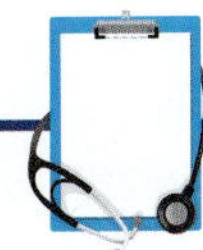

임상적 고찰 19.6 CLINICAL VIEW

천식

천식(asthma)은 쌕쌕거리는 소리, 기침, 숨가쁨, 허파 점액의 과도한 분비를 동반한 기관지수축이 발생하는 만성질환이다. 일반적으로 천식 환자는 꽃가루, 연기, 곰팡이 포자, 집먼지 진드기, 입자 중 하나에 민감증이 생긴다. 촉발 물질에 노출되면 기관지와 세기관지에서 국소적인 면역반응이 일어나 기관지가 수축하고 점막밑층이 부으며 점액의 생성이 증가한다. 천식 발작은 1~2시간 지속된다. 촉발 물질에 계속 노출되면 천식발작의 강도와 빈도가 높아진다. 기관지와 세기관지의 벽이 영구적으로 두꺼워져 기도가 만성적으로 계속 좁아지고 숨이 가빠진다. 천식발작 중에 기도가 극단적으로 좁아지면 사망할 수도 있다.

운동 유발성 천식(exercise-induced asthma)은 신체활동에 의해 유발된다. 운동 중 추가 산소에 대한 생리학적 요구는 일반적으로 입을 통해 발생하는 더 강한 호흡을 유발한다. 평소에는 코와 비강에 의해 조직화(따뜻하고 가습)된 공기가 추운 환경에서는 상대적으로 더 차갑고 건조하게 폐로 들어간다. 운동 유발성 천식에 취약한 경우, 차갑고 건조한 공기는 기관지 내 민무늬근을 정상보다 많이 수축시켜 과도한 기관지 수축을 일으킴으로써 기류를 크게 줄인다. 덥고 습한 환경에서 운동으로 인한 천식의 원인은 완전히 밝혀지지 않았지만 다음과 같은 원인으로 생각된다. (1) 습한 공기, 심호흡하기가 어려워 더 깊게 호흡한다. (2) 공기통로를 자극하는 열풍, (3) 습한 환경에서 형성되는 다량의 곰팡이 포자 (4) 더 많은 양의 오염물질(예: 연기). 민감한 사람의 경우, 공기통로 내의 염증이 유발되고 세기관지가 수축한다. 세기관지가 더 좁아지기 때문에 운동으로 인한 천식의 바람직한 용어는 **운동 유발성 기관지 수축**(exercise-induced bronchoconstriction)이다.

천식은 주로 기관지확장제와 혼합한 흡입용 스테로이드(코르티손 관련 복합체)를 투여해 염증반응을 가라앉히고 기관지수축을 완화함으로써 치료한다. 열성형술(thermoplasty)이라고 하는 치료는 열을 사용하여 민무늬근의 외부층을 제거한다. 이것은 천식의 중증도를 줄이기 위해 기관지 수축과 관련된 근육 수축을 감소시킨다.

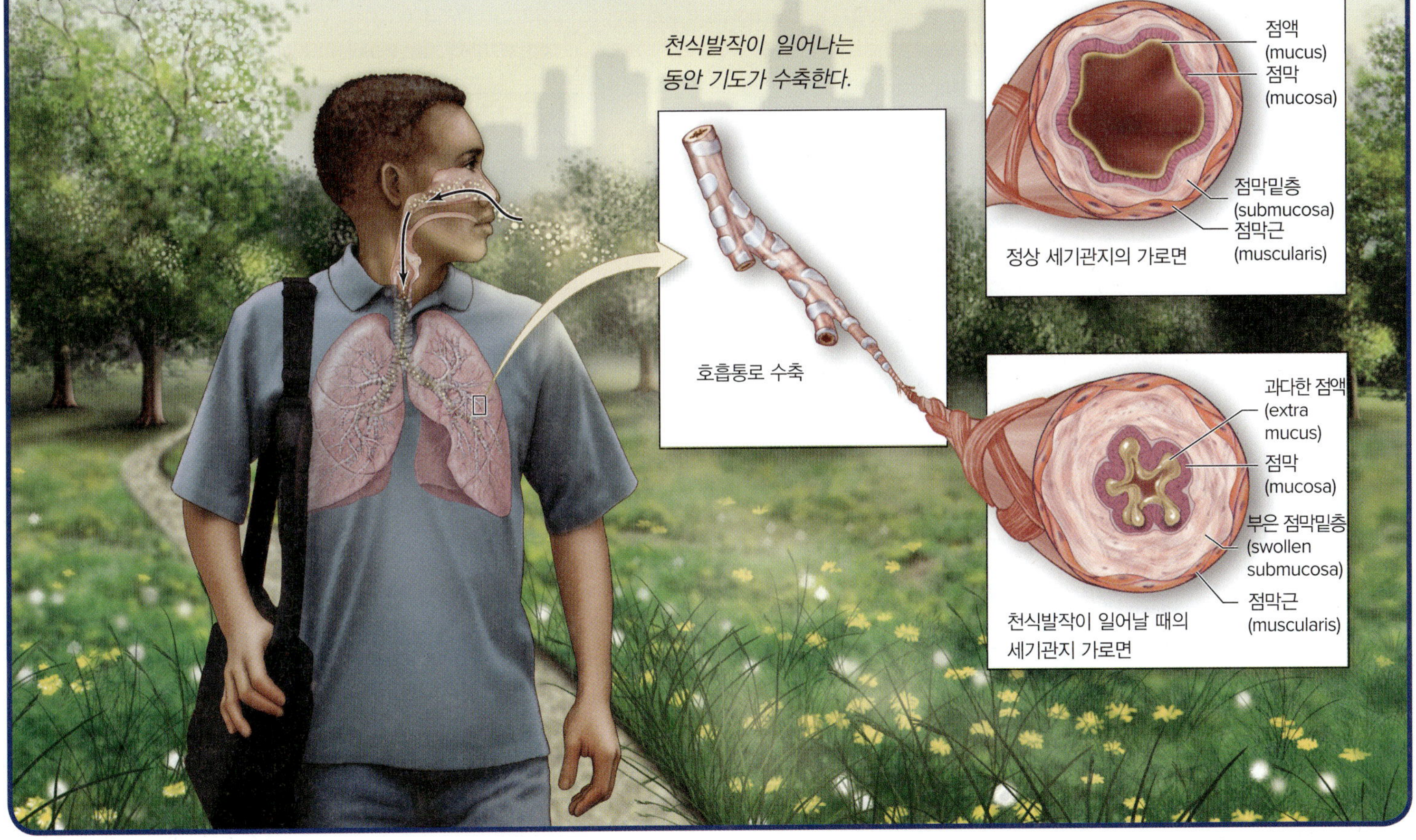

들어간다.

좌우 주기관지는 **엽기관지**(lobar bronchus)로 나뉜다. 엽기관지는 **이차기관지**(secondary bronchus)라고도 하며, 허파의 엽으로 뻗어 있다. 오른쪽 허파에는 3개의 엽과 엽기관지가 있으며, 왼쪽 허파에는 2개의 엽과 엽기관지가 있다. 엽기관지는 주기관지보다 지름이 작다. 엽기관지는 다시 **구역기관지**(segmental bronchus)로 나뉜다. 구역기관지는 삼차기관지(tertiary bronchus)라고도 하며, 기관지허파구역을 나누는 역할을 한다. 오른쪽 허파에는 10개의 구역기관지가 있고 왼쪽 허파에는 8~10개의 구역기관지가 있다. 기관지나무는 더 작은 기관지로 갈라져 나간다. 기관지는 약 9~12단계까지 갈라진다. 첫 단계는 주기관지, 두 번째 단계는 엽기관지, 세 번째 단계는 구역기관지이다.

기관지는 지름이 1 mm보다 작은 **세기관지**(bronchiole)로 이어진다. 전도경로의 마지막 부분인 **종말세기관지**(terminal bronchiole)는 호흡구역의 첫 부분인 호흡세기관지로 이어진다.

› 기관지나무의 조직

불완전한 유리연골 고리가 주기관지의 벽을 지탱해 열린 상태로 유지한다(그림 19.10). 기관지가 갈라지고 지름이 줄어들면서 벽을 지탱하는 연골이 줄어든다. 연골은 처음에는 다양한 크기의 불규칙한 판 형태였다가 점점 작아지고 숫자도 줄어든다. 기관지와 달리 세기관지의 벽에는 연골이 없다. 지름이 작아서 벽이 주저앉지 않기 때문이다. 대신 세기관지에는 기관지보다 비교적 두꺼운 민무늬근육층이 있다. 기관지나무를 구성하는 기관지 및 세기관지 상피세포의 변화는 그림 19.2에 요약했다.

› 기관지나무 내의 공기흐름 조절

기관지나무 내에서는 대기와 폐포 사이의 공기흐름이 변경된다. 그것은 기관지와 세기관지벽 내 민무늬근육의 수축과 이완을 통해 조절된다. 민무늬근육이 수축하도록 자극되면 기류가 감소하고, 속공간의 직경이 좁아져 기관지 수축을 유발한다. 반대로, 민무늬근육이 이완되면 공기흐름이 증가하고, 내강의 직경이 넓어져 기관지 확장을 유발한다. **기관지 수축**은 폐포로 흡입될 수 있는 잠재적으로 유해한 물질(예: 연기, 독소, 알레르겐)의 양을 줄여 폐를 보호하는 데 도움이 되는 반면, **기관지 확장**은 대기와 폐포 사이에서 이동하는 공기의 양을 최대화하여 폐로 전달되는 산소 및 제거되는 이산화탄소의 양을 증가시킨다.

무엇을 배웠는가?

12 기관지와 세기관지의 구조에서 중요한 차이점은 무엇인가?

19.3d 호흡구역: 호흡세기관지, 허파꽈리관, 허파꽈리

학습목표

15. 호흡구역의 구조와 기능을 서술한다.

16. 허파꽈리에 있는 세포의 세 가지 유형을 열거하고 각 유형의 기능을 서술한다.

19.1b절에서 호흡구역은 호흡세기관지, 허파꽈리관, 허파꽈리로 이루어져 있다고 설명했다. 이 부분들은 모두 현미경으로 보아야 하는 미세구조이다. **호흡세기관지**(respiratory bronchiole)는 꽈리주머니로 이어지는 허파꽈리관이라고하는 얇은 기도로 세분화되며, 허파꽈리 덩어리로 구성된다(**그림 19.11**). **허파꽈리**(폐포, alveolus; *alveus*: 속이 빈 주

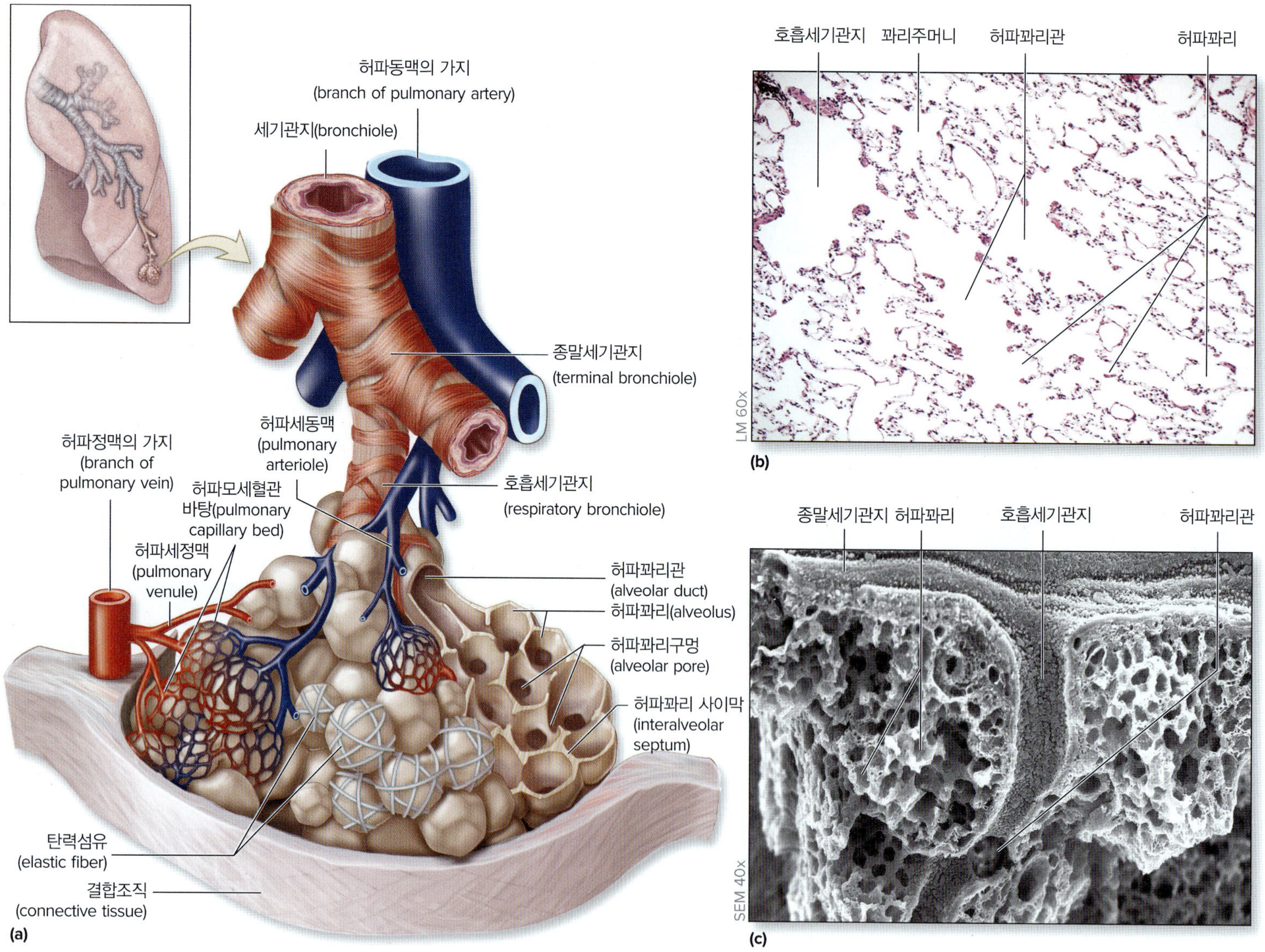

그림 19.11 세기관지와 허파꽈리. 호흡 경로의 맨 끝은 세기관지와 허파꽈리이다. (a) 종말세기관지는 호흡구역의 호흡세기관지로 갈라지며 호흡세기관지는 허파꽈리관과 허파꽈리로 갈라진다. 허파의 혈관은 세기관지와 함께 뻗어 있으며, 허파의 모세혈관은 허파꽈리를 둘러싸고 기체를 교환한다. 탄력조직도 허파꽈리를 감싼다. (b) 호흡세기관지, 허파꽈리관, 허파꽈리의 관계를 관찰할 수 있는 현미경 사진이다. (c) 종말세기관지, 호흡세기관지, 허파꽈리관, 허파꽈리의 주사전자현미경 사진으로 벌집과 같은 허파꽈리의 모습을 관찰할 수 있다.

머니)는 작고(지름 약 0.25~0.5 mm) 속이 빈 주머니 모양이다.

일반적으로 호흡세기관지는 내벽이 단층입방상피이고 허파꽈리관과 허파꽈리의 내벽은 단층편평상피이다(그림 19.2b). 호흡구역 속의 상피는 전도구역보다 훨씬 얇아서 허파꽈리와 허파모세혈관 사이의 기체교환을 촉진한다.

아동은 만 8세 정도가 되면 좌우 허파에 각각 3~4억 개의 허파꽈리가 있다. 공기로 찬 허파꽈리가 밀집해 있기 때문에 허파는 마치 스펀지와 같다.

허파꽈리는 서로 인접하므로 가장자리가 조금 눌려 있다. 때문에 허파꽈리의 가로면은 원형보다는 육각형이나 다각형에 가깝다. 일부 인접한 허파꽈리 사이에는 벽에 난 작은 구멍인 **허파꽈리구멍**(폐포공, alveolar pore)이 있다. 이 구멍을 통해 허파꽈리의 곁환기가 이루어진다. 각 허파꽈리를 둘러싼 모세혈관은 기체교환을 촉진한다. 허파꽈리의 사이막에는 허파가 들숨 때 늘어났다가 날숨 때 줄어들도록 하는 탄력섬유가 있다.

허파꽈리의 벽에는 단층편평 허파꽈리유형 I 세포와 거의 입방형인 허파꽈리유형 II 세포가 있다(**그림 19.12a**). **허파꽈리유형 I 세포**(alveolar type I cell)는 수가 더 많으며, 편평허파꽈리세포(squamous alveolar cell)라고도 한다. 이 세포는 허파꽈리 표면의 약 95%를 차지한다. 하부호흡기도의 구조를 요약했다. 허파꽈리유형 I형 세포는 집합적으로 호흡 막의 허파상피세포를 형성하며, 이는 19.3e절에 기술되어 있다. **허파꽈리유형 II 세포**(alveolar type II cell)는 수가 적으며, **사이막세포**(중격세포, septal cell)라고도 한다. 이 세포는 허파꽈리의 안쪽 표면을 덮는 기름진 액체인 **허파표면활성제**(폐표면활성제, pulmonary surfactant)를 분비한다. 허파표면활성제는 허파꽈리의 붕괴를 막아준다.

허파꽈리의 중요한 특징은 내부 표면이 촉촉하여 표면장력이 높아져 허파꽈리가 붕괴되기 쉽고 붕괴되는 경향이 있다는 것이다. 허파표면활성제는 허파꽈리 II형 세포로부터 방출되며 내부 허파꽈리 표면을 코팅하는 유성액체(지질 및 단백질 분자의 혼합물을 함유함)이다. 허파꽈리가 붕괴되기 시작하면, 각 날숨과 함께 허파표면활성제 분자가 더 단단히 밀착되어 허파꽈리의 붕괴에 전체적으로 대항하는 경향이 있다. 허파꽈리 II형 세포는 출생 약 2개월 전에 허파표면활성제를 생산하기 시작한다. 이에 대해서는 19.5d절에서 자세히 설명한다.

허파꽈리에 존재하는 세 번째 유형의 세포로 허파꽈리 **큰포식세포**(폐포대식세포, alveolar macrophage)가 있다. 이 세포는 먼지세포(dust cell)라고도 하며, 고정되어 있을 수도 있고 자유로울 수도 있는 백혈구이다. 고정 허파꽈리 큰포식세포는 허파꽈리벽의 결합조직 속에 머물고, 자유 허파꽈리 큰포식세포는 허파꽈리 속의 표면을 계속 돌아다닌다. 두 세포 모두 허파꽈리로 오는 미생물이나 입자를 포식한다. 허파꽈리 큰포식세포는 림프관으로 들어가거나 가래에 섞여 입으로 배출됨으로써 허파를 떠난다. **표 19.1**에 하부호흡기도의 구조를 요약했다. 하부호흡기 감염이 이러한 구조의 일부 또는 전부에 영향을 미친다.

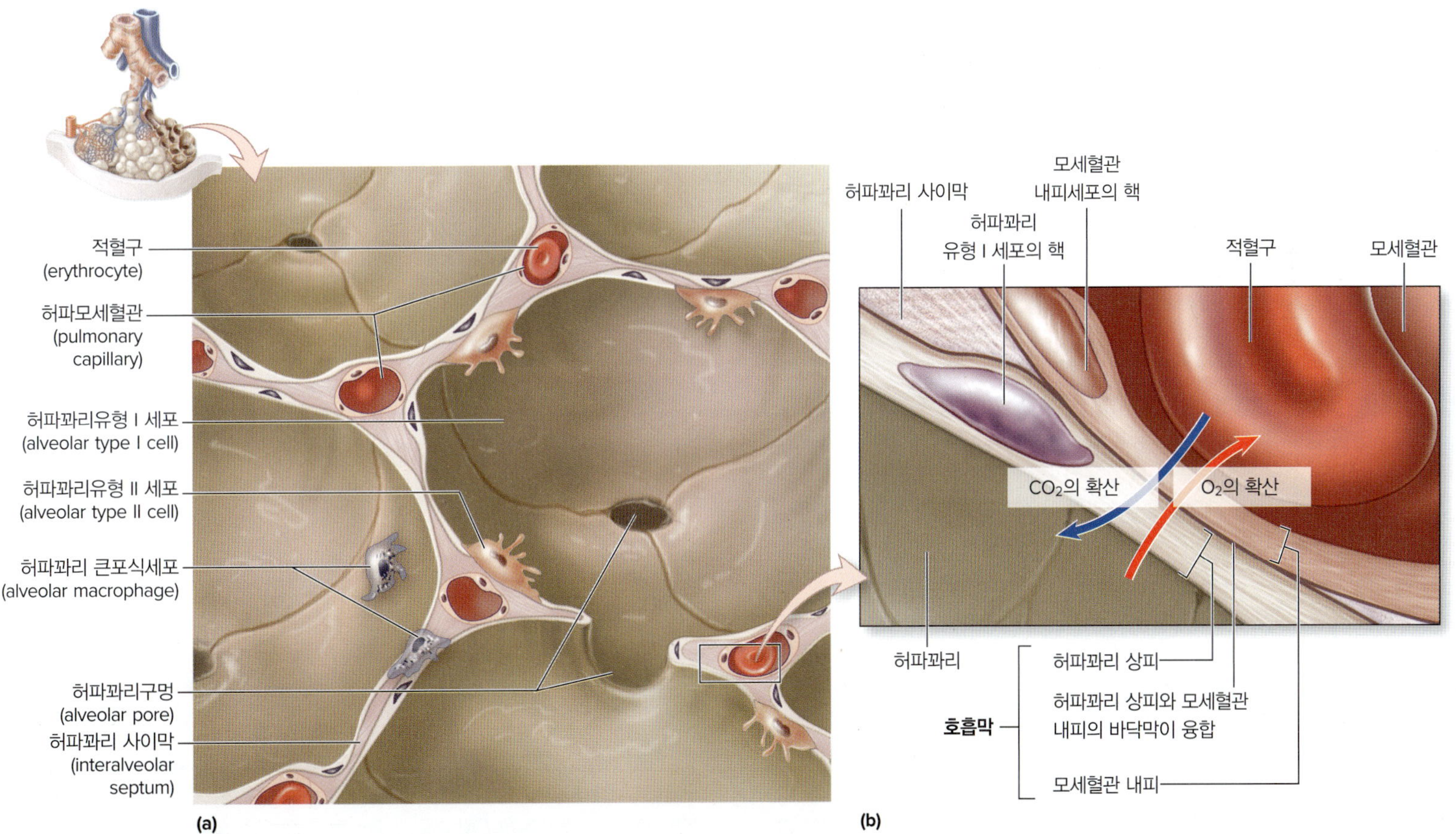

그림 19.12 허파꽈리와 호흡막. (a) 공기통로의 맨 끝을 이루는 허파꽈리를 현미경으로 보았을 때를 나타낸 그림이다. (b) 허파꽈리와 허파모세혈관 사이의 기체교환은 얇은 호흡막을 건너 이루어진다. 호흡막은 허파꽈리유형 I 세포, 모세혈관의 내피세포, 서로 융합한 바닥막으로 이루어져 있다. 산소는 허파꽈리에서 모세혈관의 혈액으로 확산되며 이산화탄소는 반대 방향으로 확산된다(허파표면활성제가 이루는 층은 그림에 나타나 있지 않다).

표 19.1	하부호흡기도의 구조			
구조[1]	해부학적 설명	벽을 지탱하는 것	내벽의 상피	기능
후두(larynx)	인두와 기관 사이의 원통형에 가까운 공기통로	아홉 조각의 연골; 인대와 뼈대근육이 지탱	성대주름 위쪽은 비각질화 중층편평상피; 성대주름 아래쪽은 거짓중층섬모원주상피	공기전도; 삼킨 물질이 기관으로 들어가지 못하게 함; 목소리를 만들어 냄; 배안의 압력 증가를 도움; 재채기반사와 기침반사에 관여
기관(trachea)	유연하며 반쯤 단단한 관으로 후두와 주기관지를 연결	C자 형태의 연골 고리가 기관을 개방 상태로 유지	거짓중층섬모원주상피	공기전도
기관지(bronchi)	기관지나무에서 가장 큰 공기통로; 주기관지, 엽기관지, 구역기관지, 작은기관지로 나뉨	불완전한 고리와 불규칙한 연골판; 일부 민무늬근육	큰 기관지는 거짓중층섬모원주상피; 작은 기관지는 단층섬모원주상피	공기전도
세기관지(bronchioles)	기관지나무의 작은 공기통로; 큰 세기관지는 작은 세기관지로 나뉨; 종말세기관지는 전도구역의 마지막 부분	연골이 없음; 벽에 민무늬근육의 비율이 높음	큰 세기관지는 단층섬모원주상피, 작은 세기관지는 단층입방상피	공기전도; 벽의 민무늬근육이 기관지수축과 기관지확장을 담당
호흡세기관지 (respiratory bronchioles)	호흡구역의 첫 부분	연골이 없음; 벽에 민무늬근육이 적음	단층입방상피	기체교환
허파꽈리관(alveolar duct)	호흡세기관지에서 갈라져 나오는 매우 작은 공기통로; 허파꽈리관을 따라 여러 개의 허파꽈리가 있음	연골이나 민무늬근육이 없음	단층편평상피	기체교환
허파꽈리(alveoli)	미세한 공기주머니	연골이나 민무늬근육이 없음	단층편평상피	기체교환

통합 INTEGRATE

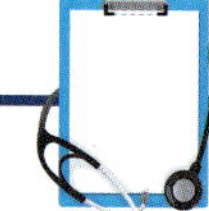

임상적 고찰 19.7 CLINICAL VIEW

폐렴(Pneumonia)

폐렴(pneumonia)은 허파가 감염되어 허파꽈리에 체액, 삼출액 또는 고름이 찬다. 폐렴에는 많은 원인이 있지만 박테리아 또는 바이러스 감염의 결과일 가능성이 높다. 이 전염성 질병은 일반적으로 호흡기 물방울에 의해 퍼진다.

기침, 열, 호흡곤란, 허약, 오한, 심박수 증가 및 흡입 중 흉통 등의 증상이 나타난다. 또한, 기관지는 가래(점액 및 기타 물질)를 생성하고 배출하며, 착색될 수 있다. 감염에는 전체 폐 또는 단 하나의 엽이 포함될 수 있다. 폐렴의 진단은 흉부 엑스레이에서 나타나는 증상 및 특징적인 변화에 달려 있다(사진 참조). 객담 배양은 종종 특정 유기체를 식별하는 데 도움이 된다. 경미한 증상을 유발하는 폐렴을 종종 "워킹 폐렴"이라고 한다.

폐렴은 허파 내 조직 부종, 체액 및 백혈구를 축적시켜 호흡막의 두께를 증가시킨다. 가스교환능력이 손상되어 허파꽈리 모세혈관 내의 허파꽈리와 혈액 사이의 산소(O_2) 및 이산화탄소(CO_2) 확산이 감소한다.

비교적 일찍 진단된 건강하고 젊은 성인은 일반적으로 약 2~3주 안에 폐렴에서 회복된다. 그러나 나이가 많거나 면역력이 약화된 사람(면역체계가 손상됨) 또는 폐렴이 세균에 의해 유발된 경우(바이러스에 의해 유발된 것은 일반적으로 덜 심각함) 폐렴 지속시간이 증가한다. 또한, 더 늦게 폐렴이 진단되고 치료될수록, 증상이 더 심각해지고 지속기간이 더 길어진다. 따라서 조기 진단 및 치료는 임상적으로 증상을 줄이고 개인의 회복시간을 단축하는 데 중요하다.

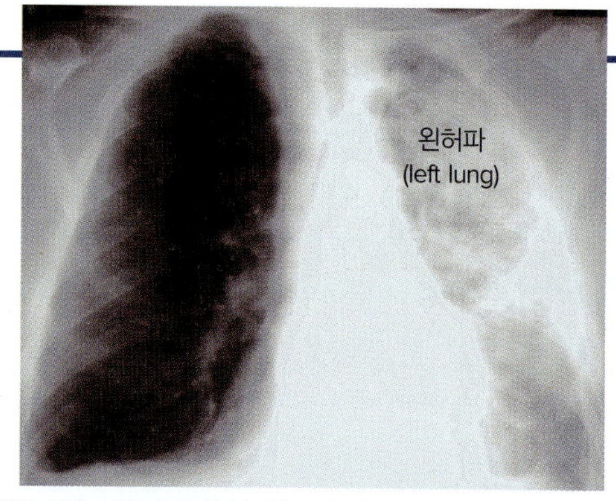

왼허파에 폐렴이 있는 환자의 흉부 엑스레이. 정상적인 허파는 해면질 구조가 촘촘하지 않기 때문에 엑스레이에서 검은 공간으로 나타나고, 반대로 폐렴 허파는 액체와 세포의 축적으로 인해 엑스레이에서 흰색 또는 불투명하게 나타난다.

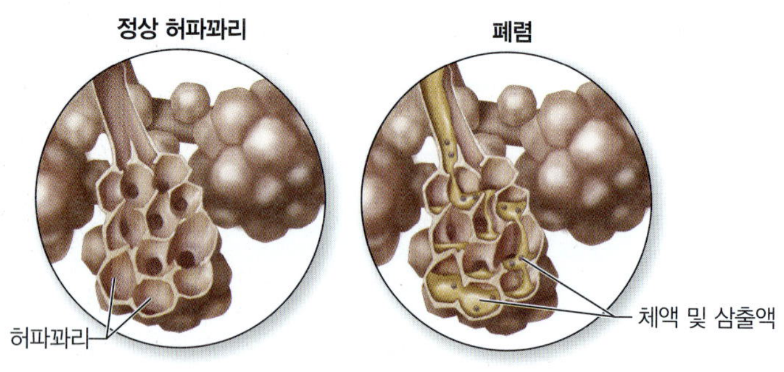

정상 해부학적 허파꽈리주머니 및 폐렴과 관련된 조직 부종 및 체액 및 백혈구가 축적되어 있는 허파꽈리주머니.

무엇을 배웠는가?

13 코, 후두, 기관, 기관지, 세기관지, 꽈리주머니 중 연골이 지탱하는 기관은 무엇인가?

14 기도는 건조, 찬 공기, 미생물, 화학물질이나 입자에 대한 노출로 손상될 수 있다. 코털, 점액, 편도, 섬모, 큰포식세포, 재채기, 기침 중 기도를 보호하는 것은 무엇인가? 그리고 어떤 원리로 보호하는가?

15 공기가 대기 중에서 허파꽈리에 다다르기까지 거치는 순서대로 전도기관과 호흡기관을 열거하라.

19.3e 호흡막

학습목표

17. 호흡막의 구조를 설명한다.

호흡막(respiratory membrane; 그림 19.12b)은 기체교환이 이루어질 때 허파꽈리와 허파모세혈관의 혈액 사이에서 산소와 이산화탄소가 확산되는 얇은 장벽이다(불과 0.5 μm의 두께). 허파꽈리의 상피와 바닥막, 모세혈관의 내피와 바닥막으로 이루어져 있으며, 두 바닥막은 융합되어 있다. 산소는 허파꽈리에서 호흡막을 건너 허파모세혈관으로 확산되고, 그 결과 혈액 속의 적혈구가 산소와 결합한다. 그 후 산소는 혈액에 운반되어 조직세포로 간다. 반대로 이산화탄소는 혈액에서 호흡막을 건너 허파꽈리로 가고 그 후 호흡계통에서 외부환경으로 방출된다. 호흡막을 통한 호흡가스의 확산은 폐렴에서 손상된다(임상적 고찰 19.7: "폐렴" 참조).

무엇을 배웠는가?

16 산소가 허파꽈리에서 혈액으로 갈 때 거치는 부분을 순서대로 나열하라.

19.4 허파

한 쌍의 허파에는 기관지나무와 호흡계통의 모든 호흡구역이 있다. 여기서는 가슴안에 있는 허파의 정확한 위치와 해부학적 구조를 살펴보고 허파의 혈액순환과 신경지배, 막, 팽창이 유지되는 원리에 대해서도 논할 것이다.

19.4a 허파의 맨눈해부학

학습목표

18. 허파의 위치와 전반적인 구조에 대해 서술한다.

19. 좌우 허파를 비교하고 대조한다.

한 쌍으로 이루어진 허파는 가슴안에서 가슴세로칸(심장이 있는 곳)의 양쪽에 있다. 허파는 가슴우리 속에서 보호받는다(**그림 19.13**). 허파의 **바닥**(base)은 넓고 오목하고, 근육으로 된 가로막의 바로 위에 있다. **꼭대기**(apex)는 **마루**(cupula)라고도 하며, 빗장뼈보다 조금 위쪽 뒤에 있다. 허파의 표면은 갈비뼈, 가슴세로칸, 가로막과 닿아 있다. 무엇과 닿아 있느냐에 따라 이 면을 각각 **갈비면**(costal surface), **세로칸면**(mediastinal surface), **가로막면**(diaphragmatic surface)이라고 한다.

허파는 원뿔 모양이며 세로칸면에는 **문**(hilum)이라는 들쑥날쑥한 부분이 있다. 문을 통해 기관지, 혈관, 림프관, 허파얼기 자율신경이 들어간다(**그림 19.14**). 문에서 뻗어 나오는 구조들을 하나로 묶어 허파의 **뿌리**(root)라고 부른다.

좌우 허파는 구조가 다소 다르다. 오른허파는 왼허파보다 크고 넓으며 2개의 틈새가 허파를 3개의 엽으로 나눈다. **수평틈새**(수평열,

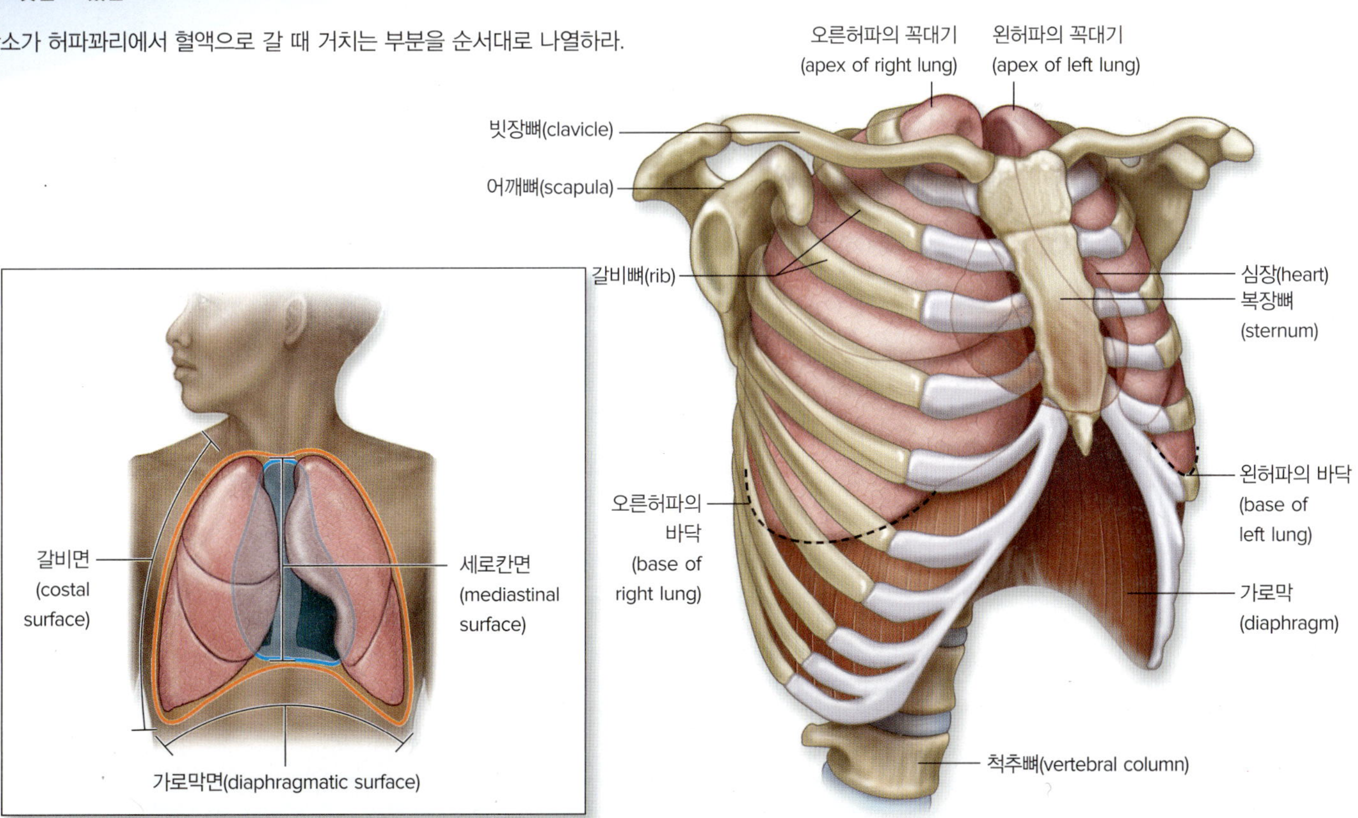

그림 19.13 허파의 위치. 허파는 가슴안에 있으며 가슴우리 속에서 보호받는다. 허파는 가슴세로칸의 가쪽에 있다. 허파의 바닥은 가로막 위에 놓여 있으며 꼭대기는 빗장뼈의 조금 위쪽 뒤에 있다.

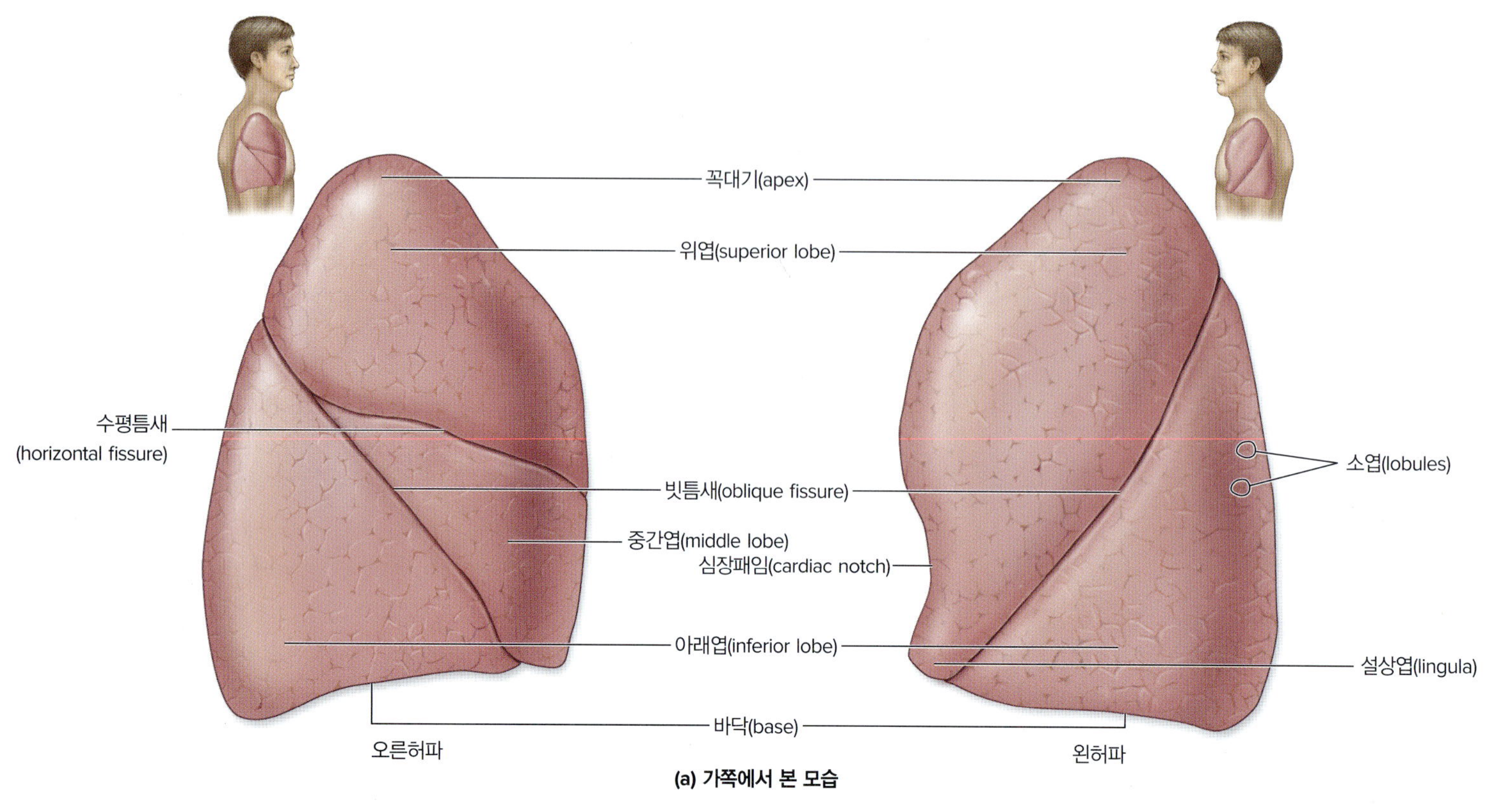

(a) 가쪽에서 본 모습

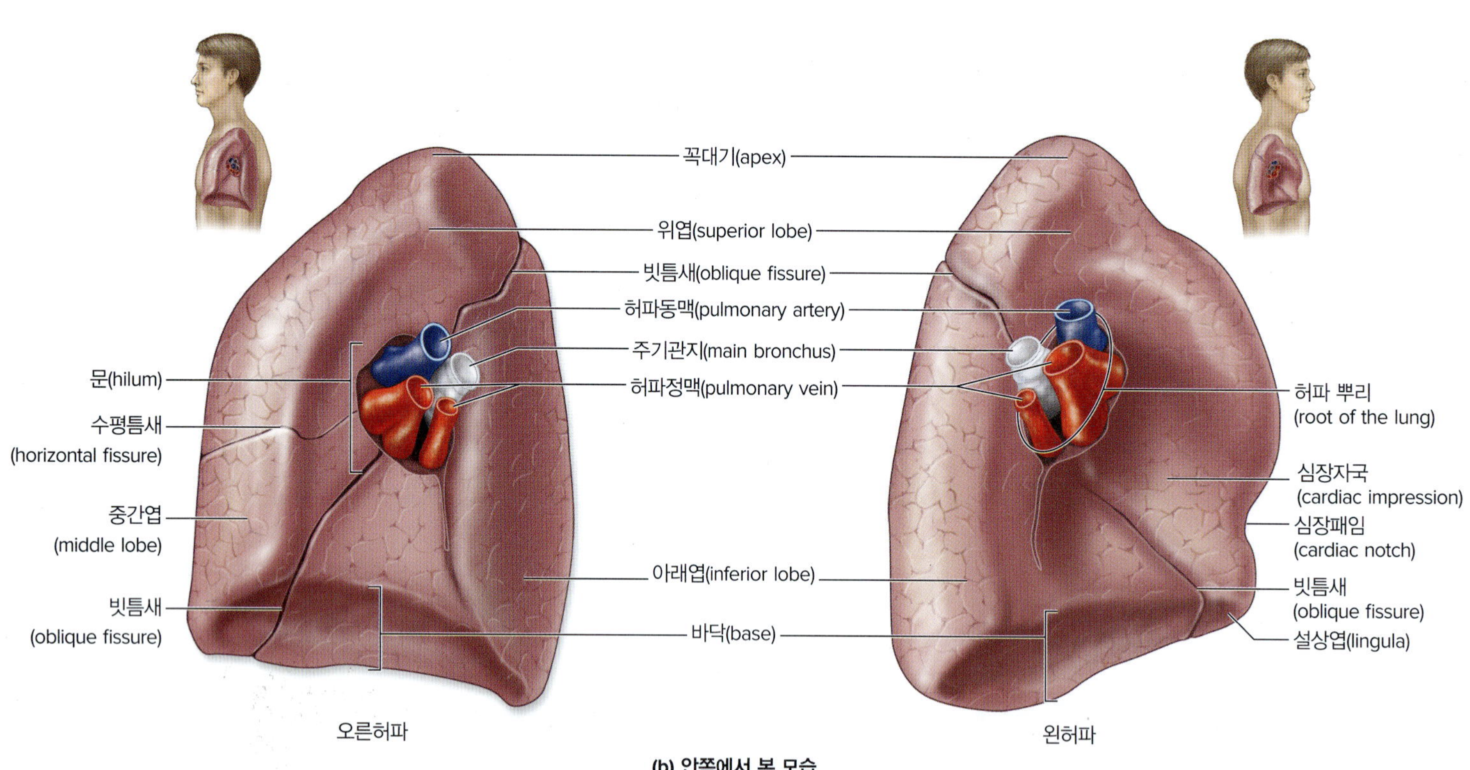

(b) 안쪽에서 본 모습

그림 19.14 허파. 허파는 틈새로 나뉜 엽들로 구성되어 있다. (a) 가쪽에서 본 모습으로 오른허파의 엽 3개, 왼허파의 엽 2개를 관찰할 수 있다. (b) 안쪽에서 본 모습으로 허파뿌리의 일부인 혈관과 기관지가 허파를 드나드는 지점인 문을 관찰할 수 있다.

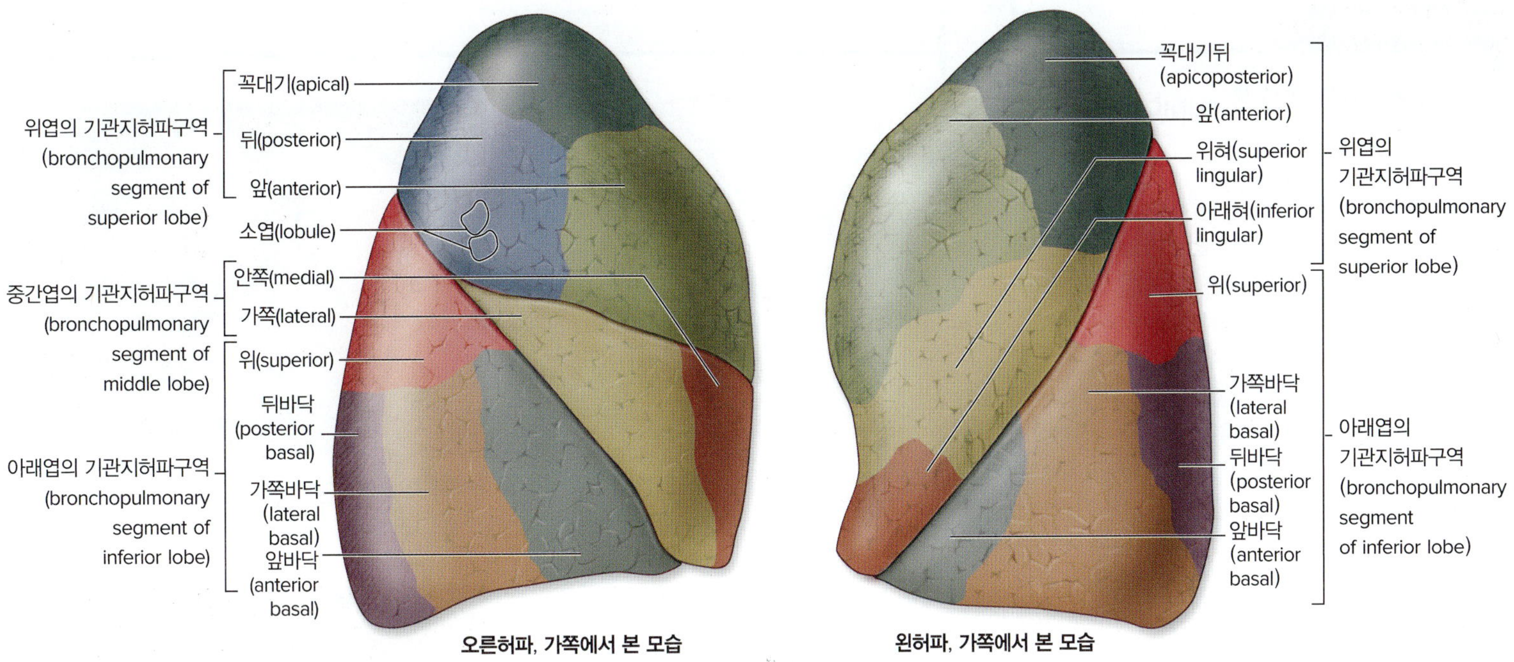

그림 19.15 허파의 기관지허파구역과 소엽. 허파는 각자 독립된 기관지허파구역(서로 다른 색으로 표시)으로 나뉘며 각 구역에는 서로 다른 구역기관지가 분포한다. 각 기관지허파구역에서 소엽을 관찰할 수 있다(이 그림에 모든 기관지허파구역이 나타나 있지는 않다).

horizontal fissure)는 **위엽**(상엽, superior lobe)과 **중간엽**(중엽, middlelobe)을 나누며, **빗틈새**(경사열, oblique fissure)는 중간엽과 **아래엽**(하엽, inferior lobe)을 나눈다. 반면 왼허파는 심장이 가슴안에서 왼쪽으로 튀어나와 있기 때문에 오른허파보다 조금 작고 엽이 2개이다. 왼허파에서는 빗틈새가 위엽과 아래엽을 나눈다. 왼허파의 **설상엽**(lingula)은 위엽에서 돌출되어 있으며, 오른허파의 중간엽에 해당한다. 왼허파의 표면에는 심장을 수용하기 위한 자국도 있다. 안쪽 면에는 **심장자국**(심장압흔, cardiac impression)이, 앞면에는 **심장패임**(cardiac notch)이 있다. 또 왼허파의 안쪽 면에는 내림대동맥을 위한 홈도 있다.

좌우 허파는 **기관지허파구역**(bronchopulmonary segment)으로 나뉜다. 오른허파에는 10개의 구역이, 왼허파에는 8~10개의 구역이 있다(**그림 19.15**) (왼허파의 구역은 서로 합쳐지는 경우가 있기 때문에 수가 조금씩 다르다). 각 기관지허파구역은 자율단위이고 결합조직 속에 들어 있으며, 저마다 다른 구역기관지, 허파동맥과 허파정맥의 갈래, 림프관이 분포한다. 따라서 허파의 일부에 질병이 생겼을 때 손상을 입은 기관지허파구역만 수술로 제거하면 나머지 건강한 구역은 정상적인 기능을 유지한다.

각 구역은 다시 **소엽**(lobule)으로 나뉜다. 각 소엽은 결합조직으로 싸여 있으며 종말세기관지, 세동맥, 세정맥, 림프관이 분포한다.

무엇을 배웠는가?

17 허파의 각 부분과 공기통로를 서로 연결하라.

주기관지	기관지허파구역
엽기관지	엽
구역기관지	소엽
종말세기관지	허파

19.4b 허파의 혈관과 신경분포

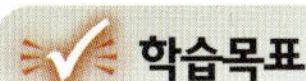

학습목표

20. 허파에서 혈액이 순환하는 두 가지 유형을 구분한다.

21. 자율신경계통의 허파 신경지배에 대해 서술한다.

통합 INTEGRATE

임상적 고찰 19.8 CLINICAL VIEW

흡연

흡연을 하면 200가지가 넘는 화학물질이 허파의 호흡 경로로 들어온다. 이 화학물질은 호흡 경로를 검게 물들이고 변화를 일으켜 (1) 감기, 인플루엔자, 폐렴, 결핵 등의 호흡기 감염, (2) 폐공기증 또는 허파암으로 이어질 수 있는 허파의 세포와 유전자 손상이 일어날 위험을 높인다.

흡연의 유해성은 호흡계통에만 국한되지 않는다. 니코틴은 심장혈관계통의 혈관수축을 유발하고, 일산화탄소는 산소와 혈색소의 결합을 저해하며, 죽상경화증의 위험과 정도도 높아진다. 이러한 변화는 혈류를 감소시켜 온몸의 조직세포에 영양소와 산소가 덜 전달되게 한다. 임신 중에 흡연을 하면 신생아의 체중이 감소하는 경우가 많다. 탯줄 동맥이 수축해 태반으로 가는 혈류가 감소하는 것이 원인 중의 하나이다.

흡연은 헬리코박터 필로리 감염으로 인한 위궤양, 식도암, 위암, 이자암의 위험을 높인다. 생식계통에서는 사람유두종바이러스(HPV)와 관련된 위험을 높인다. HPV는 자궁경부암의 발병 위험을 높인다. 또한 흡연은 알츠하이머병의 위험도 높인다.

최근 연구 결과에 따르면 간접흡연에 노출될 경우 기관지염, 천식, 아동의 귀 감염이 발생할 확률이 높아진다. 그리고 흡연이 끝난 후에도 옷, 가구, 카펫 등에 남은 독소로 인해 삼차 흡연이 발생하는데, 이 삼차 흡연이 특히 영아와 어린 아동에게 해롭다는 증거도 제시되었다.

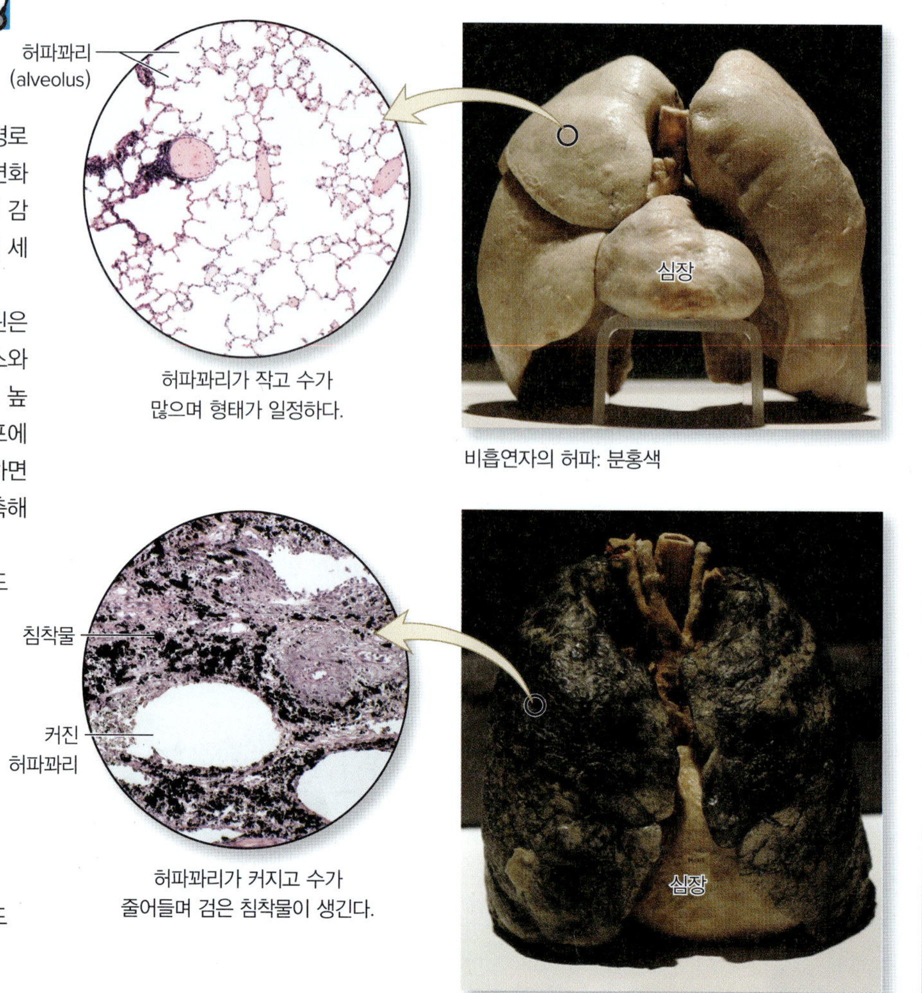

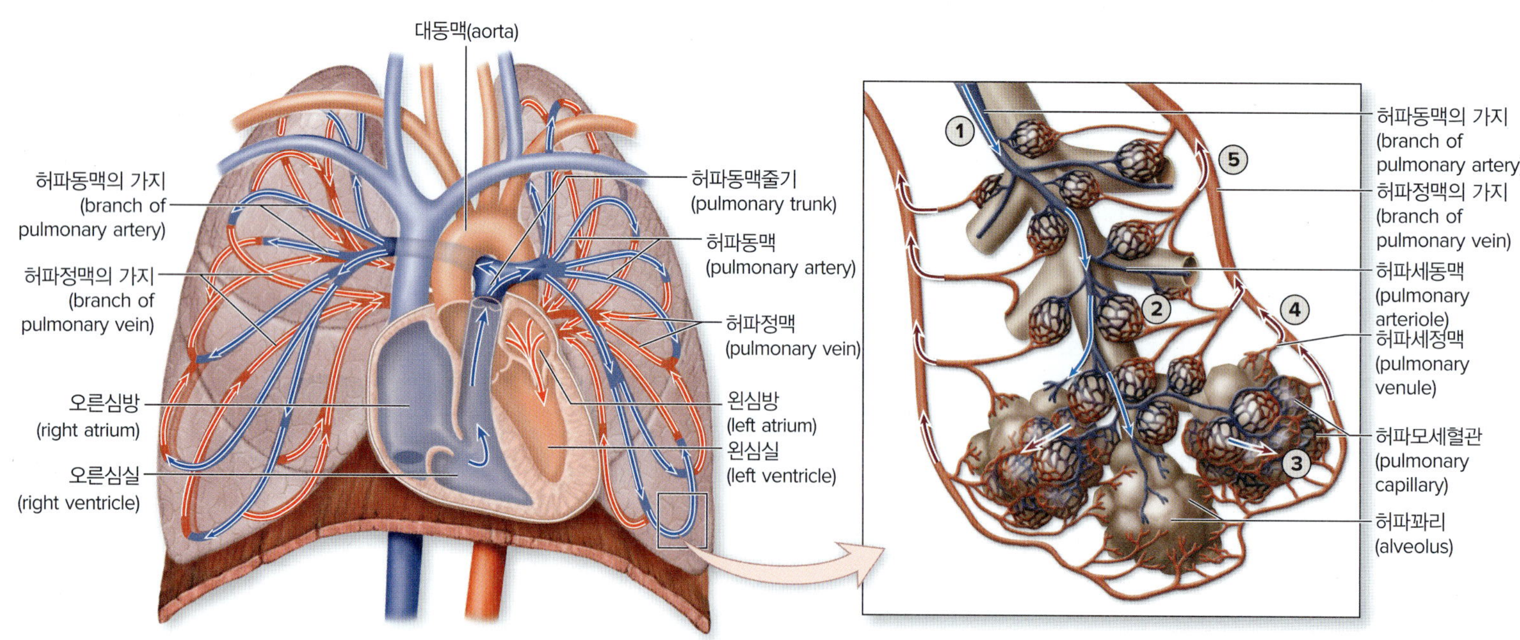

그림 19.16 허파순환. 허파순환은 혈액을 허파로 보내 산소가 다시 공급되도록 한다.

여기서는 허파의 혈액순환과 림프순환, 자율신경축삭의 허파 신경지배에 대해 살펴보자.

혈액 공급

허파의 혈액순환에는 허파순환과 기관지순환이 있다. 심장과 혈관을 학습할 때 **허파순환**(폐순환, pulmonary circulation; **그림 19.16**)에 대해 배웠던 것을 상기한다. 허파순환은 허파의 기체교환 표면으로 혈액을 보내고 다시 가져와서 산소 농도를 다시 높이고 이산화탄소를 제거한다. 허파동맥은 탈산소화한 혈액을 허파모세혈관으로 운반한다. 이 혈액은 모세혈관으로 들어가 다시 산소를 공급받고 일련의 허파세정맥과 허파정맥을 통해 왼심방으로 돌아간다(그림 19.4a).

한편 **기관지순환**(bronchial circulation)은 온몸순환의 일부이며, 산소화한 혈액을 허파의 조직으로 운반한다(그림 17.23). 기관지순환은 기관지와 세기관지에 분포하는 작은 기관지동맥과 기관지정맥으로 이루어진다. 가장 작은 호흡기관(허파꽈리, 허파꽈리관)의 세포는 호흡기체를 흡입된 공기와 직접 교환한다. 약 3~4개의 **기관지 동맥**(bronchial arteries)이 내림가슴대동맥이나 그 가지의 벽에서 갈라져 나온다. 그 후 기관지동맥이 갈라져서 기관지나무의 각 부분에 혈액을 공급하는 모세혈관바탕을 이룬다. **기관지정맥**(bronchial vein)은 이 모세혈관바탕에서 정맥혈을 모은다. 탈산소화한 혈액 중 일부는 허파정맥으로 가서 산소화한 혈액과 섞인다. 그 결과, 허파정맥을 통해 허파를 나가 심장의 왼쪽으로 돌아가서 온몸을 순환하는 혈액은 기체교환 후 허파의 모세혈관을 떠난 직후의 혈액보다 조금 덜 산소화한 상태이다.

림프의 흐름

허파에서 림프관과 림프절은 결합조직 속, 기관지 주변, 가슴막에 있다. 림프관은 허파의 과다한 체액을 제거할 때 중요하다. 림프관이 흡수한 림프는 림프절에서 여과된다. 림프절은 섬모가 기도에서 쓸어 내지 못한 탄소, 먼지 입자, 오염물질을 모은다. 사람이 평생 동안 들이마시는 미세한 물질이 축적되면 림프절의 색이 어두워질 수 있다.

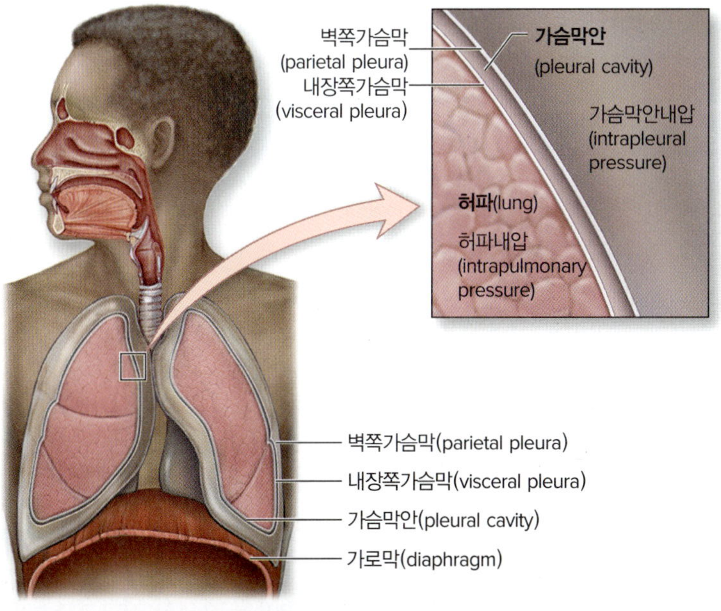

호흡계통의 신경분포

후두, 기관, 기관지나무, 허파의 민무늬근육과 샘은 자율신경계통의 지배를 받는다. 세기관지는 교감신경과 부교감신경의 지배를 모두 받는다. 허파의 교감신경지배는 주로 척수의 T1~T5 구역에서 시작된다(12.4a 참조). 이 신경지배는 주로 기관지확장을 유발한다.

허파의 부교감신경지배는 미주신경(CN X)에서 나오며 기관지수축을 유발한다(12.3a 참조). 미주신경은 후두를 지배하는 신경의 주된 원천이기도 하다. 따라서 후두로 가는 미주신경 중 하나가 손상되면 목소리에 억양이 없어지거나 영구적으로 목이 쉴 수 있다.

무엇을 배웠는가?

18 허파의 조직으로 산소화한 혈액을 운반하는 동맥은 무엇인가? 허파에서 탈산소화한 혈액을 운반하는 정맥은 무엇인가? 탈산소화한 혈액 중 일부를 수용하는 혈관은 무엇인가?

19.4c 가슴막과 가슴막안

학습목표

22. 가슴막과 가슴막안에 대해 서술한다.

23. 가슴막안의 장액이 어떤 기능을 하는지 설명한다.

허파의 바깥 표면, 그리고 거기에 인접한 안쪽 가슴벽은 **가슴막**(흉막, pleura)이라는 장막으로 덮여 있으며, 이 가슴막은 단층편평상피로 이루어졌다. **내장쪽가슴막**(visceral pleura)은 허파 표면에 밀착해 있으며, **벽쪽가슴막**(parietal pleura)은 가슴벽의 내벽, 가슴세로칸의 가쪽면, 가로막의 윗면을 덮는다(**그림 19.17**). 가슴막의 층들은 좌우 허파

그림 19.17 가슴막과 허파와 관련된 압력. 가슴막은 허파의 바깥면을 덮는 내장쪽가슴막과 가슴벽의 안쪽면을 덮는 벽쪽가슴막이 있다. 두 막 사이에는 가슴막안이라는 잠재된 공간이 있다. 허파와 관련된 압력은 허파내압(허파 안의 압력)과 가슴막안내압(가슴막안의 압력)이다.

통합 INTEGRATE

임상적 고찰 19.9 CLINICAL VIEW

허파암

허파암(lung cancer)은 호흡계통의 상피에서 시작되며 매우 공격적이고 사망률이 높은 악성 종양이다. 미국에서는 매년 15만 명이 허파암으로 사망한다. 전체 허파암 환자 중 85%는 흡연 때문에 허파암에 걸린다. 증상은 만성적인 기침, 객혈, 허파 점액의 과도한 분비, 허파감염의 가능성 증가 등이다.

허파암은 조직의 모습에 따라 크게 편평세포암종, 샘암종, 소세포암종으로 나뉜다. **편평세포암종**(squamous cell carcinoma; *karkinos*: 암, *oma*: 종양)은 허파암 중 가장 흔한 형태이다. 허파의 공기통로에서 내벽을 이루는 거짓중층섬모원주상피가 담배연기로 인한 만성염증과 손상을 견디기 위해 더 단단한 중층편평상피로 변해 있다. **샘암종**(선암종, adenocarcinoma)은 그보다 드물며 호흡상피의 점액 생성 샘에서 나타난다. **소세포암종**(small-cell carcinoma)은 드물며 큰 기관지의 작은 신경내분비세포에서 시작된다.

통합 INTEGRATE

임상적 고찰 19.10 CLINICAL VIEW

가슴막염과 가슴막삼출

가슴막염(흉막염, pleurisy)은 가슴막에 생기는 염증이다. 좌우 허파가 서로 분리된 칸에 있기 때문에 흔히 한쪽에만 염증이 나타난다. 염증이 나타난 막에서는 벽쪽층과 내장쪽층이 서로 부딪치면서 마찰이 증가한다. 환자는 숨을 쉴 때 심한 가슴 통증을 호소한다.

림프관이 과다한 체액을 빼낼 때 그 수용량을 초과하면 체액이 축적되는데, 가슴막안에 체액이 과다하게 찬 상태를 **가슴막삼출**(흉막삼출, pleural effusion)이라고 한다. 원인은 (1) 심장 왼쪽의 기능부전, 폐공기증, 간경화증과 같은 온몸의 요인, (2) 허파의 바이러스 또는 세균 감염, (3) 허파 속의 면역계통에서 염증반응을 촉발하는 허파암 중 하나이다.

의 문과 이어진다. 좌우 허파는 서로 분리된 내장쪽가슴막 속에 들어 있으며, 심장은 내장쪽심장막 속에 있다(16.2b 참조). 좌우 허파와 심장은 서로 분리되어 있기 때문에 감염이 잘 전파되지 않는다.

가슴막안(흉막강, pleural cavity)은 내장쪽장막층과 벽쪽장막층 사이에 있다. 허파가 완전히 팽창하면 내장쪽가슴막과 벽쪽가슴막이 거의 달라붙기 때문에 가슴막안은 잠재된 공간이 된다. 장막에서 지질 성분의 장액이 만들어져 가슴막안의 표면을 덮는다. 장액은 윤활제로 작용해 호흡할 때 가슴막 표면이 서로 미끄러지도록 하면서 마찰을 최소화한다. 좌우 가슴막안에는 각 15 mL 미만의 장액이 있으며, 이 장액은 내장쪽가슴막 속의 림프관으로 계속 빠져나간다. 평소에 가슴막안에서 장액의 생성과 제거는 균형을 이룬다.

무엇을 배웠는가?

19 가슴막안의 장액은 어떤 기능을 하는가?

19.4d 허파가 팽창한 상태를 유지하는 원리

학습목표

24. 허파의 팽창을 유지하는 특성에 대해 설명한다.

가슴벽의 팽창하는 성질, 허파의 움츠러드는 성질, 가슴벽과 허파 사이에 있는 가슴막안의 위치로 인해 허파가 팽창한다.

가슴벽은 해부학적으로 바깥으로 팽창하도록 되어 있다. 가슴우리를 수술로 열 때 이 특성을 쉽게 관찰할 수 있다. 가슴벽을 절개하면 가슴우리가 튀어 오르듯 열리기 때문이다. 허파는 바깥으로 팽창하는 가슴벽의 안쪽 면에 매달려 있는데, 이는 가슴막안의 장액이 만들어 내는 표면장력 때문이다. 그러나 허파는 다량의 탄력결합조직으로 이루어져 있으며, 허파가 팽창하면 이 조직이 늘어난다. 탄력결합조직은 다시 움츠러드는 성질이 있기 때문에 허파는 안쪽으로 세게 당겨진다.

바깥으로 잡아당기는 가슴벽의 힘과 안쪽으로 잡아당기는 허파의 힘이 서로 대항해 가슴막안에는 진공 상태가 생긴다. 그 결과, 가슴막안에 생기는 압력인 **가슴막안내압**(intrapleural pressure)은 허파 안의 압력인 **허파내압**(intrapulmonary pressure)보다 낮다(그림 19.17). 허파내압은 **허파꽈리내압**(intra-alveolar pressure)이라고도 한다. 이 압력 차이 때문에 허파는 팽창한 상태를 유지하는데, 이는 풍선이 팽창된 상태를 유지하는 원리와 비슷하다. 즉 안쪽의 압력이 바깥쪽의 압력보다 크기 때문이다. 가슴막안내압과 허파내압이 같으면 풍선의 입구를 풀었을 때 움츠러드는 것과 마찬가지로 허파가 움츠러든다.

통합 INTEGRATE

임상적 고찰 19.11 CLINICAL VIEW

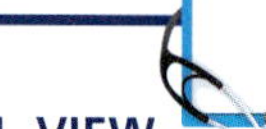

공기가슴증과 무기폐

공기가슴증(기흉, pneumothorax; *pneuma*: 공기)은 가슴막안에 공기가 들어가는 것이다. 공기가슴증의 원인은 다음 두 가지 중 하나이다. 칼에 찔리거나 총에 맞는 등 가슴에 관통상이 생기면 외부에서 공기가 들어갈 수 있다. 혹은 부러진 갈비뼈가 허파의 표면을 찢거나 허파꽈리가 파열하면 공기가 내부에서 들어갈 수 있다.

가슴막안내압이 허파내압보다 작아야 허파가 팽창할 수 있다. 그러나 공기가슴증이면 가슴막안내압과 허파내압이 같아지는 경우가 있기 때문에 허파를 바깥으로 잡아당기는 가슴벽의 힘이 사라져 허파가 움츠러들 수 있다. 이렇게 허파가 움츠러든 상태를 **무기폐**(폐확장부전, atelectasis; *ateles*: 불완전한, *ektasis*: 팽창)라고 한다. 가슴막안에서 공기를 제거하지 않으면 허파의 움츠러든 부분이 다시 팽창하지 않는다. 공기의 양이 적으면 며칠 안에 자연스럽게 빠져나가지만, 공기의 양이 많으면 응급상황이며 가슴막안에 관을 삽입해 공기를 빼내야 한다.

무엇을 배웠는가?

20 평소에 가슴막안내압이 허파내압보다 낮은 이유는 무엇인가?

19.5 호흡: 허파환기

호흡은 대기와 몸의 조직세포 사이에서 호흡기체(산소와 이산화탄소)가 교환되는 현상을 전반적으로 가리키는 용어이다. 호흡을 할 때 네 가지 과정이 연속적으로 동시에 일어난다.

- **허파환기**: 대기와 허파꽈리 사이의 호흡기체 이동
- **허파꽈리 기체교환(바깥호흡)**: 허파꽈리와 혈액 사이의 호흡기체 교환
- **기체 운반**: 허파와 온몸 세포 사이의 혈액 속 호흡기체 운반
- **온몸 기체교환(속호흡)**: 혈액과 온몸 세포 사이의 호흡기체교환

그림 19.18과 **표 19.2**에 이러한 과정을 통해 이루어지는 호흡기체의 이동을 요약했다. 산소는 결과적으로 대기에서 온몸의 세포로 이동하며, 다음과 같은 단계를 거친다.

1. 허파환기의 들숨 단계에서 산소를 함유한 공기가 허파꽈리로 흡입된다.
2. 허파꽈리 기체교환에서 산소가 허파꽈리에서 허파모세혈관의 혈액으로 확산된다.

표 19.2	호흡과정	
과정	설명	신체계통
허파환기	공기가 대기와 허파꽈리 사이를 이동 • 들숨 시 산소는 결과적으로 대기에서 허파꽈리로 이동됨(1단계) • 날숨 시 이산화탄소는 결과적으로 허파꽈리에서 대기로 이동됨(8단계)	호흡계통, 뼈대계통, 근육계통, 신경계통
허파꽈리 기체교환	호흡기체가 허파꽈리와 혈액 사이에서 교환됨 • 산소는 허파꽈리에서 혈액으로 확산됨(2단계) • 이산화탄소는 혈액에서 허파꽈리로 확산됨(7단계)	호흡계통, 심장혈관계통
기체 운반	혈액이 허파와 온몸의 조직세포 사이에서 호흡기체를 운반함 • 산소는 허파에서 조직세포로 운반됨(3단계) • 이산화탄소는 온몸의 세포에서 허파로 운반됨(6단계)	심장혈관계통
온몸 기체교환	호흡기체가 혈액과 온몸의 세포 사이에서 교환됨 • 산소는 혈액에서 조직세포로 확산됨(4단계) • 이산화탄소는 온몸의 세포에서 혈액으로 확산됨(5단계)	심장혈관계통

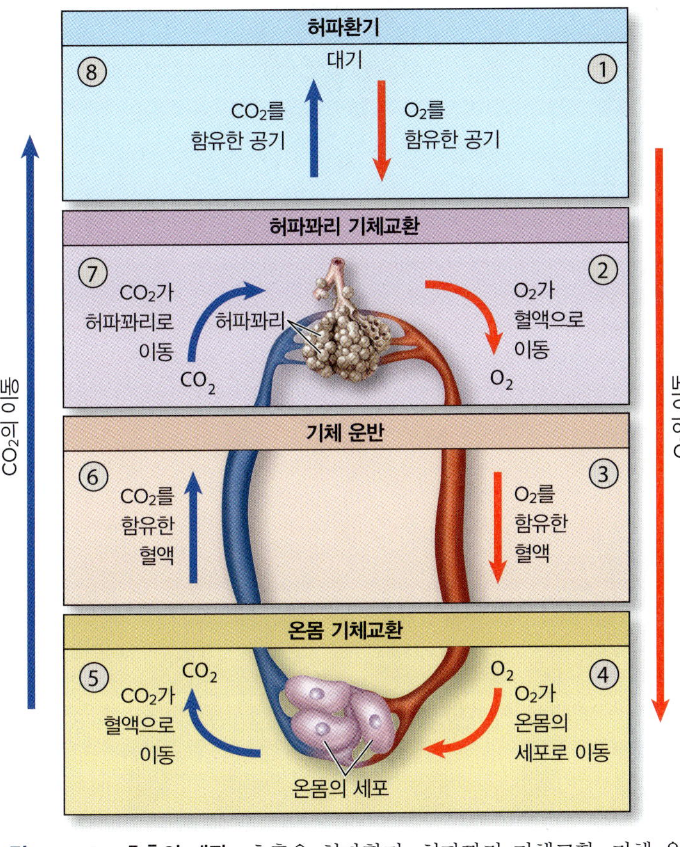

그림 19.18 호흡의 개관. 호흡은 허파환기, 허파꽈리 기체교환, 기체 운반, 온몸 기체교환으로 이루어진다.

3 산소가 혈액을 통해 허파에서 온몸의 세포로 운반된다.

4 온몸 기체교환에서 산소가 온몸 모세혈관 속의 혈액에서 온몸의 세포로 확산된다.

5 온몸 기체교환에서 이산화탄소가 온몸의 세포에서 온몸 모세혈관 속의 혈액으로 확산된다.

6 이산화탄소가 혈액을 통해 온몸의 세포에서 허파로 운반된다.

7 허파꽈리 기체교환에서 이산화탄소가 허파모세혈관의 혈액에서 허파꽈리로 확산된다.

통합 INTEGRATE

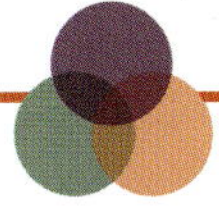

개념 연결 CONCEPT CONNECTION

대사경로인 **세포호흡**(cellular respiration)에서는 포도당이나 지방산과 같은 연료분자가 산화하고, 여기서 나온 화학에너지가 이동해 아데노신삼인산(ATP)을 만든다. 산화한 연료분자의 탄소원자는 노폐물인 이산화탄소의 형태로 배출된다. 전자운반계의 마지막 단계로 산소는 결과적으로 전자를 붙잡아 수소이온과 결합해 물을 형성한다. 호흡계통과 심장혈관계통은 산소를 운반하고 이산화탄소를 제거함으로써 세포호흡의 과정을 돕는다.

8 허파환기의 날숨 단계에서 이산화탄소를 함유한 공기가 허파꽈리에서 대기로 배출된다.

이 절에서는 허파환기에 대해 다루고, 나머지 세 단계는 19.6절과 19.7절에서 설명한다.

19.5a 허파환기의 개관

 **학습목표**

25. 허파환기의 과정을 개관한다.

허파환기(pulmonary ventilation)는 **호흡**(breathing)이라고도 하며, 대기와 허파꽈리 사이에서 공기가 이동하는 과정이다. 허파환기에는 두 주기, 즉 공기가 허파로 들어가는 **들숨**(흡기, inspiration, inhalation)과 공기가 허파에서 빠져나가는 **날숨**(호기, expiration, exhalation)이 있다. 호흡에는 안정호흡과 강제호흡이 있다. **안정호흡**(quiet breathing)은 휴식기에 이루어지는 규칙적인 호흡이고, **강제호흡**(forced breathing)은 운동이나 힘든 활동을 할 때 이루어지는 격렬한 호흡이다.

안정호흡과 강제호흡에서는 똑같은 생리적 과정이 일어난다. 뇌줄기의 자율신경핵이 호흡과 관련된 뼈대근육을 자극해 수축과 이완을 반복하게 함으로써 가슴안의 부피가 계속 변한다. 호흡을 할 때 가슴안의 크기가 변하면서 압력도 변화해 허파와 대기 사이의 압력기울기가

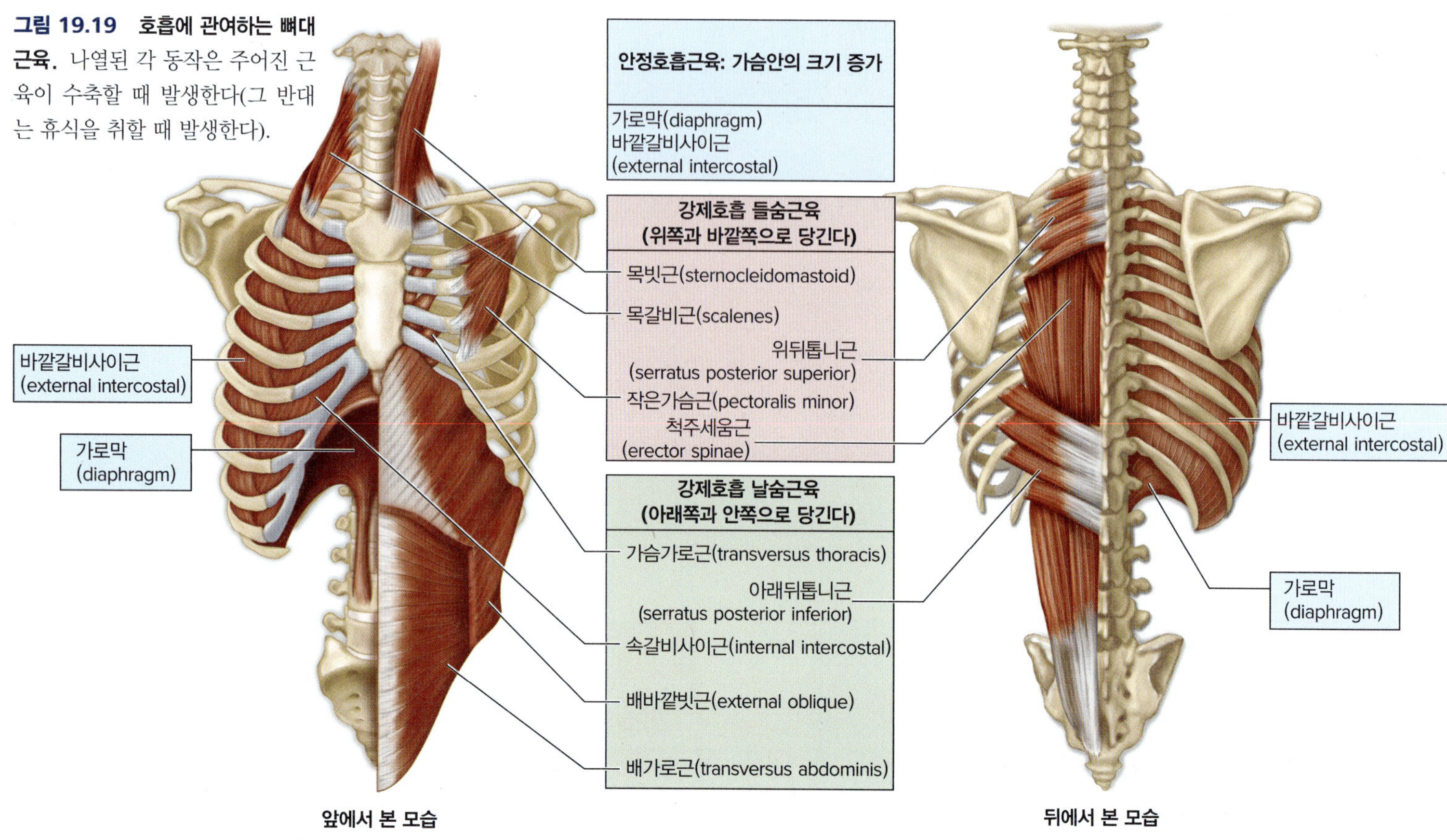

그림 19.19 호흡에 관여하는 뼈대근육. 나열된 각 동작은 주어진 근육이 수축할 때 발생한다(그 반대는 휴식을 취할 때 발생한다).

호흡 근육	
안정호흡 근육 (가슴안의 너비 증가)	가로막은 가슴안의 둥근 바닥을 이루며 이완하면 위로 불룩해진다. 이완기의 불룩한 형태와 수축기의 납작한 형태를 오가며 가슴안의 세로너비를 변화시킨다. 바깥갈비사이근은 위쪽 갈비뼈에서 아래쪽 갈비뼈를 향해 아래 안쪽으로 뻗어 있다. 이 근육은 갈비뼈를 올려 가슴안의 가로너비를 넓힌다.
강제호흡 들숨근육 (위쪽과 바깥쪽으로 당긴다)	목빗근은 복장뼈와 빗장뼈에 부착되어 있으며 가슴우리를 올린다. 목갈비근은 1번과 2번 갈비뼈에 부착되어 있으며 1번과 2번 갈비뼈를 올린다. 작은가슴근은 3~5번 갈비뼈에 부착되어 있으며 3~5번 갈비뼈를 올린다. 위뒤톱니근은 2~5번 갈비뼈의 앞면에 부착되어 있으며 2~5번 갈비뼈를 올린다. 척주세움근은 척주의 길이를 따라 존재하는 깊은 근육의 무리이며 척주를 편다.
강제호흡 날숨근육 (아래쪽과 안쪽으로 당긴다)	속갈비사이근은 바깥갈비사이근의 깊은 곳에서 오른쪽 방향으로 뻗어 있으며 갈비뼈를 누르고 가슴안의 가로너비를 줄인다. 배근육(주로 배바깥빗근과 배가로근)은 배의 기관을 누르고 가로막을 더 높이 밀어올린다. 배곧은근은 복장뼈와 가슴우리를 아래로 잡아당긴다. 가슴가로근은 가슴안의 안쪽에서 가로로 뻗어 있으며 2~6번 갈비뼈에 부착되어 2~6번 갈비뼈를 누른다. 아래뒤톱니근은 목덜미인대와 9~12번 갈비뼈의 아래 가장자리 사이에 뻗어 있으며 9~12번 갈비뼈를 누른다.

변한다. 공기는 압력기울기를 따라 이동해 들숨일 때는 허파로 들어가고 날숨일 때는 허파에서 나간다. 이 절에서는 호흡에서 압력기울기가 형성되는 원리(호흡의 역학), 중추신경계통이 호흡을 통제하는 원리, 호흡과 관련된 측정법을 살펴볼 것이다.

무엇을 배웠는가?

21 자율신경핵에서 시작되는 허파환기의 주요 단계는 무엇인가?

19.5b 호흡의 역학

학습목표

26. 압력기울기가 형성되어 허파환기를 유발하는 원리를 설명한다.

27. 보일의 법칙에서 나타나는 압력과 부피의 관계를 설명한다.

28. 안정호흡과 강제호흡을 구분한다.

호흡의 역학에는 (1) 호흡에서 뼈대근육이 하는 작용, (2) 가슴안의 크기(부피) 변화, (3) 부피 변화로 인한 압력 변화(보일의 기체법칙), (4) 압력기울기, (5) 호흡과 관련된 부피와 압력 변화와 같은 여러 현상이 통합되어 있다. 여기서는 각 현상에 대해 논한 후 정보를 통합해 호흡의 원리에 대해 설명한다.

호흡에 관여하는 뼈대근육

호흡에 관여하는 뼈대근육은 안정호흡 근육, 강제호흡 들숨근육, 강제호흡 날숨근육으로 나뉜다(**그림 19.19**).

- **안정호흡 근육**은 휴식기의 규칙적인 호흡에 관여하는 뼈대근육이다. 여기에는 **가로막**(diaphragm)과 **바깥갈비사이근**(external intercostal)이 있다. 이 근육들은 번갈아 수축하고 이완하며 공기가 허파를 드나들게 한다. 가로막은 가슴안의 둥근 '바닥'을 형성하며 이완되면 돔 모양이 된다. 가로막이 수축하면 중앙 부분이 편평해지고 아래쪽으로 움직여 배의 장기를 누른다. 바깥갈비사이근은 위쪽 갈비뼈에서 아래쪽 갈비뼈를 향해 아래 안쪽으로 뻗어 있다. 이 근육의 수축은 갈비뼈를 올린다.
- **강제호흡 들숨근육**은 강도 높은 운동을 하는 동안이나 노래하면서 한 음을 길게 부르기 전에 깊이 숨을 들이쉴 때 이용된다. 여기에는 **목빗근**, **목갈비근**, **작은가슴근**, **위뒤톱니근**, **척주세움근**이 있다. 이 근육들은 척주세움근을 제외하고 가슴안보다 조금 위에 있으며, 가슴우리를 효율적으로 위, 가쪽, 앞으로 움직여서 안정호흡의 경우보다 가슴안의 부피를 훨씬 키울 수 있다. 척주세움근은 척추뼈의 길이를 따라 있으며 척추뼈를 폄으로써 가슴우리를 올린다.
- **강제호흡 날숨근육**은 풍선을 불 때나 기침을 할 때와 같이 크게 숨을 내쉴 때 수축한다. 여기에는 **속갈비사이근**, **배근육**, **가슴가로근**, **아래뒤톱니근**이 있다. 일반적으로 이 근육들은 가슴우리를 아래, 안쪽, 뒤로 잡아당기거나 배의 장기를 눌러 가로막이 가슴안을 향해 위로 움직이도록 해서 안정상태의 날숨보다 가슴안의 부피를 크게 줄인다.

강제호흡의 들숨근육과 날숨근육은 보조호흡근(accessory muscle of breathing)이라고 한다.

가슴안의 부피 변화

호흡근육의 주기적인 활동을 통해 가슴안의 부피는 수직, 가쪽, 앞뒤 방향으로 변한다(**그림 19.20**).

가로막이 수축하고 이완하면 가슴안의 수직 크기가 변한다. 가로막은 가슴안의 둥근 바닥을 이루며 이완했을 때는 위로 불룩해진다. 수축할 때는 가운데가 납작해지고 아래로 움직여 배의 장기를 누르며, 그 결과 가슴안의 수직길이가 증가한다. 가로막이 이완해 원래 위치로 돌아가면 가슴안의 수직너비가 감소한다.

숨을 쉴 때 가로막은 조금만 움직이며 안정호흡의 경우 가슴안의 수직길이는 불과 몇 mm 늘어날 뿐이다. 강제호흡의 경우에는 배의 근육이 수축해 가로막이 위로 크게 움직인다.

가슴우리가 올라가면 가슴안이 가쪽으로 넓어지고, 가슴우리가 내려가면 가슴안이 좁아진다. 양손을 갈비뼈 양쪽에 올려놓고 갈비뼈를 따라 손을 벌렸다가 모았다가 해 보면 이 움직임을 더 잘 이해할 수 있다.

복장뼈의 아랫부분이 앞뒤로 움직이면 가슴안의 앞뒤너비가 변한다. 한 손을 가슴 아랫부분에 올려놓고 가슴에서 먼 쪽과 가까운 쪽으로 번갈아 움직여 보면 이 움직임을 더 잘 이해할 수 있다. 일반적으로 가슴안의 가쪽너비와 앞뒤너비의 변화는 가로막을 제외한 모든 호흡근육이 수축하거나 이완한 결과로 나타난다(그림 19.19).

보일의 기체법칙: 부피와 압력의 관계

가슴안의 부피가 변하면 기체의 압력이 함께 변한다. **보일의 법칙**(Boyle's law)에 따르면 온도가 일정할 때 용기의 부피(V)가 증가하면

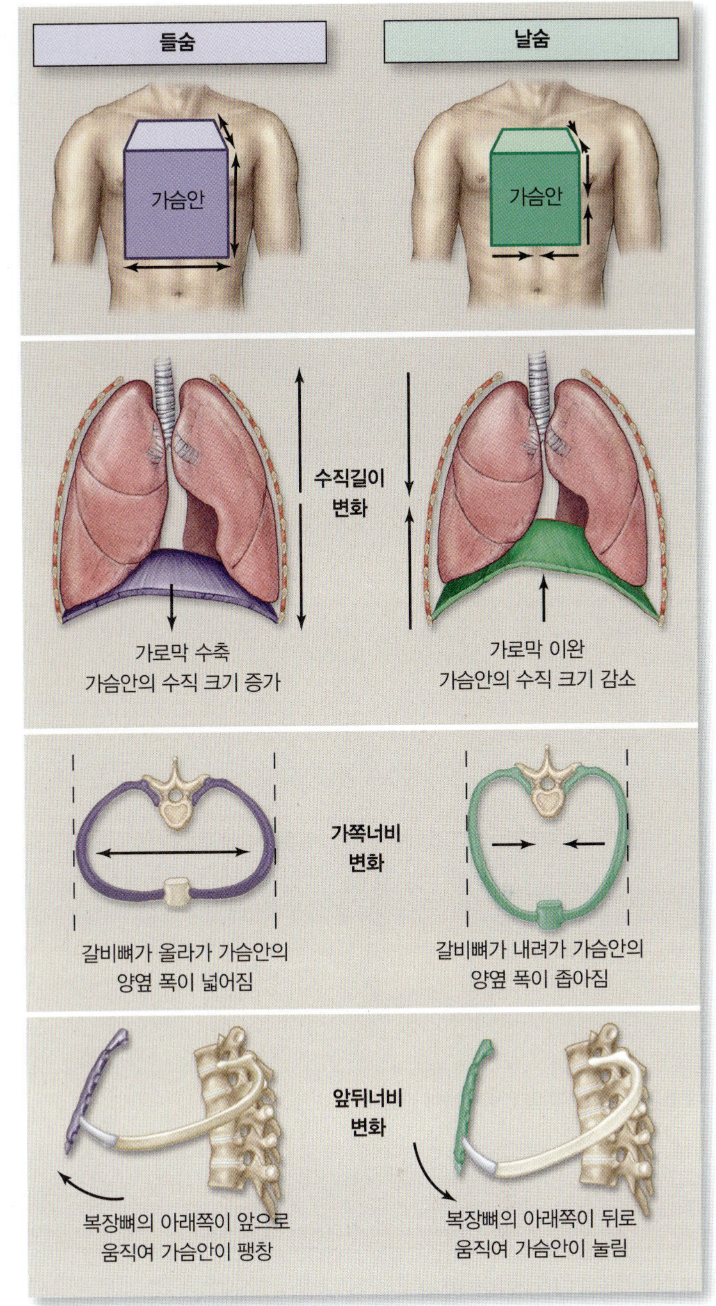

그림 19.20 호흡 시 가슴안의 크기 변화. 가슴안은 상자와 같이 생겼으며, 들숨과 날숨 시 크기가 변한다. 들숨을 쉴 때 가로막이 움직여 수직길이가 증가하고, 갈비뼈가 움직여 가쪽너비가 증가하며, 복장뼈가 움직여 앞뒤너비가 증가한다. 날숨을 쉴 때는 이 너비들이 감소해 가슴안이 작아진다.

기체의 압력(P)이 감소하고, 반대로 용기의 부피가 감소하면 기체의 압력이 증가한다. 이 법칙은 다음과 같은 공식으로 나타낼 수 있다.

$$P_1V_1 = P_2V_2$$

P_1과 V_1은 최초의 상태를 나타내고 P_2와 V_2는 변화한 압력과 부피를 나타낸다. 이 식은 기체의 압력과 부피 사이의 반비례관계를 반영한다. **그림 19.21a**를 보면 이 관계를 더 잘 이해할 수 있을 것이다.

압력기울기

한 곳에서 단위면적당 힘이 다른 곳보다 크면 압력기울기가 생겨난다. 두 영역 사이에 압력기울기가 존재하고 두 영역이 서로 연결되어 있으

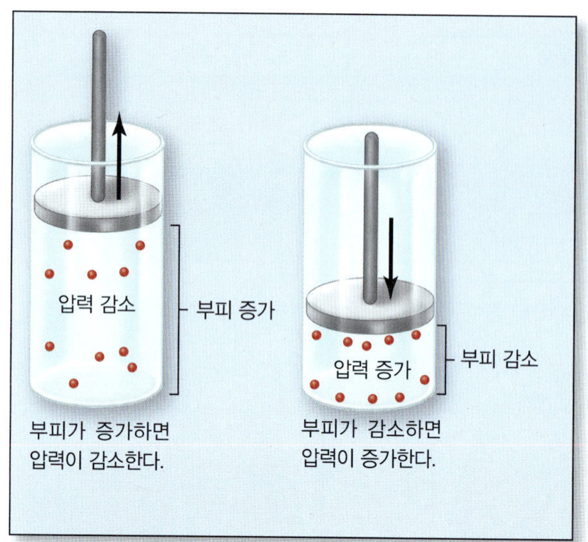

(a) 보일의 법칙

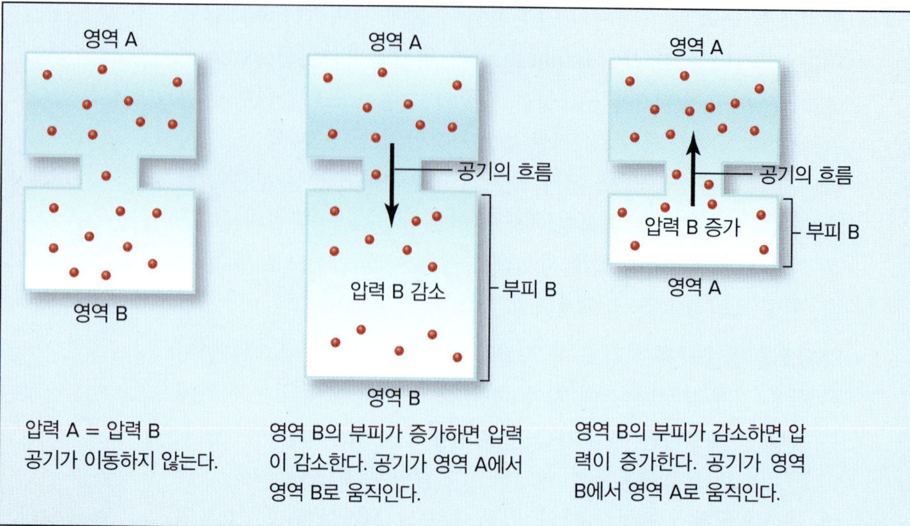

(b) 압력기울기

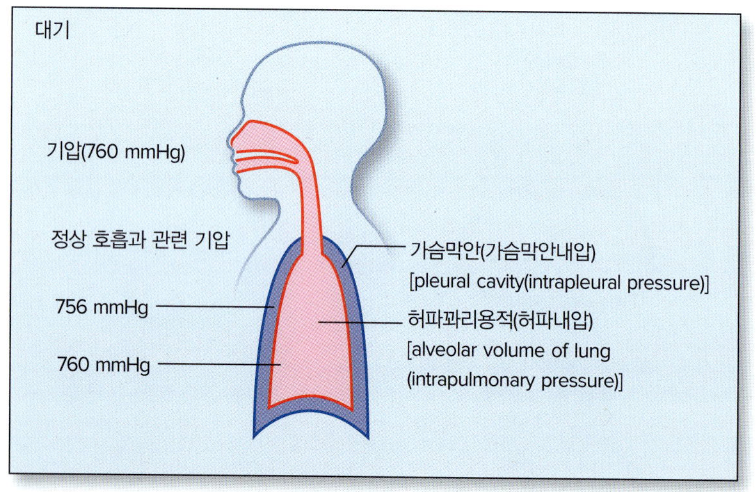

(c) 호흡과 관련된 부피와 압력(날숨이 끝날 때)

그림 19.21 보일의 법칙과 압력기울기. (a) 보일의 법칙에 따르면 부피와 압력은 반비례한다. (b) 두 영역의 압력이 같으면 공기가 움직이지 않는다. 부피가 변해 압력기울기가 생기면 압력이 높은 곳에서 낮은 곳으로 공기가 이동한다. (c) 호흡에서 중요한 압력은 세 가지이다. 기압은 해수면과 같은 고도일 때 760 mmHg이다. 나머지 두 압력은 허파내압과 가슴막안내압이며 호흡 시에 가슴안의 부피 변화에 따라 함께 변화한다.

면, 두 곳의 압력이 같아질 때까지 압력이 높은 곳에서 낮은 곳으로 공기가 이동한다. 이 관계를 그림 19.21b에 나타냈다.

호흡과 관련된 부피와 압력

호흡경로로 서로 이어진 대기와 허파 사이에도 비슷한 관계가 나타난다(그림 19.21c).

대기(atmosphere)는 우리를 둘러싼 외부 환경의 공기이고 **기압**(atmospheric pressure)은 외부 환경에서 공기가 나타내는 압력(무게)이다. 기압은 고도에 따라 달라진다. 고도가 증가할수록 공기의 밀도가 낮아지므로 기준치는 해수면 고도의 기압으로 설정한다. 공기의 밀도가 낮으면 기압도 낮다. 해수면 고도의 기압은 다음과 같이 여러 단위로 나타낼 수 있다. 1제곱인치당 14.7파운드(lb) = 1기압(atm) = 760 mmHg. 이 책에서는 760 mmHg로 나타내겠다(수은 1 mm를 1 mmHg로 나타내며, 1 mmHg는 유리관 속의 수은 1 mm가 나타내는 압력이다).

가슴안에는 허파가 있다. 허파꽈리의 부피를 모두 합친 것을 **허파꽈리용적**(폐포용적, alveolar volume)이라고 하며, 이와 관련된 압력은 허파내압이다. 허파내압은 호흡과정에서 변동하므로 때에 따라 기압보다 높을 수도, 낮을 수도, 기압과 같을 수도 있다. 들숨이 끝날 때와 날숨이 끝날 때 허파내압은 기압(해수면 고도에서 760 mmHg)과 같다.

가슴막안이 있기 때문에 허파는 가슴벽과 떨어져 있다. 가슴막안 속의 압력인 가슴막안내압도 호흡을 할 때 변동하지만 허파내압보다는 항상 낮기 때문에 허파는 항상 팽창된 상태를 유지한다. 가슴막안내압은 일반적으로 들숨 전에 허파내압보다 약 4 mmHg 낮다(756 mmHg).

들숨과 날숨 시 가슴안의 부피가 변화함으로써 대기와 가슴안 사이에 압력기울기가 생겨나고 기류의 방향이 결정된다. 들숨에서 가슴안의 부피가 증가하고 압력이 감소하면 공기가 허파로 들어간다. 반대로 날숨에서 가슴안의 부피가 감소하고 압력이 증가하면 공기가 허파에서 나온다.

개념 통합: 안정호흡

안정호흡은 휴식기의 호흡이라는 것을 상기한다. 안정호흡의 각 단계에 관한 설명을 읽으면서 **그림 19.22**를 참조한다.

들숨

1. 들숨 전에 해수면 고도에서 허파내압과 기압은 760 mmHg이다. 가슴막안내압은 약 756 mmHg로 허파내압보다 약 4 mmHg가 낮다.

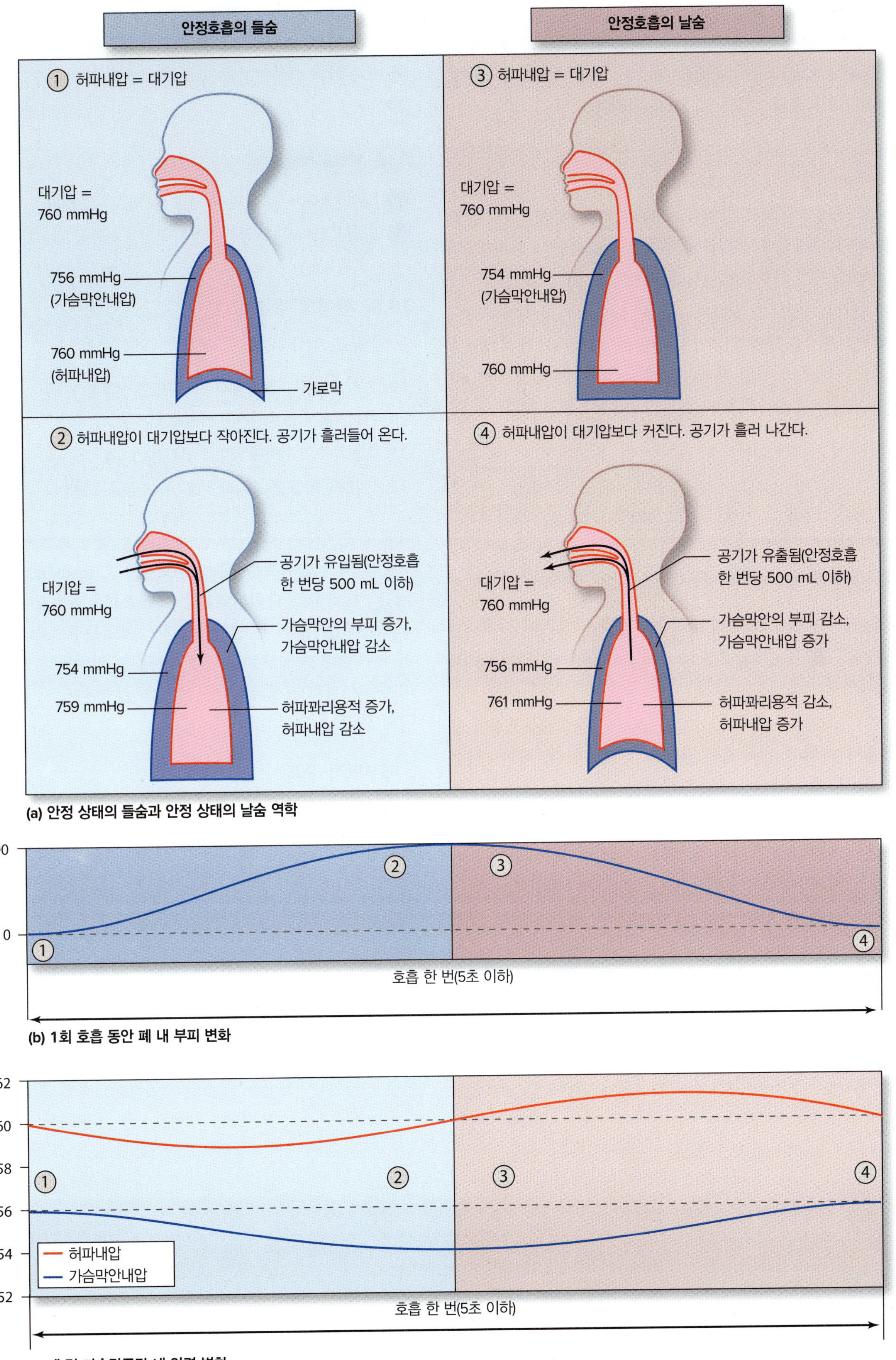

그림 19.22 안정호흡의 역학과 관련된 부피와 압력의 변화. 원 속의 숫자는 각 단계를 나타낸다. (a) 호흡과 관련된 부피, 압력, 공기흐름의 변화를 나타낸 그림이다. (b) 안정호흡에서는 약 500 mL의 공기가 허파를 드나든다. (c) 허파내압과 가슴막안내압의 압력은 비교적 적게 변화한다.

② 가로막이 수축하면서 가슴안의 수직길이가 증가하고 바깥갈비사이근이 수축하면서 가슴안의 가쪽너비와 앞뒤너비가 증가한다. 안정호흡에서 가로막의 움직임은 가슴안 부피 변화의 약 2/3를, 바깥갈비사이근의 움직임은 약 1/3을 차지한다.

- 근육이 수축해 가슴막안의 부피가 증가하고 가슴막안내압이 약 756 mmHg에서 754 mmHg로 감소한다.
- 동시에 가슴막안에서 장액이 만들어 내는 표면장력으로 인해 허파가 팽창한다. 허파꽈리용적이 증가하면서 허파내압은 760mmHg에서 759 mmHg로 감소한다.
- 허파내압이 기압보다 낮아지면 두 압력이 같아질 때까지 공기가 압력기울기를 따라 외부에서 허파로 들어온다. 대기에서 허파로 들어오며, 공기의 부피는 안정호흡 한 번당 약 500 mL (0.5 L)이다. 이 공기의 부피를 일회호흡량이라고 한다.

날숨

③ 날숨 전에 허파내압과 기압은 760 mmHg이다. 가슴막안내압은 약 754 mmHg로 허파내압보다 낮다.

④ 가로막과 바깥갈비사이근이 이완해 가슴안의 크기가 줄어든다.

- 가로막이 이완하고 가슴벽이 움츠러들면서 가슴안의 부피가 감소한다. 가슴막안내압은 754 mmHg에서 다시 756 mmHg로 증가한다.
- 동시에 허파꽈리용적이 감소한다. 허파의 탄력결합조직이 움츠러들어 허파가 안쪽으로 당겨지기 때문이다. 허파내압은 760 mmHg에서 761 mmHg로 오른다.
- 허파내압이 기압을 초과하면 공기가 허파꽈리에서 대기로 밀려나간다. 허파내압이 다시 대기와 같아질 때까지 공기가 계속 밀려 나간다. 이동하는 공기의 부피는 약 500 mL이다.

안정호흡에서 가슴안의 부피, 허파내압, 가슴막안내압의 변화를 그림 19.22b, c에 나타냈다. 안정호흡의 들숨과 날숨에서 일어나는 사건은 **표 19.3**에 요약했다.

› 개념 통합: 강제호흡

강제호흡은 안정호흡과 비슷한 단계로 이루어진다. 그러나 강제호흡에서는 들숨과 날숨이 능동적으로 이루어지므로 더 많은 근육이 수축한다(그림 19.19). 이 때문에 가슴안의 부피와 허파내압이 더 크게 변하므로 더 많은 공기가 허파를 드나든다. 가슴안의 부피 변화가 크게 눈에 띄지 않는 안정호흡과 달리 강제호흡에서는 가슴의 부피 변화가 확연하다.

무엇을 배웠는가?

22 안정호흡에서 일어나는 사건을 순서대로 서술하라.

23 강제호흡에서는 어떻게 다량의 공기가 허파를 드나드는가?

19.5c 신경의 호흡 조절

학습목표

29. 호흡 조절과 관련된 해부학적 구조를 설명한다.

30. 안정호흡 조절과 관련된 생리적 사건을 기술한다.

31. 호흡의 수와 깊이에 영향을 미치는 반사를 설명한다.

32. 신경계통의 호흡 조절과 호흡기관 조절을 구분한다.

호흡에 관여하는 뼈대근육은 뇌줄기의 핵이 조절한다. 구체적으로 이 핵은 숨뇌의 **숨뇌호흡중추**(연수호흡중추, medullary respiratory center)와 다리뇌의 **다리뇌호흡중추**(뇌교호흡중추, pontine respiratory center)에 있다. 이 두 중추를 합쳐서 **호흡중추**(respiratory center)라고 한다. 호흡이 통제되는 원리에 대해서는 알려지지 않은 부분이 많지만 여기서는 널리 인정되는 이론에 대해 설명한다. 이 절을 학습하는 동안 **그림 19.23**을 참조한다.

› 해부학적 구조

호흡을 조절하는 중추신경계 내의 자율신경핵을 총칭하여 호흡중추라고 한다(그림 19.23a). **숨뇌**(medulla oblongata) 내에 위치한 이 센터의 한 부분을 숨뇌호흡중추라고 한다. 숨뇌호흡중추에는 두 분류의 핵이 있다. **배쪽호흡군**(ventral respiratory group, VRG)은 숨뇌의 앞쪽에 위치하는 신경세포 기둥이며, 들숨신경세포와 날숨신경세포를 모두 포함한다. 배쪽호흡군의 뒤쪽, 숨뇌의 등쪽 안쪽 부분에는 **등쪽호흡군**(dorsal respiratory group, DRG)이 있다.

호흡센터의 다른 부분은 다리뇌에 있으며, 다리뇌호흡중추(또는 호흡조절 중추)라고 한다. 호흡의 뼈대근육에는 앞에서 설명한 대로 가로막, 바깥갈비사이근 및 기타 호흡보조근육이 포함된다(그림 19.19 참조). 배쪽호흡군의 위운동신경세포와 척수에서 호흡 뼈대근육까지

표 19.3 안정호흡에서 나타나는 변화

변수	들숨	날숨
가로막과 바깥갈비사이근	수축(능동)	이완(수동)
가슴막안	부피 증가; 압력 감소	부피 감소; 압력 증가
허파	부피 증가; 압력 감소	부피 감소; 압력 증가
공기의 이동	허파로 유입	허파에서 유출

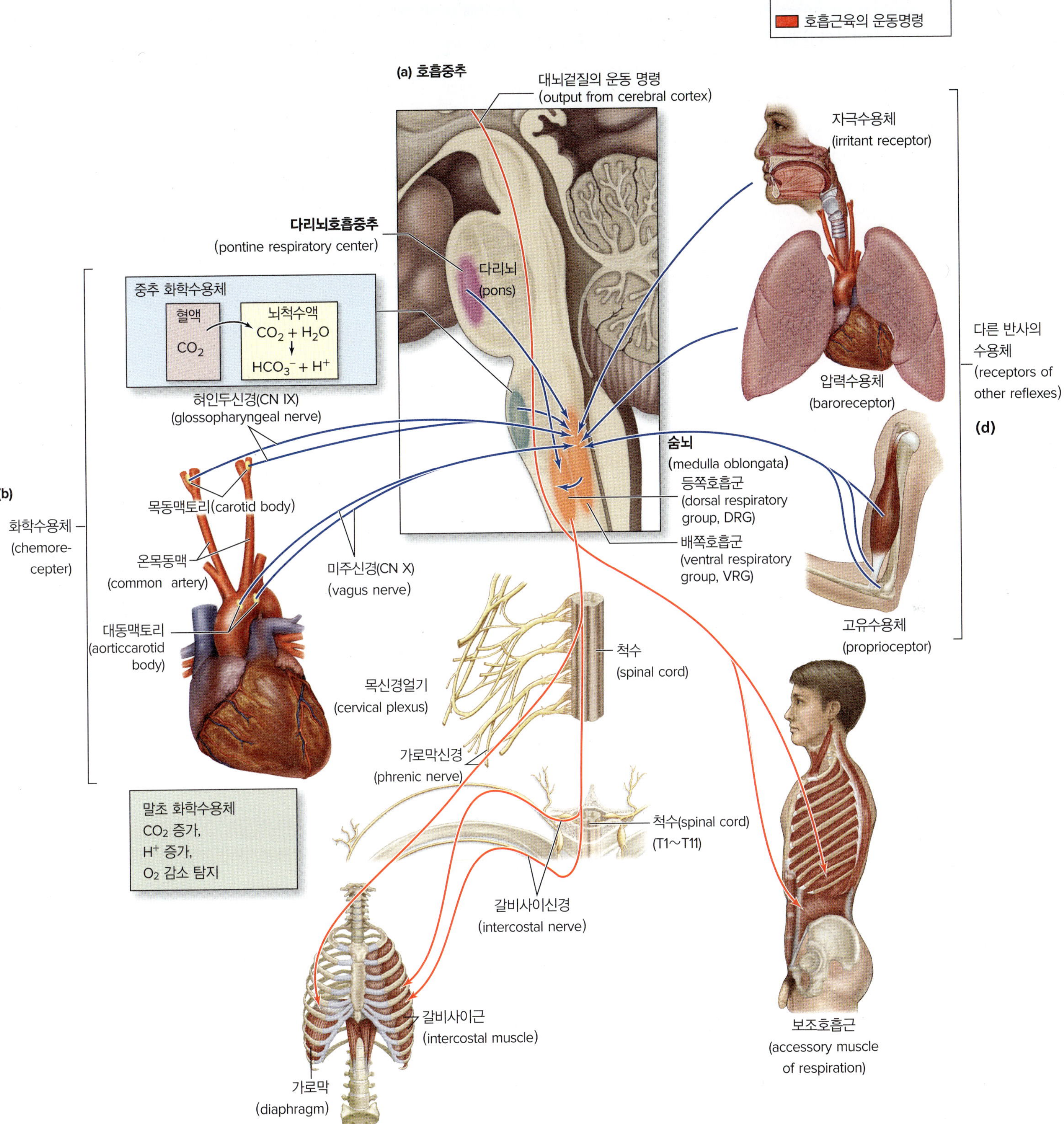

그림 19.23 호흡중추. (a) 호흡중추는 규칙적으로 가로막과 바깥갈비사이근에 운동명령을 보내 안정호흡을 조절한다. 호흡중추는 뇌의 중추 화학수용체에 입력된 감각정보를 통해 자극을 받아 호흡의 속도와 깊이를 조절한다. (b) 목동맥토리와 대동맥토리 속의 화학수용체, (c) 호흡에 관여하는 뼈대근육, (d) 기도 내벽의 점막에 있는 자극수용체, 허파와 내장쪽가슴막에 있는 뻗침수용체, 근육, 힘줄, 관절의 고유수용체에 입력된 감각정보도 작용한다. 대뇌겉질은 의식적으로 호흡을 조절할 수 있다. 대뇌겉질의 운동명령은 호흡중추를 피해, 호흡에 관여하는 뼈대근육을 지배하는 아래운동신경을 직접 자극한다.

확장되는 아래운동신경세포와 연접되어 있다(그림 19.23c). 이러한 아래운동신경세포는 가로막을 자극하는 **가로막신경**(11.5d 참조) 또는 갈비사이근을 자극하는 **갈비사이신경**(11.5c 참조) 내에 있다. 호흡보조근육은 개별적으로 명명된 다른 체세포 신경에 의해 지배된다(그림 19.23에서는 개별적으로 명명되지 않음).

화학수용체는 호흡 변화에 관여하는 주요 감각수용체이다(그림 19.23b). **화학수용체**는 뇌척수액(CSF)과 혈액 내에서 수소이온(H^+)과 호흡가스(Pco_2 및 Po_2)의 농도 변화를 모니터링한다. 호흡가스의 농도는 이산화탄소 분압(Pco_2)과 산소 분압(Po_2)으로 표시된다는 것을 명심한다. 분압은 19.6a절에서 설명할 것이며, 지금은 가스의 분압이 높을수록 농도가 높아진다는 것을 기억한다. 화학수용체는 뇌(중추화학수용체)와 특정 혈관(말초화학수용체) 모두에 존재한다.

- **중추 화학수용체**(central chemoreceptor)는 숨뇌에 있는 영역으로 숨뇌호흡중추와 매우 가깝다. 중추화학수용체는 혈액 Pco_2의 변화로 인한 뇌척수액의 pH 변화만을 탐지한다. 이산화탄소는 혈액에서 뇌척수액으로 확산된다. 뇌척수액에서는 탄산무수화효소가 이산화탄소와 물에서 탄산이 형성되도록 촉진한다. 탄산은 중탄산이온과 수소이온으로 분해된다. 따라서 중추 화학수용체는 혈액에서 뇌척수액으로 확산되는 CO_2에서 형성되는 CSF 내의 H^+ 농도를 모니터링한다. 혈액과 달리 CSF에는 H^+의 획득 또는 손실을 완충하는 단백질이 없다는 점이 중요하다. 결과적으로 CSF 내의 H^+ 변화는 혈액 Pco_2의 변화를 가장 정확하게 반영한다.
- **말초 화학수용체**(peripheral chemoreceptor)는 특정한 혈관의 벽 속에 있다. 온목동맥이 속목동맥과 바깥목동맥으로 갈라지는 지점에 있는 목동맥토리(경동맥소체, carotid body), 대동맥활에 있는 대동맥토리(대동맥소체, aortic body)가 바로 이 수용체이다. 말초 화학수용체는 일반적으로 동맥혈 내 H^+ 및 Pco_2 농도의 변화를 감지한다. 말초 화학수용체는 Pco_2와 관계없이 생성되는 수소이온의 변화에도 자극을 받는다는 점에서 중추 화학수용체와 다르다. 예를 들면 콩팥이 기능을 상실하거나(정상 콩팥은 수소이온을 제거함), 당뇨병으로 인한 케토산증 때문에(케토산은 지방산 대사의 부산물) 대사산증이 일어나 수소이온이 축적되면 이러한 일이 일어난다. 말초 화학수용체는 또한 상대적으로 혈액 Po_2의 큰 변화에 의해 자극될 수 있다. 혈액 H^+ 또는 혈액 호흡가스의 변화에 의해 자극을 받으면 목동맥토리는 설인두신경을 따라 전달되는 신경신호를 변경시키고 대동맥토리는 미주신경을 따라 호흡중추로 전달되는 신경신호를 변경시킨다.

통합 INTEGRATE

학습 전략 LEARNING STRATEGY

두 가지 유형의 화학수용체가 각각 무엇을 감시하는지 요약했다.

- **중추 화학수용체**는 뇌척수액, 즉 뇌척수액 속의 수소이온(혈중 이산화탄소에서 만들어짐)을 감시한다.
- **말초 화학수용체**는 혈액을 감시한다: (1) 혈중 CO_2 (2) 케토산증과 같은 경우에 대사산증으로 만들어지는 수소이온, (3) 상대적으로 O_2의 큰 변화.

통합 INTEGRATE

임상적 고찰 19.12 CLINICAL VIEW

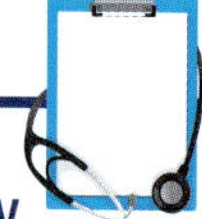

무호흡

호흡이 없는 상태인 **무호흡**(apnea)은 자의적으로 일어날 수도 있고(음식을 삼킬 때나 숨을 참을 때), 약물로 유발될 수도 있으며(예: 마취), 신경질환이나 외상 때문에 일어날 수도 있다. 수면무호흡(sleep apnea)은 수면 중에 호흡이 잠시 멈추는 것이다.

다른 수용체로는 먼지 및 기타 미립자 물질에 의해 자극되는 호흡통로 내에 위치한 자극수용체, 내장쪽가슴막 및 스트레칭 수용체인 세기관지 민무늬근 내에 위치한 **압력수용체**(baroreceptor), 신체 움직임에 의해 자극되는 관절 및 근육 내에 위치한 **고유수용체**가 있다(그림 19.23d).

› 호흡생리학

호흡이 완전히 제어되는 방법에 대해서는 아직 많이 알려지지 않았지만 다음 설명은 일반적으로 받아들여지는 이론이다.

안정호흡 숨뇌호흡중추 내 배쪽호흡군의 들숨신경세포가 자발적으로 탈분극되거나 '켜질' 때 **안정 들숨**이 시작된다. 배쪽호흡군의 들숨중추 내에서 시작된 신경신호는 체세포신경 경로를 통해 약 2초 동안 안정호흡의 뼈대근육으로 전송된다. 이 2초 동안 신경신호의 강도가 증가한다. 이러한 들숨신경세포의 자극으로 가로막과 바깥갈비사이근이 수축해 가슴안의 부피가 커진다. 따라서 압력 차이가 발생하고 공기가 대기에서 허파꽈리로 이동한다(19.5b 참조).

안정날숨은 배쪽호흡근이 억제되거나 '꺼질 때' 발생한다. 이러한 억제는 안정들숨을 하는 동안 배쪽호흡군의 들숨신경세포의 신경신호가 배쪽호흡군의 날숨신경세포로 전달되기 때문에 발생한다. 그런 다음 이에 반응하는 배쪽호흡군의 날숨신경세포는 억제신호를 배쪽호흡군의 들숨신경세포로 다시 보낸다(억제 피드백 루프처럼). 이러한 억제로 인해 배쪽호흡군의 들숨신경세포가 '꺼진다'. 결과적으로 신경신호는 더 이상 신경 경로를 통해 안정호흡의 뼈대근육으로 보내지 않는다. 이는 일반적으로 약 3초 동안 지속된다. 체세포 신경자극이 없으면 가로막과 바깥갈비사이근이 이완되어 가슴안의 부피가 감소한다. 따라서 압력 차이가 발생하고 공기가 허파꽈리에서 대기로 이동한다(19.5b 참조).

들숨이 2초간, 날숨이 3초간 이루어진다면 호흡수는 분당 평균 12회이다. 안정호흡은 일반적으로 분당 평균 12~15회이고, 이 호흡수를 정상 호흡(eupnea)이라고 한다(참고: 생리학자들은 이전에 배쪽호흡군 및 등쪽호흡군의 역할이 여기에 설명된 내용과 반대라고 생각했다).

호흡에서 다리뇌호흡중추(pontine respiratory center)의 특정 역할은 신경신호를 숨뇌호흡중추로 전달하여 들숨과 날숨 사이의 부드러운 전환이 이루어지게 하는 것으로 보인다. 이 영역이 손상되면 호흡이 불규칙해진다.

어떻게 생각하는가?

3 가로막신경은 척수신경 C3–C5 가지로부터 형성된 목신경얼기에서 뻗어 나오고, 갈비사이신경은 척수신경 T1–T11 앞가지이다. 척수손상이 (a) C2 혹은 그 이상, (b) C6과 T11 사이, (c) T12 혹은 그 이하인 각각의 조건에 대한 호흡 상태의 결과를 예측하라.

호흡 수와 깊이를 변화시킬 수 있는 반사

화학수용체와 관련된 반사를 통한 호흡 수 및 깊이 변화 호흡의 수와 깊이는 일차적으로 화학수용체에 입력된 감각정보에 대한 반사로 인해 변할 수 있다. 감각자극은 등쪽호흡군으로 가고 등쪽호흡군이 활성화하면 활동전위가 배쪽호흡군으로 전달되어 호흡의 수와 깊이가 변한다. 들숨과 날숨에 소비되는 시간을 변화시키면 호흡수가 변하며, 보조 호흡근이 자극을 받아 가슴안의 부피가 더 많이 변하면 호흡의 깊이가 변한다.

중추화학수용체가 뇌척수액에서 H^+ 농도의 증가를 감지하거나 말초화학수용체가 혈액 H^+ 농도의 증가, 혈액 P_{CO_2}의 증가 또는 둘 모두를 감지하면 호흡 수와 깊이가 반사적으로 증가할 수 있다. 중추 화학수용체는 추가 신경신호를 가까이 위치한 등쪽호흡군에 직접 전달하고 말초 화학수용체는 목동맥토리로 부터 혀인두신경을 통해, 대동맥토리로부터 미주신경을 통해 등쪽호흡군으로 추가 신경신호를 전달한다. 등쪽호흡군는 이러한 정보를 배쪽호흡군에 전달한다. 호흡의 수와 깊이가 증가하고 이산화탄소가 더 많이 배출되어 혈중 P_{CO_2}와 뇌척수액의 pH가 정상으로 돌아간다. 반대로 H^+ 혹은 P_{CO_2}가 감소하면 pH가 높아지고 호흡의 수와 깊이가 감소한다.

호흡의 수와 깊이에 가장 중요한 영향을 미치는 자극은 혈중 P_{CO_2}이다. 화학수용체는 혈액 이산화탄소 농도의 변화에 매우 민감하다. P_{CO_2}가 5 mmHg만 증가해도 호흡수가 2배로 증가한다. 이산화탄소가 뇌척수액에서 물과 결합해 탄산을 형성할 때 P_{CO_2}의 변화는 가장 강력하게 호흡수를 변화시킬 수 있다. 혈액과 달리 뇌척수액에는 수소이온의 증감을 완충할 단백질이 없기 때문이다. 따라서 뇌척수액의 pH 변화는 혈액 P_{CO_2}의 변화를 가장 정확히 반영한다.

일반적으로 혈액 P_{O_2}의 변화는 호흡을 조절하는 독립적인 수단이 아니다. 혈중 동맥 산소 수치는 화학수용체가 P_{CO_2}와 별개로 자극을 받기 전에 정상적인 P_{O_2} 수치인 95 mmHg에서 비정상적으로 낮은 수치인 60 mmHg로 크게 감소해야 한다. 수영 전에 과다호흡을 일으키는 수영선수에게는 이 현상이 치명적일 수 있다. 과다호흡은 화학수용체가 자극을 받지 않을 만큼 혈중 이산화탄소 농도를 낮춘다. 이와 동시에 격심한 운동으로 혈중 산소 농도가 크게 감소하지만 화학수용체를 자극할 만큼 감소하지는 않는다. 그 결과, 수영선수는 의식을 잃고 물에 빠질 수 있다.

일반적으로 P_{O_2} 수치는 화학수용체가 혈액 P_{CO_2}의 변화에 더 민감하게 만들어 호흡수에 영향을 미친다. 이는 상승효과와 관련되어 있다. P_{O_2}가 감소한 동시에 P_{CO_2}가 증가하고 수소이온이 더 많이 생성되면 호흡중추가 더 큰 자극을 받는다.

다른 수용체와 관련된 반사를 통해 호흡패턴 변화 화학수용체 이외의 수용체는 호흡패턴을 변화시킨다. (1) 관절과 근육 속의 고유수용체(고유감각기, proprioceptor)는 몸의 움직임에 자극을 받는다. 고유수용체는 몸의 움직임 증가에 반응해 호흡중추로 신호를 보내서 호흡의 깊이를 증가시킨다. (2) 압력수용체(baroreceptor)는 내장쪽가슴막과 세기관지의 민무늬근육 속에 있는 뻗침수용체이다. 압력수용체는 호흡 작용을 억제함으로써 허파가 과도하게 늘어나지 못하도록 하는 반사를 개시한다. 이 반사를 **들숨반사**(inhalation reflex) 또는 헤링–브로이어 반사(Hering-Breuer reflex)라고 한다. 이 반사는 허파가 과도하게 팽창해 손상되지 않도록 효과적으로 보호한다. 허파가 과도하게 늘어나면 이 수용체들은 미주신경을 통해 호흡중추로 감각정보를 보내서 들숨을 중단하도록 하고, 그 결과 날숨이 이루어진다. 영아의 경우 이 반사가 호흡을 통제하는 정상적인 수단일 수 있으나, 영아기가 지나면 보호반사로만 기능한다. (3) 자극수용체는 자극을 받으면 재채기 또는 기침 반사를 시작한다. 재채기 반사는 코안 내의 자극물에 의해 시작되고 기침 반사는 기관 및 기관지 내의 자극물에 의해 시작된다. 신경신호는 감각신경세포에 의해 숨뇌수질 직사각형(각각 재채기 또는 기침 핵)으로 전달된다. 이러한 핵들은 운동신경세포를 따라 신경신호를 시작하여 성대를 닫고 배근육을 강제로 수축시킨다. 처음에 닫혀 있던 성대는 가슴안의 압력이 증가함에 따라 갑자기 열리면서 폭발적인 날숨이 터져 나오는 것이다.

고위 뇌중추의 작용 시상하부, 둘레계통, 대뇌겉질과 같은 고위 뇌중추도 호흡수에 영향을 미칠 수 있다. 시상하부는 몸이 따뜻해지면 호흡수를 늘리고 몸이 차가워지면 호흡수를 줄인다. 둘레계통은 감정과 감정적 기억에 대한 반응으로 호흡수를 변화시킨다. 대뇌겉질의 이마엽은 말하기, 노래하기, 숨 참기, 발살바조작 등의 활동을 할때 호흡양상을 수의적으로 통제한다. 호흡중추에 신호를 전달하는 다른 고위 영역과 달리 대뇌겉질의 활동전위는 호흡중추를 우회해 척수의 아래운동신경을 직접 자극한다(그림 19.23).

통합 INTEGRATE

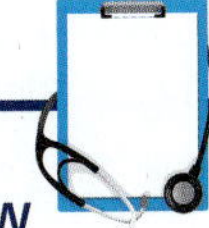

임상적 고찰 19.13 CLINICAL VIEW

저산소욕구

특정 호흡장애(예: 폐공기증)에 걸리면 이산화탄소를 배출하는 능력이 감소해 혈중 P_{O_2} 농도가 호흡을 위한 자극이 될 수 있다. 이를 **저산소욕구**(hypoxic drive)라고 한다. 혈액 속의 이산화탄소 농도가 장기간 높은 상태를 유지할 때 저산소욕구가 나타난다. 화학수용체는 P_{CO_2}에 덜 민감해지고 P_{O_2} 농도가 감소했을 때 자극을 받는다. P_{O_2}가 낮아야 호흡이 이루어지기 때문에 산소를 투여하면 P_{O_2}가 높아져서 스스로 호흡하는 능력이 저해된다.

호흡계통의 해부학적 구조와 호흡의 해부학적 구조의 신경조절

호흡의 해부학적 구조에 대한 신경지배와 호흡계통의 해부학적 구조에 대한 신경지배는 구분해야 한다. 민무늬근육과 샘으로 이루어진 호흡계통의 해부학적 구조는 자율신경계 가지인 교감신경과 부교감신경의 아래운동신경세포 축삭의 지배를 받으며, 뇌줄기의 자율신경핵이 조절한다. 한편 뼈대근육조직으로 이루어진 호흡근육은 뇌줄기의 자율신경

핵과 대뇌겉질의 몸신경세포핵이 조절한다. 호흡중추를 이루는 자율신경핵은 가로막신경과 갈비사이신경의 아래운동신경세포를 따라 규칙적으로 운동명령을 보냄으로써 평상시의 호흡을 조절하며, 다양한 감각정보에 반응해 호흡의 수와 깊이를 변화시킨다. 대뇌겉질은 호흡에 관여하는 뼈대근육으로 뻗은 아래운동신경세포를 직접 자극함으로써 의식적으로 호흡을 조절한다. 이 중추신경계통의 다양한 정보로 인해 호흡은 반사적으로, 그리고 의식적으로 통제될 수 있다.

무엇을 배웠는가?

24 호흡중추 속의 배쪽호흡군과 등쪽호흡군은 어떤 기능을 하는가?

25 다음 중 호흡수를 늘리는 자극은(a) 혈중 P_{CO_2} 증가, (b) 혈액의 수소이온 증가, (c) 뇌척수액의 수소이온 증가, (d) 혈중 P_{O_2} 증가

26 호흡에 관여하는 뼈대근육은 몸신경과 자율신경 중 어느 신경의 지배를 받는가?

19.5d 기류, 압력기울기, 저항

학습목표

33. 기류를 정의한다.

34. 압력기울기와 저항이 기류를 어떻게 결정하는지 설명한다.

기류(airflow)란 한 번 호흡할 때마다 허파를 드나드는 공기의 양이다. 몸이 정상적으로 기능하려면 공기가 계속해서 충분히 교환되어야 한다. 이 교환의 일부는 기류, 그리고 기류에 영향을 미치는 변수가 결정한다. 기류는 두 가지 인자, 즉 (1) 기압과 허파내압 사이에서 발생하는 압력기울기, (2) 기도, 허파, 가슴벽의 상태로 인해 발생하는 저항이다. 기류의 공식은 다음과 같다.

$$F = \frac{\Delta P}{R} \quad \text{or} \quad F = \frac{P_{atm} - P_{alv}}{R}$$

또는 F는 기류, ΔP는 기압(atm)과 허파꽈리 허파내압(alv) 사이의 차이, R은 저항이다.

이 수학적 표현을 통해 기류는 기압과 허파 사이의 압력기울기와 정비례하고 저항과 반비례한다는 것을 알 수 있다. 압력기울기가 증가하면 허파로 들어오는 기류가 증가하고, 압력기울기가 감소하면 허파로 들어오는 기류가 감소한다(저항이 같다고 가정). 한편 저항이 증가하면 기류가 감소하고 저항이 감소하면 기류가 증가한다(압력기울기가 같다고 가정).

압력기울기(ΔP)는 기압과 허파내압의 차이($P_{atm} - P_{alv}$)이며 가슴안의 부피가 변할 때 함께 변한다. 안정호흡에서 가로막과 바깥갈비사이근이 수축하면 가슴안의 부피가 조금 변해 약 500 mL의 공기가 허파로 들어온다. 강제호흡에서 보조호흡근이 자극을 받으면 가슴안의 부피가 더 증가해 허파내압이 크게 줄어든다. 기압과 허파내압 사이에서 압력기울기가 더 가팔라지므로 허파로 들어가는 기류가 증가한다.

통합 INTEGRATE

개념 연결 CONCEPT CONNECTION

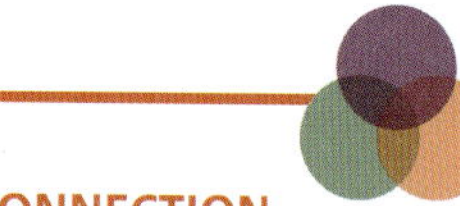

혈류에서도 압력기울기과 저항 사이에 비슷한 수학적 관계가 있다. 심장이 혈압기울기를 만들어내며 저항은 혈액이 혈관으로 운반될 때 나타난다(17.5c 참조).

기류는 항상 저항과 반대이다. **저항**(resistance)에는 공기가 대기에서 호흡 경로를 거쳐 허파꽈리로 들어가기 어렵게 하는 모든 요인이 포함된다. 저항이 변하는 원인은 (1) 가슴벽과 허파의 탄력 감소, (2) 공기가 움직이는 통로인 세기관지의 지름 변화, (3) 허파꽈리의 붕괴이다.

가슴벽과 허파의 탄력이 감소하면 저항이 증가한다. 젊은 사람의 건강한 가슴벽과 허파는 조직에 탄력이 있다. 그러나 나이가 들면서 가슴벽과 허파의 탄력결합조직이 감소한다. 이 부분들의 탄력은 다음과 같은 상황에서 낮아진다. (1) 척주옆굽음증과 같은 척주기형, (2) 가슴우리의 관절염, (3) 허파섬유증으로 허파의 탄력결합조직이 탄력 없는 흉터조직으로 대체.

세기관지의 지름도 저항에 영향을 미친다. 부교감신경의 자극, 히스타민의 분비, 추위에 대한 노출로 기관지가 수축하면 저항이 증가한다. 또 점액이 축적되거나 세기관지에 염증이 생겨서 속공간이 좁아져도 저항이 증가한다. 교감신경의 자극으로 부신에서 에피네프린이 분비되거나 에피네프린이 외부에서 주사되어 기관지가 확장되면 저항이 감소한다.

허파꽈리유형 II 세포가 허파표면활성제를 충분히 분비하지 않으면 저항이 증가하므로 표면장력이 높아진다. 이 변수는 허파표면 활성제를 충분히 만들어 내지 못하는 미숙아의 경우에만 중요하다(출생 약 두 달 전부터 건강한 허파는 허파표면활성제를 계속 만들어 낸다). 허파표면활성제가 없는 미숙아는 날숨을 쉴 때마다 허파꽈리가 무너진다. 들숨을 쉴 때마다 허파꽈리의 축축한 표면 때문에 생겨난 표면장력을 공기가 극복해야만 허파꽈리가 다시 팽창해 기체가 교환될 수 있다. 이 때문에 미숙아는 기류에 대한 저항을 더 크게 받는데, 이 상태를 **급성호흡곤란증후군**(acute respiratory distress syndrome, ARDS)이라고 한다.

가슴벽과 허파의 표면장력과 탄력은 순응도를 결정한다. **순응도**(compliance)란 허파와 가슴벽이 팽창하기 쉬운 정도이다. 허파가 팽창하기 쉬울수록 순응도가 높고 허파가 팽창하기 어려울수록 순응도가 낮다.

어떻게 생각하는가?

4 천식을 치료할 때 에피네프린을 투여한다. 에피네프린은 기류에 대한 저항을 높일까, 낮출까? 에피네프린은 기류를 증가시킬까, 감소시킬까?

기류에 대한 저항을 높이는 호흡기질환과 해부학적 기형은 세기관지의 속공간 크기를 줄이거나(예: 천식) 허파의 순응도를 낮춘다(예: 허파섬유증). 두 경우 모두 저항이 증가한다. 충분한 기류가 유지되려면 들숨이 더 강력해져서 가파른 압력기울기가 형성됨으로써 저항을 극복해야 한다.

들숨에 관여하는 근육이 더 강하게 작용하고 호흡에 더 많은 대사 에너지가 쓰여서 들숨이 더 강해져야 한다. 일반적으로 안정호흡에는 전체 에너지 소비 중 약 5%가 쓰인다. 기류에 대한 저항이 증가하면 에너지 소비는 전체의 20~30%까지 증가할 수 있다. 에너지가 4~6배

까지 더 소모되므로 이러한 장애가 있는 사람은 호흡만으로도 탈진할 수 있다.

무엇을 배웠는가?

27 기류를 결정하는 두 가지 요인은 압력기울기와 저항이다. 기류에 대한 저항을 증가시키는 주요 요인 세 가지는 무엇인가? 저항이 증가했을 때 호흡이 어떻게 변화해야 충분한 기류를 유지할 수 있는가?

19.5e 허파환기와 허파꽈리환기

학습목표

35. 허파환기와 허파꽈리환기를 구분하고 중요성을 논한다.

36. 해부학적 죽은공간과 생리적 죽은공간의 관계를 설명한다.

허파환기란 허파에 공기가 드나드는 과정이다. **허파환기**(pulmonary ventilation)는 1분간 대기와 허파꽈리 사이를 이동한 공기의 양을 나타낼 수도 있다. 건강한 성인은 한 번당 약 500 mL의 공기를 호흡하며(일회호흡량), 호흡은 1분간 약 12회 이루어진다. 1분간 흡입하는 공기의 양(허파환기)은 다음과 같은 식을 통해 계산할 수 있다.

일회호흡량 (호흡 한 번당 공기의 양)	×	호흡수 (분당 호흡수)	=	허파환기
500 mL	×	12회/분	=	6,000 mL/분 = 6 L/분

어떻게 생각하는가?

5 허파환기 동안 흡입한 모든 공기를 기체교환에 이용할 수 있을까? 그렇게 생각하는 이유는?

공기가 허파꽈리까지 도달해야 기체교환에 이용될 수 있다. 공기가 대기에서 기도로 이동할 때 그중 일부는 전도구역에 남는다. 기체교환이 이루어지지 않는 이 공간들을 통틀어 해부학적 **죽은공간**(해부학적 사강, anatomic dead space)이라고 한다. 이 공간의 부피는 평균적으로 약 150 mL이다. 1분 동안 허파꽈리에 다다라서 기체교환에 이용되는 공기의 양을 **허파꽈리환기**(폐포환기, alveolar ventilation)라고 한다. 들이마신 공기의 양에서 해부학적 죽은공간의 부피를 빼야 하므로 허파꽈리환기는 허파환기보다 적다. 허파꽈리환기는 다음의 식을 통해 구할 수 있다.

(일회호흡량 – 해부학적 죽은공간) × 호흡수 = 허파꽈리환기
(500 mL – 150 mL) × 12 = 350 mL × 12
= 4,200 mL/분 = 4.2 L/분

빠르고 얕은 호흡보다 깊은 호흡이 허파꽈리환기를 최대화하는 데 더 효과적이다. 한 번 심호흡을 한다고 가정하면, 한 번만 죽은공간을 극복해야 한다. 그 뒤로 흡입하는 공기는 전부 기체교환에 이용할 수 있다. 숨을 두 번 빠르게 쉬면 죽은공간을 두 번 채워야 한다.

일부 호흡질환은 기체교환에 참여하는 허파꽈리의 수를 줄인다. 허파꽈리가 손상되거나 호흡막이 변화해(예: 폐렴으로 체액이 허파에 축적됨) 이러한 현상이 일어날 수 있다. 기체교환에 이용할 수 있는 공기의 부피 차이를 생리적 **죽은공간**(생리적 사강, physiologic dead space)이라고 한다. 생리적 죽은공간은 정상 상태의 해부학적 죽은공간에 허파꽈리의 손실을 더한 것이다. 건강한 사람은 해부학적 죽은공간과 생리적 죽은공간이 동일하다. 평상시에는 허파꽈리의 손실이 거의 없기 때문이다.

무엇을 배웠는가?

28 요가를 할 때는 숨을 길고 천천히 깊게 쉬라고 지도받는다. 요가를 배우는 사람은 그렇지 않은 사람보다 허파꽈리환기가 클까, 작을까? 이유도 함께 설명하라.

19.5f 호흡량과 호흡용량

학습목표

37. 네 가지의 호흡량 척도를 정의한다.

38. 호흡량 척도를 이용해 계산하는 네 가지 호흡용량에 대해 설명한다

39. 노력날숨폐활량(FEV)과 최대수의환기량(MVV)이 어떤 뜻인지 설명한다.

허파를 드나드는 공기의 양은 **폐활량계**(spirometer)라는 기구를 이용해 측정할 수 있다. 호흡량은 24시간 동안 변화하며 나이에 따라서도 달라진다. 또한 개인차도 있다. 이 변수는 한 사람의 호흡계통이 건강한지 파악하는 진단도구로 사용할 만큼 중요하다. 진단을 할 때는 측정치와 참고를 위한 평균값을 비교한다. 호흡과 관련된 측정값은 호흡기질환의 진단, 호흡장애의 변화 감시, 치료의 효과 사정에 자주 이용된다.

흔히 네 가지 호흡량을 측정한다(**그림 19.24**, **표 19.4**). **일회호흡량**(tidal volume, TV)은 안정호흡에서 호흡 한 번당 들이쉬거나 내쉰 공기의 양이다. **들숨예비량**(예비흡기량, inspiratory reservevolume, IRV)은 일회호흡량을 초과해 강제로 들이쉴 수 있는 공기의 양이다(정상 들숨 후에). 들숨예비량은 허파순응도의 척도이다. **날숨예비량**(호기예비량, expiratory reserve volume, ERV)은 일회호흡량을 초과해 강

통합 INTEGRATE

임상적 고찰 19.14 CLINICAL VIEW

최소호흡량

출생 전 태아의 호흡계통은 아무 기능도 하지 않는다. 태반에서 태아의 혈액과 어머니의 혈액 사이에 기체교환이 이루어지기 때문이다. 태아의 허파와 허파혈관은 오그라든 상태이며, 혈액은 대부분 온몸순환으로 우회한다.

신생아가 처음으로 숨을 쉬면 허파꽈리가 팽창한다. 그 후 **최소호흡량**(minimal volume)인 소량의 공기가 허파에 남는다. 그러나 그 후에 허파가 오그라든다. 한편 사산된 아이는 숨을 쉬지 않는다. 아이가 사산되었는지를 알기 위해 부검에서는 허파에 물이 차 있는지 확인한다. 사산아의 허파에는 최소호흡량의 공기가 없기 때문에 물이 차 있다.

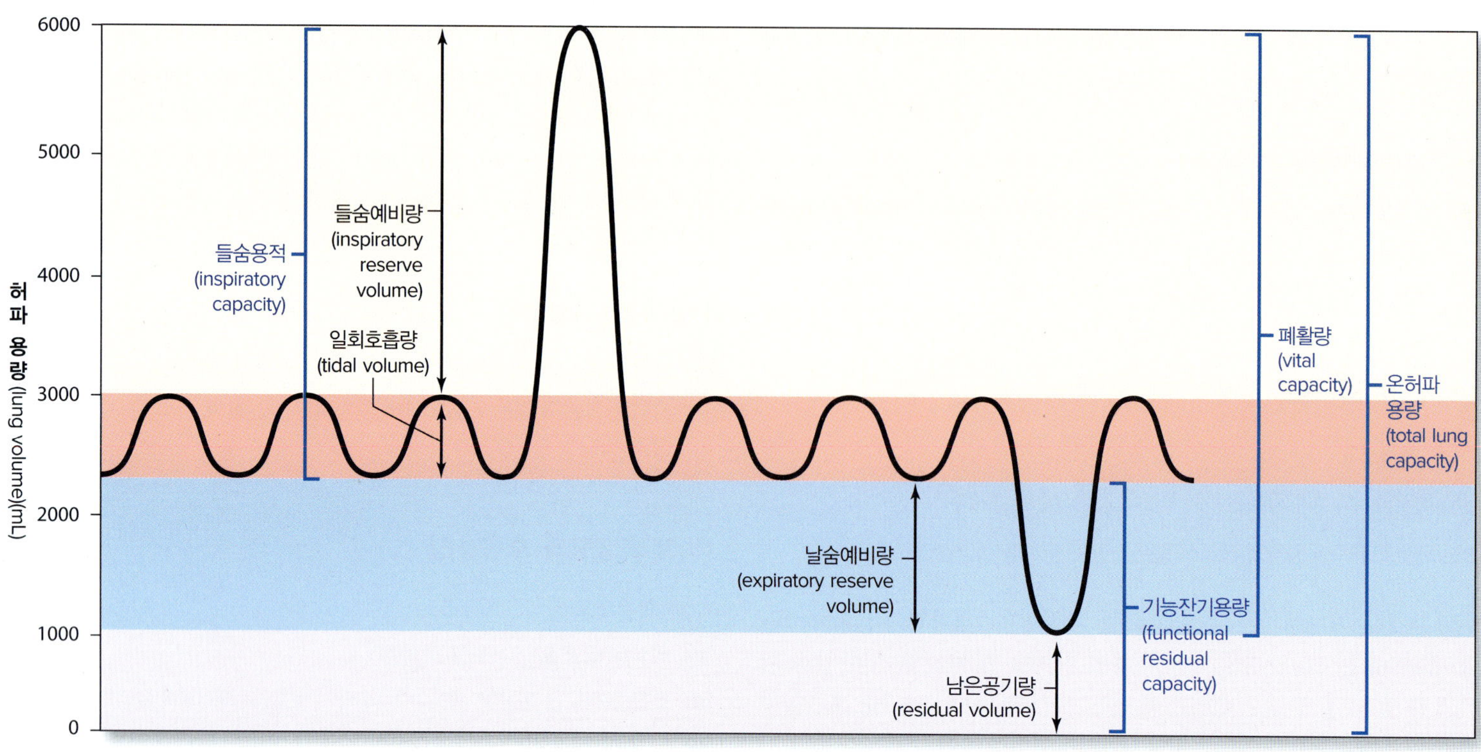

그림 19.24 호흡량과 호흡용량. 호흡량에는 일회호흡량, 들숨예비량, 날숨예비량, 남은공기량이 있다. 호흡용량은 두 가지 이상의 호흡량을 더한 것이다. 들숨용적은 일회호흡량과 들숨예비량을 더한 것이고, 기능잔기용량은 들숨예비량과 남은공기량을 더한 것이며, 폐활량은 일회호흡량, 들숨예비량, 날숨예비량을 더한 것이다. 온허파용량은 호흡량 네 가지를 모두 더한 것이다.

표 19.4 호흡량과 호흡용량

호흡량			
	정의	정상치(남성)	정상치(여성)
일회호흡량(tidal volume, TV)	안정호흡 한 번당 허파를 드나든 공기의 양	500 mL	500 mL
들숨예비량 (inspiratory reserve volume, IRV)	안정호흡 후 강제호흡 한 번당 허파로 들어간 공기의 양; 허파순응도의 척도	3,100 mL	1,900 mL
날숨예비량 (expiratory reserve volume, ERV)	안정호흡 후 강제호흡 한 번당 허파에서 나간 공기의 양; 허파와 가슴벽 탄력성의 척도	1,200 mL	700 mL
남은공기량(residual volume, RV)	강제호흡 후 허파에 남은 공기의 양	1,200 mL	1,100 mL

호흡용량				
	공식	정의	정상치(남성)	정상치(여성)
들숨용적(inspiratory capacity)	TV + IRV	들숨 능력의 총합	3,600 mL	2,400 mL
기능잔기용량 (functional residual capacity)	ERV + RV	안정날숨 후 허파에 남는 공기(잔기)의 양	2,400 mL	1,800 mL
폐활량(vital capacity)	TV + IRV + ERV	호흡 강도의 척도	4,800 mL	3,100 mL
온허파용량(total lung capacity)	TV + IRV + ERV + RV	허파에 존재할 수 있는 공기의 총량	6,000 mL	4,200 mL

제로 내쉴 수 있는 공기의 양이다(정상 날숨 후에). 날숨예비량은 허파와 가슴벽의 탄력성을 알 수 있는 척도이다. 마지막으로 **남은공기량**(잔기량, residual volume, RV)은 가장 강력한 강제날숨 뒤에 허파에 남은 공기의 양이다.

호흡량 중 두 가지 이상을 더해서 구할 수 있는 주요 호흡용량이 네 가지 있다. **들숨용적**(흡기용적, inspiratory capacity, IC)은 일회호흡량에 들숨예비량을 더한 값이다. **기능잔기용량**(functional residual capacity, FRC)은 날숨예비량에 남은공기량을 더한 값으로 안정날숨 후에 허파에 남는 공기의 양이다. **폐활량**(vital capacity, VC)은 일회호흡량, 들숨예비량, 날숨예비량을 더한 값으로 남은공기량은 폐활량에 포함되지 않는다. 폐활량은 강제호흡을 통해 교환할 수 있는 기체의 총량을 나타내는 척도이기 때문에 중요하다. 마지막으로 **온허파용량**(전폐용량, total lung capacity, TLC)은 남은공기량을 포함해 모든 호흡량의 총합이며, 허파가 담을 수 있는 최대공기량이다.

알아 두어야 할 호흡량 척도가 두 가지 더 있다. 바로 노력날숨폐활량과 최대수의환기량이다. **노력날숨폐활량**(강제호기량, forced expiratory volume, FEV)은 정해진 시간 동안 내쉴 수 있는 폐활량의 비율이다. 예를 들면 FEV_1은 1초간 내쉴 수 있는 폐활량의 비율이다. 숨을 가능한 한 크게 들이쉰 후 가능한 한 빨리 내쉼으로써 측정한다. 건강한 사람은 1초간 폐활량의 75~85%를 내쉴 수 있다. 숨을 내쉬는 능력이 떨어진 사람(예: 폐공기증 환자)은 일반적으로 노력날숨폐활량이 감소한다.

최대수의환기량(maximum voluntary ventilation, MVV)은 1분간 허파를 드나들 수 있는 공기의 최대량이다. 최대수의환기량은 1분간 숨을 최대한 빨리, 최대한 깊이 쉬면서 측정한다. 최대수의환기량은 최고 30 L/min에 달할 수 있다(휴식기의 허파환기량은 6 L/min). 호흡장애가 있는 사람은 들숨능력과 날숨능력 중 하나 또는 두 가지 모두가 저해되기 때문에 최대수의환기량이 낮다. 노력날숨폐활량과 최대수의환기량은 정해진 시간 동안 공기가 이동하는 속도를 반영한다.

 **무엇을 배웠는가?**

29 호흡용량은 어떻게 계산하는가?

19.6 호흡: 허파꽈리 기체교환과 온몸 기체교환

기체교환은 혈액과 허파꽈리 사이, 또는 혈액과 온몸 조직의 세포 사이를 기체가 이동하는 것이다. 허파모세혈관과 허파꽈리 사이의 기체 이동을 허파꽈리 기체교환이라고 하며, 온몸모세혈관과 온몸 세포 사이의 기체 이동을 온몸 기체교환이라고 한다. 여기서는 기체교환의 화학적 원리에 대해 소개한 후 허파의 허파꽈리 기체교환과 온몸 세포의 온몸 기체교환에 대해 설명한다.

19.6a 기체교환의 화학적 원리

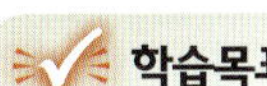

학습목표

40. 분압을 정의하고 분압기울기와 관련된 기체 이동에 대해 서술한다.

41. 기체교환과 관련이 있는 분압에 대해 서술한다.

42. 기체의 용해도를 결정하는 법칙을 설명한다.

허파환기에 관한 절에서 이미 설명했듯이, 호흡을 할 때 기체는 종합적으로(전체) 압력기울기를 따라 이동한다. 그러나 각 기체는 각자 분압기울기를 따라 독립된 이동을 한다. 또한 각 기체는 기체(허파꽈리)와 액체(혈액) 사이를 이동한다.

› 분압과 돌턴의 법칙

분압(partial pressure)은 혼합된 기체에서 각 기체가 나타내는 압력이며 mmHg로 측정한다. 분압은 P 뒤에 해당 기체의 기호를 붙여 표기하는데, 예를 들면 산소의 분압은 P_{O_2}이다. 분압에 대해 자세히 설명하기 위해 기압과 대기 중의 혼합된 기체에 대해 먼저 설명한다.

기압은 외부 환경 속에서 모든 기체가 나타내는 압력의 총합이다. 이 기체 분자에는 질소(N_2), 산소(O_2), 이산화탄소(CO_2), 수증기(H_2O), 그 외에 작은 비율을 차지하는 기체가 있다. 해수면 높이의 기압은 760 mmHg라고 앞에서 배웠다. 대기 속 각 기체의 압력이 합쳐져 전체 압력을 형성하므로 한 기체의 분압은 전체 기압에 그 기체의 비율을 곱해서 구할 수 있다.

$$\text{전체 기압} \times \text{기체의 \%} = \text{그 기체의 분압}$$

각 기체의 분압은 전체 기압(해수면 고도에서 760 mmHg)과 그 기체의 비율을 이용해 구할 수 있다. 각 기체의 비율은 질소 78.6%, 산소 20.9%, 이산화탄소 0.04%, 수증기 0.46%이다.

$$\begin{array}{lllll} P_{N_2} & 760 \text{ mm Hg} & \times\ 78.6\% & = & 597 \text{ mm Hg} \\ P_{O_2} & 760 \text{ mm Hg} & \times\ 20.9\% & = & 159 \text{ mm Hg} \\ P_{CO_2} & 760 \text{ mm Hg} & \times\ 0.04\% & = & 0.3 \text{ mm Hg} \\ P_{H_2O} & 760 \text{ mm Hg} & \times\ 0.46\% & = & 3.5 \text{ mm Hg} \\ & & \text{전체 기압} & = & 760 \text{ mm Hg} \end{array}$$

이 분압을 모두 더하면 전체 기압과 같다.

$$P_{N_2} + P_{O_2} + P_{CO_2} + P_{H_2O} = 760 \text{ mm Hg}$$

분압과 전체 기압의 관계는 **돌턴의 법칙**(Dalton's law)으로 요약된다. 돌턴의 법칙에서 혼합 기체의 압력은 각 기체 분압의 합과 같다.

› 분압기울기

호흡계통에서 한 곳의 기체 분압이 다른 곳보다 높으면 **분압기울기**(partial pressure gradient)가 생겨난다. 두 영역 사이에 특정 기체의 분압기울기가 존재하면 기체는 분압이 높은 곳에서 낮은 곳으로 이동한다. 이 이동은 두 곳의 분압이 같아질 때까지 계속된다. 허파꽈리 기체교환과 온몸 기체교환은 모두 분압기울기에 의존한다.

› 호흡과 관련된 분압

호흡기체교환과 관련된 분압은 허파꽈리, 온몸 세포, 혈액 속의 P_{O_2}와 P_{CO_2}이다. 이 절을 읽는 동안 **그림 19.25**를 참조한다.

허파꽈리의 P_{O_2}와 P_{CO_2} 외부 환경의 공기는 허파로 직접 흡입되지만 허파꽈리 속 기체의 분압은 여러 이유에서 대기의 분압과 다르다. (1) 외부 환경에서 온 공기는 기도의 해부학적 죽은공간에 남아 있는 공기와 섞인다. (2) 산소는 허파꽈리에서 혈액으로 확산되고, 이산화탄소는 혈액에서 허파꽈리로 확산된다. (3) 허파꽈리는 더 습하기 때문에 수증기도 더 많다. 이 때문에 허파꽈리에서는 대기보다 산소의 비율이 낮고 (13.7%), 이산화탄소의 비율이 높다(5.2%). 허파꽈리의 호흡기체 분압은 다음과 같이 계산한다(그림 19.25b).

허파꽈리의 분압(해수면 고도)

$$\begin{array}{llll} P_{O_2} & 760 \text{ mmHg} & \times\ 13.7\% & = 104 \text{ mmHg} \\ P_{CO_2} & 760 \text{ mmHg} & \times\ 5.2\% & = 40 \text{ mmHg} \end{array}$$

P_{O_2}는 허파꽈리(P_{O_2} = 104 mmHg)에서 대기(P_{O_2} = 159 mmHg)보다 낮으며, P_{CO_2}는 허파꽈리(P_{CO_2} = 40 mmHg)에서 대기(P_{CO_2} = 0.3 mmHg)보다 높다. 정상적인 상태에서는 호흡을 통해 대기와 허파꽈리 사이에 규칙적으로 공기가 교환되기 때문에 허파꽈리의 분압이 일정하다는 점을 유념한다.

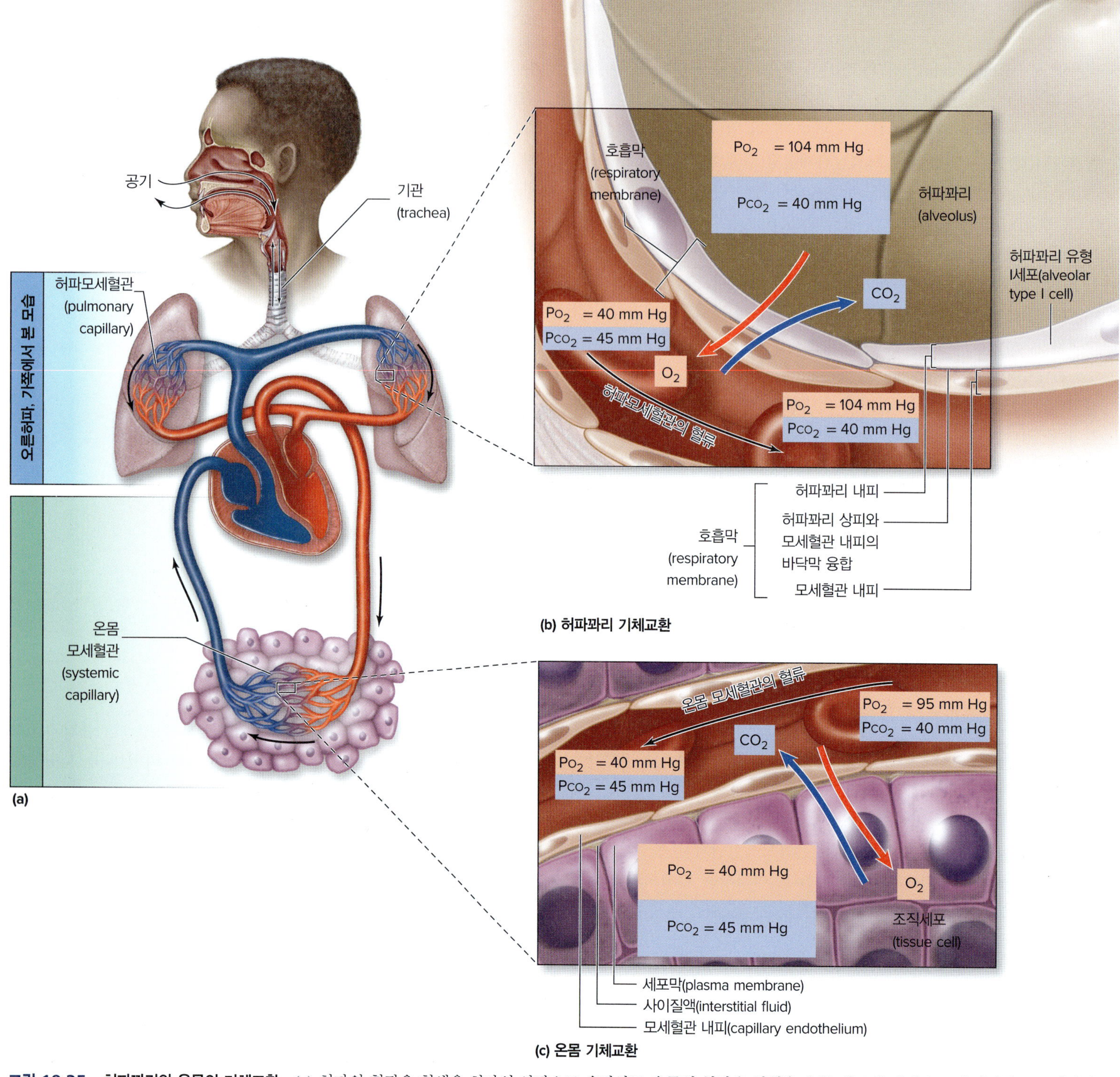

그림 19.25 허파꽈리와 온몸의 기체교환. (a) 허파의 혈관은 혈액을 허파의 안팎으로 운반하고 온몸의 혈관은 혈액을 온몸 세포의 안팎으로 운반한다. (b) 허파꽈리 기체교환에서는 호흡기체가 호흡막을 건너 허파꽈리와 허파모세혈관 사이에서 교환된다. 허파의 모세혈관에서 산소는 허파꽈리에서 혈액으로 확산되고, 동시에 이산화탄소는 반대 방향으로 확산된다. (c) 온몸 기체교환에서 산소는 혈액에서 온몸의 모세혈관으로 확산되고, 동시에 이산화탄소는 반대 방향으로 확산된다. (P_{CO_2}는 파란색, P_{O_2}는 분홍색으로 나타냈다.)

온몸 세포의 P_{O_2}와 P_{CO_2} 온몸 세포에서 산소(O_2)와 이산화탄소(CO_2)의 분압은 세포호흡 작용을 반영한다. 세포는 세포호흡에서 산소를 소비하고 노폐물로 이산화탄소를 만들어 낸다. 따라서 온몸세포의 산소 비율은 허파꽈리보다 낮고 이산화탄소의 비율이 높다.

휴식기에 온몸 세포의 호흡기체 분압은 일반적으로 다음과 같다(그림 19.25c).

온몸 세포의 분압(휴식 상태)

P_{O_2}	40 mmHg
P_{CO_2}	45 mmHg

정상인은 휴식할 때 온몸 세포의 분압이 일정하다. 세포호흡에서 산소는 계속 소비되고 이산화탄소는 계속 생성되기 때문이다.

혈중 P_{O_2}와 P_{CO_2} 혈중 P_{O_2}와 P_{CO_2}(그림 19.25b, c)는 허파꽈리나 온몸 세포와 달리 일정하지 않기 때문에 따로 정해져 있지 않다. 혈액이 허파모세혈관을 흐르면서 산소는 혈액으로 들어가고 이산화탄소는 혈액에서 나가기 때문에 혈중 P_{O_2}와 P_{CO_2}는 계속 변한다. 혈액이 온몸의 모세혈관을 흐를 때는 반대로 산소가 혈액에서 나가고 이산화탄소가 혈액으로 들어간다. 허파꽈리 기체교환과 온몸 기체교환에서 혈중 P_{O_2}와 P_{CO_2}가 어떻게 변하는지는 뒤에서 설명할 것이다.

› 기체의 용해도와 헨리의 법칙

대기(기체)와 혈액(액체) 사이의 기체교환을 설명하는 화학적 원리가 하나 더 있다. 이 원리는 온도가 일정할 때 기체가 액체에 용해되는 정도(액체 속으로 들어가거나 액체에서 나갈 수 있는 기체의 양)는 (1) 대기 중 기체의 분압, (2) 액체 속 기체의 용해계수에 달려 있다는 **헨리의 법칙**(Henry's law)으로 요약된다.

기체의 분압은 그 기체가 액체 속으로 들어갈 때 원동력이 된다. 분압은 전체 기압에 해당 기체의 비율을 곱해서 구한다는 것을 기억한다. 따라서 기압 또는 기체의 비율이 변하면 액체 속으로 들어가는 기체의 양도 변한다. 탄산음료 속의 이산화탄소는 분압을 늘림으로써 액체 속에 기체가 더 많이 들어가게 한 예이다. 고압 상태에서 이산화탄소를 음료 속에 넣은 후 용기를 밀봉한다. 용기를 열어 압력이 낮아지면 대기 중의 P_{CO_2}가 낮기 때문에 음료에서 이산화탄소가 빠져나오기 때문에 시간이 지나면서 음료에서 김이 빠진다.

용해계수(solubility coefficient)는 온도와 압력이 일정할 때 정해진 양의 액체에 용해될 수 있는 기체의 양이다. 이 계수는 기체 분자와 액체 분자 사이의 상호작용으로 결정되는 상수이다. 같은 분압에서 이 분자 간의 상호작용이 더 활발할수록 액체에 용해되는 기체의 양도 늘어난다.

물에 대한 용해도는 기체마다 다르다. 예를 들면 산소는 물에 대한 용해도가 매우 낮으며(용해계수 0.024), 이산화탄소는 산소보다 약 24배 잘 녹는다(용해계수 0.57). 대기의 주요 기체 세 가지 중 나머지 하나인 질소는 용해도가 가장 낮아서 산소의 절반밖에 되지 않는다. 각 기체의 용해도를 정리하면 다음과 같다.

$$CO_2 > O_2 > N_2$$

액체에 용해되는 기체의 양은 분압과 용해계수에 따라 다르므로, 용해계수가 낮은 기체가 액체 속으로 들어가려면 압력기울기가 커야 한다. 산소와 이산화탄소의 분압기울기를 비교하면 이 관계를 관찰할 수 있다. 질소는 용해도가 매우 낮으므로 해수면 고도 이상에서는 혈액에 거의 용해되지 않는다. 그러나 임상적 고찰 19.15: "감압병과 고압산소실"에서도 언급했듯이 압축공기를 사용하는 다이버는 잠수했을 때 발생하는 높은 압력 때문에 질소가 혈액 속으로 더 많이 들어감으로써 위험해질 수 있다.

무엇을 배웠는가?

30 산소와 이산화탄소의 분압이 같을 때 수용성 용액에 더 쉽게 들어가는 기체는 무엇일까? 헨리의 법칙을 이용해 설명하라.

19.6b 허파꽈리 기체교환(바깥호흡)

학습목표

43. 허파꽈리 기체교환과 분압기울기에 대해 서술한다.

44. 효과적인 허파꽈리 기체교환에 영향을 주는 호흡막의 해부학적 특징 두 가지를 서술한다.

45. 환기-관류 쌍과 이를 통해 허파꽈리 기체교환이 최대화되는 원리를 설명한다.

이 절에서는 허파꽈리와 혈액 사이의 분압기울기, 그리고 허파꽈리 기체교환에서 호흡막을 건너 이루어지는 호흡기체의 이동에 대해 설명한다. 그리고 허파꽈리 기체교환의 효율에 영향을 미치는 요인도 살펴본다.

허파꽈리 기체교환에서 일어나는 사건을 그림 19.25b에 나타냈다. 허파꽈리의 P_{O_2}는 104 mmHg, 허파모세혈관으로 들어가는 혈중 P_{O_2}는 40 mmHg라는 사실을 기억한다. P_{O_2} 분압기울기 때문에 혈중 P_{O_2}가 허파꽈리의 104 mmHg와 같아질 때까지 산소는 호흡막을 건너 허파꽈리에서 모세혈관으로 확산된다. 허파모세혈관 속을 흐를 때 혈중 P_{O_2}는 40 mmHg에서 104 mmHg로 증가한다. 그러나 산소가 호흡 경로를 통해 계속 허파꽈리로 들어가기 때문에 허파꽈리의 P_{O_2}는 일정하다.

동시에 이산화탄소는 반대방향으로 확산된다. 허파꽈리의 P_{CO_2}는 40 mmHg, 허파모세혈관으로 들어가는 혈중 P_{CO_2}는 45 mmHg이다. 혈중 P_{CO_2}가 허파꽈리의 40 mmHg와 같아질 때까지 이산화탄소는 분압기울기를 따라 확산된다. 혈액이 허파모세혈관 속을 흐를 때 혈중 P_{CO_2}는 45 mmHg에서 40 mmHg로 감소한다. 산소의 경우처럼 이산화탄소는 호흡 경로를 통해 계속 허파꽈리에서 나가기 때문에 허파꽈리의 P_{CO_2}는 항상 일정하다.

› 호흡막의 기체교환 효율

허파꽈리 기체교환에서 산소와 이산화탄소 확산의 효율은 호흡막의 해부학적 특징에 달려 있다. 이 특징은 표면적의 넓이와 막의 두께이다. 건강한 허파에서 호흡막의 총면적은 약 70 m^2로 테니스장의 거의 절반이다. 또 호흡막의 두께는 매우 얇아서 약 0.5 μm이다.

생리적 조정도 허파꽈리의 기체교환을 최대화하는 데 영향을 준다. 허파꽈리는 돌아 가면서 환기가 이루어진다. 마찬가지로 허파의 여러 영역도 서로 돌아 가면서 혈액을 공급받는다. 허파꽈리로 이어지는 세기관지와 허파모세혈관으로 혈액을 운반하는 세동맥의 민무늬근육

통합 INTEGRATE

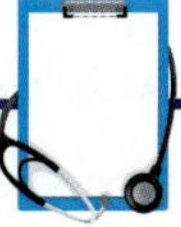

임상적 고찰 19.15 CLINICAL VIEW

감압병과 고압산소실

감압병(decompression sickness)은 잠수병통증(감압통, bends) 또는 잠수병(잠함병, caisson disease)이라고도 하며, 일정한 깊이 이상으로 잠수한 다이버가 물 표면으로 너무 빨리 올라왔을 때 발생한다. 다이버는 잠수를 할 때 고압에서 숨을 쉬며 깊이 잠수할수록 압력이 높아진다. 질소는 용해도가 낮지만 압력이 높아지면서 혈액으로 들어간다. 다이버가 표면으로 너무 빨리 올라오면 날숨으로 질소를 모두 배출할 시간이 없어진다. 용해된 질소가 혈액과 조직 속에 머무르면서 질소방울이 관절을 비롯한 조직 속에 생겨난다. 탄산음료 깡통을 열면 이산화탄소 방울이 올라오는 것과 비슷하다. 잠수병에 걸린 사람은 통증을 완화하기 위해 관절을 굽히기 때문에 잠수병을 영어로 "the bends"라고 한다.

잠수병을 치료하기 위해 **고압산소실**(hyperbaric oxygen chamber)을 이용한다. 산소의 압력이 기압보다 높은(즉 1 atm보다 높은) 방에 환자를 들여보내면 산소의 분압이 증가하고 산소의 분압이 높기 때문에 혈장에 용해될 산소가 더 많이 들어간다.

일산화탄소 중독, 당뇨로 인한 발 궤양, 으깸 외상, 심한 빈혈, 가스괴저 등을 치료할 때도 고압산소실을 이용한다. 산소가 조직에 더 많이 들어가면 조직의 치유가 가속된다.

은 수축하고 이완하며 기체교환을 최대화한다. 세기관지가 기류를 조절하고 그와 동시에 세동맥이 혈류를 조절하는 능력을 **환기-관류 쌍**(ventilation-perfusion coupling)이라고 한다(**그림 19.26**).

환기(ventilation)는 기관지의 확장과 수축에 영향을 받는다. 세기관지는 P_{CO_2}가 증가하면 확장하고 P_{CO_2}가 감소하면 수축한다.

관류(perfusion)는 허파 세동맥의 확장과 수축에 영향을 받는다. 허파의 세동맥은 P_{O_2}가 증가하거나 P_{CO_2}가 감소하면 확장하고 P_{O_2}가 감소하거나 P_{CO_2}가 증가하면 수축한다. 세기관지와 허파 세동맥의 변화는 서로 독립되어 일어난다는 데 주의한다.

무엇을 배웠는가?

31 혈액 속 산소와 이산화탄소의 분압은 허파꽈리 기체교환에서 어떻게 변화하는가?

32 허파꽈리 손실, 허파의 체액 축적, 세동맥 수축, 세기관지 확장 중 허파꽈리 기체교환을 감소시키는 것은?

19.6c 온몸 기체교환(속호흡)

학습목표

46. 온몸의 세포와 모세혈관 속 혈액의 분압기울기를 설명한다.

47. 허파꽈리 기체교환과 온몸 기체교환을 구분한다.

온몸 기체교환에서는 혈액과 온몸 세포 사이에서 기체가 이동한다(그림 19.25c). 산소는 온몸의 모세혈관에서 세포 주변의 사이질액으로 확산되고 세포막을 건너 세포로 들어간다. 동시에 이산화탄소는 세포를 나가 모세혈관의 혈액으로 들어간다. 이동의 원동력은 허파꽈리 기체교환과 마찬가지로 산소와 이산화탄소의 분압기울기이다.

온몸 세포의 P_{O_2}는 40 mmHg이고 주변 모세혈관으로 들어가는 혈중 P_{O_2}는 95 mmHg라는 사실을 기억한다. 혈중 P_{O_2}가 세포의 P_{O_2}인 40 mmHg와 같아질 때까지 산소는 모세혈관에서 분압기울기를 따라 세포로 이동한다. 그 결과, 온몸의 모세혈관을 이동할 때 혈중 P_{O_2}는 95에서 40 mmHg로 낮아진다.

동시에 이산화탄소는 반대방향으로 확산된다. 온몸 세포의 P_{CO_2}는 45 mmHg이고 온몸 모세혈관으로 들어가는 혈중 P_{CO_2}는 40 mmHg이다. 혈중 P_{CO_2}가 45 mmHg가 될 때까지 이산화탄소는 분압기울기를 따라 세포에서 혈액으로 이동한다. 그 결과, 온몸의 모세혈관을 이동할 때 혈중 P_{CO_2}는 40에서 45 mmHg로 높아진다.

힘든 활동을 하는 등의 조건 변화가 없으면 세포 속 각 기체의 분압은 비교적 일정하다. 세포호흡에 소비되는 만큼의 산소가 계속 공급되고 이산화탄소가 계속 제거되기 때문이다.

허파꽈리 기체교환과 온몸 기체교환의 통합

허파꽈리 및 온몸 기체교환 중에 발생하는 혈액 P_{CO_2} 및 혈액 P_{O_2}의 변화는 그림 19.27에 통합되어 있다. 허파꽈리 기체교환에서 혈중 P_{CO_2}는

통합 INTEGRATE

임상적 고찰 19.16 CLINICAL VIEW

폐공기증

폐공기증(폐기종, emphysema; *en*: 속, *physema*: 바람이 부는)은 종말기관지에서 먼 공기통로의 염증과 허파 탄력결합조직의 광범위한 파괴가 결합해 허파의 기체교환 표면적이 회복 불가능하게 손실되는 것이다. 세기관지가 확장되고 허파꽈리가 서로 융합해 허파꽈리의 수가 줄어들고 기체교환 표면적이 점점 손실된다.

폐공기증이 진행되면 날숨을 효율적으로 쉴 수 없기 때문에 탈산소화한 공기가 비정상적으로 커진(그러나 수는 감소한) 허파꽈리 속에 축적된다. 폐공기증은 대부분 흡연 때문에 발생한다. 허파의 조직은 한 번 손상되면 재생되지 않기 때문에 폐공기증은 치유할 수 없다. 최선의 치료는 금연, 기관지확장제를 투여함으로써 남아 있는 허파조직을 최대한 활용하고, 허파가 감염되었을 경우 즉시 치료하고, 필요한 경우 산소보충제를 투여한다.

흡연과 관련 없는 폐공기증은 일반적으로 알파 1 항트립신 결핍을 유발하는 유전적 장애 때문에 나타난다. 알파 1 항트립신은 간이 만드는 혈장단백질이다. 알파 1 항트립신은 혈액을 타고 허파로 가서 허파의 중성구가 분비하는 효소인 중성구 엘라스타제를 파괴한다. 중성구는 감염과 싸울 때이 효소를 분비한다. 이 효소는 허파꽈리를 손상시킬 수 있으나 평소에는 알파 1 항트립신의 통제를 받는다. 유전적 장애가 있어서 알파 1 항트립신의 생성량이 감소하면 중성구 엘라스타제가 증가해 허파꽈리의 손상이 심해진다. 이 장애가 있는 사람이 흡연을 하면 허파꽈리의 손상이 가속된다.

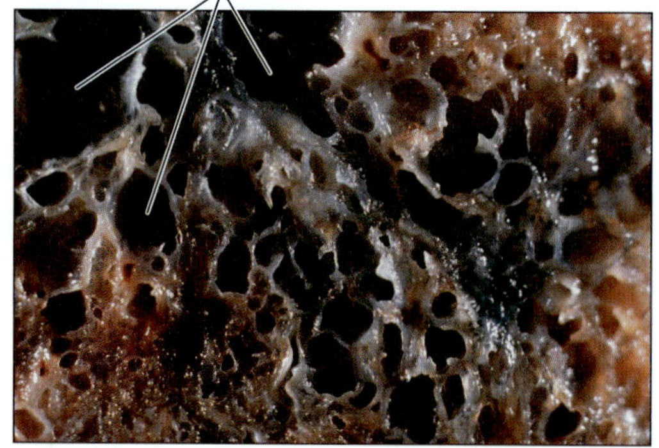

(a) 폐공기증이 있는 허파의 단면

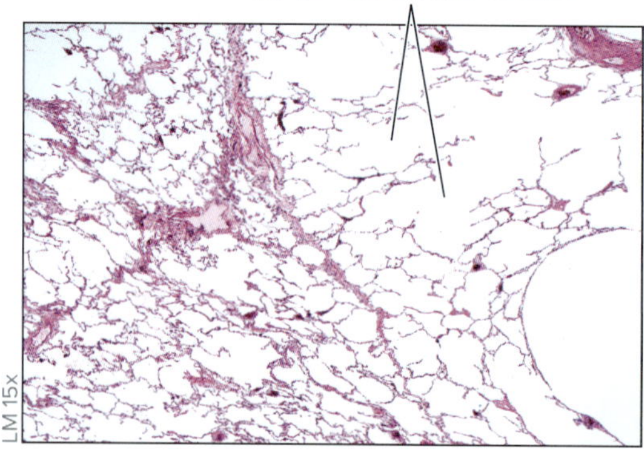

(b) 폐공기증이 있는 허파를 현미경으로 본 모습

폐공기증은 허파꽈리를 확장하고 탄력조직을 손실시켜 호흡막의 표면적을 감소시킴으로써 허파꽈리 기체교환을 감소시킨다. (a) 폐공기증이 있는 허파의 단면으로 허파꽈리가 확장되어 있다. (b) 현미경으로 보면 허파꽈리가 비정상적으로 크고 기능을 하지 못한다.

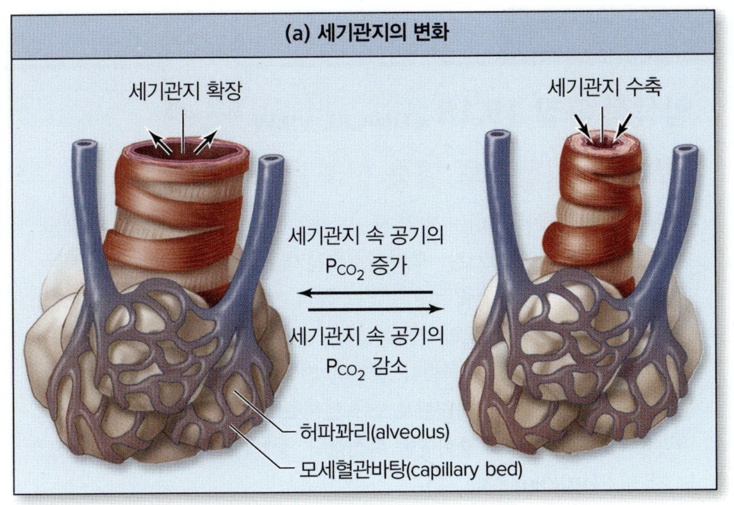

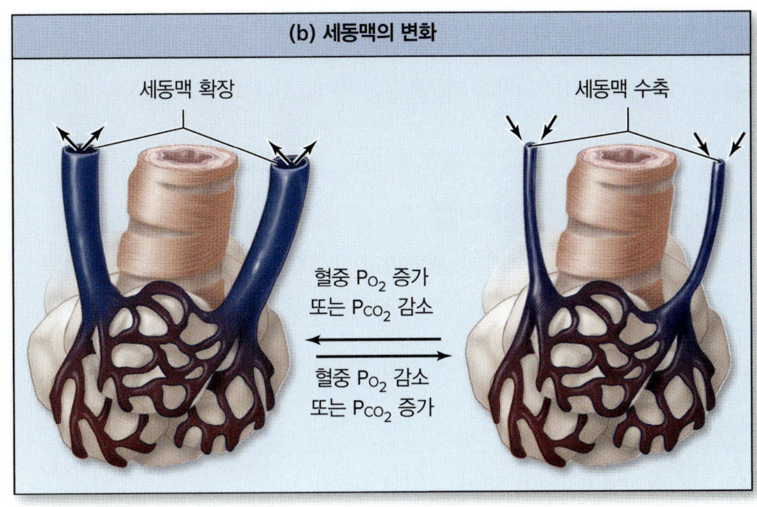

그림 19.26 환기-관류 쌍. (a) 세기관지 속의 이산화탄소량이 변하면 세기관지가 확장하거나 수축한다. (b) 허파 세동맥은 혈중 P_{O_2}나 P_{CO_2}가 변하면 확장하거나 수축한다.

45 mmHg에서 40 mmHg로 감소하고, 온몸 기체교환에서 혈중 P_{CO_2}는 40 mmHg에서 45mmHg로 증가한다(그림 19.27a). 혈액이 2개의 심장 혈관 회로를 지나는 동안 P_{CO_2}가 역전된다는 점을 기억하라. 허파모세혈관에서는 45 mmHg에서 40 mmHg로 감소하고 온몸 모세혈관에서는 40 mmHg에서 45 mmHg로 증가한다.

어떻게 생각하는가?

6 온몸의 모세혈관에 도착한 혈중 P_{O_2}가 허파모세혈관에서 나가는 혈중 P_{O_2}보다 낮은 이유는 무엇일까?

허파꽈리 기체교환 중에 혈중 P_{O_2}는 40 mmHg에서 104 mmHg로 증가하고, 온몸 기체교환에서 혈중 P_{O_2}는 95 mmHg에서 40 mmHg로 감소한다(그림 19.27b). 19.4b절에서 허파 혈액순환에 대해 논할 때, 혈액이 심장으로 되돌아가기 전에 기관지의 정맥이 소량의 탈산소화한 혈액을 허파정맥으로 보낸다고 언급했다. 심장으로 되돌아간 혈액은 왼심실에서 온몸순환으로 박출되는데, 이 탈산소화한 혈액 때문에 P_{O_2}는 104 mmHg에서 95 mmHg로 감소한다[교26].

통합 INTEGRATE

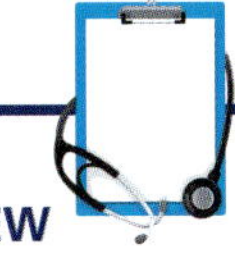

임상적 고찰 19.17 CLINICAL VIEW

호흡기 질환과 허파꽈리 기체교환의 효율

호흡막의 해부학적 구조를 변화시킴으로써 산소와 이산화탄소 교환효율을 낮추는 질병이 있다. 예를 들면 폐공기증, 허파암, 결핵이 있거나 수술로 허파를 제거한 사람은 허파꽈리의 수가 적기 때문에 기체교환의 표면적도 작다. 폐렴에 걸리거나 심장 왼쪽에 울혈성 심부전이 있는 사람은 체액이 고여 호흡막이 두꺼워질 위험이 있다.

환기-관류 쌍에 변화가 일어나도 기체교환의 효율이 떨어질 수 있다. 기관지염이나 천식으로 공기통로가 좁아진 사람은 허파꽈리에 다다르는 공기의 양이 줄어든다. 허파색전증으로 혈류가 막힌 사람은 허파의 모세혈관으로 가는 혈류가 줄어든다.

이러한 상태에서는 산소가 혈액 속으로 적게 들어가 혈중 P_{O_2}가 감 소하고 이산화탄소가 더 많이 남아 혈중 P_{CO_2}가 증가한다.

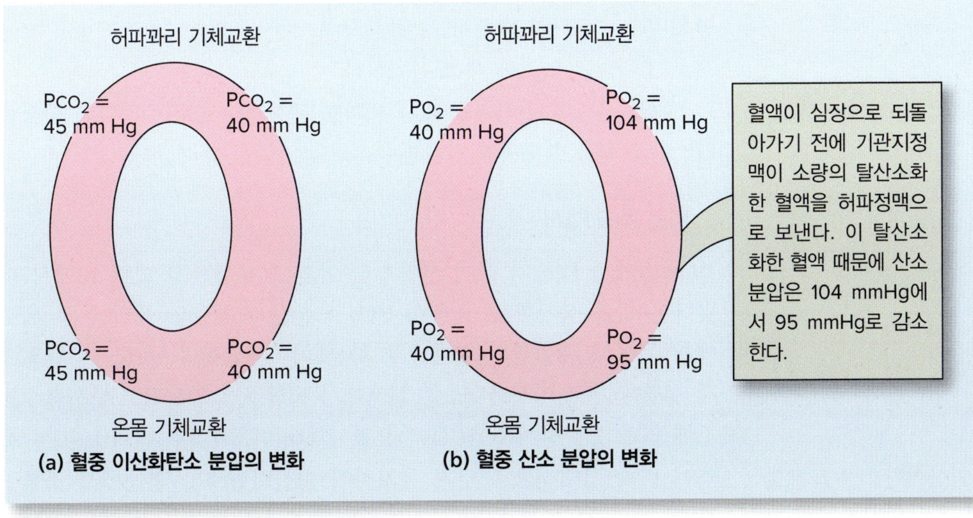

그림 19.27 혈중에서 호흡기체분압의 변화. (a) 이산화탄소 및 (b) 산소에 대한 혈중 분압.

무엇을 배웠는가?

33 혈액의 산소와 이산화탄소 분압은 온몸 기체교환에서 어떻게 변하는가?

19.7 호흡: 기체교환

호흡의 네 번째 과정은 기체 운반이다. 혈액 속의 호흡기체가 허파와 온몸 세포 사이를 이동한다.

19.7a 산소 운반

학습목표

48. 산소 운반에 혈색소가 필요한 이유를 설명한다.

산소는 허파꽈리에서 허파순환의 허파정맥을 통해 심장의 왼쪽으로 운반된다. 그 후 산소는 대동맥으로 박출되어 온몸순환의 동맥을 통해 온몸의 모세혈관으로 들어간다(그림 19.4b). 그 후 산소는 온몸 모세혈관의 혈액에서 온몸의 세포로 확산된다. 산소를 운반하는 혈액의 능력은 두 가지 요인에 좌우되는데, 혈장의 산소용해계수와 혈색소(Hb)의 존재이다.

기체의 용해도와 헨리 법칙에 대한 논의에서 산소의 용해계수는 매우 작다(0.024)는 점을 지적했다. 이 때문에 혈장에는 극소량의 산소(2% 미만)가 용해되어 있다. 나머지 98%의 산소는 혈색소 분자 속의 철에 부착되어 적혈구 속에서 운반되어야 한다(그림 15.6 참조). 산소와 결합한 혈색소를 **산소혈색소**(oxyhemoglobin)라고 하며 HbO_2로 표기한다. 산소와 결합하지 않은 혈색소는 **탈산소혈색소**(deoxyhemoglobin)라고 하며 HHb로 표기한다.

$$\text{HHb (탈산소혈색소)} + O_2 = HbO_2 \text{ (산소혈색소)}$$

적혈구의 산소 운반능력은 어느 정도일까? 15.3b절에서 적혈구는 핵이나 미토콘드리아가 없고 세포기관이 거의 없는 양면이 오목한 유연한 세포라고 설명했다. 그것은 원형질막을 유지하고 주요 물질은 혈색소이다. 따라서 적혈구는 단순히 "혈색소 주머니"로 묘사된다. 적혈구는 인체 내에서 가장 많은 세포(20조 개 이상으로 추정됨)이며, 각 적혈구에는 약 2억 8,000만 혈색소 분자가 포함되어 있다. 따라서 적혈구는 산소 운반능력이 매우 높다.

무엇을 배웠는가?

34 혈장에는 소량(약 2%)의 산소만이 용해되어 있고 대부분의 산소는 혈색소를 통해 운반된다. 그 이유는?

19.7b 이산화탄소 운반

학습목표

49. 이산화탄소가 혈액 속에서 운반되는 방법 세 가지를 서술한다.

50. 적혈구 속에서 이산화탄소가 중탄산이온으로 변환되는 과정, 그리고 중탄산이온이 이산화탄소로 변환되는 과정을 설명한다.

세포는 세포호흡에서 흔히 1분에 약 200 mL의 이산화탄소를 노폐물로 생성한다. 이산화탄소는 온몸순환의 정맥 속을 흐르는 탈산소화한 혈액을 통해 온몸의 세포에서 심장의 오른쪽으로 운반된다. 그 후 허파동맥줄기와 허파동맥으로 박출되어 허파모세혈관으로 들어가고(그림 19.4), 이산화탄소는 모세혈관 속의 혈액에서 허파꽈리로 확산된다.

산소가 주로 혈색소를 통해 운반되는 것과 달리, 이산화탄소가 혈액을 통해 온몸의 세포에서 허파꽈리로 운반되는 방법은 세 가지이다. (1) 혈장에 용해된다. (2) 혈색소의 글로빈 부분에 부착된다. (3) 중탄산이온(HCO_3^-)의 형태로 혈장에 용해된다.

앞에서 이산화탄소의 용해계수는 0.57이라고 했다(19.6a 참조). 그리고 이산화탄소는 분압기울기가 작기 때문에 이산화탄소 중 약 7%만이 혈장에 용해되어 허파꽈리로 운반된다.

혈색소는 이산화탄소의 약 23%를 카르바미노혈색소 복합체의 형태로 운반할 수 있다. 이산화탄소는 글로빈단백질의 아민기($-NH_2$)에 부착된다.

$$CO_2 + Hb = HbCO_2 \text{ (카르바미노혈색소)}$$

나머지 70%의 이산화탄소는 적혈구로 확산되어 물과 결합해서 중탄산이온과 수소이온을 형성한다.

$$CO_2 + H_2O = H_2CO_3 = HCO_3 + H^+$$

그 후 HCO_3^-은 혈장으로 확산된다. 이산화탄소 중 상당량은 중탄산이온의 형태로 혈장에 용해되어 온몸의 세포에서 허파로 운반된다. 혈액이 허파모세혈관을 흐르면 이산화탄소가 다시 만들어지고 이 과정이 반복된다. **그림 19.28**에서 이 변환의 자세한 내용, 그리고 적혈구 속에서 이루어지는 역전에 대해 설명한다.

CO_2 운반에서 적혈구 내에 위치한 탄산탈수효소는 얼마나 중요한가? 이 단원을 읽으면서 탄산탈수효소의 역할을 고려한다.

› 온몸 세포에서

19.6c절에서 P_{CO_2}가 온몸 세포보다 온몸 모세혈관의 혈액 내에서 더 낮다는 것을 상기한다. 이것이 CO_2가 온몸 기체교환 동안 온몸 세포에서 온몸 모세혈관의 혈액으로 확산되는 이유이다. 또한 이 단원에서 설명한 대로 이산화탄소는 혈액에서 적혈구로 확산되고 탄산탈수효소에 의해 중탄산이온(HCO_3^-)으로 전환된다. 적혈구 내의 P_{CO_2}를 혈액에 비해 상대적으로 낮게 유지하여 이산화탄소가 혈액에서 적혈구로 계속 확산되도록 하는 것은 이산화탄소에서 중탄산이온(HCO_3^-)으

통합 INTEGRATE

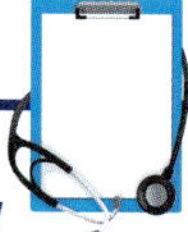

임상적 고찰 19.18 CLINICAL VIEW

맥박산소측정기로 혈중 산소 농도 측정하기

혈중 산소 농도를 측정하는 방법 중 하나는 채혈을 하는 것이다. 비침습적이고 간접적인 방법으로는 **맥박산소측정기**(pulse oximeter)의 사용이 있다. 이 장비는 손가락이나 귓불과 같이 반투명한 신체 부위에 사용한다. 붉은 가시광선 파장과 적외선 파장이 발광 다이오드(LED)에서 나와 손가락 또는 귓불을 통과한다. 장비의 반대편에는 포토다이오드가 있는데 두 파장의 흡수를 바탕으로 산소혈색소와 탈산소혈색소의 비율을 파악함으로써 혈색소의 포화도를 측정한다. 정상상태에서 혈색소포화도는 95% 이상이어야 한다.

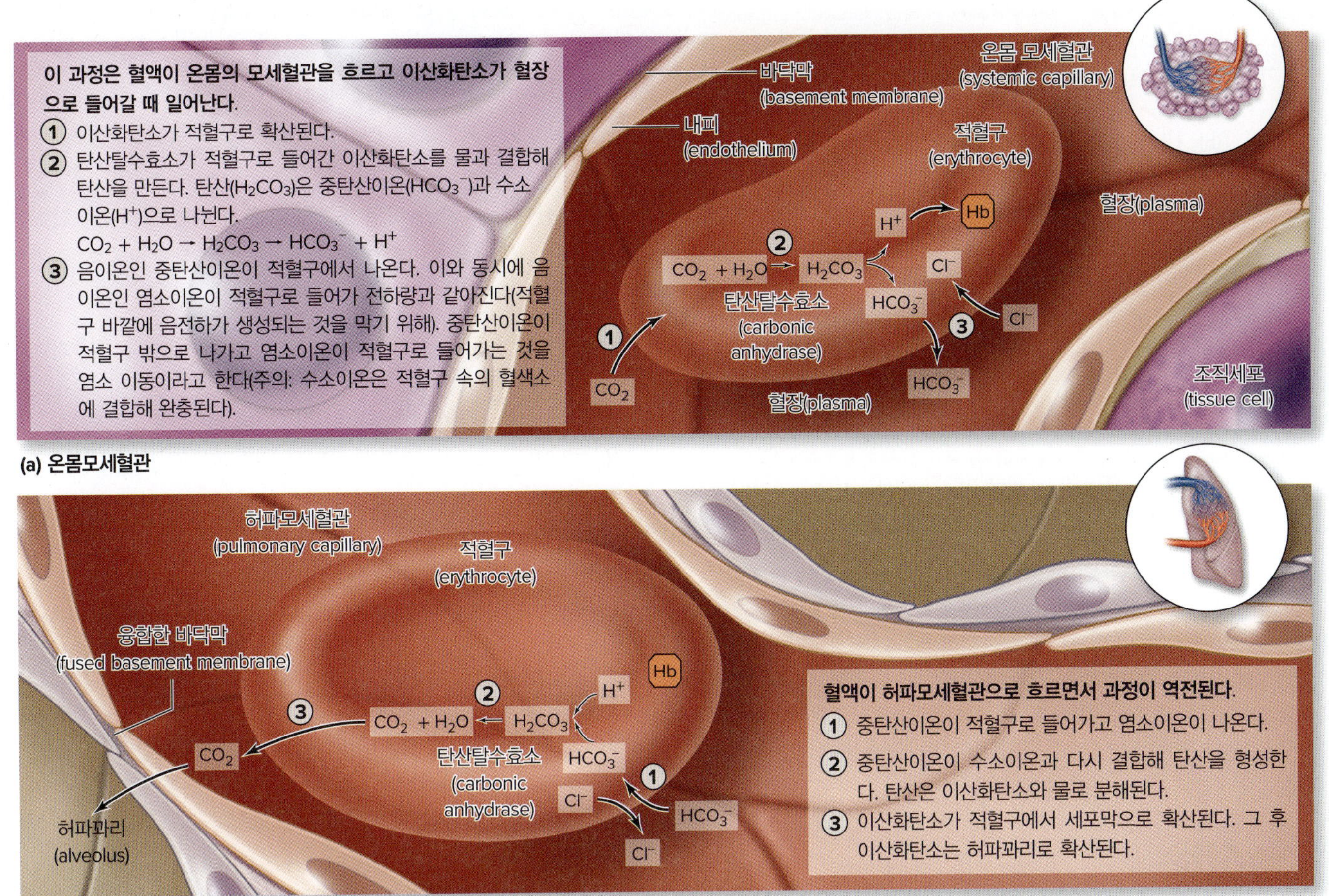

그림 19.28 이산화탄소가 중탄산이온으로 변환되는 과정. (a) 온몸의 모세혈관에서 이산화탄소는 적혈구로 들어가 물과 결합해 탄산(H_2CO_3)을 이룬다. 이 화합물은 중탄산이온(HCO_3^-)과 수소이온(H^+)으로 변환된다. 중탄산이온은 적혈구를 나가 염소이온으로 대체된다. 중탄산이온은 혈장으로 운반된다. 염소 이동에서 만들어진 수소이온은 혈색소와 결합해 완충된다. 이로써 pH가 내려가지 않는다. (b) 이 과정은 허파모세혈관에서 역전된다. 염소이온이 적혈구를 나가고 중탄산이온이 들어온다. 중탄산이온은 수소이온과 다시 결합해 이산화탄소와 물을 만들어 낸다. 이산화탄소는 적혈구를 나가 허파꽈리로 확산된 후 배출된다.

로의 전환 때문이다. 또한 온몸 세포에 비해 혈액 P_{CO_2}를 상대적으로 낮게 유지하여 이산화탄소가 온몸 세포에서 혈액으로 계속 확산되도록 한다. 따라서 탄산탈수효소는 이산화탄소가 온몸 세포에서 적혈구(CO_2가 HCO_3^-로 전환됨)로 지속적으로 순 이동하도록 한다. 그런 다음 중탄산이온(HCO_3^-)은 적혈구에서 혈장으로 이동하며 중탄산이온(HCO_3^-) 형태로 온몸 세포에서 허파로 이동하는 것이다.

허파 내에서

19.6b절에서 P_{CO_2}가 허파꽈리보다 허파꽈리 모세혈관의 혈액 내에서 더 크다고 설명한 것을 상기한다. 이것이 허파 기체교환 동안 이산화탄소가 허파꽈리 모세혈관의 혈액에서 허파꽈리로 확산되는 이유이다. 또한 이 장에서 설명한 대로 중탄산이온(HCO_3^-)은 적혈구로 다시 들어가 탄산 탈수효소에 의해 다시 이산화탄소로 전환된다. 적혈구 내에서 P_{CO_2}를 혈액에 비해 상대적으로 높게 유지하면 중탄산이온(HCO_3^-)에서 이산화탄소로의 전환으로, 이산화탄소가 적혈구에서 혈액으로 확산되도록 한다. 또한 허파꽈리에 비해 혈액 P_{CO_2}를 상대적으로 높게 유지하여 이산화탄소가 혈액에서 허파꽈리로 계속 확산되도록 한다. 따라서 탄산탈수효소는 적혈구에서 허파꽈리로 이산화탄소의 지속적인 순 이동하도록 한다. 이산화탄소가 포함된 허파꽈리 내의 공기는 허파꽈리 환기 중에 대기로 배출된다.

탄산탈수효소는 탄산(H_2CO_3) 분자를 생성하는 효소로, 중탄산이온(HCO_3^-) 및 수소이온(H^+)으로 시간당 최대 21억 6,000만 개의 속도로 분해된다! 따라서 탄산탈수효소(온몸 세포에서 허파꽈리로 이산화탄소 이동의 약 70%를 전달하는 역할을 함)가 없으면 이산화탄소 전달은 혈장 내에 용해(약 7%) 및 혈색소에 부착(약 23%)되어 전달되는 훨씬 적은 양으로 제한된다.

무엇을 배웠는가?

35 이산화탄소는 대부분 혈액 속에서 어떻게 운반되는가?

19.7c 운반 분자의 역할을 하는 혈색소

학습목표

51. 혈색소가 운반하는 세 가지 물질을 열거한다.
52. 허파꽈리 기체교환과 온몸 기체교환에서 산소혈색소 포화곡선이 왜 중요한지 설명한다.

혈색소는 호흡작용과 관련이 있는 세 가지 물질, 즉 (1) 철과 결합한 산소, (2) 글로빈과 결합한 이산화탄소, (3) 글로빈과 결합한 수소이온을 운반한다. 물질이 결합하거나 떨어져 나가면 혈색소 분자의 형태가 잠

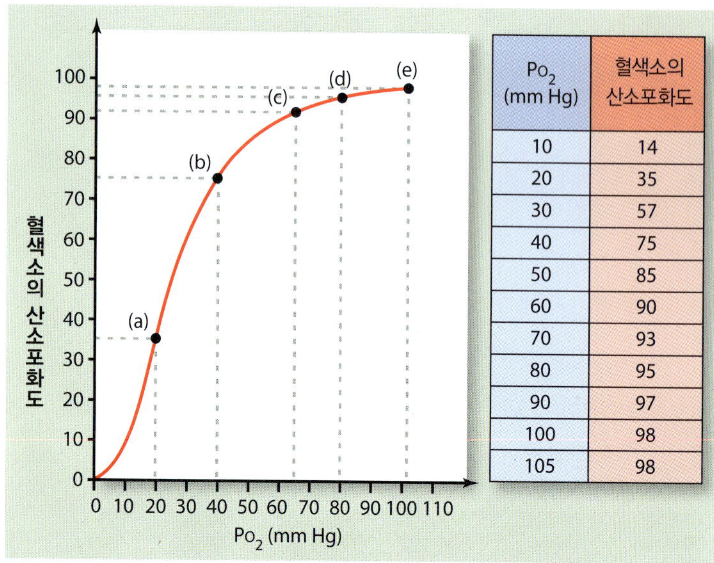

Po_2 (mm Hg)	혈색소의 산소포화도
10	14
20	35
30	57
40	75
50	85
60	90
70	93
80	95
90	97
100	98
105	98

그림 19.29 산소-혈색소 포화곡선. 혈색소의 산소포화도는 Po_2와 함께 증가한다. Po_2가 0에서 60 mmHg로 변하는 동안에는 혈색소의 산소포화도가 크게 변한다. Po_2가 60 mmHg보다 커지면 산소포화도의 변화는 훨씬 작아진다.

시 변한다는 점에서 이 운반은 중요하다. 이 변화는 혈색소가 다른 두 물질과 결합하거나 분리되는 능력에 영향을 미친다.

산소-혈색소 포화곡선

혈색소 하나에는 철 원자가 4개 있기 때문에 혈색소 분자 하나는 최대 4개의 산소 분자와 결합할 수 있다. 혈색소와 결합하는 산소의 양은 혈색소의 산소포화도(percent O_2 saturation of hemoglobin)로 나타낸다. 예를 들어 철 결합 부위 중 1/4에 산소가 결합했다면 이 혈색소의 포화도는 25%이고, 모든 결합 부위에 산소가 결합했다면 포화도는 100%이다.

혈색소의 포화는 여러 변수에 따라 결정된다. 가장 중요한 변수는 Po_2이다. Po_2가 증가하면 혈색소의 포화도 증가할 것이라고 예상할 수 있다. 산소 분자가 결합하면 혈색소의 형태가 변해 다른 산소분자가 남은 철에 결합하기 쉬워진다. 이렇게 산소 결합이 쉬워지는 효과를 산소 부하의 **협동결합효과**(cooperative binding effect)라고 한다.

그림 19.29의 Po_2와 혈색소의 산소포화도 관계를 나타낸 그래프를 **산소-혈색소 포화곡선**(oxygen-hemoglobin saturation curve) 또는 **산소혈색소 해리곡선**(oxyhemoglobin dissociation curve)이라고 한다. Po_2와 혈색소 포화 사이의 관계는 그래프가 선형(곧은 선)이 아니라 S자 형태이다.

처음에 Po_2가 증가하면서 혈색소 포화에서 비교적 큰 변화가 일어난다. 예를 들어 Po_2가 20 mmHg에서 40 mmHg로 조금 변하면 혈색소포화도는 협동결합효과로 약 35%에서 75%로 증가한다. 이 부분에서는 그래프가 매우 가파르다. Po_2가 60 mmHg 이상이면 혈색소가 90% 이상 포화한다. Po_2가 60 mmHg를 넘으면 혈색소 포화에 작은 변화만이 일어난다. Po_2가 80 mmHg에서 100 mmHg로 변하면 혈색소포화도는 95%에서 98%로 3%밖에 변하지 않는다. 그림 19.29은 허파꽈리의 기체교환에서 일어나는 산소 부하와 온몸 세포의 온몸 기체교환 시에 일어나는 산소해리에 이 그래프를 응용한 것이다.

산소-혈색소 포화곡선과 허파꽈리 기체교환 혈액이 허파모세혈관을 흐를 때 혈색소는 산소와 함께 이동한다. 허파꽈리의 Po_2는 해수면 고도에서 104 mmHg이다. 혈액이 허파모세혈관으로 운반된 후 혈색소 포화는 어떻게 될까? 그림 19.29의 (e)를 보면 혈색소포화도는 약 98%이다.

높은 산에 올라가면 공기가 희박해져서 대기의 Po_2가 감소하고 허파꽈리의 Po_2도 감소한다. 이 현상은 허파꽈리 기체교환 중에 혈색소 포화에 어떤 영향을 미칠까? 그림 19.29에는 고도에 따라 달라지는 허파꽈리의 PO2와 산소포화도의 관계를 나타냈다. 예를 들어 허파꽈리의 Po_2가 81 mmHg이면(약 1,500 m) 혈색소포화도는 약 95%이다[그림 19.29의 (d)]. Po_2가 65 mmHg이면(2,700 m) 혈색소포화도는 약 91%이다[그림 19.29의 (c)]. 그리고 허파꽈리 Po_2가 40 mmHg이면(5,200 m) 혈색소포화도는 75%밖에 되지 않는다[그림 19.29의 (b)].

해수면보다 고도가 높아지면(따라서 허파꽈리의 Po_2가 감소하면) 처음에는 혈색소포화도가 크게 변하지 않고 산소 운반에도 큰 변화가 일어나지 않는다. 그러나 고도가 매우 높아지면 허파꽈리의 Po_2가 크게 변하고 혈색소포화도도 크게 감소한다. 허파꽈리의 Po_2 감소로 인한 유해한 생리적 작용을 **고산병**(altitude sickness)이라고 한다. 약 2,000 m 높이에서는 일부 사람에게, 약 2,500 m 높이에서는 대부분의 사람에게 고산병이 나타난다. 가벼운 증상은 두통, 구역, 불면이고, 심한 증상은 허파부종과 뇌부종이다.

어떻게 생각하는가?

7. 운동선수가 순수한 산소만을 들이마신다면 경기 성적이 달라질까? 설명하시오.

허파꽈리의 산소 부하와 혈색소 포화에서 주목할 점이 하나 더 있다. 사람의 혈색소는 해수면 고도에서 98%이므로 산소의 분압이 더 높아져도(순수한 산소를 공급해도), 이점은 거의 없다. 포화도는 최대 2% 상승할 뿐이다. 혈색소가 100% 포화하려면 기압이 1 atm에서 3 atm(760 mmHg에서 2280 mmHg)으로 올라야 하는데, 이 상태는 고압산소실에서만 가능하다.

산소-혈색소 포화곡선과 온몸 기체교환 산소는 온몸의 모세혈관을 이동하며 혈색소에서 떨어져 나와 신체조직에 공급된다. 휴식기의 온몸 세포에서 산소의 분압은 약 40 mmHg이고 혈색소포화도는 75%이다[그림 19.29의 (b)]. 혈액 속의 혈색소는 허파를 떠날 때 산소포화도가 98%이며, 온몸의 모세혈관을 흐를 때는 휴식기 기준으로 75%이다. 휴

통합 INTEGRATE

개념 연결 CONCEPT CONNECTION

혈색소는 단백질이다. 다른 단백질과 마찬가지로 혈색소의 삼차원 구조도 아미노산 단량체의 약한 분자 간 상호작용으로 유지된다. 이 상호작용에는 수소결합, 양전하 분자군과 음전하 분자군 사이의 정전기인력, 무극성 분자군의 연결이 있다. 온도 상승, pH 변화, 일부 이온의 결합이 이 결합을 약화하거나 해체하면 단백질의 형태가 변한다.

그림 19.30 혈색소의 산소의 분리. (a) 온몸 기체교환 중 산소와 혈색소의 분리에 영향을 미치는 가장 중요한 변수는 혈중 P_{O_2}이다. 다음과 같은 다른 변수도 혈색소의 형태를 변화시켜 산소가 더 많이 분리되도록 할 수 있다. (b) 온도의 상승, (c) 수소이온의 증가(보어 효과), (d) 2,3-BPG, (e) 이산화탄소. 온도와 수소이온농도가 산소-혈색소 포화곡선에 미치는 영향을 (b)와 (c)에 나타냈다.

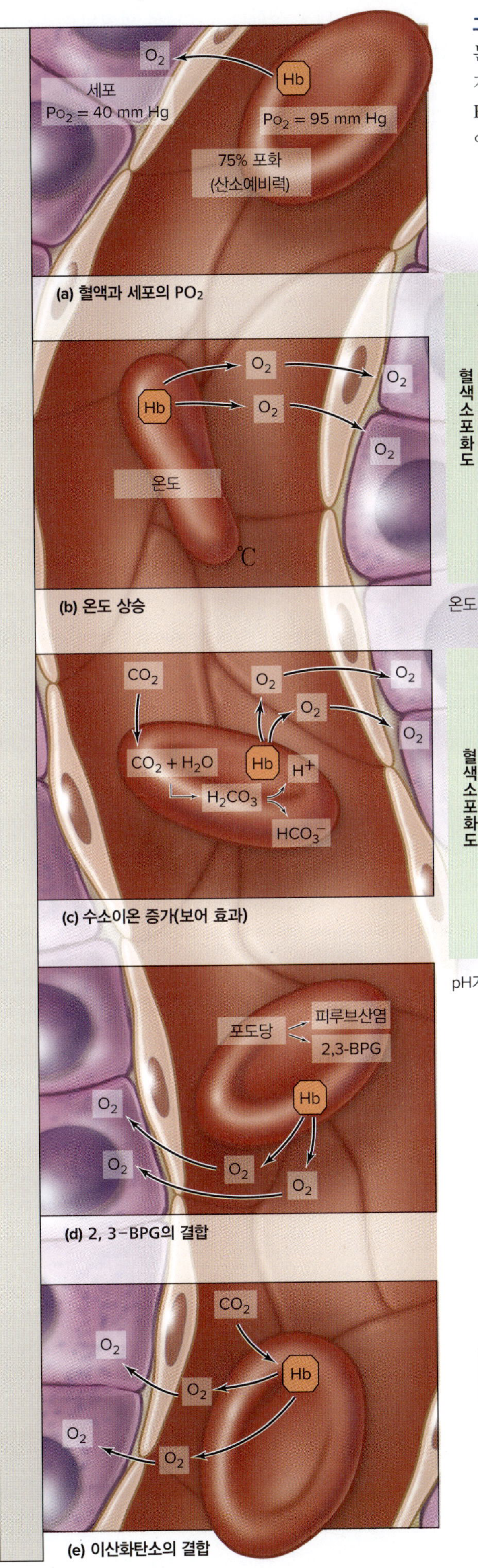

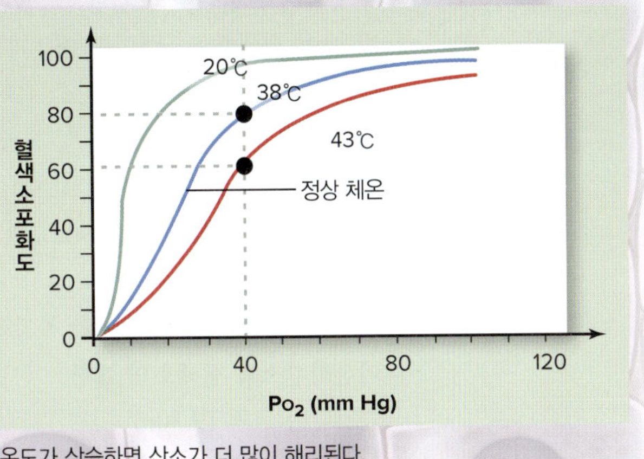

온도가 상승하면 산소가 더 많이 해리된다.

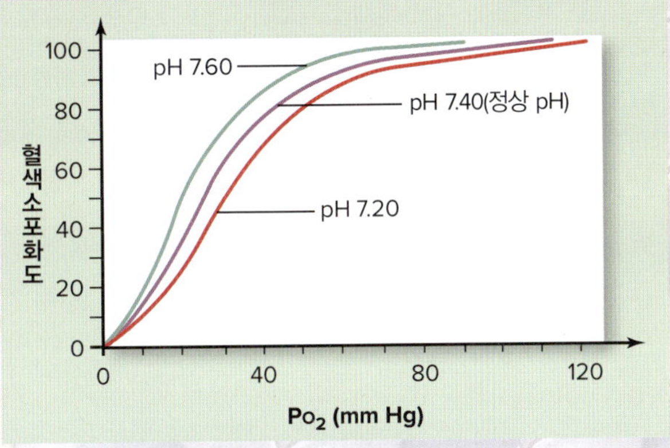

pH가 감소하면 산소가 더 많이 해리된다.

식기에는 온몸의 모세혈관에서 산소 중 적은 비율(약 20~25%)만이 혈색소에서 해리된다고 할 수 있다.

온몸의 모세혈관을 지난 후에도 혈색소에 계속 결합해 있는 산소의 양을 **산소예비력**(oxygen reserve)이라고 한다. 산소예비력은 운동을 할 때와 같이 대사 수요가 증가했을 때 산소를 추가로 공급하는 수단이다. 격렬한 운동을 해서 온몸 세포의 P_{O_2}가 20 mmHg로 감소하면 혈색소 포화는 어떻게 될까? 격렬한 운동을 하면 혈색소포화도가 크게 떨어지는데, 이는 혈색소와 분리되는 산소가 많다는 뜻이다. 온몸 모세혈관에서 나가는 혈액의 혈색소포화도는 35%에 불과하다[그림 19.29의 (a)].

어떻게 생각하는가?

8 세포의 P_{O_2}가 낮은 상황에서(예: 운동을 할 때) 온몸 세포에 전달되는 산소의 양은 많아질까? 적어질까? 산소예비력은 증가할까, 감소할까?

› 온몸 기체교환 동안 산소와 혈색소의 분리에 영향을 미치는 기타 변수

혈색소가 산소와 결합하고 분리될 때 가장 중요한 요인은 혈중 P_{O_2}이다(**그림 19.30a**).

그러나 온도 변화, pH(수소이온) 변화, 적혈구의 대체 생화학 경로에서 합성되는 2,3-BPG(2,3-bisphosphoglycerate) 분자, 이산화탄소와 혈색소의 결합도 혈색소와 결합하는 산소의 양에 영향을 미칠 수 있다(그림 19.30b~e). 이 변수들은 혈색소의 형태를 변화시켜 헴기 속의 철이 O_2와 결합하는 능력에 영향을 미칠 수 있고, 그 결과 산소가 더 많이 해리된다. 여기서는 온몸의 모세혈관에서 이 변수들이 산소 해리에 어떻게 영향을 미치는지 살펴보자(그림 19.30).

- **온도.** 대사활동은 체온을 높인다. 체온이 높으면 산소를 붙잡아 두는 혈색소의 능력이 저해되어 산소가 더 많이 분리된다(그림 19.30b).
- **수소이온과 혈색소의 결합.** 이산화탄소가 적혈구로 들어갈 때 생성된 수소이온(탄산탈수반응)이 혈색소의 글로빈단백질과 결합해 혈색소의 형태가 변하고 산소가 더 많이 해리된다. 수소이온이 혈색소의 산소 친화성을 감소시키는 현상을 **보어 효과**(Bohr effect)라고 한다(그림 19.30c).
- **2,3-BPG.** 2,3-BPG는 혈색소와 결합해 혈액이 온몸 모세혈관을 흐를 때 산소가 더 많이 분리되도록 한다(그림 19.30d). 2,3-BPG는 적혈구의 대체(포도당)대사 경로에서 생성된다. 2,3-BPG 생성의 효소과정은 갑상샘호르몬, 에피네프린, 성장호르몬, 테스토스테론 등 적혈구의 수용체와 결합하는 호르몬에 자극을 받는다.
- **이산화탄소와 혈색소의 결합.** 이산화탄소가 글로빈에 결합하면 혈색소와 분리되는 산소가 증가한다(그림 19.30e).

흥미로운 점은, 온몸 기체교환에서 산소가 분리되면 혈색소의 형태가 변해 이산화탄소와 결합하는 능력이 강화된다는 것이다. 혈색소에서 분리되는 산소가 많을수록 혈색소와 결합하는 산소가 많아지는데, 이를 **홀데인 효과**(Haldane effect)라고 한다.

산소-혈색소 포화곡선을 보면 이 변수 중 두 가지(온도와 pH)가 산소 분리에 미치는 영향

표 19.5 호흡항상성 불균형의 원인

계통	생리적 결과	임상적 예
호흡계통		
기도의 폐색(airway obstruction)	허파꽈리로 가는 기류 감소	천식, 기관지염
두꺼워진 호흡막(thickened respiratory membrane)	허파꽈리 기체교환 감소	허파부종, 폐렴
호흡막 표면 손실(loss of respiratory membrane surface)	허파꽈리 기체교환 감소	폐공기증, 허파암
뼈대계통		
가슴우리나 척주의 관절염 또는 변형(arthritis or deformities of thoracic cage or vertebral column)	가슴안의 부피를 변화시키는 능력 저하	류마티스관절염, 선천성 기형
근육계통		
호흡근육의 마비(paralysis of respiratory muscle)	가슴안의 부피를 변화시키는 능력 저하	회색질척수염, 근육퇴행위축
신경계통		
뇌줄기 부상 호흡중추의 과잉진정(brainstem injury oversedation of respiratory center)	호흡근육을 자극하는 능력 감소	외상, 약물
척수 부상(spinal cord injuries)	호흡근육을 자극하는 능력 감소	외상(예: 다이빙 또는 오토바이 사고)
심장혈관계통		
허파 색전(pulmonary embolism)	허파동맥이 막혀 기체교환에 필요한 혈액이 허파모세혈관에 다다르지 못함	움직이지 못해 혈류가 느려짐(예: 오랜 와병 생활, 장시간의 비행, 휠체어 생활)
빈혈(anemia)	적혈구 또는 혈색소 농도가 감소해 기체 운반 감소	철분 결핍, 악성빈혈(비타민 B_{12}를 흡수하지 못함)
혈류 지연(impeded blood flow)	기체 운반과 기체교환의 감소	죽상경화증, 울혈성 심부전, 출혈

통합 INTEGRATE

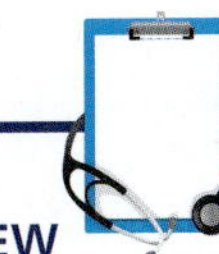

임상적 고찰 19.19 CLINICAL VIEW

낭성섬유증

낭성섬유증(cystic fibrosis)은 백인에서 가장 흔한 심각한 유전질환으로, 미국에서 약 3,500명 중 1명 정도의 빈도로 발생한다. 이 질병은 아시아계와 아프리카계 사람들 사이에서는 드물다. 낭성섬유증의 증상은 여러 신체계통에 나타나지만 모두 공통적으로 결함이 있는 염화물(chloride) 통로로 인해 발생한다. 이러한 염화물 분비 부족으로 나트륨과 물이 점액에서 분비세포로 이동하여 상피 표면을 덮고 있는 점액이 탈수된다. 점액이 두껍고 끈적끈적해져 허파의 기도를 막는다. 기도폐쇄로 인한 이차적인 허파 감염은 흔하며 생명을 위협할 수 있다. 이자(췌장)와 침샘의 관도 막힐 수 있는데, 이자의 경우 막힌 관은 소화효소의 정체로 이어지며 결국 이자가 손상된다(임상적 고찰 21.17: "낭성섬유증과 이자" 참조).

을 알 수 있다(그림 19.30의 그래프). P_{O_2}가 일정하다면 온도가 38℃에서 43℃로 상승할 때 혈색소포화도가 낮아진다(그림 19.30b의 그래프). 반대로 온도가 낮아지면 혈색소포화도가 높아진다. pH가 변할 때도 혈색소포화도가 이와 같이 변한다(그림 19.30c의 그래프). 혈색소의 산소 친화성을 감소시켜 산소가 더 많이 분리되게 하는 요인(예: 온도 상승, 수소이온 증가)은 포화곡선을 **우측이동**(shift right)시킨다. 반대로 혈색소의 산소 친화성을 증가시켜 산소가 덜 분리되게 하는 요인(예: 온도 하락, 수소이온 감소)은 포화곡선을 **좌측이동**(shift left)시킨다.

호흡의 요약

그림 19.31에 호흡에서 일어나는 네 가지 사건을 시각적으로 개관했다. 호흡이란 세포호흡을 통해 ATP를 생성할 목적으로 온몸의 세포와 주변 환경 사이에서 산소를 공급하고 이산화탄소를 제거하는 작업이다. 이 모든 과정은 서로 동시에 지속적으로 일어난다는 사실을 기억한다.

호흡에 관여하는 호흡계통, 뼈대계통, 근육계통, 신경계통, 심장혈관계통 중 하나라도 정상적으로 기능하지 못하면 호흡기체교환에서 항상성의 불균형이 발생한다. **표 19.5**에 항상성 불균형의 원인을 요약했다.

무엇을 배웠는가?

36 허파꽈리 기체교환, 기체 운반, 온몸 기체교환 동안 산소는 어떻게 이동하는가?

37 온몸 기체교환, 기체 운반, 허파꽈리 기체교환 동안 이산화탄소는 어떻게 이동하는가?

38 허파꽈리 기체교환 동안 혈색소의 포화도는 증가하는가, 감소하는가?

39 온몸 기체교환 중 혈색소에서 분리되는 산소의 양은 P_{O_2}, 수소이온농도, 2,3-BPG, 이산화탄소에 따라 어떻게 변하는가?

19.8 호흡수와 항상성

호흡중추는 휴식기에 분당 12~15회, 일회호흡량 500 mL의 호흡이 이루어지도록 한다. 호흡중추는 혈중 P_{CO_2} 변화, 혈중 수소이온의 농도, 혈중 P_{O_2} 변화 등 다양한 자극에 반응해 호흡의 수와 깊이를 조정함으로써 항상성을 유지한다. 혈중 P_{CO_2}가 가장 중요한 자극임을 유념한다.

호흡수의 변화는 일반적으로 혈액의 호흡기체 농도와 pH가 항상성을 유지하도록 돕는다. 그러나 호흡수가 변하면 항상성에 불균형이 일어나는 경우도 있다. 여기서는 과다환기 및 저환기가 발생할 때, 그리고 운동 중에 어떤 변화가 일어나며 항상성이 어떤 영향을 받는지 살펴본다.

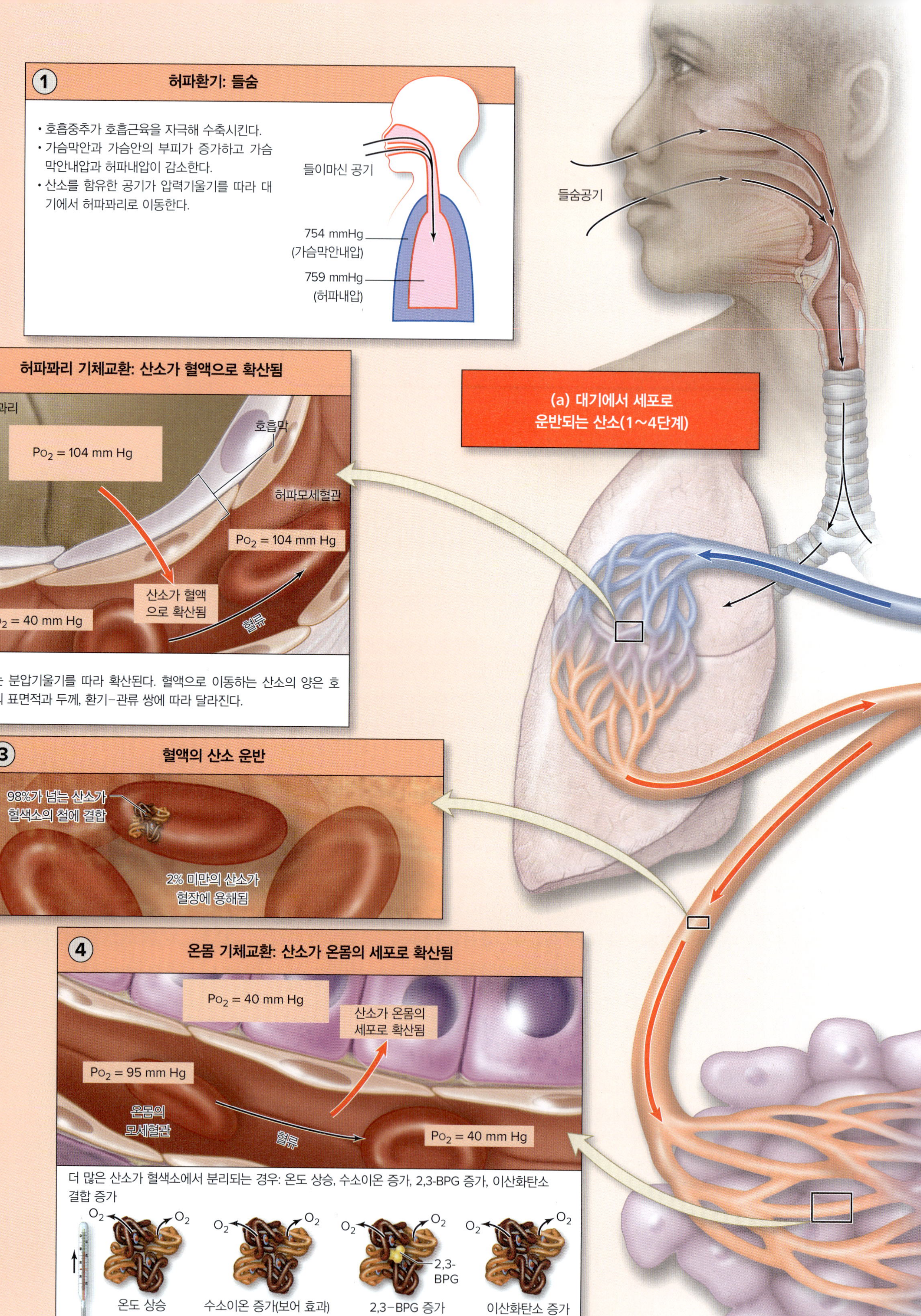

1 허파환기: 들숨
• 호흡중추가 호흡근육을 자극해 수축시킨다.
• 가슴막안과 가슴안의 부피가 증가하고 가슴막안내압과 허파내압이 감소한다.
• 산소를 함유한 공기가 압력기울기를 따라 대기에서 허파꽈리로 이동한다.
들이마신 공기
754 mmHg (가슴막안내압)
759 mmHg (허파내압)
들숨공기
(a) 대기에서 세포로 운반되는 산소(1~4단계)
2 허파꽈리 기체교환: 산소가 혈액으로 확산됨
허파꽈리
호흡막
Po_2 = 104 mm Hg
허파모세혈관
Po_2 = 104 mm Hg
산소가 혈액으로 확산됨
Po_2 = 40 mm Hg
혈류
산소는 분압기울기를 따라 확산된다. 혈액으로 이동하는 산소의 양은 호흡막의 표면적과 두께, 환기-관류 쌍에 따라 달라진다.
3 혈액의 산소 운반
98%가 넘는 산소가 혈색소의 철에 결합
2% 미만의 산소가 혈장에 용해됨
4 온몸 기체교환: 산소가 온몸의 세포로 확산됨
Po_2 = 40 mm Hg
산소가 온몸의 세포로 확산됨
Po_2 = 95 mm Hg
온몸의 모세혈관
혈류
Po_2 = 40 mm Hg
더 많은 산소가 혈색소에서 분리되는 경우: 온도 상승, 수소이온 증가, 2,3-BPG 증가, 이산화탄소 결합 증가
O_2
2,3-BPG
온도 상승
수소이온 증가(보어 효과)
2,3-BPG 증가
이산화탄소 증가

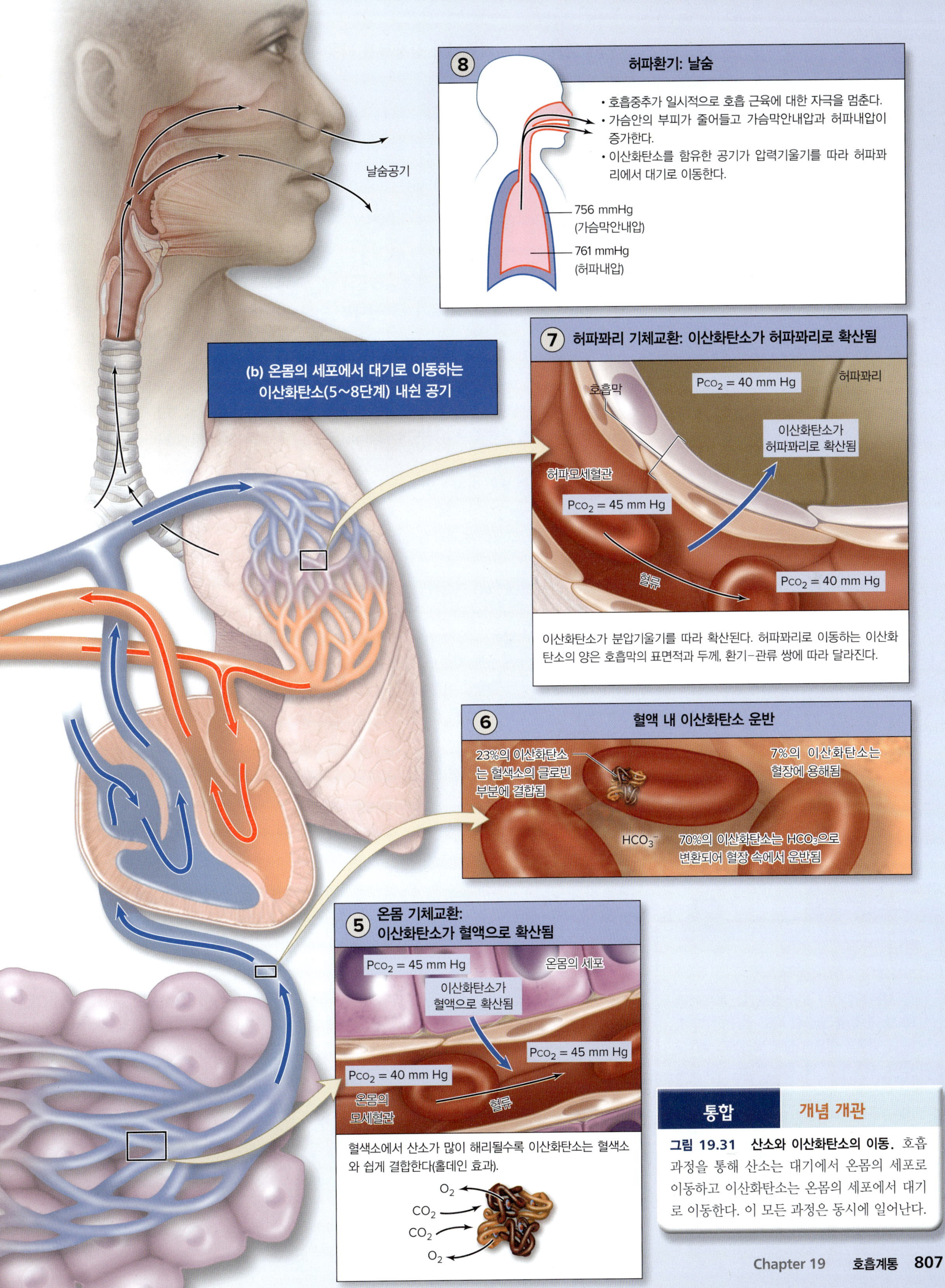

통합 개념 개관

그림 19.31 산소와 이산화탄소의 이동. 호흡 과정을 통해 산소는 대기에서 온몸의 세포로 이동하고 이산화탄소는 온몸의 세포에서 대기로 이동한다. 이 모든 과정은 동시에 일어난다.

19.8a 과다환기와 저환기가 심장혈관 기능에 미치는 영향

학습목표

53. 과다환기와 저환기가 혈액의 화학 구성에 어떤 영향을 미치는지 설명한다.

54. 호흡의 수와 깊이가 혈액과 림프의 정맥 복귀에 어떤 영향을 미치는지 설명한다.

과다환기(과호흡, hyperventilation)는 호흡의 수나 깊이가 몸에 필요한 정도를 넘어서는 것이다. 과다환기는 불안, 공포, 높은 고도(낮은 산소 농도 때문에 숨을 더 빨리 쉼)로 인해 발생할 수 있다. 또한 의식적으로 빠르게 숨을 쉼으로써 수의적인 과다환기가 이루어질 수도 있다. 허파꽈리에서 P_{O_2}가 상승하고 P_{CO_2}가 하락하므로 허파꽈리와 혈액 사이의 P_{O_2}와 P_{CO_2} 분압기울기가 모두 증가한다. 이 변화는 혈액에 다음과 같은 영향을 미친다. (1) 안정호흡만으로도 혈색소가 98% 포화되므로 P_{O_2} 기울기가 가팔라도 산소는 혈액으로 더 많이 들어가지 못한다. (2) 그러나 이산화탄소는 가팔라진 P_{CO_2} 기울기를 따라 혈액에서 허파꽈리로 간다. 그 결과, 혈액 P_{CO_2}가 정상 수준 미만으로 떨어지는데, 이 상태를 **저탄산혈증**(hypocapnia)이라고 한다.

혈중 P_{CO_2}가 낮으면 혈관이 수축한다. 뇌의 혈관은 특히 이 변화에 취약하다. 역설적으로 과다환기가 일어나면 전신의 혈관이 수축하기 때문에 뇌로 가는 산소가 감소한다. 혈액 P_{CO_2}가 낮을 때 몸의 완충능력을 초과하면 혈액의 pH도 낮아져서 **호흡성알칼리증**(respiratory alkalosis)이 일어날 수 있다.

과다환기의 증상은 어지럽거나 기절할 것 같은 느낌, 무감각, 입과 손가락 끝의 얼얼함, 근육 경련, 테타니 등이다. 과다환기가 오래 지속되면 방향감각 상실, 의식 상실, 혼수, 사망에도 이를 수 있다. 공포 때문에 과다환기가 일어난 경우는 의식을 잃고 나면 호흡수가 정상으로 돌아온다. 과다환기가 나타난 사람에게 코와 입을 종이봉투에 넣고 빼며 숨을 쉬도록 지시하는 경우가 있는데, 이렇게 하면 이산화탄소의 손실을 늦출 수 있기 때문이다.

저환기(hypoventilation)는 몸의 대사 요구에 비해 너무 느리거나[느린호흡(호흡완만, bradypnea)] **너무 얕은**[호흡저하(hypopnea)] **호흡**을 가리킨다. 원인은 기도 폐색, 폐렴, 뇌줄기 부상, 비만(허파의 팽창을 제한), 그 외에 허파환기나 허파꽈리 기체교환을 저해하는 다양한 상태이다. 저환기가 발생하면 허파꽈리의 산소 농도가 낮아지고 이산화탄소 농도가 높아져 허파꽈리와 혈액 사이에서 산소와 이산화탄소의 분압기울기가 모두 낮아진다. 이 때문에 허파꽈리 기체교환에서 호흡기체의 확산은 다음과 같이 변화한다.

- 허파꽈리에서 혈액으로 확산되는 산소가 감소해 혈중 P_{O_2}가 감소한다. 이 상태를 **저산소증**(hypoxia)이라고 한다.
- 혈액에서 허파꽈리로 확산되는 이산화탄소가 감소해 혈중 P_{CO_2}가 증가한다. 이 상태를 **고탄산혈증**(hypercapnia)이라고 한다.

혈중 산소 농도가 낮으면 온몸의 세포에 산소가 충분히 공급되지 않아서 산소세포호흡이 감소할 수 있다.

혈중 P_{CO_2}가 높을 때 몸의 완충능력을 초과하면 혈액의 수소이온농도가 증가할 수 있으며(pH 하락), 이 때문에 호흡성 산증(respiratory acidosis)이 일어날 수 있다.

혈중 P_{O_2}가 부족하거나 P_{CO_2}가 높아지면(혹은 두 현상이 동시에 일어나면) 무기력, 졸음, 두통, 적혈구증가증(산소 농도가 낮으면 적혈구형성인자의 분비가 촉발됨), 혈색소의 산소포화도가 낮아져서 피부가 푸르게 보이는 청색증이 발생할 수 있다. 저환기가 오래 지속되면 경련, 의식 상실, 사망까지 발생할 수 있다.

저환기나 호흡 중단은 수의적으로도 이루어질 수 있으나 사망할 만큼 오래 숨을 참기는 어렵다. 혈액에 이산화탄소가 축적되면 화학수용체가 자극을 받아 의식 상실 전에 또는 후에 들숨을 자극한다. 들숨은 항상 뇌가 산소부족으로 손상되기 전에 이루어진다.

통합 INTEGRATE

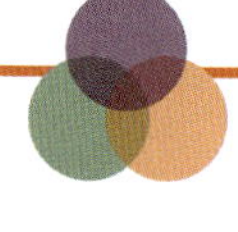

개념 연결
CONCEPT CONNECTION

심장혈관계통(17.5a 참조)과 림프계통(18.1b 참조)을 학습할 때도 언급했듯이 호흡수는 혈액과 림프의 정맥 복귀에도 영향을 미친다. 호흡을 할 때 호흡 뼈대근육이 수축하고 이완하면 압력이 규칙적으로 변하는데, 이를 호흡펌프(respiratory pump)라고 한다. 과다환기가 일어나면 호흡펌프가 더 활발히 작용해 혈액과 림프의 정맥 복귀가 증가한다. 저환기가 일어나면 호흡펌프의 작용이 감소해 혈액과 림프의 정맥 복귀가 감소한다.

무엇을 배웠는가?

40 과다환기가 일어나면 혈중 P_{O_2}와 P_{CO_2}는 어떻게 변하는가?

19.8b 호흡과 운동

학습목표

55. 운동을 할 때 호흡에 일어나는 변화를 설명한다.

호흡과 운동의 관계에 대해서는 많은 사실이 발견되었으나 아직 완전히 밝혀지지는 않았다.

격렬한 운동을 하면 호흡수는 그대로이지만 호흡의 깊이가 증가한다. 이와 같이 깊지만 빠르지는 않은 호흡을 **과다호흡**(호흡항진, hyperpnea)이라고 한다. 과다호흡은 호흡의 수와 깊이가 모두 증가하는 과다환기와는 다르다.

운동을 할 때는 세포호흡이 증가해 산소의 소비와 이산화탄소의 생성이 모두 증가한다. 그러나 혈중 P_{O_2}와 P_{CO_2}는 그다지 변하지 않는다. 호흡이 깊어지고 심박출량이 증가하며 혈류가 증가해서 산소를 더 많이 공급하고 이산화탄소를 더 많이 배출할 수 있기 때문이다(공급이 증가해 수요를 충족함). 운동 중에 혈중 P_{O_2}와 P_{CO_2}는 비교적 일정하므로, 호흡을 변화시키는 요인이 아닌 것으로 보인다. 정확한 이유는 아직 밝혀지지 않았으나 호흡중추에 대한 자극은 다음과 같은 원인 때문에 일어나는 것으로 보인다.

- 관절, 근육, 힘줄의 고유수용체가 움직임에 반응해 전달하는 감각신호
- 운동을 할 때 근육의 움직임을 개시하는 대뇌겉질의 운동 명령이 동시에 호흡중추로 신호를 전달
- 운동에 관여하려는 의식적 기대

어떻게 생각하는가?

9 운동을 하면 혈액과 림프의 정맥 복귀가 증가할까? 감소할까? 정맥혈 복귀는 심박수에 영향을 미칠까? 이유도 함께 설명하라.

무엇을 배웠는가?

41 운동을 할 때 혈중 P_{O_2}와 P_{CO_2}는 어떻게 변하는가?

42 운동을 할 때 호흡이 변하는 이유로 추정되는 세 가지는 무엇인가?

단원 요약 CHAPTER SUMMARY

	• 호흡계통은 머리, 목, 몸통으로 이어지는 호흡통로와 허파로 이루어져 있다.
19.1 호흡계통의 개관	**19.1a 호흡계통의 전반적인 기능** • 호흡계통의 주요 기능은 대기와 허파꽈리 사이의 공기통로, 허파꽈리와 허파모세혈관 사이의 가스 교환되는 곳, 냄새의 탐지 및 소리의 생성이다.
	19.1b 호흡계통의 전반적인 분류 • 호흡기도는 구조적으로 상부호흡기도와 하부호흡기도로 나뉜다. • 호흡기도는 기능적으로 전도구역 및 호흡구역으로 구성된다.
	19.1c 호흡점막 • 기도는 점막으로 덮여 있으며, 상피세포, 바닥막 및 고유판으로 구성된다. • 점막의 상피는 벗겨지기 쉬운 곳을 제외하고 기도를 따라 점점 얇아진다. • 상부호흡기도는 코, 코안, 인두로 이루어져 있다.
19.2 상부호흡기도	**19.2a 코와 코안** • 코는 코와 머리뼈로 이루어진 내부 공간인 코안으로 이어지며, 코안은 코안뜰, 후각구역, 호흡구역으로 나뉜다.
	19.2b 코곁굴 • 4개의 코곁굴—이마굴, 벌집굴, 위턱굴, 나비굴—은 코안과 연결되어 있다.

(계속)

단원 요약 CHAPTER SUMMARY

19.2 상부호흡기도	**19.2c 인두** • 인두는 위에서 아래로 코인두, 입인두, 후두인두로 나뉜다. • 하부호흡기도는 후두로부터 허파꽈리까지의 구조물로 이루어져 있다.
19.3 하부호흡기도	**19.3a 후두** • 후두는 공기통로, 삼킨 물질이 기도로 들어가지 못하게 하는 것, 목소리 생성, 배안의 압력 증가를 돕는 것, 재채기반사와 기침반사에 관여한다.
	19.3b 기관 • 기관은 C자 형태의 연골들로 지탱되는 유연하고 조금 단단한 관 형태로서 후두에서 주기관지를 향해 아래로 뻗어 있다.
	19.3c 기관지나무 • 기관지나무는 왼쪽 및 오른쪽 주기관지에서 시작해 허파꽈리에서 끝나는 공기전도 경로이다. • 기관지나무를 통과 하는 공기의 양은 민무늬근의 수축과 이완에 의해 조절된다.
	19.3d 호흡구역: 호흡세기관지, 허파꽈리관, 허파꽈리 • 호흡구역 속의 상피는 전도구역보다 훨씬 얇아서 기체교환을 촉진하고, 호흡세기관지, 허파꽈리관, 허파꽈리로 이어진다. • 허파꽈리의 벽에는 허파꽈리유형 I 세포, 허파꽈리유형 II 세포 및 허파꽈리 큰포식세포로 이루어져 있다.
	19.3e 호흡막 • 호흡막은 기체교환이 이루어질 때 허파꽈리와 허파모세혈관 사이에서 산소와 이산화탄소가 확산되는 얇은 장벽이다.
19.4 허파	**19.4a 허파의 맨눈해부학** • 각 허파는 바닥은 오목하고, 엽으로 나뉜다.
	19.4b 허파의 혈관과 신경분포 • 허파순환은 허파의 기체교환 표면으로 혈액을 보내고 다시 가져와서 산소 농도를 다시 높이고 이산화탄소를 제거한다. • 후두, 기관, 기관지나무, 허파의 민무늬근육과 샘은 자율신경계통의 지배를 받는다.
	19.4c 가슴막과 가슴막안 • 허파의 바깥표면, 그리고 거기에 인접한 안쪽 가슴벽은 가슴막이라는 장막으로 덮여 있다. • 가슴막안은 내장쪽장막층과 벽쪽장막층 사이에 있으며, 장막에서는 장액이 만들어진다.
	19.4d 허파가 팽창한 상태를 유지하는 원리 • 가슴막안내압은 허파내압보다 낮다. 이 압력 차이 때문에 허파는 팽창한 상태를 유지한다.
19.5 호흡: 허파환기	**19.5a 허파환기의 개관** • 허파환기는 호흡계통, 뼈대계통, 근육계통, 신경계통의 상호협력 작용에 의해 일어나고 대기와 허파꽈리 사이의 공기의 이동을 유발한다.
	19.5b 호흡의 역학 • 안정들숨 시, 가로막과 바깥갈비사이근이 수축하여 가슴안의 용적은 증가하고 압력은 감소하며, 이러한 압력기울기 차이에 의해서 공기가 대기에서 허파꽈리로 이동한다. • 안정날숨 시, 안정들숨 근육이 이완되어 가슴안의 용적은 감소하고 압력은 증가하며, 이러한 압력차에 의해 공기가 허파꽈리에서 대기로 이동하는 것이다.
	19.5c 신경의 호흡 조절 • 호흡중추는 숨뇌호흡중추와 다리뇌호흡중추로 이루어져 있다. • 호흡의 수와 깊이는 화학수용체, 고유수용체, 뻗침수용체, 자극수용체 등 수용체에 입력된 감각정보에 대한 반사에 의해 조절된다. 또한 호흡은 고위뇌중추에 의해서도 조절된다.
19.5 호흡: 허파환기	**19.5d 기류, 압력기울기, 저항** • 기류는 압력기울기 및 저항의 기능이다.
	19.5e 허파환기와 허파꽈리환기 • 허파환기는 1분간 대기와 허파꽈리 사이를 이동한 공기의 양을 나타내고, 허파꽈리환기는 1분 동안 허파꽈리에 다다라서 기체교환에 이용되는 공기의 양을 나타낸다.
	19.5f 호흡량과 호흡용량 • 호흡량과 호흡용량은 폐활량계로 측정할 수 있다.
19.6 호흡: 허파꽈리 기체교환과 온몸 기체교환	**19.6a 기체교환의 화학적 원리** • 분압과 기체 용해도는 기체교환과 기체운반에서 중요하다.
	19.6b 허파꽈리 기체교환(바깥호흡) • 허파꽈리 기체교환에서는 호흡기체가 호흡막을 건너 허파꽈리와 허파모세혈관 사이에서 교환된다. 허파의 모세혈관에서 산소는 허파꽈리에서 혈액으로 확산되고, 동시에 이산화탄소는 반대 방향으로 확산된다 • 허파꽈리 기체교환의 효율은 호흡막의 단면적 및 두께와 환기-관류 쌍에 달려 있다.

(계속)

단원 요약 CHAPTER SUMMARY

19.6 호흡: 허파꽈리 기체교환과 온몸 기체교환	**19.6c 온몸 기체교환(속호흡)** • 온몸 기체교환에서는 산소는 온몸의 모세혈관에서 세포 주변의 사이질액으로 확산되고 세포막을 건너 세포로 들어간다. 동시에 이산화탄소는 세포를 나가 모세혈관의 혈액으로 들어간다.
19.7 호흡: 기체교환	**19.7a 산소운반** • 98%의 산소는 혈색소 분자 속의 철에 부착되어 적혈구 속에서 운반되고, 2% 미만에서 혈장에 용해되어 운반된다.
	19.7b 이산화탄소 운반 • 이산화탄소는 (1) 혈장에 용해, (2) 혈색소의 글로빈 부분에 부착, (3) 중탄산이온의 형태로 혈장에 용해되어 운반된다.
	19.7c 운반 분자의 역할을 하는 혈색소 • 혈색소는 세 가지 물질, 즉 산소, 이산화탄소, 수소이온 등을 운반한다. • 혈색소에 의한 산소운반에 영향을 미치는 가장 중요한 변수는 Po_2이다.
19.8 호흡수와 항상성	**19.8a 과다환기와 저환기가 심장혈관 기능에 미치는 영향** • 과다환기는 혈중 Pco_2가 낮아져서 결과적으로 혈중 pH가 증가한다. • 저환기는 혈중 Po_2 감소, 혈중 Pco_2 증가가 일어나고, 결과적으로 혈중 pH가 증가한다.
	19.8b 호흡과 운동 • 운동을 할때 호흡수는 그대로이지만 호흡의 깊이가 증가하는 것을 과다호흡(hyperpnea)이라하고, 혈중 Po_2와 Pco_2는 그다지 변하지 않으므로 항상성은 유지된다.

단원 평가

성과 및 평가 / 분석 및 적용 / 이해와 암기

기초 평가 Do You Know the Basics?

1. 호흡에 필요한 구성요소는?
   a. 호흡계
   b. 근육계
   c. 신경계
   d. 위 모든 것이 맞다.

2. 폐의 분할을 위해 가장 큰 것에서 가장 작은 것으로 배열한 것은?
   a. 엽, 기관지폐 분절, 소엽, 허파꽈리
   b. 엽, 허파꽈리, 소엽, 기관지폐 분절
   c. 허파꽈리, 소엽, 기관지폐 분절, 엽
   d. 소엽, 기관지폐 분절, 엽, 허파꽈리

3. 폐는 일반적으로 붕괴되지 않는다. 그 이유는?
   a. 폐는 벽쪽 인대와 함께 가슴벽에 부착된다.
   b. 폐는 내장쪽 인대와 함께 가슴벽에 부착된다.
   c. 가슴막안의 압력은 허파 내 공간(폐)의 압력보다 낮다.
   d. 가슴막안의 압력은 허파 내 공간(폐)의 압력보다 크다.

4. 들숨을 생성하기 위해 흉강과 관련된 일련의 사건을 올바르게 나타낸 것은?
   a. 근육 수축, 부피 증가, 압력 감소
   b. 압력 감소, 부피 증가, 근육 수축
   c. 근육 수축, 압력 감소, 부피 증가
   d. 부피 증가, 근육 수축, 압력 감소

5. 가로막과 바깥갈비사이근이 이완되고, 흉강의 부피가 감소하며 압력이 증가한다. 이 설명(그 자체로)이 의미하는 것은?
   a. 안정상태 들숨
   b. 안정상태 날숨
   c. 강제적인 들숨
   d. 강제적인 날숨

6. 호흡중추가 있는 뇌의 부분은?
   a. 숨뇌 및 시상하부
   b. 시상하부 및 다리뇌
   c. 숨뇌 및 다리뇌
   d. 숨뇌 및 대뇌

7. 일반적으로 호흡률을 증가시키는 혈액 내 물질은?
   a. 산소
   b. 이산화탄소
   c. 수소가스
   d. 중탄산염

8. 혈액에서 온몸세포로의 산소 이동을 일컫는 말은?
   a. 폐환기
   b. 폐포가스교환
   c. 온몸가스교환
   d. 가스 운반

9. 혈액에서 대부분의 이산화탄소가 운반되는 방법은?
   a. 이산화탄소가 직접 혈장 내에 용해된 상태
   b. 헤모글로빈과 관련하여
   c. 중탄산염 이온으로
   d. 산소와 결합하여

10. 헤모글로빈에 대한 정확한 설명이 아닌 것은?
   a. 헤모글로빈은 철 이온에 산소를 운반한다.
   b. 헤모글로빈은 글로빈에 이산화탄소를 운반한다.
   c. 헤모글로빈은 혈액 내 총 이산화탄소의 작은 부분만을 운반한다(25% 미만).

d. 헤모글로빈은 세포 수준에서 산소를 방출하여 헤모글로빈을 더 포화시킨다.

11. 호흡계는 구조적으로 그리고 기능적으로 어떻게 구성되어 있는지 설명하시오.

12. 폐를 팽창시키기 위해 내장쪽가슴막, 벽쪽가슴막, 가슴막안 및 장액의 관계를 설명하시오.

13. 산소를 대기에서 신체조직으로 이동시키는 4가지 호흡과정을 순서대로 나열하시오. 또한, 이산화탄소 이동과정도 순서대로 나열하시오.

14. 안정상태에서의 들숨과 날숨에 관련된 근육, 부피 변화 및 압력 변화를 설명하시오.

15. 강제 들숨 또는 날숨 동안 추가 공기가 어떻게 이동하는지 설명하시오.

16. 호흡중추가 어떻게 안정상태에서의 호흡을 조절하는지 설명하시오.

17. 허파꽈리 및 전신 가스교환을 설명하시오.

18. 산소가 혈액에서 운반되는 두 가지 수단과 이산화탄소가 운반되는 세 가지 수단을 나열하시오.

19. P_{O_2}와 헤모글로빈 포화도의 관계를 설명하시오.

20. 혈액이 온몸 모세혈관을 통과할 때 산소 방출(헤모글로빈에 대한 산소의 친화성을 감소시킴으로써)을 증가시키는 변수를 나열하시오.

응용 평가 Can You Apply What You've Learned?

1. 구급대원들이 교통사고 현장에 도착해서 노인 신사가 불안하게 숨을 쉬는 것을 발견했다. 그는 안전벨트를 착용하지 않았고 앞유리에 머리를 부딪혔다. 그의 불규칙한 호흡을 감안할 때, 그들은 그가 어느 부위 손상을 입었다고 예상할 수 있는가?
   a. 숨뇌
   b. 대뇌겉질
   c. 다리뇌
   d. 척수

다음 지문을 읽고 2-4번 문항에 답하시오.

45세인 미셸은 30년 이상 흡연을 해왔다. 그녀는 최근 호흡곤란을 보이기 시작했다. 미셸은 주치의의 진료를 받고, 호흡기능을 검사했는데, 허파꽈리 가스교환을 위한 표면적 감소를 특징으로 하는 폐공기증(emphysema)이 있었다.

2. 호흡계의 어떤 요소가 폐공기증에 가장 많이 영향을 받아 호흡곤란을 유발하는가?
   a. 코안 통로에 염증이 생기고 더 적은 공기가 호흡기로 들어오고 나간다.
   b. 기관지에 염증이 생긴다.
   c. 세기관지가 확장된다.
   d. 폐포손상이 일어난다.

3. 생리적 사강이 증가에 따라 미셸에게 어떤 변화가 일어나는가?
   a. 들숨 중 저항 증가
   b. 미셸의 폐로 들어가는 적은 양의 공기
   c. 더 힘들고 깊은 호흡으로 피곤함을 느낀다.
   d. 혈중 이산화탄소 분압 감소

4. 혈액 샘플을 채취했을 때, 미셸의 혈액 호흡가스와 혈액 pH에 대해 어떤 결과를 예상할 수 있는가?
   a. P_{O_2} 감소, P_{CO_2} 증가, 혈액 pH 감소
   b. P_{O_2} 감소, P_{CO_2} 감소, 혈액 pH 감소
   c. P_{O_2} 감소, P_{CO_2} 증가, 혈액 pH 증가
   d. P_{O_2} 증가, P_{CO_2} 감소, 혈액 pH 증가

5. 미카엘은 10세 소년으로, 축구를 하다가 호흡곤란이 나타났다. 미카엘은 소아과 의사의 진료를 받았는데, 의사는 미카엘이 천식으로 의심된다고 하였다. 소아과 의사는 미카엘에게 호흡기 전문가의 진료를 받을 것을 권장했으며, 폐기능검사 결과 미카엘이 천식을 앓고 있음이 확인되었다. 천식으로 인한 미카엘의 호흡곤란은 어떠한 원인에 의한 것인가?
   a. 코안의 염증
   b. 세기관지의 염증과 기관지 수축
   c. 후두개의 경련적 폐쇄 및 일시적인 기관 폐쇄
   d. 허파꽈리가 손상되어 호흡막의 표면적 감소

종합 평가 Can You Synthesize What You've Learned?

1. 티파니가 대학 기숙사로 돌아왔을 때 호흡곤란이 나타났고 그녀는 천식발작이 일어났다는 것을 알았다. 호흡기계에서 어떤 변화가 일어나 호흡곤란을 유발하였는가? 그녀의 혈중 산소 분압 및 이산화탄소 분압에 대해 어떤 잠재적인 변화를 예측할 수 있는가? 일반적으로 어떤 물질을 치료에 이용하며, 이로 인해 세기관지가 확장되는가?

2. 목빗근의 신경이 수술 중 손상되었다면 어떤 유형의 호흡이 손상되는가(안정상태 들숨, 안정상태 날숨, 강제 들숨 또는 강제 날숨)?

3. 마크는 처음으로 8,000피트 이상의 산악 등반을 시도하고 있다. 그는 올라가는 동안 더 강하게 숨을 쉬기 시작했고, 현기증이 났으며, 명확하게 생각하는 데 어려움을 겪었다. 그가 더 열심히 호흡하도록 자극한 것은 무엇인가? 이것이 이산화탄소 분압에 어떤 영향을 미치는가? 혈액 pH에는 어떤 변화가 발생할 수 있는가? 더 많거나 적은 산소가 뇌에 도달하는 이유는 무엇인가?

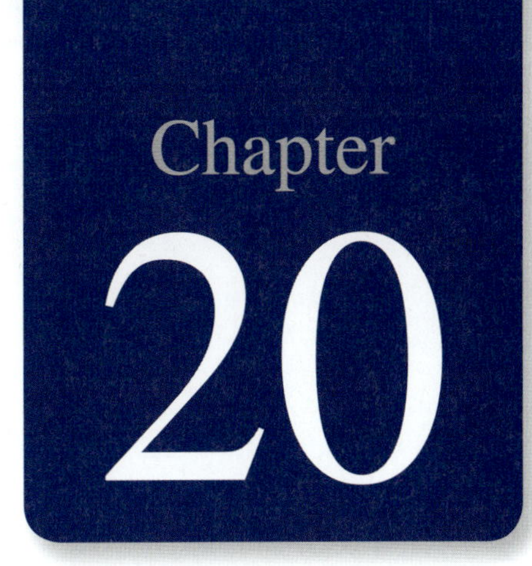

비뇨계통
Urinary System

20.1 비뇨계통의 개관

20.2 콩팥의 맨눈해부학
20.2a 위치와 지지구조
20.2b 콩팥의 단면구조
20.2c 콩팥의 신경분포

20.3 콩팥의 기능적 구조
20.3a 네프론
20.3b 집합세관과 집합관
20.3c 토리곁장치

20.4 혈액과 여과액의 흐름
20.4a 콩팥의 혈류
20.4b 여과액, 요세관액, 소변의 흐름

20.5 콩팥소체의 여과액 생성
20.5a 소변 형성의 개관
20.5b 여과막
20.5c 여과액의 형성과 성분
20.5d 토리여과에 작용하는 압력
20.5e 토리여과율의 조절
통합: 개념 개관
토리여과와 그 조절

20.6 요세관과 집합관의 재흡수 및 분비
20.6a 운반 과정의 개관
20.6b 최대이동치와 콩팥문턱
20.6c 완전히 흡수되는 물질
20.6d 제한적으로 재흡수되는 물질
20.6e 노폐물로 배출되는 물질
20.6f 농도기울기의 형성
통합: 개념 개관
요세관 재흡수와 요세관 분비

20.7 콩팥 기능의 평가
20.7a 토리여과율 측정
20.7b 콩팥혈장청소율 측정

20.8 소변의 특징, 운반, 저장, 배출
20.8a 소변의 특징
20.8b 요로(요관, 방광, 요도)
20.8c 배뇨

통합 *INTEGRATE*

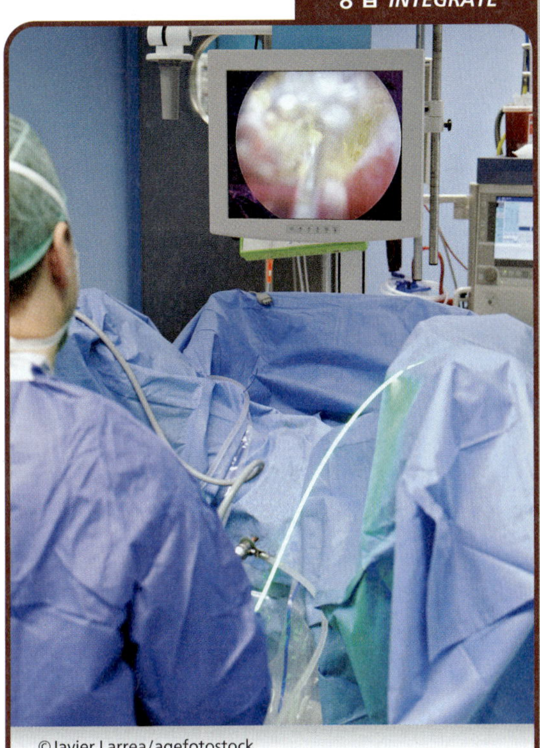

©Javier Larrea/agefotostock

관련 직업

비뇨기과 전문의

비뇨기과 전문의는 비뇨계통과 남성의 생식기관에 생기는 질환을 진단하고 치료하는 내과 및 외과 전문의이다. 비뇨기과 의사가 다루는 질환으로는 콩팥돌(결석), 복압요실금, 요로감염, 선천성 기형, 양성전립선비대증, 그리고 다양한 유형의 암이 있다. 사진 속의 비뇨기과 전문의는 전립샘 수술 중 비디오 모니터를 보고 있다.

한 마을이 식수원으로 쓰는 강이 있다고 하자. 퇴적물, 동물의 배설물, 모터보트의 연료 등으로 강물이 더러워질 때가 있지만 마을에는 정수시설이 있어서 강물을 정화할 수 있다. 이와 비슷하게 모든 신체계통은 노폐물을 만들어 내며 이 노폐물은 혈액으로 흘러든다. 콩팥은 혈액에서 노폐물을 걸러 소변을 만들어 내고 소변은 요관, 방광, 요도를 통해 몸에서 배출된다. 즉 비뇨계통은 우리 몸의 정수시설이라고 할 수 있다.

이 장에서는 먼저 비뇨계통에 대한 개념을 설명하고, 혈액을 여과하고 소변을 만들어 내는 콩팥의 구조와 기능에 대해 자세히 논할 것이다. 그리고 요관, 방광, 요도의 해부학적 구조를 설명한 후, 소변을 운반하고, 저장하고, 배출하는 이 기관들의 역할에 대해 다루면서 끝맺는다.

20.1 비뇨계통의 개관

학습목표

1. 비뇨계통을 이루는 부분을 열거하고 각 부분의 일반적인 기능을 설명한다.
2. 콩팥의 기능을 나열한다.

비뇨계통은 콩팥, 요관, 방광, 요도로 이루어져 있다(**그림 20.1**). 콩팥의 주된 기능 중 하나는 혈액을 여과해 노폐물을 제거하고 여과액을 소변으로 변환하는 것이다. 소변은 요관을 통해 콩팥에서 방광으로 이동한다. 방광은 신축성이 있는 근육주머니로, 최대 1 L의 소변을 담아 둘 수 있다. 방광의 소변은 요도를 통해 몸에서 배출된다.

콩팥 내에서 소변으로 전환될 때 여과물이 발생하는 데 필요한 생리학적 과정이 몇 가지 있다.

- **대사산물의 제거.** 콩팥은 여과물(예: 요산, 요소)에 있는 노폐물을 제거하여 이러한 물질이 혈액 내에서 독성 수준에 도달하는 것을 방지한다.
- **이온의 농도 조절.** 콩팥은 섭취량에 따라 소변으로 나트륨이온, 칼륨이온, 칼슘이온, 인산이온과 같은 혈액의 이온균형을 조절하는 데 도움을 준다.
- **산–염기평형의 조절.** 콩팥은 혈액 속의 수소이온과 중탄산이온의 농도를 변화시켜 산–염기평형이 유지되도록 돕는다.
- **혈압조절.** 콩팥은 소변으로 배출되는 수분의 양을 변화시켜 혈압조절을 돕는다. 소변으로 배출되는 수분의 양을 조절하면 혈액량이 조절된다. 또 콩팥은 혈압을 높이는 호르몬인 앤지오텐신 II의 형성에 필요한 레닌 효소를 분비한다(20.6b, **표 R.7**). 혈압조절이 콩팥의 가장 중요한 기능 중 하나라는 증거가 충분하다.
- **생물학적 활성분자의 제거.** 생물학적으로 활성상태인 작은 분자(예: 호르몬, 약물)가 여과되어 신체에 남지 않고 소변의 일부로 배출된다.

콩팥은 혈액을 여과하고 여과물을 소변으로 만드는 역할 외에 다른 기능을 수행한다. 이전 장에도 나와 있지만 다른 기능은 다음과 같다.

- **칼시트리올의 형성.** 콩팥은 칼시트리올 호르몬 형성에서 마지막 효소를 합성한다. 칼시트리올은 작은창자의 칼슘 흡수를 증가시켜 혈중 칼슘 농도를 높인다(4.6 참조).
- **적혈구형성인자의 생성과 분비.** 콩팥은 혈액을 여과하면서 간접적으로 혈중 산소 농도를 측정한다. 산소 농도가 낮으면 콩팥의 세포는 적혈구형성인자(EPO) 호르몬을 분비한다. 적혈구형성인자는 적색뼈속질을 자극해 적혈구를 더 많이 만들어 내도록 한다(18.3b, **표 R.6**). 적혈구가 많아지면 산소도 허파에서 온몸의 세포로 더 많이 운반된다(19.7a 참조).
- **포도당신합성에 관여.** 오랫동안 음식물을 섭취하지 못할 경우, 콩팥은 탄수화물이 아닌 성분을 이용해 포도당을 생성하는 포도당신합성에 관여할 수 있다. 이로써 극도로 영양이 부족할 때도 정상 혈당이 유지될 수 있다.

이와 같이 다양한 기능을 통합해서 "콩팥은 혈액의 상태를 조절한다"라고 이야기할 수 있다. 콩팥은 혈액에서 불필요한 물질을 제거하고, 적혈구의 수를 조절하며, 혈장의 이온(예: 칼슘, 나트륨, 칼륨) 농도를 유지하고, 혈액의 pH 조절을 돕고(예: 수소이온과 중탄산이온의 농도), 영양이 매우 부족할 때는 혈당 조절도 돕는다. 혈액의 건강은 콩팥의 건강과 밀접한 관련이 있다.

어떻게 생각하는가?

1. 콩팥이 기능을 상실하면 다음 중 어떤 일이 일어날까? (a) 노폐물 축적, (b) 빈혈, (c) 혈압 변화, (d) pH 불균형.

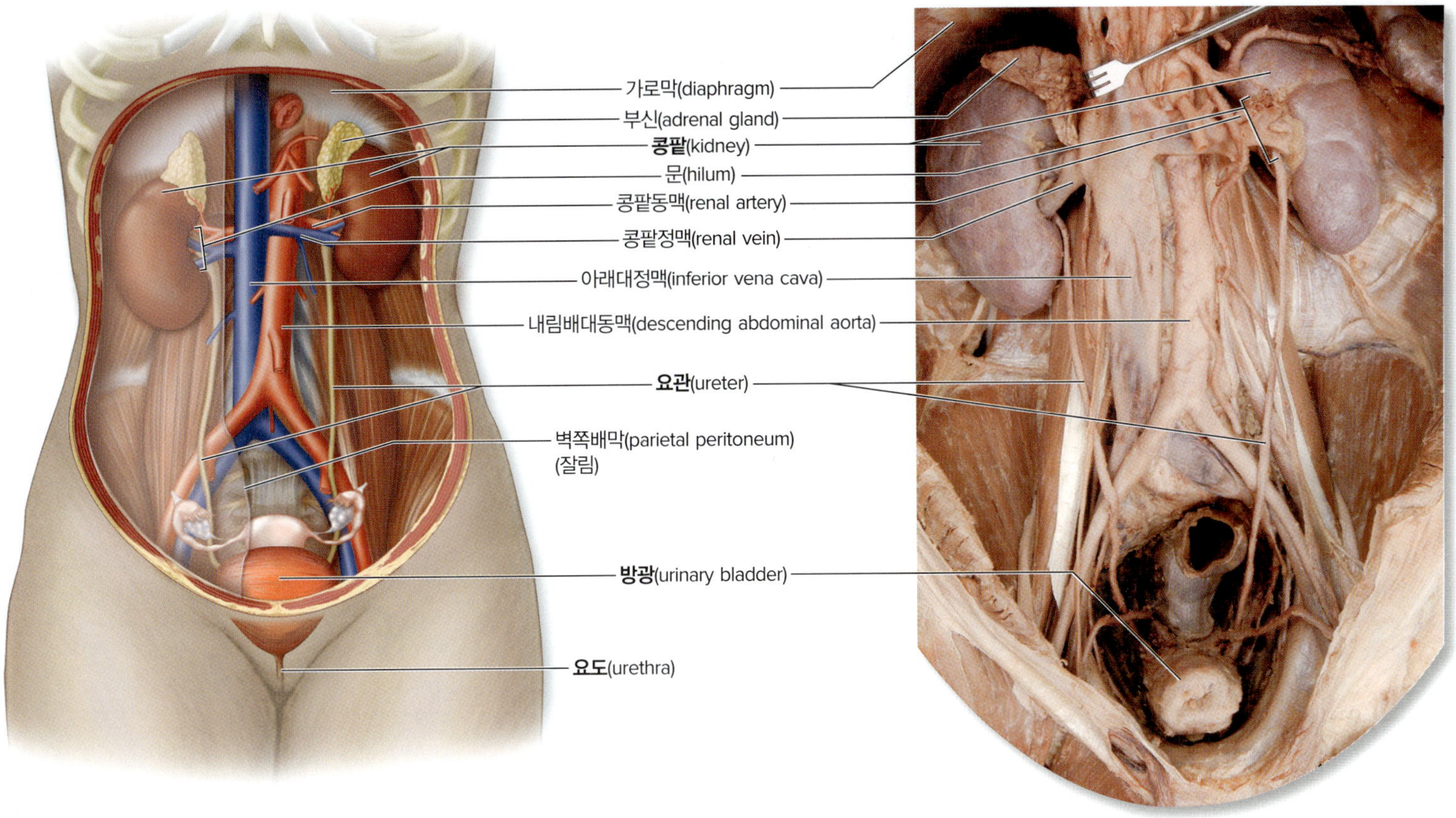

가로막(diaphragm)
부신(adrenal gland)
콩팥(kidney)
문(hilum)
콩팥동맥(renal artery)
콩팥정맥(renal vein)
아래대정맥(inferior vena cava)
내림배대동맥(descending abdominal aorta)
요관(ureter)
벽쪽배막(parietal peritoneum)
(잘림)
방광(urinary bladder)
요도(urethra)

(a) 앞쪽에서 본 모습

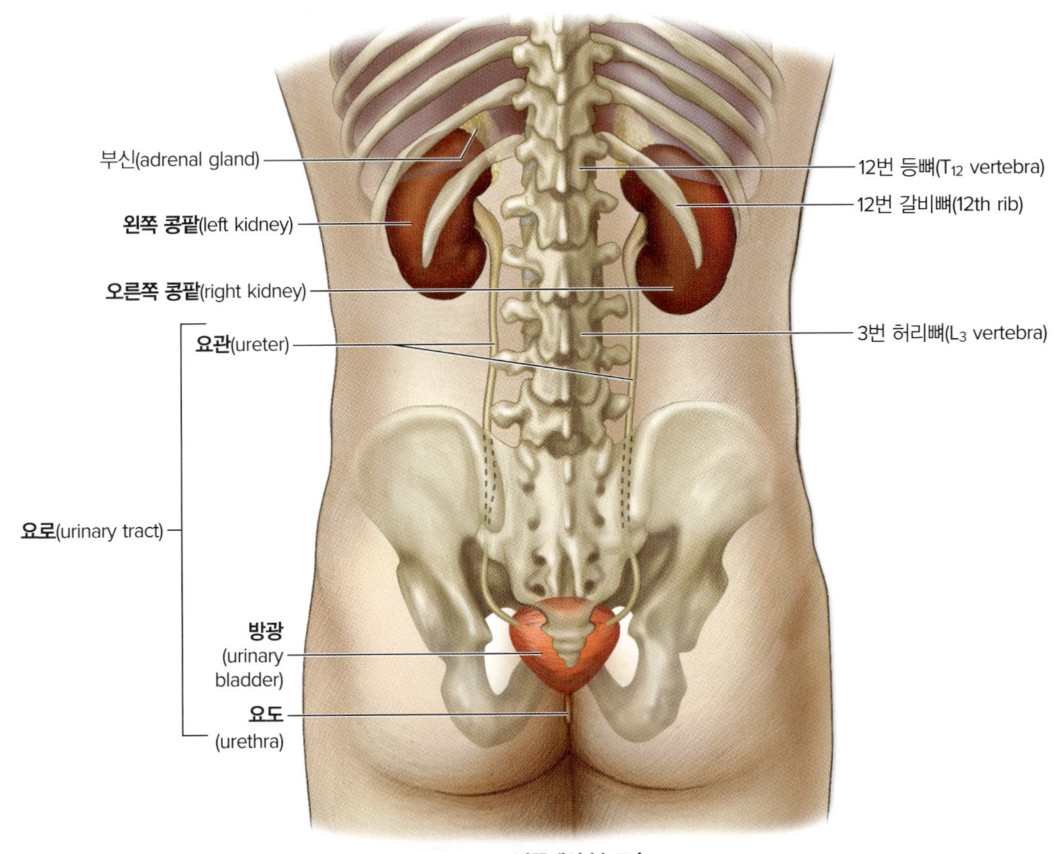

(b) 뒤쪽에서 본 모습

그림 20.1 비뇨계통. 비뇨계통은 콩팥 2개, 요관 2개, 방광 1개, 요도 1개로 이루어져 있다. (a) 앞쪽에서 본 모습, (b) 뒤쪽에서 본 모습(비뇨계통의 구성요소는 진하게로 표시했다).

통합 INTEGRATE

학습전략 LEARNING STRATEGY

배막뒤공간 속 콩팥의 위치를 이해하려면 칠판에 지우개를 맞대어 둔 모습을 상상해 보라. 이때 칠판은 뒤쪽 배벽에 해당한다. 그리고 옷을 걸어서 칠판과 옷 사이에 지우개가 있다고 상상해 보라. 이때 옷은 벽쪽배막에 해당한다. 옷(벽쪽배막) 뒤에 있는 지우개는 복막뒤공간에 있는 것과 같다. 옷 앞에 있는(그리고 옷에 덮인) 부분은 배막안(복강 내)에 해당한다.

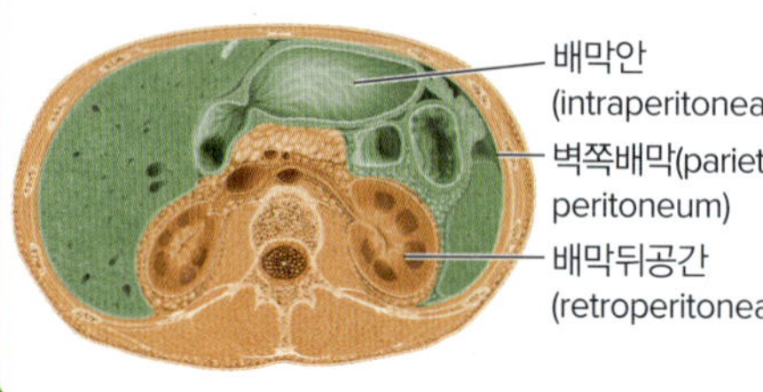

무엇을 배웠는가?

1. 요로계통에서 소변을 만들어 내는 부분과 소변을 저장하는 부분은 각각 어디인가?
2. 콩팥이 혈압 조절을 돕는 두 가지 방법은 무엇인가?

20.2 콩팥의 맨눈해부학

콩팥은 2개의 적갈색 기관으로, 콩처럼 생겼으며 좌우대칭을 이룬다(그림 20.1). 길이는 약 12 cm, 너비는 약 6.5 cm(4.7 in), 두께는 약 2.5 cm로 손가락 두 마디와 비슷한 크기이다. 콩팥의 무게는 약 100 g이다. 가운데에 있는 오목한 가장자리인 **문**(hilum)으로 혈관, 신경, 요관이 연결되어 있다. 콩팥의 가쪽 가장자리는 볼록하다. 양쪽 콩팥의 윗면에는 부신이 있다.

20.2a 위치와 지지구조

학습목표

3. 콩팥의 위치를 설명한다.

4. 콩팥을 둘러싸고 지지하는 네 가지 조직층을 설명한다.

콩팥은 배벽 뒤쪽, 척주 가쪽에 있다(그림 20.1). 왼쪽 콩팥은 T_{12}와 L_3 척추뼈 사이에 있으며 오른쪽 콩팥은 큰 간을 피해 왼쪽 콩팥의 약 2 cm 아래에 있다. 양쪽 콩팥은 부분적으로만 가슴우리의 보호를 받기 때문에 등 아랫부분에 강한 타격을 받으면 손상되기 쉽다.

콩팥은 벽쪽배막 뒤의 **배막뒤공간**(후복막공간, retroperitoneal space; *retro*: 뒤)에 있다(**그림 20.2**). 콩팥에서 벽쪽배막으로 덮인 부분은 앞면뿐이다.

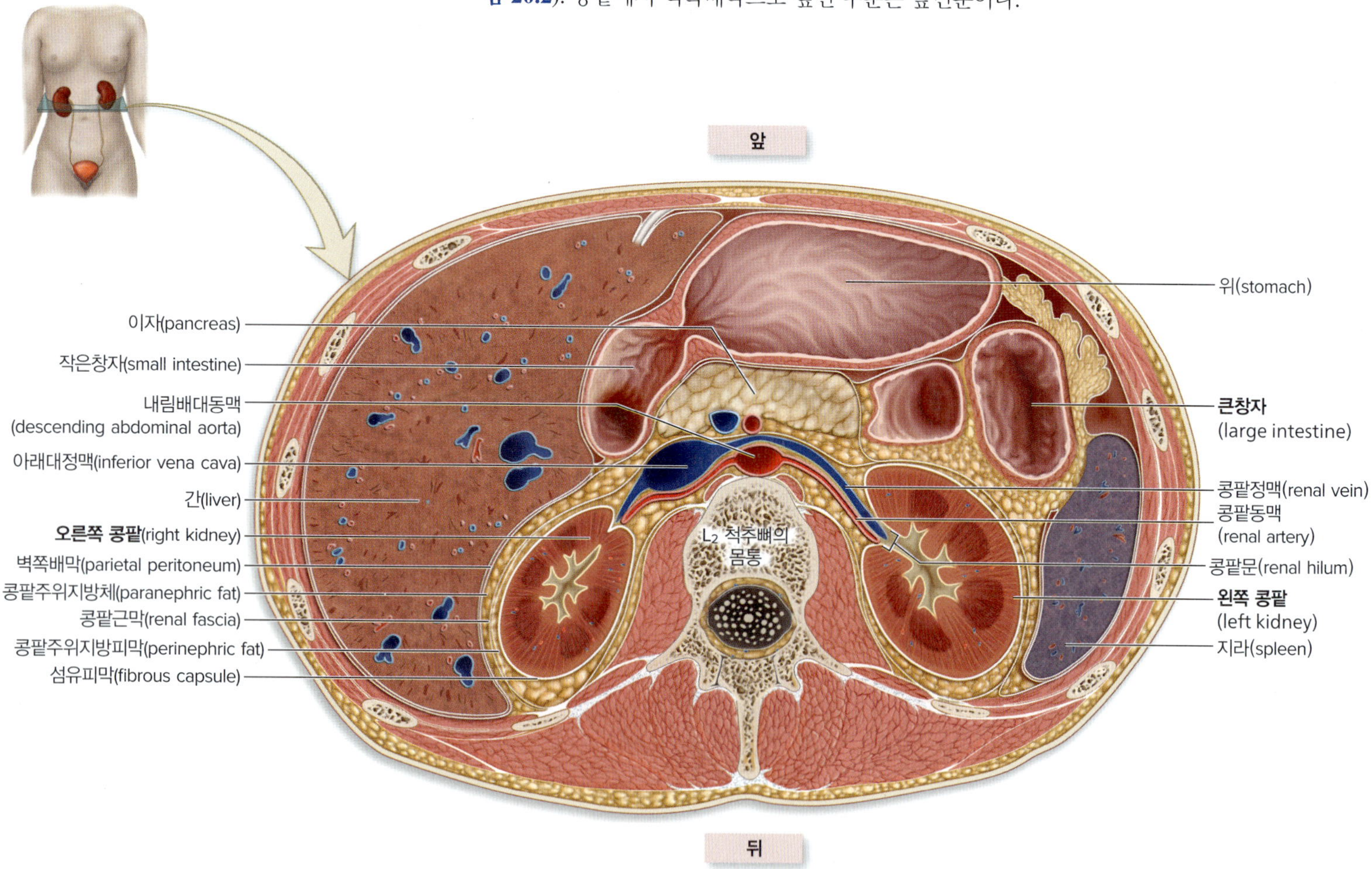

그림 20.2 콩팥의 위치와 지지구조. 가로면을 보면 콩팥은 배벽 뒤쪽에 있으며 앞면은 벽쪽배막에 덮여 있다. 또 4개의 조직층이 동심원 형태로 둘러싸고 있는데, 이 조직층은 안쪽에서 바깥쪽으로 섬유피막, 콩팥주위지방피막, 콩팥근막, 콩팥주위지방체의 순서로 배열되어 있다.

좌우 콩팥은 여러 겹의 조직층으로 둘러싸여 지탱된다. 이 조직층은 안쪽(콩팥에서 가까운 쪽)에서 바깥쪽으로 섬유피막, 콩팥주위지방피막, 콩팥근막, 콩팥주위지방체의 순서로 배열되어 있다.

- **섬유피막**(fibrous capsule; *capsa*: 상자)은 **콩팥피막**(신장피막, renal capsule)이라고도 하며, 콩팥의 바깥 표면과 직접 붙어 있다. 치밀불규칙결합조직으로 이루어진 섬유피막은 콩팥의 형태를 유지하고, 콩팥을 외상으로부터 보호하며, 감염성 병원체가 콩팥에 침투하지 못하도록 한다.
- **콩팥주위지방피막**(신주위지방, perinephric fat; *peri*: 주변)은 콩팥 주위지방(perirenal fat) 또는 지방피막(adipose capsule)이라고도 한다. 섬유피막의 바깥쪽에 있으며, 지방결합조직을 함유한 콩팥주위지방피막은 완충작용을 하고 콩팥을 지탱한다.
- **콩팥근막**(신장근막, renal fascia; *ren*: 콩팥)은 콩팥주위지방피막의 바깥쪽에 있으며, 치밀불규칙결합조직으로 이루어졌다. 콩팥근막은 콩팥을 그 주위를 둘러싼 구조에 고정한다.
- **콩팥주위지방체**(신방지방, paranephric fat, pararenal fat, paranephric body; *para*: 옆)는 가장 바깥쪽에서 콩팥을 둘러싼다. 지방결합조직으로 이루어진 콩팥주위지방체는 완충작용을 하고 콩팥을 지탱한다.

무엇을 배웠는가?

3 콩팥을 둘러싼 4개의 조직층은 무엇인가? 안쪽에서 바깥쪽의 순서로 나열하라.

20.2b 콩팥의 단면구조

학습목표

5. 콩팥의 두 구역과 각 구역의 구성요소를 열거한다.
6. 작은콩팥술잔, 큰콩팥술잔, 콩팥깔때기의 관계를 설명한다.

콩팥을 관상면으로 자르면 기능조직인 실질이 보인다. 실질은 크게 **콩팥겉질**(신장피질, renal cortex)과 **콩팥속질**(신장수질, renal medulla)로 나뉜다(**그림 20.3**).

통합 INTEGRATE

임상적 고찰 20.1
CLINICAL VIEW

콩팥처짐과 수신증

아주 마른 노인이나 거식증이 있는 사람은 지방결합조직이 손실되어 콩팥이 배안에서 아래로 처지는 **콩팥처짐**(renal ptosis)이 발생할 수 있다. 그 결과로 요관이 뒤틀려 콩팥에서 방광으로 가는 소변의 흐름이 감소하거나 막힘으로써 소변이 역류하는데 이것은 **수신증**(hydronephrosis)이라 불리며 콩팥의 부기를 형성하고 콩팥의 기능이 상실될 수 있다. 수신증이 치료되지 않으면 콩팥부전(renal failure)을 초래한다.

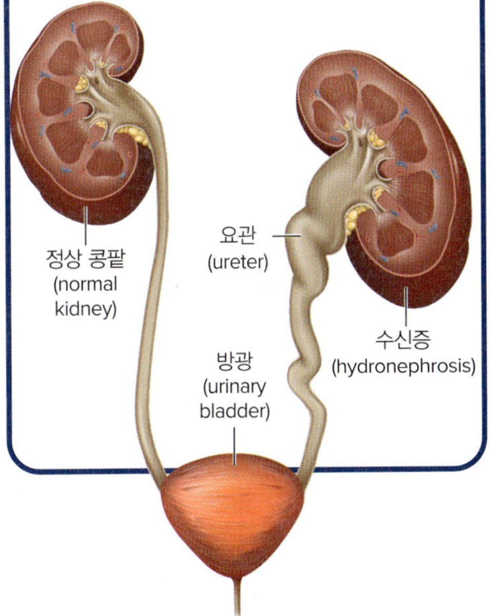

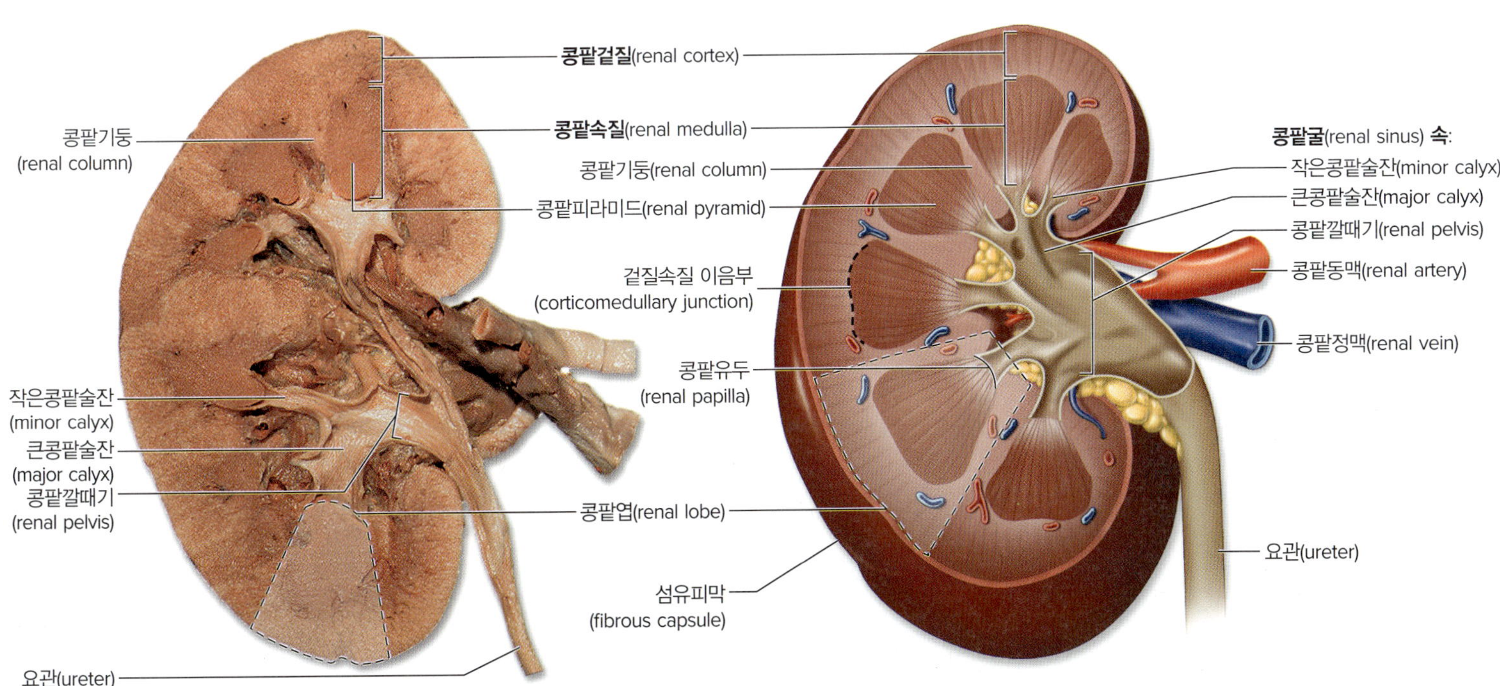

그림 20.3 콩팥. 오른쪽 콩팥을 관상면으로 자르면 실질과 배뇨 영역이 보인다.

통합 INTEGRATE

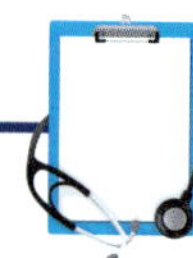

임상적 고찰 20.2 CLINICAL VIEW

콩팥의 변형과 기형

콩팥의 변형은 발생기에 일어날 수 있다. **콩팥무발생**(신장무발생, renal agenesis)은 콩팥이 발생하지 않는 것이다. 콩팥 하나가 발생하지 않는 경우를 한쪽 콩팥무발생이라고 하며, 1,000명 중 1명 꼴로 나타난다. 양쪽 콩팥무발생은 콩팥 2개가 모두 발생하지 않는 것이며, 3,000명 중 1명 꼴로 나타난다. 한쪽 콩팥무발생은 증상이 없는 경우가 많으나 양쪽 콩팥무발생은 매우 치명적이다. 콩팥의 발생 중에 골반안에서 배안으로 이동하지 못하면 **골반콩팥**(pelvic kidney)이 된다. 골반콩팥은 정상적으로 기능하며 문제를 일으키지 않는다. **말굽콩팥**(마제신, horseshoe kidney)은 콩팥이 골반안에서 배안으로 올라갈 때 좌우 콩팥의 뒷부분이 서로 융합하는 것이다. 600명 중 1명꼴로 상당히 흔하며, 골반콩팥과 마찬가지로 증상이 없고 콩팥이 정상적으로 기능한다. **과다콩팥**(과다신장, supernumerary kidney)은 콩팥이 여러 개 생기는 것으로, 매우 드물게 발생한다. 과다콩팥은 임상적으로 중요하지 않은 경우가 많다. 콩팥과 관련 없는 건강문제로 병원을 찾았다가 자신의 콩팥이 해부학적으로 남들과 다르다는 사실을 알게 되는 사람들도 있다.

겉질에서 이어지는 **콩팥기둥**(신장원주, renal column)은 속질로 뻗어서 속질을 줄무늬가 있는 **콩팥피라미드**(신장피라미드, renal pyramid)로 나눈다. 콩팥피라미드는 속질피라미드(medullary pyramid)라고도 한다. 성인의 콩팥 하나에는 콩팥피라미드가 8~15개 있다. 콩팥피라미드의 넓은 바닥은 속질의 바깥 가장자리에 닿아 겉질과 만나는데, 이 부분을 **겉질속질이음부**(피질수질접합부, corticomedullary junction) 또는 겉질속질경계(corticomedullary border)라고 한다. 안쪽으로 향한 콩팥피라미드의 꼭대기는 **콩팥유두**(신장유두, renal papilla)라고 한다.

사람 콩팥의 실질은 8~15개의 **콩팥엽**(신엽, renal lobe)으로도 나뉜다. 콩팥엽은 콩팥피라미드, 콩팥피라미드의 한쪽과 인접한 콩팥기둥의 일부, 콩팥피라미드 바닥 바깥쪽의 콩팥겉질로 이루어진다.

콩팥의 안쪽에는 실질 외에도 **콩팥굴**(신장동, renal sinus)이라는 공간이 있는데, 여기로 소변이 빠져나간다. 콩팥굴은 작은콩팥술잔, 큰콩팥술잔, 콩팥깔때기로 이루어져 있다. 8~15개의 **작은콩팥술잔**(소신배, minor calyces)은 깔때기 형태이며, 콩팥피라미드와 연결되어 있다. 여러 개의 작은콩팥술잔이 합쳐져서 하나의 **큰콩팥술잔**(대신배, major calyces)이 된다. 콩팥 하나에는 보통 2~3개의 큰콩팥술잔이 있다. 큰콩팥술잔은 서로 합쳐져서 큰 깔때기 모양의 **콩팥깔때기**(신우, renal pelvis)가 된다. 콩팥깔때기는 콩팥의 안쪽 가장자리에서 요관과 만난다. 콩팥깔때기 주변 공간에는 콩팥동맥, 콩팥정맥, 림프관, 신경, 저마다 다른 양의 지방이 있다(림프관과 신경은 그림 20.3에 없다.)

무엇을 배웠는가?

4 콩팥에서 소변이 빠져나가는 부분은 어디인가?

20.2c 콩팥의 신경분포

학습목표

7. 콩팥에서 교감신경계통의 지배를 받는 부분을 열거한다.

각 콩팥은 자율신경계의 양쪽 부위로 연결되어 지배를 받는다. 교감신경은 척수의 T10~T12 구역에서 콩팥의 혈관까지 확장되는데(12.4a 참조), 여기에는 토리곁장치는 물론 콩팥의 들세동맥과 날세동맥 등을 포함한다(20.3c 참조). 콩팥의 일반적인 교감신경 자극은 소변 생성을 감소시키는 것이다. 미주신경(CN X)에서 온 부교감신경의 콩팥작용은 밝혀지지 않았다.

무엇을 배웠는가?

5 콩팥에서 자율신경계통의 교감신경 지배를 받는 세 가지 부분은 어디인가?

20.3 콩팥의 기능적 구조

콩팥의 기능적 구조로는 콩팥단위, 집합세관, 집합관, 부속 구조가 있다.

20.3a 네프론

학습목표

8. 콩팥소체와 그 구성요소에 대해 설명한다.
9. 콩팥요세관의 위치, 구조, 세 가지 구성요소에 대해 설명한다.
10. 두 가지 유형의 콩팥단위를 서로 비교하고 기능적으로 어떻게 다른지 설명한다.

네프론(콩팥단위, nephron; *nephros*: 콩팥)은 콩팥의 미세한 기능적 여과 단위이다. 하나의 네프론는 크게 두 구조, 즉 **콩팥소체**와 **콩팥요세관**으로 이루어져 있다(**그림 20.4**). 콩팥소체는 모두, 콩팥요세관은 거의 모두 겉질에 있다(속질로도 뻗어 있는 콩팥단위고리는 예외이다).

› 콩팥소체

콩팥소체(신소체, renal corpuscle; *corpus*: 몸통, *cle*: 작은)는 콩팥단위가 크게 부푼 부분이며 콩팥겉질에 있다. 콩팥소체는 토리와 토리주머니로 이루어져 있다.

토리(사구체, glomerulus; *glomus*: 실 꾸러미, *ulus*: 작은)는 **토리모세혈관**(사구체모세혈관, glomerular capillary)이라는 모세혈관 고리들이 굵게 엉킨 덩어리이다. 혈액은 **들세동맥**(구심성 세동맥, afferent arteriole)을 통해 토리로 들어가 **날세동맥**(원심성 세동맥, efferent arteriole)을 통해 나온다.

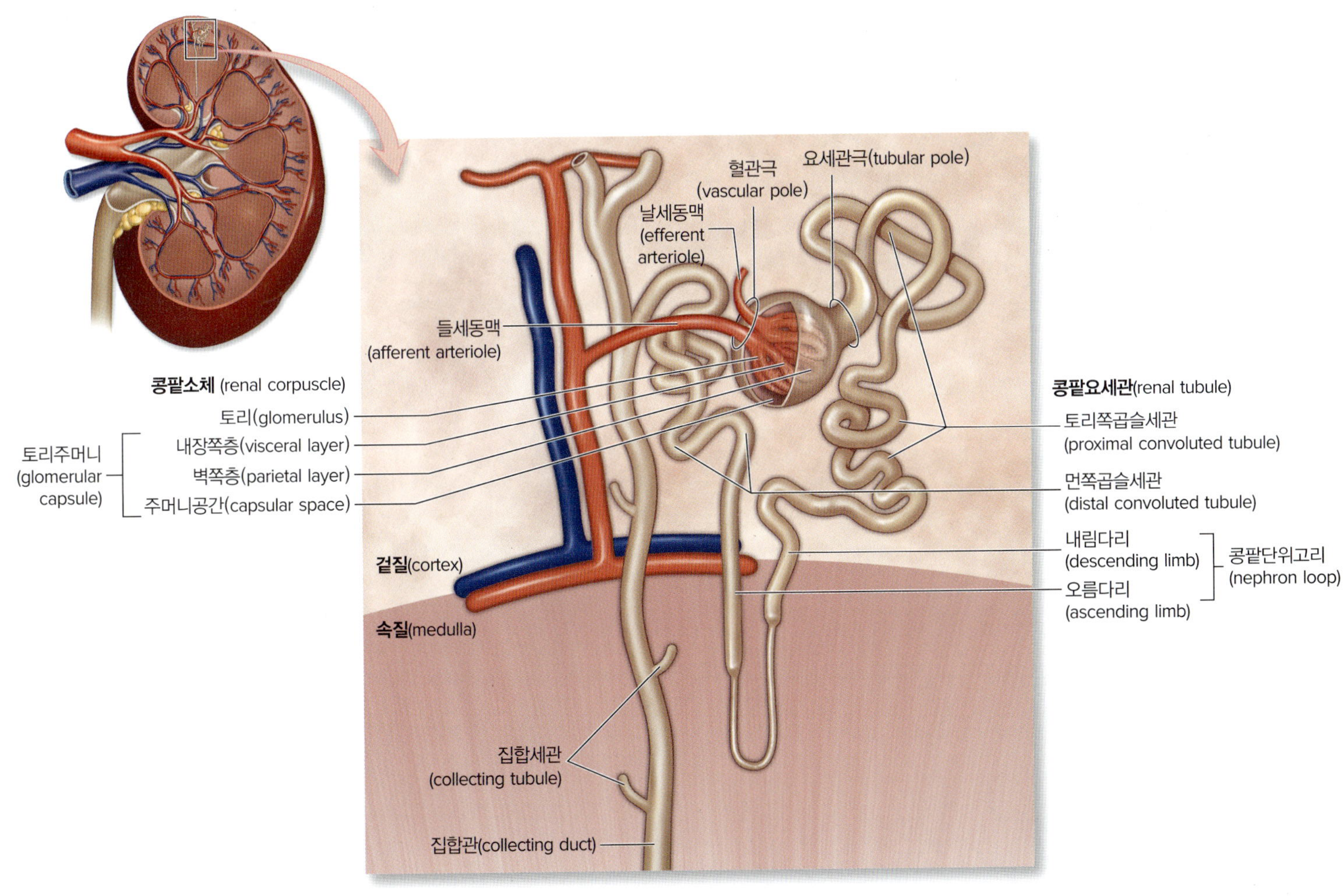

그림 20.4 네프론(콩팥단위)의 구조. 네프론은 콩팥소체와 콩팥요세관으로 이루어져 있다. (a) 콩팥의 겉질과 속질을 기준으로 콩팥단위의 위치를 나타냈다.

토리주머니(사구체주머니, glomerular capsule)는 보우만주머니(Bowman's capsule)라고도 하며, 두 층으로 이루어져 있다. 안쪽의 **내장쪽층**(visceral layer)은 투과성이 있으며 토리모세혈관(20.5b 참조) 바로 위에 있고, 바깥쪽의 **벽쪽층**(parietal layer)은 투과성이 없으며 단층편평상피로 이루어졌다. 이 두 층 사이에는 여과액을 수용하는 **주머니공간**(capsular space)이 있다(20.5c 참조). 여과액은 소변이 된다.

콩팥소체에는 2개의 극이 있다. **혈관극**(맥관극, vascular pole)에서는 들세동맥과 날세동맥이 콩팥소체에 연결되며 **요세관극**(tubular pole)에서는 콩팥요세관극이 시작된다.

› 콩팥요세관

콩팥요세관(renal tubule)은 콩팥소체의 나머지 부분으로, 기저막 위에 단층상피로 이루어져 있는데, 연속되는 세 부분, 즉 토리쪽곱슬세관, 콩팥단위고리, 먼쪽곱슬세관으로 나뉜다. 곱슬세관들은 겉질에 있으며, 콩팥단위고리는 일반적으로 겉질에서 속질로 뻗어 있다.

토리쪽곱슬세관(근위곡요세관, proximal convoluted tubule, PCT)은 콩팥요세관의 첫 부분이다. 콩팥소체의 요세관극에서 시작하며 단층입방상피로 일어난다. 꼭대기에는 긴 미세융모가 있기 때문에 표면적이 매우 넓어 재흡수가 잘 일어난다. 속공간을 현미경으로 보면 가장자리

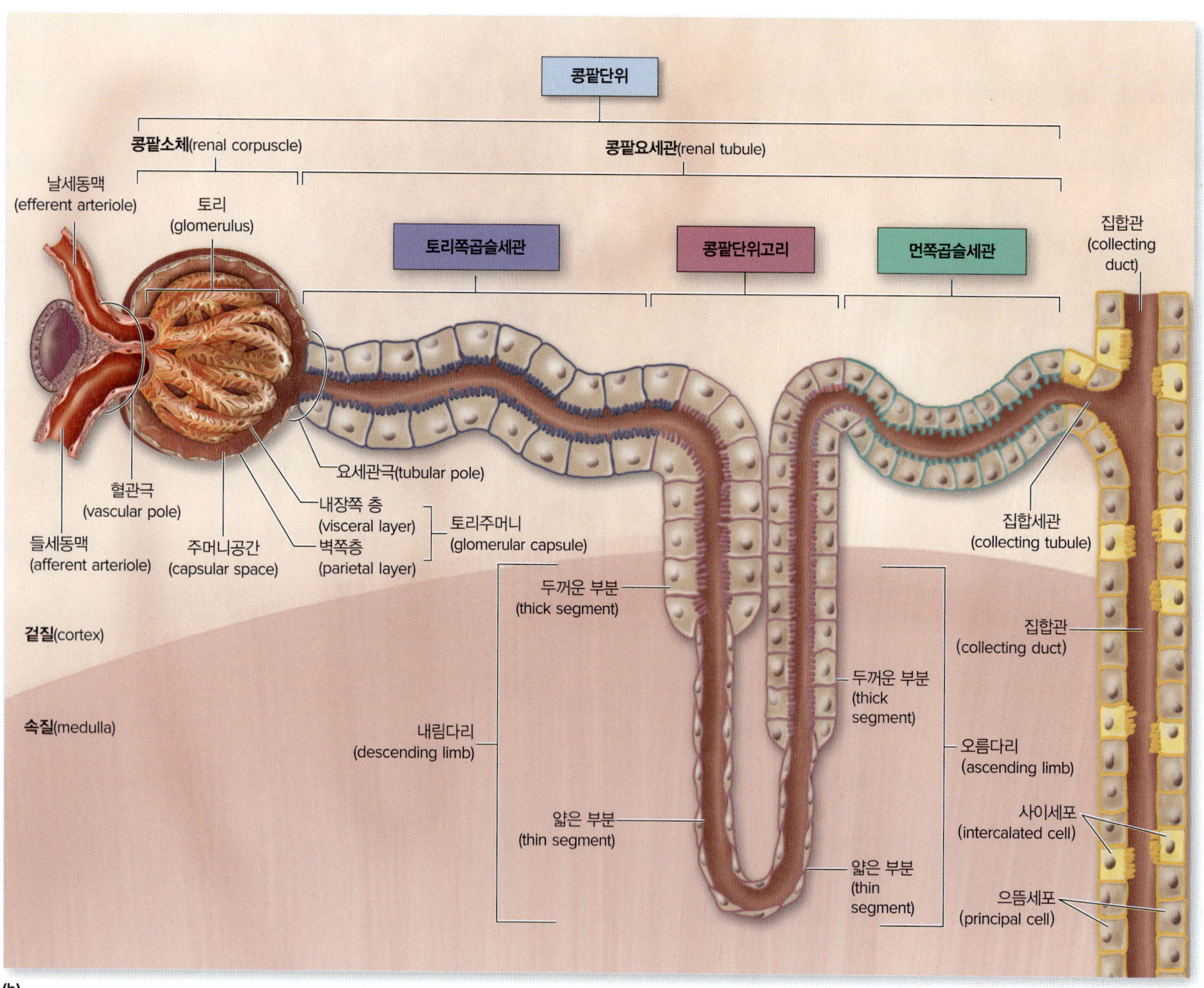

그림 20.4 콩팥단위의 구조(계속). (b) 이 그림에서는 이해를 돕기 위해 콩팥단위를 똑바로 펴고 각 부분을 서로 다른 색으로 나타냈다. 집합세관과 집합관은 콩팥단위에 속하지 않는다는 점을 주의한다.

의 긴 미세융모 때문에 마치 털이 북슬북슬한 것처럼 보인다(2.6c 참조).

콩팥단위고리(nephron loop)는 헨레고리(loop of Henle)라고도 하며, 토리쪽곱슬세관이 크게 구부러지는 곳에서 시작된다. 하나의 콩팥단위고리에는 속질의 '머리핀 굽힘'과 연결되는 다리가 2개 있다. **내림다리**(descending limb)는 토리쪽곱슬세관에서 콩팥단위고리의 끝을 향해 안쪽으로 뻗어 있다. 반대로 **오름다리**(ascending limb)는 콩팥겉질로 돌아가 먼쪽곱슬세관에서 끝난다. 두 다리는 모두 내벽의 상피 두께에 따라 얇은 부분과 두꺼운 부분으로 나뉜다. **얇은 부분**(박부, thin segment)의 내벽은 단층편평상피로, **두꺼운 부분**(후부, thick segment)의 내벽은 단층입방상피로 덮여 있다.

먼쪽곱슬세관(원위곡세관, distal convoluted tubule, DCT)은 콩팥겉질 속, 콩팥단위고리의 두꺼운 오름다리에서 시작되어 집합세관으로 뻗는다. 토리쪽곱슬세관과 마찬가지로 내벽은 단층입방상피로 덮여 있다. 그러나 상피세포가 더 작으며 꼭대기의 미세융모도 짧고 듬성듬성하기 때문에 속공간을 현미경으로 보면 깨끗해 보인다.

네프론의 두 가지 유형

콩팥소체, 토리쪽곱슬세관, 먼쪽곱슬세관은 겉질에 있다. 콩팥단위고리는 겉질에서 속질을 향해 안쪽으로 뻗어 있다고 앞에서 설명했다. 겉질에서 콩팥단위가 있는 위치와 콩팥단위고리의 길이를 토대로 콩팥단위를 겉질콩팥단위와 속질곁콩팥단위로 나눌 수 있다(**그림 20.5**).

겉질콩팥단위(피질네프론, cortical nephron)는 콩팥소체와 함께 겉질의 가장자리에 있으며, 콩팥단위고리가 속질로 간신히 침투할 만큼 짧다. 즉 겉질콩팥단위 덩어리는 겉질 속에 있다. 콩팥단위의 약 85%는 겉질콩팥단위이다.

콩팥단위의 나머지 15%는 **속질곁콩팥단위**(속질곁네프론, juxtamedullary nephron; *juxta*: 가까운)이다. 속질곁콩팥단위는 겉질속질이음부 가까이에 있으며, 콩팥단위고리가 속질 속으로

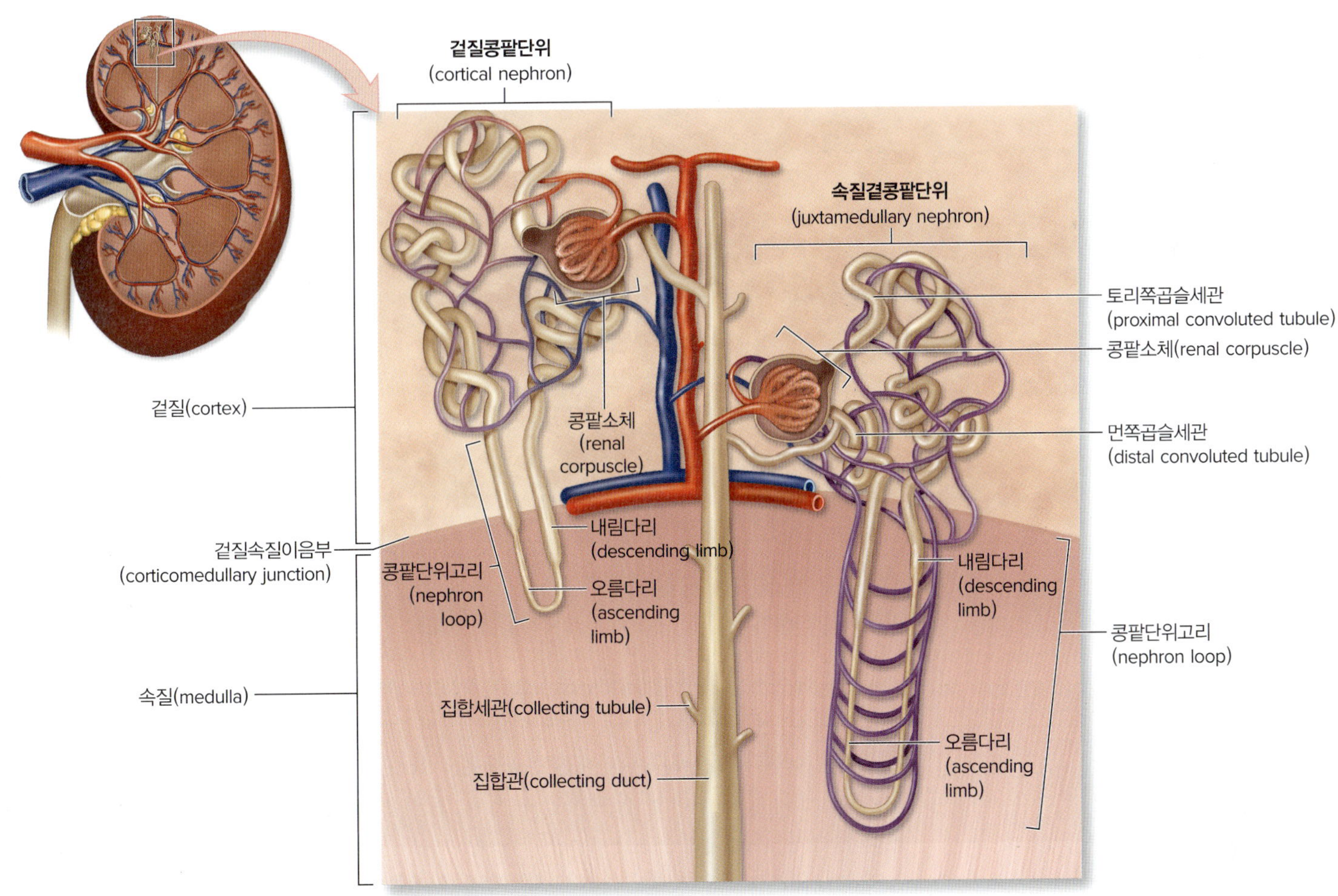

그림 20.5 콩팥단위의 두 가지 유형. 겉질콩팥단위는 거의 완전히 겉질 속에 있으며, 콩팥단위고리가 속질로 간신히 침투할 만큼 짧다. 속질곁콩팥단위는 겉질속질이음부 가까이에 있으며, 콩팥단위고리가 속질 속으로 깊이 들어갈 만큼 길다.

깊이 들어갈 만큼 길다. 속질곁콩팥단위는 콩팥단위고리 바깥의 사이질공간, 집합세관, 집합관에서 염 농도기울기를 생성할 때 중요하다. 이로써 항이뇨호르몬(ADH)이 소변의 농도를 조절할 수 있다(14.7b와 20.6f 참조).

무엇을 배웠는가?

6 콩팥소체를 이루는 두 부분은 무엇인가? 각 부분을 간단히 설명하라.

7 콩팥요세관은 그 구성요소들이 어떤 순서로 이루어져 있는가?

8 겉질콩팥단위와 속질곁콩팥단위는 어떻게 다른가?

20.3b 집합세관과 집합관

학습목표

11. 집합세관과 집합관의 관계를 설명한다.

12. 먼쪽곱슬세관, 집합세관, 집합관에 존재하는 상피세포의 두 가지 유형을 열거한다.

콩팥단위의 내용물은 **집합세관**(collecting tubule)으로 흐른다. 좌우 콩팥에는 각각 수천 개의 집합세관이 있으며, 집합세관은 더 큰 **집합관**(collecting duct)으로 이어진다. 집합세관과 집합관은 속질에서 콩팥유두를 향해 안쪽으로 돌출되어 있다. 집합관은 콩팥유두 속에 있는 **유두관**(papillary duct)으로 통한다(그림 20.9).

집합세관의 상피세포는 입방형이지만 집합관에서 콩팥유두에 가까운 부분의 상피세포는 매우 높은 기둥 형태이다. 콩팥피라미드 속의 줄무늬는 위아래로 뻗은 콩팥단위고리의 세관, 집합세관, 집합관 때문에 나타난다(그림 20.3, 20.4).

먼쪽곱슬세관, 집합세관, 집합관에는 두 가지 유형의 상피세포가 있다(그림 20.4b). **으뜸세포**(주세포, principal cell)는 알도스테론(부신겉질에서 분비)과 항이뇨호르몬(뇌하수체뒤엽에서 분비)을 담당한다. **사이세포**(개재세포, intercalated cell)는 소변과 혈액의 pH 조절을 돕는 특수한 상피세포이며 A형과 B형이 있다. 으뜸세포와 사이세포는 모두 이 장의 뒷부분(20.6d 참조)에서 자세히 다룰 것이다. 그러나 이제부터 A형 사이세포는 산(H^+)을 제거하고 B형 사이세포는 염기(HCO_3^-)를 제거한다는 사실을 기억해야 한다. **그림 20.6**에는 콩팥의 조직을 나타냈다.

무엇을 배웠는가?

9 콩팥의 사이세포는 어떤 기능을 하는가?

20.3c 토리곁장치

학습목표

13. 토리곁장치의 위치와 구조를 서술한다.

14. 과립세포의 두 가지 작용을 설명한다.

15. 치밀반의 세포가 어떤 기능을 하는지 서술한다.

그림 20.4b에서는 콩팥단위의 구성요소를 자세히 관찰하기 위해 콩팥단위를 길게 폈다. 원래 콩팥단위의 먼쪽곱슬세관은 같은 콩팥단위의 들세동맥과 접한다(**그림 20.7**). 그림 20.7과 같이 콩팥단위를 원래 모습대로 나타내면 콩팥단위의 특수한 부분인 **토리곁장치**(사구체옆장치, juxtaglomerular apparatus)를 잘 이해할 수 있다. 토리곁장치는 여과액의 형성과 혈압을 조절하는 중요한 부분이다.

토리곁장치는 주로 과립세포와 치밀반을 이루는 특수한 세포로 구성된다. **과립세포**(granular cell)는 토리곁세포(juxtaglomerular cell)라고도 하며, 들세동맥이 콩팥소체로 들어가는 지점 가까이에 있는 변형된 민무늬근육세포이다. 과립세포는 두 가지 기능을 한다. (1) 늘어나

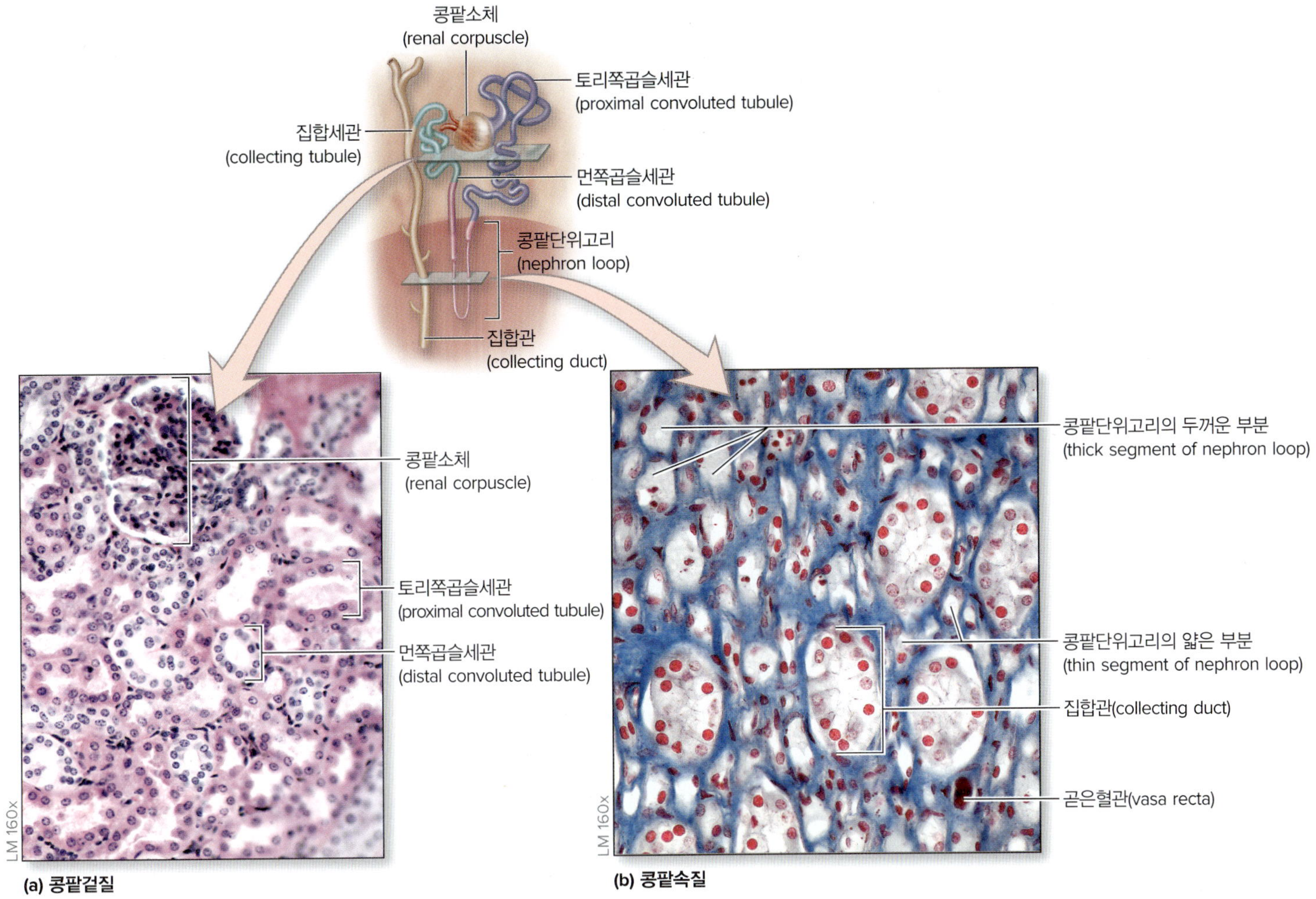

콩팥소체
(renal corpuscle)
토리쪽곱슬세관
(proximal convoluted tubule)
집합세관
(collecting tubule)
먼쪽곱슬세관
(distal convoluted tubule)
콩팥단위고리
(nephron loop)
집합관
(collecting duct)

콩팥소체
(renal corpuscle)
토리쪽곱슬세관
(proximal convoluted tubule)
먼쪽곱슬세관
(distal convoluted tubule)
LM 160x

콩팥단위고리의 두꺼운 부분
(thick segment of nephron loop)
콩팥단위고리의 얇은 부분
(thin segment of nephron loop)
집합관(collecting duct)
곧은혈관(vasa recta)
LM 160x

(a) 콩팥겉질 **(b) 콩팥속질**

그림 20.6 콩팥겉질과 콩팥속질의 조직. (a) 콩팥단위 중 콩팥소체 전체와 콩팥요세관 대부분이 있는 겉질의 단면을 현미경으로 본 사진으로 어두운색으로 염색된 토리쪽곱슬세관은 먼쪽곱슬세관보다 더 북슬북슬해 보인다. (b) 속질의 가로면 현미경 사진으로 콩팥단위고리와 집합관을 비교할 수 있다.

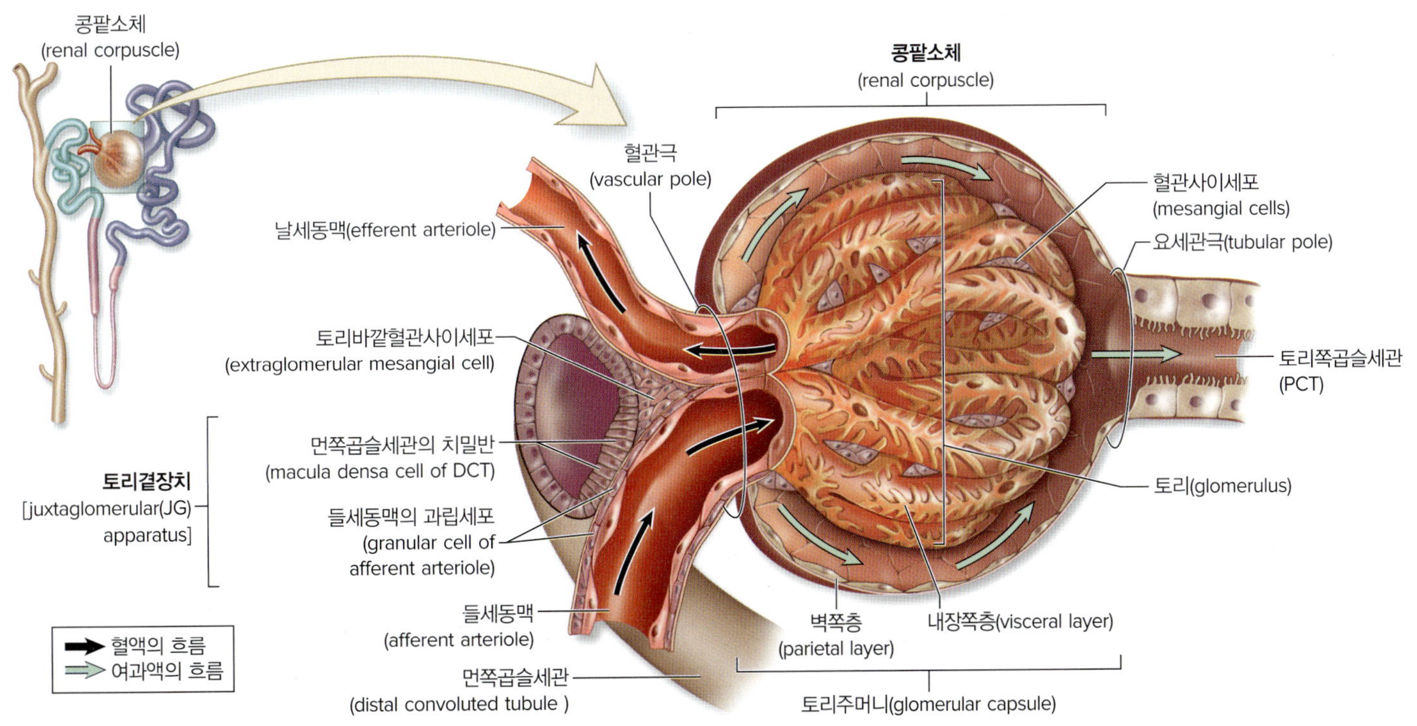

그림 20.7 토리곁장치. 콩팥단위의 원래 형태를 보면 들세동맥과 먼쪽곱슬세관이 만나는 부분에 토리곁장치가 있다. 토리곁장치는 들세동맥의 과립세포와 먼쪽곱슬세관의 치밀반으로 이루어진다. 토리곁장치는 혈압을 감시하다가 혈압이 떨어지면 혈액으로 레닌을 분비한다.

거나 교감신경의 자극을 받으면 수축한다. (2) 레닌(renin) 효소를 합성하고 저장하며 분비한다. 레닌은 앤지오텐신 II 호르몬을 만들 때 필요하다(17.6, 그림 17.15 참조).

치밀반(macula densa)은 먼쪽곱슬세관 벽에 있는 변형된 상피세포로 이루어졌으며, 과립세포와 접한다. 치밀반의 세포는 들동맥에서 요세관에 가까운 쪽에만 있는데, 먼쪽곱슬세관의 다른 상피세포보다 좁고 길다. 치밀반의 세포는 먼쪽곱슬세관의 속공간에 있는 액체의 염화나트륨(NaCl) 농도 변화를 탐지한다. 치밀반의 세포는 주변분비자극을 통해 과립세포가 레닌을 분비하도록 자극한다(14.3b 참조).

토리 바로 바깥, 들세동맥과 날세동맥 사이의 틈에 있는 토리바깥혈관사이세포도 토리곁장치에 속한다. 이 세포는 틈새이음과 주변분비호르몬의 분비를 통해 토리곁장치의 다른 세포들과 소통한다. 이 세포가 구체적으로 어떤 기능을 하는지는 밝혀지지 않았다.

무엇을 배웠는가?

10 토리곁장치의 두 가지 주요 세포 구성요소는 무엇이며, 각각 어떻게 자극되는가?

20.4 혈액과 여과액의 흐름

휴식기 심박출량 중 20~25%(분당 약 1 L)는 불필요한 물질을 제거하기 위해 콩팥을 거친다. 혈액이 토리를 흐를 때 여과액이 만들어지고, 혈장의 성분 중 일부가 주머니공간으로 들어간다. 그 결과로 다음과 같이 주목해야 할 두 가지 체액의 흐름 양상이 나타난다.

- 콩팥을 드나드는 혈액의 흐름
- 콩팥단위를 비롯한 비뇨계통의 여러 부분을 거치는 여과액, 요세관액, 소변의 흐름

20.4a 콩팥의 혈류

학습목표

16. 콩팥에 혈액을 공급하는 동맥을 큰 것부터 순서대로 열거한다.

17. 콩팥에서 혈액이 지나는 2개의 모세혈관바탕에 대해 서술한다.

18. 콩팥에서 혈액이 흘러 나가는 정맥을 작은 것부터 순서대로 열거한다.

혈액이 흐르는 경로를 **그림 20.8**에 나타냈다. 콩팥의 혈류에 대해 학습하는 동안 이 그림을 자주 참조한다.

› 동맥

혈액은 흔히 1번 또는 2번 허리뼈 높이의 배대동맥에서 시작되는 **콩팥동맥**(신장동맥, renal artery)을 통해 좌우 콩팥에 공급된다. 콩팥굴에서 곧바로 **구역동맥**(segmental artery)이 갈라져 나오면서 동맥은 점점 작게 갈라지기 시작한다. 콩팥굴에서 구역동맥은 다시 **엽사이동맥**(엽간동맥, interlobar artery)으로 갈라진다. 엽사이동맥은 콩팥기둥을 지나 겉질속질이음부로 가서 **활꼴동맥**(궁상동맥, arcuate artery; *arcuatus*: 활 모양의)으로 갈라진다.

활꼴동맥은 겉질속질이음부에서 속질피라미드의 바닥과 평행하게 뻗어 나간다. 활꼴동맥에서는 겉질을 향해 가장자리로 뻗어 나가는 **소엽사이동맥**(소엽간동맥, interlobular artery)이 갈라져 나온다. 소엽사이동맥은 겉질부챗꼴동맥(피질방사상동맥, cortical radiate artery)이라고도 한다. 소엽사이동맥이 겉질로 뻗어 나갈 때 여기서 수많은 **들세동맥**(수입세동맥, afferent arteriole)이 갈라져 나온다.

› 세동맥과 모세혈관

세동맥은 콩팥소체로 들어가 저마다 하나의 **토리**(사구체, glomerulus)를 이룬다. 혈장 중 일부는 콩팥소체에서 여과된다. 여과가 끝난 후 토리에 계속 남아 있던 혈액은 **날세동맥**(수출세동

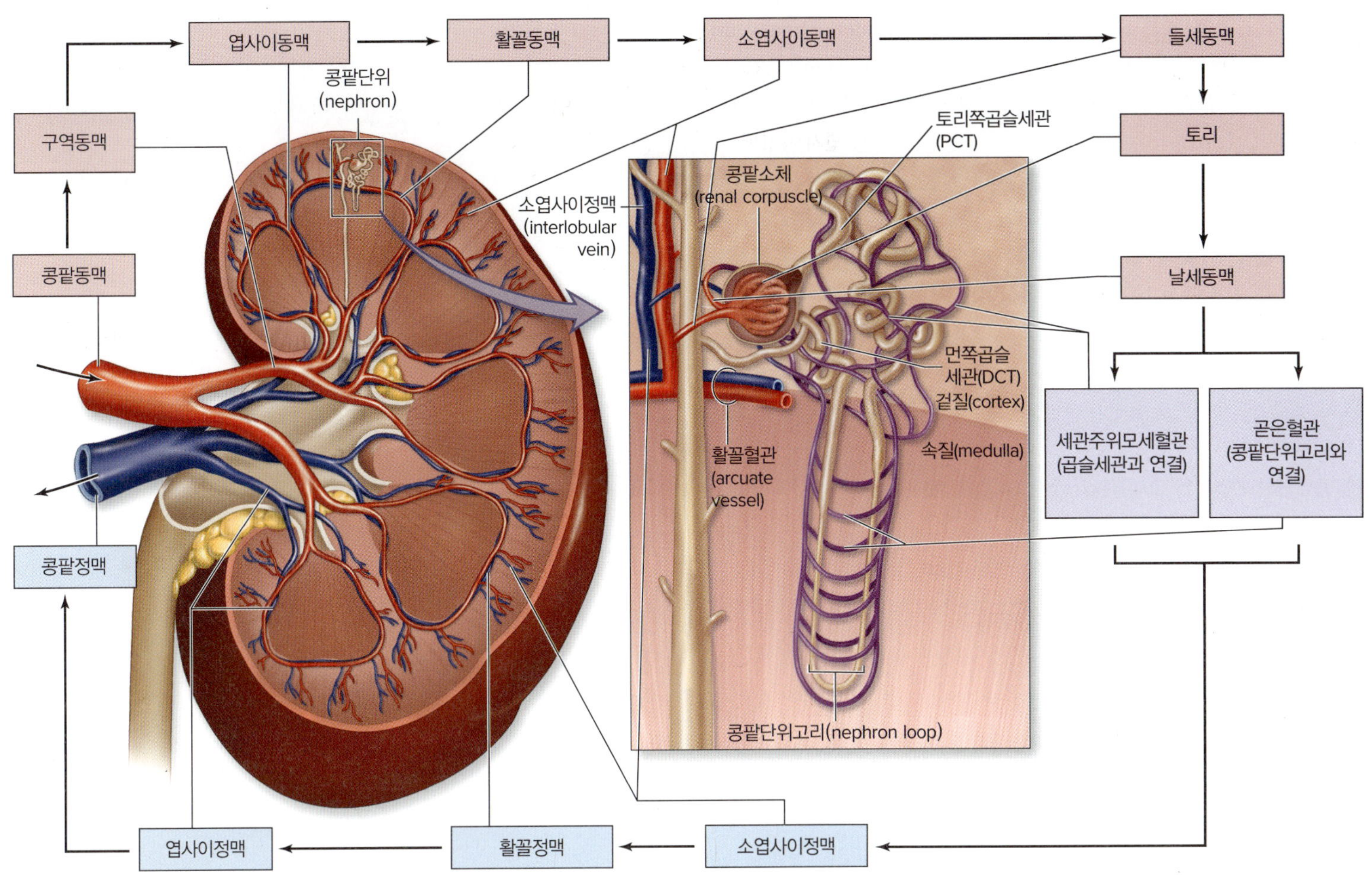

그림 20.8 콩팥의 혈액 공급. 콩팥의 순환을 관찰할 수 있는 관상면이며, 확대된 그림에는 콩팥단위의 순환을 나타냈다. 분홍색 상자 속의 혈관에는 동맥혈이 흐른다. 연보라색 상자 속의 혈관에서는 재흡수된 물질이 다시 혈액으로 들어간다. 파란 상자 속의 혈관에서는 혈액이 온몸순환으로 돌아간다.

맥, efferentarteriole)을 통해 콩팥소체에서 빠져나간다. 날세동맥은 모세혈관그물인 **세관주위모세혈관**(peritubular capillary; *peri*: 주위, *tubule*: 작은 관) 또는 곧은혈관(직혈관, vasa recta)으로 갈라진다. 세관주위모세혈관은 토리쪽곱슬세관 및 먼쪽곱슬세관과 연결되어 서로 얽혀 있다. 따라서 세관주위모세혈관은 주로 콩팥겉질에 있다. 한편 곧은혈관은 이름대로 곧은 형태이며 콩팥단위고리와 연결되어 있다. 따라서 주로 콩팥속질에 있다.

콩팥을 흐르는 모든 혈액은 이 2개의 모세혈관바탕을 지난다는 사실을 기억해야 한다. 혈액은 처음에 들세동맥을 통해 토리모세혈관으로 들어가 여과된다. 혈액이 세관주위모세혈관 또는 곧은혈관의 모세혈관바탕으로 들어가면 콩팥의 조직과 혈액 사이에서 기체, 영양소, 노폐물이 교환된다. 세관주위모세혈관과 곧은혈관은 정맥그물로 통한다.

› 정맥

세관주위모세혈관과 곧은혈관에서 온 혈액은 작은 정맥으로 흐른다. 이 중 가장 작은 정맥은 소

통합 INTEGRATE

학습전략 LEARNING STRATEGY

콩팥의 혈관은 이름을 통해 위치 또는 모습을 쉽게 추측할 수 있다.

- 엽사이혈관은 콩팥의 엽과 엽 사이에 있다.
- 활꼴혈관은 겉질속질이음부와 평행하게 뻗어 나가며 활 모양을 이룬다.
- 소엽사이혈관은 콩팥겉질의 소엽과 소엽 사이에 있다.
- 들세동맥은 토리로 혈액을 운반한다.
- 날세동맥은 토리에서 혈액을 배출시킨다.
- 세관주위모세혈관은 겉질의 곱슬세관 주위에 있다.
- 곧은혈관은 곧은 형태이며, 콩팥단위고리의 길고 곧은 부분과 평행하게 뻗어 있다.

엽사이동맥의 옆에 있는 **소엽사이정맥**(소엽간정맥, interlobular vein)이다. 소엽사이정맥은 **겉질부챗꼴정맥**(cortical radiate vein)이라고도 하며, 속질피라미드의 바닥에서 합쳐져서 **활꼴정맥**(궁상정맥, arcuate vein)이 되고, 활꼴정맥은 합쳐져서 콩팥기둥을 지나는 **엽사이정맥**(엽간정맥, interlobar vein)이 된다. 엽사이정맥은 콩팥굴에서 합쳐져서 **콩팥정맥**(신장정맥, renal vein)이 된다. 정맥 중에 구역정맥이 없다는 점을 주의해야 한다. 엽사이정맥이 바로 콩팥정맥이 되는데, 콩팥정맥은 문을 통해 콩팥에서 나가서 아래대정맥으로 이어진다.

무엇을 배웠는가?

11 혈액은 콩팥동맥으로 들어가 콩팥정맥으로 나오기까지 어떤 경로를 거치는가?

12 콩팥단위와 연결된 모세혈관의 주된 유형 세 가지는 무엇인가? 각 유형의 위치와 전반적인 기능을 설명하라.

20.4b 여과액, 요세관액, 소변의 흐름

학습목표

19. 여과액, 요세관액, 소변을 구분한다.

20. 콩팥소체에서 만들어진 체액이 요도를 통해 몸 밖으로 나가기까지 거치는 경로를 추적한다.

체액이 토리에서 여과되어 콩팥의 미세구조를 비롯한 비뇨계통의 각 부분을 거치는 과정을 그림 20.9에 통합해 나타냈다. 이 절을 읽는 동안 그림 20.9를 참조한다.

혈액이 토리를 흐를 때 혈장에서 수분과 용질이 여과되어 토리의 모세혈관벽을 건넌 후 주머니공간으로 들어가 **여과액**(filtrate)이 된다. 여과액은 **토리쪽곱슬세관**으로 들어가 **요세관액**(tubular fluid)이 된다. 요세관액은 **토리쪽곱슬세관, 콩팥단위고리, 먼쪽곱슬세관**을 흐른다. 여러 먼쪽곱슬세관에서 나온 요세관액은 작은 집합세관으로 들어가 큰 **집합관**으로 흐른다.

집합관을 떠날 때 요세관액의 성분은 변하지 않지만 이름은 **소변**(urine)으로 바뀐다. 소변은 콩팥유두에 있는 유두관으로 들어가 콩팥굴 속의 공간으로 흐른다. 콩팥굴 속에서 소변은 **작은콩팥술잔**(소신배), **큰콩팥술잔**(대신배), **콩팥깔때기**(신우)를 순서대로 거쳐 흐른다. 콩팥깔때기는 소변을 콩팥에서 요관으로 전달하며 좌우 콩팥의 요관은 소변을 방광으로 운반한다. 방광에 저장된 소변은 요도를 통해 몸 밖으로 배출된다.

무엇을 배웠는가?

13 콩팥에서 여과된 체액은 토리에서 어떤 경로를 거쳐 배출되는가?

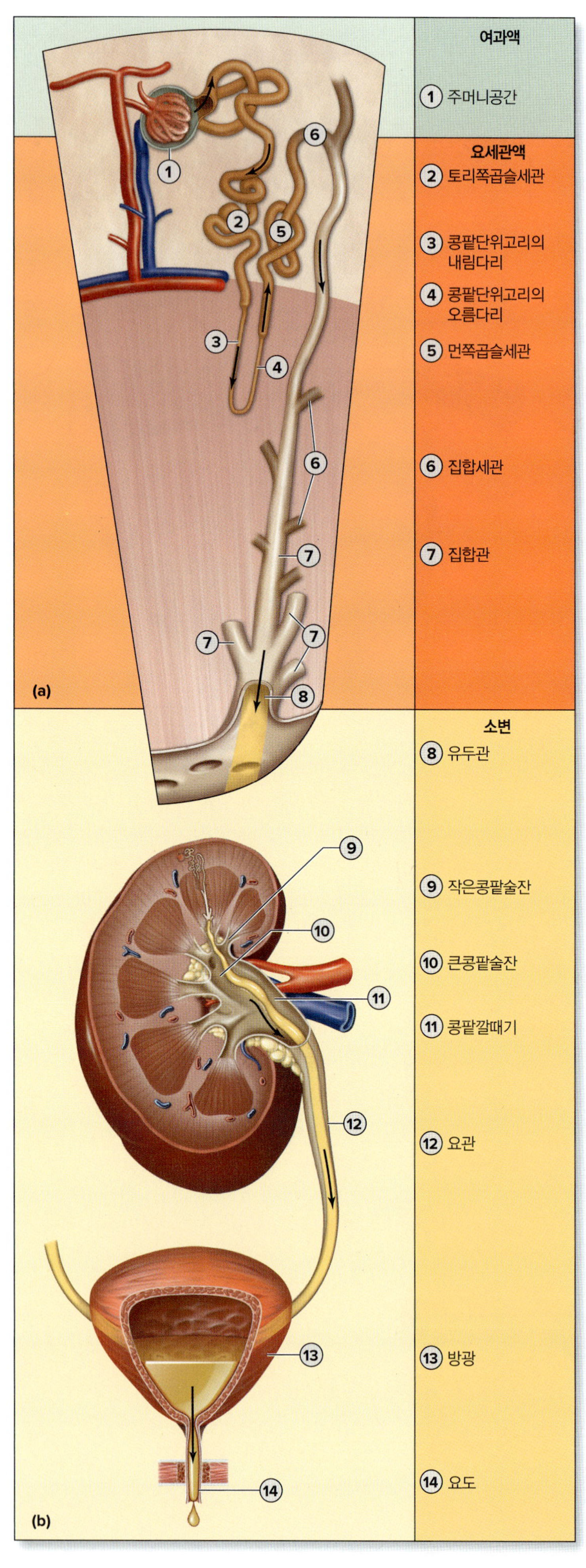

그림 20.9 비뇨계통에서 체액을 운반하는 부분. (a) 콩팥단위, 집합세관, 집합관을 흐르는 체액의 움직임을 현미경으로 보았을 때의 그림, (b) 소변이 콩팥깔때기와 요관을 지난 후 방광으로 들어가 요도로 배출되는 모습을 맨눈으로 보았을 때의 그림.

20.5 콩팥소체의 여과액 생성

여과액은 콩팥소체에서 만들어진다. 물리적 압력을 따라 수분과 염이 여과막을 건너 주머니공간으로 들어간다. 여기서는 먼저 소변 생성의 전체 과정을 간단히 살펴본 후 여과액 생성을 자세히 살펴본다. 요세관에서 이루어지는 과정은 다음 절에서 설명할 것이다.

20.5a 소변 형성의 개관

학습목표

21. 콩팥에서 이루어지는 여과, 재흡수, 분비를 비교하고 대조한다.

소변은 콩팥에서 여과, 재흡수, 분비를 통해 형성된다(**그림 20.10**). 이 세 과정은 서로 연결되어 있다.

- **여과**(filtration)는 혈장의 수분과 용질 중 일부가 토리모세혈관에서 수동적으로 분리되는 과정이다. 수분과 용질은 압력 차이에 따라 여과막을 통과해 콩팥소체의 주머니공간으로 들어간다. 이 분리된 액체를 여과액이라고 한다.
- **요세관 재흡수**(tubular reabsorption)는 요세관액의 성분이 확산, 삼투압, 능동수송을 통해 콩팥요세관, 집합세관, 집합관의 속공간에서 벽을 건너 세관주위모세혈관과 곧은혈관의 혈액으로 돌아가는 과정이다. 일반적으로 여과액의 모든 중요한 용질과 대부분의 수분은 재흡수된다. 여분의 용질, 수분 중 일부, 노폐물은 요세관액 속에 남는다.
- **요세관 분비**(tubular secretion)는 용질이 주로 능동수송을 통해 세관주위모세혈관과 곧은혈관의 혈액에서 요세관액으로 이동하는 과정이다. 용질은 선택적으로 요세관으로 이동해 몸에서 배출된다. 분비는 배출로 이어진다는 사실을 기억한다.

요세관 재흡수와 요세관 분비에서는 물질이 서로 반대방향으로 이동한다는 점을 주목한다. 요세관 재흡수에서는 물질이 요세관액에서 혈액으로 이동하고, 요세관 분비에서는 물질이 혈액에서 요세관액으로 이동한다.

무엇을 배웠는가?

14 요세관 재흡수와 요세관 분비는 어떻게 다른가?

20.5b 여과막

학습목표

22. 토리의 여과막을 이루는 3개의 층에 대해 서술한다.

여과막(filtration membrane)은 다공성이고 얇으며(0.1 μm) 음전하를 띤, 토리와 토리주머니의 내장쪽층이 이루는 막이다(**그림 20.11**). 여과막은 3개의 층으로 이루어져 있다. 혈액 속의 물질이 여과액의 일부가 되려면 이 세 층을 통과해야 한다. 이 층을 안쪽부터(속공간에 가까운 것부터) 나열하면 다음과 같다.

1. **토리의 내피.** 토리의 내피에는 창문이 있다(17.1c절의 모세혈관 유형 참조). 이 창문을 통해 혈장과 그 속에 용해된 물질이 여과되며, 유형성분(적혈구, 백혈구, 혈소판)과 같은 큰 물질은 통과하지 못한다.
2. **토리의 바닥막.** 바닥막은 다공성이며 당단백과 프로테오글리칸 분자로 이루어져 있다. 바닥막은 알부민과 같이 큰 혈장단백질은 통과하지 못하도록 막고 작은 성분은 통과시킨다.
3. **토리주머니의 내장쪽층.** 토리주머니의 내장쪽층은 발세포(podocyte; *podos*: 발)라는 특수한 세포로 이루어져 있다. 발세포에는

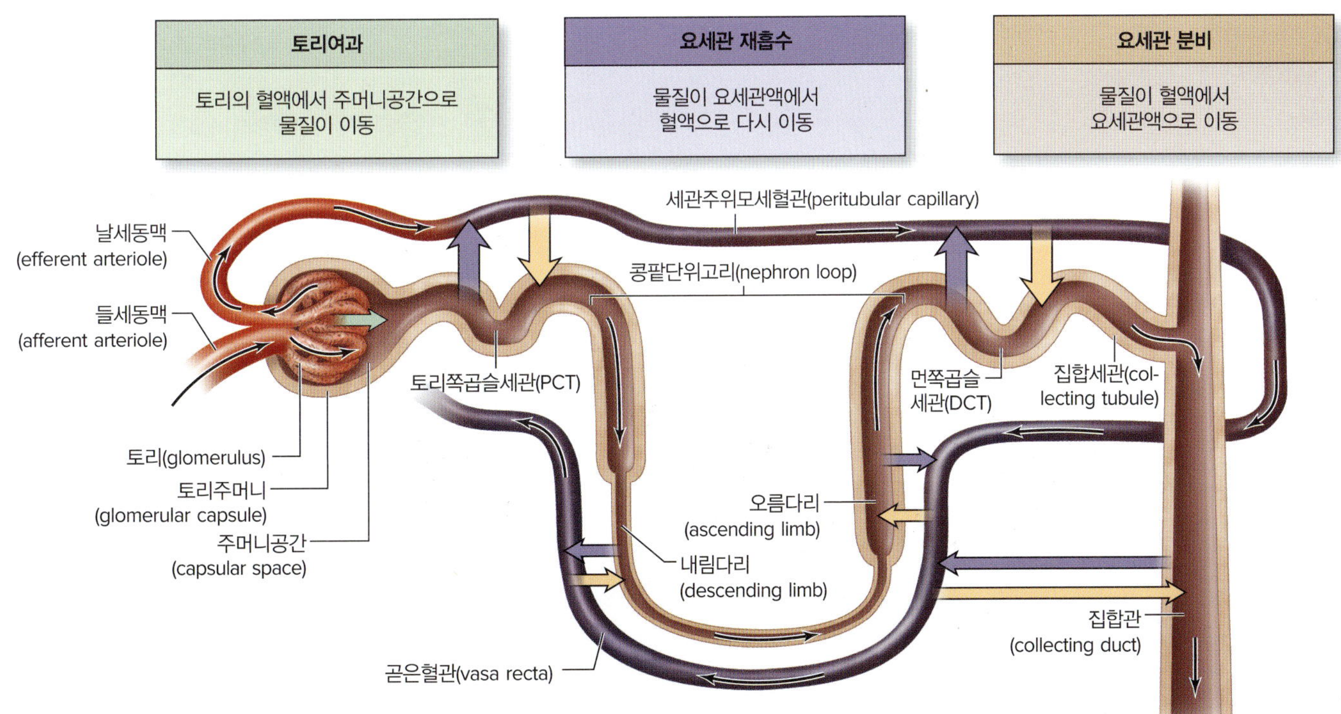

그림 20.10 소변 형성의 과정 개관. 소변 형성의 세 가지 주요 과정은 토리여과, 요세관 재흡수, 요세관 분비이다.

세포발(발돌기, pedicel; *pedicellus*: 작은 발)이라는, 발과 같은 돌기가 있어서 토리모세혈관을 감싸고 벽을 지탱한다. 그러나 모세혈관을 완전히 둘러싸지는 않는다. 세포발은 막으로 덮인 얇은 공간인 **여과틈새**(여과극, filtration slit)로 분리되어 있다. 한 발세포의 세포발은 다른 발세포의 세포발과 서로 깍지를 끼듯이 맞물린다. 막으로 덮인 여과틈새는 대부분의 작은 단백질이 통과하지 못하도록 막는다.

혈관사이세포(메산지움세포, mesangial cell)는 더 구체적으로는 토리속혈관사이세포(intraglomerular mesangial cell)라고 하며, 토리의 모세혈관고리 속과 사이에 있는 특수한 세포이다(그림 20.11에는 없음). 이들의 주피세포(혈관을 감싸는 수축세포)는 (1) 토리를 지지하는 구조적 프레임을 형성하고 (2) 토리혈관의 개발과 유지를 위한 성장인자를 방출하며 (3) 염증을 중재하고 (4) 포식작용과 (5) 수축에 관여하는 등의 여러 기능을 한다(20.5c, 20.5e 참조).

어떻게 생각하는가?

2 여과액으로 들어가지 않는 물질은 혈액 속에 남는가? 이 물질은 어느 부분을 통해 토리에서 빠져나가는가?

무엇을 배웠는가?

15 여과막의 구성요소는 어떻게 배열되어 있는가?

통합 INTEGRATE

학습전략 LEARNING STRATEGY

여과막은 촘촘한 체와 비슷하다. 이 "체"를 이루는 3개의 층을 다음과 같이 상상해 보자. 물질은 반드시 이 세 층을 지나야 한다. (1) 토리모세혈관은 작은 구멍들이 있는 빨대와 같다(구멍들은 내피의 창문이다). (2) 이 빨대는 찰흙(바닥막)으로 둘러싸여 있다. (3) 찰흙으로 덮인 빨대를 손으로 감싸고 있다고 상상해 보라. 이때 손은 발세포이고 손가락은 세포발이다. 손가락 사이의 틈은 여과틈새이다. 느슨하게 깍지를 끼면 이 깍지 낀 손은 막으로 덮인 여과틈새와 같다.

20.5c 여과액의 형성과 성분

학습목표

23. 전부 여과되는 물질, 여과되지 않는 물질, 제한적으로 여과되는 물질의 예를 든다.

24. 혈관사이세포의 포식기능에 대해 서술한다.

콩팥의 토리여과막을 통과하여 매일 평균 180리터의 여과액이 만들어진다. 그러나 막의 구멍이 작고 막 전체가 음전하를 띠기 때문에 혈액 속의 물질이 모두 똑같이 여과되지는 않는다(그림 20.11b). 혈액 속의 물질은 여과되는 정도에 따라 세 가지로 분류할 수 있다.

- **전부 여과됨.** 물, 포도당, 아미노산, 이온, 일부 호르몬, 비타민 B와

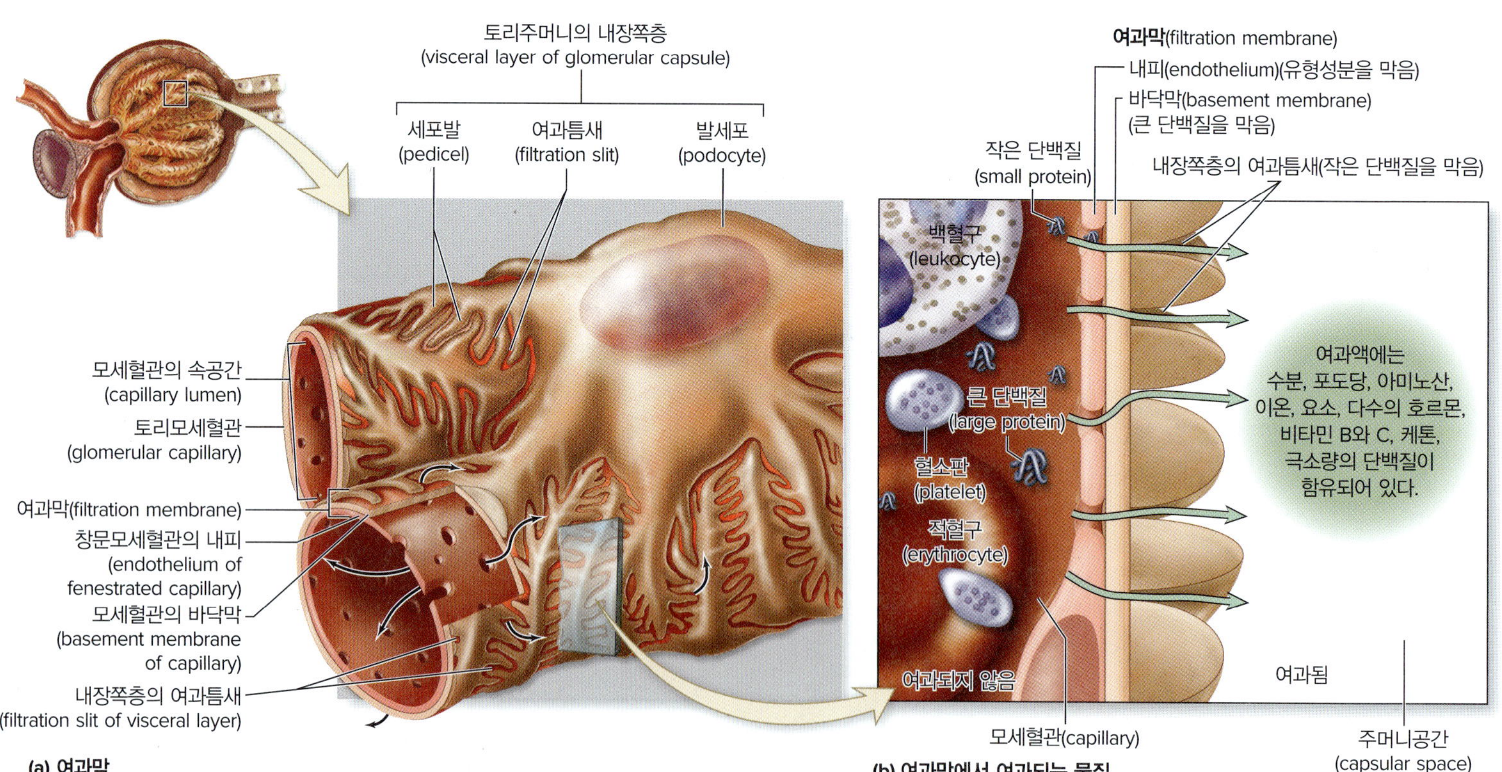

그림 20.11 여과막. 콩팥소체에서 혈장이 압력에 따라 여과막을 통과하면서 여과액이 만들어진다. (a) 여과막은 3개의 층으로 이루어져 있다. 이 층은 창문모세혈관 내피, 모세혈관의 바닥막, 토리주머니의 내장쪽층에 있는 발세포가 이루는 여과틈새이다. (b) 여과막의 세 층, 그리고 이 층에서 여과되지 않는 물질(막 왼쪽)과 여과되는 물질(막 오른쪽)을 나타냈다.

C, 케톤과 같이 작은 물질은 여과막을 쉽게 통과해 여과액의 성분이 된다.

- **여과되지 않음.** 유형성분(적혈구, 백혈구, 혈소판)과 큰 단백질은 일반적으로 여과막을 통과하지 못한다.
- **제한적으로 여과됨.** 중간 크기의 단백질은 일반적으로 여과되지 않는다. 이 단백질의 크기 때문에 여과막의 구멍을 통과하지 못하거나 음전하를 띠고 있어 막의 음전하에 의해 밀려나기 때문에 여과되지 않는다.

여과액은 여과된 혈장으로 특정한 용질과 극소량의 단백질이 녹아 있다. 여과액은 주머니공간에 붙잡혀 있다가 토리쪽곱슬세관으로 이동한다. 혈액의 성분은 날세동맥을 통해 콩팥소체에서 나갔다가 세관주위모세혈관 또는 곧은혈관에서 계속 순환한다(그림 20.8).

여과된 물질 중 일부는 바닥막에 갇힌다. 혈관사이세포의 기능 중 하나는 바닥막에 붙잡힌 큰 분자(예: 면역글로불린)를 포식해 여과막을 깨끗하게 유지하는 것이다.

무엇을 배웠는가?

16 토리의 막에서는 정상적으로 어떤 물질이 여과되는가? 정상적으로 여과되지 않는 물질은 무엇인가?

17 여과막이 음전하를 띠지 않게 하는 질병이 있다. 이 질병에 걸리면 막의 투과성은 어떤 영향을 받는가?

20.5d 토리여과에 작용하는 압력

학습목표

25. 토리정수압(HP_g)을 정의하고, 토리정수압이 왜 다른 모세혈관의 압력보다 높은지 설명한다.
26. 토리정수압과 반대로 작용하는 압력 두 가지를 제시한다.
27. 순여과압력을 계산하는 방법을 설명한다.
28. 토리여과율을 정의하고 토리여과율에 영향을 미치는 요인을 제시한다.

토리 속 혈액의 정수압, 그리고 이 정수압과 반대로 작용하는 콩팥소체 속 주머니공간의 혈액삼투압과 유체압력(fluid pressure)으로 인해 여과액이 만들어진다. 이 압력의 차이를 순여과압력이라고 한다.

토리정수압(혈압)

토리의 혈압을 **토리정수압(혈압)**[glomerular hydrostatic(blood) pressure, HP_g]이라고 한다. 토리정수압은 수분과 일부 용질을 토리에서 콩팥소체의 주머니공간으로 이동시키는 원동력이다(**그림 20.12**). 토리정수압은 여과를 촉진한다.

토리정수압(60mmHg)은 다른 온몸 모세혈관의 혈압(20~40mmHg)보다 높다(17.3 참조). 여과가 이루어지려면 토리정수압이 높아야 한다. 토리정수압이 높은 이유는 들세동맥과 날세동맥의 내경이 서로 크기가 다르기 때문이다. 들세동맥의 속지름은 날세동맥보다 크다. 물이 들어오는 관의 지름이 나가는 지름보다 크다고 생각하면 이해하기 쉽다. 이 때문에 사이에 있는 구조(토리모세혈관)에서 압력이 커진다. 상대적으로 혈압이 높기 때문에 이 모세혈관은 손상되기 쉽다.

토리정수압과 반대로 작용하는 압력

토리정수압과 반대로 작용해 여과를 거스르는 압력이 두 가지 있다. 바로 혈액콜로이드삼투압과 주머니정수압이다.

혈액교질삼투압(blood colloid osmotic pressure, OP_g)은 혈액 속의 용질 때문에 생겨나는 삼투압이다. 이 용질 중 가장 중요한 것은 혈장단백질(콜로이드)이다. 혈액교질삼투압은 수분을 다시 용질 쪽으로 끌어당기는 성질이 있기 때문에 여과와 반대되는 힘이다. 혈액교질삼투압은 일반적으로 32mmHg인데, 이 값은 다른 온몸 모세혈관의 교질삼투압과 비슷하다.

주머니정수압(capsular hydrostatic pressure, HP_c)은 주머니공간 속에 있는 여과액의 양 때문에 토리주머니에서 발생하는 압력이다. 여과액의 존재 때문에 혈액에서 주머니공간으로 향하는 액체의 이동이 지연되며 여과도 제한된다. 주머니정수압은 일반적으로 18mmHg이다.

순여과압력 구하기

여과를 촉진하는 토리정수압이 여과를 막는 압력(혈액교질삼투압과 주머니정수압)보다 크면 여과가 이루어진다. 이 압력의 차이를 **순여과압력**(net filtration pressure, NFP)이라고 한다. 순여과압력은 다음과 같이 구할 수 있다.

$$HP_g - (OP_g + HP_c) = NFP$$
$$60mmHg - (32mmHg + 18mmHg) = NFP$$
$$60mmHg - 50mmHg = 10mmHg$$

어떻게 생각하는가?

3 간경화증에 걸리면 간에서 혈장단백질이 정상보다 적게 생산된다. 토리정수압, 혈액교질삼투압, 주머니정수압 중 어느 압력이 영향을 받을까? 그 결과로 순여과압력이 증가할까, 감소할까? 여과액이 증가할까, 감소할까? 설명해보라.

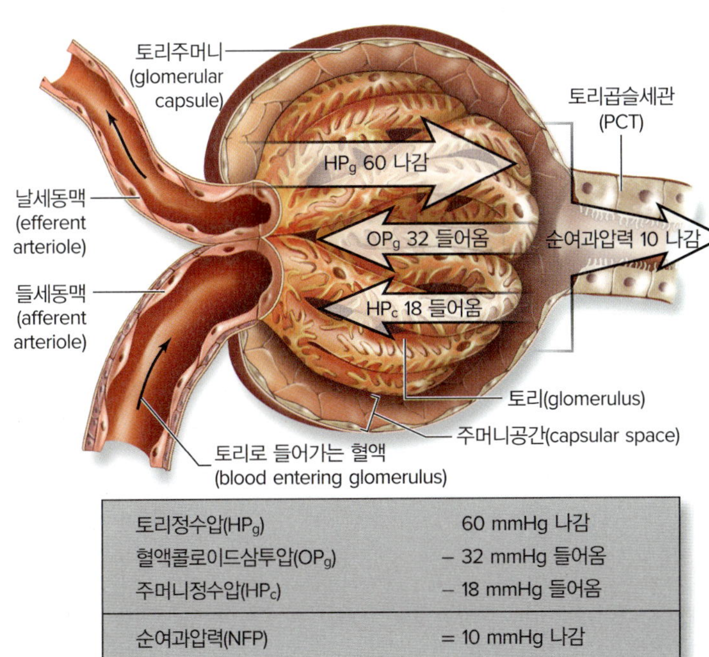

토리정수압(HP_g)	60 mmHg 나감
혈액콜로이드삼투압(OP_g)	– 32 mmHg 들어옴
주머니정수압(HP_c)	– 18 mmHg 들어옴
순여과압력(NFP)	= 10 mmHg 나감

그림 20.12 순여과압력을 결정하는 압력. 토리정수압에서 혈액콜로이드삼투압과 주머니정수압을 빼면 순여과압력을 구할 수 있다.

› 순여과압력의 영향을 받는 변수

토리여과율(사구체여과율, glomerular filtration rate, GFR)은 순여과압력의 영향을 받는 중요한 변수이다. 토리여과율은 여과액이 만들어지는 속도이며, 단위시간(주로 1분) 동안 만들어진 여과액의 부피로 나타낸다.

순여과압력은 토리여과율과 비례한다. 순여과압력이 증가하면(주로 토리정수압이 증가한 결과) 토리여과율도 증가한다. 마찬가지로 순여과압력이 감소하면 토리여과율도 감소한다.

순여과압력은 다른 변수에도 영향을 미친다. 순여과압력이 증가해서 토리여과율도 증가하면 여과액이 더 많이 생성된다. 여과액이 증가하면 체액의 부피가 증가해 요세관 속을 더 빨리 이동하므로 요세관액에서 물질이 재흡수될 시간이 부족해진다. 그 결과로 요세관액에 더 많은 물질이 남아 소변으로 배출된다.

순여과압력의 증가에 대한 이 변수들의 관계를 다음과 같이 나타낼 수 있다.

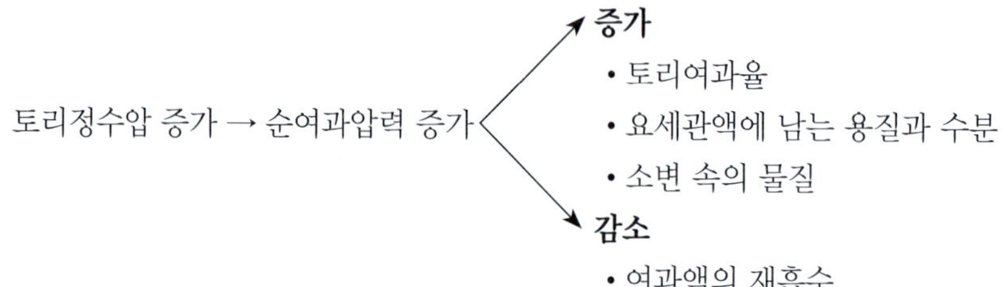

이 관계의 중요성은 이 장의 여러 부분에서 다시 언급될 것이다. 그중에서도 토리정수압과 요세관액에 남는 용질 및 수분 사이의 관계를 알아보자. 토리정수압이 증가하면 여과액에서 염화나트륨 등의 물질이 증가한다. 토리정수압이 감소하면 이 물질이 감소한다. 토리곁장치의 치밀반은 염화나트륨의 농도를 감시함으로써 간접적으로 토리의 혈압을 감시한다. 이 개념에 대해서는 다음 절에서 자세히 논한다.

무엇을 배웠는가?

18 토리정수압이 65mmHg, 혈액교질삼투압이 30mmHg, 주머니정수압이 20mmHg일 때 순여과압력은 얼마인가?

19 위의 문제에서 토리정수압이 75mmHg로 증가하면 순여과압력은 얼마가 되는가?

20 토리정수압이 증가하면 순여과압력은 어떻게 되는가? 토리정수압과 순여과압력은 비례관계인가, 반비례관계인가?

20.5e 토리여과율의 조절

학습목표

29. 내인성 조절과 외인성 조절의 의미를 설명하고 각각 예를 든다.

30. 근원성 기전과 요세관토리 되먹임기전을 비교하고 대조한다.

31. 교감신경계통의 자극이 토리여과율에 미치는 영향을 설명한다.

32. 심방나트륨이뇨펩티드가 토리여과율에 미치는 영향을 설명한다.

토리여과는 혈액으로 재흡수되는 물질과 소변으로 배출되는 물질의 양에 영향을 미치기 때문에 정밀하게 조절된다. 콩팥은 토리여과를 조절함으로써 생리적 상태(예: 수분 공급)에 따라 소변의 생성을 조정한다.

토리여과는 주로 들세동맥의 속지름(체액이 유입되는 통로) 변화와 여과막의 표면적 변화에 영향을 받는다. 이 과정은 (1) 토리여과율을 정상으로 유지하는 **콩팥자동조절**(renal autoregulation)인 **내인성 조절**(intrinsic control)과 (2) 토리여과율을 감소시키거나 증가시키는 신경 조절 또는 호르몬 조절인 **외인성 조절**(extrinsic control)로 나뉜다.

› 콩팥 자동조절: 내인성 조절

콩팥 자동조절(renal autoregulation)은 온몸 동맥의 혈압이 변할 때도 혈압과 토리여과율을 일정하게 유지하는 콩팥의 내인적 능력이다. 콩팥 자동조절은 근원성 기전과 요세관토리 되먹임 기전으로 작동한다(**그림 20.13**).

근원성 기전 **근원성 기전**(myogenic mechanism; *mys*: 근육, *genesis*: 기원)은 들세동맥벽의 민무늬근육이 수축하고 이완하는 것이다. 전신혈압이 내려가면 들세동맥으로 유입되는 혈액량이 감소해 동맥벽의 민무늬근육이 덜 늘어난다. 혈관의 민무늬근육세포가 이완해 혈관이 확장된다. 들세동맥의 속공간이 넓어지면 토리로 유입되는 혈액이 증가해 전신혈압의 저하를 상쇄한다. 이로써 토리혈압과 토리여과율은 정상치를 유지한다(그림 20.13a).

반대로 전신혈압이 높아지면 들세동맥으로 유입되는 혈액량이 증가해 세동맥벽의 민무늬근육이 늘어난다. 혈관의 민무늬근육세포가 수축해 혈관이 수축한다. 들세동맥의 속공간이 좁아지면 토리로 유입되는 혈액이 감소해 전신혈압의 상승이 상쇄된다. 이로써 토리혈압과 토리여과율은 정상치를 유지한다(그림 20.13c).

요세관토리 되먹임기전 토리곁장치는 **요세관토리 되먹임기전**(tubuloglomerular feedback

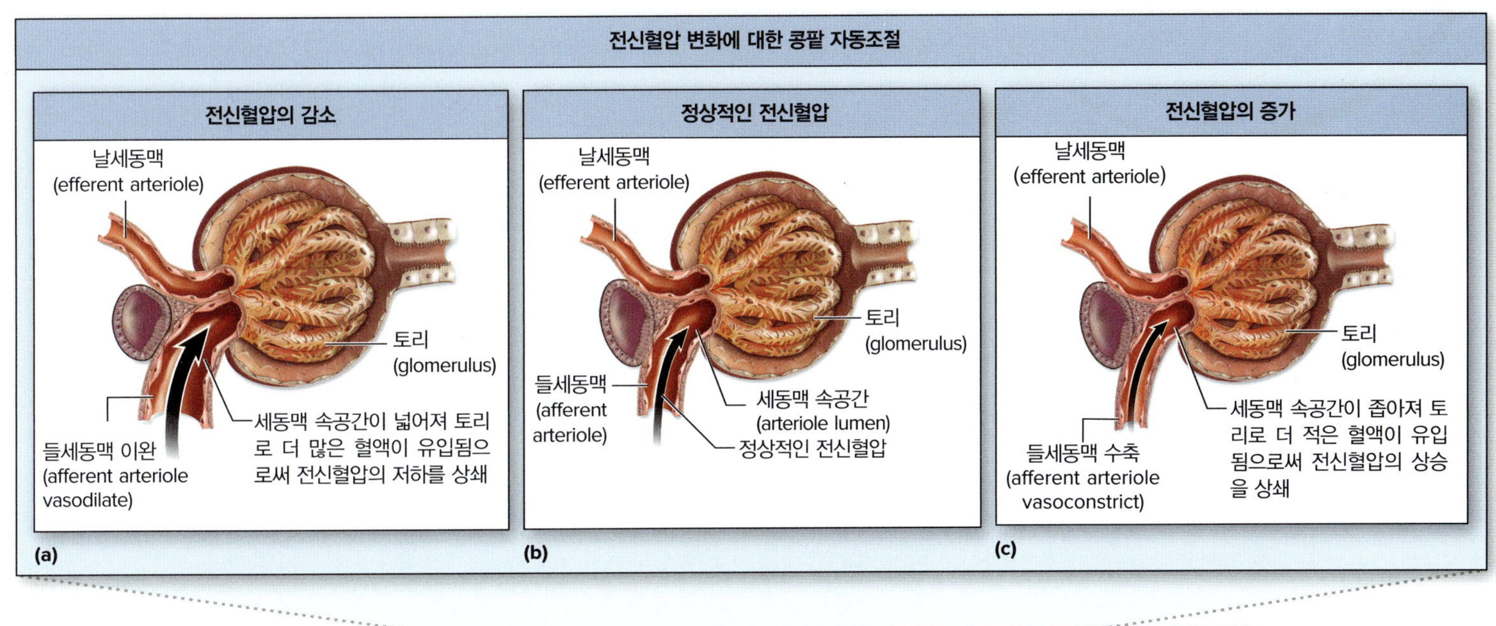

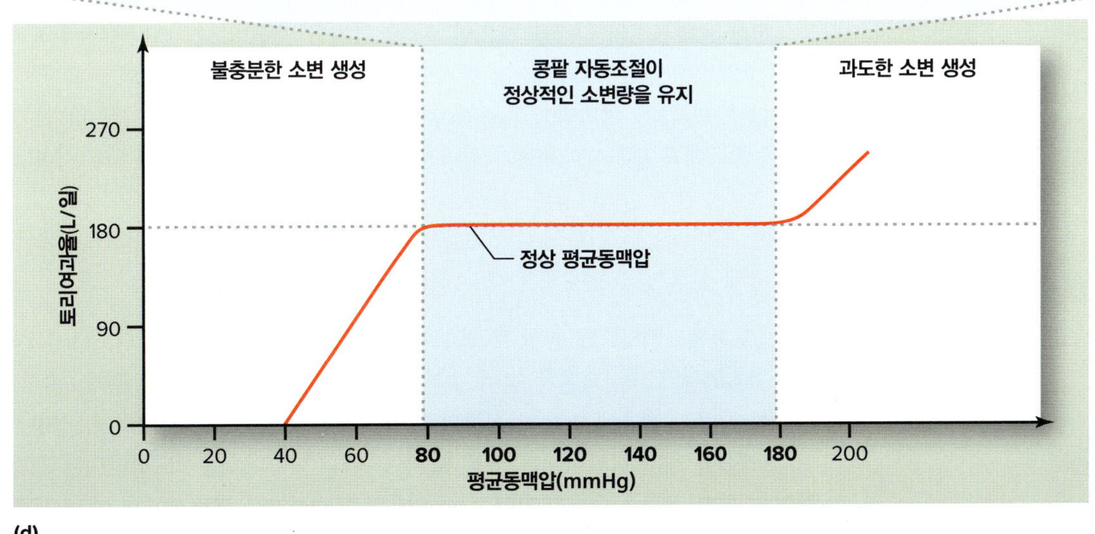

(d)

그림 20.13 콩팥 자동조절. 콩팥 자동조절은 전신혈압이 변해도 토리여과율을 정상으로 유지하는 콩팥의 내인적 능력이다. (a) 전신혈압이 감소했을 때, (b) 전신혈압이 정상적인 휴식기 상태를 유지할 때, (c) 전신혈압이 증가했을 때, (d) 콩팥 자동조절은 평균동맥압이 80~180mmHg일 때 토리여과율을 정상으로 유지하는 데 효과적이다.

mechanism)을 통해서도 토리혈압이 정상으로 유지되도록 한다. 이 기전은 요세관액의 염화나트륨을 탐지해서 작동한다.

전신혈압이 상승했을 때 근원성 기전만으로는 토리혈압을 정상으로 유지할 수 있다. 이때는 토리혈압이 증가해 요세관액 속의 염화나트륨이 증가한다(이 관계에 대해서는 20.5d 참조). 토리곁장치의 치밀반세포가 요세관액의 염화나트륨 농도 증가를 탐지한다. 치밀반세포는 여기에 대한 반응으로 들세동맥벽의 민무늬근육세포와 결합해 이 세포를 자극하는 신호분자(ATP인 경우가 가장 많음)를 분비한다. 이 주변분비자극으로 들세동맥이 더욱 수축하고 토리로 유입되는 혈액량이 줄어든다. 이로써 토리여과율과 생성되는 여과액의 양이 정상으로 돌아간다.

요세관토리 되먹임기전은 전신혈압이 증가할 때 근원성 기전을 보조한다고 생각하면 이해하기 쉽다.

토리여과율 유지의 한계 지금까지 설명했듯이 토리의 혈압을 유지함으로써 토리여과율과 소변량을 조절할 수 있다. 그러나 이 조절에는 한계가 있다. 콩팥 자동조절은 전신혈압(평균동맥압; 17.5a 참조)이 80~180mmHg일 때만 토리의 혈압을 정상으로 유지할 수 있다(그림 20.13d).

전신혈압이 줄어들면 들세동맥이 확장되는데, 평균동맥(MAP)압이 80mmHg가 되면 세동맥이 최대로 확장된다. 평균동맥압이 더 내려가도 세동맥은 더 이상 확장되지 않기 때문에 토리혈압과 토리여과율이 감소한다. 전신혈압이 매우 낮으면(예: 심한 출혈) 여과와 소변을 통한 노폐물의 배출이 줄어들어 독성이 있는 대사노폐물이 혈액에 축적된다.

전신혈압이 증가하면 반대로 들세동맥이 수축한다. 들세동맥은 평균동맥압이 약 180mmHg일 때 최대로 수축한다. 평균동맥압이 더 올라가도 세동맥은 더 이상 수축하지 않기 때문에 토리혈압과 토리여과율이 증가하고, 그 결과 소변량이 증가한다.

› 신경 조절과 호르몬 조절: 외인성 조절

콩팥 자동조절 중 내인성 조절이 정상적인 항상성 범위 내에서 토리여과율을 유지하는 것과 달리 외인성 조절은 토리여과율을 변화시키는 생리적 과정이다. 토리여과율은 교감신경의 광범위한 자극을 받으면 감소할 수 있고, 심방나트륨이뇨펩티드의 자극을 받으면 증가할 수 있다. 이 과정은 소변량도 변화시킨다. 이에 대해서는 다음 절에서 설명한다.

교감신경자극을 통한 토리여과율 감소 맞섬-도피 반응의 일환으로 교감신경계통이 활성화하면 들세동맥의 수축을 통해 토리여과율이 감소하고 토리의 표면적도 감소한다.

교감신경계통은 운동을 할 때나 비상 상황에 콩팥으로 운동명령을 보낸다(**그림 20.14a**). 그 결과 들세동맥과 날세동맥이 모두 수축한다. 들세동맥이 심하게 수축하면 토리로 가는 혈류가 크게 줄어들고 그로 인해 토리의 혈압과 토리여과율이 감소한다.

또한 교감신경의 자극을 받으면 토리곁장치의 과립세포가 레닌을 분비해 앤지오텐신 II 호르몬이 만들어진다(17.6b 참조). 앤지오텐신 II는 혈관사이세포 속의 근육잔섬유가 수축하도록 자극한다. 그 결과, 여과막의 표면적이 감소함으로써 토리여과율도 감소한다.

들세동맥과 혈관사이세포가 심하게 수축하면 토리여과율이 감소해 소변량도 감소한다. 결과적으로 수분이 혈액에 남아 혈액량이 유지된다.

이 조정 기능은 다량의 수분배출(예: 더운 날의 마라톤) 또는 심한 출혈이 있을 경우에 몸이 수분을 보존할 수 있도록 한다는 점에서 매우 중요하다.

심방나트륨이뇨펩티드를 통한 토리여과율 증가 심방나트륨이뇨펩티드(atrial natriuretic peptide, ANP)는 토리여과율을 높여 수분이 배출되게 한다. 심방나트륨이뇨펩티드는 펩티드호르몬이며 심방의 팽창에 반응해 심방의 근육세포에서 혈액으로 분비된다. 심방은 복귀하는 혈액이 증가했을 때나 혈압이 상승했을 때 팽창한다. 심방나트륨이뇨펩티드는 심장에서 분비된 후 혈액을 통해 콩팥으로 운반되어 들세동맥을 이완시키고 과립세포의 레닌 분비를 억제하며 그 결과로 혈관사이세포가 이완해 여과막의 표면적이 증가한다(그림 20.14b). 최종적으로 토리여과율이 증가해 소변량이 증가하고 혈액량이 감소한다.

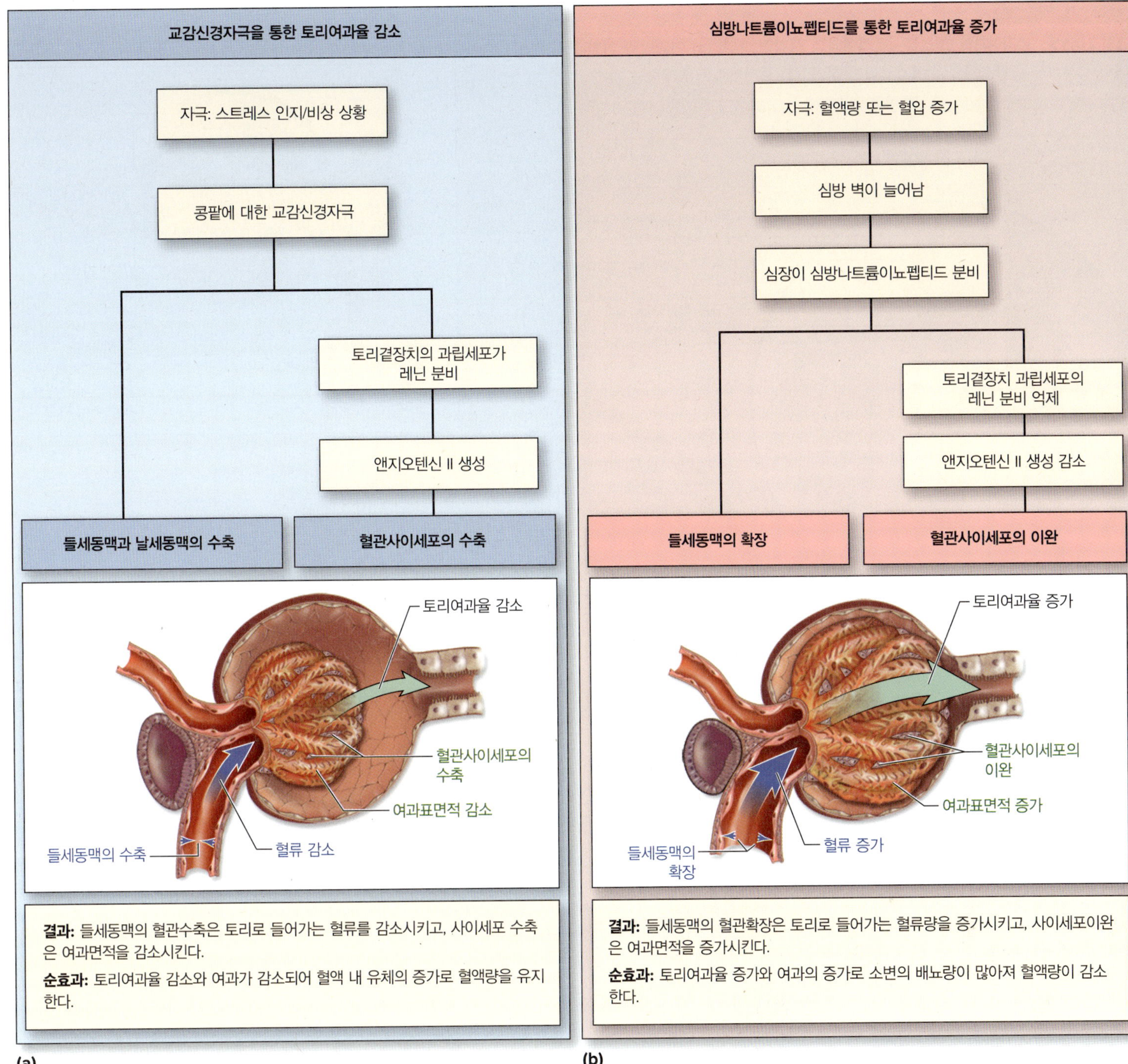

그림 20.14 신경 조절과 호르몬 조절을 통해 토리여과율(GFR)을 변화시키는 외인성 기전. 토리여과는 (a) 광범위한 교감신경자극을 통해 감소하고, (b) 심방나트륨이뇨펩티드(ANP) 자극을 통해 증가한다.

› 토리여과율 조절의 요약

토리여과율은 다음과 같은 기전으로 유지되거나 감소하거나 증가할 수 있다.

- 콩팥 자동조절은 전신혈압의 변화에 반응해 들세동맥의 크기를 변화시킴으로써 토리여과율을 유지한다. 들세동맥은 전신혈압이 오르면 수축하고 전신혈압이 내려가면 확장된다. 콩팥 자동조절은 평균동맥압이 80~180mmHg일 때 토리여과율을 효과적으로 유지한다(그림 20.13d).
- 교감신경의 직접적인 자극으로 토리여과율이 감소되는 데는 (1) 들세동맥을 수축시켜 토리혈액량을 감소시키고 (2) 레닌 분비로 생성되는 앤지오텐신 II는 혈관사이세포의 수축을 통해 토리의 표면적을 줄임으로써 나타난다. 토리여과율과 소변형성은 감소된다(그림 20.14a).
- 심방나트륨이뇨펩티드(ANP)는 (1) 들세동맥을 확장해서 토리의 혈액량을 증가시키고 (2)

그림 20.15 토리여과와 그 조절. 토리여과의 시각적 요약. (a) 여과막과 여과액의 성분, (b) 콩팥소체의 순여과압력 구하기, (c) 토리여과를 통제하는 기전

(a) 여과막과 여과액의 성분

여과막(filtration membrane)
내피(endothelium)
바닥막(basement membrane)
여과틈새(filtration slit)
세포발(pedicel)
내장쪽층(visceral layer)

여과액에는 수분, 포도당, 아미노산, 이온, 요소, 다수의 호르몬, 비타민 B와 C, 케톤, 소량의 단백질이 포함되어 있다.

여과되지 않음
적혈구(erythrocyte)
백혈구(leukocyte)
혈소판(platelet)
단백질(protein)

모세혈관
주머니공간

날세동맥(efferent arteriole)
토리곁장치(juxtaglomerular apparatus, JGA)
먼쪽곱슬세관(distal convoluted tubule, DCT)
들세동맥(afferent arteriole)
요세관액(tubular fluid)
토리쪽곱슬세관(proximal convoluted tubule, PCT)
여과액(filtrate)
토리(glomerulus)
주머니공간(capsularspace)
벽쪽층(parietal layer)
내장쪽층(visceral layer)
토리주머니(glomerular capsule)

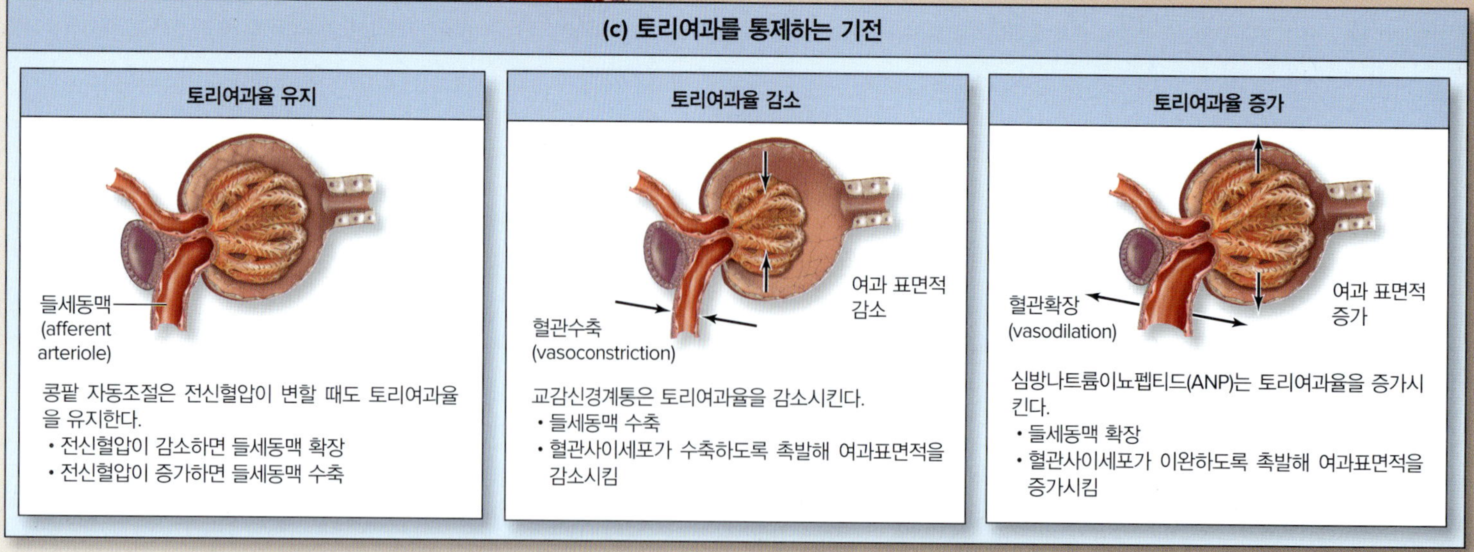

백혈구(leukocyte)
적혈구(erythrocyte)
단백질(protein)
용질(solute)

(b) 콩팥소체의 순여과압력 구하기

HP_g 60 나감
OP_g 32 들어옴
HP_c 18 들어옴
NFP 10 나감

토리정수압(HP_g)		60mmHg
혈액콜로이드삼투압(OP_g)	−	32mmHg 들어옴
주머니정수압(HP_c)	−	18mmHg 들어옴
순여과압력(NFP)	=	10mmHg 나감

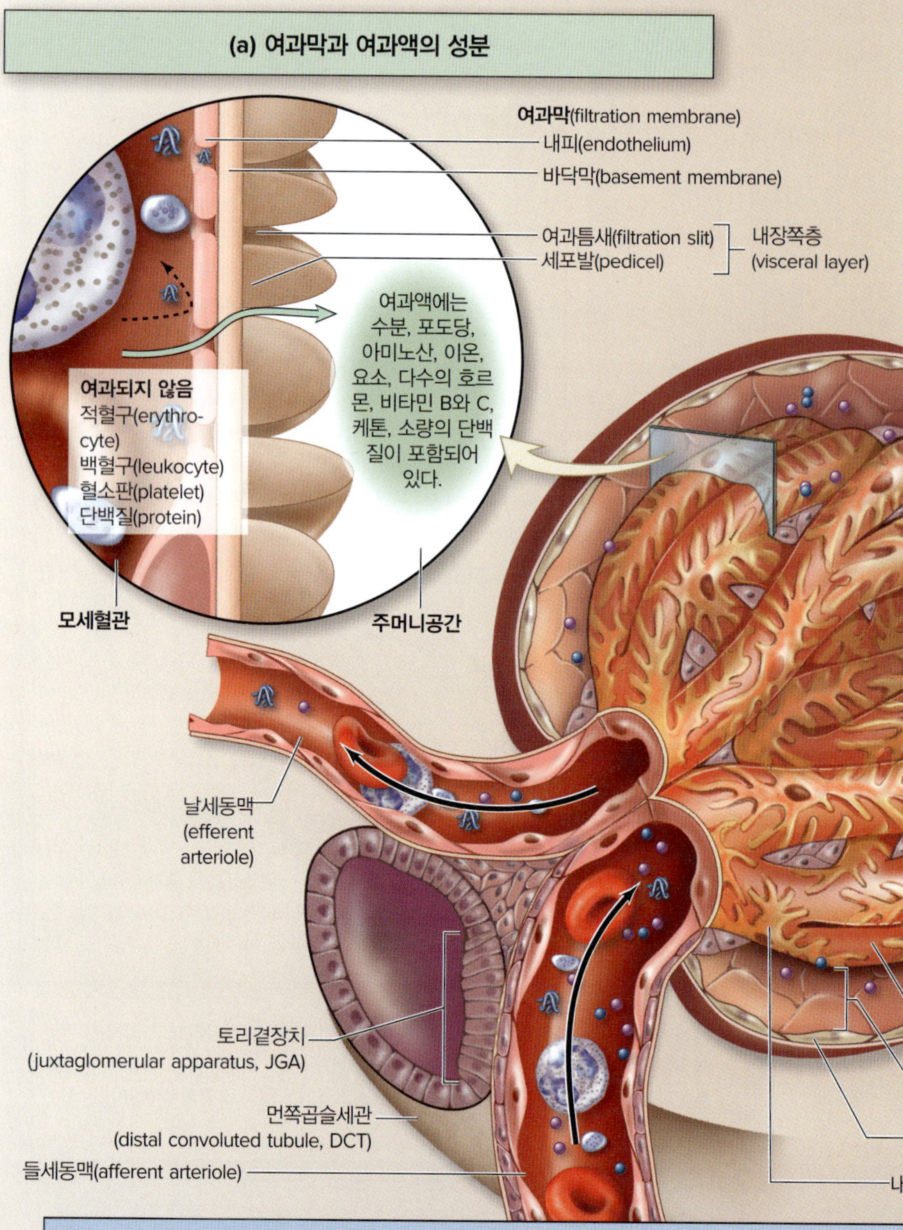

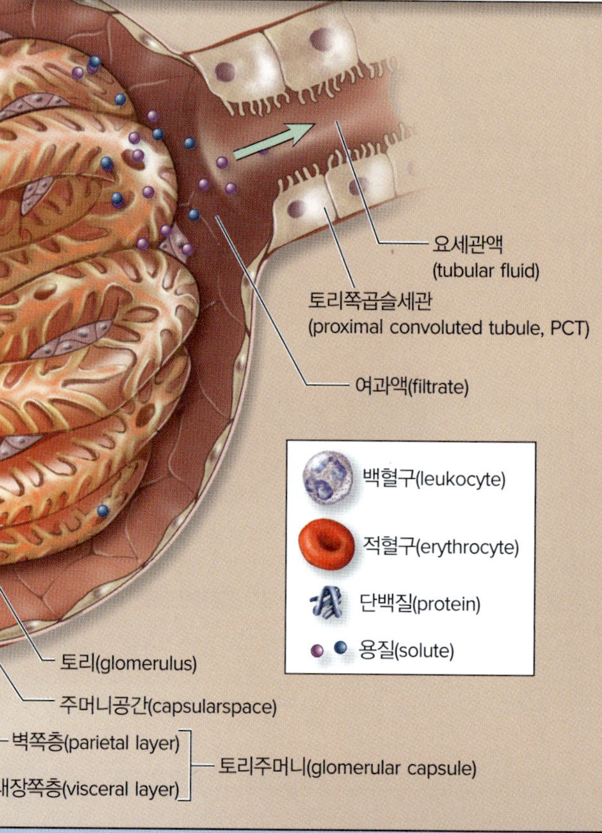

(c) 토리여과를 통제하는 기전

토리여과율 유지

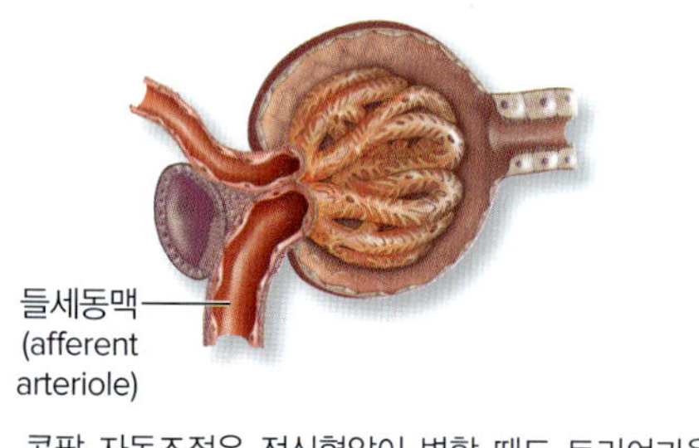

콩팥 자동조절은 전신혈압이 변할 때도 토리여과율을 유지한다.
- 전신혈압이 감소하면 들세동맥 확장
- 전신혈압이 증가하면 들세동맥 수축

토리여과율 감소

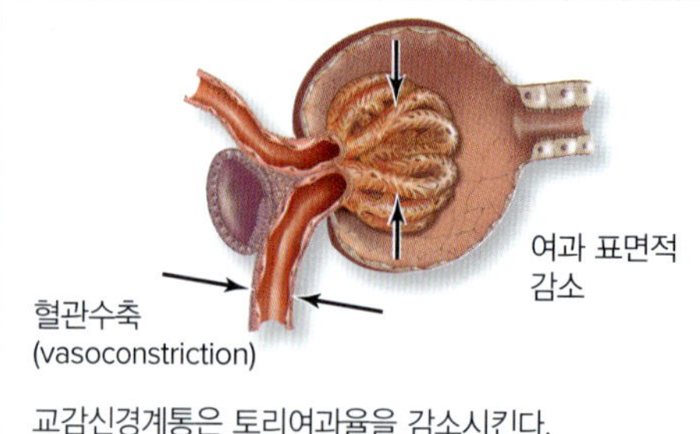

교감신경계통은 토리여과율을 감소시킨다.
- 들세동맥 수축
- 혈관사이세포가 수축하도록 촉발해 여과표면적을 감소시킴

토리여과율 증가

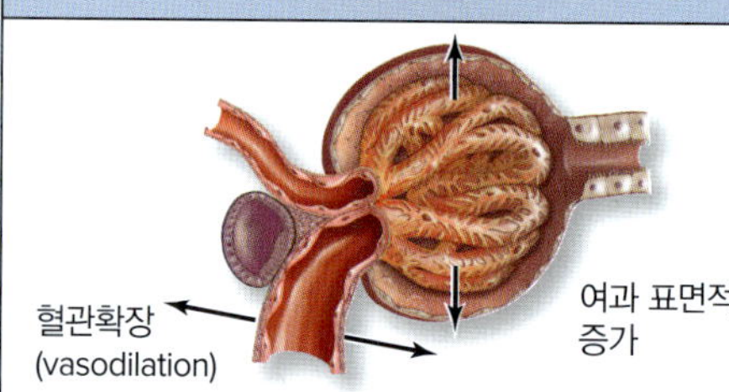

심방나트륨이뇨펩티드(ANP)는 토리여과율을 증가시킨다.
- 들세동맥 확장
- 혈관사이세포가 이완하도록 촉발해 여과표면적을 증가시킴

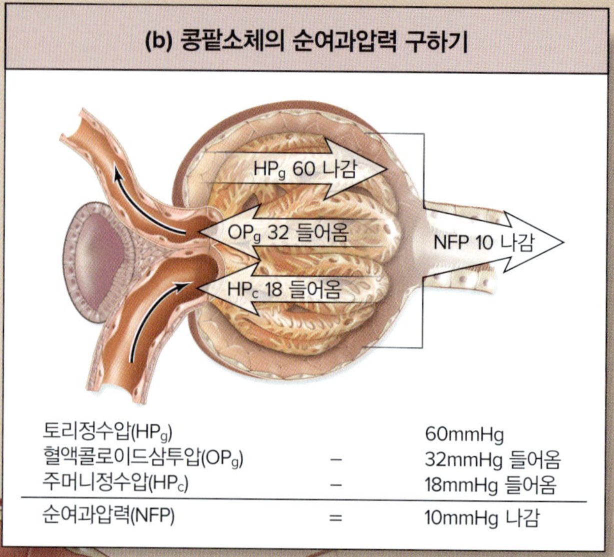

레닌 분비를 억제하고, 혈관사이세포를 이완시켜 토리의 표면적을 넓힘으로써 토리여과율을 증가시킨다(그림 20.14b).

토리여과에 관련된 구조와 과정을 **그림 20.15**에 시각적으로 나타냈다.

무엇을 배웠는가?

21 토리여과율이 증가하면 소변량이 증가하는가, 감소하는가, 유지되는가?

22 토리여과율을 조절하는 세 가지 요인은 무엇인가? 이 요인은 토리여과율을 증가시키는가, 감소시키는가, 유지하는가?

23 콩팥 자동조절은 평균동맥압이 80~180mmHg일 때 효과적이다. 혈압이 300/150mmHg인 사람에게 콩팥 자동조절이 효과적인가? 혈압이 70/55mmHg인 사람에게는 어떠한가? 이유도 함께 설명하라.

20.6 요세관과 집합관의 재흡수 및 분비

요세관액은 토리쪽곱슬세관, 콩팥단위고리, 먼쪽곱슬세관, 집합세관, 집합관의 순서로 흐른다고 앞에서 설명했다. 물질이 요세관액에서 혈액으로 이동하는 것을 재흡수라고 한다. 그리고 처음에 토리에서 여과되지 않았으나 혈액에서 제거되어야 하는 물질은 요세관 분비를 통해 소변으로 들어간다.

여기서는 운반 과정을 전체적으로 살펴보고 최대이동치, 콩팥문턱값에 대해 다룬 후 또한 재흡수되고 분비되는 물질에 대해 자세히 설명한다. 이 물질은 다음과 같이 나뉜다.

- 완전히 재흡수되는 물질
- 제한적으로 재흡수되는 물질(일부만 재흡수됨)
- 노폐물로서 제거되는 물질

마지막 부분에서는 항이뇨호르몬이 조절하는 수분재흡수의 원동력인 사이질액의 농도기울기가 어떻게 생겨나는지 설명한다.

20.6a 운반 과정의 개관

학습목표

33. 요세관의 재흡수와 분비에 영향을 미치는 특징과 상태 다섯 가지를 서술한다.

이 절에서는 물질의 재흡수와 분비에 영향을 미치는 중요한 해부학적 구조와 생리학적 상태에 대해 전반적으로 살펴본다. 다음 내용을 학습하는 동안 **그림 20.16**을 참조한다.

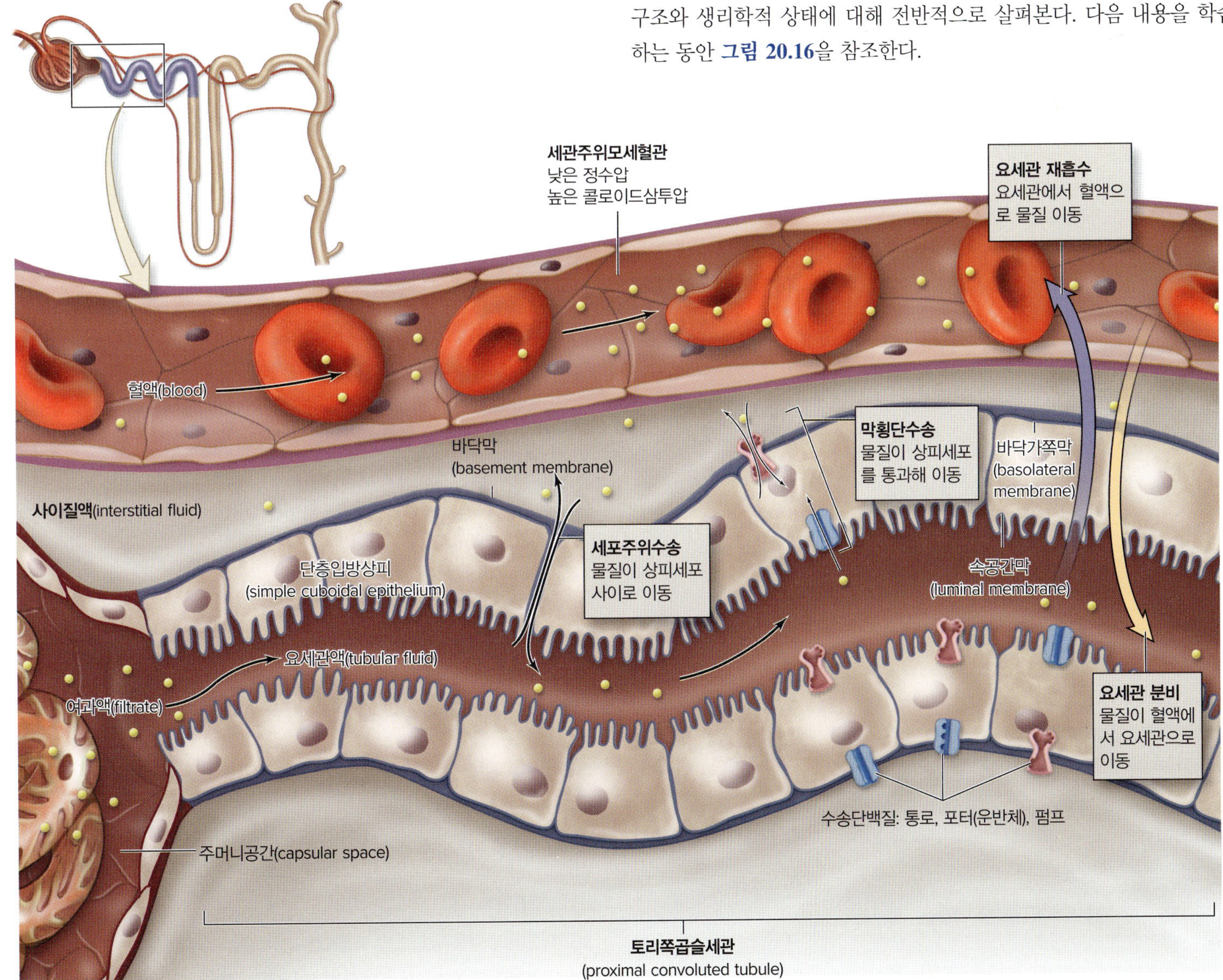

그림 20.16 곱슬세관과 세관주위모세혈관. 요세관의 재흡수와 분비에 영향을 미치는 해부학적 구조와 생리학적 상태를 나타냈다.

통합 INTEGRATE

학습전략 LEARNING STRATEGY

콩팥단위 속 여과액과 요세관액의 이동을 컨베이어 벨트 위 물건의 이동에 비유할 수 있다. 체액의 경로는 컨베이어 벨트와 같은데, 처음에 물질은 컨베이어 벨트의 시작 지점(여과)에 올라간다. 그 후 이 물질 중 일부는 컨베이어 벨트에서 회수된다(요세관 재흡수). 처음에 여과되지 않은 물질이 중간에 컨베이어 벨트에 추가되기도 한다(요세관 분비). 컨베이어 벨트의 끝부분에 있는 물질은 소변으로 들어간다.

1. 물질은 요세관벽의 단층상피를 건너야 한다.
2. 물질은 **세포주위수송**(paracellular transport; *para*: 옆에)을 통해 요세관벽의 상피세포 사이를 지나거나, 더 흔하게는 **막횡단수송**(transcellular transport; *trans*: 가로질러)을 통해 상피세포를 통과할 수 있다.
3. 막횡단수송 동안 물질은 2개의 세포막을 지나야 한다. 하나는 요세관액과 접촉하는 **속공간막**(내강막, luminal membrane)이고, 또 하나는 바닥막 위에 있는 **바닥가쪽막**(기저측막, basolateral membrane)이다. 물질이 이 막들을 거치는 순서는 재흡수될 때와 분비될 때 서로 다르다.
4. 여러 종류의 수송단백질(**표 20.1**)이 두 막 속에 함입되어 있다. 수송단백질은 세포 작용을 이용해 다양한 물질의 이동을 통제한다. 이 세포 작용은 단순확산, 촉진확산, 삼투, 일차능동수송, 이차능동수송, 소포수송이다(2.3 참조).
5. 세관주위모세혈관은 토리여과에서 수분을 잃기 때문에 정수압이 낮고(8mmHg), 여과에서 단백질이 대부분 혈액에 남기 때문에 교질삼투압이 높다(>30mmHg). 이 중요한 두 가지 특성때문에 덩이흐름을 통한 물질의 재흡수가 촉진된다(17.3b 참조).

물질의 재흡수와 분비가 콩팥단위요세관, 집합세관에 걸쳐서 모두 일어나더라도, 거의 모든 재흡수는 토리쪽곱슬세관에서 일어나며, 이곳에서 세포속공간 표면에 붙어 표면적을 증가시키는 강력한 미세융모가 섭취과정을 돕는다(20.3a 참조).

무엇을 배웠는가?

24 요세관의 재흡수와 분비에 영향을 미치는 중요한 해부학적 요인과 생리학적 요인은 무엇인가?

표 20.1 콩팥단위 요세관의 세포 속 수송단백질

펌프(pump)	운반체(포터) [carrier(porter)]	통로(channel)
Na^+/K^+ 아데노신삼인산분해효소(ATPase) H^+ 아데노신삼인산분해효소 Ca^{2+} 아데노신삼인산분해효소	포도당 단일수송체 Na^+/포도당 공수송체 Na^+/HCO_3^- 공수송체 Na^+/H^+ 역수송체 Cl^-/HCO_3^- 역수송체 $Na^+/K^+/2\ Cl^-$ 공수송체	Na^+통로 K^+통로 아쿠아포린(H_2O 통로)

통합 INTEGRATE

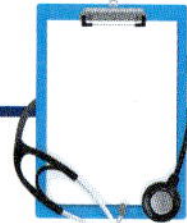

임상적 고찰 20.3 CLINICAL VIEW

당뇨

당뇨(glucosuria, glycosuria)는 포도당이 소변으로 배출되는 것으로, 혈장의 포도당 농도가 데시리터당 약 300 mg을 넘어 포도당의 최대이동치인 분당 375 mg이 초과될 때 발생한다. 포도당 분자는 삼투압 이뇨제의 역할을 해 수분을 요세관액으로 끌어당김으로써 소변으로 수분이 배출되게 한다. 잦은 소변과 갈증을 동반하는 당뇨는 당뇨병의 주된 징후이다(임상적 고찰 14.8: "비정상적인 혈당 때문에 나타나는 상태" 참조).

20.6b 최대이동치와 콩팥문턱

학습목표

34. 물질의 최대이동치를 정의한다.

35. 콩팥문턱이 어떤 뜻인지 설명한다.

최대이동치(transport maximum, T_m)란 정해진 시간 동안 물질이 요세관 상피를 건너 재흡수되거나 분비될 수 있는 최대량이다(즉 그 물질의 이동속도와 같다). 최대이동치는 그 물질에 대한 수송단백질이 상피세포에 얼마나 많이 존재하느냐에 따라 달라진다.

예를 들면 포도당 수송단백질을 통해 이동하는 포도당의 재흡수 최대이동치는 1분당 약 320 mg이다. 매분 콩팥요세관의 일정 부위를 지나는 요세관액에 320 mg 이하의 포도당이 들어 있으면 이 포도당은 전부 재흡수된다. 요세관액의 포도당 농도가 분당 320 mg을 넘으면 수송단백질이 포화하여 여분의 포도당이 소변으로 배출된다.

물질이 소변으로 배출되지 않고 전부 혈액 속에서 운반된다고 할 때, 이 물질의 최대 혈장 농도를 **콩팥문턱**(신역치, renal threshold)이라고 한다. 예를 들면 포도당의 콩팥문턱은 220 mg/dL이다. 물질의 혈장 속 농도가 콩팥문턱을 넘으면 여과 후의 요세관액에서도 이 물질의 농도는 콩팥문턱을 넘는데, 이렇게 되면 수송단백질이 물질을 모두 재흡수할 수 없다. 물질의 농도는 최대이동치를 넘게 되며 요세관액에 남아 소변으로 배출된다.

어떻게 생각하는가?

4 소변생산량 증가와 탈수가 당뇨병의 증상인 이유를 설명한다.

무엇을 배웠는가?

25 물질의 최대이동치란 무엇인가? 물질의 콩팥문턱과는 어떻게 다른가?

20.6c 완전히 재흡수되는 물질

학습목표

36. 포도당과 같은 영양소의 재흡수를 설명한다.

37. 단백질이 여과액에서 혈액으로 운반되는 과정을 서술한다.

어떤 물질은 정상적인 소변의 성분이 아니다. 요세관에서 혈액으로 100% 재흡수되기 때문이다. 재흡수는 일반적으로 토리쪽곱슬세관에서 이루어진다. 완전히 재흡수되는 물질은 크게 두 가지로 나뉘는데, 영양소(예: 포도당, 아미노산, 젖산)와 소량의 여과된 혈장단백질이다.

› 영양소의 재흡수

평소에 영양소는 토리쪽곱슬세관에서 완전히 재흡수된다. 토리쪽곱슬세관에는 각 영양소를 운반하는 수송단백질이 있다. 영양소가 완전히 재흡수되는 원리를 설명하기 위해 포도당을 예로 들어 보자(**그림 20.17**).

처음에 나트륨/포도당 공수송체 단백질이 속공간막 건너편의 요세관세포로 포도당을 운반한다. 농도기울기를 따라 요세관세포로 이동하는 나트륨에서 나오는 에너지가 포도당이 농도기울기를 거슬러 이차능동수송을 통해 요세관세포 속으로 들어가는 데 이용된다. 그 다음 포도당 단일수송체가 촉진확산을 통해 농도기울기를 따라 포도당을 바닥가쪽막 너머로 운반함으로써 요세관세포 바깥으로 내보낸다.

최종적으로 포도당은 세관주위모세혈관의 혈액으로 돌아간다. 막수송단백질에 의존하는 다른 많은 물질과 마찬가지로 포도당도 일정한 시간 동안 재흡수될 수 있는 양이 정해져 있다(Na^+/K^+ 펌프에 의해 설정되는 나트륨경사도는 20.6d절에서 다룬다).

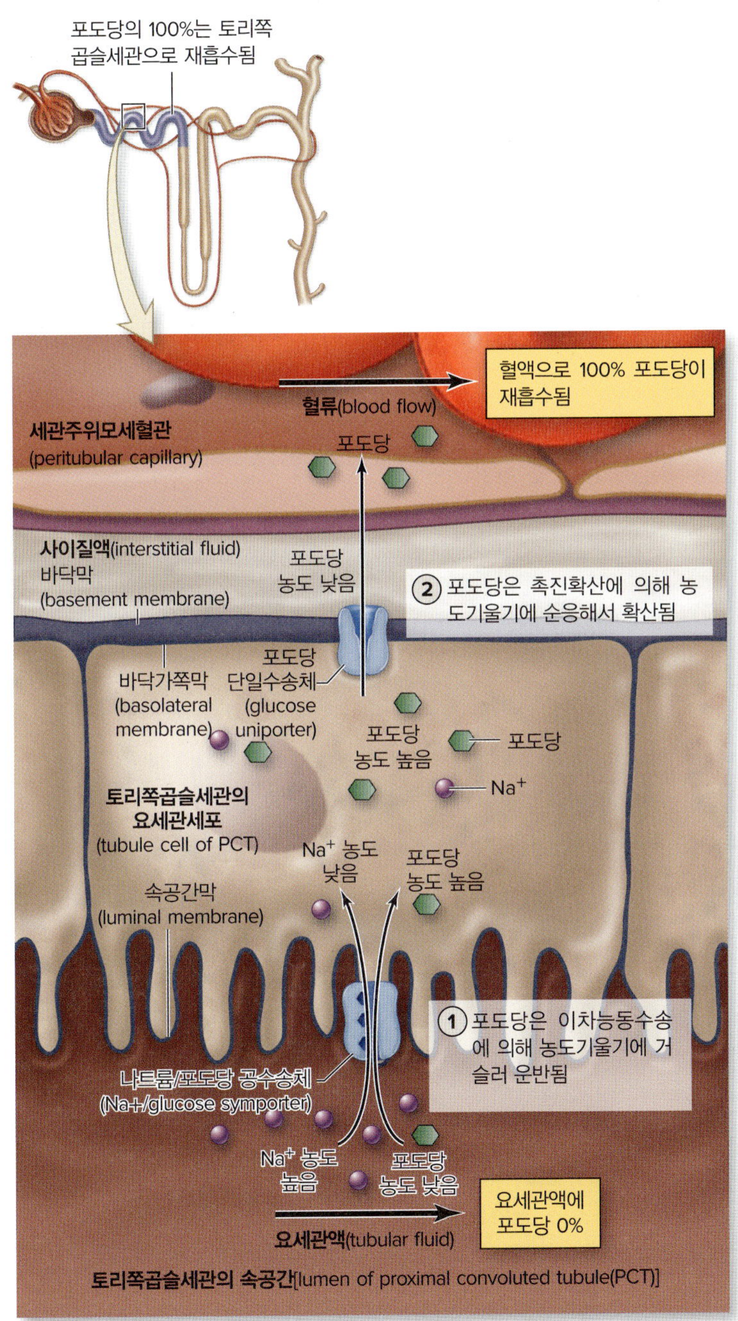

그림 20.17 포도당 재흡수. 포도당은 토리쪽곱슬세관에서 재흡수된다. 건강한 사람이라면 포도당이 100% 재흡수된다. (1) 포도당은 농도기울기를 거슬러 속공간막을 건넌다. 이 과정은 나트륨/포도당 공수송체를 통한 이차능동수송으로 이루어진다. (2) 그 후 포도당은 농도기울기를 따라 바닥가쪽막을 건넌다. 이 과정은 포도당 단일수송체를 통한 촉진확산으로 이루어진다.

› 단백질의 운반

대부분의 단백질은 크기와 음전하 때문에 토리에서 잘 여과되지 않지만, 인슐린이나 앤지오텐신과 같이 작거나 중간 크기의 펩티드, 그리고 소량의 큰 단백질(예: 알부민의 약 0.02%)은 여과액에 들어갈 수 있다. 단백질은 토리쪽곱슬세관의 요세관액에서 혈액으로 운반되기 때문에 소변으로 배출되지 않는다.

단백질은 재흡수될 때 형태가 변하기 때문에 단백질의 경우에는 재흡수 대신 "운반"이라는 표현을 사용한다. 단백질은 포음작용(pinocytosis) 또는 수용기에 의한 세포내이입(2.3c 참조)을 통해 속공간막을 건넌다. 그 후 요세관 세포 속의 용해소체(리소좀)가 단백질을 아미노산으로 소화한다. 이 아미노산은 촉진확산을 통해 바닥가쪽막을 건너 혈액으로 돌아간다. 앤지오텐신 II와 같이 매우 작은 펩티드는 속공간막 속의 펩티드분해효소에 의해 분해되며 아미노산은 직접 요세관 세포에 흡수된다. 정리하면 단백질과 작은 펩티드는 먼저 아미노산으로 분해된 후 혈액으로 흡수된다.

어떻게 생각하는가?

5 신장질환이 있는 사람의 혈장단백질은 혈중농도가 (a) 여과막을 손상시키거나 (b) 여과막의 여과량을 감소시키는 결과를 초래하는가?

대부분의 혈장단백질을 여과하지 않고 걸러진 혈장단백질을 분해하는 콩팥의 정상적인 기능을 고려할 때, 이러한 과정을 변화시키는 콩팥질환의 임상적 영향은 무엇인가?

첫째, 콩팥질환이 혈장단백질의 정상 여과보다 높은 결과를 가져올 경우(예: 토리막 손상 또는 고혈압)를 고려한다. 이러한 비정상적인 변화는 단백질 섭취와 관련된 요세관 세포구조의 포화를 초래하고 소변으로 단백질이 소실된다. 결과적으로, 모든 혈장단백질의 혈중 농도는 감소한다.

둘째, 콩팥질환으로 정상 여과보다 낮은 결과를 초래할 경우(예; 만성콩팥질환과 함께 나타나는 다양한 변화 등 질병 상태에 따른 다양한 변화)의 결과를 고려한다. 이러한 비정상적인 변화는 작은 혈장단백질의 여과와 신장 요세관 내의 분해 감소를 초래한다. 결과적으로, 이러한 혈장단백질의 혈중농도는 증가한다. 혈장단백질 수준이 너무 낮거나 또는 너무 높은 경우 원치 않는 생리학적 결과를 초래한다.

무엇을 배웠는가?

26 포도당이 관세포의 두 막으로 재흡수되는가?

27 단백질은 왜 토리쪽곱슬세관에서 단순 재흡수되는 게 아니라 운반되는가?

20.6d 제한적으로 재흡수되는 물질

학습목표

38. 제한적으로 재흡수되는 물질을 열거한다.

39. 나트륨, 칼륨, 칼슘, 인산 이온의 재흡수에 대해 설명한다.

40. 수분의 재흡수에 대해 서술하고 알도스테론과 항이뇨호르몬이 이 과정을 어떻게 조절하는지 비교한다.

41. 집합세관이 pH를 조절하는 원리를 설명한다.

어떤 물질은 요세관액에서 완전히 재흡수되지만 어떤 물질은 그렇지 않다. 재흡수되는 비율은 다양하며, 대부분 소량만이 소변으로 배설된다. 콩팥단위는 이 물질의 배설량을 조절함으로써 물질의 혈중농도 조절에 중요한 역할을 한다. 이와 같이 제한적으로 재흡수되는 물질은 나트륨, 물, 칼륨, 중탄산이온, 칼슘 등으로 다양하다. 특히 나트륨의 재흡수는 다른 물질의 재흡수에서 중심 역할을 한다.

어떻게 생각하는가?

6 혈액 속의 물질이 여과된 후 완전히 재흡수되지 않는다면 혈액 속에서 이 물질의 농도는 어떻게 되는가? 이유도 함께 설명하라.

› 나트륨의 재흡수

Na^+의 재흡수량은 요세관에서 98%에서 100%까지 다양할 수 있다. 포도당을 비롯한 영양소와 달리 나트륨은 콩팥단위 요세관 전체에서 재흡수되며, 그중 다수(65%)는 토리쪽곱슬세관에서 재흡수된다(**그림 20.18a**). 약 25%는 콩팥단위고리에서 재흡수되며 나머지는 먼쪽곱슬세관, 집합세관, 집합관에서 재흡수된다(이러한 부분에서 재흡수되는 양은 경우에 따라 다르다).

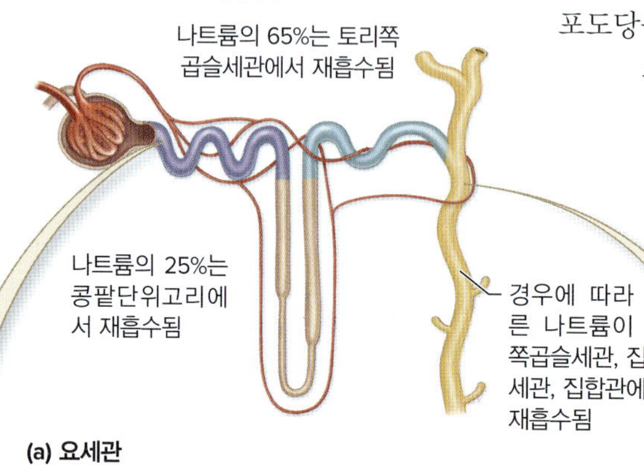

(a) 요세관

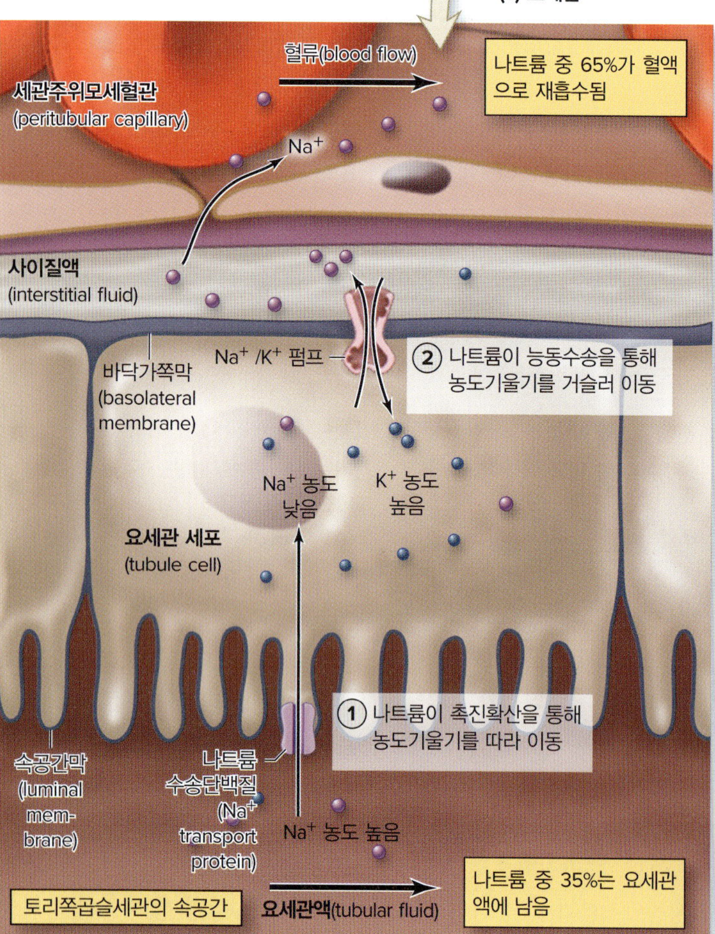

(b) 토리쪽곱슬세관의 나트륨 수송

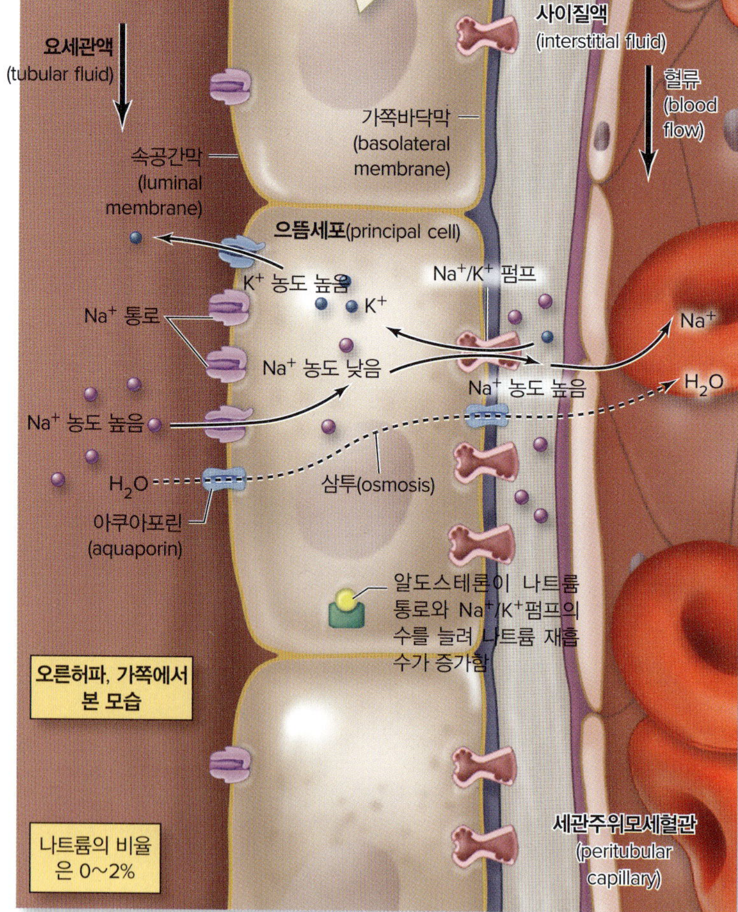

(c) 먼쪽곱슬세관, 집합세관, 집합관의 나트륨 수송

그림 20.18 나트륨(Na^+) 재흡수. (a) 나트륨은 콩팥 요세관의 거의 모든 부분에서 재흡수된다. (b) 나트륨 중 대부분은 토리쪽곱슬세관에서 재흡수된다. 나트륨은 농도기울기를 따라 다양한 유형의 나트륨 수송단백질을 통해 촉진확산으로 속공간막을 건넌다. 또 Na^+/K^+펌프를 통해 농도기울기를 거슬러 바닥가쪽막을 건넌다. (c) 소변으로 배설되는 나트륨의 양은 먼쪽곱슬세관, 집합세관, 집합관에서 호르몬의 조절을 받는다. 알도스테론은 으뜸세포와 결합해 나트륨 수송체와 Na^+/K^+펌프의 수를 늘린다. 그 결과, 나트륨이 더 많이 흡수되고 삼투를 통해 수분이 따라오며 칼륨이 더 많이 배출된다.

통합 INTEGRATE

학습전략 LEARNING STRATEGY

"알(Al)은 소금을 좋아한다"라는 말을 기억하면 알도스테론이 몸의 나트륨 보존을 돕는다는 사실을 암기하기 쉽다. 또한 심방나트륨이뇨펩티드는 "나트륨"이 소변(이뇨)으로 배출되게 한다.

나트륨의 농도는 요세관 세포에서 낮고 요세관의 속공간과 사이질액에서 높다(그림 20.18b). (나트륨 농도기울기는 Na^+/K^+펌프가 만들어 내며 여기에 대해서는 곧 설명하겠다.) 나트륨이온은 전기화학기울기를 따라 촉진확산을 통해 속공간막을 건너 요세관세포로 이동한다. 속공간막을 건너는 이동에 관여하는 수송단백질의 유형은 요세관의 구역에 따라 다르다.

바닥가쪽막에는 Na^+/K^+펌프가 있다. 이 펌프는 나트륨이온을 요세관 세포에서 사이질액으로, 칼륨이온을 사이질액에서 요세관 세포로 이동시킨다. 이로 인해 요세관 세포에서 나트륨의 농도가 낮게 유지된다. 이 펌프는 에너지를 상당히 많이 소비하는데, 콩팥단위의 능동수송에 이용되는 전체 에너지 중 80%를 소비한다. 그후 나트륨이온은 세포사이틈새를 통해 세관주위모세혈관과 곧은혈관으로 들어간다.

요세관의 끝 쪽에 있는 호르몬이 나트륨의 재흡수를 조절한다(그림 20.18c). 어떤 사람이 저염식을 섭취해서 나트륨의 하루 섭취량이 0.05 g에 불과할 때도 있고, 그렇지 않은 때는 하루 섭취량이 20~25 g에 달한다고 하자. 이 경우 혈중 나트륨 농도가 정상적인 항상성 범위 내에서 유지되려면 나트륨 배출량의 조절이 매우 중요하다.

소변으로 배설되는 나트륨의 양은 여과된 나트륨 전체의 0~2%이다. 이 양은 먼쪽곱슬세관, 집합세관, 집합관의 알도스테론과 심방나트륨이뇨펩티드가 조절한다. **알도스테론**(aldosterone)은 부신이 만들어 내는 스테로이드호르몬이다(14.3a 참조). 알도스테론은 으뜸세포로 들어가서 세포 내 수용체와 결합해, 나트륨통로와 Na^+/K^+펌프 단백질의 합성을 자극하는 호르몬–수용체복합체를 이룬다. 이렇게 새로 합성된 수송단백질은 으뜸세포의 세포막에 함입되며 이로써 나트륨의 재흡수가 증가한다. 수분은 삼투작용으로 나트륨을 따라가며 이로써 등장성 용액이 재흡수된다. 이 과정에서 칼륨이 요세관액으로 분비된다는 사실을 주의한다.

표 20.2	나트륨(Na^+) 재흡수에 영향을 미치는 호르몬
증가	**감소**
알도스테론(aldosterone) 코티솔(cortisol) 에스트로겐(estrogen) 성장호르몬(growth hormone) 갑상샘호르몬(thyriod hormone) 인슐린(insulin)	심방나트륨이뇨펩티드(atrial natriuretic peptide) 프로게스테론(progestorone) 부갑상샘 호르몬(parathyroid hormone) 글루카곤(glucagon)

심방나트륨이뇨펩티드(atrial natriuretic peptide, ANP)는 토리쪽곱슬세관 및 집합세관의 나트륨 재흡수와 알도스테론의 분비를 억제한다(그림 20.18에는 나타나지 않음). 그 결과, 나트륨과 물이(물은 삼투작용으로 나트륨을 따라가므로) 소변으로 더 많이 배출된다(20.5e 참조). 심방나트륨이뇨펩티드는 토리여과율을 높이며, 이 과정을 통해서도 소변량이 늘어난다는 사실을 기억한다. 호르몬의 나트륨 재흡수는 **표 20.2**에 나와 있다.

› 물(H_2O)의 재흡수

물은 삼투작용을 통해 이동한다. 물은 세포주위수송을 통해 세포 사이로 재흡수되거나, 막통과 수송을 통해 **아쿠아포린**(aquaporin)이라는 특수한 물 수송단백질에 의해 운반된다. 매일 약 180 L의 물이 여과되며 평균 1.5 L가 재흡수된다. 재흡수되는 물의 정확한 양은 다른 경로를 통한 물의 섭취량 및 배설량에 따라 달라진다(예: 땀). 요세관의 각 부분은 물에 대한 투과성이 다르다. 이 때문에 요세관액의 농도는 요세관의 각 부분을 지날 때마다 달라진다.

요세관액의 물 중 약 65%가 토리쪽곱슬세관에서 재흡수된다(**그림 20.19a**). 여기서 아쿠아포린은 속공간막에 항상 존재하며 수가 비교적

토리쪽곱슬세관에서 최대 65%의 강제적 수분 재흡수

먼쪽곱슬세관, 집합세관, 집합관의 수의적 수분 재흡수

콩팥단위고리에서 10%의 수분 재흡수

(a) 요세관

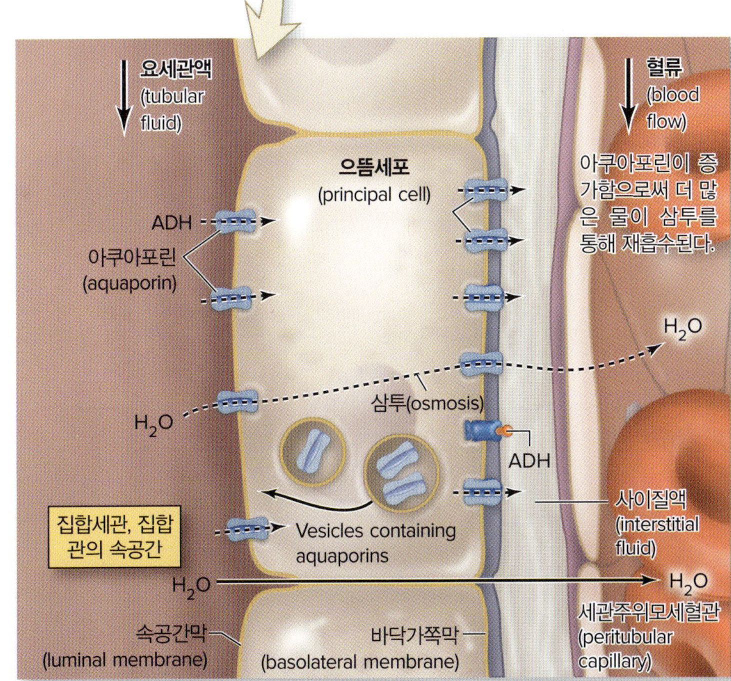

(b) 먼쪽곱슬세관, 집합세관, 집합관의 수분 수송

그림 20.19 물의 재흡수. (a) 강제적 수분 재흡수는 토리쪽곱슬세관에서 이루어진다(약 65%). 콩팥단위고리에서는 물의 약 10%가 재흡수된다. 소변으로 배출되는 물의 양은 먼쪽곱슬세관, 집합세관, 집합관에서 항이뇨호르몬(ADH)에 대한 반응을 통해 조절된다. (b) 항이뇨호르몬은 으뜸세포와 결합해 아쿠아포린의 수를 증가시킨다. 물은 삼투작용을 통해 요세관 바깥으로 끌려 나온다.

일정하다. 토리쪽곱슬세관에서 물은 삼투작용으로 나트륨을 따라 나가는데, 이를 **강제적 수분 재흡수**(obligatory water reabsorption)라고 한다. 물이 나트륨을 따라 이동하므로 나트륨이 물의 이동을 강제하는 것과 같다. 나트륨과 물은 동등하게 이동하므로 요세관액이 토리쪽곱슬세관을 이동할 때 등장성이 유지된다.

콩팥단위고리에서는 요세관액에서 여과된 물 중 약 10%만이 재흡수된다. 물은 콩팥단위고리의 내림다리에서 곧은혈관으로 이동한다.

요세관액이 먼쪽곱슬세관, 집합세관, 집합관에서 이동할 때는 주로 알도스테론과 항이뇨호르몬이 물의 재흡수를 조절한다. 알도스테론은 으뜸세포에서 나트륨통로와 Na^+/K^+펌프를 증가시킴으로써 나트륨과 물의 재흡수를 증가시킨다는 점을 기억한다. 그 결과로 요세관액의 농도가 유지된다(그림 20.18). 반대로 탈수가 발생했을 때 뇌하수체뒤엽에서 분비되는 항이뇨호르몬은 으뜸세포의 수용체에 결합해 아쿠아포린을 함유한 소포가 막으로 더 많이 이동하도록 한다. 이 작용을 통해 물이 재흡수되는 통로가 증가한다(그림 20.19b).

사이질액에서 농도기울기를 형성하는 삼투압은 물을 요세관에서 끌어온다(20.6f 참조). 요세관의 끝 쪽에서 항이뇨호르몬이 조절하는 물의 재흡수는 나트륨의 재흡수와 관계가 없으며, 이 때문에 요세관액의 용질 농도가 높아진다. 항이뇨호르몬에 반응해 요세관에서 이루어지는 재흡수를 **수의적 수분 재흡수**(facultative water reabsorption)라고 한다.

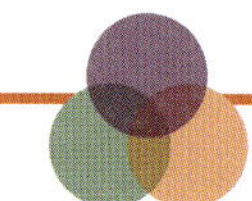

통합 INTEGRATE

개념 연결

CONCEPT CONNECTION

혈압은 심박출량(16.9 참고), 저항값(17.5b 참고) 혈액량(15.1b 참고)에 달려 있다. 이러한 변수와 혈압에 대한 영향은 17.6절에 나와 있다. 이 절에서는 심혈관센터에 의해 제어되는 혈압의 신경성 조절(17.6a 참고)과 레닌-앤지오텐신 시스템, 알토스테론, 항이뇨호르몬, 심방이뇨호르몬(17.6b, 표 R.7) 등에 의한 호르몬성 혈압조절에 대해 말하고 있다. 신장은 (1) 앤지오텐신 II를 형성(17.6b 참조)는 데 필요한 효소 레닌의 분비와 (2) 소변의 배출을 변화시켜 혈압에 영향을 준다. 소변배뇨가 증가하면 혈액량이 감소(혈압감소)가 되는 반면, 배뇨가 감소하면 혈액량(따라서 혈압)을 유지하는 데 도움이 된다. 혈압에 영향을 주는 세 가지 주요 원인은 그림 17.16에 통합되어 있다.

항이뇨호르몬과 소변의 생성 항이뇨호르몬(antidiuretic hormone, ADH)은 여과액에서 혈액으로 재흡수되는 물의 양을 늘려, 양이 적고 농도가 높은 소변이 생성되도록 한다. 탈수가 매우 심하면 항이뇨호르몬의 농도가 높아진다. 그 결과로 소변의 양이 하루 0.5 L까지 줄어든다. 소변은 요세관 바깥 사이질액의 농도와 같은 1,200 mOsm까지 농축될 수 있다. 이 상태에서 소변은 눈에 띄게 어두운 노란색을 띤다. 항이뇨호르몬이 감소하면 양이 많고 농도가 낮은 소변이 생성된다. 소변의 양은 하루에 몇 리터가 되며, 펌프가 염을 요세관액 바깥으로 내보내기 때문에 50 mOsm까지 묽어진다. 이 상태에서 소변은 매우 연한 노란색을 띤다.

칼륨의 재흡수와 분비

칼륨은 재흡수되기도 하지만 분비되기도 한다는 점에서 지금까지 다룬 물질과는 다르다(**그림 20.20**). 재흡수되는 칼륨의 양이 많으면 소변으로 배출되는 칼륨이 거의 없고, 분비되는 칼륨이 더 많으면 소변으로 다량의 칼륨이 배출된다.

토리쪽곱슬세관에서 요세관액의 칼륨 중 60~80%가 세포주위 수송을 통해 재흡수된다. 칼륨의 이동량은 다음과 같이 나트륨의 이동량에 따라 달라진다.

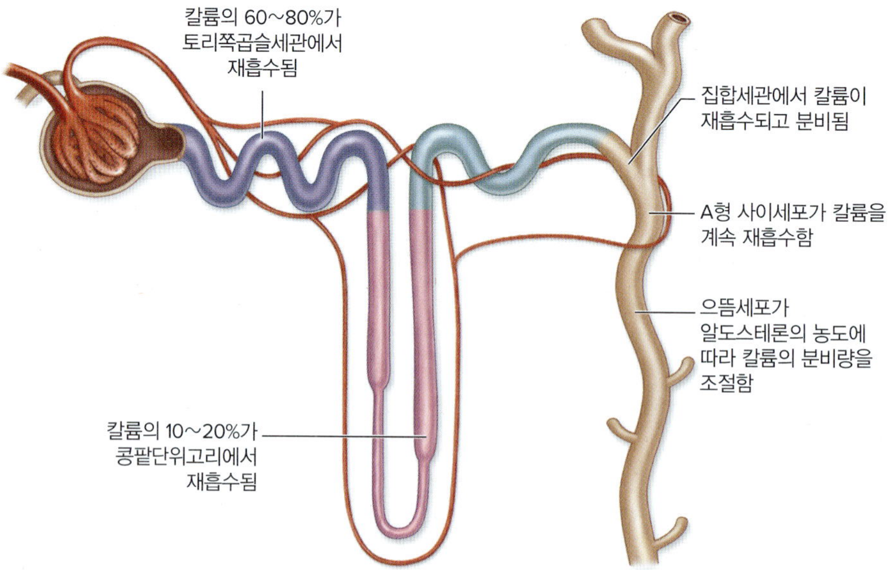

그림 20.20 칼륨의 이동. 칼륨은 콩팥 요세관의 여러 구역에서 재흡수되고 분비된다. 소변으로 배출되는 칼륨의 양은 집합세관에서 알도스테론에 반응하는 으뜸세포의 작용에 따라 달라진다.

1. 나트륨이 속공간막을 건너 재흡수된다.
2. 물이 나트륨을 따라간다.
3. 물이 나트륨을 따라 이동하면서 요세관액의 용질 농도가 증가한다.
4. 그 결과로 요세관액의 용질 농도가 사이질액보다 높아져 요세관액과 사이질액 사이에 농도기울기가 생긴다.
5. 칼륨이 세포 주위 경로를 통해 농도기울기를 따라 요세관액에서 빠져나온다.
6. 이로써 다른 양이온(마그네슘, 칼슘), 인산이온, 지방산, 요소와 같은 다른 용질의 수동 재흡수도 가능해진다.

요세관액의 칼륨 중 10~20%는 콩팥단위고리 오름다리의 두꺼운 부분에서 막통과 수송과 세포주위수송을 통해 재흡수된다.

집합세관에서는 재흡수되는 칼륨이 더 많을 수도 있고 분비되는 칼륨이 더 많을 수도 있다. 집합세관에서 분화된 사이세포와 으뜸세포가 칼륨을 서로 다른 방향으로 이동시키기 때문이다. A형 사이세포는 칼륨을 계속 재흡수하고 으뜸세포는 칼륨을 분비한다. 이때 칼륨의 분비량은 알도스테론의 농도에 따라 달라진다.

앞에서 나트륨과 물이 재흡수될 때 알도스테론이 으뜸세포를 자극해 칼륨을 분비하게 한다고 설명했다. 부신에서 알도스테론이 분비되도록 하는 가장 강력한 자극은 칼륨의 혈중농도 상승이다. 이 기전은 혈중 칼륨 농도가 적절하게 유지되도록 하는 음성되먹임이다.

› 칼슘과 인산이온의 균형

칼슘과 인산염(PO_4^{3-})은 함께 고려하는 경우가 많다. 체내의 칼슘 중 99%는 뼈에 저장되며, 그 중 다수는 인산칼슘의 형태로 저장되기 때문이다. 혈액 속의 칼슘이온 중 약 60%는 여과액과 요세관액으로 들어간다. 나머지는 혈액 속의 단백질과 결합해 분비되지 않는다. 한편 인산이온의 90~95%는 혈액이 토리모세혈관을 지날 때 여과된다.

소변으로 배설되는 칼슘과 인산이온의 양은 부갑상샘호르몬이 조절하며, 혈액의 칼슘과 인산이온 농도가 영향을 받는다. 4.6b절에서 혈중 칼슘 농도의 감소에 대한 반응으로 부갑상샘에서 부갑상샘호르몬이 분비된다고 했던 것을 상기하라. 부갑상샘호르몬의 표적 중 하나는 콩팥의 요세관이다(**그림 20.21**). 부갑상샘호르몬은 토리쪽곱슬세관의 인산이온 재흡수를 억제하고 먼쪽곱슬세관의 칼슘 재흡수를 자극한다. 인산이온이 더 많이 소변으로 배출되면 뼈에 주로 저

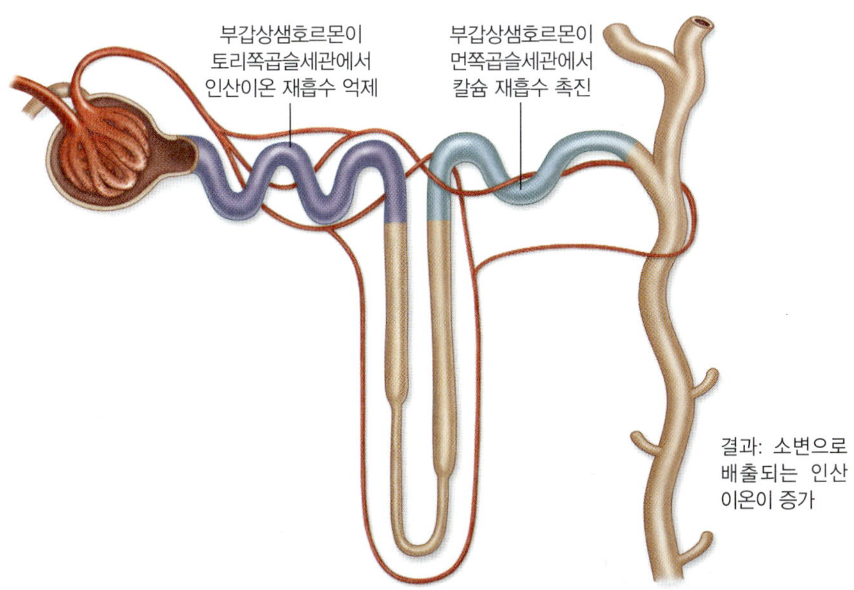

그림 20.21 부갑상샘의 칼슘이온과 인산이온의 조절작용. 칼슘이온과 인산이온은 요세관의 여러 구역에서 재흡수된다. 재흡수되는 양은 부갑상샘호르몬이 조절한다. 부갑상샘호르몬은 토리쪽곱슬세관의 인산이온 재흡수를 억제하고 먼쪽곱슬세관의 칼슘 재흡수를 자극한다.

장되는 칼슘염인 인산칼슘이 적게 형성된다. 따라서 뼈의 칼슘 저장량이 감소하고 혈중 칼슘 농도가 증가한다.

› 중탄산이온, 수소이온, pH

중탄산이온(HCO_3, 약염기)과 수소이온(H^+, 산)은 소변과 혈액의 pH를 조절할 때 중요한 역할을 한다. 중탄산이온은 여과막을 자유롭게 통과하나 수소이온은 소량만이 여과되고 대부분 혈액에 남는다. 여과된 중탄산이온이 재흡수되어야 혈액의 pH가 너무 낮아지지 않는다(**그림 20.22a**). 중탄산이온의 80~90%는 요세관액에서 혈액으로 '돌아가고', 이 과정은 주로 토리쪽 곱슬세관에서 이루어진다. 나머지 10~20%는 콩팥단위고리 오름다리의 두꺼운 부분에서 흡수된다. 요세관액이 먼쪽고리세관으로 들어갈 때는 처음에 여과된 중탄산이온의 100%가 재흡수된다. 여과된 중탄산이온은 정확히는 재흡수되는 것이 아니라 '대체'되며, 이 과정은 그림 20.22b에 나타나 있다.

소변의 pH, 그리고 그와 함께 변하는 혈액의 pH는 집합세관에서 조절된다. 이 과정은 그 사람이 산성 상태인가 염기성 상태인가에 달려 있다. 동물성 단백질과 밀을 섭취하는 사람은 일반적으로 산성 상태이다. 그 결과, 새로 합성된 중탄산이온은 혈액으로 재흡수되고 수소는 A형 사이세포(type A intercalated cell)에 의해 여과액으로 배출된다. 최종적으로 혈액의 pH가 상승하고(염기에 가까워짐) 소변의 pH가 하락한다(산에 가까워짐). 이 두 pH의 평균은 6.0이다. 이 과정에 대해서는 그림 20.22c에 자세히 나타냈다.

과일과 채소를 많이 먹고 동물성 단백질을 거의 혹은 전혀 섭취하지 않는 사람은 일반적으로 염기성 상태이며, 이때는 B형 사이세포(type B intercalated cell)가 활성화된다(그림에 나타나지 않음). B형 사이세포는 A형 사이세포와 반대로 작용한다. B형 사이세포의 작용은 A형 사이세포의 작용을 뒤집은 것과 같다고 생각하면 된다. B형 사이세포는 중탄산이온을 분비하고 수소를 재흡수해 혈액의 pH를 낮추고 소변의 pH를 높인다.

혈액의 pH를 조절하는 A형 사이세포와 B형 사이세포의 작용은 몸의 pH 균형 유지에 중요한 역할을 한다.

무엇을 배웠는가?

28 나트륨과 물은 어떻게 재흡수되는가? 이에 관여하는 두 호르몬은 무엇인가?

29 부갑상샘호르몬은 인산이온과 칼슘의 재흡수에서 어떤 역할을 하는가?

30 A형 사이세포와 B형 사이세포는 수소이온과 중탄산이온의 이동을 어떻게 조절하는가?

20.6e 노폐물로 배출되는 물질

학습목표

42. 질소폐기물 세 가지를 제시하고 각 노폐물이 어떻게 처리되는지 서술한다.

43. 콩팥이 제거하는 다른 물질의 예를 든다.

비뇨계통은 세포의 노폐물, 다양한 호르몬과 그 대사물, 외부 물질(예: 약물과 화학물질)을 소변으로 배설함으로써 몸에 축적되지 않게 한다. 소변으로 배설되는 물질은 토리에서 여과되고 요세관 경로에서 분비된다.

› 질소폐기물의 배출

질소폐기물(nitrogenous waste)은 질소를 함유한 대사노폐물이다. 몸의 주된 질소폐기물은 (1) 간이 단백질을 분해할 때 나오는 수용성 분자인 **요소**(urea), (2) 주로 간이 핵산을 분해할 때 나오는 **요산**(uric acid), (3) 근육조직의 크레아틴 대사에서 나오는 **크레아티닌**(creatinine)이다.

요소와 요산은 재흡수되었다가 분비되며 크레아티닌은 분비되기만 한다. 여기서는 요소의 처리과정에 대해 설명한다. 혈액의 요소 농도는 단백질 섭취량에 따라 리터당 3~9밀리당량(mEq/L)이다. 요소는 쉽게 여과되며, 요세관의 각 부분에서 재흡수되고 분비된다. 약 절반

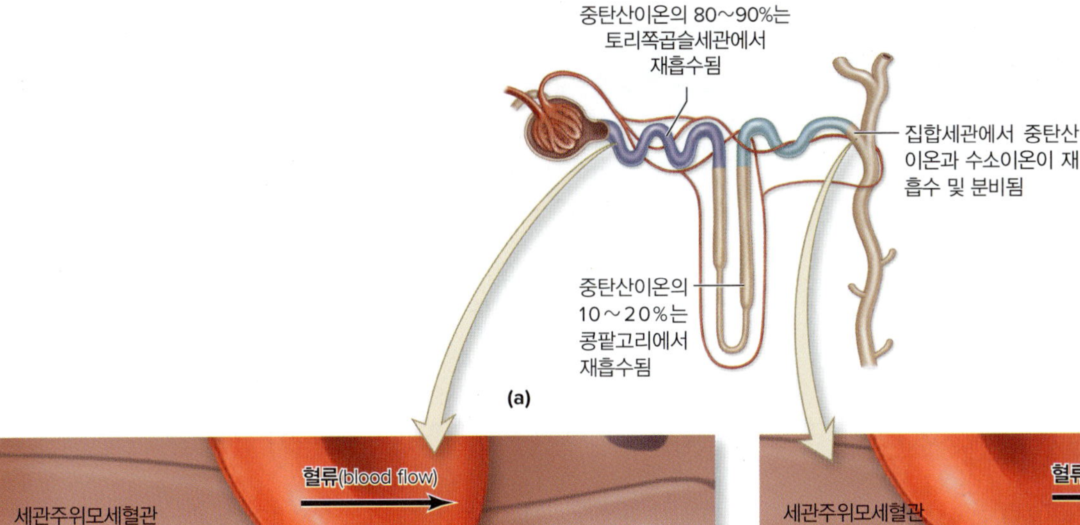

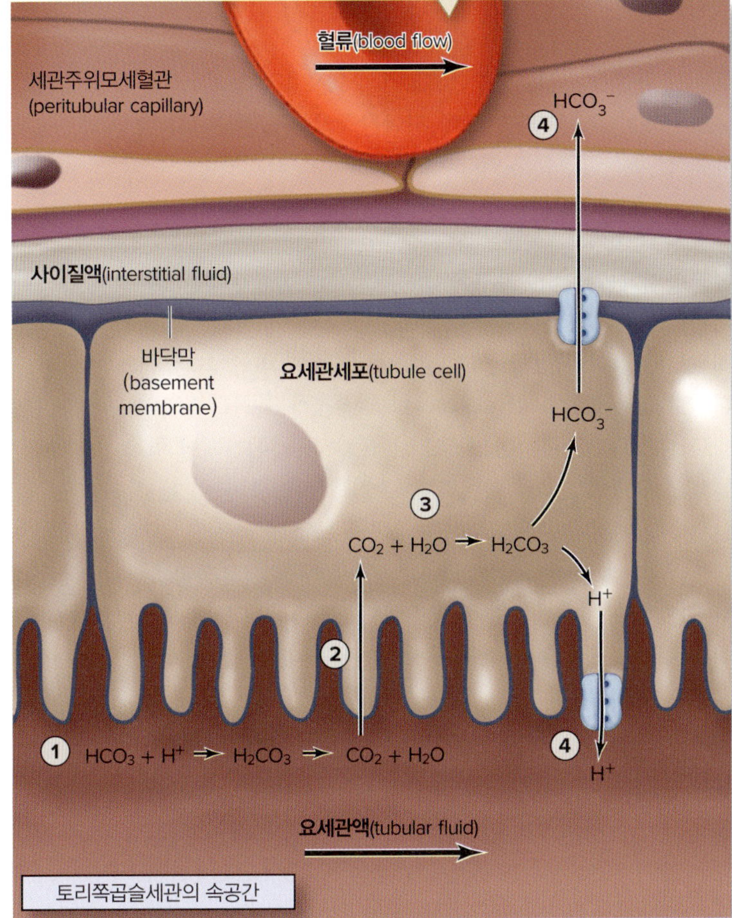

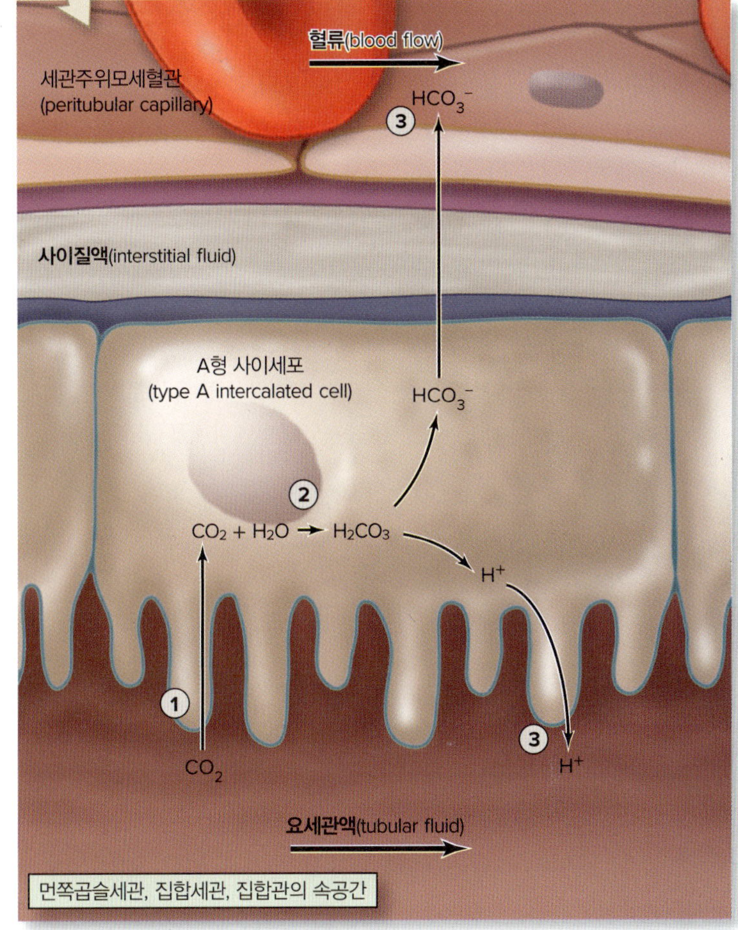

(b) 토리쪽곱슬세관과 콩팥단위고리를 통한 중탄산이온의 이동

1. 여과액에서 중탄산이온은 수소이온과 결합해 탄산(H_2CO_3)을 형성한다. 탄산은 불안정하며 이산화탄소와 물로 해리된다.
2. 이산화탄소가 단순확산을 통해 요세관세포로 들어간다.
3. 요세관세포에서 이산화탄소는 물과 결합하며 여기서 다시 중탄산이온(HCO_3^-)과 수소이온(H^+)이 만들어진다.
4. 중탄산이온은 혈액으로 "재흡수되고" 수소이온은 요세관액으로 분비된다.

최종적으로 여과된 중탄산이온이 돌아가고 수소이온이 소변으로 배출된다(항상 이루어지는 과정).

(c) 먼쪽곱슬세관, 집합세관, 집합관의 속공간: A형 사이세포

1. 요세관액 속의 이산화탄소가 요세관세포로 들어간다.
2. 이산화탄소가 물과 결합해 중탄산이온과 수소이온이 생겨난다.
3. 중탄산이온은 혈액으로 흡수되고 수소는 요세관액으로 분비된다.

최종적으로 새로 형성된 중탄산이온이 "붙잡히고" 수소이온이 소변으로 배출된다(산성 상태에서 이루어지는 과정).

그림 20.22 중탄산이온과 수소이온의 이동. (a) 중탄산이온은 콩팥단위 전체에서 이동한다. (b) 여과된 중탄산이온의 80~90%는 토리쪽곱슬세관에서 간접적 기전을 통해 대체된다. 나머지는 콩팥단위고리에서 흡수된다(오름다리의 두꺼운 부분). (c) 산성 상태일 때 집합세관에서는 A형 사이세포가 새로운 중탄산이온 분자와 수소이온 분자를 합성한다. 중탄산이온은 혈액으로 흡수되고 수소이온은 요세관액으로 분비된다.

은 세포주위수송을 통해 토리쪽곱슬세관에서 재흡수되었다가 요소 단일수송체를 통해 콩팥단위고리에서 요세관으로 다시 분비된다. 여과된 요소는 100%가 요세관액 속에 있다가 먼쪽곱슬세관으로 들어가는 것이다.

그러나 그 후 요소 중 약 50%는 집합세관에서 재흡수되며 나머지는 소변으로 배출된다. 요소는 노폐물로 배출되는 것 외에도 콩팥의 사이질액에서 농도기울기를 형성하는 기능을 한다(20.6f 참고).

약물과 생체 물질의 배출

콩팥은 질소폐기물 외에도 해로울 수 있는 물질을 여과와 분비를 통해 제거한다. 대부분의 분비(앞에서 설명한 칼륨은 예외)는 토리쪽곱슬세관에서 이루어지는데, 분비되는 물질은 다음과 같다.

- **특정한 약물.** 페니실린과 술폰아미드 등의 항생제, 아스피린(살리실산염), 모르핀, 화학요법 약물, 사카린, 마리화나 속의 화학약물, 그 외에도 수많은 약물이 소변으로 배출된다.
- **대사물.** 빌리루빈(18.3b 참조)과 호르몬 대사물은 소변으로 배출되는 대사물의 예이다.
- **특정 호르몬.** 사람융모성생식샘자극호르몬(hCG)은 임신했을 때 생성되는 호르몬이며, 소변으로 배출되는 호르몬 중 하나이다. 가정 또는 병원에서 임신진단을 할 때 이 호르몬의 유무로 파악한다. 그 외에 소변으로 배출되는 호르몬으로는 에피네프린과 프로스타글란딘이 있다.

무엇을 배웠는가? ㅋ

31 노폐물로 배출되는 물질 중 몇 가지를 서술하라.

20.6f 농도기울기의 형성

학습목표

44. 콩팥단위고리에서 발생하는 역류증폭계가 무엇인지 설명한다.
45. 농도기울기를 유지하는 역류교환계에 대해 서술한다.
46. 농도기울기에 기여하는 요소순환에 대해 논한다.

앞에서 항이뇨호르몬의 작용은 콩팥 요세관 주위의 사이질액 속 농도기울기에 따라 달라진다고 설명했다(20.6d 참조). 이 농도기울기는 나트륨과 염소 등 다양한 용질이 형성한다. 용질의 농도는 겉질에서 속질로 가면서 점점 높아진다. 이 농도기울기로 발생한 삼투압은 항이뇨호르몬이 있을 때 더 많은 물을 요세관액에서 사이질액으로 끌어온다. 그 뒤에 이 물은 모세혈관으로 이동한다.

이 절에서는 (1) 콩팥단위고리의 역류증폭계, (2) 곧은혈관의 역류교환계, (3) 요소순환을 통해 사이질액의 농도기울기가 형성되고 유지되는 원리를 설명할 것이다.

콩팥단위고리

콩팥단위고리에는 **역류증폭계**(countercurrent multiplier)라는 양성되먹임기전이 존재하면서 사이질액의 염 농도기울기를 형성하는 데 부분적으로 기여한다(**그림 20.23a**). "역류 또는 반류"는 요세관액이 콩팥단위고리에서 처음에는 내림다리로 흐르다가 그다음에는 오름다리로 흐르는 것을 의미한다. 그리고 "증폭계"는 사이질액의 염 농도를 높이는 양성되먹임고리를 의미한다. 속질곁 콩팥단위(20.3a 참조)는 콩팥단위고리가 긴데, 이 점은 이 과정에서 특히 중요하다.

내림다리(descending limb)는 물에 대한 투과성이 있고 요세관을 나가는 염에 대해서는 투과성이 없다. 그 결과로 물이 요세관액에서 사이질액으로 이동할 때 염은 요세관액에 남는다(요세관의 염 농도는 수

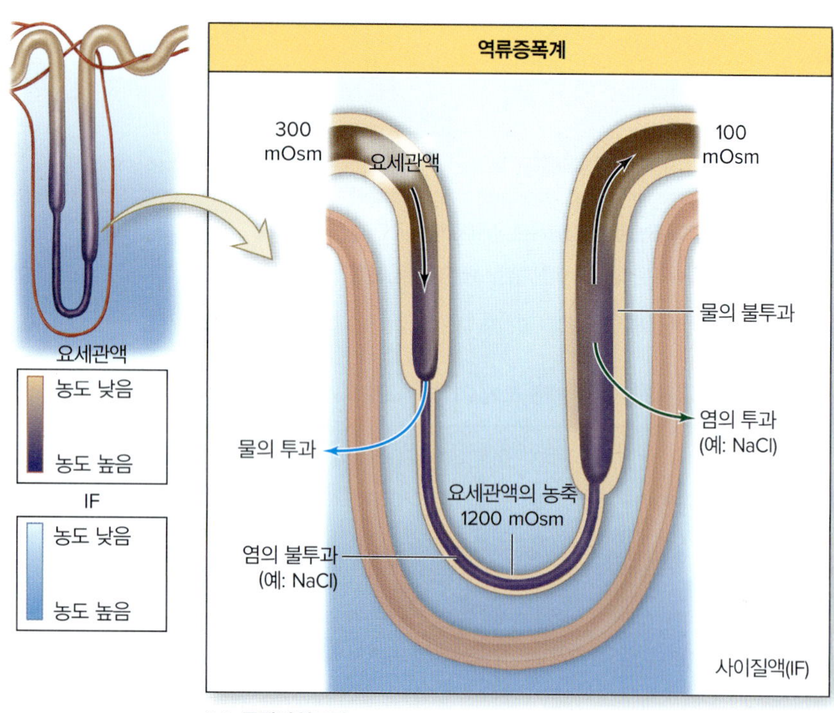

(a) 콩팥단위고리

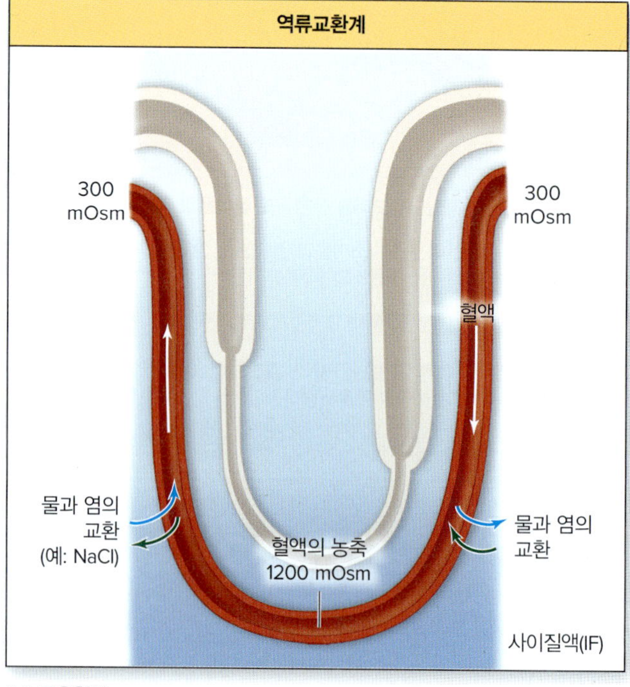

(b) 곧은혈관

그림 20.23 사이질액의 농도기울기. 콩팥단위고리 주위의 사이질액에서 농도기울기가 형성되는 원리를 시각적으로 나타냈다. (a) 역류증폭계는 콩팥단위고리의 작용이고 (b) 역류교환계는 곧은혈관에서 이루어지는 과정이다.

분 손실과 염 정체의 정도에 따라 300~1,200 mOsm까지 다양할 수 있다는 것을 기억한다).

내림다리와 반대로 오름다리(ascending limb)는 물에 대한 투과성이 없으며 펌프를 통해 능동적으로 염을 요세관액에서 사이질액으로 운반한다. 그 결과, 수분이 요세관액에 남고 염은 요세관액에서 사이질액으로 이동한다(용질의 농도는 오름다리를 이동하면서 1,200~100 mOsm로 크게 낮아진다는 것을 기억한다). 그러나 가장 중요한 사실은 요세관 주변의 사이질액 속 염 농도가 증가해 양성되먹임고리가 개시된다는 것이다.

사이질액의 염 농도가 증가하면서 (1) 더 많은 물이 내림다리에서 나가고, (2) 오름다리로 유입되는 요세관액의 염 농도가 증가하며, (3) 더 많은 염이 오름다리에서 나간다. 그 결과로 양성되먹임고리를 통해 사이질액의 염 농도가 증가한다.

› 곧은혈관

콩팥단위고리가 형성한 사이질액의 농도기울기는 곧은혈관(vasa recta)의 독특한 해부학적 배열과 생리학적 상태를 통해 유지된다(그림 20.23b). 곧은혈관 속의 혈액은 이웃한 콩팥단위고리 속 요세관액과 반대방향으로 흐른다. 혈류는 콩팥단위고리의 오름다리를 따라 심부의 속질에서 흐른 후 콩팥단위고리의 내림다리를 따라 겉질로 흐른다.

곧은혈관이 농도기울기의 유지를 돕는 과정을 **역류교환계**(countercurrent exchange system)라고 한다. 이때 '역류'는 혈액이 곁에 있는 평행한 모세혈관과 반대방향으로 흐른다는 뜻이고 '교환'은 염이 물로 대체된다는 뜻이다.

역류교환계는 다음과 같은 과정으로 이루어진다.

- 혈액이 곧은혈관을 통해 콩팥속질로 오름다리를 따라 흐를 때 수분은 삼투작용으로 혈관에서 빠져나간다. 동시에 사이질액의 염은 확산을 통해 농도기울기를 따라 곧은혈관으로 들어간다. 곧은혈관 속의 혈액은 수분을 잃고 염을 얻어 염의 농도가 높아진다(콩팥단위고리의 오름다리 속 요세관액에서 일어나는 현상과는 반대이다).
- 곧은혈관이 속질까지 이어졌다면 염은 혈액에서 빠져나갔을 것이다. 그러나 곧은 혈관의 혈액 경로는 방향을 180° 틀어 내림다리를 따라 겉질로 향한다. 이제 염은 삼투와 농도기울기가 역전되는 부분으로 운반된다. 염은 다시 혈액에서 사이질액으로 확산되고 물은 곧은혈관으로 들어온다.

혈액이 오름다리를 따라 이동할 때 염은 사이질액에서 곧은혈관으로 확산된다. 그 후 혈액이 내림다리를 따라 이동할 때 염은 반대로 곧은 혈관에서 사이질액으로 확산된다. 혈액이 곧은혈관에서 흐를 때 사이질액의 용질은 희석되지 않는다.

› 요소순환

사이질액의 농도기울기를 유지하는 또 하나의 중요한 과정은 **요소순환**(urea recycling)이다. 순환하는 요소는 사이질액에서 농도기울기를 이루는 용질 중 약 절반을 차지한다. 앞에서도 언급했듯이 요소 단일수송체가 집합관 속의 요세관액에서 요소를 제거한다. 요소는 오름다리의 얇은 부분에서 다시 요세관액으로 확산된다. 오름다리의 두꺼운 부분과 먼쪽곱슬세관은 요소에 대한 투과성이 없으므로 요소는 집합관에 다다라 요세관액에서 제거될 때까지 요세관액에 남아 있는다. 요소는 집합세관과 콩팥단위고리 사이에서 '순환'하는 것이다. 이 요소 중 일부는 사이질액에 남아 농도기울기에 영향을 준다.

통합 INTEGRATE

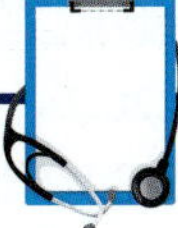

임상적 고찰 20.4 CLINICAL VIEW

이뇨제

이뇨제(diuretic)는 소변의 배출을 증가시키는 물질로 고혈압 치료에 흔히 사용한다. 이뇨제는 소변의 양을 늘림으로써 혈액량과 혈압을 감소시키기 때문에 효과적이다.

이뇨제 약물은 작용 기전에 따라 분류한다. 푸로세미드(Lasix)나 ㅂ부메타니드와 같은 **고리작용이뇨제**(loop diuretic)는 콩팥단위고리로 나트륨염을 이동하는 수송단백질(나트륨/칼륨/염소 수송체)을 표적으로 삼아 사이질액의 농도기울기를 감소시킨다. 이로써 집합세관과 집합관에서 수분을 잡아당기는 삼투압이 낮아져 더 많은 수분이 소변으로 배출된다. 클로티아지드나 하이드로클로로-티아지드와 같은 **티아지드**(thiazide)는 먼쪽곱슬세관의 나트륨과 수분재흡수를 저해한다. 그 결과, 나트륨과 물의 재흡수가 감소해 소변의 양이 증가한다.

› 재흡수와 분비의 요약

콩팥단위 요세관, 집합세관, 집합관이 콩팥단위의 각 부분에서 여과액을 소변으로 변환하는 과정을 다음과 같이 요약하고 통합할 수 있다(**그림 20.24**).

1. 여과가 이루어진 후 다른 물질 중 대부분은 재흡수되거나 토리쪽곱슬세관으로 분비된다. 요세관액이 콩팥단위고리 속을 이동할 때는 물질이 추가로 재흡수된다.
2. 콩팥단위고리와 그 주변의 곧은혈관은 집합관과 콩팥단위고리 사이의 요소순환과 함께 사이질액의 농도기울기를 형성한다. 항이뇨호르몬이 제대로 기능하려면 농도기울기가 필요하다.
3. 소변으로 배출되는 물질의 양은 주로 으뜸세포가 조절하며, 먼쪽곱슬세관, 집합세관, 집합관의 A형 사이세포와 B형 사이세포도 조절한다. 콩팥유두에서 집합관을 빠져나가는 액체를 소변이라고 한다.
4. 소변은 물과 다양한 용질로 이루어져 있다. 이 용질에는 이온(예: 나트륨, 칼륨, 염소), 여러 노폐물, 약물이 포함된다. 소변은 콩팥굴로 이동해 요로로 배출된다. 정상적인 상태에서는 소변에 혈액의 유형성분(적혈구, 백혈구, 혈소판)이나 영양소가 섞이지 않는다. 유형성분은 여과되지 않으며 영양소는 토리쪽곱슬세관에서 100% 재흡수되기 때문이다.

무엇을 배웠는가?

32. 항이뇨호르몬이 정상적으로 물을 재흡수하려면 농도기울기가 필요하다. 이 농도기울기는 어떻게 형성되고 유지되는가?
33. 콩팥단위의 각 부분에서 이루어지는 요세관의 처리 과정에서는 어떤 물질이 재흡수되는가? 또 어떤 물질이 분비되는가? 콩팥단위의 각 부분에서 일어나는 과정은 무엇인가? (a) 토리쪽곱슬세관, (b) 콩팥단위고리, (c) 먼쪽곱슬세관, 집합세관, 집합관의 경우를 각각 설명하라.

통합 개념 개관

그림 20.24 요세관 재흡수와 요세관 분비. (a) 토리쪽곱슬세관, (b) 콩팥단위고리, (c) 먼쪽곱슬세관, 집합세관, 집합관에서는 다양한 재흡수 및 분비 과정이 일어난다.

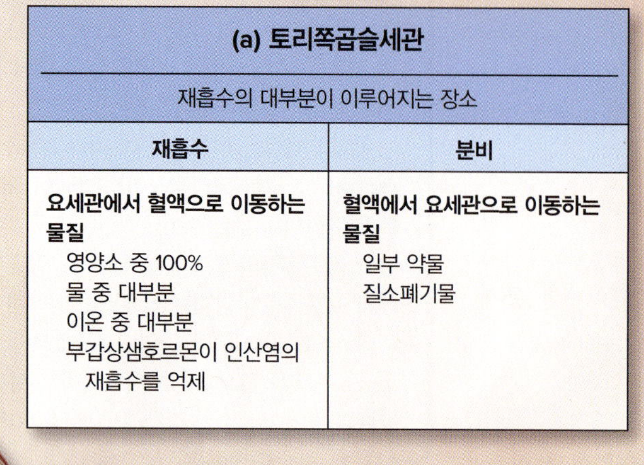

(a) 토리쪽곱슬세관

재흡수의 대부분이 이루어지는 장소

재흡수	분비
요세관에서 혈액으로 이동하는 물질 영양소 중 100% 물 중 대부분 이온 중 대부분 부갑상샘호르몬이 인산염의 재흡수를 억제	**혈액에서 요세관으로 이동하는 물질** 일부 약물 질소폐기물

(c) 먼쪽곱슬세관, 집합세관, 집합관

조절이 이루어지는 장소

- 알도스테론과 심방나트륨이뇨펩티드가 나트륨의 재흡수를 조절
- 알도스테론과 항이뇨호르몬이 물의 재흡수를 조절
- 소변으로 분비되는 칼륨의 양은 사이세포와 으뜸세포가 결정
- 부갑상샘호르몬이 칼슘의 재흡수를 늘림
- 사이세포가 pH를 조절:
  A형 사이세포는 산(H^+)을 분비하고 염기(HCO_3)를 보존
  B형 사이세포는 염기(HCO_3^-)를 분비하고 산(H^+)을 보존

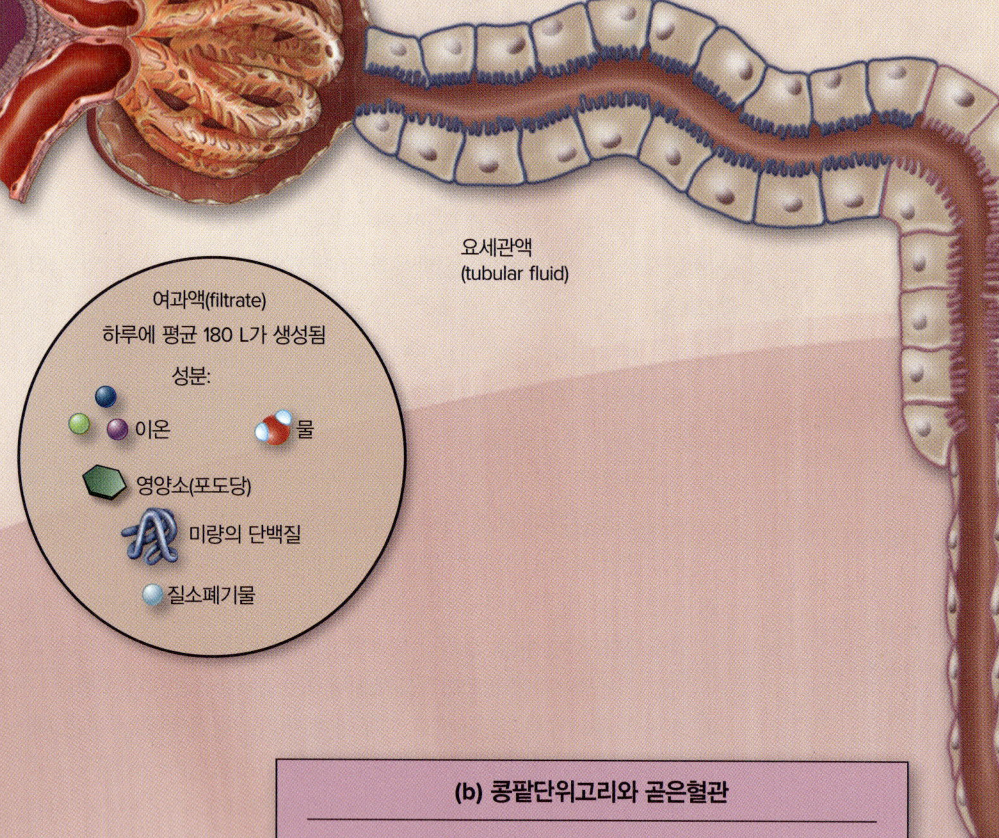

(b) 콩팥단위고리와 곧은혈관

역류증폭계와 역류교환계가 이루어지는 장소

- 토리쪽곱슬세관에서 시작된 물(~25%)과 이온(~25%)의 재흡수가 계속됨
- 항이뇨호르몬을 이용한 물의 재흡수를 위해 속질곁콩팥단위의 콩팥단위고리가 사이질액의 농도기울기를 형성(요소순환에 따라)

소변(urine)
하루에 평균
1~1.5 L가 생성됨
성분:
이온
물
질소폐기물과 약물
일부 호르몬
(유형성분 없음)
(영양소 없음)

20.7 콩팥 기능의 평가

콩팥 기능의 효율을 파악하는 수단은 중요하다. 콩팥은 혈액 속 여러 물질의 농도를 조절할 때, 또 노폐물과 외부 물질을 배출할 때 매우 중요한 역할을 하기 때문이다. 이러한 검사는 콩팥의 질환을 알아내고 치료할 때 특히 중요하다.

20.7a 토리여과율 측정

학습목표

47. 토리여과율을 측정하는 방법을 대해 서술한다.

48. 토리여과율을 계산하는 공식을 설명한다.

콩팥의 기능을 사정하는 방법 중 하나는 단위시간당 생성되는 여과액, 즉 토리여과율(GFR)을 측정하는 것이다. 이 검사를 위해서는 식물에서 추출한 다당류인 이눌린(inulin)을 주사한다. 이눌린은 쉽게 여과되며 콩팥에서 재흡수되거나 분비되지 않는다(혈당치를 조절하는 호르몬인 인슐린과 이눌린을 혼동하면 안 된다).

이눌린은 혈장 속 농도가 1 mg/mL이 될 때까지 주사한다. 그 후 소변을 채취해 이눌린의 양과 농도를 측정한다. 또 일정 시간 후에 채혈을 해서 혈장 속의 이눌린 농도를 측정한다. 토리여과율은 다음과 같은 식을 통해 구한다.

$$\text{GFR} = \frac{UV}{P}$$

여기서, U는 소변의 이눌린 농도, V는 1분당 생성되는 소변의 양, P는 혈장의 이눌린 농도이다. 예를 들어 소변의 이눌린 농도가 125 mg/mL, 소변의 양이 1 mL/min, 혈장의 이눌린 농도가 1 mg/mL라면 다음과 같다.

$$\text{GFR} = \frac{125\ \frac{\text{mg}}{\text{mL}} \times 1\ \frac{\text{mL}}{\text{min}}}{1\ \frac{\text{mg}}{\text{mL}}} = 125\ \text{mL/min}$$

건강한 성인의 토리여과율은 125 mL/min이다. 토리여과율이 낮으면 콩팥의 기능이 저하되었다는 뜻이며, 질소폐기물 등의 불필요한 물질이 혈액에 축적되었을 가능성이 높다.

무엇을 배웠는가?

34 토리여과율을 측정하는 목적은 무엇인가?

20.7b 콩팥혈장청소율 측정

학습목표

49. 콩팥혈장청소율을 정의하고 그 중요성을 설명한다.

50. 토리여과율을 알아내기 위해 측정할 수 있는 물질을 제시한다.

콩팥의 기능을 사정하는 또 하나의 방법은 콩팥혈장청소율을 측정하는 것이다. **콩팥혈장청소율**(신혈장청소율, renal plasma clearance)이란 일정한 시간(주로 1분) 동안 완전히 깨끗해지는 혈장의 양이다. 이 검사를 통해 물질이 재흡수되는지, 분비되는지 추측할 수 있다. 물질이 재흡수되지도 않고 여과되지도 않으면(예: 이눌린), 그 물질의 콩팥혈장청소율과 토리여과율이 똑같다(125 mL/min).

재흡수되는 물질은 소변으로 배출(청소)되는 양이 적어지기 때문에 콩팥혈장청소율이 토리여과율보다 낮다. 예를 들어 요소의 콩팥혈장청소율은 70 mL/min이다. 요소의 여과율이 125 mL/min(정상 토리여과율)이면 그중 70 mL/min가 여과되고 나머지(55 mL/min)는 재흡수된

통합 INTEGRATE

임상적 고찰 20.5 CLINICAL VIEW

콩팥기능상실, 투석, 콩팥이식

콩팥기능상실

콩팥기능상실(신부전, renal failure)이란 콩팥의 약 90%가 파괴되어 콩팥의 기능이 크게 저해되거나 완전히 상실된 경우를 말한다. 콩팥기능상실은 콩팥의 토리나 작은 혈관에 영향을 미치는 만성질환 때문에 발생하는 경우가 많다. 이 질환으로는 자가면역질환, 고혈압, 당뇨병이 있다. 콩팥은 손상되면 재생되거나 다시 기능하지 못한다. 콩팥기능상실의 주된 치료법은 투석 또는 이식이다.

투석

투석은 영어로 "dialysis"라고 하며, 이는 "물질 또는 입자를 크기에 따라 분리하다"라는 그리스어에서 유래했다. 오늘날은 흔히 복막투석과 혈액투석을 실시한다. **복막투석**(peritoneal dialysis)에서는 배막안에 영구적으로 카테터를 삽입하고 몸 바깥에 투석액 주머니를 부착한다. 그 후 일정한 양의 특별한 투석액을 투여하면 혈액 속의 해로운 물질이 복막을 건너 투석액 속으로 이동한다. 몇 시간 후 투석액이 배막안으로 흘러나오며 새로운 투석액이 다시 투입된다.

혈액투석(hemodialysis)에서는 특별한 막을 통해 노폐물을 여과하는 기계에 환자의 혈액을 통과시킨다. 얕은 동맥과 정맥은 혈관으로 연결되어 있는데 이 연결은 지름길(shunt)이라고 하며, 시술에 이용하기가 매우 쉽다. 혈액투석을 통해 대사노폐물을 제거할 때 환자가 움직이지 않아야 한다. 혈액투석은 1주에 3~4회 실시해야 하며 한 번에 4시간가량 걸린다.

콩팥이식

유전적으로 비슷한(주조직적합복합체가 일치) 사람에게 **콩팥이식**(kidney transplant)을 받으면 콩팥의 기능이 성공적으로 회복될 수 있다.

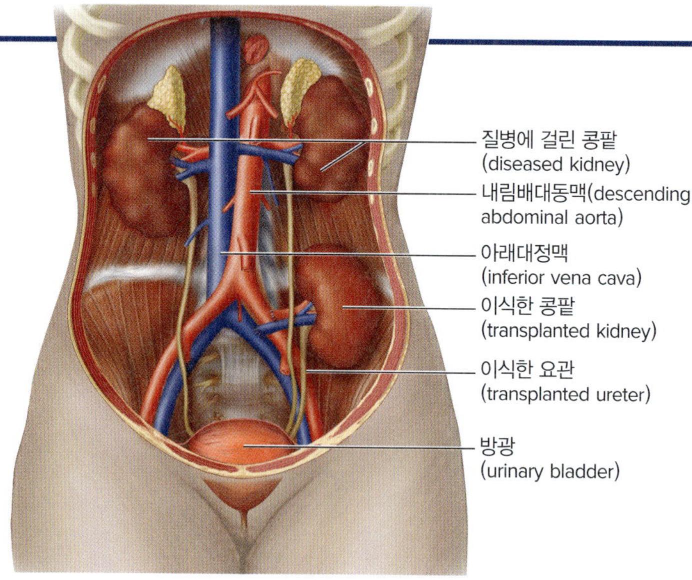

이식한 콩팥의 배골반안 속 위치

먼저 복강경(laparoscopic) 시술을 통해 공여자의 콩팥을 적출한다. 최근에는 한 곳만 작게 절개해서 배꼽을 통해 콩팥을 적출할 수 있게 되었다. 예전에는 공여자가 회복하는 데 약 3개월이 걸렸으나 이 기술을 통해 회복기간이 1개월 미만으로 줄었다.

콩팥은 아래 배골반의 동맥과 정맥에 연결한다. 이 부분이 혈관을 연결하기가 비교적 쉽기 때문이다. 새 콩팥은 방광의 위쪽 표면 또는 바로 가쪽에 있게 된다. 수여자의 혈액은 골반의 동맥과 정맥을 통해 공여자의 콩팥에 공급되기 때문에, 콩팥이 방광 옆에 있으면 콩팥과 방광을 연결하는 요관이 짧아도 된다. 기능을 상실한 원래의 콩팥은 적출하지 않는다.

이식한 콩팥은 외부 조직이다. 따라서 면역계통의 작용을 억제하기 위해 면역억제제를 투여한다. 수여자는 평생 동안 면역억제제를 투여받아야 할 수도 있다.

다. 한편 건강한 사람은 포도당을 100% 재흡수하고 소변으로 전혀 배출하지 않으므로 포도당의 콩팥혈장청소율은 0 mL/min이다.

여과되고 분비되는 물질은 콩팥혈장청소율이 토리여과율보다 높다. 더 많은 양의 물질이 요세관액으로 분비되고 소변으로 배출되기 때문이다. 예를 들면 크레아티닌의 콩팥혈장청소율은 140 mL/min이며, 여과율을 보면 이 물질이 여과되고 분비된다는 사실을 알 수 있다.

많은 약물도 분비되기 때문에 콩팥혈장청소율이 토리여과율보다 높다. 약물의 투여량과 투여간격을 알려면 그 약물에 대한 콩팥혈장청소율을 알아야 한다. 콩팥혈장청소율이 높을수록 약물을 자주 투여해야 충분한 농도를 유지할 수 있다.

임상 현장에서는 토리여과율을 대략적으로 알기 위해 크레아티닌의 콩팥혈장청소율을 이용한다. 크레아티닌은 콩팥혈장청소율이 토리여과율보다 아주 조금 높기 때문이다. 크레아티닌의 청소율을 알면 환자에게 이눌린을 주사할 필요가 없다.

무엇을 배웠는가?

35 특정한 물질(예: 약물)의 콩팥혈장청소율을 측정하면 어떤 정보를 얻을 수 있는가?

20.8 소변의 특징, 운반, 저장, 배출

소변은 콩팥을 빠져나가 요관을 지나는 액체이다. 소변은 요관을 통해 방광으로 가서 저장되었다가 요도를 통해 몸에서 배출된다. 이 과정을 배뇨라고 한다. 여기서는 소변의 특징, 요로의 구성요소, 배뇨의 과정에 대해 설명한다.

20.8a 소변의 특징

학습목표

51. 소변의 성분과 그 특징에 대해 서술한다.

52. 비중의 뜻을 설명한다.

혈장이 여과되고 처리되어 소변이 된다. 콩팥이나 요로의 미생물이 오염시키지 않는 한 소변에는 세균이 없다. 소변의 특징으로는 성분, 양, pH, 비중, 색과 혼탁도, 냄새가 있다.

흔히 소변은 약 95%의 물과 5%의 용질로 이루어져 있다. 용질로는 염(나트륨, 염소, 칼륨, 마그네슘, 칼슘, 황산, 이수소인산, 암모늄), 질소폐기물(예: 요소, 요산, 크레아티닌), 일부 호르몬, 약물, 소량의 케

표 20.3	소변 검사상의 비정상	
비정상적인 소변 성분	임상 용어	원인
포도당	당뇨	당뇨병
케톤(아세톤, aceo-tacetic acid, 베타히드로록시부티르산)	케톤뇨	당뇨병, 기아(거식증 포함), 저탄수화물 식단
단백질 [미량(5~10 mg/dL)의 단백질은 임상적으로 중요하지 않음]	단백뇨	콩팥 외상, 중금속, 세균 독소, 운동, 고혈압, 추위, 토리콩팥염으로 인한 토리의 투과성 증가
쓸개즙색소	빌리루빈뇨	간질환(예: 간염, 간경화), 쓸개돌로 인한 쓸개관 폐색
적혈구	혈뇨	토리 손상, 콩팥 외상, 요로질환(예: 요로결석으로 인한 질환), 생리혈로 인한 오염
혈색소	혈색소뇨	적혈구 파괴속도 가속(예: 용혈빈혈, 수혈 부작용), 화상, 콩팥 손상, 생리혈로 인한 오염, 강도 높은 운동(예: 마라톤)
백혈구	고름뇨	요로감염, 급성 토리콩팥염, 여성 생식기관으로 인한 오염
아질산염	아질산염뇨	요로감염(세균이 질산염을 아질산염으로 변환)
미오글로빈	미오글로빈뇨	가로줄무늬근융해증(뼈대근육이 분해되는 상태; 과다로 인해 발생함, 운동 및 스타틴의 흔치 않은 부작용)

톤체(지방산을 소화할 때 나오는 노폐물)가 있다. **표 20.3**에는 정상 소변에 섞이지 않는 물질(비정상적인 소변의 성분)과 이러한 물질이 섞이는 이유를 정리했다.

소변은 하루에 평균 1~2 L가 만들어진다. 소변량은 수분 섭취, 혈압, 식단, 체온, 이뇨제 사용, 당뇨병, 다른 경로로 배출되는 수분(예: 많은 땀, 구토) 등 다양한 변수에 따라 변한다. 몸에서 노폐물을 배출하려면 소변이 하루에 최소 0.5리터 만들어져야 한다. 소변의 생성이 하루에 0.4리터 미만으로 감소하면 혈액 속에 노폐물이 축적된다. 소변의 양에 영향을 미치는 요인은 **표 20.4**에 정리했다.

소변의 정상 pH는 4.5~8.0이며 평균은 6.0으로 다소 산성이다. 소변의 pH는 식단의 영향을 받는다. 단백질과 밀을 주로 섭취하면 산성이 되고 과일과 채소를 많이 섭취하면 염기성이 된다. 소변의 pH는 대사와 세균 감염 등 다른 요인의 영향도 받는다.

비중(specific gravity)은 물질의 밀도(g/mL) 대 물의 밀도(g/mL)의 비율이다. 예를 들어 소변이 순수한 물로만 이루어졌다면 비중이 1.000일 것이다. 소변의 평균적인 비중은 그보다 조금 높아서 1.003~1.035이다. 정상적인 소변에는 용질이 섞여 있기 때문이다. 비중은 음식과 음료의 섭취, 운동량에 따라 매일 달라진다. 일반적으로 물을 충분히 마시면 소변량이 증가하고 비중은 감소한다. 비중이 1.010 미만이면 몸에 수분이 충분한 것이고, 비중이 1.020을 넘으면 수분이 부족한 것이다.

표 20.4	소변양에 영향을 미치는 요인
소변량 감소	소변량 증가
항이뇨호르몬의 증가	항이뇨호르몬의 감소
알도스테론의 증가	알도스테론의 감소
심방나트륨이뇨펩티드의 감소	심방나트륨이뇨펩티드의 증가
수분 섭취의 감소	수분 섭취의 증가
혈압 저하	혈압 상승
다른 경로를 통한 수분 배출의 증가(예: 땀, 구토, 설사, 출혈)	당뇨병, 이뇨제(약물, 알코올)

소변의 색은 우로빌린(빌리루빈 분해 산물; 15.3b 참조)에서 나온 색소의 농도에 따라 거의 투명할 수도 있고 어두운 노란색일 수도 있다. 일반적으로 소변의 양이 증가하면 색이 연해지고, 양이 감소하면 색이 진해진다. 그러나 특정 물질(예: 사탕무, 특정 비타민)을 섭취하면 소변의 색이 변할 수 있다. 정상적인 질 분비물, 소변 속에 과도하게 많은 성분(세포 물질, 단백질), 소변을 참거나 오랫동안 배뇨를 하지 않을 때 생긴 염 결정 또는 침전물, 세균이 소변의 혼탁도를 높인다.

지린내(urinoid)란 갓 배출된 소변의 정상적인 냄새를 가리키는 말이다. 소변을 오래 두면 세균이 요소를 암모니아로 변환하기 때문에 암모니아 냄새가 날 수 있다. 아스파라거스와 같은 음식을 먹으면 소변의 냄새가 달라질 수 있다. 당뇨병의 징후 중 하나는 소변에서 과일 냄새(또는 매니큐어를 지울 때 쓰는 아세톤 냄새)가 나는 것이다. 이는 지방산 대사에서 나오는 케톤의 생성이 가속되기 때문이다.

무엇을 배웠는가?

36 소변에 대해 설명할 때 언급하는 특징은 무엇인가? 소변의 pH를 변하게 하는 요인은 무엇인가?

20.8b 요로(요관, 방광, 요도)

학습목표

53. 요관의 구조와 기능에 대해 서술한다.

54. 방광의 구조를 설명한다.

55. 여성과 남성의 요도에 나타나는 차이점을 열거한다.

통합 INTEGRATE

개념 연결
CONCEPT CONNECTION

요로의 내측 상피 안쪽은 (남성 요도의 원위부분을 제외) 이행상피로 구성된다. 요로가 신장할 때 이행상피를 구성하는 세포는 직육면체 또는 다면체에서 거의 편평한 모양으로 변화한다. 또한, 전이상피는 세포들 간의 치밀결합 접합부를 형성한다(2.6d 참고). "신축성이 있는" 이행상피와 치밀결합 접합부의 이러한 조합은 방광벽을 통한 소변누출을 방지하는 기능을 한다.

요로는 요관, 방광, 요도로 이루어졌다. 요로는 콩팥에서 만들어진 소변을 운반하고 저장했다가 적절한 때 적절한 장소에서 배출하며, 저장한 곳에서 배출하는 곳까지 소변을 운반한다.

› 요관

요관(ureter)은 길고 내피가 있으며 섬유근육으로 이루어진 관으로, 소변을 콩팥에서 방광으로 전달한다(**그림 20.25**). 길이는 평균 25 cm이며 배막 뒤에 있다. 요관은 콩팥깔때기에서 시작되어 콩팥의 문을 나가서 아래로 뻗어, 방광의 바닥으로 통하는 뒤 가쪽벽으로 들어간다. 요관의 벽은 세 겹의 동심원 구조로 이루어져 있는데 이 벽을 안쪽부터 순서대로 나열하면 점막, 근육층, 바깥막이다(요관에는 점막밑층이 없다).

점막(mucosa)은 이행상피로 이루어져 있으며 소변이 지날 때 늘어나지도 않고 투과성도 나타나지 않는다. 점막의 이행상피 바깥부분에는 두꺼운 치밀불규칙결합조직으로 이루어진 고유판이 있다.

가운데의 **근육층**(muscularis)은 두 겹의 민무늬근육으로 이루어져 있다. 안쪽 층은 세로 방향이고 바깥층은 원형이다. 콩팥깔때기에 소변이 있으면 이 근육층이 규칙적으로 수축해 소변을 요관에서 방광으로 밀어낸다. 요관 중 소변이 차지 않은 곳에서는 점막이 접혀서 속공간을 채운다.

어떻게 생각하는가?

7 왜 요관은 능동적으로 소변을 방광으로 운반하기 위해 민무늬근육의 수축을 활용하는가? 왜 아래쪽에 있는 방광으로 소변을 운반할 때 중력에만 의존하지 않을까?

요관의 가장 바깥층은 **바깥막**(외막, adventitia)이다. 바깥막은 성근결합조직과 그 속에 분산된 콜라겐 및 탄력섬유로 이루어져 있다. 성근결합조직층에서 뻗어 나온 몇 부분은 요관을 뒤쪽 배벽에 고정한다.

요관은 방광벽을 비스듬히 뚫고 들어가며, 근육층의 안쪽 층에 있는 세로방향의 근육층이 방광의 고유판에 삽입되어 있다. 요관이 비스듬하기 때문에 방광이 팽창하면 요관의 벽이 눌린다. 이 때문에 방광에서 소변이 빠져나갈 때 소변이 요관으로 역류하지 않는다.

요관은 자율신경계통이 지배한다. 척수의 T11~L2 구역에서 교감신경 축삭이 뻗어 나와 있다. 요관에서 시작되는 통증(예: 요관에 콩팥돌이 있을 때)은 T11~L2 피부분절에서 느껴진다(그림 15.3b). 이 피부분절은 허리 밑에서 사타구니에 걸쳐 있기 때문에 이 부분의 통증은 흔히 콩팥돌의 징후이다. 미주신경(CN X)은 요관의 윗부분을, 골반내장신경은 요관의 아랫부분을 지배한다. 이 신경들의 부교감신경자극이 어떤 효과를 유발하는지는 밝혀지지 않았다.

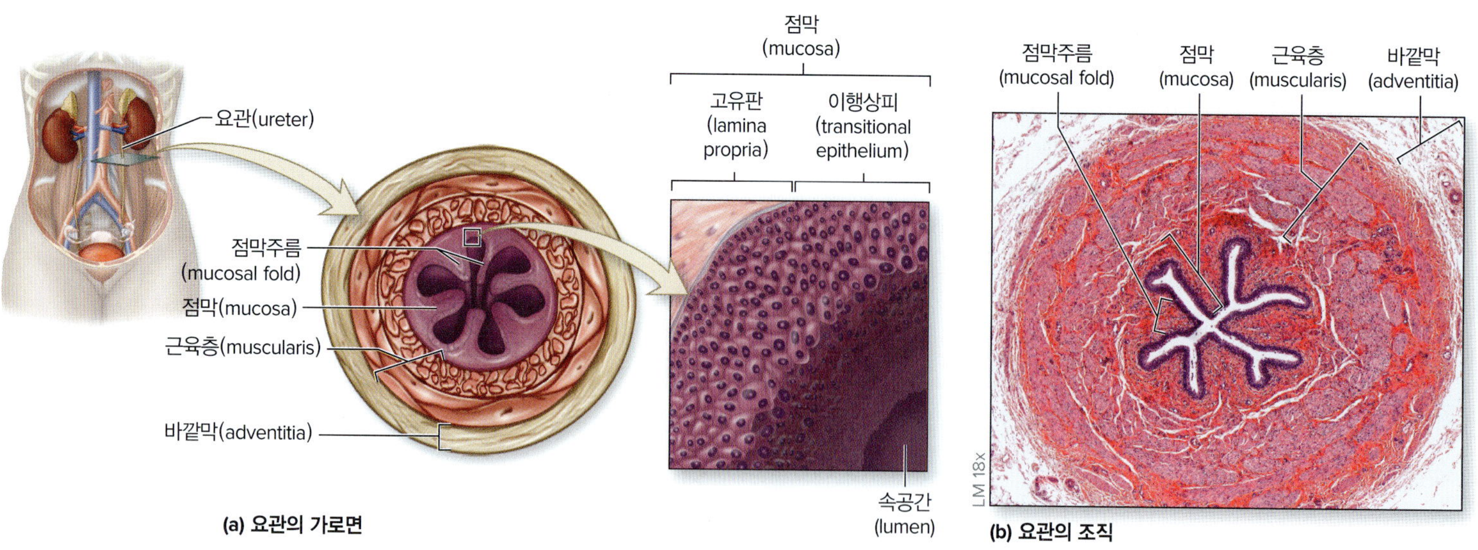

그림 20.25 요관. 요관은 콩팥에서 방광으로 소변을 전달한다. 소변은 방광에 저장되었다가 몸에서 배출된다. (a) 요관의 가로면, (b) 요관 가로면의 현미경 사진으로 점막주름과 두꺼운 근육층을 관찰할 수 있다.

통합 INTEGRATE

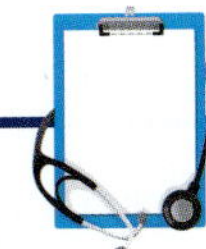

임상적 고찰 20.6 CLINICAL VIEW

정맥깔때기 조영사진

의사가 환자의 콩팥, 요관, 방광을 영상으로 투시해서 살펴봐야 할 때가 있다. 콩팥에서 방광으로 가는 소변의 흐름이 막혔을 때 특히 그렇다. 이때 소량의 방사선 불투과성 염료를 정맥에 주사한 후 찍는 엑스레이인 **정맥깔때기 조영사진**(정맥신우조영사진, intravenous pyelogram)을 촬영할 수 있다. 염료가 콩팥을 지나 소변으로 배출될 때까지 일정한 시간 간격을 두고 연속으로 배 안을 엑스레이로 촬영함으로써 비뇨계통의 흐름을 볼 수 있다.

정맥깔때기 조영사진은 콩팥돌(신장결석) 진단에 유용하며 배뇨계통(콩팥술잔 포함)에서 비정상적으로 확장된 부분이 있는지 알아내는 데에도 쓰일 수 있다. 소변이 정상적으로 흐르면 요로 전체가 엑스레이에 검게 나타나야 한다. 그러나 차단된 부분이 있으면(콩팥돌이 있을 경우) 그 부분에서 검은색이 갑자기 끊긴다(임상적 고찰 20.7: "콩팥들").

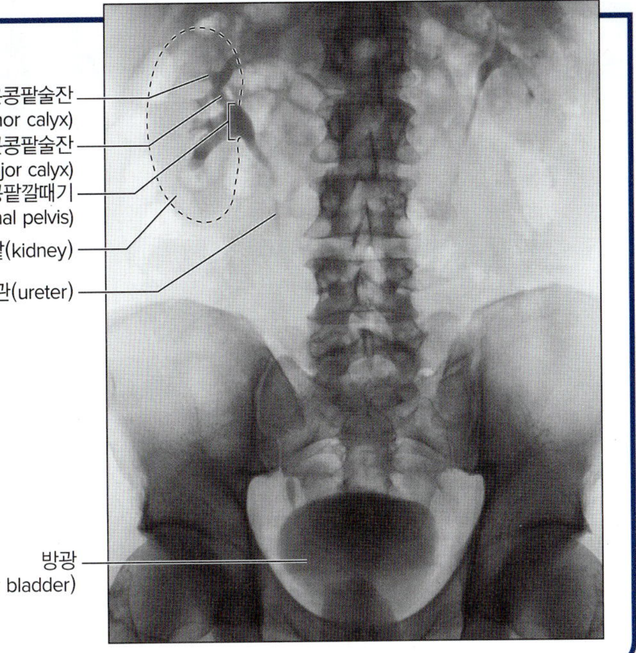

정맥깔때기 조영사진을 이용하면 비뇨계통의 기관을 보고 막힌 부분이 있는지 파악할 수 있다.

› 방광

방광(urinary bladder)은 신축성이 있는 근육 주머니로 소변을 담아 두는 곳이다. 방광은 두덩결합의 바로 뒤에 있다(5.10 참조). 여성의 방광은 자궁의 앞쪽 아래, 질의 바로 앞에 있다(그림 22.3). 남성의 방광은 직장 앞쪽, 전립샘 위에 있다(그림 22.14). 방광은 배막뒤 기관이며(20.2a 참조), 윗면만 벽쪽배막으로 덮여 있다. 방광은 비어 있을 때 뒤집힌 피라미드와 같이 생겼다(**그림 20.26**). 방광은 소변으로 차면 윗부분이 부풀어 타원형이 된다.

방광벽 뒤 아래쪽의 삼각형 부분인 **삼각**(trigone; *trigonum*: 삼각형)은 2개의 요관구멍과 하나의 요도구멍을 잇는 가상의 선으로 이루어진다. 방광이 소변으로 차고 부풀 때 삼각(trigone)은 움직이지 않는다. 삼각은 방광이 소변을 배출하기 위해 수축할 때 요도로 소변을 보내는 깔때기의 기능을 한다. 요관과 요도가 이 삼각의 세 꼭지점을 이루기 때문에 삼각은 감염되기 쉽다.

방광벽은 점막, 점막밑층, 근육층, 바깥막으로 구성된다. 가장 안쪽의 점막은 방광 속공간의 내벽을 이룬다. 점막은 방광이 팽창할 때 형태가 바뀌도록 하는 이행상피, 혈관이 풍부하며 점막을 지탱하는 고유판으로 이루어져 있다. 또 **점막주름**[mucosal fold; 큰주름(rugae)이라고도 함]이 있기 때문에 더 크게 팽창할 수도 있다. 삼각의 점막은 매끈하고 두꺼우며 점막주름이 없다. **점막밑층**(submucosa)은 점막의 바로 바깥쪽에 있으며 방광벽을 지탱하는 치밀불규칙결합조직으로 이루어졌다.

근육층(muscularis)은 세 겹의 민무늬근육으로 이루어져 있으며 이 근육을 통틀어 **방광배뇨근**(detrusor muscle; *detrudo*: 떠나다)이라고 한다. 이 민무늬근육 다발은 방향이 복잡하기 때문에 임의로 조직을 절개했을 때 어느 방향이 나타날지 알 수 없다. 방광의 목에서는 요도구멍을 이루는 민무늬근육이 불수의적 속요도조임근을 이룬다.

바깥막(adventitia)은 가장 바깥쪽에서 방광을 덮는 성긴결합조직이다. 배막은 방광의 윗부분만을 덮으며 여기서 배막과 결합조직이 장막을 이룬다.

› 요도

요도(urethra)는 내벽이 상피로 덮인 섬유근육으로 이루어진 관으로, 요도구멍을 통해 방광의 앞쪽 아랫면으로 나가서 소변을 몸 밖으로 배출한다(**그림 20.27**).

요도의 내벽은 요도를 보호하는 점막이며, 여기에는 점액을 만들어 내는 세포의 무리인

통합 INTEGRATE

임상적 고찰 20.7 CLINICAL VIEW

콩팥돌

콩팥돌(신장결석, renal calculus, kidney stone)은 콩팥에 쌓인 무기질 결정으로 이루어졌다. 콩팥돌이 생기는 원인은 불충분한 수분 섭취와 탈수, 소변의 흐름과 양 감소, 잦은 요로감염, 소변의 비정상적인 화학물질 또는 무기질의 농도 등이다. 소변 속의 칼슘 농도가 높은 고칼슘뇨(hypercalcuria)는 칼슘돌의 형성으로 이어질 수 있다. 흔히 여성보다 남성에게 콩팥돌이 더 자주 생긴다.

콩팥돌의 크기가 아주 작으면 증상이 없을 수 있으며 모르는 사이에 배출될 수 있다. 그러나 콩팥돌이 크면 콩팥, 콩팥깔때기, 요관 중 한 곳이 폐색될 수 있다. 증상은 허리 밑에서 사타구니에 걸친 심한 통증, 구역, 구토이다. 물을 충분히(하루에 2~3 L) 마셔서 콩팥돌이 움직이도록 촉진하면 지름 4 mm 이하의 돌은 저절로 요로를 빠져나간다. 정맥내주사를 맞으면 이 움직임을 도울 수 있다.

콩팥돌이 저절로 빠져나가기에 너무 크면 흔히 음파로 콩팥돌을 작게 분쇄하는 **돌깸술**(쇄석술, lithotripsy)을 실시한다. 요도를 통해 방광과 요관으로 **요관보개**(요관경, ureteroscopy)를 삽입해 콩팥돌을 부수어 제거할 수도 있다. 이러한 방법이 효과가 없으면 수술을 해야 한다.

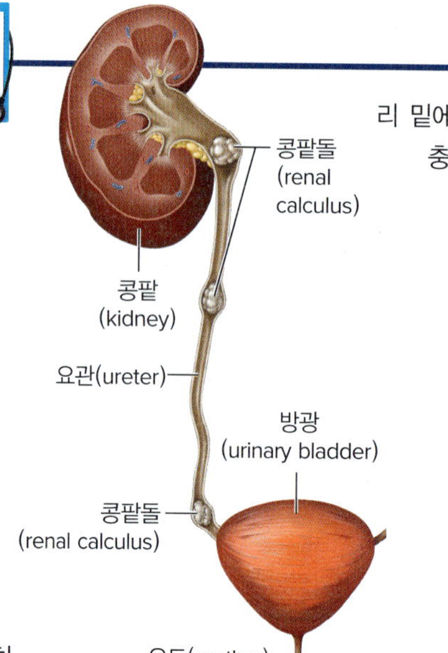

콩팥돌은 요로의 다양한 부분에 걸릴 수 있다.

요도샘이 있다. 민무늬근육섬유 다발이 점막을 둘러싸고 있으며, 이 근육섬유가 수축하면서 소변이 몸 밖으로 배출된다.

방광의 압력이 높아져 배뇨를 활성화하는 불수의적 및 수의적 작용이 일어나기 전까지는 2개의 요도조임근이 배뇨를 억제한다. **속요도조임근**(내요도괄약근, internal urethral sphincter)은 위에 있는 불수의적 조임근이다. 이 근육은 민무늬근육으로 이루어져 있으며 방광의 목 부분을 둘러싼다. 속요도조임근은 자율신경계통의 통제를 받는다.

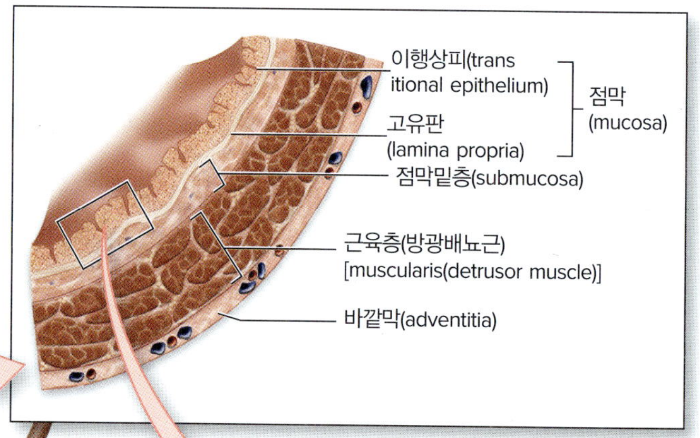

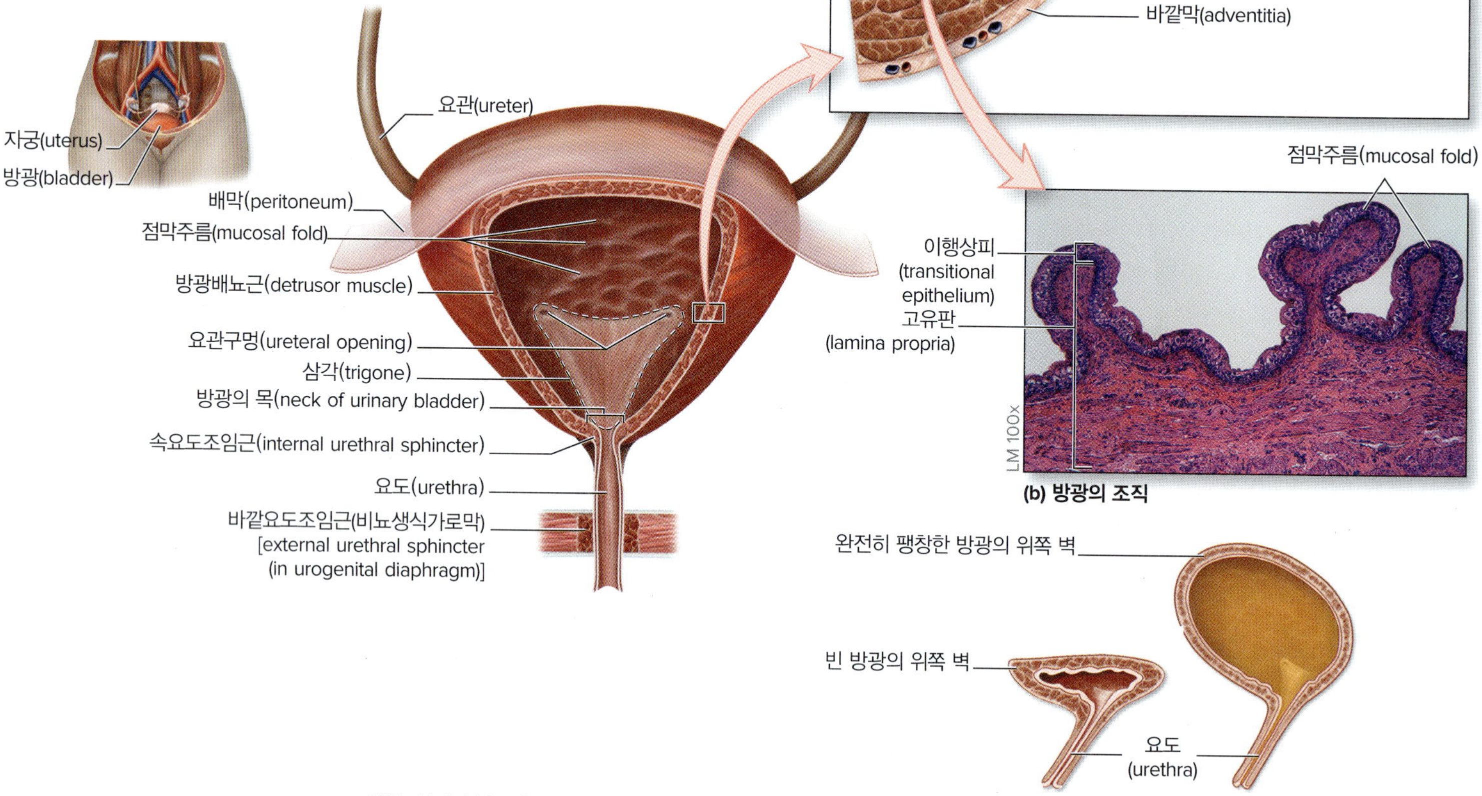

(a) 방광, 앞에서 본 모습

(b) 방광의 조직

(c) 방광, 측면에서 본 모습

그림 20.26 방광. (a) 방광은 신축성이 있는 근육 주머니이다. 이 그림에서는 여성의 방광을 나타냈다. (b) 여러 겹으로 이루어진 방광의 벽을 관찰할 수 있는 그림과 현미경 사진, (c) 방광이 소변으로 찰 때 위로 팽창해 타원형이 되는 모습을 볼 수 있는 시상면이다.

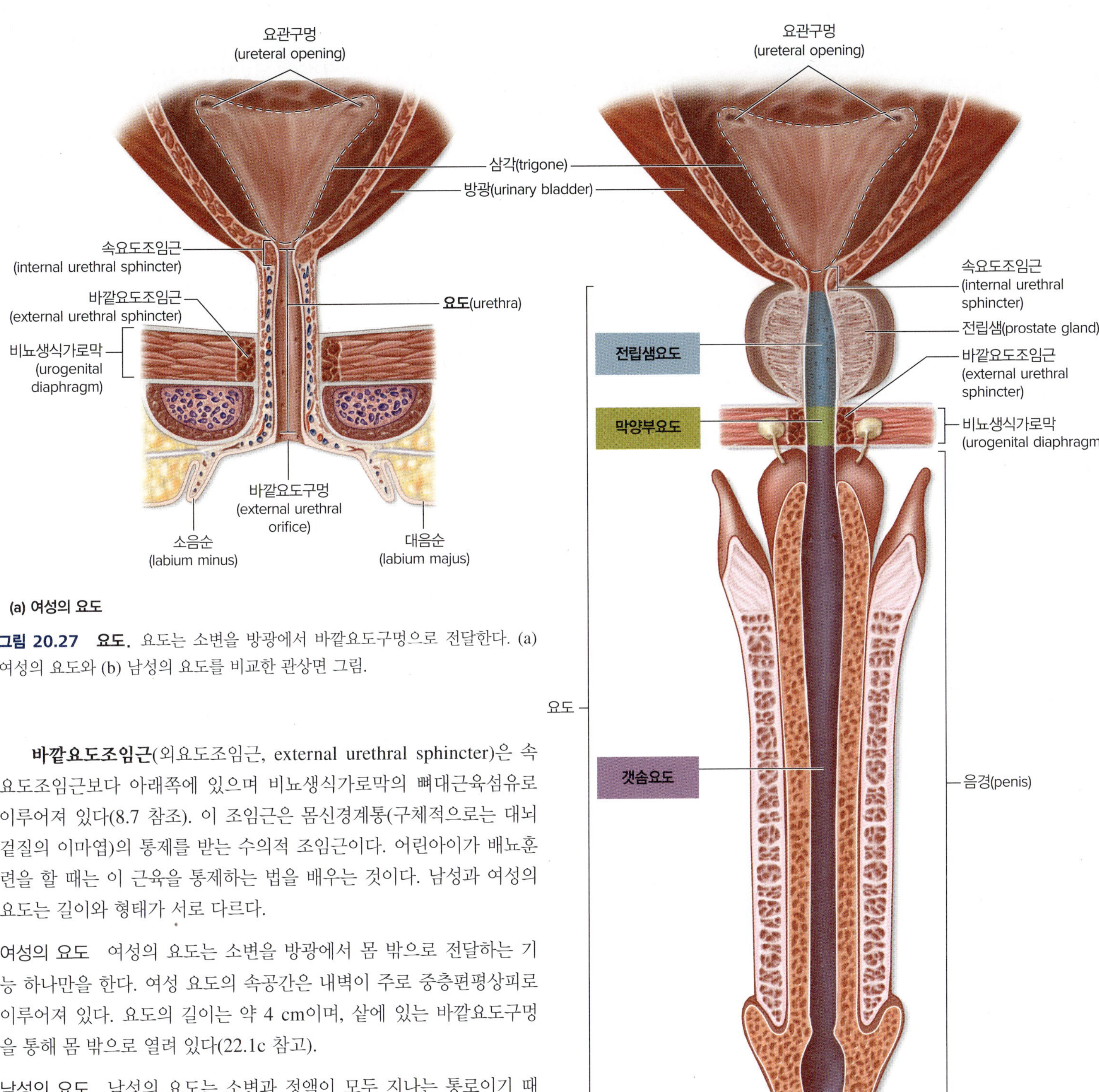

그림 20.27 요도. 요도는 소변을 방광에서 바깥요도구멍으로 전달한다. (a) 여성의 요도와 (b) 남성의 요도를 비교한 관상면 그림.

바깥요도조임근(외요도조임근, external urethral sphincter)은 속요도조임근보다 아래쪽에 있으며 비뇨생식가로막의 뼈대근육섬유로 이루어져 있다(8.7 참조). 이 조임근은 몸신경계통(구체적으로는 대뇌겉질의 이마엽)의 통제를 받는 수의적 조임근이다. 어린아이가 배뇨훈련을 할 때는 이 근육을 통제하는 법을 배우는 것이다. 남성과 여성의 요도는 길이와 형태가 서로 다르다.

여성의 요도 여성의 요도는 소변을 방광에서 몸 밖으로 전달하는 기능 하나만을 한다. 여성 요도의 속공간은 내벽이 주로 중층편평상피로 이루어져 있다. 요도의 길이는 약 4 cm이며, 샅에 있는 바깥요도구멍을 통해 몸 밖으로 열려 있다(22.1c 참고).

남성의 요도 남성의 요도는 소변과 정액이 모두 지나는 통로이기 때문에 비뇨기능과 생식기능을 모두 수행한다고 할 수 있다(그러나 소변과 정액이 동시에 지날 수는 없다). 요도의 길이는 약 19 cm이며, 전립샘요도, 막양부요도, 갯솜(해면)요도로 나뉜다.

전립샘요도(prostatic urethra)는 약 3.5 cm이며, 요도에서 가장 잘 팽창하는 부분이다. 전립샘요도는 방광의 바로 아래에서 전립샘을 통해 뻗어 있으며, 여러 개의 작은 전립샘관이 전립샘요도로 들어간다. 전립샘요도의 내벽은 이행상피로 이루어져 있다. 민무늬근육으로 이루어진 2개의 다발이 점막을 둘러싸는데, 안쪽은 세로방향이고 바깥쪽은 원형이다. 바깥의 원형 근육다발은 방광의 구멍에 있는 속요도조임근의 두꺼운 원형 부분과 이어진다.

막양부요도(membranous urethra)는 가장 짧고 가장 덜 팽창한다. 이 요도는 전립샘요도의 아랫면에서 시작되어 비뇨생식가로막을 통과한다. 그 결과, 방광의 바깥요도조임근을 이루는 뼈대근육섬유가 막양부요도를 둘러싼다. 이 부분의 상피는 중층입방상피 또는 거짓중층원주상피이다.

갯솜요도(spongy urethra)는 음경요도(penile urethra)라고도 하며 길이가 약 15 cm로 가장 긴 부분이다. 요도해면체라는 원통형의 발기 조직 속에 들어 있으며 **바깥요도구멍**(외요도공, external urethral orifice)으로 이어진다. 몸쪽 부분의 내벽은 거짓중층원주상피로, 먼쪽 부분의 내벽은 중층편평상피로 이루어져 있다.

무엇을 배웠는가?

37 요로의 주된 구성요소는 무엇인가? 각 부분에는 어떤 막이 있는가?

38 남성과 여성의 요도는 어떻게 다른가?

20.8c 배뇨

학습목표

56. 배뇨를 정의한다.

57. 축적반사와 배뇨반사를 비교하고 대조한다.

58. 배뇨의 의식적 통제를 설명한다.

방광에서 소변이 배출되는 것을 **배뇨**(micturition, urination, voiding; *micturio*: 물을 만들어 내려 하다)라고 한다. 배뇨과정에는 축적반사와 배뇨반사가 관여한다. 축적반사는 교감신경계통이 조절하고 배뇨반사는 부교감신경계통이 조절한다(12.8 참조).

방광과 요도조임근의 신경지배

방광은 교감신경, 부교감신경, 몸신경의 지배를 받는다. 교감신경 축삭은 척수의 T11~L2 구역에서 뻗어 나온다. 교감신경이 자극하면 속요도조임근이 수축하며 방광배뇨근의 수축이 억제된다(12.4 참조). 그러므로 교감신경의 자극은 배뇨를 억제한다. 부교감신경계통의 지배는 다리뇌에 있는 배뇨중추에서 나오며, 골반내장신경에 있는 척수의 S2~S4 구역에서 축삭이 뻗어 나온다. 골반내장신경이 자극하면 방광배뇨근이 수축하고 속요도조임근이 이완하여 소변이 배출된다. 다시 말해 부교감신경계통의 자극은 배뇨를 유발한다. 바깥요도조임근은 뼈대근육으로 이루어져 있다. 이 근육은 음부신경(척수의 S2~S4 구역으로 이루어짐)을 통해 몸신경계통의 지배를 받는다(표 11.6). 음부신경은 수의적으로 바깥요도조임근을 수축시켜 배뇨를 막는다.

축적반사

방광의 소변 축적은 자율신경계통과 몸신경계통이 통제한다(**그림 20.28a**). 방광에 소변이 찰 때 소변은 콩팥에서 요관을 따라 이동한다. 교감신경이 계속 자극하면 (1) 방광벽의 방광배뇨근이 이완해 방광에 소변이 축적된다. (2) 속요도조임근이 수축해 소변이 방광 안에 머무른다.

이 과정을 **축적반사**(storage reflex)라고 한다. 바깥요도조임근의 뼈대근육도 계속 음부신경을 따라 신경자극을 받아서 수축된 상태를 유지한다.

배뇨반사

배뇨훈련을 받은 사람의 경우에 배뇨과정은 자율신경계통과 몸신경계통의 지배를 받으며 다음과 같은 순서로 이루어진다(그림 20.28b).

1. 방광 속 소변의 양이 200~300 mL에 달하면 방광이 팽창하며 방광벽의 압력수용체가 활성화된다.
2. 이 압력수용체는 내장감각신경을 통해 신경신호를 보내서 다리뇌의 배뇨반사 중추를 자극한다.
3. 배뇨중추는 척수를 따라 내려가서 골반내장신경(부교감신경)을 지나는 신경신호를 변화시킨다.
4. 부교감신경자극으로 방광배뇨근을 이루는 민무늬근육세포가 수축하고 속요도조임근이 이완한다. 바깥요도조임근을 수의적으로 통제하지 못하는 어린아이는 이 시점에 배뇨를 한다.

배뇨가 일어나려 한다는 감각은 감각축삭을 따라 대뇌겉질로 전달된다.

배뇨의 의식적 통제

대뇌겉질에서 척수를 타고 음부신경을 지나면서 바깥요도조임근의 이완을 유발하는 신경신호를 변화시킴으로써 배뇨를 의식적으로 결정할 수 있다. 발살바조작의 일환으로 배벽근육과 호흡근육을 수의적으로 수축시킴으로써 소변의 배출이 촉진된다(19.3a 참조). 방광을 비울 때(이때 약 10 mL의 소변은 방광에 남는다), 방광배뇨근이 이완하고 배뇨반사중추의 신경세포가 비활성화하며 축적반사는 활성화한다.

처음 배뇨반사가 일어날 때 배뇨를 하지 않으면 민무늬근육의 '긴장성 이완반응'으로 방광배뇨근이 이완한다(7.10d 참조). 방광에는 소

통합 INTEGRATE

임상적 고찰 20.8 CLINICAL VIEW

요로감염

요로감염(urinary tract infection, UTI)은 요로에 세균(대장균이 가장 흔함)이나 진균(예: 효모)이 들어와 증식하는 것이다. 여성은 요도가 짧고 항문에 가까워서 위창자길의 세균이 요도로 들어가기 쉽기 때문에 요로감염에 더 취약하다. 성교나 카테터 삽입도 요로감염의 위험을 높인다.

요로감염은 **요도염**(urethritis)으로 시작하는 경우가 많다. 감염이 방광으로 퍼지면 **방광염**(cystitis)이 된다. 요로감염을 치료하지 않으면 세균이 요관을 타고 콩팥으로 가서 **깔때기콩팥염**(신우신염, pyelonephritis)을 일으키기도 한다. 요로감염의 증상은 배뇨통 · **배뇨장애**(dysuria; *dys*: 나쁜, 어려운), 잦은 배뇨, 두덩 부위의 불편한 압박감이다. 감염이 콩팥으로 퍼지면 등과 옆구리의 날카로운 통증, 열, 그리고 가끔 구역과 구토도 일어날 수 있다. 요로감염은 소변검사(urinalysis)를 통해 진단할 수 있다. 소변검사에서는 백혈구, 혈액, 세균, 진균의 유무를 살핀다(20.8a의 표 20.3 참조). 세균이 일으킨 요로감염은 항생제를 적절히 사용하면 대부분 치료된다.

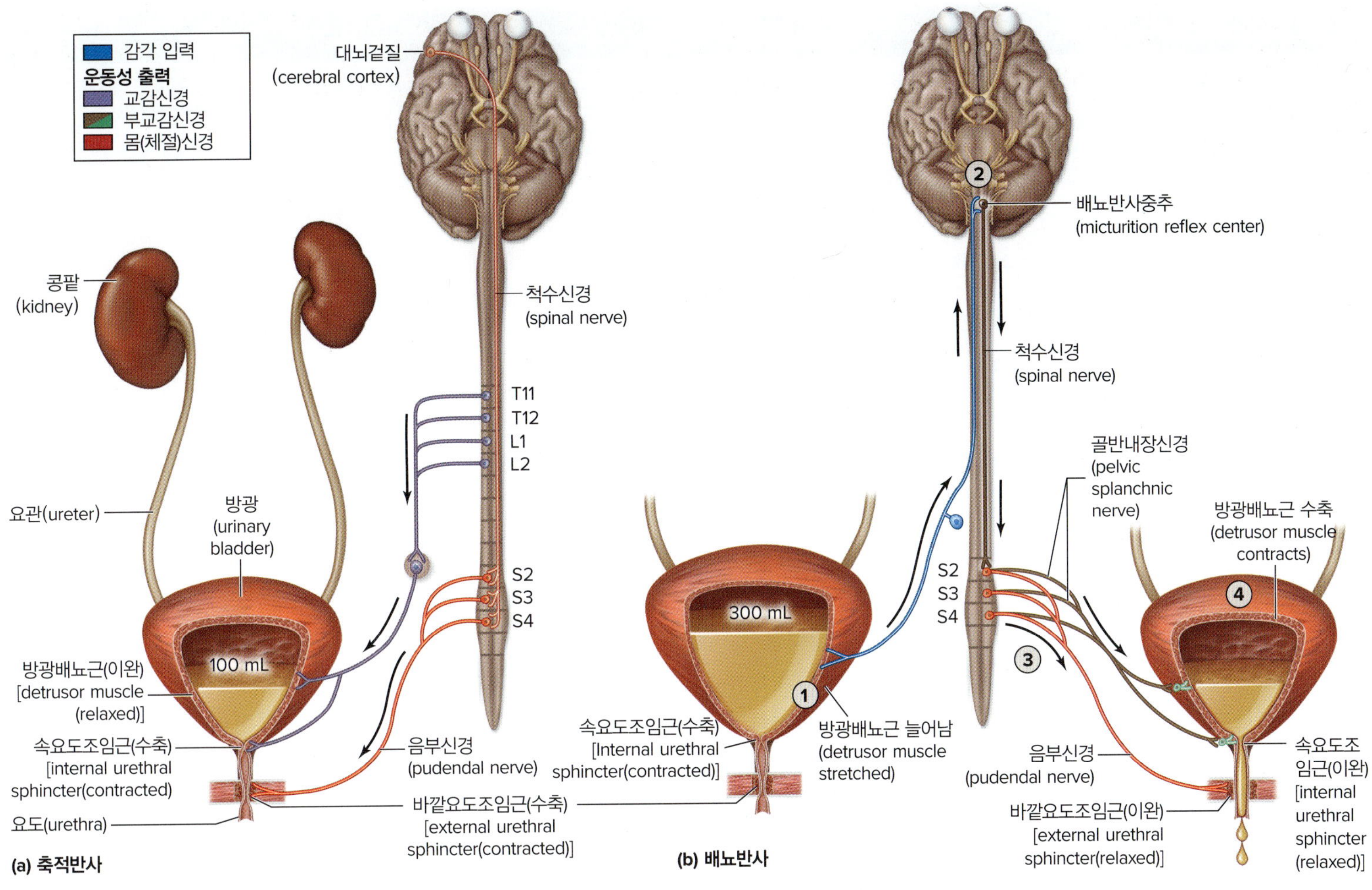

그림 20.28 배뇨. (a) 축적반사는 소변이 배출될 때까지 방광에 머무르도록 한다. (b) 배뇨반사는 소변을 배출하는 불수의적 반사이다. 바깥요도조임근이 이완하면 배뇨를 수의적으로 조절할 수 있다.

변이 계속 차고, 소변이 200~300 mL 더 유입되면 배뇨반사가 다시 개시된다. 이 순환은 소변이 500~600 mL가 될 때까지 이루어진다. 이 시점에는 의식적 통제 없이 배뇨가 일어난다.

발살바조작의 일환으로 배근육을 수축시켜 방광을 압박하면 배뇨반사가 개시되기 전에 스스로 배뇨할 수 있다. 방광을 압박하면 뻗침수용체가 자극을 받아 배뇨반사가 개시된다(19.3a 참조).

무엇을 배웠는가?

39 배뇨가 일어나기까지 어떤 과정이 있는가? 반사가 의식적 통제를 압도하는 시점은 언제인가?

통합 INTEGRATE

임상적 고찰 20.9 CLINICAL VIEW

배뇨장애

배뇨장애는 크게 실금과 정체로 나뉜다. **실금**(incontinence; *in*: 아닌, *conti-neo*: 단결하다)은 배뇨를 수의적으로 통제하지 못하는 것이다. 실금의 원인으로는 출산(복압요실금), 비정상적으로 강한 방광배뇨근 수축(절박요실금), 약물의 부작용이 있다. 또 놀랐을 때도 둘레계통에서 개시된 신경신호가 배뇨중추로 전달됨으로써 통제되지 않은 배뇨가 일어날 수 있다.

정체(retention)는 정상적으로 소변을 배출하지 못하는 것으로 원인은 전신마취 후의 부작용, 전립샘요도를 통한 소변의 흐름을 막는 전립샘 비대증 등이다. 필요한 경우에는 카테터(도관, catheter)라는 작은 관을 요도에 삽입해 소변이 방광에서 배출되도록 할 수 있다.

단원 요약 CHAPTER SUMMARY

- 비뇨기계 시스템은 콩팥과 요로(요관, 방광 및 요도)로 구성된다.

20.1 비뇨계통의 개관

- 콩팥은 혈액을 여과하여 소변을 생성하며 이후에 요관, 방광, 요도를 통해 배출된다.
- 콩팥은 혈액에서 대사성 노폐물을 제거하고 이온과 산을 조절하고 혈압조절, 생물학적 활성분자 제거, 칼시트리올을 형성하는 효소 생성, 에리스로포이에틴을 생산하고 방출하며, 혈당을 조절하기 위해 포도당생성에 관여하는 다양한 기능을 수행한다.

20.2 콩팥의 맨눈 해부학

- 콩판은 콩 모양의 붉은 기관으로, 인체에는 2개가 있다.

20.2a 위치 및 지지구조

- 콩팥은 배막뒤공간 속의 배벽 뒤쪽을 따라 위치하고, 갈비뼈에 의해 부분적 보호가 된다.
- 콩팥은 섬유피막, 콩팥주위지방피막, 콩팥근막 및 콩팥주위지방체로 둘러 싸여 있다.

20.2b 콩팥의 단면구조

- 각 콩팥은 외부 겉질과 내부 속질로 구성되며 속질은 8~15개의 피라미드로 나뉘다(또는 8~15개의 콩팥엽).
- 콩팥굴은 콩팥 내부의 공간이며 작은콩팥술잔, 큰콩팥술잔, 콩팥깔때기 1개로 이루어져 있다.

20.2c 콩팥의 신경분포

- 교감축삭은 들세동맥과 날세동맥, 토리곁장치를 자극한다.

20.3 콩팥의 기능적 구조

- 콩팥단위, 집합세관, 집합관 및 관련 구조는 콩팥의 기능적 구조를 형성한다.

20.3a 네프론(콩팥단위)

- 네프론은 토리와 토리주머니, 그리고 콩팥요세관(토리쪽곱슬세관, 콩팥단위고리, 먼쪽곱슬세관)으로 구성된다.

20.3b 집합세관과 집합관

- 수많은 콩팥단위가 집합세관으로 모아지고 집합세관은 더 큰 집합관으로 이어진다.

20.3c 토리곁장치

- 토리곁장치(JG)는 날세동맥의 과립세포와 먼쪽곱슬세관의 치밀반으로 구성된다. 이 장치는 여과액 형성 및 전신 혈압조절 기능을 한다.

20.4 혈액과 여과액의 흐름

- 여과액은 혈액이 토리를 통해 흐를 때 형성된다.

20.4a 콩팥의 혈류

- 혈액은 콩팥동맥을 통해 콩팥으로 운반되어 구역동맥-엽사이동맥으로 나뉜다. 엽사이동맥에서 분기하는 것은 활꼴동맥과 소엽사이동맥으로, 다시 토리에 공급하는 들세동맥으로 분기된다.
- 토리를 떠나는 혈액은 다음 경로를 따른다: 날세동맥, 세관주위모세혈관 또는 곧은혈관, 소엽사이정맥, 활꼴정맥, 엽사이정맥 및 콩팥정맥이다.

20.4b 여과액, 요세관액, 소변의 흐름

- 여과액은 토리주머니의 주머니공간에 모인다.
- 요세관액은 토리쪽곱슬세관, 콩팥단위고리, 먼쪽곱슬세관과 집합세관과 집합관으로 흐른다.
- 소변은 수많은 집합관에서 유두관(papillary)으로 흐른 다음 작은콩팥술잔, 큰콩팥술잔, 콩팥골반, 요관, 방광, 요도를 통해 배설된다.

20.5 콩팥소체의 여과액 생성

- 콩팥소체는 여과액을 만든다.

20.5a 소변 형성의 개관

- 소변형성의 세 가지 과정은 여과, 재흡수, 분비이다.

20.5b 여과막

- 여과막은 내피세포의 창문모세혈관, 토리의 바닥막, 토리주머니의 내장쪽층으로 구성되어 있다.

20.5c 여과액의 형성 및 성분

- 여과액은 본질적으로 단백질이 없이 여과된 혈장이다.

20.5d 토리여과에 작용하는 압력

- 여과압을 결정하는 세 가지 압력으로는, 여과를 일으키는 토리(혈액)정수압(HP_g)과 여과에 반대힘으로 작용하는 혈액교질삼투압(OP_g)과 주머니정수압(HP_c)이 있다.
- 순여과압력은 HP_g에서 OP_g와 HP_c를 빼서 구한다.

20.5e 토리여과율 조절

- 토리여과율(GFR)은 콩팥자동조절(근원성과 요세관토리 기전)에 의해 유지되며, 교감자극에 의해 감소하고 심방나트륨이뇨펩티드호르몬에 의해 증가한다.

20.6 요세관과 집합관의 재흡수 및 분비

- 콩팥요세관과 집합관은 여과물을 소변으로 변형시키는 역할을 한다.
- 여과액이 소변이 되는 과정에서 재흡수되는 물질은 완전히 재흡수되는 물질, 규제한적으로 재흡수되는 물질 및 노폐물로 제거되는 물질로 분류할 수 있다.

20.6a 운반 과정의 개관

- 재흡수 및 분비는 네프론 세뇨관, 집합세뇨관, 세포 주위 및 세포간 수송을 통한 집합관의 전체에 걸쳐 발생한다.

(계속)

단원 요약 CHAPTER SUMMARY

20.6 요세관과 집합관의 재흡수 및 분비	**20.6b 최대이동치와 콩팥문턱** • 최대이동치는 주어진 시간 동안 재흡수(또는 분비)될 수 있는 물질의 최대량이다(즉, 이동속도이다). • 콩팥문턱은 물질의 최대이동치를 초과하지 않고 혈액으로 운반되어 소변으로 흘러갈 수 있는 물질의 최대 혈장 농도이다.
	20.6c 완전히 재흡수되는 물질 • 일반적으로 완전히 재흡수되는 물질에는 영양소(예: 포도당) 및 단백질이 있다.
	20.6d 제한적으로 재흡수되는 물질 • 제한적으로 재흡수되는 물질에는 나트륨(Na^+), 물(H_2O), 칼륨(K^+), 칼슘(Ca^{2+}), 인산염(PO_4^{3-}), 수소이온(H^+), 중탄산염(HCO_3^-) 등이 있다.
	20.6e 노폐물로 배출되는 물질 • 질소폐기물(요소, 요산, 크레아티닌), 특정 약물, 기타 대사성 폐기물 및 일부 호르몬 등이 있다.
	20.6f 농도기울기의 형성 • 네프론을 둘러싼 중간액의 농도경사를 형성하는 것은 네프론고리, 곧은혈관 및 요소순환의 활동에 따라 달라진다. • 농도기울기는 항이뇨호르몬(ADH)이 존재할 때 요세관액에서 간질액(이후 모세혈관으로 물의 이동)의 삼투성 '당김'을 형성한다.
20.7 콩팥 기능의 평가	• 콩팥의 기능 평가는 토리여과율 측정과 콩팥혈장청소율을 측정하여 구할 수 있다.
	20.7a 토리여과율 측정 • 토리여과율은 자유롭게 여과된 물질인 이눌린을 주사하여 소변에서 나타나는 속도로 측정할 수 있다.
	20.7b 콩팥혈장청소율 측정 • 콩팥혈장청소율은 약물복용량을 결정하는 데 중요하다. 크레아티닌의 경우 콩팥혈장청소율이 토리여과율과 거의 동일하다.
20.8 소변의 특징, 운반, 저장, 배출	• 소변은 요로를 통해 콩팥에서 신체 외부로 배출된다.
	20.8a 소변의 특성 • 소변 특성에는 화학적 조성, 부피, pH, 비중, 색상 및 탁도, 냄새가 포함된다.
	20.8b 요로(요관, 방광, 요도) • 요관은 콩팥에서 방광으로 소변을 운반한다. • 방광은 소변을 저장하고 방광이 가득 차면 모양이 바뀐다. • 요도는 방광에서 신체 외부로 소변을 운반한다.
	20.8c 배뇨 • 배뇨는 소변을 배출하는 것이다. • 저장반사는 교감신경에 의해 촉진되고 배뇨반사는 부교감신경애 의해 촉진된다. 자율신경계의 분열, 자발적인 통제는 체성신경계에 의해 조절된다.

단원 평가

성과 및 평가

분석 및 적용

이해와 암기

기초 평가 Do You Know the Basics?

1. 콩팥의 기능이 아닌 것은?
   a. 포도당, 비탄수화물 물질에서 포도당 형성
   b. 적혈구조혈인자를 방출해 적혈구 생산
   c. 레닌 분비를 통해 혈압 조절
   d. 혈장단백질 생산으로 혈류량 조절

2. 콩팥이 배막뒤에 위치한다는 것은 콩팥이
   a. 배안의 벽측배막 안쪽에 위치한다는 것이다.
   b. 콩팥이 배막의 벽측배막의 뒤면에 있다는 사실을 말한다.
   c. 배안의 배막보다 더 위에 있다는 것이다.
   d. 덮개가 없다는 것이다.

3. 콩팥속질 안에 있는 것은?
   a. 집합관 b. 토리
   c. 콩팥소체 d. 먼쪽곱슬세관

4. 모세혈관이 없는 곳은?
   a. 토리 b. 작은콩팥술잔
   c. 곧은혈관 d. 세관주위 모세혈관

5. 여과의 구성요소이지만 일반적인 소변의 구성요소가 아닌 것은?
   a. 물 b. 적혈구
   c. 질소폐기물 d. 포도당

6. 토리의 혈압이 증가한다면?
   a. 순여과압이 감소한다.
   b. 재흡수된 물질의 비율이 증가한다.
   c. 소변생산량이 증가한다.
   d. 레닌이 분비된다.

7. 나트륨을 재흡수하고 칼륨을 분비하는 호르몬은?
   a. 항이뇨호르몬 b. 앤지오텐신 II
   c. 심방이뇨호르몬 d. 알도스테론

8. 요세관최댓값을 초과하는 경우에는?
   a. 이동기전이 더 많아진다.
   b. 초과량은 방광에서 재흡수된다.
   c. 과잉 초과량은 소변으로 나타난다.
   d. 혈액 농도가 증가한다.

9. 콩팥단위고리의 고유기능은?
   a. pH의 조절
   b. 물의 배설
   c. 겉질 사이질액의 농도경사도 설정
   d. 혈액 칼슘 농도의 조절

10. 항이뇨호르몬의 농도가 증가하면?
   a. 소변량 증가
   b. 소변 농도 감소
   c. 소변량 감소와 소변 농도 증가
   d. 소변량 증가와 소변 농도 증가

11. 콩팥의 안팎으로 혈류의 흐름을 조성하는 혈관을 식별하시오.

12. 콩팥에서 여과물, 요세관액, 소변이 발견되는 곳을 기술하시오.

13. 토리곁장치의 해부학적 구성요소를 기술하시오.

14. 여과막을 설명하고, 보통 여과막을 통과하지 않는 구조물을 설명하시오.

15. 토리여과율이 어떻게 콩팥자동조절에 의해 유지되고, 교감신경자극에 의해 감소하며 심방이뇨펩타이드로 증가하는지 설명한다.

16. 알도스테론과 항이뇨호르몬이 주세포에 미치는 영향과 소변생성에 미치는 영향을 토론하시오.

17. 항이뇨호르몬이 콩팥 속질의 농도기울기에 어떤 의존을 보이는지 설명하시오.

18. 혈장, 여과물, 소변의 중요한 차이를 설명하시오.

19. 콩팥의 기능인 다음 모든 사항을 파악한다.
   (a) 혈액 pH를 유지 (b) 혈액 이온 농도를 조절하고 (c) 혈액량과 혈압을 조절하고 (d) 혈액에서 노폐물, 일부 호르몬 및 특정 약물을 제거하고 (e) 레닌을 분비하고 (f) 에리스로포이에틴을 분비하고 (g) 활성형 비타민 D 형성의 최종 단계를 자극한다.

20. 배뇨과정을 설명한다.

응용 평가 Can You Apply What You've Learned?

다음 지문을 읽고 1–3번 문항에 답하시오.

마리아는 임신 8개월이다. 그녀가 진찰을 받으러 갔을 때, 간호사가 그녀의 혈압을 측정했고, 혈압은 비정상적으로 높았다. 200/100mmHg로 간호사는 그녀의 소변샘플을 통해 소변에서 높아진 단백질수치를 확인한다.

1. 소변 속 단백질로 무엇을 설명할 수 있는가?
   a. 단백질은 소변의 구성요소로 걱정할 이유가 없다.
   b. 과도한 양의 혈장단백질이 콩팥소체에서 여과된다.
   c. 요세관세포는 혈압상승에 반응하여 추가 단백질을 생성한다.
   d. 요세관세포는 요세관액에 단백질을 방출한다.

2. 그녀의 혈장 단백질 농도에 어떤 일이 일어났으리라 예상하는가?
   a. 소변단백질의 수치가 높아져도 아무런 변화가 없다.
   b. 혈장단백질 수치가 증가했다.
   c. 혈장단백질 수치가 감소했다.
   d. 혈장단백질 수치는 동일하거나 증가했다.

3. 소변 형성에 어떤 일이 있다고 생각하는가? (여과를 일으키는 여과압력 및 삼투압을 결정하는 데 수반되는 압력을 고려한다)
   a. 소변생산량은 동일하게 유지된다.
   b. 소변생산량은 증가한다.
   c. 소변생산량은 감소한다.
   d. 소변생산에 미치는 영향은 예측할 수 없다.

4. 20세 마틴은 교통사고를 당해 출혈이 심하다. 그가 구급차를 타고 병원에 도착했을 때, 상태는 안정되어 있었지만 다음날까지 소변을 보지 않았다. 순여과압을 결정하는 세 가지 변수 중 어떤 것이 변했고 소변 형성의 부족을 어떻게 설명할 수 있는가?
   a. 토리정수압이 감소하였다.
   b. 주머니 정수압이 감소하였다.
   c. 혈장교질삼투압이 감소하였다.
   d. 토리정수압이 증가하였다.

5. 19살의 폴(남성)은 다이빙사고를 당해 척추의 T1에 골절이 발생했다. 다음 중 그가 겪게 될 생리학적 변화 중 하나는?
   a. 그의 콩팥은 더 이상 피를 거르고 소변을 생산할 수 없다.
   b. 소변배뇨를 위해 더 이상 방광이 수축하지 않는다.
   c. 여과막이 수축해서 더 이상 여과가 발생하지 않는다.
   d. 더 이상 배뇨를 통제할 수 없게 될 것이다.

종합 평가 Can You Synthesize What You've Learned?

1. 항암화학요법 치료환자가 있다. 특정 약물은 콩팥에서 제거된다. 결과적으로 콩팥 혈장 결핍 검사에서 나온 수치가 평균보다 높다. 약을 더 자주 투여해야 하는지 설명하시오.

2. 이론적으로 혈액량을 줄이기 위해 다음 중 어떤 호르몬을 투여할 수 있는가; 항이뇨호르몬, 알도스테론, 부갑상선호르몬, 심방이뇨호르몬

3. 양성 전립선암(비암성 전립선비대) 또는 전립선암으로 고생하는 남성들은 배뇨에 문제가 있는 경우가 많다. 남성요도에 대한 지식을 기반으로 왜 이런 문제가 생기는지 가설을 세우시오.

Chapter 21

소화계통

Digestive System

21.1 소화계통의 개관

21.1a 소화계통의 구조

21.1b 소화계통의 일반적인 기능

21.1c 위창자길의 벽

21.1d 소화계통 조절의 개관

21.1e 배안의 장막

21.2 상부 위창자길

21.2a 상부 위창자길 기관의 개관

21.2b 입안과 침샘

21.2c 인두와 식도

21.2d 위

21.3 하부 위창자길

21.3a 하부 위창자길 기관의 개관

21.3b 작은창자

21.3c 부속 소화기관과 샘

21.3d 큰창자

21.4 영양소와 소화

21.4a 탄수화물의 소화

21.4b 단백질의 소화

21.4c 지질의 소화

21.4d 핵산의 소화

통합: 개념 개관

영양소와 소화

21.4e 물, 전해질, 비타민의 흡수

통합 *INTEGRATE*

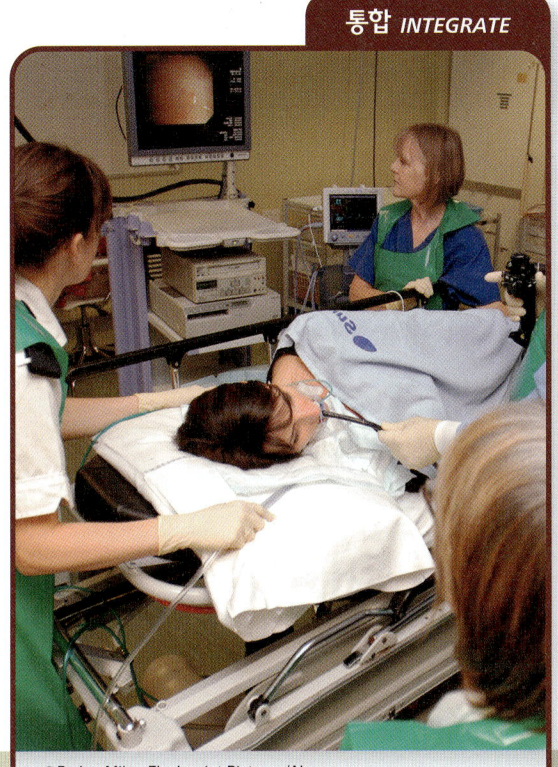

©By Ian Miles-Flashpoint Pictures/Alamy

관련 직업

소화기내과 전문의

소화기내과 전문의는 이자, 간, 쓸개의 질환뿐만 아니라 위창자길 장애를 진단하고 치료한다. 소화기내과 전문의는 위식도 역류(가슴쓰림), 위궤양, 과민성대장 증후군, 간염, 잘록창자염, 잘록창자폴립, 암과 같은 소화계통의 질환을 치료한다. 위의 사진은 소화기내과 전문의가 내시경을 통해 상부 위창자의 내벽을 관찰하는 모습이다.

우리가 무언가를 먹고 마실 때마다 몸은 생존에 필요한 영양소를 받아들인다. 그러나 이 영양소는 대부분 원래 형태 그대로를 이용할 수 없다. 소화계통(digestive system)은 섭취한 영양소를 분해하고 흡수한다.

이 장에서는 소화계통에 속한 여러 기관과 소화계통에서 이루어지는 과정을 살펴볼 것이다. 먼저 소화계통과 그 기관을 전체적으로 살펴본 후 각 부분을 더 자세히 설명한다. 소화계통은 상부 위창자길, 하부 위창자길, 부속기관으로 나뉜다. 마무리 부분에서는 주요 영양소와 그 소화 및 흡수에 대해 설명하면서, 이 과정이 소화계통의 어느 부분에서 일어나는지도 함께 살펴본다. 이와 같이 구조와 기능을 통합한 학습을 통해 분자의 유형에 따라 서로 다른 기관에서 일어나는 효소 경로를 포괄적으로 이해할 수 있을 것이다.

21.1 소화계통의 개관

소화계통(digestive system)은 음식을 섭취하는 기관, 섭취한 음식을 섞고 운반하는 기관, 분비물로 소화를 촉진함으로써 물질을 몸이 이용할 수 있도록 작게 분해하는 기관, 필요한 영양소를 혈액으로 흡수하는 기관, 노폐물을 몸 밖으로 내보내는 기관으로 이루어져 있다.

21.1a 소화계통의 구조

학습목표

1. 위창자길을 이루는 6개의 기관을 열거한다.
2. 소화과정에 관여하는 부속기관과 부속구조를 열거한다.

소화계통의 기관은 위창자길을 이루는 기관과 부속기관으로 나뉜다(그림 26.1). **위창자길**(위장관, gastrointestinal tract; *gastro*: 위)은 소화관(digestive tract, alimentary canal; *alimentum*: 음식물)이라고도 한다. 위창자길의 기관은 본질적으로 입안, 인두(목구멍), 식도, 위, 작은창자, 큰창자로 이어지다가 항문에서 끝나는 하나의 관을 이룬다. 성인 시체의 위창자길은 길이가 약 9 m이지만, 살아 있는 사람의 경우는 민무늬근육의 긴장 때문에 길이가 훨씬 짧다(7.10c 참조). 위창자길 속에서 음식은 작게 분해되어 흡수된다. 위창자길의 속공간에 있는 물질은 흡수되기 전까지는 몸의 일부로 간주하지 않는다는 점을 주의해야 한다.

부속 소화기관(accessory digestive organ)은 음식물의 소화를 돕는다. 부속 소화샘에는 침샘, 간, 이자가 있으며, 이 기관들은 위창자길로 배출되는 분비물을 만들어 낸다. 그 외의 부속 소화기관은 샘이 아니다. 여기에는 음식을 씹고 삼키는 이와 혀, 간의 분비물을 농축하고 저장하는 쓸개가 있다.

무엇을 배웠는가?

1. 위창자길과 부속 소화기관을 어떻게 구분할 수 있는가? 각 기관을 구성하는 구조를 열거하라.

21.1b 소화계통의 일반적인 기능

학습목표

3. 소화계통의 일반적인 여섯 가지 기능을 설명한다.

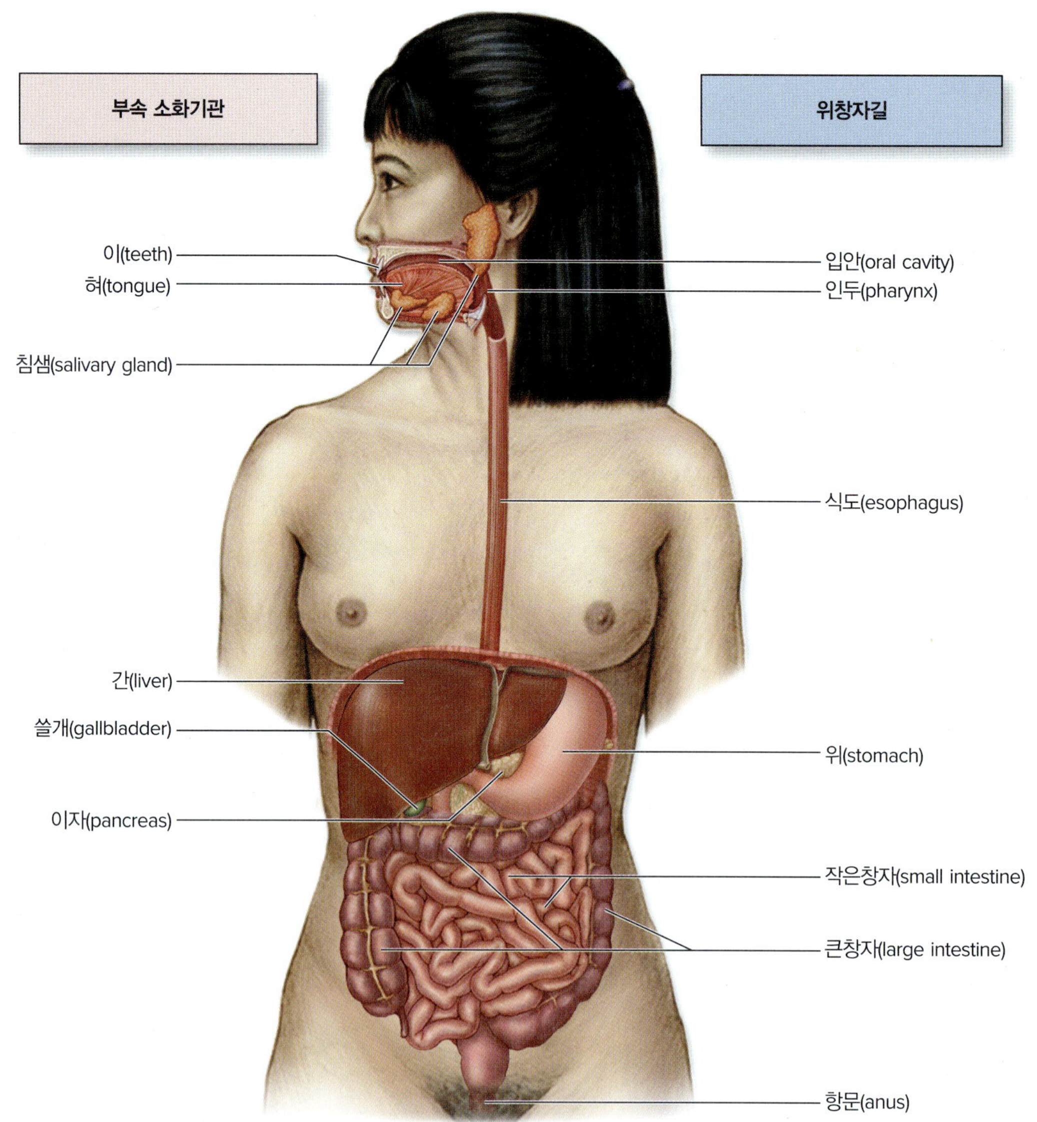

그림 21.1 소화계통. 소화계통은 위창자길, 그리고 위창자길의 소화과정을 돕는 부속기관으로 구성된다.

소화계통은 일반적으로 섭취, 운동, 분비, 소화, 흡수, 배설의 기능을 수행한다.

- **섭취**(ingestion; *ingero*: 가지고 들어오다)는 고체 및 액체 영양소를 입안에 넣는 것이다. 섭취는 영양소를 소화하고 흡수하는 과정의 첫 단계이다.
- **운동**(motility)은 위창자길에서 음식물을 섞고 운반하기 위한 수의적 · 불수의적 근육수축을 통틀어 가리키는 말이다.
- **분비**(secretion)는 소화와 소화를 촉진하는 체액을 생성하여 위창자길로 방출하는 과정이며, 위창자길 내 음식물의 이동을 촉진한다. 분비물은 침샘, 간, 이자과 같은 부속 소화기관과 위창자벽에서 생성된다.
- **소화**(digestion)는 섭취한 음식을 작게 분해해 위창자길에서 흡수될 수 있도록 하는 것이다. 소화는 기계적 소화(mechanical digestion)와 화학적 소화(chemical digestion)로 나뉜다. **기계적 소화**(mechanical digestion)는 섭취한 음식을 씹고 섞어서 물리적으로 분해해 작은 단위로 만드는 것이며, 이때 음식물의 화학구조는 변하지 않는다(즉, 효소가 관여하지 않음). 이는 큰 얼음조각이 작은 얼음조각으로 잘라지는 것과 비슷하다. **화학적 소화**(chemical digestion)는 특정 효소로 큰 분자의 화학결합을 분해해 작은 분자로 만들어서 흡수될 수 있도록 하는 것이다(화학적 소화는 큰창자 내 세균에 의해서도 이루어진다).
- **흡수**(absorption)는 소화한 분자, 전해질, 비타민, 물이 위창자길의 상피내벽을 통해 혈액이나 림프로 수동적 · 능동적으로 운반되는 것이다. 흡수는 주로 작은창자에서 이루어진다.
- **배설**(elimination)은 항문관을 통해 소화되지 않아 흡수할 수 없는 물질을 배출하는 것이다.

무엇을 배웠는가?

2 기계적 소화와 화학적 소화의 큰 차이점은 무엇인가?

21.1c 위창자길의 벽

학습목표

4. 위창자길의 벽을 이루는 네 겹의 층을 설명한다.
5. 흡수의 전체 과정을 간략히 서술한다.
6. 위창자길을 이루는 네 겹의 막 중 점막근육의 작용을 구분한다.

위창자길 중 식도에서 큰창자에 이르는 부분은 속이 빈 관의 형태이며 네 겹의 **막**(tunic)으로 이루어졌다. 안쪽(속공간에 가까운 쪽)부터 점막, 점막밑층, 근육층, 바깥막의 순서로 배열되어 있다(**그림 21.2**).

점막

점막(mucosa)은 가장 안쪽층이다. 일반적으로 상피, 그 아래의 고유판, 얇은 점막근육으로 이루어져 있다.

상피(epithelium)는 속공간의 내용물과 접한다. 위창자길의 대부분(위, 작은창자, 큰창자)에 존재하는 상피는 단층원주상피로서, 분비와 흡수를 담당한다. 마찰이 발생하는 부분(예: 식도)은 비각질화된 중층편평상피로 이루어져 있다.

그 밑의 **고유판**(lamina propria)은 작은 혈관과 신경이 있는 성근결합조직으로 이루어져 있다. 음식물은 위창자길의 내벽에 있는 상피세포 사이를 이동하면서 흡수되는데, 이때 고유판 속의 모세혈관과 림프모세관으로 흡수된다(그림 21.2b).

점막근육(muscularis mucosa)은 고유판 아래에 있는 얇은 민무늬근육층이다. 이 층이 수축하면 점막이 조금 움직여 (1) 점막에서 속공간으로 분비물이 분비되도록 촉진하고, (2) 속공간의 내용물이 효율적으로 흡수될 수 있도록 점막과 더 많이 접촉하게 한다. 점막근육은 음식물을 부드럽게 섞는다고 할 수 있다.

점막밑층

점막밑층(submucosa)은 성근결합조직과 치밀불규칙결합조직으로 구성되며, 두 조직의 비율은 위창자길의 각 부분마다 다르다. 점막밑층에는 큰 혈관, 림프관, 신경, 샘이 다수 있다. 큰 신경에서 갈라져 나온 가느다란 신경이 점막으로 뻗어 신경절을 따라가며, 이를 **점막밑신경얼기**(점막하신경총, submucosal nerve plexus) 또는 마이스너 신경얼기(Meissner plexus)라고 한다. 이 신경들은 점막과 점막밑층의 민무늬근육과 샘을 지배한다.

점막의 고유판과 점막밑층의 성근결합조직에는 점막연관림프조직(MALT)이 있다. 작은창자 끝부분(돌창자)의 점막밑층에서 림프관들이 하나로 모이는 것을 **무리림프소절**(Peyer patch)이라고 한다. 점막연관림프조직은 음식물과 함께 몸에 들어온 미생물이 위창자길을 건너 몸속으로 침투하지 못하도록 하여 유해한 물질로부터 신체를 보호한다(18.4d 참조).

근육층

근육층(muscularis)은 점막밑층 아래에 있으며 민무늬근육으로 이루어져 있다. 안쪽 층의 민무늬근육세포는 위창자길을 둘러싸고 원형으로 배열되어 있기 때문에 **속돌림층**(내윤주층, inner circular layer)이라고 한다. 바깥층의 세포는 위창자길의 길이를 따라 배열되어 있기 때문에 **바깥세로층**(외종주층, outer longitudinal layer)이라고 한다. 두 민무늬근육층 사이에 있는 축삭과 신경절은 이 민무늬근육의 수축을 조절하며, 이 축삭과 신경절을 통틀어 **근육층신경얼기**(myenteric nerve plexus; *mys*: 근육, *enteron*: 작은창자) 또는 아우어바흐 신경얼기(Auerbach plexus)라고 한다.

근육층의 기능은 위창자길의 내용물을 혼합하고 이동시키는 것이다. 위창자길을 속이 빈 관이라고 한다면 속돌림층의 수축은 관의 속공

통합 INTEGRATE

학습전략 LEARNING STRATEGY

왼손으로 "O" 모양을 만든 다음(속돌림층) 손가락을 왼손의 바깥쪽 가장자리를 따라 위로 향하게 오른손을 두면(바깥세로층) 점막근육의 두 민무늬근의 상대적인 방향을 따라할 수 있다.

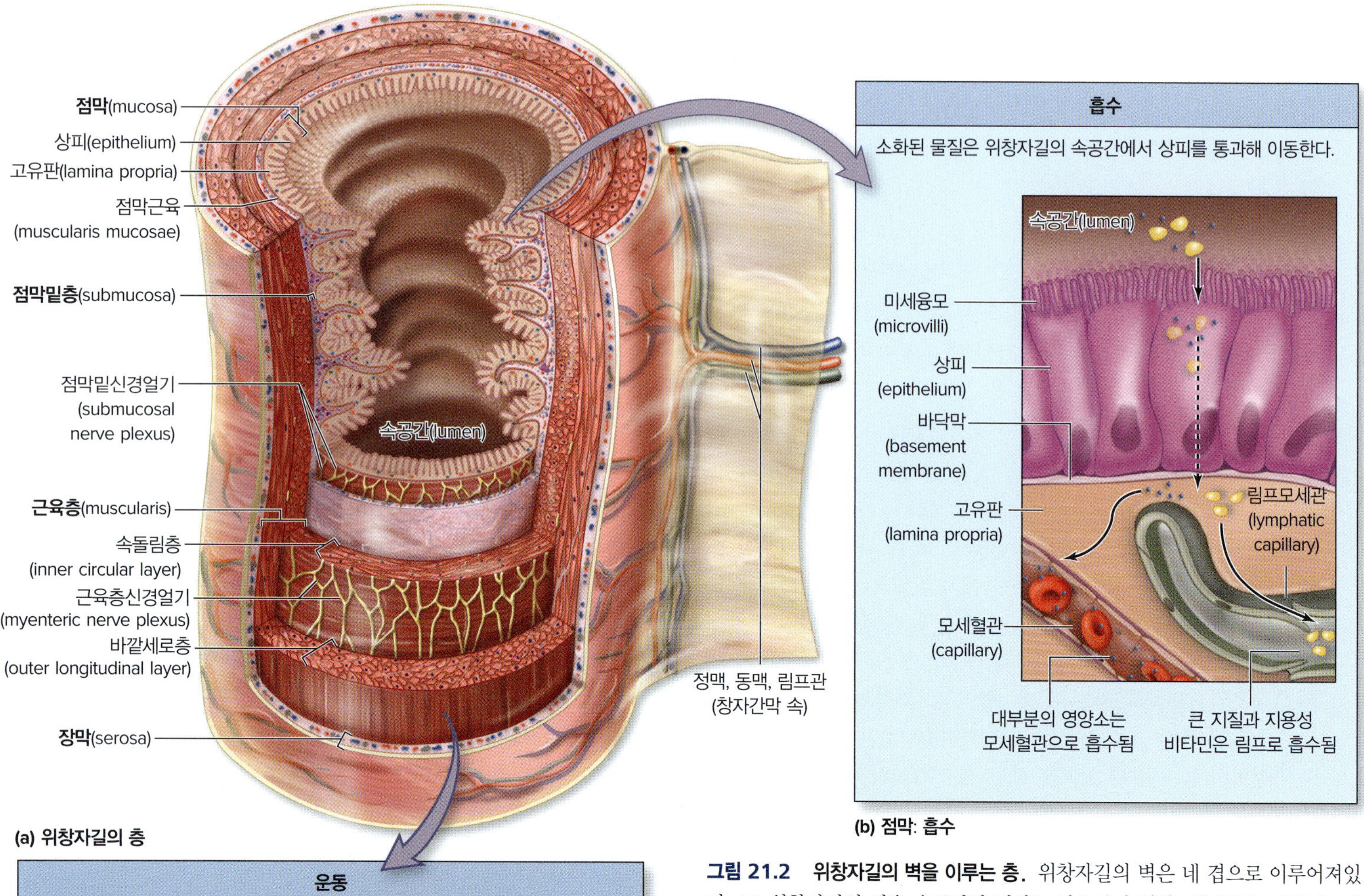

그림 21.2 위창자길의 벽을 이루는 층. 위창자길의 벽은 네 겹으로 이루어져있다. (a) 위창자길의 벽은 속공간과 접하는 안쪽부터 점막, 점막밑층, 근육층, 바깥막(장막)의 순서로 구성된다. (b) 물질은 세포수송을 통해 점막의 상피를 건너 고유판의 모세혈관 또는 림프모세관으로 흡수된다. (c) 꿈틀운동은 근육층이 협응을 이루며 수축하고 이완해 위창자길의 속공간에서 물질을 운반하는 것이다. "혼합"이란 위창자길 속에서 물질이 섞이도록 촉진하는 근육수축을 모두 가리킨다.

간을 좁히고 바깥세로층의 수축은 관의 길이를 짧게 만든다. 이 민무늬근육층들의 수축은 두 가지 유형의 운동을 만들어 내는데, 바로 혼합과 꿈틀운동이다(그림 21.2c).

- **혼합**(mixing)은 음식물을 반죽하듯이 앞뒤로 움직이는 것이며, 동시에 여러 부분에서 이루어지지만 방향성은 없는 움직임이다. 혼합의 목적은 섭취한 음식물을 위창자길 속에서 분비물과 섞고(위) 분절하는(작은창자) 것이다.
- 이에 비해 **꿈틀운동**(연동, peristalsis; *stalsis*: 수축)은 음식물을 위창자길층의 근육운동에 의해 방향성을 가지고 이동시키기 위해 위창자길의 다양한 부분(식도, 위, 작은창자, 큰창자)에서 물결처럼 위창자길의 근육층이 물결처럼 번갈아 수축하는 것이다. 음식물은 꿈틀운동을 통해 식도에서 항문까지 한 방향으로 이동된다.

또한 속돌림층은 위창자길의 여러 부분에서 매우 두꺼워지면서 **조임근**(괄약근, sphincter)이 된다. 고리 모양의 민무늬근육인 조임근은 (1) 위창자길의 다음 부분으로 넘어갈 때 음식물의 이동을 조절하고 (2) 음식물의 역류를 방지하기 위해 이완(열림)과 수축(닫힘)을 한다. 예를 들어 유문조임근은 위에서 작은창자로 음식물이 이동하는 것을 조절한다.

바깥막 또는 장막

위창자길 벽의 가장 바깥층은 바깥막 또는 장막이다. **바깥막**(adventitia)은 콜라겐섬유와 탄력섬유가 분산된 성근결합조직으로 이루어졌으며, 배막안의 바깥에 있다. **장막**(serosa)의 구성은 바깥막과 같지만 내장쪽배막으로 완전히 덮였으며 배막안의 안쪽에 있다.

위창자길의 일부 기관은 벽의 구조가 지금까지 설명한 것과 다르다. 예를 들면 식도의 점막은 내벽을 보호하기 위해 비각질화 중층편평상피로 이루어졌으며, 위의 근육층은 세 겹의 민무늬근육으로 이루어졌다. 먼저 기본적인 양상을 충분히 이해한 다음 이 양상에서 벗어난 기관을 살펴보면 그 기관의 기능을 추측하기 쉽다.

무엇을 배웠는가?

3 물질이 흡수될 때 모세혈관이나 림프모세관으로 들어가려면 어느 층을 거쳐야 하는가?

4 꿈틀운동은 혼합과 어떻게 다른가?

5 위창자길의 여러 부분에서 조임근은 어떤 기능을 하는가?

21.1d 소화계통 조절의 개관

학습목표

7. 소화계통 조절에서 창자신경계통과 자율신경계통의 일반적인 기능을 서술한다.
8. 소화계통을 조절하는 긴 반사와 짧은 반사를 설명하고 서로 비교한다.
9. 소화과정을 조절하는 주요 호르몬을 열거한다.

소화과정은 신경계통과 내분비계통에 의해 조절된다. (1) 창자신경계통과 자율신경계통은 신경반사를 통해 소화를 조절하며 (2) 1차 호르몬은 내분비 반사를 통해 소화를 조절한다.

› 창자신경계통

12.5b에서 언급한 것처럼 **창자신경계통**(enteric nervous system, ENS)은 식도에서 항문까지 이어지는 감각신경세포와 운동신경세포로 이루어져 있으며, 점막밑신경얼기와 근육층신경얼기 내에 존재한다(그림 21.2a). 이 신경얼기의 감각신경세포는 위창자길의 민무늬근육과 샘을 자극하고 위창자길에서 물질의 혼합 및 꿈틀운동을 유도한다(일부 연구자들은 창자신경계통이 중추신경계통과 완전히 분리되어 있다고 간주한다. 창자신경계통을 이루는 신경세포의 수, 그리고 창자신경계통이 중추신경계통과 상관없이 기능할 수 있다는 사실 때문이다).

› 자율신경계통

자율신경계통(Autonomic Nervous System, ANS)의 부교감신경과 교감신경은 위창자길을 자극한다. 부교감 및 교감 신경의 축삭돌기는 위창자길벽의 민무늬근육과 샘과 연결되어 있으며(직접 조절) 창자신경계통의 신경세포와도 연결되어있다(간접 조절). 일반적으로 부교감신경은 위창자길의 활동을 촉진한다. 위창자길의 운동을 유도하고 조임근을 이완시킨다(표 12.6 참조). 이와 반대로 교감신경은 위창자길의 활동을 억제한다. 위창자길의 운동성을 억제하고 조임근을 수축시키며 위창자길벽의 혈관을 수축시킨다. 따라서 교감신경이 활성화되는 상태(운동, 분노, 스트레스)에서는 소화가 오래 걸리거나 원활히 이루어지지 않을 수 있다.

› 신경 조절

11.6절에서 언급한 것처럼 창자신경계통과 자율신경계통은 신경반사를 통해 위창자길의 벽을 조절한다. 위창자길의 반사를 유도하는 수용체에는 위창자길의 특정 부분에 발생하는 늘어남이나 압력을 탐지하는 **압력수용체**(baroreceptor)와 또 하나는 속공간을 지나는 내용물에 단백질이나 산과 같은 특정 화학물질이 존재하는지 탐지하는 **화학수용체**(chemoreceptor)가 있다(13.1d 참조). 이 수용체들이 자극을 받으면 짧은 반사와 긴 반사가 발생한다.

짧은 반사(short reflex)는 중추신경계통과 관련 없이 창자신경계통의 신경세포에서만 일어나는 국소반사이다. 기계수용체나 화학수용체에 의해 탐지된 감각정보는 창자신경계통의 신경세포로 전달되어 민무늬근의 수축과 분비를 조절한다. 짧은 반사는 위창자길의 작은 변화에 맞춰 소화를 조절하는 기능을 한다.

긴 반사(long reflex)는 통합센터 역할을 하는 중추신경계통에 의해 조절되는 반사이다. 중추신경계통으로 전달된 기계수용체와 화학수용체의 감각정보는 중추신경계통으로 전달된다. 그다음 자율신경의 운동명령이 위창자길벽의 민무늬근 수축과 분비를 조절한다. 자율신경의 운동명령은 부속 소화기관(예: 침샘, 이자, 간)을 포함한 다른 기관으로 전달된다. 그 결과, 분비와 민무늬 소화근육의 수축을 통해 소화 반응이 이루어진다.

› 호르몬 조절

소화과정의 조절에는 몇 가지 주요 호르몬이 관여한다. 위에서 분비되는 가스트린, 작은창자에서 분비되는 세크레틴, 콜레시스토키닌, 모틸린이다. 이 호르몬의 구체적인 기능은 21.2d절, 21.3b, c절에서 설명할 것이다.

통합 INTEGRATE

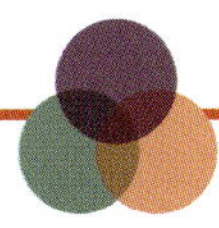

개념 연결 CONCEPT CONNECTION

부교감신경축삭을 포함하고 있는 4개의 뇌신경(10.9, 12.3a 참조) 중 3개는 소화작용을 조절한다.

얼굴신경(CN VII)은 혀밑샘과 턱밑샘으로 뻗어 있으며 침 분비를 자극한다.

혀인두신경(CN IX)은 귀밑샘을 지배하고 침 분비를 자극한다.

미주신경(CN X)은 소화기관 대부분(예: 위, 작은창자, 작은창자 대부분, 이자, 간)을 지배하며 소화작용을 자극한다.

무엇을 배웠는가?

6 짧은 반사와 긴 반사는 어떻게 구분하는가?

7 소화과정을 조절하는 주요 호르몬 세 가지는 무엇인가?

21.1e 배안의 장막

학습목표

10. 소화관과 관련된 장막의 구조에 대해 서술한다.
11. 배막내기관과 배막뒤기관을 구분한다.
12. 창자간막의 기능을 설명하고 배골반안의 5개 창자간막에 대해 서술한다.

통합 INTEGRATE

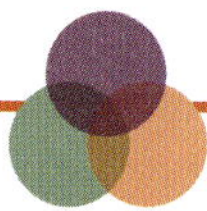

개념 연결 CONCEPT CONNECTION

배막은 심장막(16.2b 참조) 및 가슴막(19.4c 참조)과 매우 비슷하다. 이 막들은 몸안의 내벽을 덮는 벽쪽층과 기관의 바깥면을 덮는 내장쪽층으로 이루어져 있다. 벽쪽과 내장쪽층 사이의 공간에는 장액이 분비되는데, 장액은 막과 기관 사이의 마찰을 줄이는 윤활제의 역할을 한다.

1.5e절에서 언급한 대로 배골반안과 관련된 장막을 **배막**(peritoneum; *periteino*: 펴다)이라고 한다. 배막안에는 벽쪽배막과 내장쪽배막이 연결되어 있다. **벽쪽배막**(벽쪽복막, parietal peritoneum)은 몸속의 내벽을 덮는 장막이며, **내장쪽배막**(내장쪽복막, visceral peritoneum)은 몸통벽 안쪽의 표면을 덮는 장막이다. 이 두 겹의 막 사이에는 좁은 **배막안**(복막강, peritoneal cavity)이 있다. 배막안은 잠재된 공간이며 벽쪽배막과 내장쪽배막은 배막안으로 미끈거리는 장액(배막에서 생성)을 분비한다. 이 소량의 장액은 몸의 안쪽 표면과 내장의 바깥면 사이에서 윤활작용을 한다. 이 때문에 배의 기관은 쉽게 움직일 수 있으며, 움직일 때 마찰이 적게 일어난다.

› 배막내기관과 배막뒤기관

배 속의 기관 중 내장쪽배막으로 완전히 둘러싸인 기관을 **배막내기관**(intraperitoneal organ)이라고 하는데, 위, 작은창자의 대부분, 큰창자의 일부(가로잘록창자 및 구불잘록창자)가 여기에 포함된다. **배막뒤기관**(retroperitoneal organ)은 일반적으로 뒤쪽 배벽의 바로 앞에 있기 때문에 앞 가쪽만이 배막과 접촉한다. 배막뒤 소화기관에는 이자, 식도(복부), 샘창자(작은창자의 첫 부분), 큰창자의 일부분(오름창자와 내림창자), 직장이 포함된다(그림 1.9 참조).

? 어떻게 생각하는가?

1. 배막안에 어떤 장기가 있는가?

› 창자간막

창자간막(장간막, mesentery)은 위창자길의 배막내기관을 지탱하고 고정하며 안정시키는 두 겹의 배막을 말한다. 이 사이에 있는 혈관, 림프관, 신경은 소화기관과 연결되어 있다. 개별 기관과 연결된 막은 저마다 이름이 다르다(**그림 21.3**; 그림 1.9 참조).

- **큰그물막**(대망, greater omentum)은 마치 앞치마와 같이 위의 아래 가쪽 면(큰굽이)에서 아래로 뻗어 대부분의 배기관을 덮는다. 다량의 지방결합조직이 축적되는 경우가 많기 때문에 '지방 앞치마'라고도 한다.
- **작은그물막**(소망, lesser omentum)은 위의 위 안쪽 면(작은굽이)과 샘창자의 몸쪽 끝을 간에 연결한다.
- **낫인대**(겸상인대, falciform ligament: *falx*: 낫)는 간을 앞쪽 배벽의 안쪽 표면에 부착시키는 접힌 배막이다.
- **고유창자간막**(고유장간막, mesentery proper)은 창자간막이라고도 하며, 작은창자의 대부분(빈창자와 돌창자)을 뒤쪽 배벽의 안쪽 면에서 고정하는, 부채꼴로 접힌 배막이다.
- **잘록창자간막**(결장간막, mesocolon)은 큰창자의 일부를 뒤쪽배벽의 안쪽 면에 고정하는 접힌 배막이다. 잘록창자간막은 몇 개의 부분으로 뚜렷이 나뉘며, 각 부분의 이름은 그 부분이 고정하는 창자에 따라 지어졌다. 예를 들면 가로잘록창자간막은 가로잘록창자와 연결되어 있으며, 구불잘록창자간막은 구불잘록창자와 연결되어 있다.

지금까지 위창자길의 주된 기능과 특징을 전체적으로 살펴보았으며, 다음으로 상부 위창자관부터 시작해서 소화계통을 더 자세히 살펴본다.

무엇을 배웠는가?

8. 배막내기관과 배막뒤기관은 어떻게 다른가? 배막내기관에 속하는 소화기관을 열거하라.
9. 큰그물막은 어디에 있는가?

통합 INTEGRATE

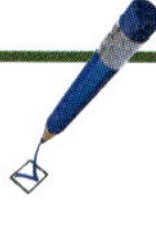

학습전략 LEARNING STRATEGY

배막뒤기관들은 벽쪽배막의 바깥쪽 뒤벽의 앞에 위치한다. 이 기관들은 소화계통, 비뇨계통, 심혈관계통과 연결된다. 이 기관을 기억하기 위한 연상방법은 SAD PUCKER(슬픈 주름)이다.

S = Suprarenal glands (adrenal glands)
A = Aorta and inferior vena cava
D = Duodenum (most of)
P = Pancreas
U = Urinary bladder and ureters
C = Colon (ascending and descending)
K = Kidneys
E = Esophagus (abdominal portion)
R = Rectum

통합 INTEGRATE

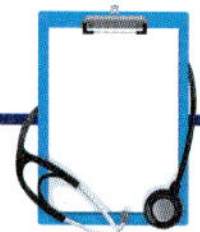

임상적 고찰 21.1 CLINICAL VIEW

배막염

배막염(복막염, peritonitis)은 배막에 생기는 염증으로 복통을 유발한다. 가장 흔한 원인은 위창자길에 천공이 생김으로써 내용물이 새어 나와 배막과 접촉하는 것이다. 안쪽에서 생기는 천공은 위궤양이나 샘창자궤양이 위창자길의 내벽을 침식하거나, 뾰족한 물건을 삼켜서 이 물건이 위창자길을 뚫고 나올 때, 또는 막창자꼬리파열(가장 일반적인 원인) 시 발생한다. 바깥쪽에서 생기는 천공은 총상이나 수술 때문에 발생할 수 있다. 염증반응에 의해 감염원이 없어지지 않는 경우 수술과 광범위한 항생제의 투여를 실시해야 한다. 배막염의 치료시기를 놓쳐 퍼질 경우 사망에 이를 수 있다.

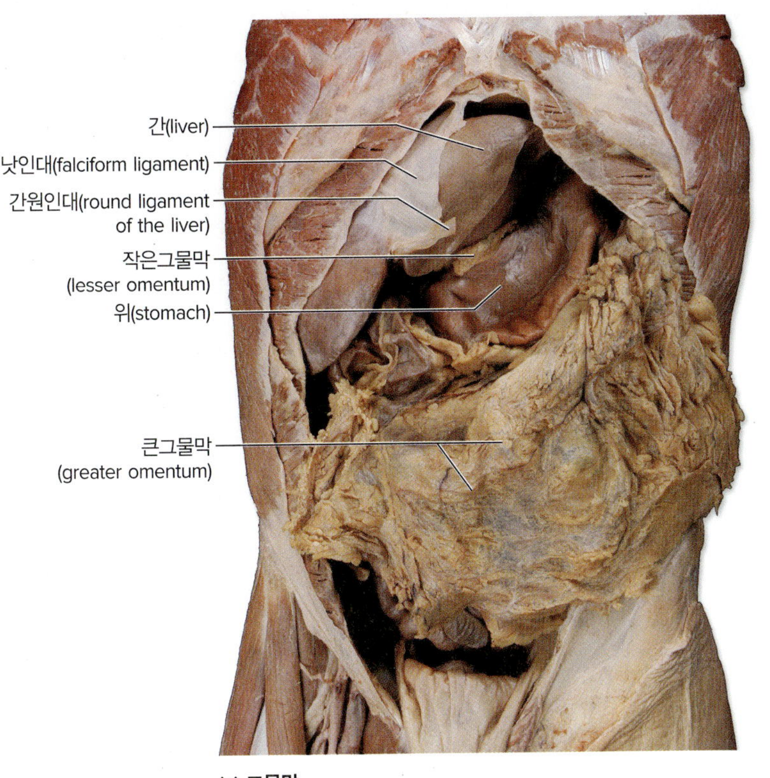

(a) 그물막

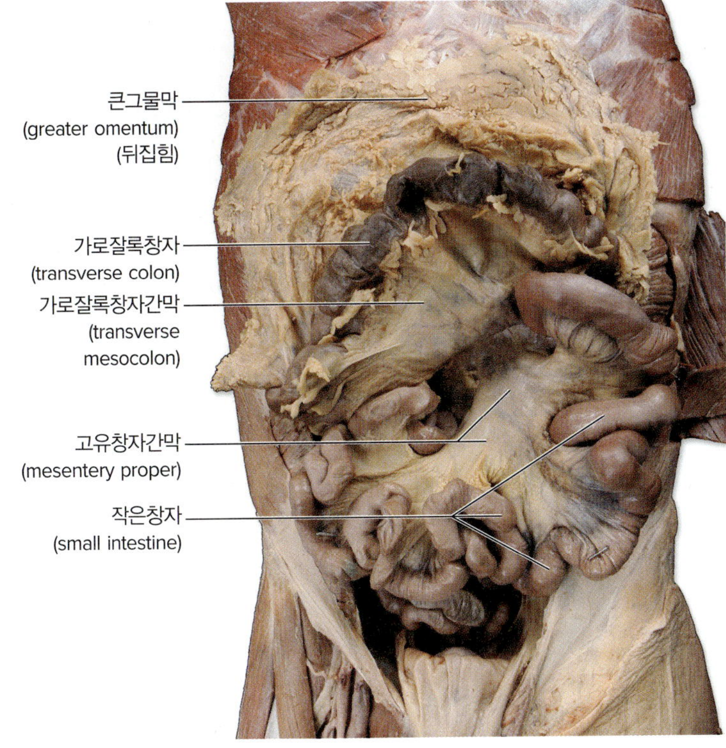

(b) 고유창자간막과 잘록창자간막

그림 21.3 장막. 많은 배기관이 창자간막이라는 두 겹의 장막으로 고정되어 있다. (a) 큰그물막과 작은그물막, (b) 고유창자간막과 일부 잘록창자간막

21.2 상부 위창자길

상부 위창자길(upper gastrointestinal tract)은 입안, 침샘, 인두, 식도, 위, 작은창자로 구성된다. 상부 위창자길은 음식물의 기계적 소화와 화학적 소화가 시작되는 곳이다.

21.2a 상부 위창자길 기관의 개관

학습목표

13. 상부 위창자길의 구성요소를 설명한다.

상부 위창자길과 부속구조의 겉모습을 살펴보면 이 부분의 구조와 소화 작용 및 기능을 통합해서 이해하는 데 도움이 될 것이다(그림 21.1 참조).

- **입안**(oral cavity)과 **침샘**(salivary gland). 입안에서는 기계적 소화(씹기)가 시작된다. 음식 물이 입안에 들어오면 침샘에서 침이 분비된다. 침이 음식물과 섞여 촉촉한 음식덩이가 된다. 침의 성분 중 하나로 녹말(아밀로오스)의 화학적 소화를 개시하는 가수분해효소인 아밀라아제가 있다.
- **인두**(pharynx). 음식덩이가 인두로 이동하며 여기서 삼키는 작용이 일어난다. 침과 식도의 윗부분에서 분비된 점액이 삼킴을 촉진한다.
- **식도**(esophagus). 음식덩이는 인두에서 식도를 통해 위로 이동한다. 음식덩이가 지나는 길에서 식도의 점액이 윤활작용을 한다.
- **위**(stomach). 위벽의 민무늬근육이 수축하면서 음식덩이가 위의 분비물과 섞인다. 이 분비물은 위점막의 상피세포가 만드는데, 종류는 산[염산(HCl)], 소화효소, 뮤신이다. 음식덩이가 미즙이라는 산성물질이 될 때까지 혼합이 계속 이루어진다.

작은창자의 첫 부분은 샘창자이다. 샘창자도 상부 위창자길에 포함되지만 뒤에서 작은창자에 대해 다룰 때(21.3b 참조) 함께 설명할 것이다.

무엇을 배웠는가?

10 상부 위창자길의 일부로 간주되는 구조는 무엇인가? 음식물은 상부 위창자길의 각 구조에서 어떻게 이동하는가?

21.2b 입안과 침샘

학습목표

14. 입안의 해부학적 구조에 대해 서술한다.

15. 침샘의 구조와 기능, 침의 분비가 조절되는 원리를 설명한다.

16. 씹기의 과정을 설명한다.

17. 이의 구조와 발생을 논한다.

› 입안

입안(구강, oral cavity, mouth)은 위창자길의 입구이다(**그림 21.4**). 음식물은 입안에 들어가 기계적 소화와 화학적 소화의 첫 과정을 거친다.

맨눈해부학 입안은 2개의 공간으로 나뉜다. (1) 안뜰[입안안뜰, 볼안(협강)]은 잇몸, 입술과 볼 사이의 공간이며 고유의 입안은 이를 기준으로 깊은 곳에 있다. (2) 입안의 가쪽에는 볼, 앞에는 이와 입술이 있으며 뒤는 입인두로 이어진다.

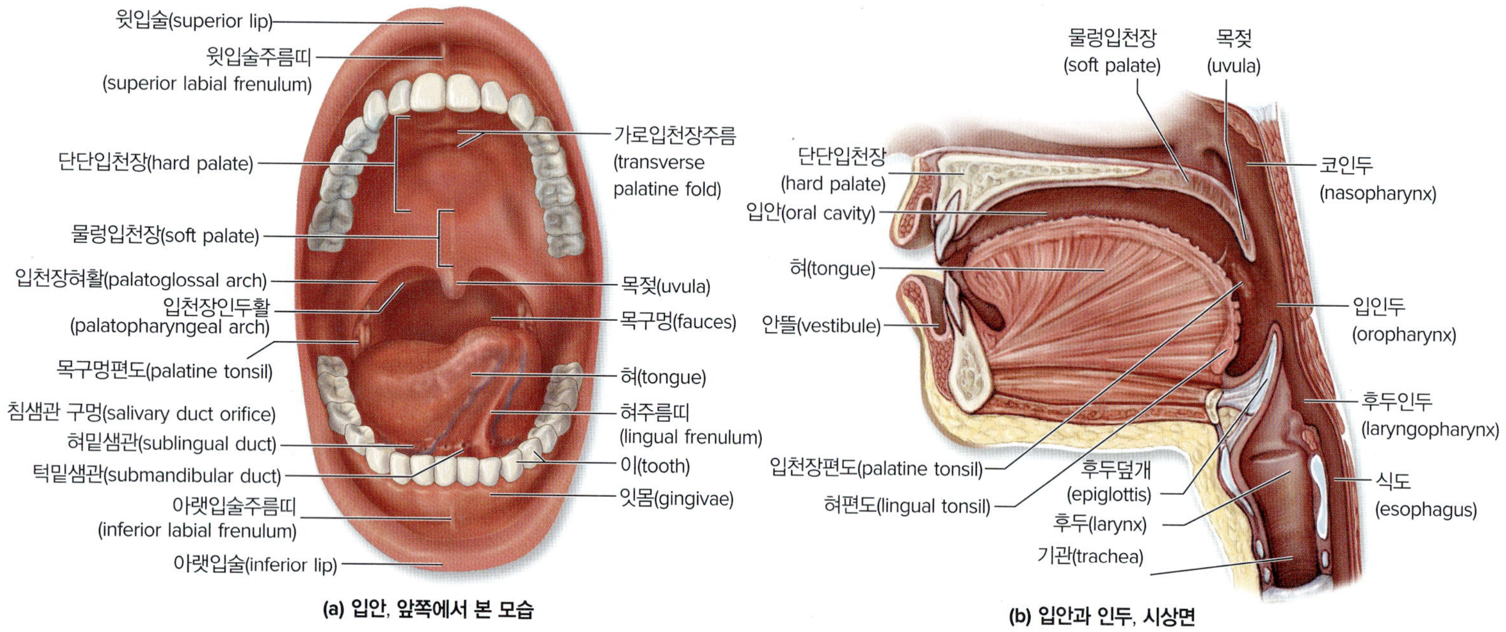

그림 21.4 입안. 섭취한 음식과 음료는 위창자길의 입구인 입안으로 들어가서 인두로 향한다. (a) 입안의 구조를 앞쪽에서 본 모습, (b) 입안과 인두의 구조를 관찰할 수 있는 시상면.

볼의 바깥은 외피로 덮였고 볼에는 볼근이 있다(그림 8.5 참조). 볼근은 볼을 치아 쪽으로 눌러 음식물을 씹는 동안 고체물질이 입 밖으로 나오지 않도록 한다. 볼은 살로 이루어진 **입술**(lip, labium)에서 끝난다. 입술은 주로 입둘레근으로 이루어져 있다(8.3 참조). 입술의 안쪽에는 혈관이 풍부하고 바깥쪽에는 각질이 부족하기 때문에 입술은 붉은색을 띤다. 위아랫입술의 안쪽 표면은 중앙에서 접힌 얇은 점막으로 잇몸에 연결되어 있다. 이 점막을 **입술주름띠**(구순소대, labial frenulum; *labium*: 입술, *frenum*: 굴레)라고 한다. 혀를 정중앙으로 밀어넣으면 입술주름띠를 감지할 수 있다.

입천장(구개, palate)은 입안의 위쪽 경계를 이루며 입안과 코안을 나누는 장벽 역할을 한다. 입천장의 앞쪽 2/3는 뼈로 이루어져서 단단하며(단단입천장), 뒤의 1/3은 근육으로 이루어져서 부드럽다(물렁입천장). 입천장을 따라 혀로 쓰다듬으면 단단입천장과 물렁입천장의 차이를 알 수 있다. **단단입천장**(경구개, hard palate)은 위턱뼈의 입천장돌기와 입천장뼈의 수평판이 결합하여 이루어져 있다(5.2b 참조). 이러한 뼈가 결합되지 않으면 구개열이 생겨 삼키는 데 문제가 발생한다(임상적 고찰 5.1: "입술갈림증과 입천장갈림증" 참조) 단단입천장에는 튀어나온 **가로입천장주름**[횡구개주름, transverse palatine fold; 마찰융기(friction ridge)라고도 함]이 있다. 가로입천장은 섭취된 음식물을 삼키기 전에 혀를 보조한다. 물렁입천장의 뒷부분 중앙에서는 아래를 향해 **목젖**(구개수, uvula)이라는 원뿔형의 돌기가 나와 있다. 음식물을 삼킬 때 물렁입천장과 목젖이 올라가 코인두의 뒤쪽 입구를 막아서 음식물이 코 부위로 들어가지 못하게 한다(21.2c 참조).

목구멍(구협, fauces)은 입안과 입인두 사이에 있는 구멍이다. 목구멍은 쌍을 이루며 접힌 근육으로 둘러싸여 있다. 근육의 이름은 위치한 부위에 따라 앞에 있는 근육은 **입천장혀활**(구개설궁, palatoglossal arch; *glossa*: 혀)이고, 뒤에 있는 근육은 **입천장인두활**(구개인두궁, palatopharyngeal arch; *pharynx*: 목구멍)이라고 한다. 입천장 편도는 이 두 활 사이에서 아래쪽에 있다. 림프조직 덩어리인 입천장편도는 (21.4c 참조) 섭취한 음식물 속에 외부 항원이 있는지 살피고 필요시 면역반응을 개시하는 초기 방어선 역할을 한다.

입안의 바닥에는 혀가 있다. **혀**(tongue)는 주로 뼈대근육으로 이루어져 있으며, 외재근과 내재근이 혀를 움직인다(8.3c 참조). **유두**(papilla; *papula*: 뾰루지)라는 수많은 작은 돌기가 혀의 위(등쪽) 표면을 덮고 맛을 감지한다(13.3b 참조). 혀의 뒤쪽 아랫부분에는 혀편도라는 둥근 림프조직 덩어리가 있다(18.4c 참조). 혀의 뒷면은 세로방향의 얇은점막인 **혀주름띠**(설소대, lingual frenulum)가 입안의 바닥에 연결되어 있다. 혀는 음식물을 씹을 때 음식물을 움직이고 혼합하며, 부분적으로 소화된 음식물을 입천장 쪽으로 눌러 기계적 소화를 돕는다. 혀는 삼킬 때와 말을 할 때도 중요한 기능을 한다. 이와 잇몸에 대해서는 이 절의 끝부분에서 자세히 설명한다.

조직학 입안의 내벽은 기계적 소화에서 발생하는 마찰을 견디기 위해 중층편평상피로 이루어져 있다. 입안의 내벽을 이루는 대부분은 비각질 유형이다. 각질 유형은 입술, 혀의 부분, 단단입천장 중 작은 부분을 덮고 있다.

› 침샘

입안의 홑세포 외분비샘에서는 장액과 점액이 계속 분비되어 입안에 고인다. 볼의 여러 홑세포 샘 중에는 볼의 볼샘, 혀의 혀샘, 입술의 입술샘이 있으며, 이 샘들을 **내인성 침샘**(intrinsic salivary gland)이라고 한다. 이 작은 샘들은 **침**(타액, saliva)을 만들어 낸다. 내인성 침샘의 분비물에는 **혀리파아제**(lingual lipase)가 함유되어 있다. 그러나 침은 대부분 입안의 바깥에 있는 뭇세포 샘인 **외인성 침샘**(extrinsic salivary gland)에서 만들어진다.

맨눈해부학 입안의 바깥에는 뭇세포 침샘인 귀밑샘, 턱밑샘, 혀밑샘이 한 쌍씩 있다(**그림 21.5a**).

귀밑샘(이하선, parotid gland; *para*: 옆에, *ot*: 귀)은 침샘 중 가장

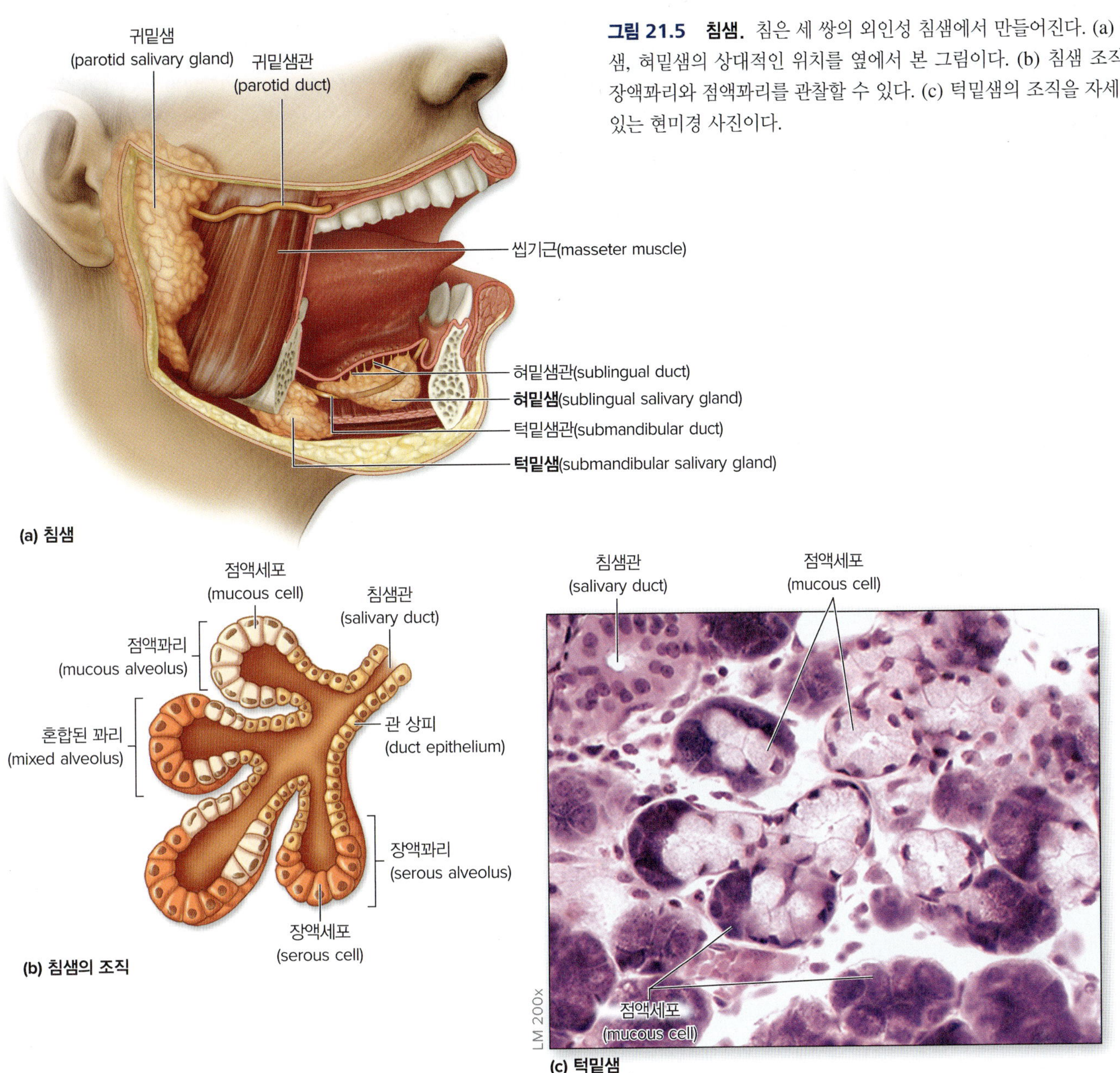

그림 21.5 침샘. 침은 세 쌍의 외인성 침샘에서 만들어진다. (a) 귀밑샘, 턱밑샘, 혀밑샘의 상대적인 위치를 옆에서 본 그림이다. (b) 침샘 조직의 그림으로 장액꽈리와 점액꽈리를 관찰할 수 있다. (c) 턱밑샘의 조직을 자세히 관찰할 수 있는 현미경 사진이다.

크고, 귀의 앞쪽과 아래쪽에 있으며 씹기근 위를 조금 덮는다. 귀밑샘은 침의 25~30%를 만들어 내며, 이 침은 **귀밑샘관**(parotid duct)을 통해 입안으로 간다. 귀밑샘관은 귀밑샘에서 씹기근의 바깥표면을 지나 볼근을 관통한 후, 안뜰의 둘째 위큰어금니에 가까운 곳에서 끝난다. 귀밑샘이 바이러스(믹소바이러스)에 감염되면 **볼거리**(mumps)가 발생한다. 어릴 때 MMR 예방접종(홍역, 볼거리, 풍진)을 하면 볼거리에 대한 면역이 생긴다.

턱밑샘(악하선, submandibular salivary gland)은 이름 그대로 입안의 바닥 아래, 아래턱뼈 몸통보다 안쪽에 있다. 턱밑샘은 침의 대부분(60~70%)을 만들어 낸다. **턱밑샘관**(submandibular duct)은 턱밑샘에서 입안 바닥의 유두를 통해 혀주름띠의 가쪽으로 열려 있다.

혀밑샘(설하선, sublingual salivary gland)은 혀의 아래, 턱밑샘의 앞 안쪽, 입안 점막 속에 있다. 혀밑샘에서 이어지는 여러 개의 작은 혀밑샘관은 입안 아랫면, 턱밑샘관 유두의 뒤쪽으로 통한다. 혀밑샘은 작으며, 침의 3~5%만을 생성한다.

조직학 침샘에는 두 가지 유형의 분비세포가 있는데, 이 세포는 침의 성분을 만들어 낸다. 분비세포의 유형으로는 점액세포와 장액세포가 있다(그림 21.5b, c). 점액세포는 수분이 있는 상태에서 점액으로 변하는 뮤신을 분비하고, 장액세포는 전해질과 침아밀라아제를 함유한 묽은 액체를 분비한다. 장액세포 대 점액세포의 비율은 침샘마다 다르다. 귀밑샘은 장액만을 분비하고 턱밑샘과 혀밑샘은 점액과 장액을 모두 분비한다.

침 하루에 분비되는 **침**(saliva)의 양은 1.0~1.5 L이다(우리가 마시는 음료수병에 침이 담겨 있다고 생각해 보라!). 대부분은 음식을 먹을 때 분비되지만 소량은 입안 점막의 습기를 유지하기 위해 항상 분비된다. 침은 99.5%가 물과 용질로 이루어져 있다. 침은 침샘의 세포(샘꽈리, acini)를 통해 모세혈관에서 여과된 물과 전해질로 형성된다. 그 외에 침아밀라아제, 뮤신, 라이소자임과 같은 성분은 샘꽈리세포가 추가한다. 이러한 성분이 있기 때문에 침은 다음과 같이 다양한 기능을 할 수 있다.

- 섭취한 음식물을 적셔, 부분적으로 소화된 둥글고 축축한 덩어리인 **음식덩이**(bolus; *bolos*: 덩어리)가 되게 한다. 음식물이 음식덩

이가 되면 삼키기가 더 쉬워진다.

- 침에 함유된 아밀라아제는 입안에서 녹말의 **화학적 분해**를 개시한다.
- 음식의 분자가 용해되는 수용성 용매의 역할을 한다. 이로써 맛수용체가 자극을 받을 수 있다(13.3b 참조).
- 입안을 청소한다.
- 침에 함유된 **라이소자임**(lysozyme)과 항체(IgA)는 입안에서 세균이 자라지 못하도록 한다(IgA는 고유판의 혈장세포에서 만들어지며 상피세포를 건너 이동한다).

침 분비의 조절 뇌줄기(10.5c 참조) 속의 침분비핵이 침의 분비를 조절한다. 부교감신경의 자극에 대한 반응으로 침이 항상 조금씩 분비되어 입안의 습기를 유지한다(12.3a 참조). 침분비핵으로 가는 감각정보는 상부 위창자길의 화학수용체와 기계수용체에서 전달된 것이다. 이 수용체들은 입안에 들어오는 물질(특히 레몬과 같은 산성 물질), 위의 속공간에 다다르는 물질(특히 맵거나 산성인 음식) 등 다양한 자극을 탐지한다. 상한 음식을 먹었을 경우, 위 속의 세균 독소가 수용체를 자극해 침분비핵으로 감각신경신호를 보낸다. 음식에 대해 생각하거나, 음식 냄새를 맡거나, 음식을 보았을 때는 고위 뇌중추가 침분비샘으로 감각정보를 보낸다. 침분비핵이 자극을 받으면 더 많은 부교감신경신호가 얼굴신경을 따라 턱밑샘과 혀밑샘으로, 혀인두신경을 따라 귀밑샘으로 간다. 이로써 침이 더 많이 분비된다.

운동할 때, 흥분하거나 화났을 때 발생하는 교감신경자극(12.4 참조)은 침의 수분을 줄여 침이 점성을 더 많이 띠게 한다(교감신경의자극이 침샘의 모세혈관을 수축시켜 침으로 가는 수분을 감소시키기 때문이다).

어떻게 생각하는가?

2 입안이 마르면(침이 충분히 생성되지 않으면) 이에 충치와 같은 문제가 더 많이 생긴다는 연구 결과가 있다. 두 현상 사이에는 어떤 관계가 있을까?

기계적 소화: 씹기

입안의 기계적 소화를 **씹기**(저작, mastication; *mastico*: 씹다)라고 한다. 씹기가 이루어지려면 이, 입술의 뼈대근육, 혀, 볼, 턱이 협응을 이루며 작용해야 한다. 이 부분들은 숨뇌와 다리뇌의 핵인 **씹기중추**(mastication center)가 통제한다.

씹기의 가장 중요한 역할은 음식물을 작은 입자로 만들어서 삼키기 쉽게 하는 것이다. 사실 소화와 흡수는 씹기의 영향을 거의 받지 않는다. 다만 음식물을 씹으면 표면적이 넓어져 소화효소에 더 많이 노출된다. 또한 씹기는 침의 분비를 촉진해 음식물이 부드럽고 축축한 음식덩이로 더 쉽게 변하도록 한다.

작은 무극성분자로 이루어진 약물(예: 협심증 치료에 사용되는 니트로글리세린)은 입에서 혈액으로 바로 흡수될 수도 있다. 이러한 약물

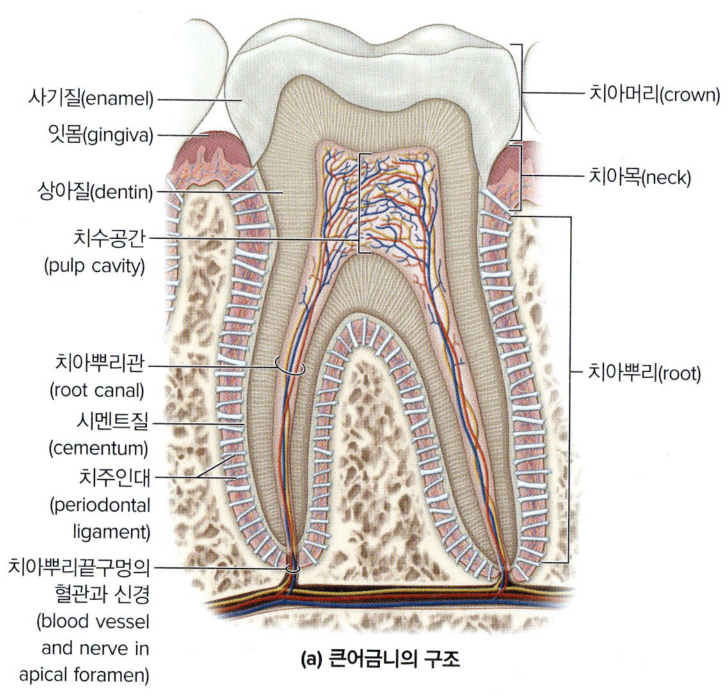

(a) 큰어금니의 구조

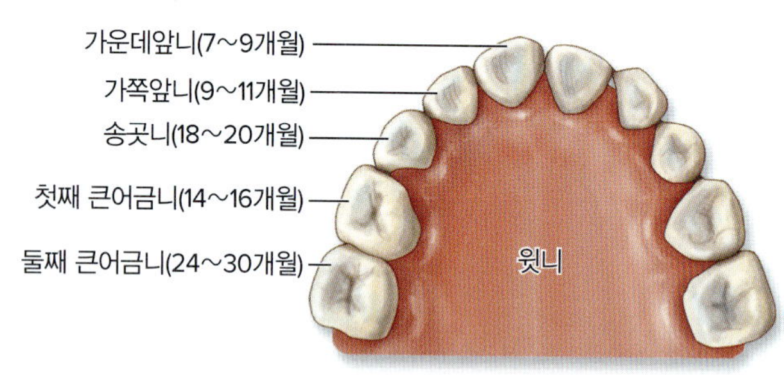

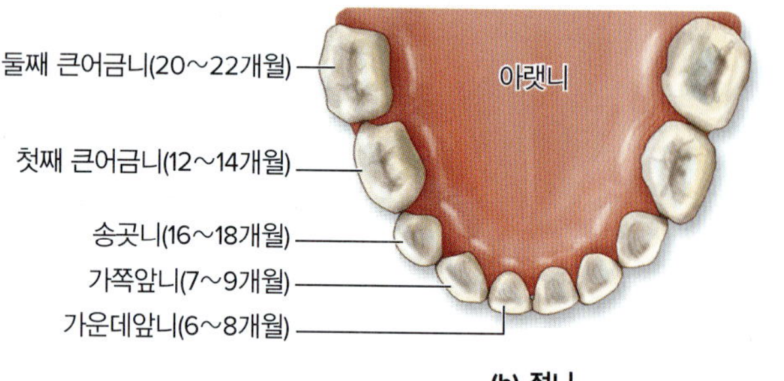

(b) 젖니

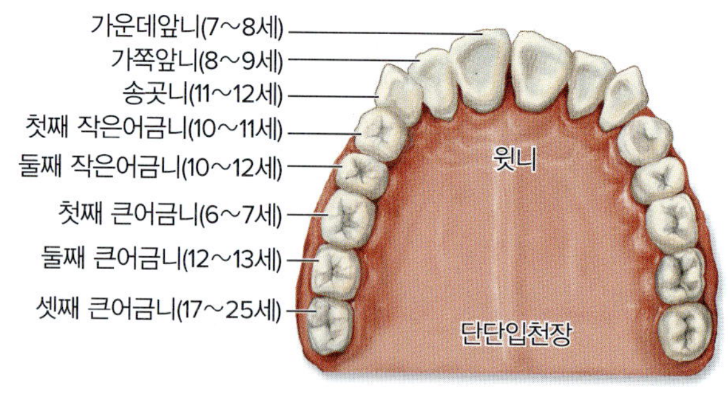

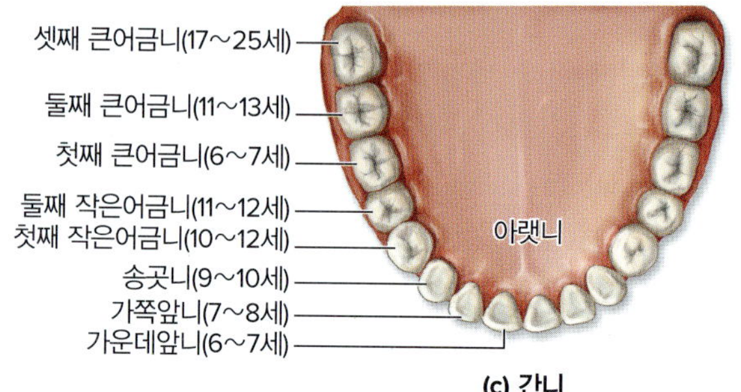

(c) 간니

그림 21.6 **이.** 이는 섭취한 음식을 입안에서 씹는다. (a) 큰어금니의 해부학적 구조, (b), (c) 평균적인 젖니와 간니의 치열 및 나는 시기.

은 혀 밑에 놓으면 단순확산(2.3a 참조)을 통해 입안의 상피를 통과해서 혈액으로 흡수된다.

› 이

이(치아, tooth)는 **이틀니**(생치, dentition; *dentition*: 이가 남)라고도 한다. 이는 씹기를 담당한다. 이는 바깥 부분인 **치아머리**(관, crown), 잘록한 **치아목**(치경, neck), 턱에 고정된 1개 이상의 치아뿌리(치근, root)로 이루어져 있다(**그림 21.6a**). 치아뿌리는 위턱뼈와 아래턱뼈의 이틀돌기 속에 있는 홈인 치아확에 꼭 맞는다. 치아뿌리, 치아확, 그리고 치아뿌리를 이틀돌기에 고정하는 치주인대는 못박이관절을 이룬다(6.2a 참조).

상아질(dentin; den-tish′tin; *dens*: 이)은 이의 질량 중 대부분을 차지한다. 상아질은 뼈와 비슷하면서 더 단단하다. 상아질의 바깥 표면에서는 딱딱하고 내구성이 있는 **사기질**(에나멜, enamel)이 치아머리를 이룬다. 사기질은 몸에서 가장 단단한 물질이며, 주로 인산칼슘 결정으로 이루어져 있다. 이의 중심에는 **속질**(치수, pulp)이라는 결합조직을 함유한 치수공간(pulp cavity)이 있다.

치아뿌리관(치근관, root canal)은 치수공간과 이어지며 치아뿌리끝구멍이라는 구멍을 통해 치아뿌리를 둘러싼 결합조직과 이어져 있다. 속질의 혈관과 신경은 치아뿌리끝구멍을 지난다. 치아뿌리는 **시멘트질**(cementum)이라는 단단한 물질로 싸여 있다. 이의 상아질이나 치아뿌리관이 손상된 것을 **충치**(dental caries, 치아부식 또는 치아우식)라고 한다. 치아우식증은 입 속의 세균이 섭취한 탄수화물을 대사(분해)하는 과정에서 만들어지는 산성물질 때문에 발생한다.

› 젖니와 간니

사람은 평생 동안 이가 두 번 난다(그림 21.6b, c). 생후 6~30개월에는 20개의 **젖니**(탈락치아, deciduous tooth; *deciduus*: 감소)가 난다. 젖니는 나중에 32개의 **간니**(영구치, permanent tooth)로 대체된다. 그림 21.6b와 같이 앞에 있는 간니는 먼저 나고 뒤에 있는 간니는 나중에 난다(첫째 큰어금니는 예외로 대략 만 6세에 나기 때문에 6세 큰어금니라고 하기도 한다). 맨 마지막에 나는 셋째 어금니는 흔히 사랑니(wisdom tooth)라고 하며, 10대 후반에서 20대 초반에 난다. 턱에 셋째 큰어금니가 날 공간이 없어서 이가 일부만 나오거나 비스듬히 나서 매복되는(다른 치아에 덮이는) 경우가 흔하다. 매복된 이는 방향이 비스듬하기 때문에 제대로 나지 못한다. 매복된 이로 인해 압박감이나 통증이 있는 경우 수술을 통해 매복된 이를 뽑아야 하는 경우가 있을 수 있다.

맨 앞에 있는 간니는 **앞니**(절치, incisor; *incido*: 자르다)이다. 앞니는 끌과 같이 생겼으며, 치아뿌리가 하나 있다. 앞니는 음식물을 자르도록 만들어졌다. 앞니의 바로 뒤 가쪽에는 송곳니(견치, canine; *canis*: 개)가 있다. 송곳니는 끝이 뾰족해서 음식물에 구멍을 내고 찢는다. **작은어금니**(소구치, premolar)는 송곳니의 뒤 가쪽, 큰어금니의 앞쪽에 있다. 작은어금니는 사기질이 납작하고 **치아융기**(cusp)가 있어서 음식물을 부수고 갈 수 있다. 작은어금니의 치아뿌리는 하나 혹은 둘이다. **큰어금니**(대구치, molar)는 가장 굵으며, 가장 뒤쪽에 있는 이이다. 큰어금니는 사기질이 크고 넓으며 납작하고 치아융기가 두드러져 보인다. 치아뿌리는 3개 이상이다. 큰어금니도 음식물을 갈고 부순다. 입안을 4등분하면 각 부분에는 앞니 2개, 송곳니 1개, 작은어금니 2개, 큰어금니 3개가 있다.

잇몸(치은, gingiva)은 치밀불규칙결합조직으로 이루어져 있다. 그 아래에서는 비각질 중층편평상피가 위아래턱의 이틀돌기를 덮고 치아목을 둘러싼다. 잇몸에 염증이 생겨 잇몸이 붉어지고 부어오르며 출혈이 발생하는 것을 **치은염**(gingivitis)이라고 한다. 치은염은 치아질환과 치아 손실의 원인이 될 수 있기 때문에 치료시기를 놓치지 않는 것이 중요하다.

무엇을 배웠는가?

11 혀, 이, 침샘은 음식덩이를 만들 때 어떤 역할을 하는가?

21.2c 인두와 식도

학습목표

18. 인두와 식도의 구조를 설명하고 삼킬 때 서로 어떻게 보완하는지 논한다.

인두와 식도는 입안과 위를 연결한다(**그림 21.7a**).

› 인두의 맨눈해부학

인두에 대해서는 19.2c절에서 자세히 설명했다. 인두는 근육으로 이루어진 깔때기 형태의 통로로 가쪽 벽에 신축성이 있으며, 공기와 음식이 지나가는 통로이다. 위, 가운데, 아래 한 쌍씩의 **인두수축근**(pharyngeal constrictor)이 인두의 벽을 이룬다(8.3c, 그림 8.10 참조). 입인두와 후두인두의 내벽은 비각질 중층편평상피로 이루어져 있어서 음식을 삼킬 때 마찰을 견딘다.

› 식도의 맨눈해부학

식도(esophagus)는 관 형태의 통로로 평소에는 납작하다. 성인의 식도는 길이가 약 25 cm이며 대략 후두의 반지연골(그림 19.5 참조)과 같은 높이에서 시작해 가슴의 대부분을 따라 내려간다. 식도는 척추뼈몸통의 바로 앞을 지나다가 가로막을 통과한다(그림 19.8a, b 참조). 식도의 아랫부분은 위와 연결되며 이 부분에서 식도는 가로막의 **식도구멍**(esophageal hiatus)을 지난다. 식도의 끝부분 1.5 cm만이 배 부분에 있다.

상부 식도조임근(상식도괄약근, superior esophageal sphincter)은 인두식도조임근(pharyngoesophageal sphincter)이라고도 하며, 식도의 위쪽 끝에서 둥글게 수축하는 뼈대근육이다. 이 부분에서 식도와 인두가 만난다. 숨을 들이쉴 때 이 조임근이 닫히기 때문에 공기가 식도로 들어가지 않고 후두와 기관으로 들어간다.

하부 식도조임근(하식도괄약근, inferior esophageal sphincter)은 위식도(esophageal gastric) 또는 들문조임근(분문괄약근, cardiac sphincter)이라고 하며, 식도의 아래쪽 끝에서 둥글게 수축하는 뼈대근육이다. 이 조임근은 역류를 방지할 만큼 강하지 않다. 대신 식도 구멍의 가로막 근육이 수축해서 위의 내용물이 식도로 역류하지 않도록 한다(임상적 고찰 21.2: “역류식도염과 위식도역류병(GERD)” 참조).

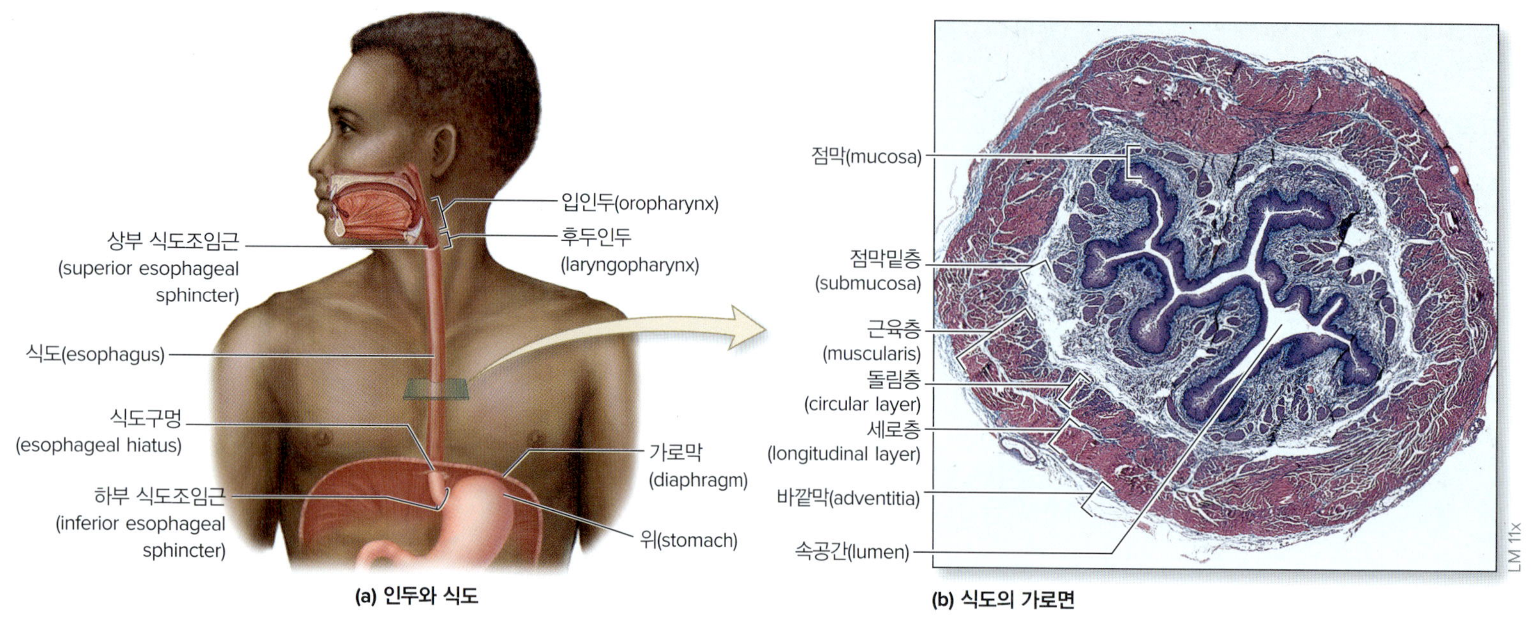

그림 21.7 인두와 식도. (a) 인두는 입과 식도를 연결하는 개방형 깔때기 모양의 근육 통로이다. 식도는 인두에서 아래로 이어져 있으며, 음식덩이와 음료를 위로 전달한다. (b) 식도 가로면의 현미경 사진으로 식도의 벽을 이루는 층을 관찰할 수 있다. 여기서 식도는 정상적으로 접힌 부분이다.

통합 INTEGRATE

임상적 고찰 21.2 CLINICAL VIEW

역류식도염과 위식도역류병(GERD)

산성의 미즙이 식도로 역류해 후끈거리는 통증과 자극을 유발하는 **역류식도염**(reflux esophagitis)을 일으키는 경우가 있다. 이 통증은 복장뼈 뒤쪽에서 강렬하게 느껴지기 때문에 심장발작(heart attack)으로 오인되기도 하며, 이러한 상태를 가슴쓰림(heartburn)이라고 한다.

식도의 상피는 위의 상피와 달리 산성 내용물에 취약하며 염증과 자극이 잘 일어난다. 역류식도염은 과체중인 사람, 흡연자, 과식한 사람(특히 자기 직전), **열공탈장**(hiatal hernia)이 있는 사람이 걸리기 쉽다. 열공탈장이란 위의 일부가 가로막을 넘어 가슴안으로 튀어나오는 것이다. 매운 음식을 먹거나 카페인을 너무 많이 섭취하면 역류식도염의 증상이 심해질 수 있다. 예방을 위해서는 살을 빼고, 담배를 끊고, 과식하지 않고, 식사 후 2시간 동안은 눕지 않아야 한다. 잘 때 침대의 상체 부분을 10~15 cm 높여도 증상을 완화할 수 있다.

만성적인 역류식도염은 **위식도역류병**(gastroesophageal reflux disease, GERD)으로 이어질 수 있다. 위의 내용물이 자주 역류하면 식도의 조직이 침식되어 시간이 지나면서 식도에 흉터조직이 생기고 속공간이 좁아진다. 여기서 더 진행되면 식도의 상피가 단층편평상피에서 원주분비상피로 바뀌며, 이러한 상태를 **바레트식도**(Barrett esophagus)라고 한다. 원주분비상피의 분비물은 위의 내용물로부터 식도를 보호한다. 그러나 이 상태에서는 암이 생길 가능성이 높아진다.

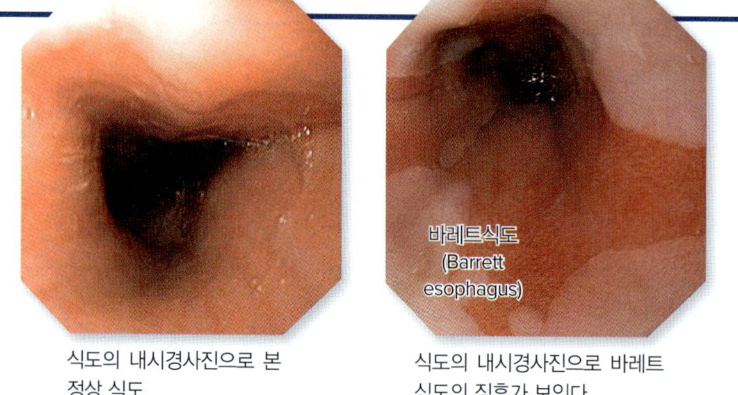

식도의 내시경사진으로 본 정상 식도

식도의 내시경사진으로 바레트 식도의 징후가 보인다.

위식도역류병은 여러 가지 약물로 치료한다. 양성자펌프억제제[예: omeprazole(Prilosec), esomeprazole(Nexium)]는 산의 형성을 돕는 양성자(H^+) 펌프에 작용해 위의 산 분비를 제한한다. 히스타민(H_2) 차단제[예: famotidine(Pepcid), nizatadine(Axid), ranitidine(Zantac)]도 위산 분비를 제한한다. 제산제(예: Tums, Rolaids)는 위산을 중화한다.

› 조직학

식도의 점막은 입인두나 후두인두와 마찬가지로 비각질 중층편평상피로 이루어져 있다(그림 21.7b). 후두와 식도는 영양소를 흡수하지 않기 때문에 상피가 두껍고 보호작용을 한다.

식도의 점막밑층은 두꺼우며 탄력섬유가 풍부해서 음식물을 삼킬 때 식도가 팽창할 수 있다. 또 식도에는 점액샘이 많아서 윤활작용을 하는 끈끈한 점액을 상피 위로 분비한다. 이 점액샘의 관은 점막으로 뻗어 나와 속공간을 향해 열려 있다.

식도의 근육층은 뼈대근육과 민무늬근육이 섞여 있다는 점이 독특하다. 식도에 있는 두 겹의 근육층 중 위쪽 1/3에는 민무늬근육보다 뼈대근육이 많다. 이 덕분에 삼킨 음식이 호흡 전에 인두를 신속히 빠져나가 식도로 들어간다(민무늬근육은 뼈대근육보다 느리게 수축한다는 점을 기억하라. 7.10c 참조). 가운데 1/3은 뼈대근육세포와 민무늬근육세포가 섞여 있으며, 아래쪽 1/3에는 민무늬근육만 있다. 여기서부터

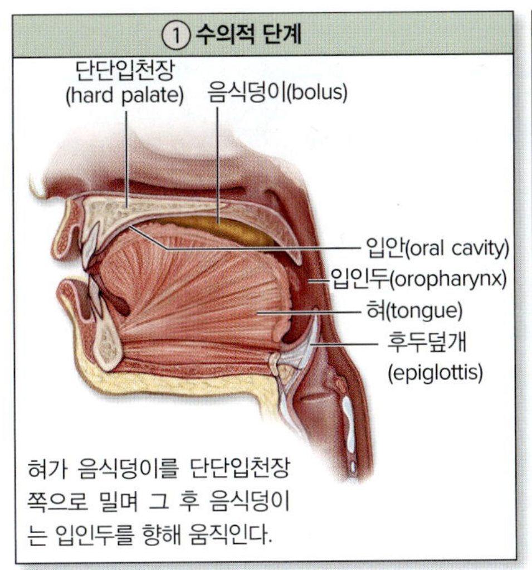

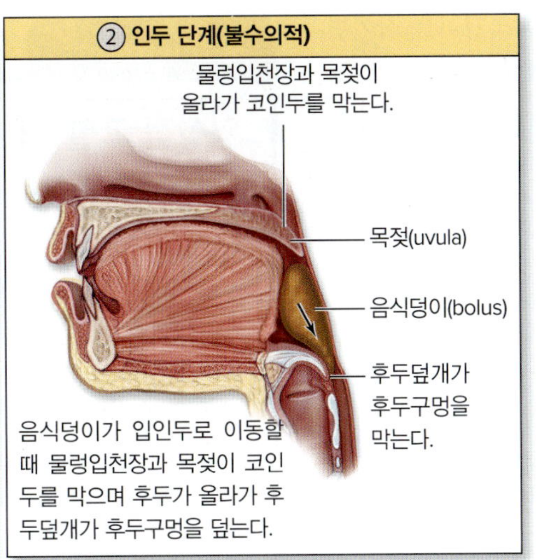

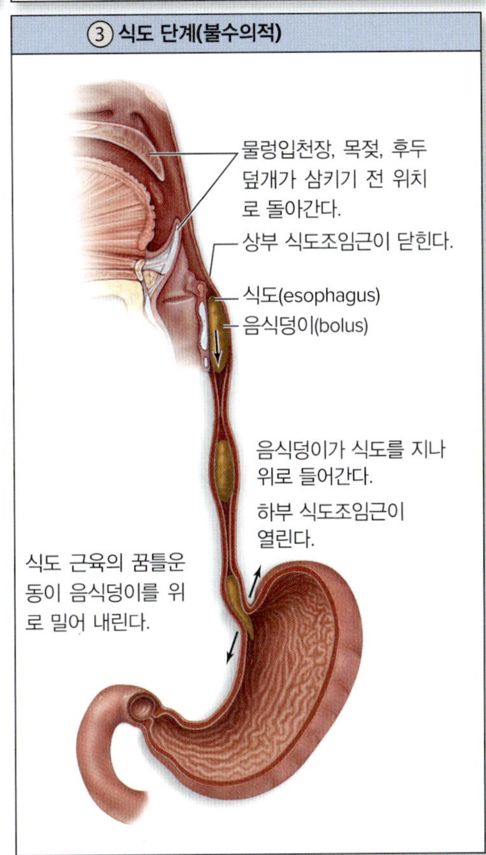

그림 21.8 삼키기의 단계. 근육이 협응해 음식덩이를 입안에서 위로 밀어넣는 것이 삼키기이다. 이 과정은 (1) 수의적 단계, (2) 인두 단계, (3) 식도 단계로 나뉜다.

위, 작은창자, 큰창자, 항문까지는 근육층이 전부 민무늬근육으로 되어 있다. 식도의 가장 바깥쪽에는 바깥막이 있다.

› 운동: 삼키기 과정

삼키기(swallowing)는 연하(deglutition)라고도 한다. 삼키기는 섭취한 음식물을 입안에서 위로 운반하는 과정이다. 삼키기는 수의적 단계, 인두 단계, 식도 단계로 나뉜다(**그림 21.8**).

수의적 단계(voluntary phase)는 음식물을 입안에 넣은 후 일어난다. 이 단계는 대뇌겉질이 조절한다(주로 관자엽, 둘레계통, 이마엽의 운동겉질). 섭취한 음식물과 침이 입안에서 섞인다. 씹기를 통해 음식덩이가 만들어지고, 혀가 음식덩이를 섞고 움직인다. 그 후 음식덩이는 단단입천장을 향해 밀린다. 단단입천장의 가로입천장주름은 음식덩이가 입인두를 향해 뒤로 밀리도록 돕는다.

음식덩이가 입인두의 입구에 다다르면 **인두 단계**(pharyngeal phase)의 삼킴반사가 일어난다. 인두 단계는 불수의적이다. 목구멍 둘레의 촉각수용체가 음식덩이에 자극을 받아 숨뇌의 **삼킴중추**[swallowing center; 연하중추(deglutition center)]로 감각 정보를 보낸다. 그다음 효과기로 신경신호가 전달되어 다음과 같은 반응이 일어난다.

- 입인두로 음식덩이가 들어간다.
- 물렁입천장과 목젖이 올라가 입인두와 코인두 사이의 통로를 차단한다.
- 목의 목뿔근이 후두를 올림으로써 후두덮개가 후두구멍을 덮는다(19.3a 참조). 이로써 음식물이 후두와 기관으로 들어가지 않을 수 있다.

또한 숨뇌의 호흡중추가 억제되어 음식물을 삼킬 때 숨을 들이마시지 않게 된다. 이때 음식덩이는 신속하고 불수의적으로 인두를 지나 식도로 간다. 이 단계는 약 1초밖에 걸리지 않는다. 인두수축근이 연속적으로 수축해 위쪽 끝에서 아래쪽 끝까지 인두의 지름이 차례로 줄어든다. 이 때문에 압력 차가 생겨서 음식물이 인두에서 식도로 이동한다.

식도 단계(esophageal phase)도 불수의적이다. 이 단계에서는 음식덩이가 식도를 지나 위로 지나가며 5~8초가 소요된다. 식도의 속공간에 음식물이 있으면 근육이 수축해 연속적인 꿈틀운동파를 만들어 내서 음식덩이를 위로 이동시킨다. 식도의 윗부분에서 아랫부분보다 더 높은 압력이 발생한다.

통합 INTEGRATE

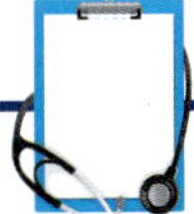

임상적 고찰 21.3 CLINICAL VIEW

식도이완불능증

이완불능증(Achalasia)은 조임근의 민무늬근이 늘어나지 않아 음식물의 이동이 원활하게 이루어지지 않는 것을 말한다. 일반적으로 이완불능증은 식도이완불능증을 가리킨다. **식도이완불능증**[esophageal achalasia; 들문이완증(achalasia cardiae), 들문연축(cardiospasm), 식도꿈틀운동없음(무연동; esophageal aperistalsis)이라고도 함]의 경우 하부 식도조임근이 늘어나지 않으며 식도벽의 민무늬근이 수축하지 못하기 때문에 결과적으로 꿈틀운동이 감소된다. 식도이완불능증은 삼키는 것이 점차 힘들어지면서(dysphagia, 삼킴곤란) 역류가 발생하는 특징이 있다. 식도이완불능증의 치료는 칼슘통로차단제나 보툴리눔독소(Botox)를 사용하는 약물요법과 식도를 세로로 절개하는 헬러 근전개술을 통한 수술요법이 있다.

위아래 식도조임근은 휴식기에는 닫혀 있다. 음식덩이를 삼키면 이 조임근이 이완해 음식덩이가 식도를 지나갈 수 있다. 음식덩이가 지나간 후 하부 식도조임근으로 신경신호가 전달되어 이 조임근이 수축한다. 이 덕분에 위의 내용물이 식도로 역류하지 않는다.

무엇을 배웠는가?

12 식도벽을 이루는 층 중 점막과 근육층은 다른 기관과 어떻게 다른가?

13 음식덩이는 입안에서 위까지 어떻게 이동하는가? 삼키기의 세 단계에 대한 내용을 포함해 설명하라.

21.2d 위

학습목표

19. 맨눈으로 본 위의 구조와 위의 조직에 대해 서술한다.

20. 위의 기능적 활동 두 가지에 대해 설명한다.

21. 위의 운동과 분비를 조절하는 단계에 대해 서술한다.

위(stomach)는 배의 사분역에서 왼쪽 위, 가로막 바로 아래에 있는 주머니이다(그림 21.1 참조). 정상적인 상태에서는 하루에 약 3~4 L의 음식, 음료, 침이 위로 들어간다. 음식물은 일반적으로 위에서 2~6시간 머무르며, 이 시간은 음식물의 양과 구성에 따라 다르다. 섭취한 음식물은 위벽에서 분비되는 분비물과 섞여서 반유동성 덩이인 미즙(chyme)으로 변화되는 기계적 소화과정을 거친다. 단백질과 지방의 화학적 소화는 위에서 시작되지만 위에서 흡수되지는 않는다. 위에서 흡수되는 물질은 위의 점막과 접촉하는 작은 무극성 물질뿐이다. 위에서 흡수되는 물질의 예로는 알코올과 아스피린이 있다. 위의 근본적인 기능은 일부 소화된 음식물이 화학적 소화와 흡수가 일어나는 작은창자로 이동하는 것을 조절하기 위한 '지지 주머니(holding bag)' 역할을 하는 것이다. 위에서 이루어지는 가장 중요한 역할 중 하나는 작은창자에서 비타민 B_{12}가 흡수될 때 필요한 **내인인자**(intrinsic factor)를 분비하는 것이다.

위의 맨눈해부학

위는 근육으로 된 J자 형태의 기관이다(**그림 21.9**). 아래 가쪽 면에는 크게 불룩한 **큰굽이**(대만곡, greater curvature)가, 위 안쪽 면에는 작게 오목한 **작은굽이**(소만곡, lesser curvature)가 있다. 위는 네 부분으로 나뉜다.

- **들문**(분문, cardia)은 식도에서 위로 통하는 위 상부의 작고 좁은 입구이다. 들문이 식도와 만나는 안쪽의 구멍을 **들문구멍**(cardiac orifice)이라고 한다(21.2c 참조).
- **바닥**(fundus)은 식도와 위가 이어지는 부분을 기준으로 위 가쪽에 있는 반구형 지붕 형태의 부분이다. 바닥의 윗면은 가로막과 접한다. 바닥은 위의 다른 부위에 비해 근육 수축이 약하고 속공간의 pH가 더 높다.
- **몸통**(body)은 위에서 가장 큰 부분이다. 들문구멍과 바닥보다 아래에 있으며 날문으로 이어진다.
- **날문**(유문, pylorus; *pylorus*: 문지기)은 좁고 안쪽으로 향한 깔때기 형태의 주머니로 위의 끝부분을 이룬다. 날문에서 샘창자로 이어지는 구멍을 **날문구멍**(pyloric orifice)이라고 한다. 날문구멍은 두껍고 둥근 민무늬근육인 **날문조임근**(유문괄약근, pyloric sphincter)으로 둘러싸여 있다. 날문조임근은 작은창자로 들어가는 물질을 조절한다.

통합 INTEGRATE

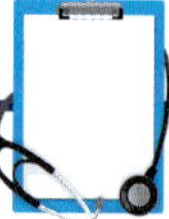

임상적 고찰 21.4 CLINICAL VIEW

위우회술

위우회술(gastric bypass)은 중증 비만환자의 체중 감소에 사용하는 치료방법이다. 위의 일부분을 절개하여(섭취하는 음식물의 양을 줄이기 위해) 작은창자의 아랫부분에 연결(영양소의 흡수를 줄이기 위해)하는 수술이다. 수술 후 식욕감소와 인슐린과 같은 호르몬의 변화를 포함한 다양한 변화가 나타날 수 있다. 이러한 변화 중 가장 놀라운 변화는 수술 후 수일 이내에 제2형 당뇨병이 완화될 수 있다는 것이다. 이에 따라 국제당뇨병연맹(International Diabetes Foundation)에서는 제2형 당뇨병의 치료를 위한 위우회수술을 승인했다(임상적 고찰 14.8 "비정상적인 혈당 때문에 나타나는 상태" 참조)

위의 내벽은 수많은 **위점막주름**(gastric fold 또는 rugae; *ruga*: 주름)으로 이루어져 있다. 위점막주름은 위가 비어 있을 때만 나타난다. 위점막주름이 있기 때문에 위는 음식과 음료가 찼을 때 크게 늘어났다가 내용물이 없어지면 다시 J자 형태로 돌아갈 수 있다. 또한 위는 위벽 내 민무늬근의 긴장-완화 반응(stress-relax response)을 통해 다양한 양의 음식을 받아들일 수 있다(7.10d 참조).

21.1e절에서 설명한 2개의 장막 구조는 위와 관련이 있다. 큰그물막(대망, greater omentum)은 지방이 많으며, 위의 큰굽이에서 마치 앞치마와 같이 아래로 뻗어 배기관의 앞면을 덮는다. 작은그물막(소망, lesser omentum)은 위의 작은굽이와 샘창자에서 간을 향해 위쪽으로 뻗어 있다.

조직학

위의 점막은 가장 두꺼운 부분이 1.5 mm(5센트 동전 두께 정도)밖에 되지 않는다. 내벽에는 중요한 특징 세 가지가 있다(**그림 21.10**).

- 내벽은 고유판이 지탱하는 단층원주상피로 이루어져 있다. 상부위창자길의 중층편평상피는 위로 가면서 단순원주상피로 갑자기 변한다(그림 21.9b). 위에서 분비되는 강한 산성의 위액 때문에 내벽의 단층원주상피세포는 일반적으로 1주일 이내에 새로운 세포로 재생된다.
- 내벽에는 수많은 **위오목**(위소구, gastric pit)이라는 홈이 있다.
- 한 위오목의 바닥에서 여러 개의 **위샘**(위선, gastric gland)이 점막 속으로 뻗어 있다. 점막근육이 위샘의 일부를 둘러싸고 수축하면서 위샘의 분비물이 배출되도록 돕는다.

위의 근육층은 두 겹이 아니라 세 겹의 민무늬근육층으로 되어 있다는

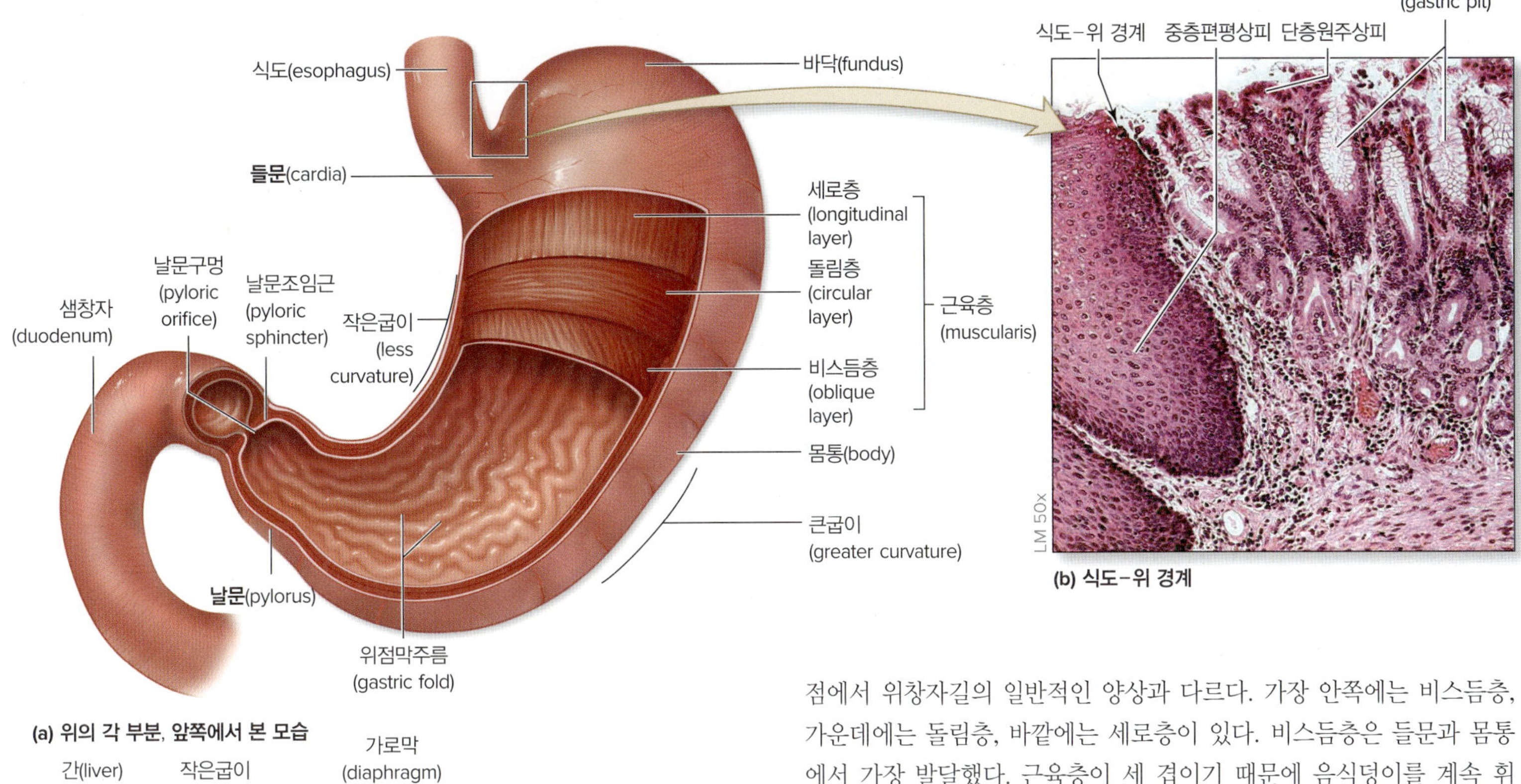

(a) 위의 각 부분, 앞쪽에서 본 모습

(b) 식도-위 경계

간(liver)
(잘림)
작은굽이
(lesser curvature)
가로막
(diaphragm)
식도(esophagus)
들문구멍
(cardiac orifice)
위점막주름
(gastric fold)
몸통(body)
날문(pylorus)
큰굽이
(greater curvature)

(c) 위의 구조를 맨눈으로 본 모습(잘라서 연 모습)

그림 21.9 위의 맨눈해부학. 위는 근육으로 이루어진 주머니로 음식덩이의 기계적 · 화학적 소화가 이루어지는 곳이다. (a) 위에서 중요한 부분은 들문, 바닥, 몸통, 날문이다. 근육층은 세 겹의 민무늬근육으로 이루어져 있다. (b) 식도의 중층편평상피가 위의 단층원주상피로 갑자기 바뀌는 모습을 관찰할 수 있는 현미경 사진이다. (c) 위의 단면을 앞에서 본 표본 사진으로 위점막주름과 들문구멍을 관찰할 수 있다.

점에서 위창자길의 일반적인 양상과 다르다. 가장 안쪽에는 비스듬층, 가운데에는 돌림층, 바깥에는 세로층이 있다. 비스듬층은 들문과 몸통에서 가장 발달했다. 근육층이 세 겹이기 때문에 음식덩이를 계속 휘젓고 섞어서 기계적 소화를 도울 수 있다. 근육층은 몸통에서 날문으로 가면서 점점 두꺼워진다.

가장 바깥층은 장막이다. 위가 배막속기관이기 때문에 이 장막을 내장쪽배막이라고 한다. 장막은 위의 소화과정에서 발생하는 마찰로부터 위를 보호하기 위하여, 위의 바깥쪽에 윤활유 역할을 하는 장액을 분비한다.

어떻게 생각하는가?

3 위는 음식의 분해를 촉진하는 위액을 분비하는데 이 위액은 강한 산성이다. 위는 어떻게 위액에 침식당하지 않을 수 있을까?

› 위의 분비물

위의 상피에는 다섯 가지 유형의 분비세포가 있으며 이 세포는 모두 소화과정에 기여한다(그림 21.10c). 이 중 네 가지 세포는 하루에 약 3 L의 **위액**(gastric juice)을 만들어 낸다. 나머지 한 가지 세포(G세포)는 혈액으로 호르몬을 분비한다.

표면점액세포 **표면점액세포**(surface mucous cell)는 위의 내벽을 이루며 위오목을 향해 뻗어 있다. 이 세포는 위 표면으로 뮤신(mucin)을 함유한 알칼리성 액체를 계속해서 분비한다. 뮤신은 물과 만나면 1~3 mm의 점액층(mucus layer)을 이룬다. 이 점액층이 존재하고 점막의 세포 재생속도가 빠르기 때문에 위의 내벽은 산성이 강한 위액과 위 효소에 노출되면서도 궤양이 생기지 않는다.

목점액세포 **목점액세포**(mucous neck cell)는 위오목 바닥 깊은 곳의 벽세포(다음 단락에서 설명) 사이에 흩어져 있다. 이 세포는 산성 뮤신을 생성하며, 이 뮤신은 표면점액세포가 분비하는 알칼리성 뮤신과 구조적 · 기능적으로 다르다. 산성 뮤신은 벽세포가 염산을 분비함으로써

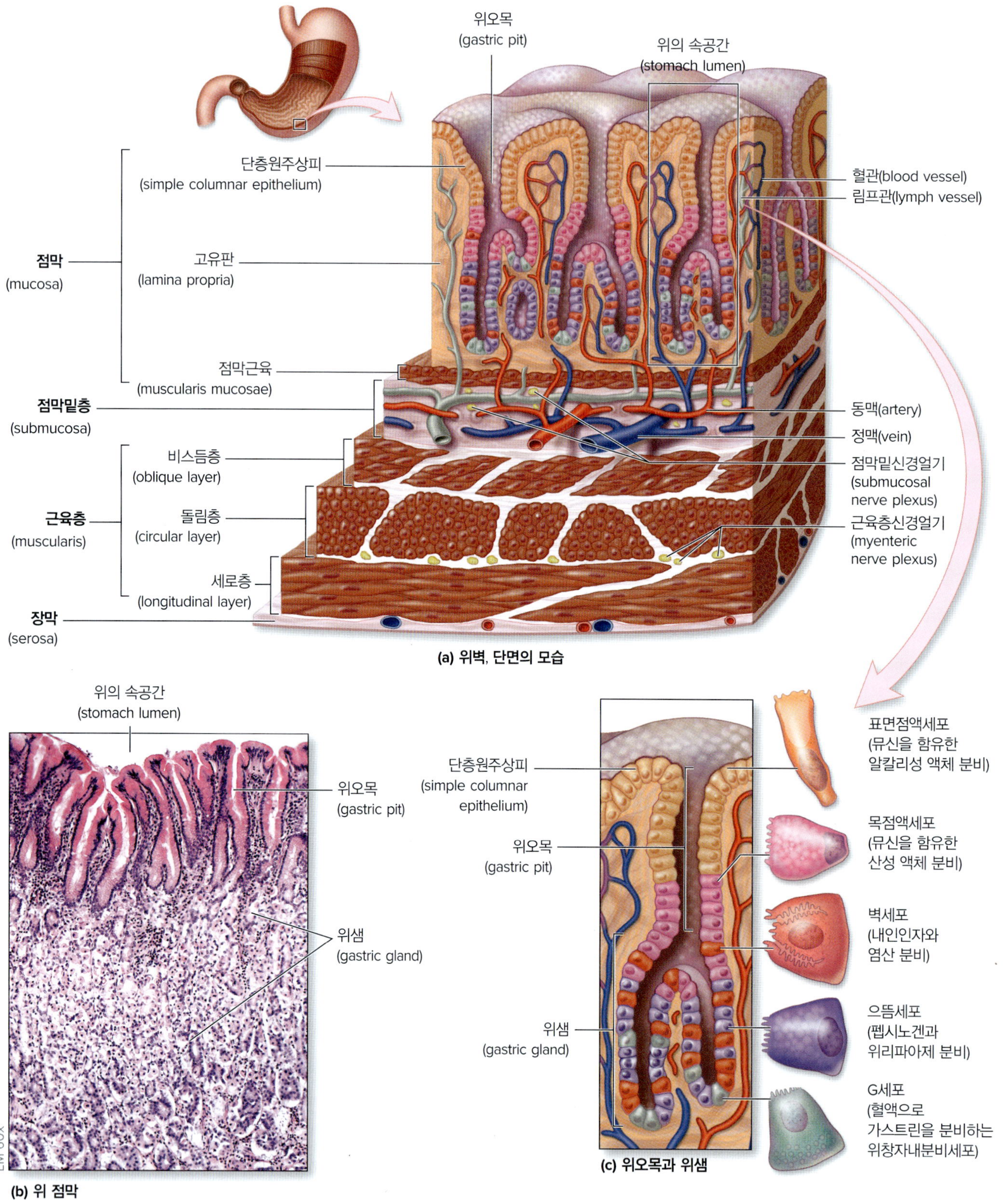

그림 21.10 위벽의 조직. (a) 위벽의 점막에는 위오목이라는 홈이 있으며 위오목은 위샘으로 이어진다. (b) 위오목과 위샘의 내벽에 있는 세포를 볼 수 있는 현미경 사진이다. (c) 위샘의 가로면 그림으로 위샘의 구조와 분비세포의 분포를 볼 수 있다.

발생하는 산성 상태를 유지한다. 알칼리성 뮤신과 산성 뮤신의 분비를 통해 생성되는 점액은 마찰이나 기계적 부상으로부터 위의 내벽을 보호하는 윤활제 역할을 한다.

벽세포 **벽세포**(parietal cell, oxyntic cell)는 위의 속공간으로 두 가지 물질을 분비한다.

- **내인인자**(intrinsic factor). 이 당단백질의 분비는 위가 유일하게 수행하는 중요한 기능이다. 내인인자는 돌창자(작은창자의 마지막 부분)에서 비타민 B_{12}를 흡수할 때 필요하다. 비타민 B_{12}는 정상적인 적혈구를 생성할 때 필요하다. 질병이 있거나 비타민 B_{12}가 없으면 악성빈혈이 발생한다(임상적 고찰 15.2: "빈혈" 참조).
- **염산**(HCl). 염산은 벽세포 속에서 형성되지 않는다. 만약 형성된다면 세포가 파괴될 것이다. 염산은 벽세포의 표면에서 수소이온과 염소이온이 결합해 형성된다. 이 과정에 대해서는 **그림 21.11**에 자세히 설명되어 있다. 염산이 있기 때문에 위의 pH는 1.5~2.5로 낮다.

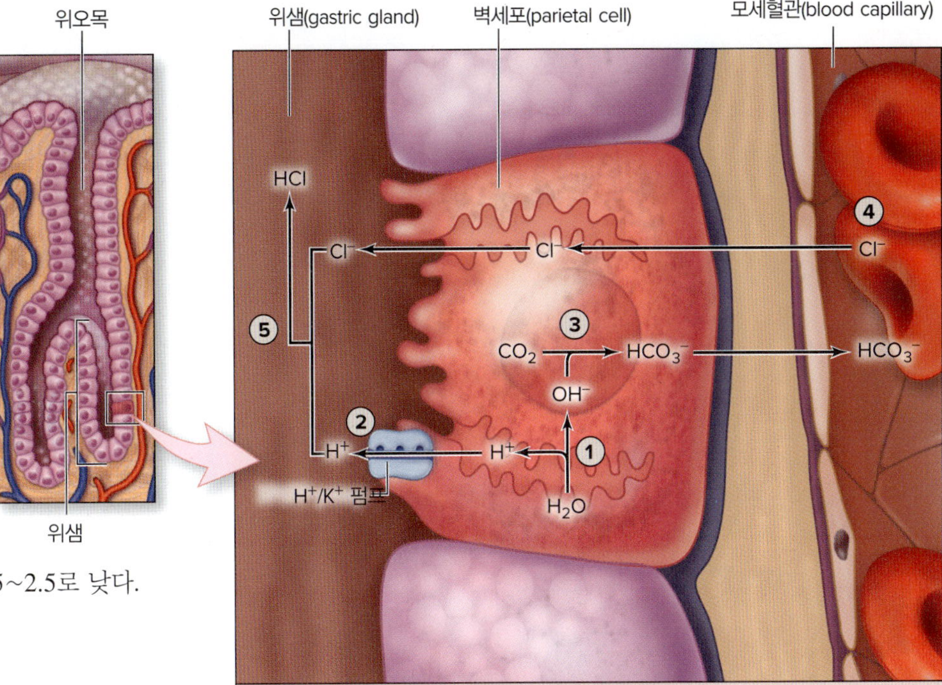

그림 21.11 벽세포의 염산 형성. 위의 상피세포에서는 수소이온과 중탄산이온이 만들어진다. 수소이온은 위의 속공간으로, 중탄산이온은 혈액으로 이동한다. 또 염소가 혈액에서 위의 속공간으로 운반되어 수소이온과 결합함으로써 염산이 된다.

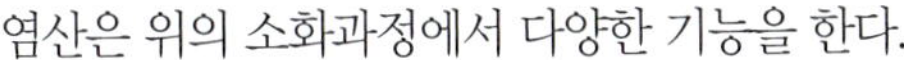

염산은 위의 소화과정에서 다양한 기능을 한다.

- 비교적 단단한 식물의 세포벽과 동물의 결합조직을 분해하는 데 기여한다.
- 단백질이 펴지도록 해서 변성시킨다. 이를 통해 단백질 분해효소인 펩신에 의한 화학적 소화를 촉진한다.
- 비활성 효소인 펩시노겐(세포에서 분비)에서 활성 펩신으로 변환될 수 있도록 낮은 pH를 형성한다.
- HCl은 펩신과 산성 리파아제의 효소가 활성을 가질 수 있는 최적의 pH를 조성한다.

또한 매우 낮은 pH(pH~2)는 감염으로부터 신체를 보호한다. 세균, 세균으로 인해 생성된 독소, 미생물은 pH가 매우 낮은 경우 살아남지 못한다.

으뜸세포 **으뜸세포**(chief cell)는 효소원세포(zymogenic cell) 또는 소화세포(peptic cell)라고도 하며, 위샘에서 가장 흔한 분비세포이기 때문에 으뜸세포라고 부른다. 으뜸세포는 주로 펩시노겐을 함유한 효소원 과립을 생성하고 분비한다. 펩시노겐은 단백질 분해효소인 펩신의 비활성 전구체이다. 펩신이 이와 같은 비활성 형태로 생성되어야 으뜸세포의 단백질이 파괴되지 않는다.

펩시노겐은 위로 분비된 후 활성화한다. 이 활성화는 위 속의 염산과 활성 펩신 분자가 담당한다. 펩신은 위에서 변성된 단백질을 화학적으로 소화해 작은 펩티드 조각(올리고펩티드)으로 만든다(21.4b 참조). 또한 으뜸세포는 지방소화에서 제한적인 역할을 하는 **위리파아제**(gastric lipase)도 생성한다(섭취한 지방 중 10~15%를 소화) (21.4c 참조).

G세포 **G세포**(G-cell)는 위샘에 널리 분포하는 창자내분비세포(enteroendocrine cell; *entero*: 장, 창자)이다. G세포는 혈액으로 가스트린호르몬을 분비한다. **가스트린**(gastrin)은 위의 분비와 운동을 자극한다. 다른 창자내분비세포(최소한 여덟 가지 유형)는 소마토스타틴과 같은 호르몬을 분비한다. 소마토스타틴은 가까운 창자내분비세포와 외분비세포의 기능을 조절하는 펩티드호르몬이다.

분비세포의 다섯 가지 유형과 분비물을 **그림 21.12**에 요약했다.

통합 INTEGRATE

학습전략 LEARNING STRATEGY

벽세포와 으뜸세포에서 생성되는 분비물을 구분하려면 다음을 기억하라.

벽세포는 위를 보호하는 역할을 하기 때문에 "부모"세포로 생각하면 된다. 벽세포는 (1) 악성빈혈이 발생되는 것을 막아주는 내인인자를 분비하며 (2) 수소이온과 염소이온을 분비하여 위의 내부가 낮은 pH가 되게 함으로써 음식물과 함께 몸안으로 들어온 대부분의 병원균으로부터 신체를 보호한다(위의 낮은 pH에서는 병원균이 살 수 없다).

으뜸세포는 "생기발랄하고"(peppy; 펩시노겐을 생성함) "건방지다"(lippy; 위리파아제를 생성함).

› 위의 운동

위벽의 민무늬근육은 두 가지 중요한 기능을 한다. (1) 음식덩이와 위액을 섞어 미즙을 만든다. (2) 미즙을 위에서 작은창자로 흘려보낸다(**그림 21.13**).

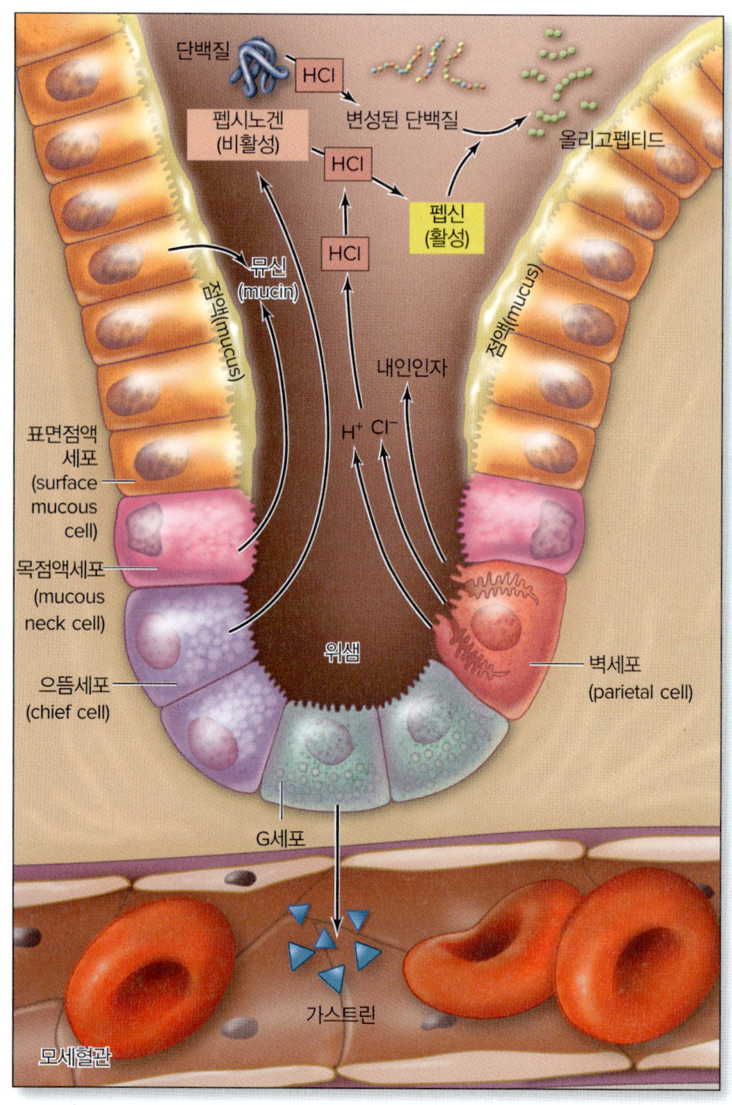

그림 21.12 위의 분비물. 이 그림에는 위의 분비세포와 그 생산물을 나타냈다. 분비물은 위의 속공간으로 들어간다. 단, 혈액으로 들어가는 가스트린호르몬은 예외이다.

위 혼합(gastric mixing)은 반쯤 소화된 음식덩이를 **미즙**(chyme; *chymos*: 즙)으로 변화시키는 기계적 소화의 한 형태이다. 미즙의 농도는 묽은 반죽과 비슷하다. 위의 두꺼운 근육층이 음식덩이를 위액과 함께 휘젓고 혼합해서 음식덩이 속 입자의 크기를 줄인다.

배출(gastric emptying)은 위 속의 산성 미즙이 날문조임근을 지나 샘창자로 이동하는 것이며, 날문 부위에서 점점 두꺼워지는 근육층이 이동을 촉진한다. 날문에서 날문조임근을 향해 근육이 수축하면서 꿈틀운동파를 만들어 낸다. 이로써 압력기울기가 생겨나 위의 내용물이 작은창자로 이동한다.

여기서 독특한 상호작용이 일어난다. 날문조임근의 압력은 날문조임근이 닫혀 있도록 해서 내용물의 이동을 막는다. 꿈틀운동파가 날문보다 날문의 내용물에 더 큰 압력을 형성하면 미즙이 조금(약 3 mm) 작은창자로 이동한다. 꿈틀운동파가 날문조임근을 지난 후에는 조임근의 압력이 내용물보다 커져서 날문조임근이 닫힌다. 조임근이 닫히면 위의 내용물은 다시 위의 몸통으로 밀려난다. 이 현상을 **역류**(retropulsion)라고 한다. 역류는 미즙이 작은창자로 더 이동하지 않도록 막을 뿐 아니라 위의 내용물이 더 혼합되어 음식물의 입자가 더 작아지도록 한다.

위의 소화과정 조절

본질적으로 위는 일부 소화된 음식물이 작은창자로 들어가서 완전히 소화될 때까지 담아 두는 주머니이다. 위의 운동과 배출은 과정은 정밀하게 조절됨으로써 섭취한 음식물이 미즙으로 '분쇄'되며, 이러한 과정을 통해 작은창자에서 효과적으로 흡수될 수 있다.

위벽의 **길잡이세포**(pacemaker cell; 카잘(Cajal) 사이질세포)가 1분에 네 번 미만으로 저절로 탈분극하면서 근육 수축의 기본 리듬을 만들어 낸다. 틈새이음을 통해 위의 근육층에 있는 민무늬근육세포로 전기신호가 전파된다(2.6d 참조). 위벽의 근육수축은 신경반사와 호르몬이 조절하는데, 수축력은 변하지만 수축속도는 일정하다. 위샘의 분비작용도 조절되며, 이 과정은 뇌 단계, 위 단계, 창자 단계의 순서로

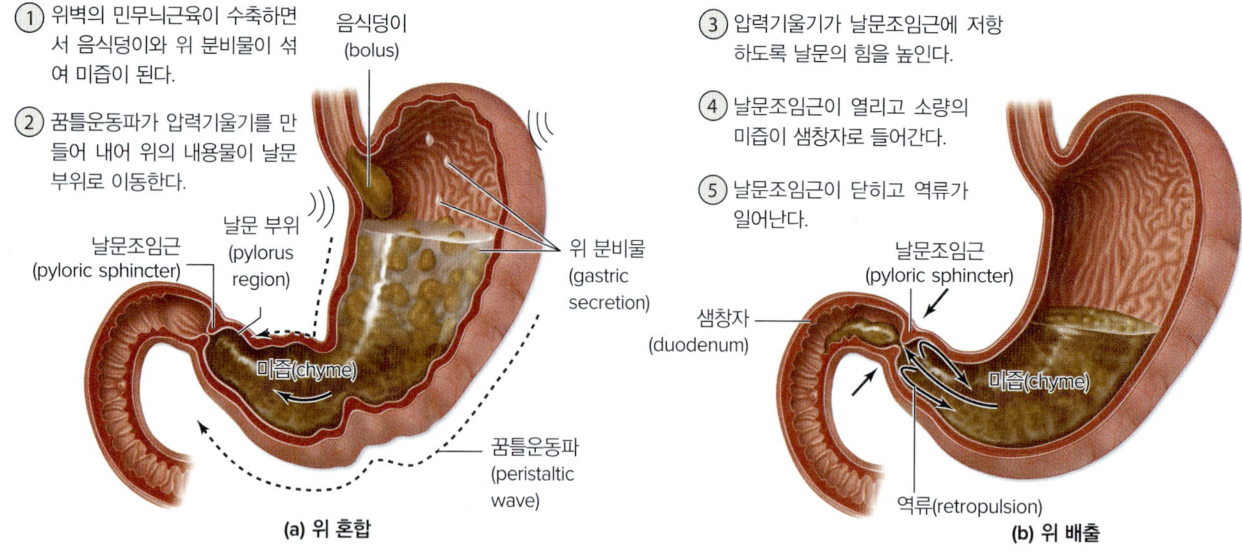

그림 21.13 위 혼합과 위 배출. (a) 음식덩이가 위에서 위 분비물과 섞이면서 미즙이 만들어진다. (b) 그 후 소량의 미즙이 부분적으로 열린 날문조임근을 통과해 샘창자로 밀려난다.

통합 INTEGRATE

임상적 고찰 21.5 CLINICAL VIEW

소화성궤양

평소에는 보호기능이 있으며 계속 재생되는 위 내벽의 점막이 산성인 위액과 균형을 이룬다. 이 균형이 깨지면 **소화성궤양**(peptic ulcer)이 발생하기 시작한다. 소화성궤양은 위 또는 샘창자의 내벽 일부가 만성적으로 짓무르는 것이다. 미국에서는 연간 400만 명 이상이 궤양 진단을 받는다.

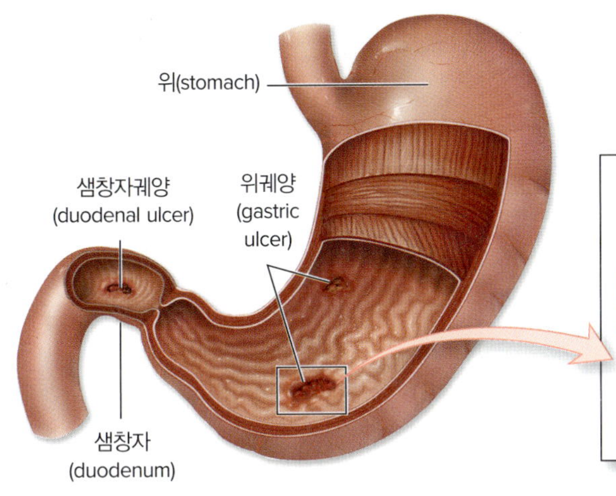

위궤양과 샘창자궤양의 일반적인 위치

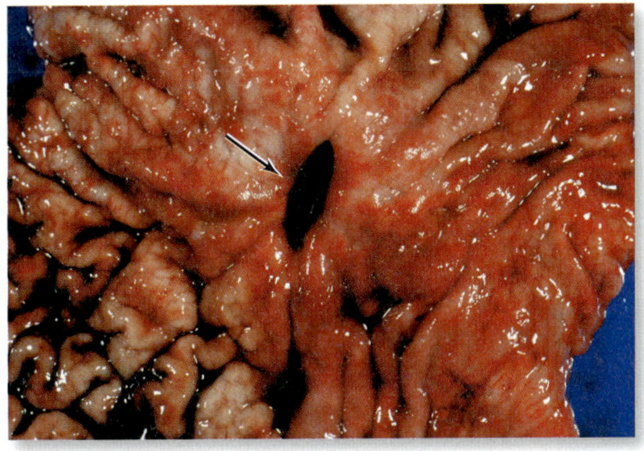

관통(천공)된 위궤양

위궤양(gastric ulcer)은 위에서 발생하는 소화성궤양이다. 한편 **샘창자궤양**(duodenal ulcer)은 작은창자의 첫 번째 부분인 샘창자의 윗부분에 발생하는 궤양이다. 샘창자궤양의 윗부분은 위에서 산성인 미즙을 받으면서 이 미즙을 중화할 알칼리성 쓸개즙과 이자액도 받아야 하기 때문에 궤양이 잘 생긴다.

궤양의 증상은 쥐어뜯는 것 같고 후끈거리는 윗배(그림 1.10 참조)의 통증이 발생할 수 있으며, 식사 후에 심해질 수 있다. 또한 구역, 구토, 심한 트림, 출혈도 일어날 수 있으며, 부분적으로 소화된 혈액 때문에 대변이 검어진다. 궤양을 치료하지 않으면 기관벽 전체가 침식되어 응급상황인 천공(perforation)이 발생할 수 있다.

위점막이 자극을 받는 **위염**(gastritis)은 소화성궤양과 관련이 있는 경우가 많다. 이부프로펜이나 아스피린과 같은 비스테로이드 항염증약물(NSAID)이 위염의 흔한 원인이며, 위 내벽의 치유를 저해한다.

위궤양은 스트레스, 흡연, 술, 커피, 매운 음식으로 인해 염산이 과도하게 생성되고 위를 보호하는 점액의 분비가 줄어들기 때문에 발생한다고 여겨졌다. 그러나 많은 연구를 통해 산성에 내성을 가지는 세균인 헬리코박터파일로리(Helicobacter pylori)가 위궤양의 주요 원인이라는 것이 밝혀졌으며, 헬리코박터파일로리는 위궤양 환자의 70%, 샘창자궤양 환자의 90%에게 존재한다. 헬리코박터파일로리는 위에 살면서 위 점액의 성분을 분해하는 효소를 만들어 내어 점액의 보호효과를 약화시킨다. 세균을 파괴하기 위해 위에 들어온 백혈구는 목점액세포도 파괴하여 산성화된 점액이 만들어진다(그림 21.12). 이 때문에 위의 내벽이 더 자극을 받아 헬리코박터파일로리가 증식하기 좋은 환경이 만들어진다. 헬리코박터파일로리는 위의 내벽을 침식하는 일련의 사건을 개시한다고 할 수 있으며, 치료하지 않으면 천공까지 이어질 수 있다.

항생제를 2주간 투여하면 헬리코박터파일로리를 제거할 수 있다. 또 궤양을 치료할 때는 위 역류를 치료할 때와 비슷하게 제산제, 양성자펌프억제제, 히스타민(H_2)차단제를 투여한다.

진행된다. 뇌 반사와 위 반사는 식사 전과 식사하는 동안에 가장 강한 반면, 창자 반사는 식사가 끝나고 음식물이 소화될 때 더 활발하다(**그림 21.14** 참조).

뇌 단계 **뇌 단계**(cephalic phase)는 음식에 대한 생각, 음식의 냄새, 모양, 맛으로 개시되는 신경계통 반사인 뇌 반사(cephalic reflex)가 주로 관여한다(그림 21.14a). 뇌의 고차원적 부분에서 시상하부로 신경신호가 전달되며, 시상하부는 숨뇌로 신경신호를 전달한다. 숨뇌는 위로 가는 미주신경자극을 증가시켜(위에 분포한 미주신경으로 전달되는 부교감신경 명령을 증가시킴) 위벽의 수축력을 높이고(운동성을 높임) 위샘의 분비작용을 활발하게 한다. 배가 꼬르륵거릴 때는 이 작용이 일어나고 있는 것이다.

위 단계 **위 단계**(gastric phase)는 음식덩이가 위에 다다른 후 일어난다(그림 21.14b). 위 단계는 위 반사를 통해 신경계통에 의해 조절되며, 또 위 호르몬의 분비를 통해 내분비계통에 의해 조절된다. 음식물이 위에 들어가면 위 반사(gastric reflex)가 개시된다. 위벽의 압력수용체는 위벽의 늘어남을 감지하고 화학수용체는 위 내용물의 단백질과 pH 증가를 탐지한다(단백질은 수소이온을 완충해 pH를 높인다). 신경신호가 숨뇌로 직접 전달되어 뇌 반사와 같은 효과를 냄으로써 위의 운동과 위 세포의 분비활동이 증가한다.

음식물(특히 단백질)이 위에 존재하면 창자내분비세포가 가스트린을 분비한다. 가스트린은 혈액 속으로 분비되었다가 다시 위로 돌아와서 위벽의 근육이 수축하도록 자극하고 벽세포의 염산 분비를 늘린다. 또 가스트린은 날문조임근이 수축하도록 자극해 위 배출을 늦춘다. 이

(a) 뇌 단계: 뇌 반사

①
② 대뇌겉질 (Cerebral cortex)
시상하부 (Hypothalamus)
③ 숨뇌 (Medulla oblongata)
④ 미주신경을 따라 증가한 신경신호
⑤ 위 ↑수축력 ↑분비작용

뇌 반사:
음식에 대한 생각, 냄새, 시각, 맛(또는 음식을 준비하는 소리)에 의해 시작된다.

1. 수용체: 감각(예: 코, 눈)
2. 감각 입력: 뇌의 고차원적 부분에서 시상하부로 신경신호가 전달된다.
3. 시상하부는 숨뇌로 신경신호를 전달한다.
4. 운동 출력: 숨뇌는 위로 가는 미주신경 자극을 증가시킨다.
5. 효과: 위벽의 수축력이 높아지고 위샘의 분비작용이 활발해진다.

(b) 위 단계: 위 반사와 가스트린의 분비

① 압력수용체와 화학수용체
② 신경신호 증가
③ 숨뇌 (Medulla oblongata)
④ 미주신경을 따라 증가한 신경신호
⑤ 위 ↑수축력 ↑분비작용
유문조임근 수축
가스트린

위 반사:
위에 음식이 있으면 시작된다.

1. 수용체: 위벽의 압력수용체는 위벽의 늘어남을 감지하고 화학수용체는 위 내용물의 단백질과 pH 증가를 탐지한다.
2. 감각 입력: 신경신호가 숨뇌로 직접 전달된다.
3. 숨뇌는 감각 입력을 통합한다.
4. 운동 출력: 숨뇌에서 위까지 미주신경을 따라 전달되는 신경신호가 증가한다.
5. 효과: 위의 운동과 위 세포의 분비활동이 증가한다.

음식물이 위에 존재하면 가스트린이 분비되어 위벽 근육이 수축하도록 자극하며 분비물(특히 HCl)의 분비를 늘린다. 또한 가스트린은 날문조임근이 수축하도록 자극한다.

(c) 창자 단계: 창자 반사 및 CCK와 세크레틴의 분비

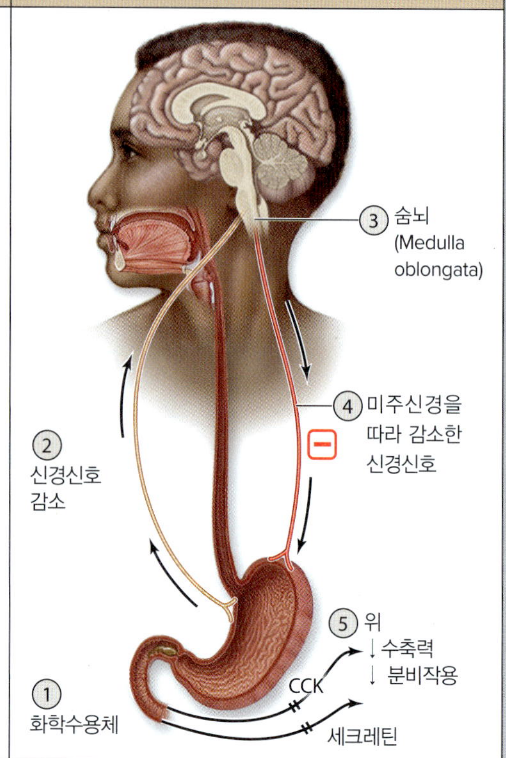

창자 반사:
산성 미즙이 샘창자로 들어가면 시작됨

1. 수용체: 장벽에 있는 화학수용체가 산성 미즙과 낮은 pH를 탐지한다.
2. 감각 입력: 숨뇌로 억제 신경신호가 전달된다.
3. 시상하부는 숨뇌로 신경신호를 전달한다.
4. 운동 출력: 숨뇌에서 위까지 미주신경을 따라 전달되는 신경신호가 감소한다.
5. 효과: 위의 수축과 분비활동이 모두 감소한다.

또한 샘창자에 지방성 미즙이 있으면 콜레시스토키닌(CCK)이 분비되어 위장의 수축이 감소한다. 산성 미즙은 위 분비물의 분비를 억제하는 세크레틴의 분비를 촉진한다.

그림 21.14 위의 소화과정 조절. 위벽의 근육 수축과 위의 위샘에서 분비되는 분비물은 모두 신경반사와 호르몬에 의해 조절된다. 이 과정은 뇌 단계, 위 단계, 창자 단계로 구성된다.

로써 위의 소화작용이 완료될 여유가 생긴다.

창자 단계 **창자 단계**(intestinal phase)는 미즙이 작은창자에 다다른 후 일어난다. 창자 단계도 신경계통과 내분비계통이 조절한다(그림 21.14c 참조). 창자 단계에서는 창자 반사가 일어나며 중요한 호르몬 두 가지가 분비된다. 이 호르몬은 콜레시스토키닌(CCK)과 세크레틴이다. 창자 반사(intestinal reflex)는 뇌 반사 및 위 반사와 반대되는 작용을 한다. 창자 반사는 미즙이 작은창자로 너무 많이 이동하지 않도록 해서 작은창자를 보호한다. 산성 미즙이 샘창자로 들어가면 숨뇌로 억제 신경신호가 전달되면서 창자 반사가 개시된다. 그 결과, 위로 가는 미주신경 자극이 감소함으로써 위의 운동과 분비활동이 감소한다.

콜레시스토키닌(cholecystokinin, CCK; *chole*: 쓸개즙, *cyst*: 주머니, *kinin*: 이동하다)은 샘창자의 창자내분비세포에서 분비되는 호르몬이다(21.3b 참조). 주로 작은창자에 있는 산성미즙에 의해 분비가 증가하며 분비된 콜레시스토키닌은 위의 운동을 감소시킨다. **세크레틴**(secretin)은 작은창자에 있는 산성미즙에 의해 샘창자의 창자내분비세포에서 분비되는 호르몬이며, 위의 분비활동을 감소시킨다. 콜레시스토키닌과 세크레틴은 모두 가스트린의 분비를 억제하는 호르몬이다. 그 결과 위 배출이 지연되어 작은창자로 미즙이 들어가지 않고, 그동안 작은창자는 소화작용을 계속할 수 있다. 두 호르몬 모두 하부 위창자길의 소화과정에도 영향을 미치며, 여기에 대해서는 21.3c에서 더 자세히 다룬다. 또한 가스트린, 세크레틴, 콜레시스토키닌 호르몬에 대한 자세

통합 INTEGRATE

임상적 고찰 21.6 CLINICAL VIEW

구토

구토(vomiting)란 입을 통해 위의 내용물을 빠르게 배출하는 것이다. 구토 전에는 심박수와 땀이 증가하고 구역을 느끼며 침의 생성이 크게 증가한다. 구토반사는 숨뇌의 구토중추가 조절하는 복잡한 작용이다(10.5c 참조). 구토중추는 머리 부상, 속귀 멀미, 감염, 독성(예; 알코올, 약물, 세균으로 인해 생성된 독소), 위와 창자의 음식물 자극에 반응한다.

구토는 깊은 들숨 후 코안 통로와 성대문이 닫히고 나서 개시된다. 뼈대근육(배근육과 가로막)이 수축해 위 속의 압력을 높임으로써 소화관의 내용물을 배출할 원동력을 제공한다. 위의 압력이 증가하면 산성 내용물이 식도로 밀려나 입으로 배출된다.

의식이 반쯤 없거나 완전히 없는 사람은 토사물이 기도로 들어갈 수 있으므로 주의해야 한다. 전신마취는 구역과 구토를 유발할 위험이 있으므로 수술을 받는 사람은 위와 작은창자가 반드시 비어 있어야 한다. 또한 구토는 염산의 분비를 증가시킨다. 이로 인해 혈액 내 HCO_3^-가 증가하여 혈액의 pH가 높아진다. 잦은 구토는 대사알칼리혈증을 유발할 수 있다.

한 설명은 **표 R.8** "소화계통의 조절"에서도 언급되어 있다.

처음에 연구자들은 작은창자가 위억제펩티드라는 호르몬을 분비해 위의 작용을 조절한다고 생각했다. 그러나 이제 이 호르몬은 작은창자 내용물의 포도당 농도가 증가할 때 반응해 주로 인슐린의 분비를 조절하는 것으로 여겨진다. 이 때문에 이 호르몬의 이름은 **포도당-인슐린 자극펩티드**(glucose-insulinotropic peptide, GIP)로 바뀌었다.

무엇을 배웠는가?

14 위에 존재하는 분비세포의 다섯 가지 유형을 열거하고 각 세포의 분비물과 그 기능에 대해 설명하라.

15 위 속의 음식물은 어떤 신경반사를 개시하며 이 반사는 무엇을 조절하는가?

21.3 하부 위창자길

하부 위창자길[lower gastrointestinal (GI) tract]은 소화작용을 계속하며 영양소를 흡수하는 중요한 기능을 한다. 소화되어 흡수되지 않는 물질은 배설된다.

21.3a 하부 위창자길 기관의 개관

학습목표

22. 하부 위창자길을 이루는 세 가지 요소를 제시한다.

먼저 하부 위창자길 기관과 부속기관의 형태를 살펴봄으로써 이 기관의 구조를 소화 작용 및 기능과 통합해 이해할 수 있도록 하겠다(**그림 21.15**).

- **작은창자**(small intestine). 작은창자는 서로 연속되는 세 구역(샘창자, 빈창자, 돌창자)으로 나뉜다. 21.2a절에서 언급한 것처럼 샘창자는 상부 위창자길에 속한 것으로 간주되지만, 하부 위창자길을 설명하는 이 절에서 같이 다룬다. 작은창자는 위에서 미즙을 받아 부속기관의 분비물과 섞는다. 화학적 소화와 영양소, 물, 전해질의 흡수는 대부분 작은창자에서 이루어진다.
- **부속기관**(accessory digestive organs). 부속기관의 분비물로는 쓸개즙과 이자액이 있다. 쓸개즙은 간에서 생성된 후 쓸개에서 저장되고 농축되어 분비된다. 이자액은 이자에서 생성되고 분비되며 수많은 소화효소를 함유하고 있다. 쓸개즙과 이자액에는 HCO^{3-}(약염기)가 있어 샘창자로 들어가는 산성 미즙을 중화시킨다.
- **큰창자**(large intestine). 큰창자는 주로 물, 전해질, 비타민(큰창자 속의 세균이 만들어 내는 비타민 B와 K 포함)을 흡수한다. 큰창자에서 대변이 만들어져 항문으로 배설되면 소화과정이 끝난다.

무엇을 배웠는가?

16 하부 위창자길의 구성요소로 간주되는 기관은 무엇인가?

21.3b 작은창자

학습목표

23. 작은창자의 해부학적 구조를 서술한다.

24. 작은창자에 존재하는 샘과 그 분비물을 열거한다.

25. 작은창자의 운동을 설명한다.

작은창자(소장, small intestine, small bowel)는 위의 아래, 배안의 안쪽에 있는 긴 관이다. 일반적으로 하루 9~10 L의 음식물, 물, 소화계통의 분비물이 작은창자로 들어간다. 음식물은 최소 12시간 동안 작은창자에 머무른다. 작은창자는 화학적 소화과정을 끝내며, 거의 모든 영

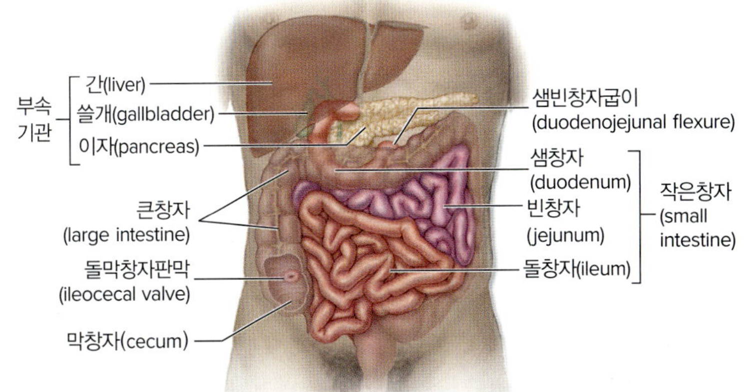

그림 21.15 하부 위창자길 기관과 부속기관의 맨눈해부학. 배안에 존재하는 작은창자의 세 부분(샘창자, 빈창자, 돌창자)은 서로 이어지며 큰창자에 둘러싸여 있다. 부속기관은 샘창자로 분비물을 분비한다.

통합 INTEGRATE

임상적 고찰 21.7 CLINICAL VIEW

염증창자질환 및 과민대장증후군

염증창자질환(inflammatory bowel disease, IBD)은 자가면역질환인 크론병과 궤양잘록창자염을 가리킨다. 두 질환 모두 작은창자의 일부분에서 염증이 발생되어 유발된다.

크론병(Crohn disease)은 위창자길 벽에 염증이 생기는 것을 말하며 젊은 사람에게서 많이 발병한다. 위창자길 벽의 모든 부분에서 발병할 수 있으나 돌창자에서 가장 빈번하게 염증이 발생한다. 염증은 점막에서 작은창자벽으로 퍼져 작은창자벽의 전체에서 발생한다. 아직 명확하게 원인이 밝혀진 것은 아니나, 상처나 염증의 흔적이 없는 작은창자에서 갑자기 몇 인치 정도 병든 부분이 관찰되기도 한다. 크론병의 증상으로는 간헐적이고 반복적으로 발생하는 복부 경련과 통증, 심한 설사, 피로, 체중감소, 영상실조가 있다.

궤양잘록창자염(ulcerative colitis)이 발생하는 연령대와 증상은 크론병과 비슷하지만, 궤양잘록창자염은 큰창자에서만 발생한다. 곧창자와 내림잘록창자에서 염증이 발생하며 일반적으로 매우 심각한 영향을 미친다. 또한 궤양잘록창자염의 염증은 작은창자벽의 전체가 아닌 점막에서만 일어난다. 마지막으로 크론병과 달리 궤양잘록창자염은 대장암의 발생을 크게 증가시킨다.

크론병이나 궤양잘록창자염은 일반적인 질환 증상인 **과민대장증후군**(irritable bowel syndrome; IBS)과 확연히 다른 특징을 가진다. 과민성대장증후군은 잘록창자의 기능이 제대로 이루어지지않아 복부경련과 통증, 복부팽만감, 변비, 설사 등의 증상이 발생하는 것이 특징이다. 미국에서는 5명중 1명꼴로 발생하며, 남성보다 여성에서 더 많이 발생한다. 증상이 발생한 경우 크론병과 궤양잘록창자염이 아닌 경우 과민대장증후군으로 진단할 수 있다. 과민대장증후군의 원인이나 치료법은 알려져 있지 않으나 스트레스를 줄이고 식단을 바꾸고 특정 약물을 사용하면 유발된 증상을 완화할 수 있다. 최근 대변이식을 통해 크론병, 궤양잘록창자염, 과민대장증후군을 치료하는 방법이 연구되고 있다(임상적고찰 21.13: "대변 이식" 참조).

양소, 대부분의 물과 전해질을 흡수한다.

작은창자의 맨눈해부학

작은창자는 구불구불하고 벽이 얇은 관으로, 방부처리를 하지 않은 시신의 경우에는 길이가 약 6 m이다(살아 있을 때는 근긴장 때문에 훨씬 짧다. 7.10c 참조). 작은창자는 위의 날문에서 큰창자의 막창자까지 뻗어 있으며 배안에서 상당히 큰 부분을 차지한다. 작은창자는 크게 샘창자, 빈창자, 돌창자로 나뉜다.

샘창자(십이지장, duodenum, 손가락 12개의 길이)는 작은창자의 첫 부분이다. 길이는 약 25 cm이며, 날문조임근에서 시작되어 위에서 작은창자로 음식물이 이동하는 것을 조절한다(그림 21.9). 샘창자는 이자의 머리를 둘러싼 C자 형태이며 **샘빈창자굽이**(십이지장공장굴곡, duodenojejunal flexure; *fleksura*: 굽은)에서 빈창자로 이어진다(그림 21.15). 샘창자의 대부분은 배막 뒤에 있으나 몸쪽에 가장 가까운 부분은 배막 속에 있다.

샘창자의 가장 중요한 기능은 화학적 소화가 효율적으로 이루어지기 위해 '해부학적 혼합기' 역할을 하는 것이다. 샘창자는 (1) 위에서 산성 미즙과 (2) 부속소화기관에서 분비물을 받는다. 이 분비물에는 간과 쓸개에서 분비되는 쓸개즙, 이자에서 분비되는 이자액이 있다. 이러한 물질은 샘창자에서 모두 섞이며, 소화효소(이자에서 많은 양이 분비됨)가 섭취한 음식물과 섞임으로써 화학적 소화가 발생한다.

빈창자(공장, jejunum; *jejunus*: 속이 빈)는 작은창자의 가운데 부분이다(그림 21.15). 길이는 약 2.5 m로 작은창자 전체의 약 2/5이다. 빈창자는 화학적 소화와 영양소 흡수가 이루어지는 중요한 곳이다(즉, 작은창자에서 화학적으로 소화된 물질이 위창자길의 속공간에서 모세혈관이나 림프로 이동, 그림 21.2b 참조).

돌창자(회장, ileum; *eiles*; *eiles*: 꼬인)는 작은창자의 마지막 부분이다. 길이는 약 3.6 m로 작은창자 전체의 약 3/5이다. 먼쪽 끝에는 큰창자의 내용물이 유입되지 않도록 조절하는 **돌막창자판막**(회맹판막, ileocecal valve)이 있다. 돌창자에서는 소화된 음식물이 쓸개즙염(21.4c 참조)과 비타민 B_{12}(21.4e 참조)과 함께 계속 흡수된다. 빈창자와 돌창자는 배막 안에 있으며 배 부위에 창자간막으로 매달려 있다(그림 21.3 참조).

표면적을 증가시키는 작은창자의 구조 작은창자에서 혈액이나 림프로 물질이 흡수되기 위해서는 표면적이 넓은 상피내막이 필요하다(그림 21.2b). 돌림주름, 융모, 미세융모의 구조는 표면적을 넓힌다. **돌림주름**[circular fold; 윤상주름(plicae circulares)]은 맨눈에도 잘 보이며, 작은창자의 점막과 점막밑층의 속공간으로 만들어진 돌기이다(**그림 21.16**). 또한 미즙의 이동을 늦추어 작은창자에서 영양소가 최대한 흡수되도록 하는 과속방지턱과 같은 역할을 한다. 돌림주름은 샘창자와 빈창자에 많고 돌창자에는 적은 편이다. 융모와 미세융모는 조직학에서 설명한다.

어떻게 생각하는가?

4 왜 돌림주름은 샘창자에 많고 돌창자에 적을까? 돌림주름과 샘창자의 기능은 어떤 관련이 있을까?

조직학

융모는 작은창자 점막에 있는 작은 구조이다. **융모**(villus)는 작은창자에서 점막근육의 길이가 안쪽의 두 층보다 짧기 때문에 안쪽의 두 층이 접혀서 작은 손가락처럼 돌출된 것이다. 돌림주름과 마찬가지로 융모는 영양분이 흡수되는 상피내막의 표면적을 넓힌다. 빈창자의 융모가 가장 크고 수도 많다. 융모의 상피와 고유판은 마치 손가락(고유판)에 장갑(상피)을 씌운 모습과 비슷하다. 하나의 융모에는 세동맥, 풍부한 모세혈관그물, 세정맥이 각각 하나씩 있다. 영양소는 대부분 모세혈관으로 흡수된다. 림프모세관의 한 종류인 **암죽관**(유미관, lacteal)도 융모 안에 있다(21.1a절에서 설명). 암죽관은 크기가 커서 모세혈관에 흡

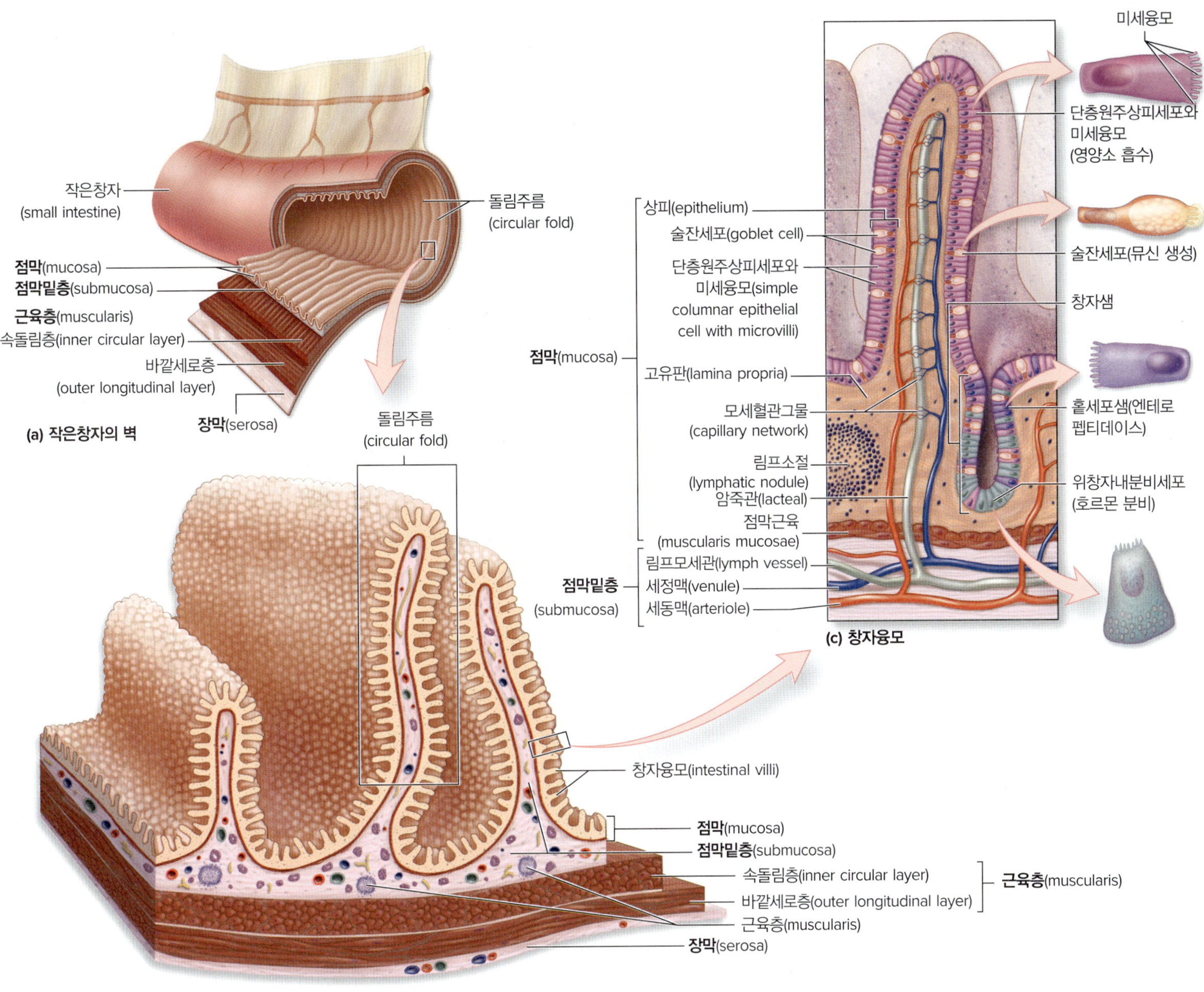

그림 21.16 작은창자의 조직. (a) 작은창자의 벽은 점막, 점막밑층, 근육층, 장막으로 이루어져 있다. (b) 돌림주름은 점막과 점막밑층이 안쪽으로 튀어나온 것이며, 융모는 점막만이 손가락처럼 돌출된 것이다. 돌림주름과 융모는 작은창자의 표면적을 넓힌다. (c) 융모의 표면을 덮은 상피세포에는 미세융모가 있어서 표면적이 더 넓어진다. 융모 속의 고유판에는 모세혈관과 림프모세관(암죽관)이 있다.

수되지 못하는 지질과 지용성 비타민을 흡수한다(21.4c 참조).

미세융모(microvillus; *micros*: 작은)는 작은창자의 내벽에 있는 단순원주상피세포의 형질막이 뻗어 나온 것이다(평균 1 μm 높이)(2.6c 참조). 미세융모는 작은창자의 표면적을 더욱 넓힌다. 미세융모는 광학현미경으로는 선명하게 보이지 않고 마치 단층원주세포에 난 솜털처럼 보이는데, 이 모습을 **솔가장자리**(brush border)라고 한다. 솔가장자리 속에는 대부분의 영양소가 흡수되기 직전에 화학적 소화를 완료하는 다양한 효소가 있다(21.4 참조). 이 효소들을 **솔가장자리 효소**(brush border enzyme)라고 한다. 근접한 곳과 막 속에는 소화된 물질을 운반하기 위한 단백질이 있다. 융모와 미세융모의 모습을 **그림 21.17**에 나타냈다. 융모 사이에는 **창자액**(장액, intestinal juice)을 분비하는 **창자샘**[intestinal gland, 창자움(intestinal crypts) 또는 리버쿤움(crypts of Lieberkühn)]이 점막에 안쪽으로 말려 있다. 이 창자샘은 점막의 아랫부분으로 뻗어 있으며 구조는 위의 위샘과 다소 닮았다(그림 21.16c).

작은창자의 분비

창자 점막에 있는 네 가지의 유형의 분비세포가 소화과정을 돕는다(그림 21.16c). 이중 세 가지 유형은 **창자액**을 분비하고 네 번째 유형의 세포는 혈액으로 호르몬을 분비한다.

- **술잔세포**(goblet cell)는 뮤신을 만들어 낸다. 뮤신은 물과 만나면 점액이 되어 창자의 내벽을 보호하고 윤활제 역할을 한다. 술잔세포는 샘창자에서 돌창자로 가면서 증가한다. 소화된 물질이 점점 흡수되고 소화되지 않은 물질은 남아서 윤활제가 더 많이 필요하기 때문이다.
- **홑세포샘세포**(단세포선세포, unicellular gland cell)는 **엔테로펩**

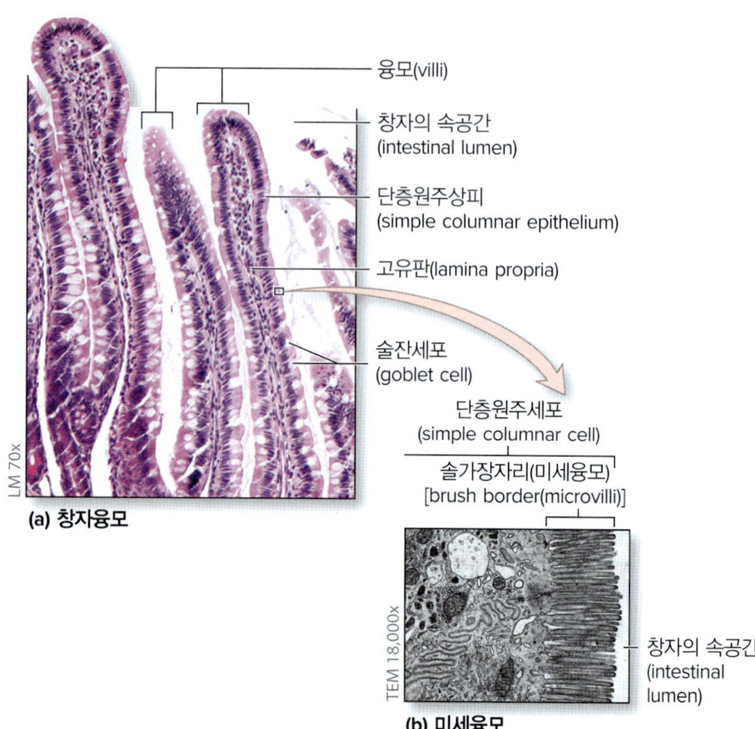

그림 21.17 미세융모. (a) 창자의 속공간을 향해 돌출된 융모의 내부 구조를 볼 수 있는 현미경 사진, (b) 상피의 꼭대기 면에서 형질막을 따라 난 미세융모를 볼 수 있는 현미경 사진.

티데이스(enteropeptidase)를 만들어 낸다. 이 효소에 대해서는 21.4b절에서 설명한다.

- **창자내분비세포**(enteroendocrine cell)는 콜레시스토키닌과 위억제폴리펩티드와 같은 호르몬을 분비한다. 위와 관련된 이 호르몬들의 기능에 대해서는 이미 앞에서 다루었으며(21.2d 참조) 그 외의 기능에 대해서는 21.3c절에서 설명한다.

오직 몸쪽 샘창자의 점막밑층 속에만 존재하는 샘도 있는데, 이 샘은 **점막밑샘**(submucosal gland) 또는 **샘창자샘**(duodenal gland)이라고 하며, **브루너샘**(Brunner gland)이라고도 한다(그림 21.16에는 나타나지 않음). 이 샘은 산성인 미즙으로부터 샘창자를 보호하는 끈적끈적한 알칼리성 점액을 만들어 낸다.

› 작은창자의 운동

작은창자벽의 민무늬근육은 중요한 세 가지 기능을 한다. (1) 부속샘의 분비물을 미즙과 섞는다. (2) 미즙을 계속 솔가장자리의 새로운 부분으로 이동시킨다. (3) 내용물을 작은창자에서 큰창자로 이동시킨다.

이 기능은 모두 분절운동과 꿈틀운동을 통해 화학적 소화와 흡수 기능을 촉진한다. 미즙이 처음 작은창자에 들어갈 때는 꿈틀운동보다 분절운동이 더 빈번히 일어난다. **분절운동**(segmentation)은 앞뒤 방향의 움직임을 통해 미즙과 부속샘의 분비물을 섞는다(그림 21.2c 참조).

그 후 돌림근과 세로근이 번갈아 조금씩 수축하는 꿈틀운동(peristalsis)이 내용물을 위창자길의 속공간에서 이동시킨다. 근육이 수축하는 리듬은 돌창자보다 샘창자에서 더 빠르기 때문에 내용물이 큰창자로 이동할 수 있다.

› 작은창자 운동의 조절

작은창자는 위창자길에서 (1) 복잡한 분자를 더 작고 단순한 형태로 분해(화학적 소화)하고 (2) 더 작고 단순한 분자를 흡수(물, 전해질, 비타민의 대부분을 흡수)하기 위한 중요한 부분이다. 그러므로 화학적 소화와 흡수가 효율적으로 이루어지기 위해서는 반드시 작은 창자의 운동이 정밀하게 조절되어야 한다.

초기 창자 단계와 분절운동 분절운동은 초기 창자단계(위에서 작은창자로 들어가는 단계, 그림 21.14c 참조)에서 이루어지며, 미즙, 부속기관 분비샘의 분비물, 창자액을 잘 혼합하는 것을 말한다. 분절운동은 내용물을 섞기 위해 몇 cm씩 앞뒤로 움직이는 동작이 일어난다. 이를 이해하기 위해서는 케이크 반죽을 길쭉한 풍선에 넣은 후 내용물이 섞이게 하기위해 앞뒤 부분을 번갈아 짜는 모습을 상상하면 된다.

근육 수축은 위벽에서 이루어지는 것처럼 작은창자벽에 있는 민무늬근 사이에 위치한 소장의 **길잡이세포**[pacemaker cell, 카잘(Cajal) 사이질세포]에 의해 시작된다. 전기신호는 틈새이음을 통해 위의 근육층에 있는 민무늬근의 세포로 전기신호가 전파되어 단일 단위의 민무늬근(7.10e 참조)이 수축된다. 이는 분절운동을 일으키는 작은창자 근육수축의 기본리듬이 된다. 길잡이세포가 저절로 탈분극해서 리듬을 만들어 내는 빈도는 위벽에서 발생하는 빈도(분당 4회 미만)보다 더 많지만 이는 작은창자의 분절운동에 따라 다르다. 이러한 리듬은 샘창자에서 가장 많으며(분당 약 12~14회), 작은창자에서 돌창자로 내려올수록 감소한다(분당 약 8~9회). 이러한 차이점은 작은창자의 몸쪽부분에서 수축이 더 많이 이루어지기 때문에 발생하며, 미즙이 샘창자에서 돌창자로 천천히 이동하면서 화학적 소화와 흡수가 이루어질 시간을 벌 수 있다는 점에서 매우 중요하다. 수축빈도는 일반적으로 변하지 않지만, 수축하는 강도(힘)은 내장신경계통으로 조절되는 짧은 반사와 자율신경계통으로 조절되는 긴 반사에 의해 변할 수 있다(21.1d 참조).

후기 창자 단계와 꿈틀운동 꿈틀운동은 대부분의 물질이 소화되고 흡수되는 후기 창자 단계에서 발생하며, 이때 분절운동은 감소한다. 꿈틀운동의 역할은 소화되지 않고 남은 물질, 떨어져 나온 상피세포, 세균을 큰창자로 옮기기 위해 돌창자로 이동시키는 것이다. 꿈틀운동은 방향성을 가지는 운동이란 것을 인지한다. 길쭉한 풍선의 한쪽 끝을 잡고 다른 쪽 끝으로 쓸어내려 풍선의 내용물을 비우는 모습을 상상하면 이해하기 쉽다.

꿈틀운동의 근육 수축은 후기 창자 단계에 샘창자에서 분비되는 **모틸린**(motilin) 호르몬 때문에 이루어지며 후기 창자 단계로 진행될수록 더 많은 양이 분비된다. 꿈틀운동은 샘창자의 몸통 부분에서 시작된다. 근육수축으로 인한 꿈틀운동 파동은 파동이 약해지고 멈추기 전에 내용물을 짜내서 약 60 cm 정도 이동시킨다. 그후 다른 꿈틀운동 파동이 원래 시작점에서 조금 먼 지점(말단부분 방향)에서 일어난다. 이 꿈틀운동 파동은 내용물이 약 60 cm 정도 이동한 후에 약해지며 멈춘다. 반복해서 일어나는 꿈틀운동 파동의 패턴은 작은창자의 아랫부분으로 반복되어 나타나 속공간의 내용물을 돌창자 쪽으로 이동시킨다. 이렇게 연속적으로 발생하는 수축 파동을 **이동 운동성 복합체**(migrating motility complex)라고 하며, 샘창자에서 돌창자까지 내용물이 이동하는 데 약 2시간이 걸린다. 이동 운동성 복합체는 모든 내용물이 큰창자로 이동할 때까지 반복된다. 이러한 운동 또한 내장신경계통으로 조절되는 짧은 반사와 자율신경계통으로 조절되는 긴반사에 의해 조절된다(21.1d 참조).

작은창자에서 큰창자로 미즙의 이동

돌창자와 막창자(큰창자의 첫 번째 부분) 사이에 위치한 돌막창자조임근은 평소에는 수축해서 닫힌 상태이며, 작은창자에서 큰창자로 미즙이 이동하는 것을 막는다. 위돌창자반사를 포함한 조절기작은 위 단계와 이와 관련된 조임근을 여는 과정으로 시작된다. **위돌창자반사**(위회장반사, gastroileal reflex) (숨뇌에 의해 조절되는 짧은 반사와 긴 반사를 모두 가지고 있는 것으로 생각됨)는 위에 음식물이 들어올 때 이루어진다. 이 반사의 작용으로 돌창자가 수축하고 돌막창자조임근이 이완되며 막창자(대장의 첫 번째 부분)가 이완된다. 이러한 과정에 따라 위창자길의 내용물이 돌창자에서 돌막창자조임근을 통해 막창자로 들어갈 수 있도록 한다. 그후 돌막창자조임근이 수축해 내용물이 돌창자로 역류하지 않도록 한다. 창자 단계에서 분비된 호르몬인 콜레시스토키닌은 돌막창자조임근의 이완을 촉진한다.

무엇을 배웠는가?

17 작은창자의 표면적을 넓히는 해부학적 구조 세 가지는 무엇인가? 각 구조에 대해 설명하라.

18 작은창자에서 미즙과 부속샘 분비물의 혼합은 분절운동과 꿈틀운동 중 주로 어떤 운동이 담당하는가? 어떤 운동이 음식물을 한방향으로 이동시키는가? 각각을 설명하라.

21.3c 부속 소화기관과 샘

학습목표

26. 작은창자와 관련된 부속 소화기관에 대해 서술하고 이 기관이 소화과정에 어떻게 기여하는지 설명한다.
27. 혈액과 쓸개즙이 어떻게 간을 흐르는지 설명한다.
28. 작은창자와 관련된 부속샘의 조절에 대해 서술한다.

샘창자로 분비물을 분비하는 부속 소화기관은 간, 쓸개, 이자이다. 여기서는 각 기관에서 샘창자로 뻗은 관, 각 기관의 구조와 조직, 이 기관들에서 작은창자로 운반되어 미즙의 소화에 기여하는 분비물을 살펴보자.

부속기관의 관

여러 관이 샘창자로 분비물을 전달한다(**그림 21.18**). 이 관 중에는 간과 쓸개에서 이어지는 쓸개기관, 이자에서 이어지는 이자관이 있다.

쓸개기관(biliary apparatus)은 간의 좌우 엽으로 통하는 좌우 간관을 포함한 가느다란 관의 그물이다. **왼간관**(left hepatic duct)과 **오른간관**(right hepatic duct)은 합쳐져서 하나의 **온간관**(총간관, common hepatic duct)이 된다. 쓸개에서 온 **쓸개주머니관**(담낭관, cystic duct)과 온간관은 합쳐져서 샘창자를 향해 아래로 뻗은 **온쓸개관**(총담관, common bile duct)이 된다(짧게 설명함).

주이자관(main pancreatic duct)과 **덧이자관**(accessory pancreatic duct)을 합쳐서 **이자관**(pancreatic duct)이라고 한다. 주이자관은 대부분의 이자액을 운반한다. 온쓸개관과 주이자관은 쓸개이자관팽대와 함께 합쳐진다. 소량의 이자액은 **덧이자관**(부췌관, accessory pancreatic duct)을 통해 샘창자로 들어갈 수도 있다. 이 관은 샘창자의 벽을 관통하며 **작은샘창자유두**(소십이지장유두, minor duodenal papilla)를 이룬다.

쓸개이자관팽대(간췌팽대, hepatopancreatic ampulla)는 바터팽대부(ampulla of vater)라고도 하는데, 샘창자 벽의 뒷부분이 부풀어오른 것이다. 쓸개이자관팽대는 샘창자의 벽을 뚫고 들어가서 **큰샘창자유두**(대십이지장유두, major duodenal papilla)라는 돌출부를 이룬다. 쓸개이자관팽대에는 온쓸개관에서 분비되는 쓸개즙(간과 쓸개의 분비물)과 주이자관에서 분비되는 이자액이 모인다. 이러한 부속기관샘의 분비물(쓸개즙과 이자액)의 이동은 팽대부(ampulla)에

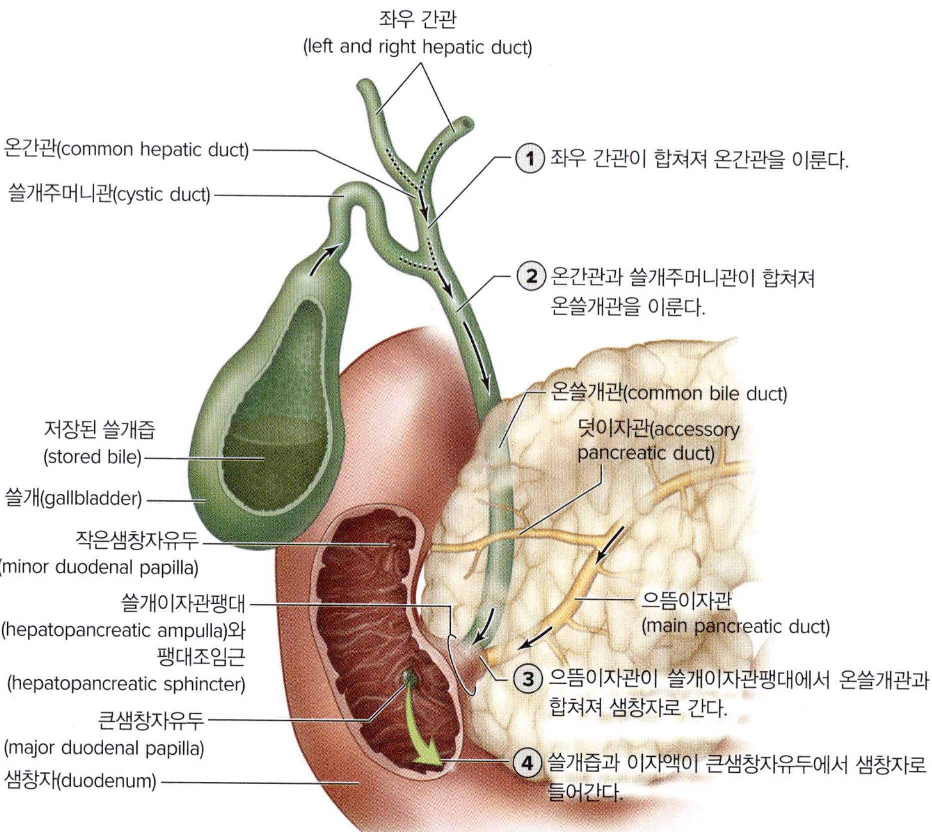

그림 21.18 부속기관의 관. 다양한 관이 합쳐져 쓸개즙과 이자액을 부속기관에서 샘창자로 운반한다.

있는 **팽대조임근**(담췌관팽대부괄약근, hepatopancreatic sphincter)이 조절한다. 이 조임근이 이완되어 열리면 부속기관샘의 분비물이 샘창자로 들어간다(콜레시스토키닌 호르몬에 의해 촉진됨).

› 간

간(liver)은 부속 소화기관으로 배의 4개 구역에서 오른쪽 위, 가로막의 바로 아래에 있다(그림 21.1 참조). 간은 다양한 기능을 하는데, 주된 소화기능은 쓸개즙을 만들어 내는 것이다.

간의 맨눈해부학 간은 체내의 기관 중 가장 크고, 무게는 1~2 kg으로 성인 체중의 약 2%를 차지한다. 간은 가로막과 닿는 작은 부분을 제외하고 결합조직 주머니와 한 겹의 내장쪽배막으로 싸여 있다. 싸여 있지 않은 부분은 무장막구역이라고 한다(**그림 21.19**).

간은 서로 부분적으로 분리된 4개의 엽과 이 엽을 지탱하는 2개의 인대로 이루어져 있다. 주된 엽은 **오른엽**(우엽, right lobe)과 **왼엽**(left lobe)이다. 21.1e절에서 설명한 대로 오른엽은 접힌 배막으로 간을 앞쪽 배벽에 고장하는 낫인대로 왼쪽엽과 서로 분리되어 있다. 낫인대 아랫부분의 빈 가장자리에는 배꼽정맥의 흔적인 **간원인대**(round ligament of liver, ligament teres)가 있다(17.12a 참조). 오른엽 속에는 **꼬리엽**(미상엽, caudate lobe; *cauda*: 꼬리)과 **네모엽**(사각엽, quadrate lobe; *quadrates*: 정사각형 모양의)이 있다. 꼬리엽은 아래대정맥의 바로 옆에, 네모엽은 쓸개 바로 옆에 있다.

간의 아랫면을 따라 H자 형태를 이루는 구조가 있다. 쓸개와 간원인대는 H자의 윗부분을 이루고, **아래대정맥**(하대정맥, inferior vena cava)과 **정맥인대**(ligamentum venosum)는 아랫부분을 이룬다(17.12절에서 정맥인대는 배아기 정맥관의 흔적이라고 설명했던 것을 상기한다. 이 혈관은 배꼽정맥의 혈액을 아래대정맥으로 보낸다). 마지막으로 **간문**(porta hepatis; *gate*: 문, *hepatikos*: 간)은 H자의 가로 획을 이루며, 여기서 혈관, 림프관, 쓸개관, 신경(그림에는 나타나지 않음)이 간을 드나든다. 특히 간문맥과 간동맥의 가지가 간문으로 들어간다.

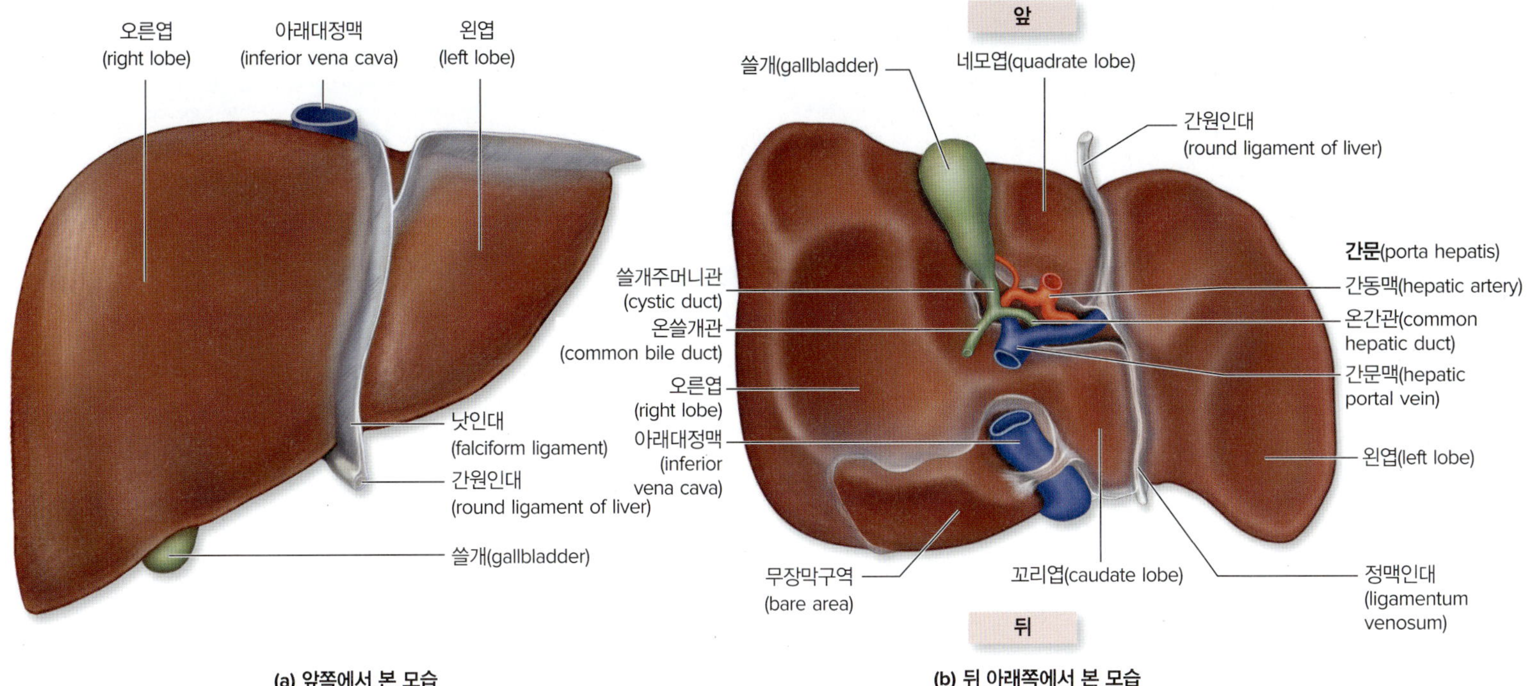

그림 21.19 간의 맨눈해부학. 간은 배의 사분역에서 오른쪽 위에 있다. (a) 앞쪽에서 본 모습, (b) 뒤 아래쪽에서 본 모습으로 이 그림에서는 간의 엽 4개를 볼 수 있다.

조직학 간의 결합조직 주머니는 간 전체로 가지와 같이 갈라져 나가며, 간을 수천 개의 다면체인 **간소엽**(hepatic lobule)으로 나눈다. 간소엽은 간의 구조적 · 기능적 단위이다(**그림 21.20**). 간소엽 속에는 **간세포**(hepatocyte)가 있다. 각 소엽의 가장자리에는 여러 개의 간세동이(portal triad)가 있다. 간세동이는 간관, 쓸개세관, 간문맥과 간동맥의 가지로 이루어져 있다. 각 소엽의 중심에는 소엽에서 나온 혈액을 운반하는 **중심정맥**(central vein)이 있다. 중심정맥은 간에서 온 혈액을 모으면서 **간정맥**(hepatic vein)으로 합쳐지고, 간정맥은 아래대정맥으로 혈액을 운반한다.

가로면에서 간소엽은 자전거 바퀴를 옆에서 본 것처럼 보이는데, 중심정맥이 바퀴의 축에 해당한다. 대체로 같은 거리를 유지하며 떨어져 있는 간세동이는 바퀴의 둘레(타이어)에 해당한다. 간세포 가닥은 바퀴살에 해당하며 **간굴모양혈관**(hepatic sinusoid; *sinus*: 구멍)이 그 경계를 이룬다(17.1c 참조).

간소엽에서 혈액의 흐름 간세포는 두 가지 혈액을 공급받는다. 하나는 산소화한 혈액이고 다른 하나는 탈산소화한 혈액이다(17.10d 참조). **간동맥**(hepatic artery)은 복강동맥에서 갈라져 나오며, 산소화한 혈액을 간으로 운반한다. **간문맥**(hepatic portal vein)은 간문맥계통의 일부이며, 위창자길, 지라, 이자의 모세혈관바탕에서 탈산소화되고 영양소가 풍부해진 혈액을 운반한다. 간문맥이 운반하는 혈액은 간으로 가는 혈액 중 약 75%이다(나머지 25%는 간동맥이 운반함). 이 두 혈관의 가지에서 나온 혈액은 간소엽을 지나면서 섞인다. 간동맥과 간문맥은 미세혈관이 간세동이를 이룰 때까지 더 작은 혈관으로 나뉘면서 퍼진다.

간동맥가지(간세동이 내)에 있는 산소화한 혈액과 간문맥가지(간세동이 내)에 있는 탈산소화한 혈액은 모두 혈액이 처리되는 간굴모양혈관으로 이동한다(17.1c절에서 언급한 대로 간굴모양혈관은 벽이 얇은 모세혈관으로 세포 사이의 틈이 넓어 다른 모세혈관보다 투과성이 높다). 그후 혈액은 중심정맥으로 흐른다. 각 소엽의 혈액은 간을 통해 중심정맥으로 모여 간정맥을 이룬 후 하대정맥으로 흐른다.

혈액이 간굴모양혈관을 지날 때 몇 가지 중요한 역할을 한다.

- 영양소는 굴모양혈관에서 흡수되어 간세포로 들어간다.
- 산소는 간세포로 전달되어 세포가 호기성 호흡을 할 수 있게 한다.

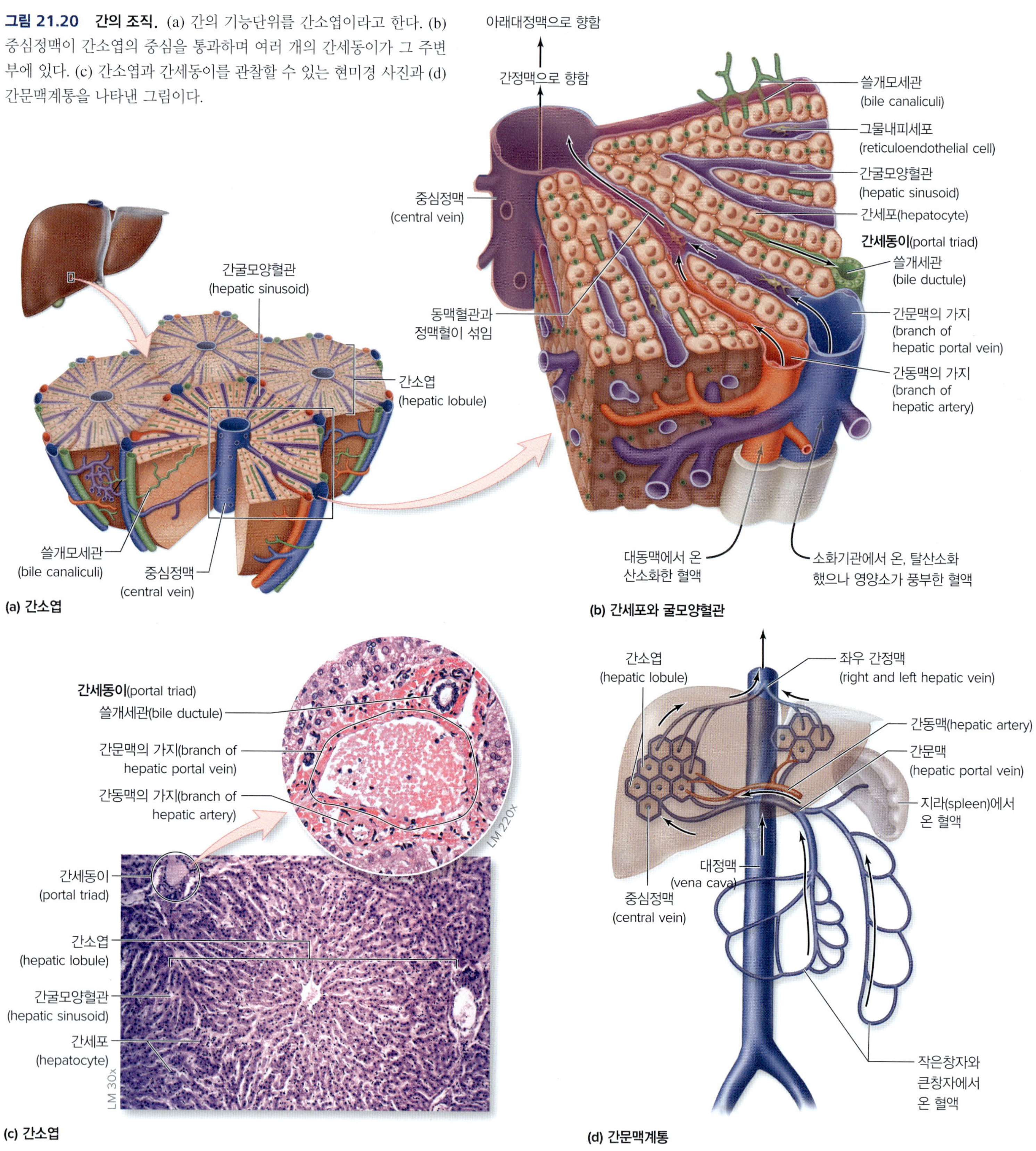

그림 21.20 간의 조직. (a) 간의 기능단위를 간소엽이라고 한다. (b) 중심정맥이 간소엽의 중심을 통과하며 여러 개의 간세동이가 그 주변부에 있다. (c) 간소엽과 간세동이를 관찰할 수 있는 현미경 사진과 (d) 간문맥계통을 나타낸 그림이다.

- 그물내피세포[망상내피세포, reticuloendothelial cell; 쿠퍼세포(Kupffer cell)]는 혈액이 간굴모양혈관을 지날 때 해로운 물질(예: 미생물)을 포식하는 큰포식세포이다(구물내피세포는 면역계통에 속하는 대식세포이다).

간세포 가닥 사이에는 쓸개모세관(담세관, bile canaliculus)이 끼어 있다. 쓸개모세관은 간세포가 만들어 낸 쓸개즙을 간세동이의 간관으로 운반하는 작은 통로이다.

쓸개즙: 간소엽에서 쓸개즙의 생성과 이동 쓸개즙(bile)은 황록색을 띠는 알칼리성 액체이다. 쓸개즙의 성분은 대부분이 물이며, 나머지는 중탄산이온(HCO_3^-), 쓸개즙염, 쓸개즙색소(예: 빌리루빈), 콜레스테

통합 INTEGRATE

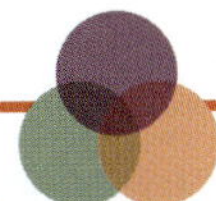

개념 연결 CONCEPT CONNECTION

간문맥계통은 소화기관에서 온 혈액을 간으로 운반한다(17.10d 참조). 혈액은 간문맥을 통해 간에서 나가며 간문맥은 아래대정맥과 합쳐진다. 위창자길은 소화된 영양소를 흡수한다. 이 영양소는 간으로 운반되어 처리되어야 한다. 또 간은 위창자길의 혈관이 흡수한 물질 중 해로울 수 있는 물질을 해독한다. 그러므로 영양소나 해로운 물질이 함유된 혈액이 온몸으로 분배되기 전에 먼저 간문맥계를 통해 간으로 운반해서 처리하는 것이 효과적이다.

롤, 레시틴(인지질), 뮤신이다. 간은 하루에 0.5~1 L의 쓸개즙을 만들어 낸다.

쓸개즙은 간세포에서 쓸개모세관으로 분비된다(그림 21.20b). 쓸개모세관은 쓸개즙을 간세동이의 쓸개세관으로 이동시킨다(중심정맥에서 간세동이로 흐르는 쓸개즙의 흐름은 간세동이에서 중심정맥으로 이동하는 혈액의 흐름과 반대방향인 것을 기억한다). 쓸개모세관 안에 있는 쓸개즙은 오른쪽 또는 왼쪽 간관에 다다를 때까지 점차 더 큰 쓸개관을 따라 흐른다(그림 21.18b 참조). 부속 소화기관의 관은 쓸개즙을 샘창자로 옮긴다.

작은창자로 분비된 쓸개즙은 다음과 같은 역할을 한다.

- 작은창자의 산성 미즙이 중탄산이온에 의해 중화된다.
- 쓸개즙염과 레시틴은 지질을 기계적으로 소화하는 기능을 한다(21.4c 참조).
- 적혈구의 분해로 인해 생성된 노폐물인 빌리루빈을 제거한다(15.3b 참조).

› 쓸개

간의 아랫면에 붙어 있는(그림 21.19) **쓸개**(담낭, gallbladder, cholecyst)는 주머니와 같이 생겼으며, 간이 만들어 낸 쓸개즙을 저장하고, 농축하고, 분비한다. 쓸개의 벽은 안쪽의 점막, 가운데의 근육층, 바깥의 장막으로 이루어져 있다. 점막은 주름이 져 있기 때문에 쓸개에 쓸개즙이 차면 늘어날 수 있다. 앞에서 **쓸개주머니관**(cystic bladder; *cysto*: 주머니)이 쓸개와 온쓸개관을 연결한다고 설명했다(그림 21.18).

쓸개의 목 부분에서는 조임근이 쓸개를 드나드는 쓸개즙의 흐름을 조절한다. 쓸개이자관팽대와 연결된 팽대조임근이 닫히면 쓸개즙이 쓸개로 들어간다. 이 쓸개즙은 온쓸개관과 쓸개주머니관을 통해 쓸개로 돌아간다. 쓸개는 농축된 쓸개즙을 40~60 mL 담아둘 수 있다. 그 후

통합 INTEGRATE

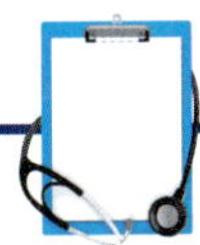

임상적 고찰 21.8 CLINICAL VIEW

간경화

간경화(liver cirrhosis; *kirrhos*: 노란)는 간세포가 파괴되어 섬유 흉터조직으로 대체되면서 발생한다. 이 흉터조직은 간의 그물내피세포가 콜라겐을 합성함으로써 생겨나며 재생되는 간세포의 고립된 결절을 둘러싸는 경우가 많다. 섬유 흉터조직은 (1) 혈관을 눌러 **간문고혈압**(hepatic portal hypertension)을 유발하며 (2) 간의 쓸개관을 눌러 쓸개즙의 흐름을 저해한다.

간경화는 만성 알코올 중독, 간질환, 특정한 약물이나 독소로 간세포가

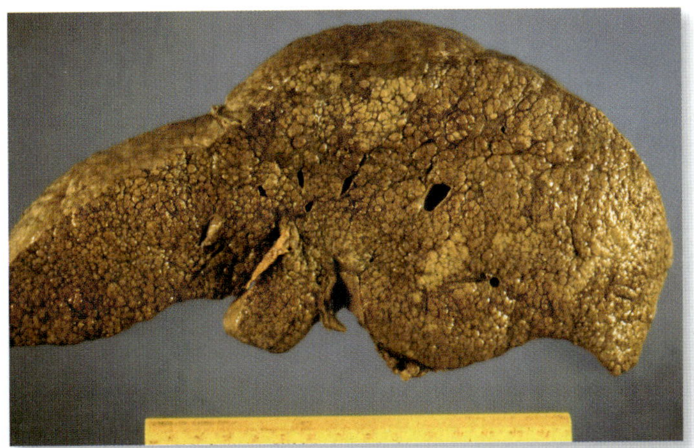

간소엽 경화의 한 유형을 맨눈으로 관찰할 수 있는 표본

©Yoav Levy/Medical Images

만성적으로 손상되어 발생한다. 가장 흔한 원인은 **B형간염**(hepatitis B) 또는 **C형간염**(hepatitis C) 바이러스 감염으로, 간에서 만성감염을 일으킨다. 그 외에 간경화를 유발하는 질환으로는 몇 가지 유전적 질환, 만성 쓸개관폐쇄증, 쓸개관간경화가 있다.

간경화 초기에는 증상이 없을 수 있다. 그러나 간기능이 불안정해지기 시작하면 환자는 피로, 체중 감소, 구역질을 호소할 수 있으며, 배의 오른쪽 윗부분에서 통증을 느낄 수 있다. 촉진을 해 보면 간이 비정상적으로 작고 딱딱해진 것을 느낄 수 있다. 진단을 확정하려면 간을 바늘로 찔러서 소량의 조직을 채취해 현미경으로 세포를 살펴보는 생검을 해야 한다. 섬유화하고 흉터가 생긴 부분은 원래의 상태로 되돌릴 수 없다. 그러나 원인(예: 간염, 알코올 중독)을 치료하면 흉터가 더 생기는 것을 지연하거나 막을 수 있다.

간경화가 진행되면 다음과 같이 다양한 합병증이 나타난다.

- 간이 빌리루빈(쓸개즙의 성분)을 제대로 배출하지 못하면 피부와 눈의 공막이 노랗게 변하는 **황달**(jaundice)이 나타난다.
- 알부민의 생성과 분비가 감소하면 몸의 조직에 체액이 축적되는 **부종**(edema)이 발생한다(콜로이드 삼투압 감소로 인해 발생함; 17.3 참조).
- 알부민의 생성이 감소해 배에 체액이 축적되는 **복수**(ascites)가 발생한다.
- 쓸개의 생성물이 피부에 축적되면 심한 가려움이 발생한다.
- 간이 독소를 제대로 처리하지 못해 혈액과 뇌에 독소가 축적된다.
- 간문고혈압으로 식도 하부의 정맥이 확장될 수 있다(식도정맥류).

간경화 말기는 간이식으로만 치료할 수 있다. 간을 이식하지 않으면 진행성 간기능상실이나 합병증으로 사망한다.

통합 INTEGRATE

임상적 고찰 21.9 CLINICAL VIEW

쓸개돌(쓸개돌증)

쓸개즙 속의 물질이 농축되면 **쓸개돌**(담석, gallstone)이 형성될 수 있다. 쓸개돌은 남성보다 여성이 약 2배 흔하며 선진국에서 더 흔하다. 위험 요인은 비만, 노화, 여성호르몬, 인종(백인), 신체활동 부족 등이다.

쓸개돌증(담석증, cholelithiasis; *chol*: 쓸개즙, *lithos*: 돌, *iasis*: 상태)이란 쓸개돌이 쓸개나 쓸개기관에 있는 것이다. 쓸개돌은 흔히 콜레스테롤 또는 칼슘이 쓸개즙염과 함께 농축되어 만들어진다. 쓸개돌의 크기는 낟알 크기에서 골프공 크기까지 다양하다. 대부분 증상이 없다가 쓸개돌이 쓸개주머니관을 막아 **쓸개염**(담낭염, cholecystitis)이 생기고 쓸개가 확장되면 증상이 나타난다. 가장 흔한 증상은 오른쪽 갈비밑(그림 1.10 참조), 경우에 따라서는 어깨뼈 사이나 오른쪽 어깨에서 느껴지는 심한 통증(쓸개급통증, 담석산통)이다. 구역질과 구토, 소화불량, 헛배부름도 발생할 수 있다. 흔히 기름진 음식을 먹고 나면 증상이 심해진다. 치료방법은 수술로 쓸개를 제거하는 **쓸개절제술**(담낭절제술, cholecystectomy; *kystis*: 주머니, *ektome*: 삭제)이다. 수술로 쓸개가 없어져도 간은 계속 쓸개즙을 만들어낸다. 그러나 쓸개즙이 농축되지 않기 때문에 쓸개돌이 더 이상 생기지 않는다.

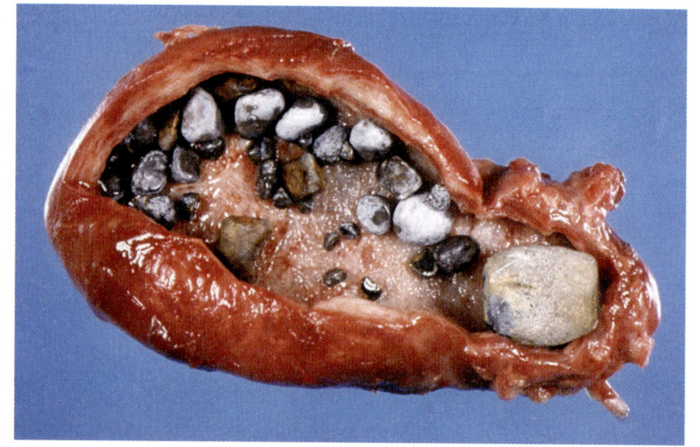

쓸개 속의 쓸개돌
©Biophoto Associates/Science Source

농축된 쓸개즙은 쓸개주머니관을 통해 쓸개에서 다시 나온 후 온쓸개관을 통해 작은창자로 간다.

어떻게 생각하는가?

5 쓸개를 수술로 제거하면 기름진 음식을 소화할 때 어떤 영향이 있을까? 이 수술 후에 식단을 어떻게 조절해야 할까?

이자

이자(췌장, pancreas)는 내분비 기능과 외분비 기능을 모두 한다. 내분비세포는 인슐린이나 글루카곤과 같은 호르몬을 만들어 내고 분비한다(14.10b 참조). 외분비세포(샘꽈리세포)는 소화작용을 돕는 이자액을 만들어 낸다. 이자는 작은창자에 소화효소를 공급해서 화학적 소화가 이루어지게 하는 '주력장치'이다. (1) 이자에서 샘창자로 이어지는 이자관(예: 낭성섬유증; 임상적 고찰 21.17: "낭성섬유증과 이자" 참조) 또는 (2) 이자(예: 췌장암; 임상적 고찰 21.10: "췌장암" 참조)에서 질병이 발생하면 영양소를 소화시키고 흡수하는 데 치명적인 문제가 발생한다.

이자의 맨눈해부학 이자는 길이가 약 13~15 cm이고 두께는 약 5 cm이다. 이자는 창자의 좌측 가쪽 가장자리에서 배안의 왼쪽을 향해 수평으로 뻗어 지라에 닿는다. 지라는 샘창자의 굽이와 가까운 곳에 있는 넓적한 **머리**, 좌측 가쪽 배벽을 향해 뻗은 긴 **몸통**, 가늘어지면서 지라와 닿는 **꼬리**로 이루어져 있다(**그림 21.21**).

조직학 이자에는 **샘꽈리세포**(세엽세포, acinar cell)라는 변형된 단층입방상피세포가 있는데 이 세포는 주머니와 같은 **샘꽈리**(세엽, acinus; *acinus*: 포도) 형태로 배열되어 있다(**그림 21.22**). 샘꽈리는 **소엽**(lobule)이라는 큰 덩어리를 이룬다. 샘꽈리세포는 가수분해효소를 만들고 분비한다. 각 샘꽈리에서는 작은 관이 큰 관으로 이어지며, 이 큰 관은 샘창자로 가는 큰 이자관으로 이어진다(앞서 설명함). 이자관의 내벽을 이루는 단층입방상피세포는 알칼리성의 중탄산 용액을 분비하는 중요한 기능을 한다. 알칼리성의 중탄산 용액은 작은창자로 들어가는 산성 미즙을 중화시키는 역할을 한다.

이자액 샘꽈리세포의 분비물과 이자관의 내벽을 이루는 세포는 함께 **이자액**(pancreatic juice)을 합성한다. 이자액(하루 1~1.5 L)은 알칼리성 액체로 성분은 대부분 물이고 나머지는 중탄산이온과 가수분해효소의 다용도 혼합물이며, 21.4절에서 자세히 설명할 것이다. 이 효소는 다음과 같다.

- 녹말을 소화하는 이자아밀라아제
- 중성지방을 소화하는 이자리파아제
- 비활성 단백질분해효소(트립시노겐, 키모트립시노겐, 프로카르복시펩티데이스)
- 핵산(DNA, RNA)을 소화하는 핵산분해효소

부속기관의 조절 21.2d절과 21.3b절에서 설명한 것처럼 부속기관의 분비는 위의 분비 및 운동과 비슷한 과정으로 조절된다. 위의 조절은 세 단계인 뇌 단계, 위 단계, 창자 단계로 조절됨을 기억한다. 뇌 단계와 위 단계의 미주신경 자극은 위의 운동과 분비를 자극할 뿐 아니라 미주신경도 활성화해 이자액을 분비시킨다. 창자 단계에서 콜레시스토키닌과 세크레틴이 모두 분비된다. 콜레시스토키닌은 주로 기름진 미즙에 반응해서 작은창자에서 분비되는 호르몬이다. 콜레스토키닌의 역할은 다음과 같다.

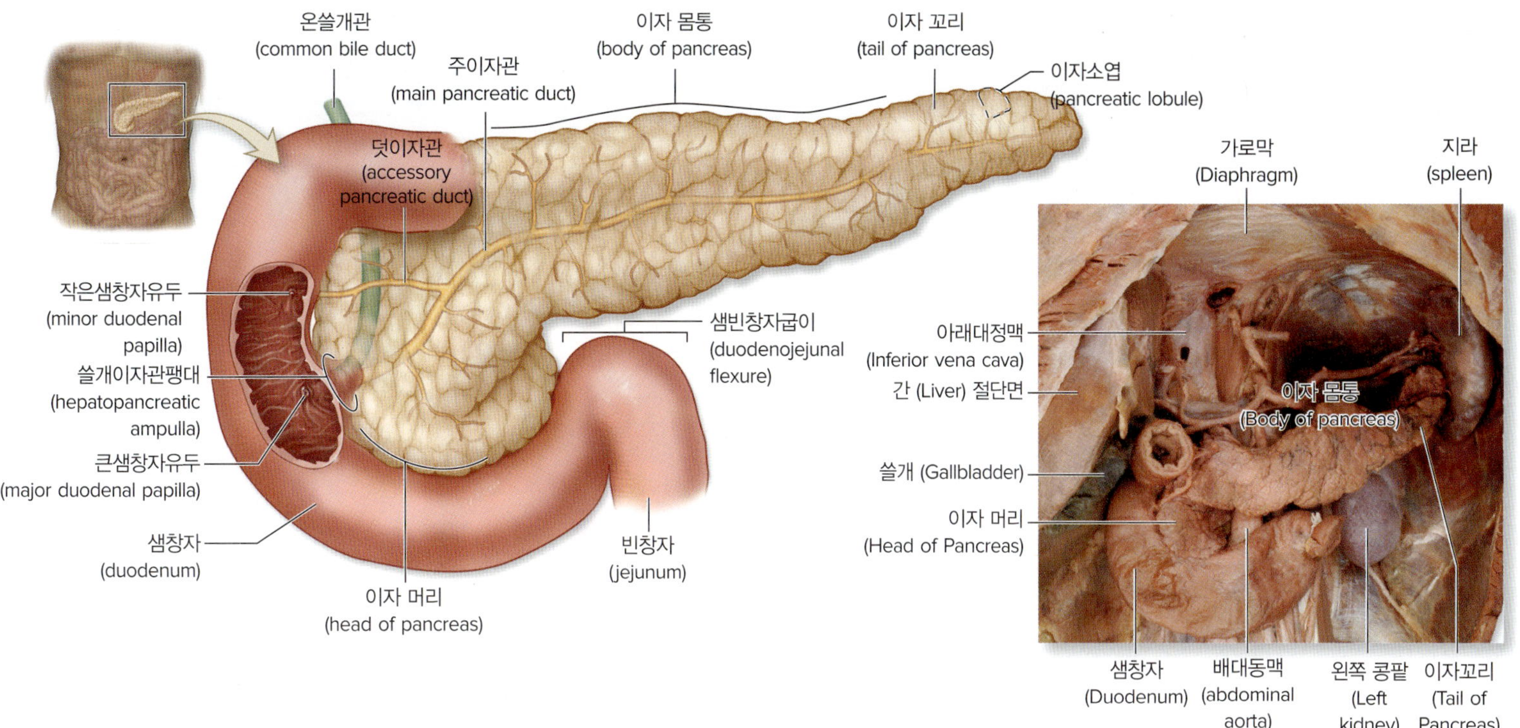

그림 21.21 이자의 맨눈해부학. (a) 그림과 (b) 사진으로 이자관 및 샘창자 사이의 관계에서 이자의 구성요소를 관찰할 수 있다.

- 쓸개벽의 민무늬근육이 강하게 수축하도록 자극해서 농축된 쓸개즙을 분비시킨다(콜레스키닌이란 이름은 쓸개를 자극하는 기능에서 따온 명칭이다; cholecystokinin, CCK; *chole*: 쓸개즙, *cyst*: 주머니, *kinin*: 움직이다).
- 작은창자를 자극해서 효소가 풍부한 쓸개즙을 분비시킨다.
- 쓸개이자관팽대의 민무늬근육을 이완시켜 쓸개즙과 이자액이 소장으로 들어가게 한다.

세크레틴(secretin)은 주로 미즙의 산성도에 반응해 작은창자에서 분비된다. 세크레틴의 주된 기능은 간과 이자의 관에서 중탄산이온을 함유한 알칼리성 용액이 분비되도록 하는 것이다. 이 알칼리성용액은 작은창자로 들어가 산성 미즙을 중화한다(21.2d절에서 콜레스토키닌과 세크레틴이 위의 분비와 운동을 억제한다는 것도 유념한다). 소화를 조절하는 호르몬을 **표 21.1**에 요약 및 정리했다.

통합 INTEGRATE

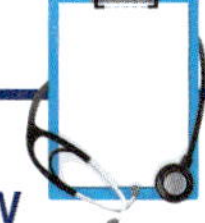

임상적 고찰 21.10 CLINICAL VIEW

췌장암(이자암)

이자(췌장)는 외분비샘(샘창자로 분비되는 소화효소의 생성)이자 내분비샘(인슐린과 글루카곤의 생성)이다. 췌장암은 일반적으로 췌장의 외분비세포에서 발생하는 암이다(약 95% 경우). 대부분의 암과 마찬가지로 췌장암 역시 림프절로 전이되기 전에 조기 진단될 경우 예후가 좋다. 불행히도 췌장암은 (1) 췌장암에 대한 선별검사가 부족하고 (2) 초기 췌장암의 경우 췌장암과 관련된 징후와 증상이 없기 때문에 조기 발견이 어렵다. 췌장암의 증상이나 징후(예: 복통, 부속기관 관의 막힘으로 인한 황달, 식욕부진, 체중 감소)는 암이 어느 정도 진행되었을 경우에 나타난다. 결과적으로 췌장암은 수술로 암을 제거할 수 없는 단계에서 주로 진단된다. 이러한 이유 때문에 췌장암의 생존률은 매우 낮다.

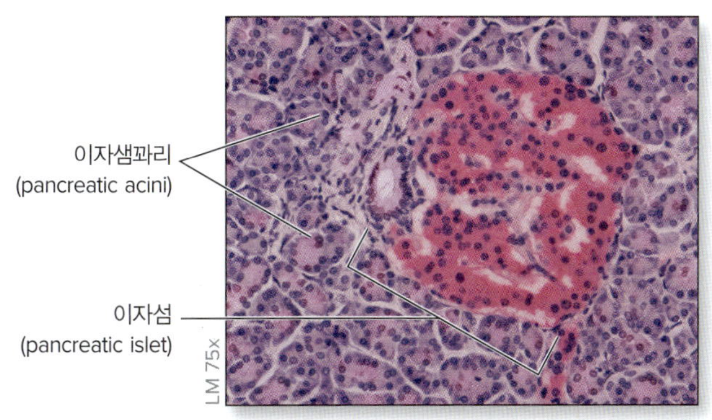

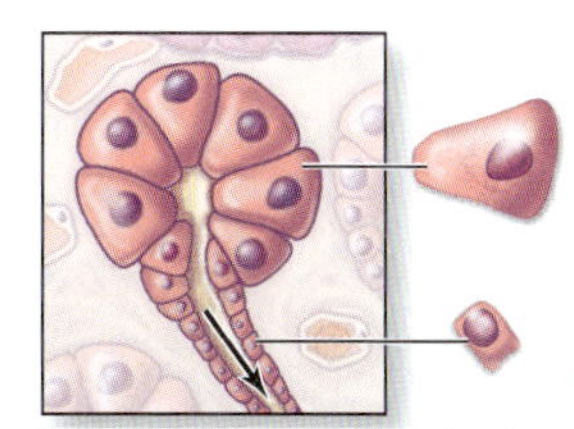

그림 21.22 이자의 조직. 이자섬과 이자 샘꽈리의 조직을 관찰할 수 있는 현미경 사진과 이자 샘꽈리의 그림

표 21.1	소화를 조절하는 호르몬		
호르몬	분비세포	분비를 유발하는 자극	표적과 효과기
가스트린(gastrin)	위의 G세포	위의 음식덩이, 특히 단백질을 함유한 음식덩이	(주로) 벽세포: 염산을 분비하도록 자극 으뜸세포: 펩시노겐을 분비하도록 자극 날문조임근: 수축하도록 자극
콜레시스토키닌 (cholecystokinin, CCK)	작은창자의 창자내분비세포	작은창자로 들어온 아미노산과 지방산을 함유한 미즙	유입 위: 위의 운동과 분비 억제 쓸개: 쓸개즙을 분비하도록 자극 이자: 효소가 풍부한 이자액을 분비하도록 자극 팽대조임근: 이완하도록 유발
세크레틴(secretin)	작은창자의 창자내분비세포	주로 작은창자로 들어온 미즙의 산성도 증가	위: 위의 운동과 분비 억제 이자: 이자관에서 알칼리성 용액이 분비되도록 자극 간: 알칼리성 용액이 분비되도록 자극

모틸린은 포함되어 있지 않음(21.3b 참조)

무엇을 배웠는가?

19 탈산소화하고 영양소가 풍부한 혈액과 산호화한 혈액은 간소엽 속의 어느 부분에서 처음 혼합되는가?

20 간은 소화효소를 만들어 내는가? 만들어 내지 않는다면 소화를 돕는 어떤 물질을 만들어 내는가?

21 이자액의 주된 기능은 무엇인가?

21.3d 큰창자

학습목표

29. 큰창자의 주요 구역 3개와 잘록창자의 분절 4개를 열거한다.

30. 큰창자의 조직이 어떻게 구분되는지 설명한다.

31. 큰창자에서 일어나는 세균의 작용을 설명한다.

큰창자(대장, large intestine, large bowel)는 비교적 큰 관의 형태이며 길이는 작은창자보다 훨씬 짧다. 배골반안에 있으며 지름이 작은창자보다 크기 때문에 큰창자라고 부른다. 소화된 물질은 하루 약 1리터씩 작은창자에서 큰창자로 이동한다. 대부분의 영양소(물, 전해질, 비타민)는 작은창자에서 이미 흡수하고, 큰창자는 물을 흡수한다(성인의 경우 하루에 약 0.8 L). 뿐만 아니라 큰창자는 작은창자에서 흡수되지 않고 남은 물질 속에서 전해질(주로 나트륨이온과 염소이온)을 흡수한다(큰창자의 세균에 의해 합성되는 비타민 B와 비타민 K도 흡수된다). 잘록창자에 들어가는 물 중 200 mL만이 대변으로 배출되는 것으로 추정된다. 처음 작은창자에 들어올 때 수분이 많았던 미즙(소화되지 않은 모든 물질, 그리고 빌리루빈과 같이 부속기관이 분비한 노폐물도 포함)은 고체화되고 압축되어 대변이 된다. 큰창자는 대변을 저장해 두었다가 배변을 통해 배출한다.

큰창자의 맨눈해부학

큰창자의 지름은 약 6.5 cm, 길이는 돌막창자이음부에서 시작해 항문

통합 INTEGRATE

임상적 고찰 21.11 CLINICAL VIEW

막창자꼬리염

막창자꼬리염(충수염, appendicitis)은 대부분 대변 속의 물질(분석)이 막창자꼬리를 막아 생기지만, 때때로 어떤 막힘 없이도 생긴다. 조직에 염증이 생기면서 막창자꼬리가 붓고 혈액 공급이 저해되며 세균이 벽으로 침투할 수 있다. 치료하지 않으면 막창자꼬리가 터져서 배막으로 내용물을 뿜어내 광범위하고 치명적인 배막염을 일으킬 수 있다(임상적 고찰 21.1: "배막염" 참조).

급성막창자꼬리염의 초기에는 벽의 민무늬근육이 수축해서 연축을 일으킨다. 이 민무늬근육은 자율신경계통이 지배하기 때문에 통증이 배꼽 주위의 T10 피부분절에 나타난다(13.2b 참조).

염증이 악화되어 벽쪽배막까지 퍼지면 배의 오른쪽 아랫부분에 국소적이고 날카로운 통증을 느끼게 된다. 막창자꼬리염에 걸린 사람은 흔히 구역이나 구토, 오른쪽 아랫배의 물렁거림, 경미한 열, 백혈구 수 증가와 같은 증상을 겪는다. 염증이 생긴 막창자꼬리는 **막창자꼬리절제술**(충수절제술, appendectomy)로 제거한다.

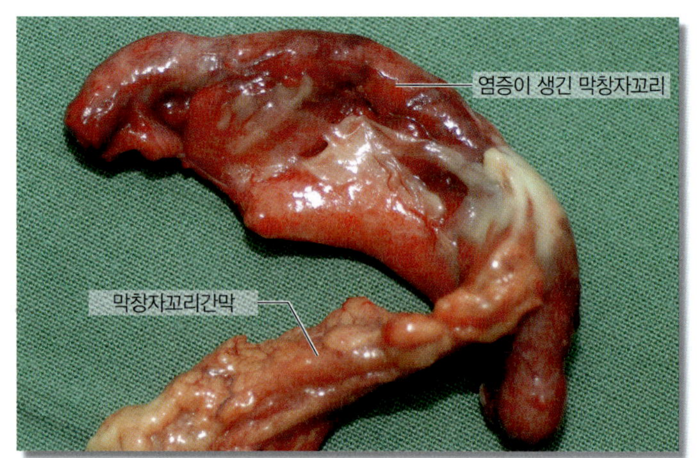

Inflamed appendix.

©Medicimage/Medical Images

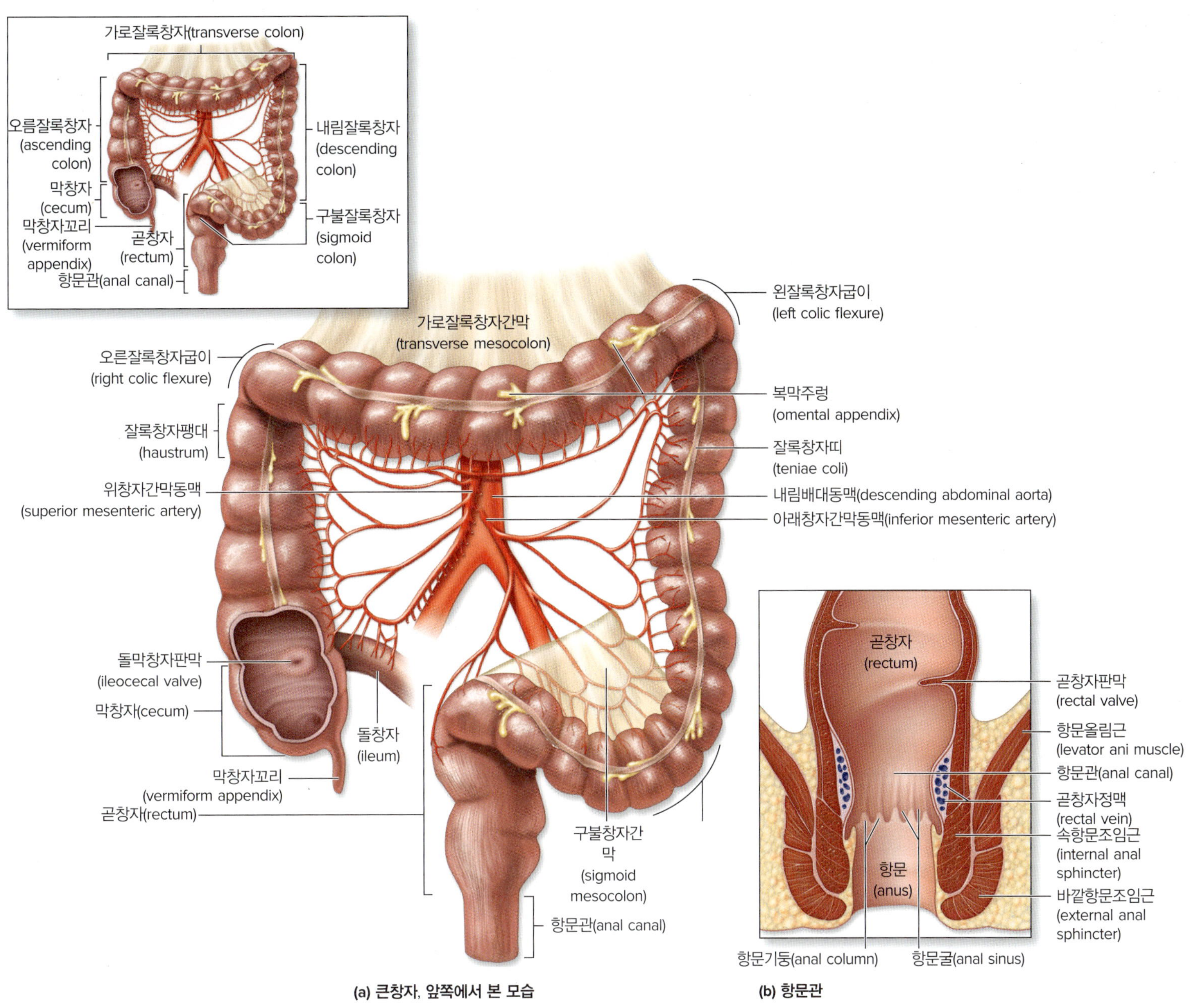

그림 21.23 큰창자의 맨눈해부학. (a) 위창자길의 먼쪽 끝을 이루는 큰창자를 앞에서 본 모습, (b) 항문관의 구조.

에서 끝날 때까지 약 1.5 m이다(**그림 21.23**). 큰창자는 크게 막창자, 잘록창자, 곧창자로 나뉜다.

막창자 **막창자**(맹장, cecum; *caecus*: 눈이 먼)는 끝부분이 막힌 주머니이다. 막창자는 큰창자의 첫 부분이며 배의 사분역에서 오른쪽 아래에 있다. 막창자는 **돌막창자판막**(회맹판막, ileocecal valve)에서 아래로 뻗어 있다. 미즙은 돌창자에서 막창자로 들어온다. 막창자의 뒤 안쪽에서 아래로는 가느다랗고 속이 비었으며 손가락처럼 생긴 **막창자꼬리**(충수, vermiform appendix; *vermis*: 벌레)가 아래로 돌출되어 있다. 막창자꼬리의 내벽은 림프구로 찬 림프소절로 덮여 있다(18.4 참조). 막창자와 막창자꼬리는 배막안기관이다. 연구에 따르면 막창자꼬리 속에는 잘록창자의 기능에 이로운 세균이 있을 가능성이 있다.

잘록창자 돌막창자판막과 같은 높이에는 큰창자의 두 번째 부분인 **잘록창자**(결장, colon)가 있다. 잘록창자는 U자를 뒤집어 놓은 것과 같은 아치를 이룬다. 잘록창자는 오름잘록창자, 가로잘록창자, 내림잘록창자, 구불잘록창자로 나뉜다.

오름잘록창자(상행결장, ascending colon)는 돌창자판막에서 시작해 막창자의 위쪽 가장자리에서 배안의 우측 가쪽 가장자리를 따라 위로 뻗어 나간다. 오름잘록창자의 뒤쪽 벽이 뒤쪽 배벽과 바로 접하고 앞면만이 배막으로 덮여 있기 때문에 복막뒤기관이다. 잘록창자는 간의 아랫면으로 향하다가 왼쪽으로 90° 방향을 틀면서 배안의 앞부분으로 간다. 이와 같이 잘록창자가 굽는 부분을 **오른잘록창자굽이**(우결장굴곡, right colic flexure) 또는 간굽이(hepatic flexure)라고 한다.

가로잘록창자(횡행결장, transverse colon)는 오름잘록창자굽이에서 시작해 앞으로 약간 휘면서 배안의 앞부분을 가로질러 왼쪽으로 뻗어 나간다. 가로잘록창자는 배막안에 있다. 가로잘록창자는 배의 좌측 위에서 지라에 접근하다가 아래 뒤쪽으로 90° 방향을 튼다. 이 부분을 **왼잘록창자굽이**(좌결장굴곡, left colic flexure) 또는 지라굽이(splenic flexure)라고 한다.

내림잘록창자(하행결장, descending colon)는 배막 뒤에 있으며

통합 INTEGRATE

임상적 고찰 21.12 CLINICAL VIEW

잘록곧창자암

잘록곧창자암은 미국에서 두 번째로 흔한 암으로, 매년 14만 명의 미국인이 이 암에 걸리며 6만 명이 사망한다. **잘록곧창자암**(대장암, colorectal cancer)은 큰창자(잘록창자) 또는 곧창자에서 자라는 악성종양이다. 대부분은 내림잘록창자의 먼쪽, 구불잘록창자, 곧창자에서 발생한다. 이러한 부분은 대변이 배출되기 전에 대변과 가장 오래 접촉한다. 잘록곧창자암은 대개 잘록창자의 점막에서 자라나는 **폴립**(용종, polyp)에서 시작된다. 그러나 잘록창자에는 폴립이 매우 흔하며 이 중 대부분은 암으로 변하지 않는다. 식이섬유가 부족한 식단도 잘록창자암의 발생위험을 높이는 것으로 추정되는데, 식이섬유가 부족하면 대변의 부피가 줄어들어서 큰창자에 대변이 머무르는 시간이 길어지기 때문이다. 이론적으로 이러한 상태에서는 큰창자의 점막이 대변 속의 독소에 더 오래 노출된다. 다른 위험요인은 가족력, 궤양성 잘록창자염 병력, 나이 등이다(환자는 대부분 40세 이상이다).

최근 미국 암학회 연구에 따르면 잘록곧창자암으로 진단받는 20~30대가 증가했다. 이러한 증가의 원인로 비만의 증가, 큰창자 세균무리의 변화(식단변화로 인한)일 수 있으나 명확한 이유로 밝혀진 것은 아니다.

처음에는 증상이 없는 경우가 많다. 그 후 곧창자 출혈(대변에 피가 섞이거나 휴지에 피가 묻음)과 배변습관의 지속적인 변화(주로 변비)가 나타난다. 이윽고 복통, 피로, 이유 없는 체중 감소, 빈혈이 나타난다.

암은 반드시 수술로 제거해야 하며 방사선 또는 화학요법을 병행할 수 있다. 점막에 국한된 잘록곧창자암 환자는 5년간 생존할 수 있으나 잘록창자의 벽 깊이 퍼지거나 림프절로 전이된 경우는 예후가 좋지 않다.

생존율을 높이려면 암을 일찍 찾아내야 한다. 잘록곧창자암은 조기에 발견하면 치료가 매우 쉽다. 곧창자 출혈 또는 배변습관의 지속적인 변화를 겪으면 반드시 진료를 받아야 한다. 50세(잘록곧창자암 증상이 있거나 가족력이 있는 경우는 더 일찍)에 권장되는 선별검사로는 **대변잠혈검사**(fecal occult blood test), **구불창자내시경검사**(sigmoidoscopy; *skopeo*: 보다), **대장내시경검사**(colonoscopy)가 있다.

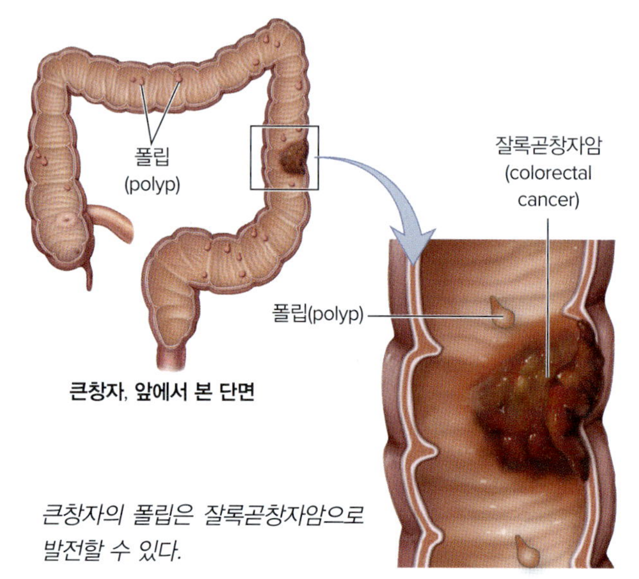

큰창자의 폴립은 잘록곧창자암으로 발전할 수 있다.

배안의 왼쪽에서 약간 뒤에 위치한다. 내림잘록창자는 왼잘록창자굽이에서 시작해 구불잘록창자를 향해 수직으로 내려간다.

구불잘록창자(구불결장, sigmoid colon; S와 비슷한 모양)는 **구불창자굽이**(구불결장굴곡, sigmoid flexure)에서 시작해 골반안을 향해 아래 안쪽으로 향한다. 구불잘록창자는 가로잘록창자와 마찬가지로 배막 안에 있으며 곧창자에서 끝난다. 21.1e절에서 언급한 창자간막의 유형처럼, 잘록창자의 각 부분과 뒤쪽 배벽은 잘록창자 간막으로 연결되어 있으며, 각 부분의 이름에 따라 지어졌다(예: 오름잘록창자간막, 가로잘록창자간막).

곧창자 **곧창자**(직장, rectum; *rectus*: 곧은)는 큰창자의 세 번째 부분이다. 곧창자는 복막뒤기관이며 구불잘록창자와 이어져 있다. 곧창자는 팽창한 상태의 근육 관으로 배변 전까지 축적된 대변을 저장한다. 3개의 굵은 가로 주름인 **곧창자판막**(직장판막, rectal valve)이 있기 때문에 가스가 지나가는 동안에도 대변이 배출되지 않는다.

항문관(anal canal)은 큰창자의 마지막 몇 cm를 차지한다. 내벽이 중층편평상피로 이루어진 항문관은 골반바닥의 항문올림근에 있는 구멍(8.7 참조)을 지나 항문에서 끝난다. 항문관의 내벽에는 비교적 가느다란 세로 방향의 융기인 **항문기둥**(anal column)이 있으며, 그 사이에는 **항문굴**(항문동, anal sinus)이라는 작은 홈이 있다. 배변 시 대변이 항문관을 지나면 항문굴이 압력을 받는다. 이때 항문굴의 세포에서 뮤신이 분비되어 점액이 형성되는데, 이 점액은 배변 시 항문관에서 윤활 작용을 한다. 항문관의 바닥에는 불수의적 민무늬근육인 **속항문조임근**(내항문괄약근, internal anal sphincter)과 수의적 뼈대근육인 **바깥항문조임근**(외항문괄약근, external anal sphincter)이 있다. 이 근육들은 평소에는 닫혀 있다가 배변 시에 이완된다(열린다).

큰창자 고유의 구조

잘록창자띠, 잘록창자팽대, 복막주렁과 같은 구조는 큰창자에만 있다. **잘록창자띠**(teniae coli; 리본, 띠)는 가느다랗고 두드러진 민무늬근육의 세로 다발이다. 잘록창자띠는 옷의 고무줄과 같은 작용을 해서 큰창자를 여러 개의 주머니로 나눈다. 이 주머니들을 **잘록창자팽대**(결장팽대, haustrum; 노래하다, *haustrum*; *haustus*: 마시다)라고 한다. 잘록창자팽대의 바깥 면에는 지방으로 이루어진 소엽인 **복막주렁**(복막수, omental appendix, epiploic appendage; 막으로 덮이다)이 매달려 있다.

조직학

큰창자의 내벽 점막에는 단층원주상피와 수많은 술잔세포가 있다(**그림 21.24**). 큰창자의 점막은 작은창자와 달리 매끈하며 창자융모가 없다. 그러나 작은창자와 비슷하게 수송 상피세포, 그리고 점막근육을 향해 안쪽으로 뻗은 **창자샘**(intestinal gland)이 있다. 샘의 점액세포는 뮤신을 분비해서 소화되지 않은 물질에 대해 윤활제 역할을 하고 이동을 촉진한다. 큰창자의 고유판에는 수많은 림프소절과 림프세포가 있다.

막창자와 구불창자의 근육층은 두 겹의 민무늬근육으로 이루어져 있으나, 바깥세로층은 중간중간 끊기며 막창자와 구불창자를 완전히

그림 21.24 큰창자의 조직. (a) 큰창자의 벽은 점막, 점막밑층, 근육층, 장막으로 이루어져 있다. (b) 큰창자벽의 점막과 점막밑층을 이루는 조직을 관찰할 수 있는 현미경 사진이다.

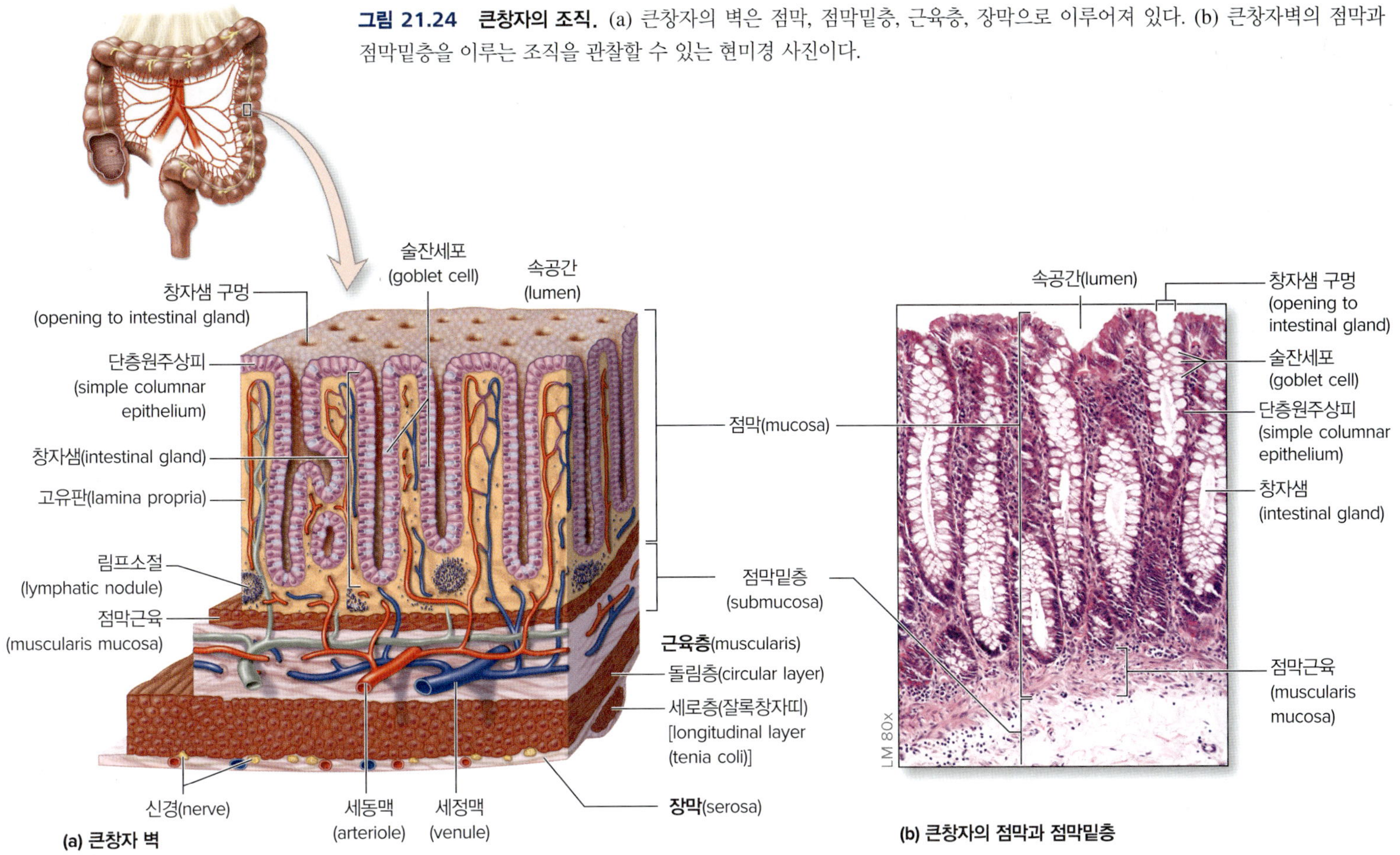

창자샘 구멍 (opening to intestinal gland)
술잔세포 (goblet cell)
속공간 (lumen)
단층원주상피 (simple columnar epithelium)
창자샘(intestinal gland)
고유판(lamina propria)
림프소절 (lymphatic nodule)
점막근육 (muscularis mucosa)
점막(mucosa)
점막밑층 (submucosa)
근육층(muscularis)
돌림층(circular layer)
세로층(잘록창자띠) [longitudinal layer (tenia coli)]
신경(nerve)
세동맥 (arteriole)
세정맥 (venule)
장막(serosa)
(a) 큰창자 벽

속공간(lumen)
창자샘 구멍 (opening to intestinal gland)
술잔세포 (goblet cell)
단층원주상피 (simple columnar epithelium)
창자샘 (intestinal gland)
점막근육 (muscularis mucosa)
LM 80x
(b) 큰창자의 점막과 점막밑층

둘러싸지 못한다. 대신 이 세로방향의 민무늬근육섬유는 앞에서 설명한 잘록창자띠를 이룬다.

› 큰창자의 세균 활동

큰창자에는 정상 세균무리가 수없이 존재한다. 이 세균무리를 토박이 미생물무리(indigenous microbiota)라고 한다. 이 세균은 미즙이 작은창자를 지난 후에도 남아 있는 복잡한 탄수화물, 단백질, 지질의 화학적 분해를 맡는다. 세균이 활동하면서 이산화탄소, 수소이온, 황화수소, 메탄, 인돌, 스카톨이 생성된다. 이 물질 중 몇 가지 때문에 대변에서는 냄새가 난다. 그리고 세균무리는 비타민 B와 K도 만들어 내는데, 이 비타민은 큰창자에서 혈액으로 흡수된다(이 비타민은 음식물을 통해 섭취되어 작은창자에서 흡수되기도 한다는 사실을 기억한다). 위창

통합 INTEGRATE

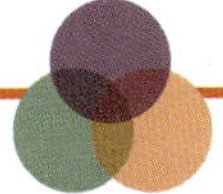

개념 연결 CONCEPT CONNECTION

헴기는 빌리루빈으로 분해되어 혈액에서 간으로 흡수된다는 사실을 기억한다(15.3b 참조). 그 후 빌리루빈은 쓸개즙의 성분이 되어 작은창자로 분비된다. 빌리루빈은 혈액으로 재흡수되어 우로빌린의 형태로 소변 속에서 배출되거나, 위창자길을 통해 큰창자로 간다. 후자의 경우에는 세균이 빌리루빈을 스테르코빌린으로 변환한다. 스테르코빌린은 대변의 정상적인 색깔을 내는 갈색 색소이다.

통합 INTEGRATE

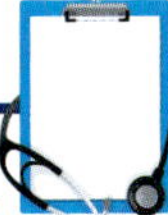

임상적 고찰 21.13 CLINICAL VIEW

대변 이식

대변 이식(fecal transplant, 대변 미생물 이식 또는 세균요법)은 건강한 기증자(정상 세균이 포함된 대변을 가진)의 대변을 수용액(예; 식염수)과 섞어서 환자의 잘록창자에 넣는(예: 관장 또는 대장내시경검사를 통해) 요법을 말한다. 대변 이식은 위험성이 낮으며 비용 또한 저렴한 편이다.

대변 이식은 병원성 세균감염으로 인해 심한 설사를 유발하는 재발성 *클로스트리디움 디피실*(*Clostridium difficile*; *C. difficile*) 잘록창자염의 치료방법으로 사용된다(환자의 4~14%의 경우). 클로스트리디움 디피실 잘록창자염은 일반적으로 항생제 치료로 인해 잘록창자의 정상 세균무리가 줄거나 감소하였을 때 발생한다.

2013년부터 미국식품의약국(Federal Drug Administration; FDA)에서 재발성 클로스트리디움 디피실 감염 치료에 국한하여 대변 이식을 허가했으며, 시험용 신약(Investigational New Drug; IND)의 신청자격이 있는 의사만이 대변 이식을 수행할 수 있다. 이 외 다른 대장 질환을 치료하기 위해서 대변 이식이 연구되고 있다(예; 크론병, 궤양잘록창자염, 과민성 대장증후군; 임상학적 고찰 21.7: "염증창자질환 및 과민대장증후군" 참조). 이 연구 결과에 따르면 대변 이식이 효과적인 치료 방법일 수 있으며, 이 치료법의 혜택을 받을수 있는 질병 유형에 대한 연구가 지속적으로 이루어지고 있다.

통합 INTEGRATE

임상적 고찰 21.14 CLINICAL VIEW

곁주머니증과 곁주머니염

곁주머니증(게실증, diverticulosis)은 창자의 내벽에 곁주머니(작게 튀어나온 부분)가 생기는 것이다. 섬유질이 부족하거나 잘록창자 속 대변의 양이 적을 때 잘록창자가 죄어들고 좁아져서 생겨나는 경우가 많다. 곁주머니에 생기는 염증을 **곁주머니염**(게실염, diverticulitis)이라고 한다. 염증 때문에 곁주머니가 파열해서 창자의 내용물이 배안으로 새어 나오면 치명적일 수 있다.

곁주머니(diverticula)

구불잘록창자의 바깥 모습을 나타낸 그림과 내시경 사진

©Gastrolab/SPL/Science Source

자길에서 만들어진 대변은 몸밖으로 배출된다. **대변**(feces; *faex*: 찌꺼기)은 물, 염분, 상피세포(위창자길 벽에서 벗겨진 상피세포), 세균, 소화되지 않은 물질로 이루어져 있다(임상적 고찰 21.13: "대변 이식" 참조).

큰창자의 운동과 조절

큰창자에서는 여러 유형의 운동이 관찰된다.

- 큰창자의 **꿈틀운동**(연동, peristaltic movement)은 보통 약하고 느리지만 이 점을 제외하면 작은창자의 벽에서 일어나는 꿈틀운동과 비슷하다.
- **팽기류**(haustral churning)는 이완한 팽대가 소화된 물질이나 대변으로 차 팽창함으로써 근육층이 반사적으로 수축할 때 일어난다. 이 수축은 내용물에 기류(휘돌림)를 일으켜 더 먼 팽대로 이동시킨다.
- **집단운동**(덩이이동, mass movement)은 잘록창자띠에서 일어나는 강력한 꿈틀운동(연동)과 비슷한 수축으로, 대변을 곧창자 쪽으로 이동시키는 움직임이다. 가로잘록창자의 가운데에서 수축파가 시작되어 대량의 대변을 내림잘록창자, 구불잘록창자, 곧창자로 밀어낸다. 일반적으로 집단운동은 하루에 두세 번, 식사 중이나 직후에 일어난다.

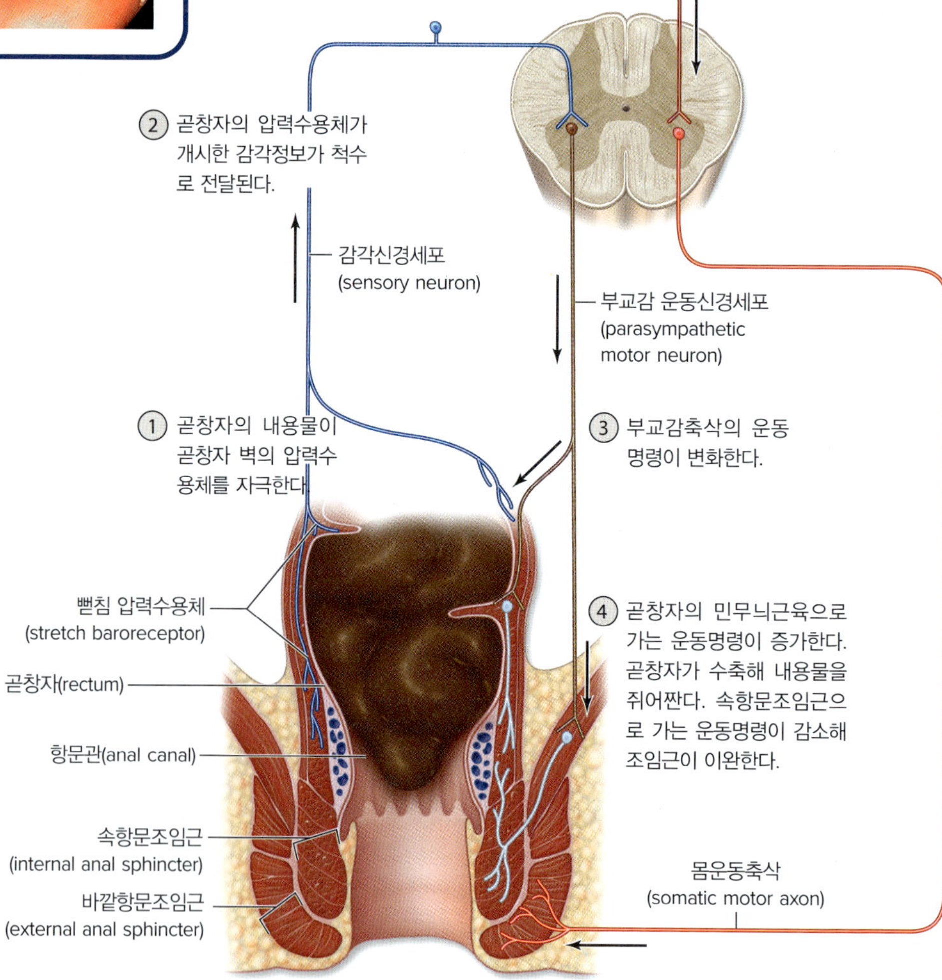

그림 21.25 배설. 배변반사에서는 곧창자가 늘어났다는 감각 지각이 척수의 반사를 개시하며, 이 반사가 곧창자벽의 근육을 수축시키고 속항문조임근을 이완시킨다. 배변을 의식적으로 조절하려면 바깥항문조임근의 이완과 발살바조작이 필요하다.

통합 INTEGRATE

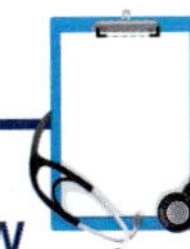

임상적 고찰 21.15 CLINICAL VIEW

변비와 설사

변비(constipation)는 보통 일시적으로 배변기능이 저해되고, 그 결과 대변이 압축되어서 배설하기 힘들어지는 것이다. 변비는 여러 요인의 조합으로 발생할 수 있다. 이 요인은 섬유질이 적은 식단(대변의 부피 감소), 수분 부족, 운동 부족, 부적절한 배변습관(변의를 느낄 때 즉시 배변하지 않아 대변의 수분이 계속 흡수됨) 등이다. 또한 변비는 전신마취의 흔한 부작용이기도 하다. 수술 후 환자의 배변 여부를 확인함으로써 위창자길의 운동이 정상으로 돌아왔는지 확인한다. 또한 아편계열 약물(예: 옥시콘틴)을 오랫동안 복용할 경우 변비가 발생한다. 이는 큰창자에 있는 아편유사제수용체에 아편계열 약물이 결합하게 되면 위창자길의 운동이 감소하고 대변의 수분흡수작용이 촉진되기 때문이다. 변비는 직장과 항문 주위의 정맥이 확장되면서 염증이 생기는 치질과 잦은 출혈로 인해 치핵(hemorrhoid; *rhoia*; 흐르다, 곧창자와 항문 주위의 정맥이 확장되고 염증이 생긴 상태) 또는 항문열창(anal fissures, 항문이 동그란 모양으로 찢어져 출혈이 있는 상태)의 원인이 된다.

반대로 설사(diarrhea)는 창자에서 물을 흡수하는 기전이 정상적으로 작동하지 않거나, 삼투성이 높은 용질이 너무 많아서 창자 속의 수분이 재흡수되지 않고 머물기 때문에 발생한다. 이러한 용질의 예로는 무설탕 아이스크림, 다이어트용 청량음료, 기침약, 무설탕 껌에 주로 함유된 설탕대체물질인 소르비톨이 있다. 소르비톨은 비자극 설사제로 간주되는데, 큰창자로 수분을 끌어오고 창자의 운동을 자극하기 때문이다. 설사 지사제(Immodium AD)는 아편유사제수용체에 결합하여 위창자길의 운동을 감소시킴으로써 설사를 멈추게 한다.

큰창자의 운동에 관여하는 주요 반사는 두 가지이다.

- 위잘록창자반사(위결장반사, gastrocolic reflex)는 위가 팽창할 때 집단운동을 개시한다(앞에서 설명한 큰창자의 운동).
- 배변반사(defecation reflex). 대변은 배변(defecation; *defaeco*: 찌꺼기를 제거하다) 과정을 통해 위창자길에서 배출된다(**그림 21.25**). 곧창자에 대변이 차면 배변욕구가 개시되며 이 자극으로 인해 수용체에서 척수로 신경신호가 전달된다. 여기에 대한 반응으로 잘록창자와 곧창자로 가는 부교감신경의 운동 명령이 증가하고 속항문조임근(불수의적)으로 가는 운동 명령은 감소한다(배변반사는 단일시냅스 반사의 예이다. 11.6c 참조).

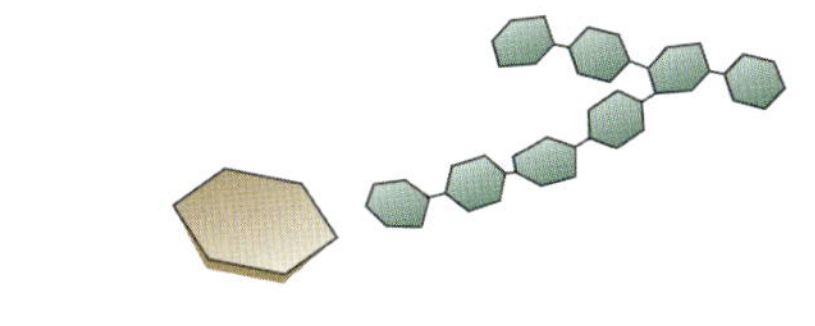

수의적인 배변은 일반적으로 만 3세 이후에 학습된다. 배변을 하려는 의식적인 결정(대뇌 겉질에 의해 시작됨) 후에는 발살바조작(19.3a 참조)과 바깥항문조임근(수의적)의 이완이 일어난다.

무엇을 배웠는가?

22 미즙은 큰창자로 들어가서 대변이 되어 배설되기까지 어떤 경로를 거치는가?

23 큰창자 속의 세균은 일반적으로 어떤 기능을 하는가?

24 보통 큰창자에서 흡수되는 물질은 무엇인가?

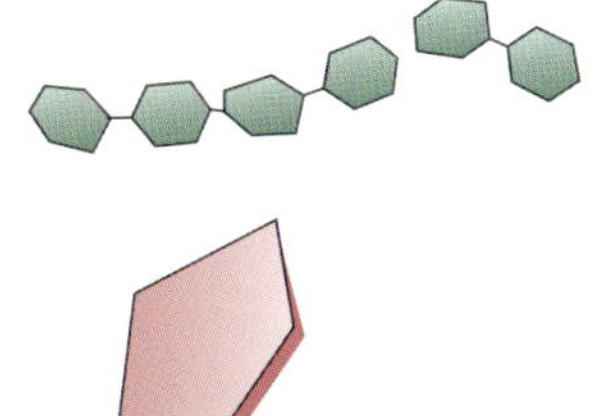

21.4 영양소와 소화

필수영양소(essential nutrient)란 생존을 위해 식단에 반드시 포함해야 하는 물질이다. 필수영양소는 탄수화물, 지질, 단백질, 무기질, 비타민, 물, 이렇게 여섯 가지이다.

이 절에서는 우리가 먹는 음식물의 화학적 소화에 대해 다룬다. 음식물이 분해되는 기전, 흡수, 몸이 이용하는 방법에 대해 설명할 것이다. 구체적으로는 탄수화물, 지질, 단백질, 그리고 필수영양소는 아니지만 핵산의 분해에 대해 다룬다. 이 영양소는 모두 물분자가 추가되면서 화학적 결합이 끊어지는 가수분해(hydrolysis) 과정을 통해 소화된다.

21.4a 탄수화물의 소화

학습목표

32. 탄수화물의 세 가지 종류를 열거한다.

33. 입안에서 탄수화물의 소화가 어떻게 시작되는지 설명한다.

34. 작은창자에서 이루어지는 탄수화물의 화학적 소화에 대해 설명한다.

탄수화물(carbohydrate)은 단순당의 단위가 반복되는 개수에 따라 분류된다. 탄수화물은 **단당류**(monosaccharide; 예: 포도당, 과당, 갈락토오스), **이당류**[disaccharide; 예: 설탕, 말토오스(엿당), 젖당], **다당류**(polysaccharide; 예: 녹말, 셀룰로오스)로 나뉜다. 탄수화물의 화학적 소화는 다음과 같이 나뉜다. (1) 녹말을 포도당분자로 분해, (2) 이당류를 단당류로 분해. 탄수화물의 소화는 주로 입안과 작은창자에서 이루어진다.

입안의 탄수화물 분해

녹말의 소화는 입안에서 시작되는데, 침샘에서 합성되고 분비되는 **침아밀라아제**(salivary amylase)가 촉매가 된다. 침아밀라아제는 녹말 분자를 이루는 포도당 분자 사이의 화학결합을 분해해 녹말 분자를 부분적으로 소화한다. 녹말이 소화되는 정도는 침아밀라아제가 녹말에 얼마나 오랫동안 작용할 수 있느냐에 따라 달라진다.

음식덩이를 삼켜서 음식덩이가 위의 낮은 pH에 노출되면 침아밀라아제가 비활성화한다. 이 비활성화는 음식덩이가 위로 들어간 후 15~20분 내로 일어난다. 음식이 많을수록 침아밀라아제는 오랫동안 활성화 상태로 남는다. 침아밀라아제를 비활성화하는 산성 위액과 삼킨 음식덩이가 섞이는 데 오래 걸리기 때문이다. 민무늬근육의 수축이 가장 약하고 pH가 가장 높은 위의 바닥에 음식덩이가 있을 때 이러한 현상이 일어나기가 가장 쉽다. 위에서는 탄수화물을 소화하는 효소가 새로 추가되지 않는다.

작은창자의 탄수화물 분해

이자아밀라아제(pancreatic amylase)는 이자액의 성분으로 이자에서 합성되고 분비되며, 주이자관 또는 덧이자관을 통해 작은창자로 간다(**그림 21.26**). 이자아밀라아제는 녹말을 계속 소화해 짧은 포도당 사슬

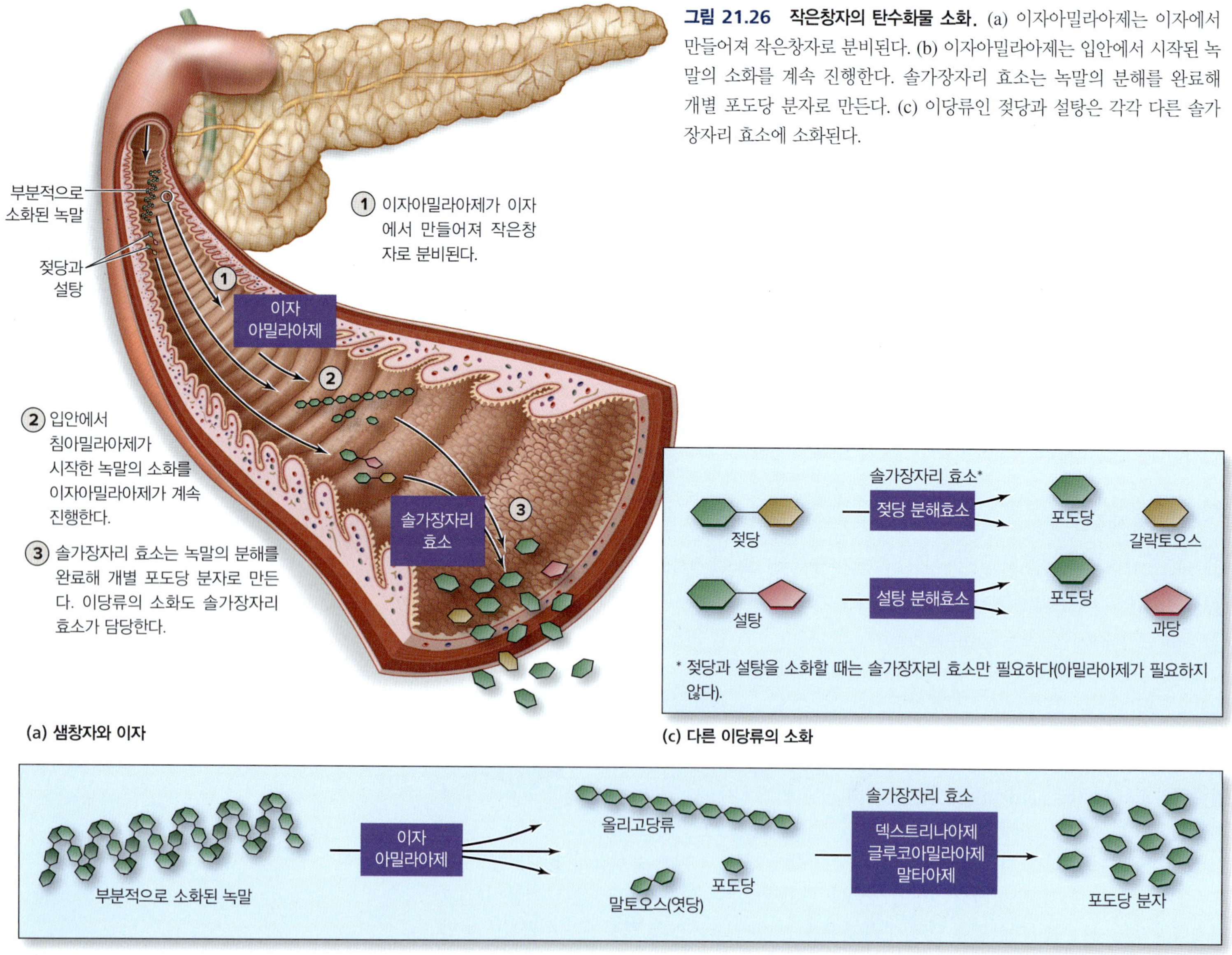

부분적으로 소화된 녹말

젖당과 설탕

① 이자아밀라아제가 이자에서 만들어져 작은창자로 분비된다.

이자 아밀라아제

② 입안에서 침아밀라아제가 시작한 녹말의 소화를 이자아밀라아제가 계속 진행한다.

③ 솔가장자리 효소는 녹말의 분해를 완료해 개별 포도당 분자로 만든다. 이당류의 소화도 솔가장자리 효소가 담당한다.

솔가장자리 효소

(a) 샘창자와 이자

솔가장자리 효소*

젖당	젖당 분해효소	포도당, 갈락토오스
설탕	설탕 분해효소	포도당, 과당

* 젖당과 설탕을 소화할 때는 솔가장자리 효소만 필요하다(아밀라아제가 필요하지 않다).

(c) 다른 이당류의 소화

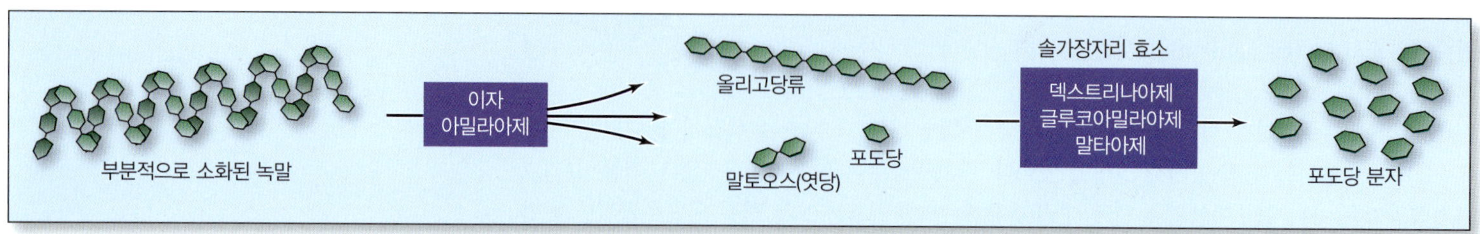

(b) 녹말의 소화

그림 21.26 작은창자의 탄수화물 소화. (a) 이자아밀라아제는 이자에서 만들어져 작은창자로 분비된다. (b) 이자아밀라아제는 입안에서 시작된 녹말의 소화를 계속 진행한다. 솔가장자리 효소는 녹말의 분해를 완료해 개별 포도당 분자로 만든다. (c) 이당류인 젖당과 설탕은 각각 다른 솔가장자리 효소에 소화된다.

(5~25개의 포도당분자, 올리고당류), 말토오스(포도당분자 2개로 이루어진 이당류), 개별 포도당 분자로 만든다.

녹말의 분해는 작은창자 내벽의 상피에 있는 솔가장자리 효소가 완료한다. 이 효소는 올리고당류에서 포도당 하부 단위 사이의 결합을 끊는 **덱스트리나아제**(dextrinase)와 **글루코아밀라아제**(glucoamylase), 말토오스를 이루는 포도당 분자 2개 사이의 결합을 끊는 **말타아제**(maltase)이다.

젖당이나 설탕과 같은 다른 이당류의 소화에는 효소가 각각 하나씩만 필요하다. 효소의 이름은 그 효소가 소화하는 물질의 이름을 따른다. 젖당 분해효소(락타아제, lactase)는 젖당을 포도당과 갈락토오스로, 설탕 분해효소(수크라아제, sucrase)는 설탕을 포도당과 과당으로 소화한다. 이 효소들도 솔가장자리 효소이다. 젖당 분해효소가 적거나 없는 사람은 젖당못견딤증(유당불내증, lactose intolerance)이 있다.

이와 같은 효소반응으로 생겨나는 단당류는 포도당, 과당, 갈락토오스이다. 이 단당류들은 작은창자 내벽의 상피를 건너 혈액으로 흡수된다(21.3b 참조). 작은창자에서 온 정맥혈은 모두 간문맥을 통해 간으로 운반되며, 과당과 갈락토오스는 간에서 포도당으로 변환된다. 포도당은 여러 곳에 활용된다. 혈당이 될 수도 있고, 세포호흡을 통해 산화되어 세포로 흡수될 수도 있으며, 간세포와 근육세포에 흡수되어 글리코겐으로 합성된 후 저장될 수도 있고, 지방(트라이글리세라이드)으로 변환되어 지방결합조직에 저장될 수도 있다.

셀룰로오스는 식물의 세포벽을 이루는 탄수화물이다. 사람의 몸에는 셀룰로오스 속 포도당 분자 사이의 결합을 분해할 효소가 없기 때문에 셀룰로오스는 몸속에서 화학적으로 소화되지 않는다. 이 때문에 셀룰로오스는 소화되지 않은 다른 물질과 마찬가지로 위창자길 속내용물의 부피를 늘려 이동을 촉진하는 섬유질의 역할을 한다. 탄수화물의 소화에 대해 **표 21.2**에 요약했다.

통합 INTEGRATE

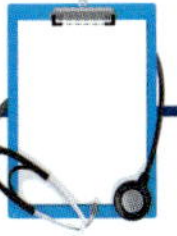

임상적 고찰 21.16 CLINICAL VIEW

복강질환(글루텐민감소장병)

복강질환(복강병, celiac disease)은 글루텐민감소장병(gluten-sensitive enteropathy)이라고도 하며, 미국 인구 중 1% 이상에게 발생하는 자가면역질환이다. 이 병이 있는 사람은 밀, 호밀, 보리(쌀이나 옥수수에는 없음)에 흔한 단백질인 글루텐에 면역반응을 일으켜 작은창자의 융모가 손상되고 이로 인해 영양소의 흡수가 저해된다. 글루텐을 함유한 음식의 예로는 빵, 피자, 파스타를 들 수 있다. 복강질환의 증상은 복통과 만성설사이며, 흡수가 저해되므로 영양 결핍이 발생할 수 있다. 복강질환은 치료할 수 없으나 글루텐이 없는 식단을 지키면 잘 관리할 수 있다. 최근 연구에 따르면 일부 사람들에서 레오바이러스(일반적으로 양성)에 감염되는 경우 바이러스가 글루텐못견딤증을 유발하는 장으로 변화시켜 복강질환이 발생한다고 한다.

무엇을 배웠는가?

25 녹말 분해를 위해 침샘에서 분비되는 효소는 무엇인가? 녹말 분해가 계속 이루어지기 위해 이자에서 작은창자로 분비되는 효소는 무엇인가?

표 21.2 큰 분자의 소화

위치	탄수화물	단백질	지질	핵산
입안(침)	녹말-침아밀라아제 → 부분적으로 소화된 녹말	소화되지 않음	혀리파아제가 추가되나 위의 낮은 pH에서 활성화함	소화되지 않음
위(위액)	효소 추가 없음	단백질-펩신 → 폴리펩티드와 펩티드 조각	트라이글리세라이드-혀리파아제 → 모노글리세라이드와 지방산 (소량) 트라이글리세라이드-위리파아제 → 모노글리세라이드와 지방산 (소량)	소화되지 않음
작은창자 (샘창자로 분비되는 이자액)	부분적으로 소화된 녹말-이자아밀라아제 → 올리고당류, 말토오스, 포도당	단백질-트립신 → 폴리펩티드와 펩티드 조각 단백질-키모트립신 → 폴리펩티드와 펩티드 조각 단백질-카르복시펩티드 분해효소→ 펩티드의 카르복시 말단에서 나온 아미노산	트라이글리세라이드-이자리파아제 → 모노글리세라이드와 지방산 (미셀 속)	DNA-데옥시리보뉴클라아제 → 데옥시리보뉴클레오티드 RNA-리보뉴클라아제 → 리보뉴클레오티드
작은창자 (솔가장자리 효소)	올리고당류-덱스트리나아제와 글루코아밀라아제 → 말토오스, 포도당 말토오스-말타아제 → 포도당 젖당-젖당 분해효소 → 포도당, 갈락토오스 설탕-설탕 분해효소 → 포도당, 과당	디펩티드-디펩티드 효소 → 아미노산 펩티드-아미노펩티드 분해 효소 → 펩티드의 아미노 말단에서 나온 아미노산	지질의 소화를 완료하는 데에는 솔가장자리 효소가 필요하지 않음	뉴클레오티드-인산 분해효소 → 뉴클레오시드와 인산 뉴클레오시드-뉴클레오시다아제 → 질소염기와 설탕(리보오스 또는 데옥시리보오스)

21.4b 단백질의 소화

학습목표

35. 위에서 단백질의 소화를 개시하는 효소를 제시하고 이 효소의 활성화와 작용을 설명한다.

36. 위와 이자의 단백질 분해효소가 비활성 형태로 합성되는 이유를 설명한다.

37. 작은창자에서 이루어지는 단백질의 화학적 소화에 대해 서술한다.

단백질(protein)은 펩티드결합을 거친 아미노산 하부 단위가 이루는 중합체이다. 단백질이 소화되면 아미노산이 분리되어 나오며 몸은 이 아미노산을 이용해 몸에 맞는 단백질을 다시 만들어 낸다(2.8b 참조).

효소는 단백질을 분해해 아미노산으로 만든다. 효소는 단백질 속에서 서로 인접한 특정 아미노산 사이의 펩티드결합을 끊거나, 비특이적으로 단백질 끝부분의 아미노산을 분리해 낸다. 단백질을 소화하는 모든 효소는 비활성 형태로 분비된 후 활성화한다(예: 펩시노겐은 위의 낮은 pH에서 활성화하여 펩신이 된다). 단백질 분해효소를 만들어 내는 세포 안에서 그 단백질 분해효소가 단백질을 파괴되지 않도록 하기 위해서이다. 또 이자에서 생성되는 단백질 분해효소가 덧이자관을 지날 때 덧이자관을 덮고 있는 세포를 분해하는 일이 일어나지 않도록 단백질 분해효소는 비활성 형태로 분비되어야 한다.

› 위의 단백질 분해

위의 속공간에서 펩신 효소가 단백질의 가수분해를 개시한다. **펩신**(pepsin)은 으뜸세포가 분비하는 비활성 전구체인 펩시노겐에서 형성된다. 벽세포가 염산을 분비해 위 속의 pH를 낮추며, 이로써 펩시노겐이 펩신으로 활성화하고 단백질이 변성되어 화학적 분해가 촉진된다(21.2d 참조).

› 작은창자의 단백질 분해

작은창자는 pH가 높기 때문에 미즙이 작은창자로 들어오고 나면 곧 펩신의 작용이 억제된다. 단백질의 소화를 이어받는 효소 중 세 가지가 이자에서 합성되고 분비되며, 분비될 때는 모두 비활성 형태이다(트립시노겐, 키모트립시노겐, 프로카르복시펩티데이스)(**그림 21.27**). 이 비활성 형태의 효소들이 작은창자에 다다르면 작은창자가 **엔테로펩티데이스**(enteropeptidase; 예전에는 엔테로키나아제라고 불림) 효소를 합성해 속공간으로 분비한다(21.3b 참조). 엔테로펩티데이스는 트립시노겐을 **트립신**(trypsin)으로 활성화한다. 트립신은 다른 트립시노겐 분자를 트립신으로, 키모트립시노겐을 **키모트립신**(chymotrypsin)으로, 프로카르복시펩티데이스를 **카르복시펩티드 분해효소**(carboxypeptidase)로 활성화한다.

트립신과 키모트립신은 단백질 속에서 특정 아미노산 사이의 결합을 분해해 펩티드라는 작은 아미노산 사슬을 만들어 낸다(트립신은 특히 양전하를 띠는 아르기닌과 리신 아미노산의 결합을 끊고, 키모트립신은 페닐알라민, 트립토판, 티로신과 같은 소수성 아미노산의 결합을 끊는다). 카르복시펩티드 분해효소는 카르복시 말단의 아미노산과 나머지 단백질 사이의 결합만을 끊는다(한 번에 하나의 아미노산을 분리한다). 디펩티드와 자유아미노산은 카르복시펩티드 분해효소의 분해 산물이다.

솔가장자리 효소인 디펩티드효소(dipeptidase)는 디펩티드 속 두 아미노산 사이의 마지막 결합을 분해해서 두 아미노산이 모두 흡수되도록 한다. 역시 솔가장자리 효소인 아미노펩티드 분해효소(aminopeptidase)는 펩티드의 아미노 말단에서 자유아미노산을 생성한다.

자유아미노산은 작은창자 내벽의 상피를 건너 혈액으로 흡수된다. 아미노산은 세포가 만들어 내는 새로운 단백질의 구성요소로 쓰일 수 있다. 여분의 아미노산은 흡수되어 포도당으로 변환되거나(주로 간 또는 콩팥의 포도당신합성), 아미노기가 제거되어[간에서 아민 그룹(amine [$-NH_2$] group)이 제거됨] 세포호흡을 위한 연료로 사용된다. 단백질 소화에 대해 표 21.2에 요약했다.

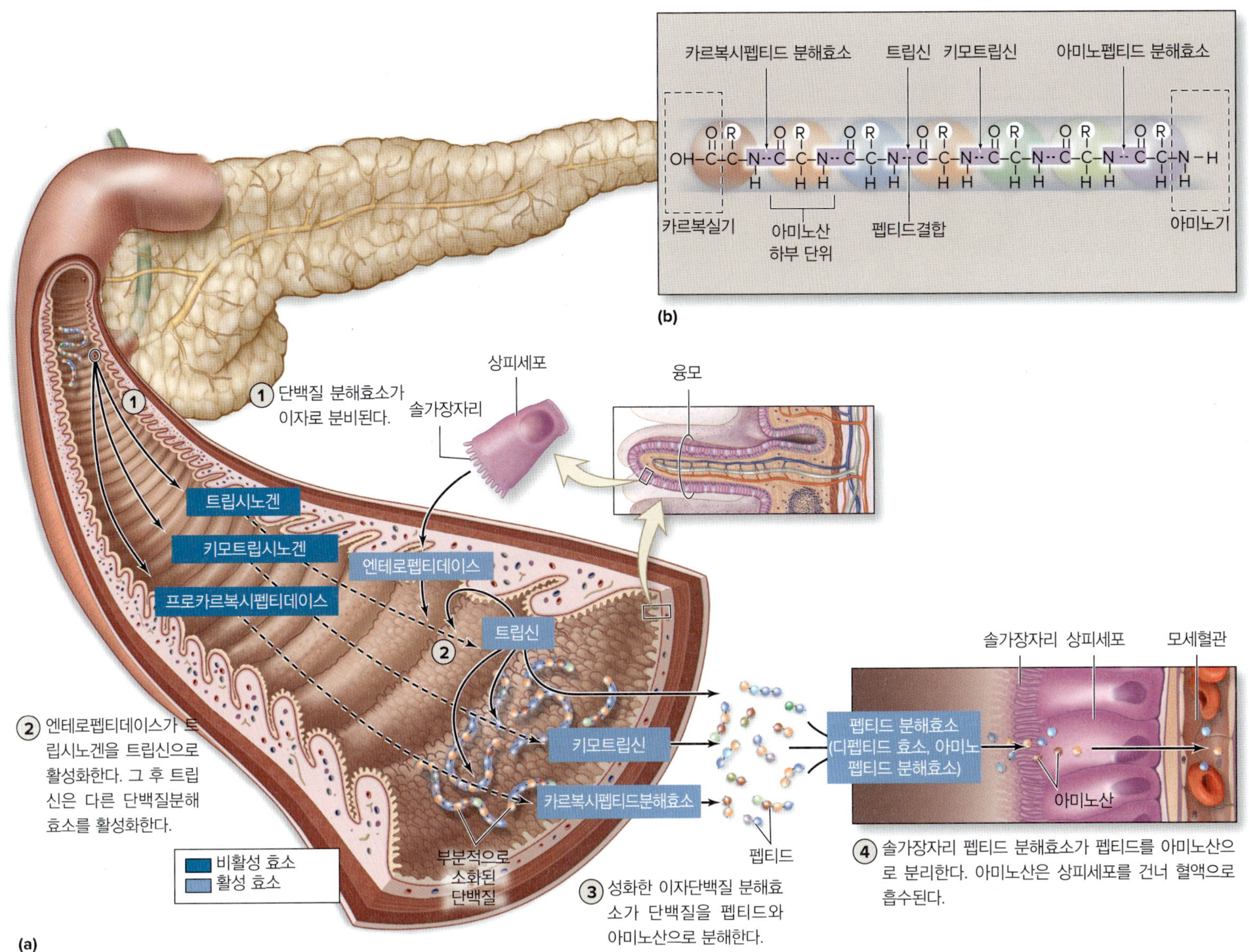

그림 21.27 작은창자의 단백질 소화. (a) 단백질을 소화하는 이자효소는 비활성 형태로 생성되어 작은창자로 분비된다. 이 효소는 작은창자에 다다른 후 활성화한다. (b) 각 단백질소화효소가 펩티드결합을 끊는 위치를 보라색으로 나타냈다.

무엇을 배웠는가?

26 단백질 분해효소는 위와 작은창자에서 어떻게 활성화하는가? 왜 이러한 과정이 필요한가?

21.4c 지질의 소화

학습목표

38. 지질의 기계적 소화에서 쓸개즙이 하는 역할과 중성지방의 화학적 소화에서 이자리파아제가 하는 역할을 설명한다.

39. 지질이 흡수되는 과정을 설명한다.

지질(lipid)의 구조는 매우 다양하며 구성성분이 서로 다르게 배열되어 있다. 모든 지질의 공통점은 물에 녹지 않는다는 것이다. 사람이 섭취하는 주요 지질 두 가지는 트라이글리세라이드(중성지방)와 콜레스테롤이다. 트라이글리세라이드는 하나의 글리세롤 분자와 여기에 결합한 3개의 지방산으로 이루어져 있으며, 효소는 글리세롤과 지방산 사이의 결합을 끊어야 한다. 콜레스테롤은 소화되지 않고 흡수된다.

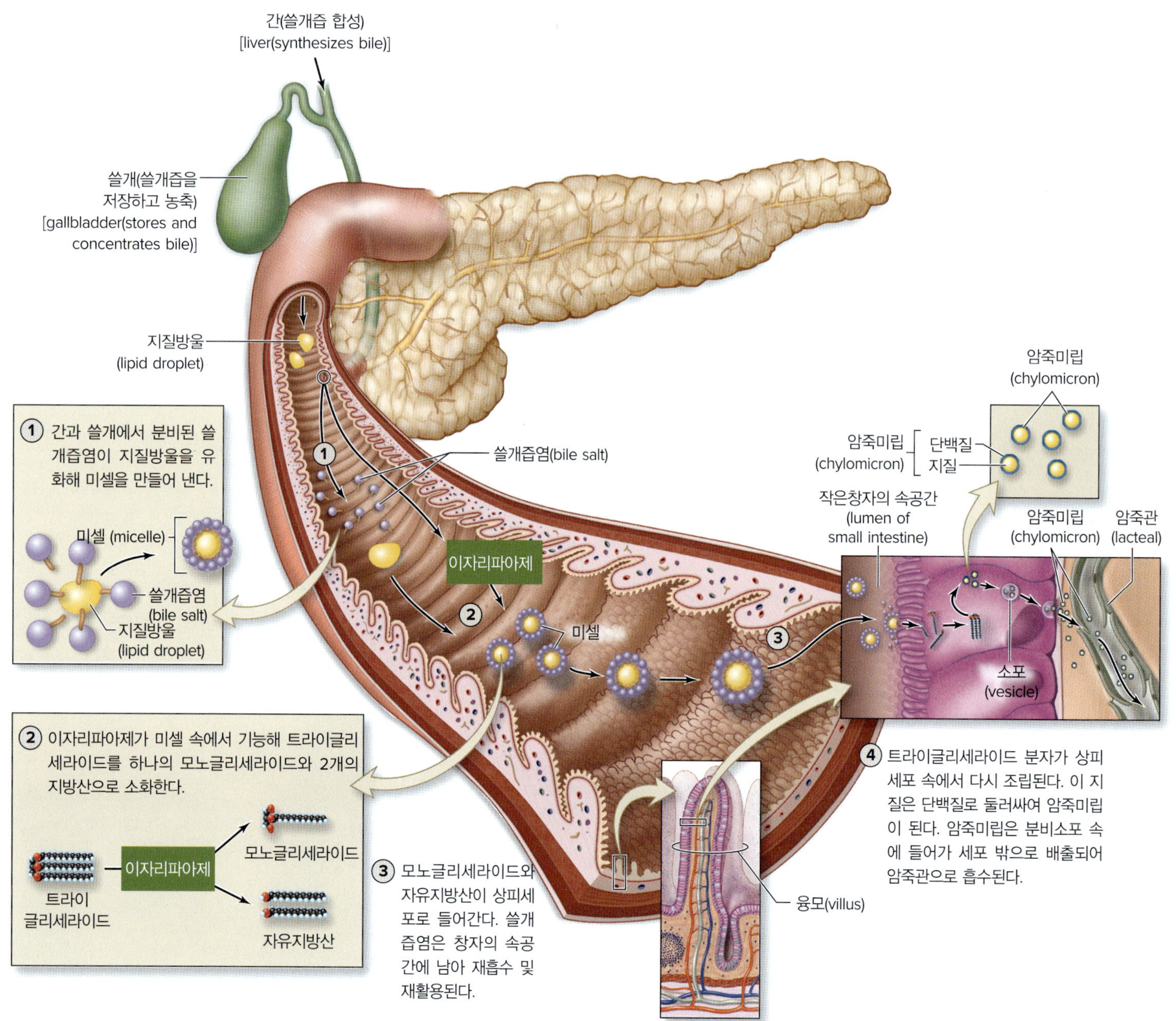

그림 21.28 작은창자의 지질 소화와 흡수. 쓸개즙염은 작은창자에서 지질을 유화해 미셀을 만들어 냄으로써 이자리파아제의 지방 소화를 촉진한다. 이자리파아제가 지방을 소화하고 나면 지방산과 모노글리세라이드는 상피세포 속으로 들어가서 다시 트라이글리세라이드가 된 후, 다른 지질과 함께 단백질로 둘러싸여 암죽미립이 된다. 암죽미립은 상피세포에서 나와 작은창자 벽의 고유판에 있는 암죽관으로 들어간다.

› 위의 지질 분해

혀리파아제(ligual lipase, 입의 내인성 침샘에서 만들어짐, 21.2b 참조)는 침의 성분이다. 그러나 이 효소의 최적 pH는 4.5~5.4이기 때문에 위에 다다르기 전에는 활성화하지 않는다. 트라이글리세라이드는 위에 다다르면 혀리파아제와 위리파아제(위의 으뜸세포가 생성)에 부분적으로 소화된다. 이 '산성 리파아제'는 트라이글리세라이드의 약 30%를 디글리세라이드와 지방산으로 소화한다. 이 두 리파아제 효소 중 어느 것도 쓸개즙염의 관여를 받을 필요가 없다.

› 작은창자의 지질 분해

트라이글리세라이드는 대부분 작은창자에서 소화되며 이자에서 생성되어 샘창자로 분비되는 **이자리파아제**(pancreatic lipase)가 소화를 촉진한다. 이자리파아제는 트라이글리세라이드를 하나의 모노글리세라이드와 2개의 지방산으로 분해한다. 그러나 트라이글리세라이드는 지질이므로 소화계통 속의 액체에 녹지 않고, 이 때문에 비교적 큰 지질 덩어리를 이룬다. 예를 들어 물에 버터를 넣으면 버터가 물과 섞이지 않고 분리된 상태를 유지하는 것과 같다. 이자리파아제가 지방을 효과적으로 소화하려면 먼저 큰 지질방울이 작은 지질방울이 되도록 기계적으로 분리해야 한다. 이 과정을 **유화**(에멀션화, emulsification)라고 한다(**그림 21.28**)(이것은 큰 얼음을 작은 얼음조각으로 부수는 것과 비슷하다). 유화는 쓸개즙의 성분인 **쓸개즙염**(담즙염, bile salt)의 작용으로 일어난다. 쓸개즙은 간에서 만들어지며 쓸개에서 저장되고 농축된 후 분비된다. 쓸개즙염은 극성머리와 무극성꼬리로 이루어진 양친매성 분자이다. 무극성꼬리는 지방을 둘러싸고 극성머리는 속공간의 수성 액체를 향한다(지방이 가운데에 있고, 반대쪽으로 뾰족뾰족한 가시가 있는 공을 상상해 본다). 이 구조를 **미셀**(미포, micelle; *micella*:

통합 INTEGRATE

학습전략 LEARNING STRATEGY

지질의 소화는 이런 소수성 분자의 "처리"를 직면한다. 지질은 작은창자의 속공간과 작은창자벽의 상피세포에서 다른 방식으로 흡수된다.

속공간에서: 쓸개즙염은 기계적 소화를 통해 지질 덩어리를 더 작은 덩어리로 분해해서 미셀을 만든다. 이자리파아제는 미셀에서 화학적 소화를 통해 트리글리세이드를 소화시킨다.

상피세포에서: 트리글리세이드가 분해되고 단백질이 트리글리세이드와 다른 지질(예: 콜레스테롤)을 감싸서 암죽미립을 형성하게되면 암죽관으로 들어간 후 림프에 의해 혈액으로 운반된다.

한입거리)이라고 한다. 쓸개즙염은 지방을 유화해 이자리파아제를 트라이글리세라이드분자와 더 많이 접촉하게 해서 지방이 화학적으로 더 잘 소화되도록 하는 기능을 한다(유화과정은 쓸개즙 속의 인지질분자인 레시틴이 촉진한다는 사실을 유념한다). 콜레스테롤도 미셀 안에 있으나 화학적으로 소화되지는 않는다. 트라이글리세라이드를 분해할 때 솔가장자리 효소는 필요하지 않다.

돌창자의 마지막 부분에서 쓸개즙염은 능동수송으로 회복되어 최종적으로 간에서 재활용된다(21.4e 참조). 간세포가 대변으로 배출된 쓸개즙을 새로운 쓸개즙염으로 대체한다. 지질의 소화를 표 21.2에 요약했다.

› 지질의 흡수

소화된 트라이글리세라이드(모노글리세라이드와 자유지방산), 콜레스테롤, 그 외의 지질(예: 레시틴), 지용성 비타민은 미셀 속에 들어있다. 미셀은 지질을 작은창자 내복의 단순원주상피로 운반한다. 여기서 지질은 상피세포로 들어가며 쓸개즙염은 작은창자의 속공간에 남아 재흡수 및 재활용된다.

지방산은 상피세포로 들어간 다음 다시 모노글리세라이드에 부착되어 트라이글리세라이드를 이룬다. 그 후 트라이글리세라이드, 콜레스테롤, 다른 지질 분자는 단백질로 둘러싸여 **암죽미립**(유미미립, 킬로미크론; chylomicron; *chylos*: 즙, *micros*: 작은)이 된다. 골지기관(2.6a 참조)은 암죽미립을 분비소포 속에 넣는다. 암죽미립은 세포외배출로 상피세포에서 분비된다. 암죽미립은 모세혈관벽을 통과하기에는 너무 커서 대신 작은창자의 림프모세관인 암죽관으로 들어간다. 암죽관을 덮은 상피세포는 암죽미립이 들어가도록 하는 일방통행 판막의 역할을 한다.

모든 림프는 목정맥과 빗장밑정맥의 이음부에서 혈액으로 들어간다는 사실을 상기하라(18.1b 참조). 암죽미립은 혈액으로 들어가 간과 그 외의 조직(예: 지방결합조직, 뼈대근육조직, 심장근육)으로 지질을 운반한다.

무엇을 배웠는가?

27 쓸개즙염은 지질의 소화에서 어떤 기능을 하는가? 이는 화학적 소화인가, 기계적 소화인가?

28 미셀과 암죽미립은 지질의 소화에서 어떤 역할을 하는가?

21.4d 핵산의 소화

학습목표

40. 핵산의 소화에 대해 설명한다.

통합 INTEGRATE

임상적 고찰 21.17 CLINICAL VIEW

낭성섬유증과 이자

낭성섬유증(cystic fibrosis; CF)과 낭성섬유증이 호흡계통에 미치는 영향은 임상적 고찰 19.19: "낭성섬유증"에서 살펴보았다. 낭성섬유증에 의해 두꺼워진 점액은 호흡통로를 막을 뿐 아니라 이자관도 막는다. 이러한 막힘은 소화효소와 HCO^{3-}이 포함된 이자액이 샘창자로 이동되는 것을 억제한다. 이때 두 가지 중요한 문제점이 발생한다: (1) 이자액이 이자에 축적되어 진행섬유증과 이자염(이자에 염증이 발생)을 유발하고 (2) 샘창자에서 화학적 소화가 정상적으로 이루어지지 않아 영양소(지용성 비타민 포함)의 흡수가 감소한다(21.4e 참조). 이는 영양실조, 성장부진, 발달부진의 원인이 된다. 아미노산의 흡수가 부족하면 간에서 합성되는 단백질을 포함한 단백질의 합성이 감소하여 알부민과 같은 혈장단백질이 감소한다(15.2a 참조). 혈장단백질이 감소하면 콜로이드 삼투압(colloid osmotic pressure; COP)을 감소시켜 부종을 유발한다. 이러한 영양실조 때문에 낭성섬유증 환자는 이자효소를 복용하는 것이 좋다: 또한 고에너지, 고지방 식단과 함께 비타민 영양제의 섭취를 권장한다.

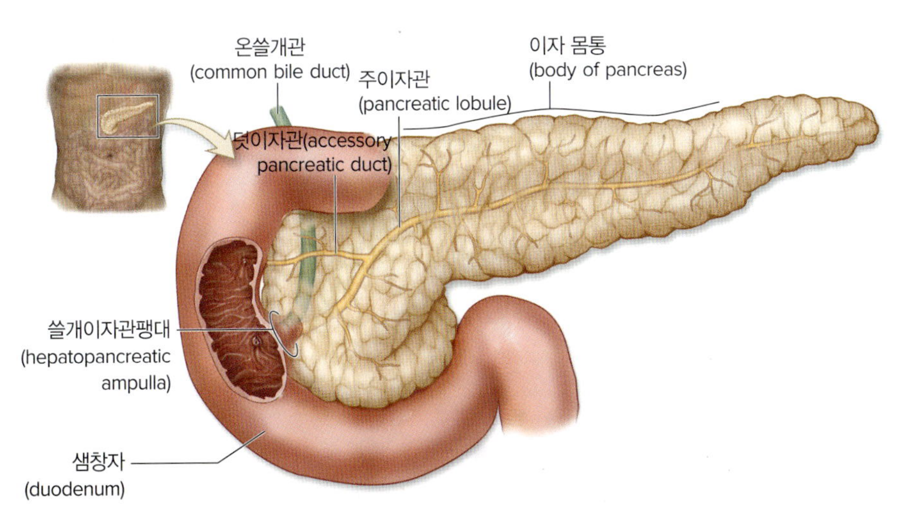

통합 개념 개관

그림 6.29 영양소와 소화. 영양소의 화학적 소화는 (a) 입안, (b) 위, (c) 작은창자에서 일어난다. 소화되지 않은 물질은 (d) 큰창자에서 세균에 의해서 적절하게 변화된 후 대변의 형태로 배설된다(기계적 소화와 핵산의 소화는 그림에 나타내지 않았다.).

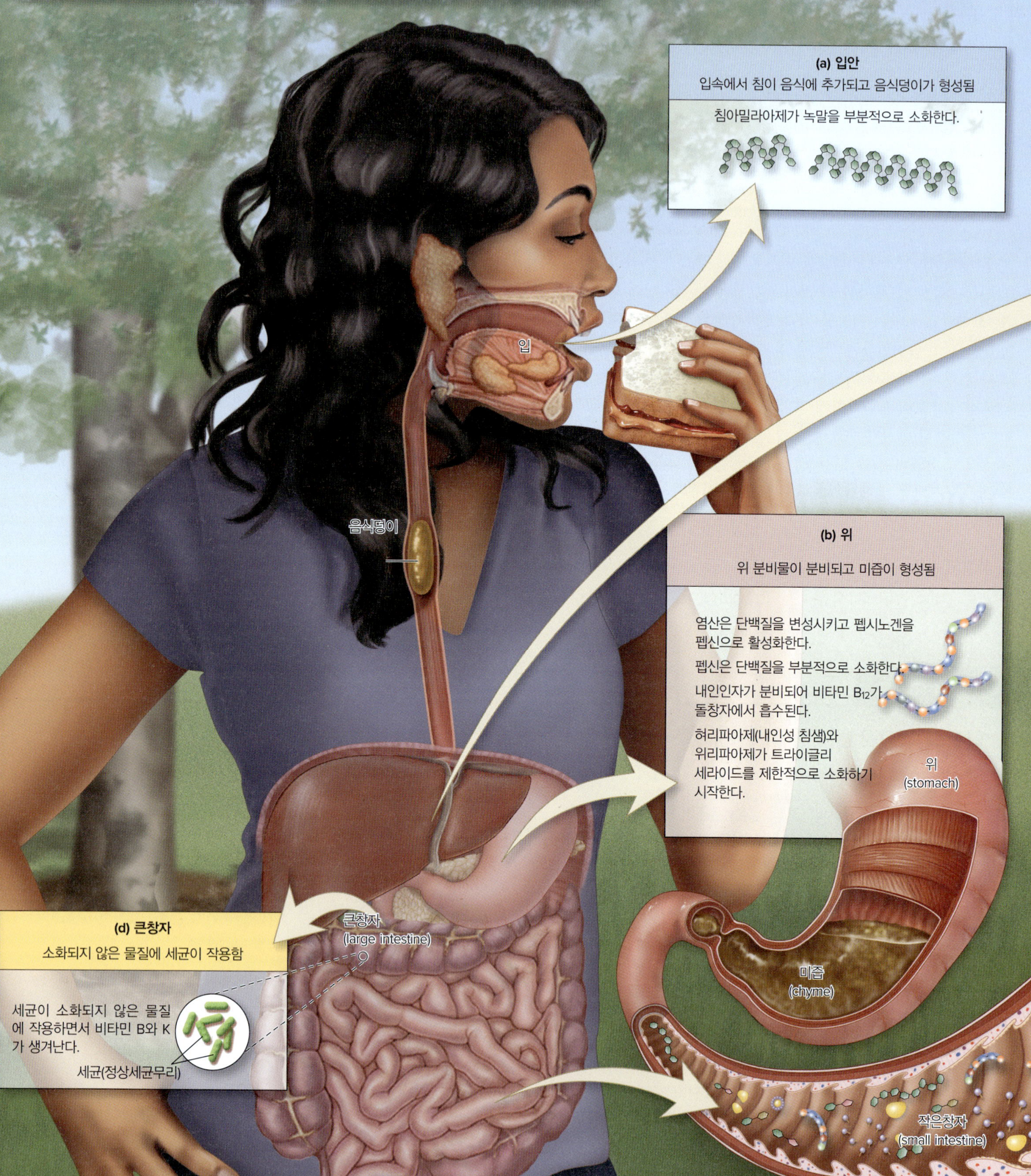

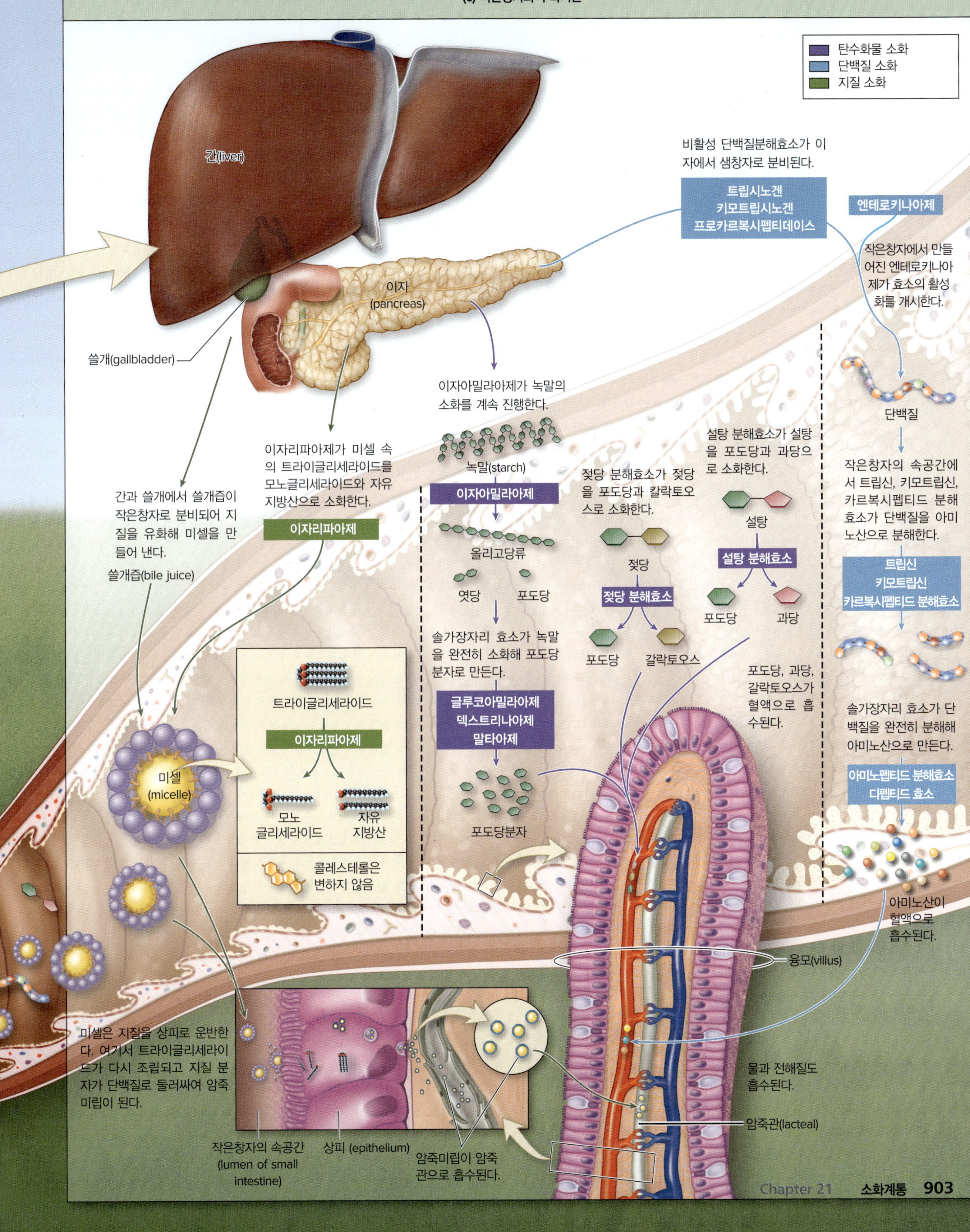

(c) 작은창자와 부속기관
탄수화물 소화
단백질 소화
지질 소화
간(liver)
이자
(pancreas)
쓸개(gallbladder)
비활성 단백질분해효소가 이자에서 샘창자로 분비된다.
트립시노겐
키모트립시노겐
프로카르복시펩티데이스
엔테로키나아제
작은창자에서 만들어진 엔테로키나아제가 효소의 활성화를 개시한다.
이자아밀라아제가 녹말의 소화를 계속 진행한다.
녹말(starch)
이자아밀라아제
올리고당류
엿당
포도당
솔가장자리 효소가 녹말을 완전히 소화해 포도당 분자로 만든다.
글루코아밀라아제
덱스트리나아제
말타아제
포도당분자
이자리파아제가 미셀 속의 트라이글리세라이드를 모노글리세라이드와 자유지방산으로 소화한다.
이자리파아제
간과 쓸개에서 쓸개즙이 작은창자로 분비되어 지질을 유화해 미셀을 만들어 낸다.
쓸개즙(bile juice)
트라이글리세라이드
이자리파아제
모노
글리세라이드
자유
지방산
콜레스테롤은
변하지 않음
미셀
(micelle)
젖당 분해효소가 젖당을 포도당과 칼락토오스로 소화한다.
젖당
젖당 분해효소
포도당
갈락토오스
설탕 분해효소가 설탕을 포도당과 과당으로 소화한다.
설탕
설탕 분해효소
포도당
과당
포도당, 과당, 갈락토오스가 혈액으로 흡수된다.
단백질
작은창자의 속공간에서 트립신, 키모트립신, 카르복시펩티드 분해효소가 단백질을 아미노산으로 분해한다.
트립신
키모트립신
카르복시펩티드 분해효소
솔가장자리 효소가 단백질을 완전히 분해해 아미노산으로 만든다.
아미노펩티드 분해효소
디펩티드 효소
아미노산이 혈액으로 흡수된다.
융모(villus)
미셀은 지질을 상피로 운반한다. 여기서 트라이글리세라이드가 다시 조립되고 지질 분자가 단백질로 둘러싸여 암죽미립이 된다.
작은창자의 속공간
(lumen of small intestine)
상피 (epithelium)
암죽미립이 암죽관으로 흡수된다.
물과 전해질도 흡수된다.
암죽관(lacteal)

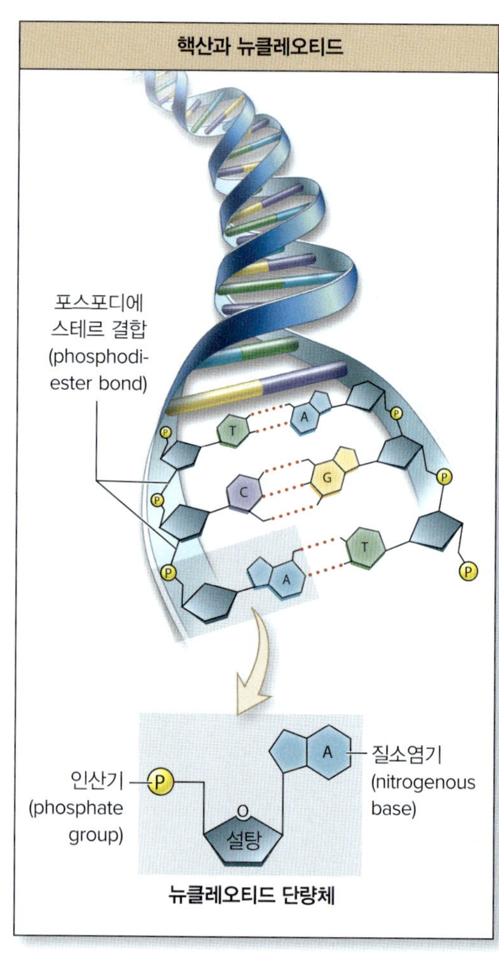

핵산(nucleic acid)은 뉴클레오티드 중합체이다. 핵산은 데옥시리보핵산(DNA)과 리보핵산(RNA)으로 나뉜다. 뉴클레오티드 단량체는 당(데옥시리보오스 또는 리보오스), 인산기, 질소염기로 이루어져 있다. 핵산은 필수영양소는 아니지만 필수영양소와 마찬가지로 특정 효소에 의해 소화된다.

작은창자의 핵산 분해

핵산은 작은창자에서 소화된다. 이자에서 합성되고 분비되는 **뉴클라아제**[데옥시리보뉴클레아제(deoxyribonuclease)와 **리보뉴클레아제**(ribonuclease)]가 핵산의 소화를 시작한다. 데옥시리보뉴클레아제는 DNA에서, 리보뉴클레아제는 RNA에서 뉴클레오티드 간 포스포디에스테르 결합을 분해한다.

뉴클레오티드의 분해는 작은창자 내벽상피의 솔가장자리 효소에 의해 이루어진다. 이 효소 중에는 (1) 인산을 뉴클레오티드의 나머지 부분을 고정하는 결합부위를 끊는 **인산 분해효소**(phosphatase)[뉴클레오티드에서 인산이 분리되면 뉴클레오시드(nucleoside)라고 함], (2) 뉴클레오시드에서 당과 질소염기의 결합을 끊어 두 물질을 분리하는 **뉴클레오시다아제**(nucleosidase)가 있다.

핵산의 모든 구성요소는 작은창자의 상피를 통해 혈액으로 흡수된다. 이 요소에는 인산, 당(리보오스 또는 데옥시리보오스), 질소염기(티민, 아데닌, 구아닌, 시토신, 우라실)가 있다. 핵산의 소화에 대해 표 21.2에 요약했다. 그리고 **그림 21.29**에 모든 소화과정을 요약해 나타냈다.

무엇을 배웠는가?

29 핵산은 어디에서 소화되는가?

21.4e 물, 전해질, 비타민의 흡수

학습목표

41. 물, 전해질, 비타민의 흡수를 설명하라.

42. 비타민 B_{12}의 흡수에 대해 자세히 설명하라.

작은창자는 이전 절에서 설명한 것처럼 소화가 이루어진 생물학적 거대분자를 흡수한다. 또한 대부분의 물, 전해질, 비타민이 흡수되는 위창자길의 구성요소이기도 하다.

물의 흡수

매일 작은창자로 들어가는 물의 양은 약 9 L이다. 하루에 섭취하는 물은 2.3 L이며, 대부분의 물(약 6.7 L)은 소화계통의 분비물(타액, 위분비물, 쓸개즙, 이자액, 장분비물)에 의해 만들어진다. 작은창자는 작은창자로 들어가는 거의 모든 물(약 8 L)을 흡수한다. 따라서 큰창자로 들어가는 미즙의 수분 함량은 하루에 1 L밖에 안된다. 큰창자는 대변으로 배출되는 0.2 L의 물을 제외한, 약 0.8 L의 물을 흡수한다(생산되는 물의 양에 비해 매우 소량이다). 물은 삼투에 의해 작은창자와 큰창자의 상피내층을 지나 모세혈관에서 흡수된다(2.3b 참조). 혈액은 온몸을 순환한다. 혈액이 모세혈관을 통해 혈액이 이동할 때 체액 균형을 유지하기 위해 혈액에서 물이 나와 길잡이세포와 온몸의 세포로 들어간다.

전해질의 흡수

전해질(electrolyte)은 섭취한 음식물과 부속소화샘의 분비물을 통해 위창자길로 이동한다. 작은창자는 작은창자로 들어가는 거의 모든 전해질을 흡수한다. 대부분의 전해질 흡수는 조절되지 않으며 대신 음식물의 양에 따라 달라진다. 섭취한 음식물이 많을수록 흡수되는 전해질은 증가한다(과하게 흡수된 전해질은 소변을 통해 배출되기 대문에 혈액 내 전해질의 농도는 일정하게 유지된다, 21.6e 참조). 설사(예: 식중독, 위창자염, 설사제, 약물로 인해 발생함)는 체내의 물과 칼륨이온(K^+)을 과도하게 손실되게 하며, 이로 인해 저칼륨혈증을 유발할 수 있다. 또한 설사는(HCO_3^-의 감소로 발생하는) 대사산증의 원인이 된다.

철은 다른 전해질과 달리 흡수가 조절되는 점에서 매우 특이하다. **헵시딘**(hepcidin)은 철수치에 따라 간에서 분비되는 호르몬이다(표 14.2 참조). 헵시딘은 위창자길막의 상피(바닥측)에 있는 운반단백질(페로포틴; ferroportin)을 억제한다. 따라서 철 수치가 낮으면 철의 이동을 막는 헵시딘의 분비가 감소됨으로써 철의 흡수가 더욱 증가하게 된다.

› 비타민의 흡수

비타민은 (1) 지용성 비타민과 (2) 수용성 비타민으로 나뉘는 유기분자이다. 지용성 비타민(A, D, E, K)은 미셀 속의 지질에 들어 있으며, 작은창자 속공간을 지나 상피세포로 흡수된다(21.4c 참조). 지용성 비타민이 흡수되기 위해서는 지질이 필요하다는 것을 유념한다. 그렇지 않으면 지용성 비타민은 흡수되지 않고 위창자관을 통해 대변으로 배출된다. 따라서 지방의 섭취가 부족한 경우 지용성 비타민이 충분히 흡수되지 못해 문제가 발생할 수 있다.

수용성 비타민(B, C)은 단순확산과 능동운반을 포함한 다양한 막운반기전을 통해 흡수된다. 비타민 B_{12}는 분자의 크기가 크기 때문에 수용체 매개 세포내이입을 통해서만 흡수될 수 있다(2.3c 참조). 이러한 과정은 위의 벽세포에서 분비되는 내인인자가 필요하다(21.2d 참조). 내인인자는 벽세포에서 만들어져 위창자길의 속공간을 따라 돌창자의 먼쪽 부분까지 도달하는 당단백질이다. 내인인자는 위에서 돌창자로 이동하는 동안 미즙에 있는 비타민 B_{12}와 결합하여 B_{12}-내인인자 복합체를 형성한다. 이 복합체는 돌창자 먼쪽 부분의 상피세포내층에 있는 수용체와 결합하고 수용체 매개 세포내이입을 통해 흡수된다. 내인인자의 부족(예: 위우회술; 임상적 고찰 21.4: "위우회술" 참조)은 적혈구 생성에 필요한 비타민 B_{12}가 내인자와 결합하여 흡수하는 것을 막아 악성빈혈을 유발한다(임상적 고찰 15.2: "빈혈" 참조).

 **무엇을 배웠는가?**

30 비타민 B_{12}의 흡수에 대해 자세히 설명하라.

단원 요약 CHAPTER SUMMARY

21.1 소화계통의 개관	• 소화계통은 생존에 필요한 영양소를 처리, 분해, 흡수하는 기관이다.
	21.1a 소화계통의 구조 • 위창자길(GI)은 입안, 인두, 식도, 위, 작은창자, 큰창자로 나뉜다. • 부속소화기관인 침샘, 간, 쓸개, 이자는 위창자길과 연결되어 있다. 이와 혀 또한 소화활동을 돕는다.
	21.1b 소화계통의 일반적인 기능 • 소화계통은 섭취, 운동, 분비, 소화, 흡수, 배출의 6가지 주요 기능을 한다.
	21.1c 위창자길의 벽 • 위창자길의 막은 속공간에서 가까운 쪽인 안쪽부터 점막, 점막밑층, 근육층, 바깥막 순서로 배열되어 있다.
	21.1d 소화계통 조절의 개관 • 소화계통의 신경조절은 짧은 반사(내장신경계통)와 긴 반사(자율신경계통)가 있다. • 소화계통을 조절하는 호르몬으로는 위에서 분비되는 가스트린과 소장에서 분비되는 세크레틴, 콜레시스토키닌, 모틸린이 있다.
	21.1e 배안의 장막 • 장막은 벽쪽배막(몸속의 내벽을 덮는 장막)과 내장쪽배막(체벽 안쪽의 표면을 덮는 장막)으로 구성되어 있다. 배막안은 이 두 겹의 막 사이에 있으며 윤활작용을 한다. 내장쪽배막으로 둘러싸인 기관을 배막내기관이라고 하며 뒤쪽배벽의 바로 앞에 있는 기관은 배막뒤기관이라고 한다. • 창자간막은 위창자길의 배막내기관을 지탱하고 고정하며 안정화시키는 배막으로 큰그물막, 작은그물막, 낫인대, 고유창자간막, 잘록창자간막으로 이루어져 있다.
21.2 상부 위창자길	• 소화는 상부위창자길에서 시작된다.
	21.2a 상부 위창자길 기관의 개관 • 상부위창자길은 입안, 인두, 침샘, 식도, 위, 작은창자의 앞부분(샘창자)로 이루어져 있다.

(계속)

단원 요약 CHAPTER SUMMARY

21.2 상부 위창자길	**21.2b 입안과 침샘** • 입안은 침샘의 분비물을 섭취한 음식과 섞어 음식덩이를 만들고, 탄수화물의 기계적 소화와 화학적 소화가 모두 시작되는 곳이다. • 침은 내인성 침샘인 볼의 볼샘, 혀의 혀샘, 입술의 입술샘과 외인성 침샘에서 만들어진다.
	21.2c 인두와 식도 • 인두와 식도는 입안과 위를 연결한다. • 삼키기는 (1) 수의적 단계, (2) 인두 단계, (3) 식도 단계로 나뉜다.
	21.2d 위 • 위에서는 음식덩이가 기계적 · 화학적으로 계속 소화된다. • 바깥점막은 단층원주상피, 점막의 표면적을 증가시키기 위한 홈(위오목), 특정 분비세포를 가지고 있는 분비세포(위샘)을 가지고 있다. • 위액은 위벽을 보호하기 위해 표면점액세포에서 분비되는 분비물(뮤신)로 이루어져 있다. 벽세포는 내인인자(비타민 B_{12}의 흡수를 위해)와 염산을 분비한다. 으뜸세포는 펩시노겐과 위리파아제를 분비한다. • 위의 G세포는 위운동과 분비물의 방출을 모두 자극하는 호르몬인 가스트린을 분비한다. • 위의 막동조절세포가 근육수축의 속도를 조절한다. • 위운동은 뇌단계, 위단계, 창자단계로 이루어져 있다.
21.3 하부 위창자길	• 하부 위창자길은 상부위창자길에서 시작된 소화작용을 계속하며 모든 영양소를 흡수한다.
	21.3a 하부 위창자길 기관의 개관 • 하부 위창자길에는 대부분의 작은창자(빈창자와 돌창자), 큰창자, 부속소화기관(간, 쓸개, 이자)이 있으며, 분비물을 샘창자로 분비한다.
	21.3b 작은창자 • 작은창자는 샘창자, 빈창자, 돌창자로 구성된다. • 작은창자의 운동은 세 가지 중요한 기능을 가지고 있다. (1) 부속샘의 분비물을 미즙과 섞는다. (2) 미즙을 계속 솔가장자리의 새로운 부분으로 이동시킨다. (3) 내용물을 작은창자에서 큰창자로 이동시킨다. • 작은창자의 세포에서 분비되는 분비물에는 뮤신, 엔테로펩티데이스, 호르몬(콜레시스토키닌, 세크레틴, 모틸린)이 있다.
	21.3c 부속 소화기관과 샘 • 간, 쓸개 이자의 분비물은 간관, 쓸개관, 쓸개주머니관, 쓸개이자관팽대를 포함한 여러 관을 통해 작은창자로 운반된다. • 간은 지질의 기계적 소화를 촉진하는 쓸개즙을 만든다. • 쓸개는 간에서 생성된 쓸개즙을 저장하고 농축한다. • 샘꽈리세포(세엽세포)와 이자관세포는 알칼리성 '칵테일'인 쓸개즙을 생성한다. • 신경계통반사와 분비물(가스트린, 콜레시스토키닌, 세크레틴)은 위의 운동, 조임근의 수축과 이완, 부속소화기관의 분비물을 조절한다.
	21.3d 큰창자 • 큰창자(막창자, 잘록창자, 곧창자)의 기능은 물과 전해질을 흡수하고 대변을 만드는 것이다. • 큰창자의 운동에는 꿈틀운동, 팽기류, 집단운동이 있다. 큰창자의 운동에 관여하는 반사는 위잘록창자반사와 배변반사이다.
21.4 영양소와 소화	• 여섯 가지 필수 영양소는 탄수화물, 단백질, 지질, 미네랄, 비타민, 물이다.
	21.4a 탄수화물의 소화 • 단당류(예: 포도당, 과당, 갈락토오스)만 바로 흡수될 수 있다. • 녹말은 입안에서 아밀라아제에 의해 더 작은 단위로 소화된 후, 작은창자 내벽의 상피에 있는 솔가장자리 효소에 의해 단당류로 분해된다. • 이당류(젖당과 설탕)가 단당류로 분해하기 위해 각각 하나씩의 솔가장자리 효소가 필요하다.
	21.4b 단백질의 소화 • 단백질을 분해하는 효소는 우리몸의 단백질이 소화되는 것을 막기 위해 비활성 상태로 분비된다. • 단백질의 분해는 펩신에 의해 위에서 시작되고 이자에서 분비되어 작은창자에서 활성화된 다양한 효소(트립신, 키모트립신, 카르복시펩타이드 분해효소)에 의해 작은창자에서 분해가 계속되며, 솔가장자리 효소에 의해 분해가 완료된다.
	21.4c 지질의 소화 • 지방은 쓸개즙염의 작용으로 유화된 후 미셀을 형성함으로써 트라이글리세라이드로의 분해가 촉진된다. • 쓸개즙염은 미셀 안의 트라이글리세라이드 분자를 모노글리세라이드와 자유지방산으로 분해한다. • 소화된 트라이글리세라이드는 상피세포로 들어간 다음 다시 트라이글리세라이드를 이루고 다른 지질분자와 함께 단백질로 둘러싸여 암죽미립이 된다. 암죽미립은 암죽관(작은창자의 림프모세관)에서 흡수된다.
	21.4d 핵산의 소화 • 데옥시리보핵산과 리보핵산은 각각 DNA와 RNA를 분해한다. 솔가장자리 효소는 뉴클레오다이드의 결합부위를 끊으며, 분리된 핵산의 구성요소인 당, 인산, 질소염기는 혈액으로 흡수된다.
	21.4e 물, 전해질, 비타민의 흡수 • 물 전해질, 비타민은 작은창자에서 흡수된다. 비타민 B_{12}가 흡수되기 위해서는 내인인자가 필요하다.

단원 평가

기초 평가 Do You Know the Basics?

성과 및 평가
분석 및 적용
이해와 암기

1. 배의 사분역에서 오른쪽 위에는 어떤 기관이 있는가?
   a. 간
   b. 지라
   c. 내림잘록창자
   d. 막창자꼬리

2. 위의 ________는 염산 (HCl)을 형성하게 한다.
   a. 으뜸세포
   b. 벽세포
   c. 점액세포
   d. G세포

3. 소화관에서 조절되지 않는 과정은?
   a. 샘창자 점막에서 콜레시스토키닌(CCK)의 분비
   b. 작은창자의 상피를 통한 아미노산의 흡수
   c. 이자관세포에서 분비되는 중탄산염 이온(HCO_3^-)
   d. 위의 꿈틀운동

4. 배막뒤에 위치한 기관은 어느 기관(또는 기관의 부분)인가?
   a. 위
   b. 가로잘록창자
   c. 내림잘록창자
   d. 돌창자

5. 이자액에 속하는 것은?
   a. HCO_3^-과 소화효소
   b. 쓸개즙
   c. 쓸개즙과 소화효소
   d. 가스트린 호르몬

6. 쓸개즙은 무엇을 통해 이동하는가?
   a. 암죽관
   b. 덧이자관
   c. 쓸개주머니관
   d. 잘록창자띠

7. 단백질의 소화가 시작되는 곳은?
   a. 입안
   b. 위
   c. 작은창자
   d. 큰창자

8. 미셀이 촉진하는 것은?
   a. 단백질의 분해
   b. 트리글리세라이드의 소화와 흡수
   c. 소화된 탄수화물의 저장
   d. 탄수화물의 분해 증가

9. 우리가 섭취하는 대부분의 음식물을 화학적으로 소화하는 소화효소가 분비되는 곳은?
   a. 간
   b. 작은창자
   c. 이자
   d. 침샘

10. 대부분의 소화된 음식물이 흡수가 일어나는 곳은?
    a. 큰창자
    b. 이자
    c. 작은창자
    d. 식도

11. 위창자길 중 식도에서 큰창자에 이르는 부분은 네 겹의 막으로 이루어져 있다. 막의 일반적인 조직을 설명하고 식도막이 가지는 특징을 설명하시오.

12. 삼키기 과정 중 인두 단계에서 불수의적인 수축 순서가 뼈대근육과 관련된 이유를 설명하시오.

13. 내인인자의 분비가 위가 유일하게 수행하는 중요한 기능인 이유를 설명하시오.

14. 작은창자의 표면적을 증가시키는 세 가지 구조인 돌림주름, 융모, 미세융모의 구조를 비교하시오.

15. 큰창자에 있는 점막에 점액을 생성하는 술잔세포의 수가 많은 이유에 대해 설명하시오.

16. 단백질을 소화하는 효소가 비활성 상태로 분비되어야 하는 이유는 무엇인가?

17. 소화과정에서 쓸개의 역할은 무엇인가?

18. 입속, 위, 작은창자에서 일어나는 다양한 형태의 기계적 소화를 설명하시오.

19. 위에서 일어나는 화학적 소화과정을 설명하시오.

20. 지질은 위창자길에서 어떻게 흡수되는가?

응용 평가 Can You Apply What You've Learned?

1. 위암 진단을 받은 마리아는 수술을 통해 위를 제거해야만 했다. 마리아는 위를 제거한 후 어떤 물질을 반드시 주사로 맞아야 할까?
   a. 펩시노겐
   b. 비타민 B_{12}
   c. HCl
   d. 가스트린

2. 해럴드는 쓸개를 제거했다(쓸개절제술). 쓸개를 제거했을 때 어떤 식단으로 바꿔야 하는가?
   a. 단백질의 섭취를 줄인다.
   b. 고지방 식이를 피한다.
   c. 탄수화물이 낮은 식단으로 먹는다.

d. 하루에 한 번 많은 양을 먹는다.

3. 거의 모든 영양소의 흡수가 일어나기 때문에 없어서는 안 될 소화기관은?
   a. 작은창자
   b. 큰창자
   c. 위
   d. 쓸개

4. 유전적으로 낭성섬유증을 가진 사람의 경우 이자관은 두껍고 끈적한 점액으로 막혀 있다. 이 사람이 겪게 될 어려움은?
   a. 점액을 생산할 수 없음
   b. HCl을 생산할 수 없음
   c. 소화효소가 충분하지 않음
   d. 쓸개즙이 과도하게 만들어짐

5. 마크는 막창자가 터진 후에 병원으로 실려 갔다. 이런 경우 어떤 이유로 생명이 위험할 수 있는가?
   a. 배안으로 박테리아가 유입됨
   b. 장액이 위창자길로 유입됨
   c. 장내 효소가 배안으로 새어나감
   d. HCl이 배안으로 새어나감

종합 평가 Can You Synthesize What You've Learned?

1. 알렉산드라는 구토와 설사 때문에 병원에 가서 위창자염(위플루) 진단을 받았다. 위창자염의 영향을 받은 소화기관은 무엇인가?

2. 위에서 발생하는 화학적 소화과정의 핵심은 H^+과 Cl^-이 위의 속공간으로 분비되는 것이다. 위샘의 벽세포가 세포 자신을 파괴하지 않으면서, 혈액보다 백만 배는 더 산성인 HCl을 만들 수 있는 방법을 설명하시오.

3. 잘록곧창자암의 대부분은 큰창자의 끝부분(내림잘록창자, 구불잘록창자, 곧창자)에서 발생한다. 큰장자의 앞쪽 부분에서 잘록곧창자암이 거의 발생하지 않는 이유는 무엇인가? 큰창자의 해부학 구조와 역할을 포함해서 설명하시오.

Chapter 22

생식계통

Reproductive System

22.1 여성 및 남성 생식계통의 개관

22.1a 두 계통의 공통요소

22.1b 여성과 남성의 성적 성숙

22.1c 살의 구조

22.2 생식자 발생

22.2a 유전에 대한 짧은 복습

22.2b 감수분열의 개관

22.2c 감수분열 I: 감수분열

22.2d 감수분열 II: 자매염색분체의 분열

22.3 여성의 생식계통

22.3a 난소

22.3b 난자 형성과 난소주기

22.3c 자궁관, 자궁, 질

22.3d 자궁(월경)주기와 월경

통합: 개념 개관

호르몬, 난소주기, 자궁(월경)주기의 상관관계

22.3e 바깥생식기관

22.3f 젖샘

22.3g 여성의 성적 반응

22.4 남성의 생식계통

22.4a 음낭

22.4b 고환과 정자 발생

22.4c 남성생식로의 관계통

22.4d 부속샘과 정액의 생성

22.4e 음경

22.4f 남성의 성적 반응

22.5 여성 및 남성 생식계통의 발생과 노화

22.5a 유전적 성과 표현 형성

22.5b 미분화생식샘과 생식관의 형성

22.5c 속생식기관의 발생

22.5d 바깥생식기관의 발생

22.5e 사춘기

22.5f 폐경과 남성갱년기

통합 *INTEGRATE*

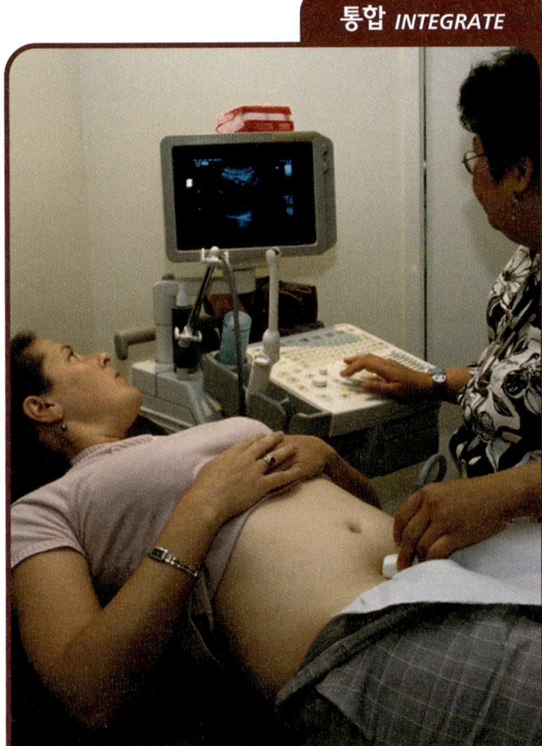

©Jason Edwards/National Geographic Crative

관련 직업

초음파검사기사

초음파검사기사는 몸속 기관을 눈으로 보는 데 사용하는 초음파를 다루는 사람이다. 초음파검사기사는 해부학과 생리학에 대한 전반적인 지식 외에도 초음파장비를 다루는 방법을 교육받는다. 또한 몸속 기관의 정확한 위치를 알고 이상을 알아볼 수 있어야 한다. 사진 속 초음파검사기사는 여성의 생식기관을 살피고 임신초기 태아의 상태를 파악하고 있다.

여성과 남성의 생식계통은 성적인 성숙과 다음 세대에 전파할 특수한 세포의 생산을 담당한다. 이 장에서는 먼저 두 성의 생식계통에서 비슷한 점을 살펴볼 것이다. 그리고 생식자 발생과 감수분열(성세포의 분열)에 대해 논한 후 생식계통의 구조와 기능을 설명한다. 마무리로는 생식계통의 발생에 대해 살펴본다.

22.1 여성 및 남성 생식계통의 개관

여성과 남성의 생식계통은 상당히 다르면서도 공통점이 여러 가지 있다. 예를 들면 두 성의 성숙한 생식계통 구조 중 몇 가지는 발생기 때 똑같은 원시구조에서 나왔으며 성숙한 후에도 같은 기능을 하는데, 이러한 구조를 **상동기관**(homologue; *homo*: 같은, *logos*: 관계)이라고 한다. 상동기관을 **표 22.1**에서 비교했으며 뒷부분에서 더 자세히 설명한다.

22.1a 두 계통의 공통요소

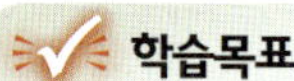

학습목표

1. 여성 및 남성 생식계통의 유사점을 열거한다.

두 성의 생식계통은 생식자 발생의 과정, 호르몬의 생성, 생식능력의 성숙 등에서 공통점이 있다.

- 두 성 모두 **생식샘**(성선, gonad; *gone*: 씨앗)이라는 중요한 생식기관이 있다. 여성의 경우는 난소, 남성의 경우는 고환이다. 생식샘은 **생식자**(배우자, gamete)라는 성세포를 만들어 내며 생식자는 새로운 생명을 만들어 낼 때 서로 융합한다.
- 생식샘은 비교적 많은 양의 **성호르몬**(sex hormone)을 만들어 낸다. 성호르몬은 성숙, 발생, 생식기관 활동의 변화에 영향을 미친다.
- 두 성 모두 생식자를 생식샘에서 수정 장소(여성) 또는 몸 밖(남성)으로 운반하는 관 등의 **부속 생식기관**(accessory reproduc-tive organ)이 있다.

여성과 남성의 성적 결합을 **교접**(교미, copulation; *copulatio*: 합쳐지는 것) 또는 **성교**(coitus, sexual intercourse)라고 한다. 수정이 일어난 후에는 여성의 생식로에서 태아에 대한 지원, 보호, 영양 공급이 이루어진다.

무엇을 배웠는가?

❶ 여성과 남성의 생식계통을 이루는 공통요소는 무엇인가?

표 22.1 생식계통의 상동기관

여성의 기관	남성의 상동기관	공통된 기능
난소(ovary)	고환(testis)	생식자와 성호르몬 생산
음핵(clitoris)	음경귀두 (glans of penis)	성적 각성과 절정을 느끼도록 자극하는 발기조직 함유
대음순(labia majora)	음낭(scrotum)	일부 생식기관을 덮는 보호대 역할
큰질어귀샘 (greater vestibular gland)	망울요도샘 (bulbourethral gland)	윤활제 역할을 하는 무신 분비

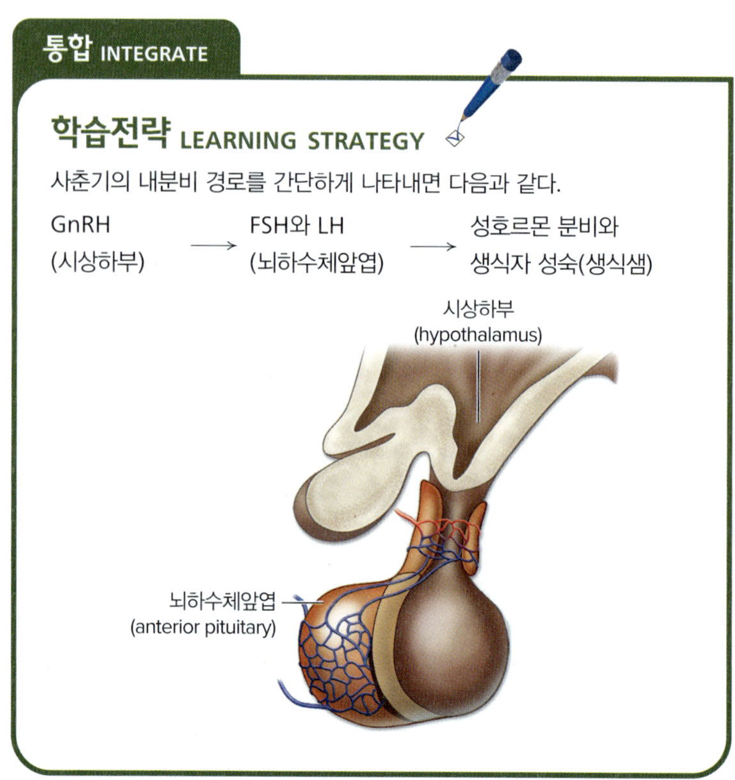

22.1b 여성과 남성의 성적 성숙

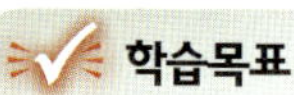

학습목표

2. 여성과 남성의 사춘기를 개시하는 호르몬을 열거한다.

두 성 모두 사춘기가 되기 전까지는 생식계통이 기능을 하지 않고 휴면 상태를 유지한다. **사춘기**(puberty; *puber*: 성숙한)에는 여성의 경우 가슴이 커지고, 두 성 모두 음모가 자라며 생식기관이 제대로 기능하게 되는 등 바깥으로 드러나는 성적 특징이 두드러진다. 생식자가 성숙하고 생식샘이 성호르몬을 분비하기 시작한다.

사춘기는 시상하부가 **생식샘자극호르몬분비호르몬**(gonadotropin-releasing hormone, GnRH)을 분비하면서 시작된다(14.7 참조). 이 호르몬은 뇌하수체앞엽의 특정한 내분비세포에 작용해 이 세포가 **난포자극호르몬**(follicle-stimulating hormone, FSH)과 **황체형성호르몬**(luteinizing hormone, LH)을 분비하게 한다(이 두 호르몬은 사춘기 전에는 거의 존재하지 않는다). 두 호르몬의 농도가 높아지면 생식샘은 상당히 많은 성호르몬을 만들어 내며 생식자의 성숙과 성적 성숙을 시작한다.

두 성의 생식계통은 모두 생식자를 만들어 낸다. 그러나 여성은 일반적으로 생식자를 한 달에 하나만 만들고 배출하는데, 이 생식자를 난자라고 한다. 한편 남성은 매일 약 1억 개의 생식자를 만들어 내며, 이 생식자를 정자라고 한다. 정자는 단기간 동안 저장되며 이 기간 동안 배출되지 않으면 재흡수된다.

무엇을 배웠는가?

❷ 사춘기에 분비되기 시작하는 호르몬은 무엇이며, 이 호르몬은 어떤 기능을 하는가?

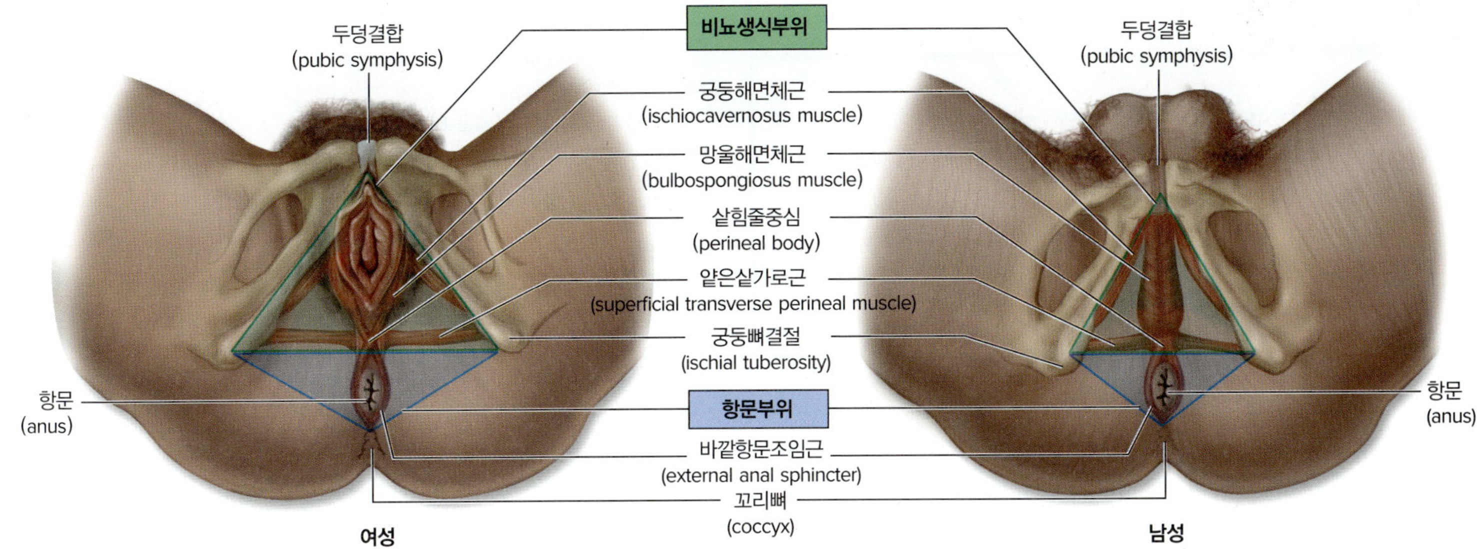

그림 22.1 **샅.** 여성과 남성 모두 양쪽 넓적다리 사이의 마름모꼴 영역인 샅이 있다. 샅은 앞의 두덩뼈에서 뒤의 꼬리뼈로 이어져 있으며, 샅의 가쪽에는 궁둥뼈결절이 있다. 양쪽 궁둥뼈결절에서 가상의 수평선을 그으면 샅을 앞의 비뇨생식부위와 뒤의 항문부위로 나눌 수 있다.

22.1c 샅의 구조

학습목표

3. 여성과 남성의 샅을 이루는 부분을 비교한다.

샅(회음, perineum)은 여성 및 남성의 양쪽 넓적다리 사이에 있는 마름모꼴의 영역이며, 앞에는 두덩결합, 가쪽에는 궁둥뼈결절, 뒤에는 꼬리뼈가 있다(**그림 22.1**). 출산할 때 아기가 나오려면 이 부분이 크게 늘어나야 하며 일부가 찢어질 수도 있다(아기가 잘 나오지 못하면 수술로 이 부분을 절개하는 경우도 있다). 두 궁둥뼈결절 사이에 가상의 수평선을 그으면 샅을 2개의 삼각형 영역으로 나눌 수 있다. 두 삼각형에는 모두 골반바닥의 특수한 부분이 포함된다.

- 앞의 삼각형은 비뇨생식부위(요생식부, urogenital triangle)라고 한다. 여성은 여기에 요도구멍과 질구멍이 있고, 남성은 음경바닥과 음낭이 있다. 두 성 모두 비뇨생식부위에 외부생식기를 둘러싸는 근육인 궁둥해면체근, 망울해면체근, 얕은샅가로근이 있다.
- 뒤의 삼각형은 항문부위(anal triangle)라고 하며, 두 성 모두 여기에 항문이 있다. 또 항문을 둘러싸는 바깥항문조임근이 있다.

바깥항문조임근, 망울해면체근, 얕은샅가로근은 샅힘줄중심이라는 치밀결합조직 구조에 일부 고정되어 있다. 이 구조에 대한 자세한 내용은 8.7절의 표 8.12와 그림 8.17을 참조한다.

무엇을 배웠는가?

3 여성과 남성의 비뇨생식부위에는 무엇이 있는가?

22.2 생식자 발생

생식자 발생(배우자 발생, gametogenesis; *gameto*: 배우자, *genesis*: 시작)은 생식자라는 사람 성세포가 만들어지는 과정이다. 여성의 생식자는 이차난모세포(흔히 난자라고 함)이고 남성의 생식자는 정자이다. 생식자 발생은 감수분열이라는 특수한 세포분열에서 시작된다. 감수분열에서 일어나는 사건은 두 성이 비슷하나 차이점이 몇 가지 있다. 여기서는 먼저 유전과 감수분열에 대해 다루고, 뒷부분에서는 성에 따른 차이를 설명한다.

22.2a 유전에 대한 짧은 복습

학습목표

4. 보통염색체와 성염색체를 구분한다.

5. 체세포에는 $2n$개의 염색체가 있고 생식자에는 n개의 염색체가 있는 이유를 설명한다.

사람은 생식으로 생겨난 후손에게 자신의 형질을 전파한다. 이 유전정보는 염색체를 통해 전달된다. 사람의 체세포에는 23쌍, 즉 46개의 염색체가 있다. 이 중 22쌍은 보통염색체이고 한 쌍은 성염색체이다.

- **보통염색체**(autosome)에는 세포의 기능에 대한 정보를 암호화하는 유전자가 들어 있다. 이 유전자는 눈과 머리카락의 색, 키, 피부의 색소와 같은 대부분의 특징을 결정한다. 서로 쌍을 이루는 염색체를 **상동염색체**(homologous chromosome; *homos*: 같은, *logos*: 관계)라고 한다.
- **성염색체**(sex chromosome) 한 쌍은 2개의 X염색체 또는 하나의 X염색체와 하나의 Y염색체로 이루어져 있다. 이 염색체들은 주로 성별을 결정한다. X염색체가 2개 있으면 여성, X염색체 하나와 Y염색체 하나가 있으면 남성이다. 또 세포의 기능에 대한 정보를 암호화하는 유전자가 들어 있다.

아버지와 어머니에게서 온 염색체가 서로 쌍을 이룬다. 체세포 하나를 살펴보면 그 속에 있는 염색체 중 23개는 어머니에게서, 23개는 아버지에게서 왔다. 염색체가 23쌍 있는 세포를 **두배수체**(diploid; *diploos*: 2배)라고 하며 $2n$개의 염색체가 있다고 한다. n은 쌍을 이루지 않는 염

통합 INTEGRATE

학습전략 LEARNING STRATEGY

감수분열 I(첫 번째 감수분열)에서는 어머니와 아버지의 복제된(이중 가닥) 염색체 쌍이 무작위로 나뉜다. 감수분열 II(두 번째 감수분열)에서는 복제된 염색체가 단일염색체로 나뉜다. 감수분열 II는 유사분열과 매우 비슷하다. 그러므로 유사분열의 단계를 기억하고 있다면 감수분열 II의 단계도 추측할 수 있을 것이다.

색체의 수이다.

생식자가 두배수체이면 아이는 두 쌍씩, 즉 4n개의 염색체를 물려받게 될 것이다. 이러한 일은 자연상태에서는 발생할 수 없으며, 아이가 생존할 수도 없다. 생식자는 23쌍이 아니라 23개, 즉 1n 또는 n이라는 염색체 수를 함유하고 있기 때문에 **홑배수체**(haploid; *haplos*: 단순한, *eidos*: 모습)라고 한다.

무엇을 배웠는가?

4 성염색체는 보통염색체와 어떻게 다른가?

5 왜 생식자는 두배수체가 아니라 홑배수체인가?

22.2b 감수분열의 개관

학습목표

6. 감수분열과 유사분열을 비교하고 대조한다.

7. 세포분열이 시작되기 전, 사이기에 일어나는 사건을 서술한다.

8. 상동염색체 쌍과 자매염색분체의 차이를 설명한다.

감수분열(meiosis; *meiosis*: 줄어드는)은 두배수체인 모세포에서 시작해 생식자라는 홑배수체의 딸세포를 만들어 내는 성세포 분열이다. 유사분열(체세포 분열)과 감수분열(성세포 분열)은 다음과 같은 차이가 있다.

- 유사분열에서는 모세포와 똑같은 딸세포가 2개 생겨난다. 감수분열에서는 모세포와 유전적으로 다른 딸세포가 4개 생겨난다.
- 유사분열에서 생겨난 딸세포는 두배수체이고 감수분열에서 생겨난 딸세포는 홑배수체이다.
- 감수분열에는 상동염색체 사이에 유전물질이 교환되는 **유전자 교환**(crossing over) 과정이 있다.

유전자 교환은 '유전자 카드를 섞는 과정'이라고 할 수 있다. 부모에게서 온 서로 다른 유전자를 상동염색체에서 조합하는 것이다. 유사분열에서는 유전자 교환이 이루어지지 않는다.

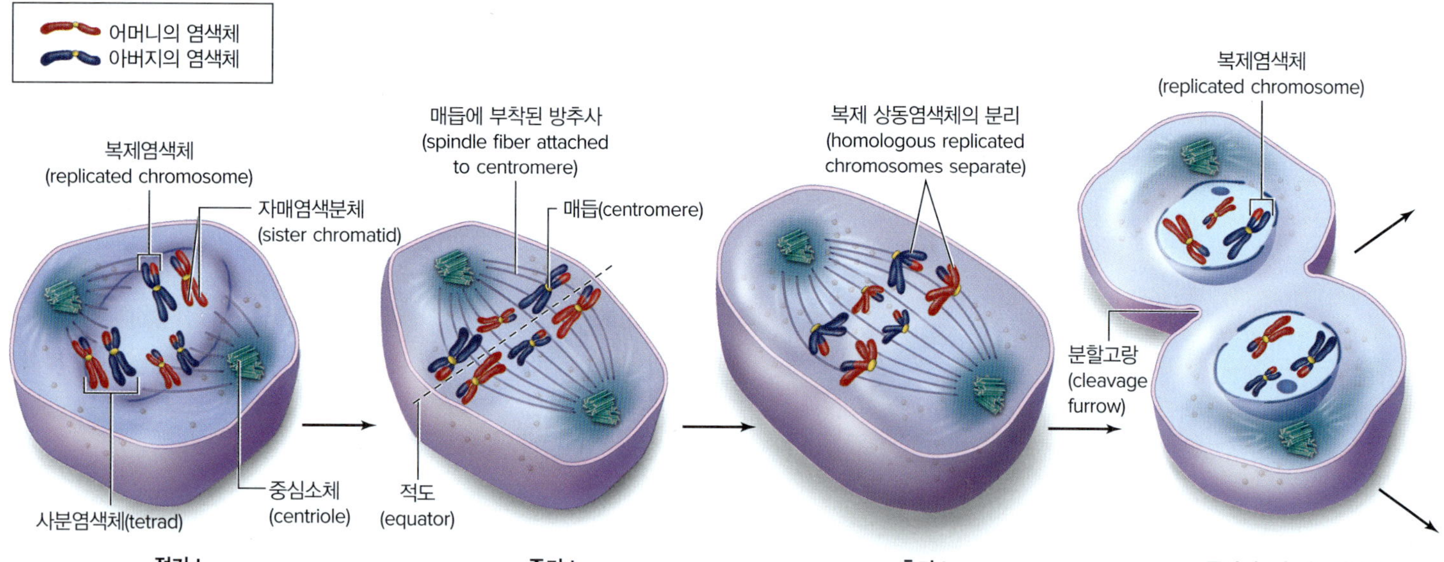

그림 22.2 감수분열. 감수분열은 생식자(성세포)를 만들어 내는 세포분열의 형태이다. 감수분열 I에서는 접합과 유전자 교환이 일어난 후 상동염색체쌍이 분리된다. 감수분열 II에서는 유사분열과 비슷한 과정을 통해 자매염색분체가 서로 분리된다.

감수분열은 생식샘(난소 또는 고환) 속의 두배수체 모세포에서 시작된다. 이 세포 속의 염색체 23개는 이 유기체의 어머니에서 왔고 23개는 아버지에서 왔다. 홑배수체 생식자가 생겨나려면 이 모세포가 감수분열해야 한다.

› 사이기

감수분열 전에는 **사이기**라는 단계가 있다(2.9b 참조). 사이기에는 모세포 속에서 각 염색체의 DNA가 복제된다. 이 **복제염색체**[(replicated chromosome; 이중가닥염색체(double-stranded chromosome)]는 **자매염색분체**(sister chromatid)라는 2개의 똑같은 구조로 이루어져 있다. 이 시점에 각 자매염색분체는 서로 똑같은 DNA 사본을 가지고 있다. 자매염색분체는 **매듭**(동원체, 중심절, centromere)이라는 특화한 부분에 부착된다.

자매염색분체와 염색체 쌍은 다르다는 점을 기억하라. 하나의 염색체는 X자 형태의 자매염색분체로 이루어져 있다. 한편 삼동염색체 쌍은 어머니의 염색체와 아버지의 염색체로 이루어졌으며, 이 두 염색체는 매듭에 붙어 있지 않다. 사이기 후에는 23쌍의 복제염색체가 존재한다. 세포분열과 관련된 용어는 **표 22.2**를 참조한다.

사이기에 DNA가 복제되고 나면 감수분열이 시작된다(**그림 22.2**). 감수분열은 감수분열 I과 감수분열 II로 나뉘며, 이 두 단계는 연이어 일어난다.

표 22.2 세포분열과 관련된 용어

용어	정의	모양
복제염색체 (이중가닥염색체)	처음에 서로 똑같은 2개의 자매염색분체가 있으며, 이 염색분체가 매듭에 연결되어 있는 염색체(주의: 유전자 교환이 일어난 후부터는 자매염색분체가 서로 똑같지 않다.)	자매염색분체, 매듭
염색체 쌍	어머니와 아버지에게서 온 상동 염색체	
단일염색체 (외가닥 염색체)	하나의 염색분체와 매듭으로 이루어진 염색체	

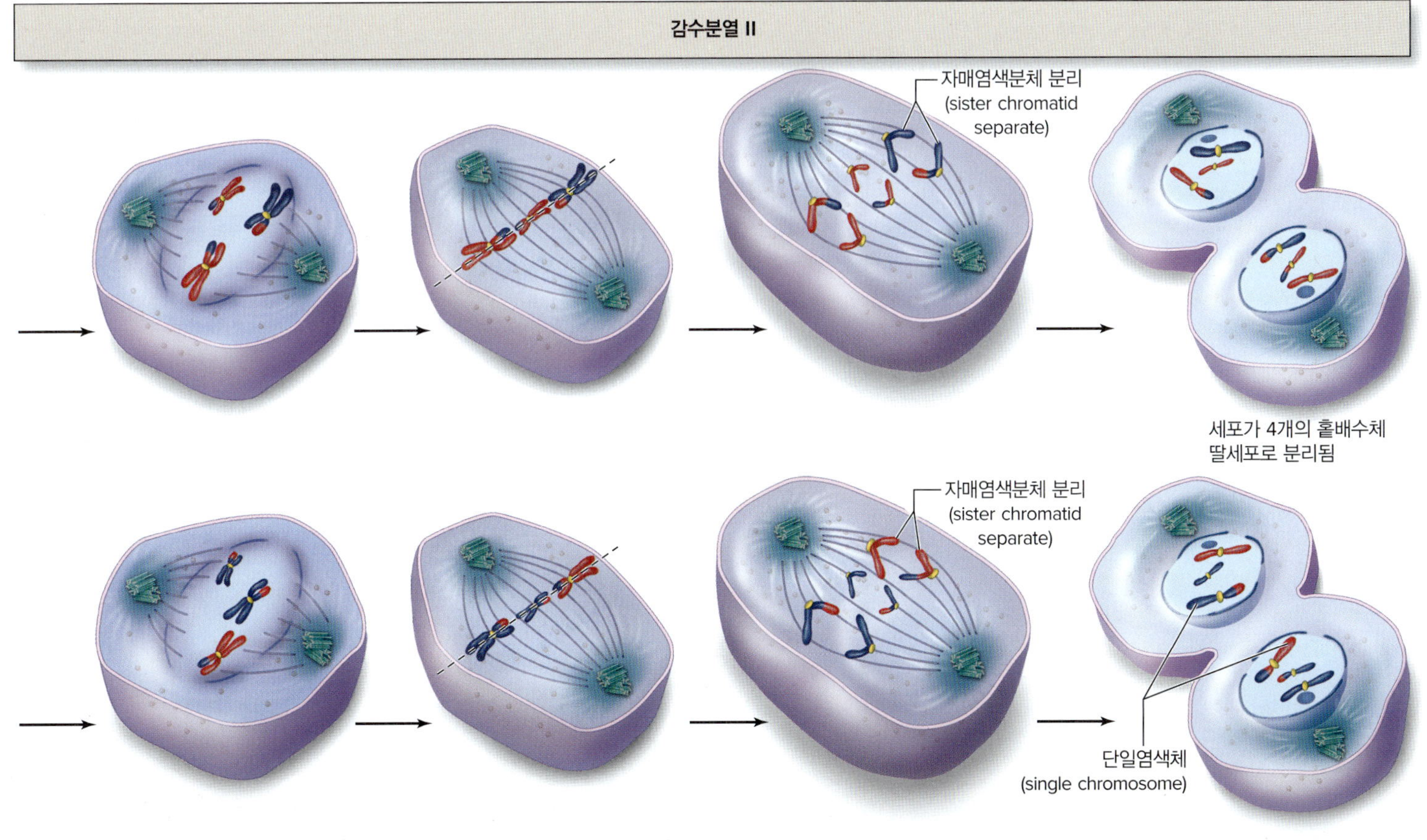

전기 II
핵막이 분해되고 복제염색체가 모여든다. (전기 II에서는 유전자 교환이 일어나지 않는다.)

중기 II
중심소체에서 방추사가 염색체의 각 자매염색분체로 뻗어 나와 세포의 적도를 따라 복제염색체를 배열한다.

후기 II
복제염색체의 자매염색분체가 매듭에서 분리된다. 자매염색분체(이제 단일염색체)는 세포의 양 끝으로 이동한다.

종말기 II와 세포질분열
핵분열이 끝나고 핵막이 다시 형성된다. 23개의 단일염색체를 함유한 딸세포 4개가 새로 생겨난다.

무엇을 배웠는가?

6 유사분열과 감수분열은 어떻게 다른가?

7 세포분열을 준비하려면 사이기에 어떤 일이 일어나야 하는가?

22.2c 감수분열 I: 감수분열

학습목표

9. 상동염색체쌍과 자매염색분체의 차이를 설명한다.

감수분열 I(meiosis I)은 일차감수분열(first meiotic division)이라고도 하며, 세포가 분열할 때 상동염색체쌍이 분리된다. 그 결과, 염색체 23개(23쌍이 아님)를 함유한 세포 2개가 생겨나며, 염색체들은 복제되어 매듭으로 연결된 자매염색분체로 이루어져 있다. 감수분열 I에서는 딸세포의 염색체 수가 감소하기 때문에 이름이 감수분열이다. 감수분열 I은 네 단계와 세포질분열 단계로 이루어져 있다.

› 전기 I

모세포 속의 복제 상동염색체는 쌍을 이루어 **사분염색체**(tetrad)가 된다(하나의 염색체는 2개의 자매염색분체로 이루어졌다는 점을 항상 기억하라). 상동염색체가 쌍을 이루는 과정을 **접합**(synapsis; *syn*: 함께)이라고 한다.

어머니와 아버지의 염색체가 서로 가까워지고 유전자 교환이 이루어진다. 이때 사분염색체 속의 상동염색체들이 유전물질을 서로 교환한다. 어머니의 염색체에 있는 자매염색분체 속 유전물질과 아버지의 염색체에 있는 자매염색분체 속 유전물질의 같은 부분이 교환된다. 이와 같이 유전물질이 섞이면서 자손에게 유전적 다양성이 나타난다(유전자 교환이 일어난 후부터는 자매염색분체가 서로 똑같지 않다는 점을 주의한다). 전기 I은 핵막이 분해되면서 끝난다.

› 중기 I

사분염색체 속의 상동염색체쌍들이 세포의 적도(중심선) 주위에 늘어서서 두 겹으로 된 염색체선을 이룬다.

어머니의 염색체와 아버지의 염색체는 적도를 기준으로 했을 때 무작위로 배열된다. 예를 들면 어머니의 염색체 중 어떤 것들은 적도의 왼쪽에, 또 어떤 것들은 오른쪽에 있게 된다. 상동염색체의 이 무작위 배열을 **자유조합**(independent assortment)이라고 한다. 미세관이 이루는 방추사가 세포의 양쪽 끝 중심소체에서 뻗어나와 복제 상동염색체의 매듭에 부착된다.

› 후기 I

상동염색체쌍은 서로 분리되어 세포의 양끝으로 끌려간다. 2개의 자매염색분체로 이루어진 어머니의 염색체는 세포의 한쪽으로, 아버지의 상동염색체는 다른 쪽으로 끌려간다. 어머니의 염색체와 아버지의 염색체쌍이 분리되어 세포의 양끝으로 이동하는 과정을 **감수분열**(reduction division)이라고 한다. 딸세포 하나가 염색체의 절반(처음의 23쌍에서 23개로 감소)밖에 받지 못하기 때문이다. 이제 염색체는 쌍을 이루지 않는다. 다만 하나의 복제염색체는 여전히 2개의 자매염색분체로 이루어져 있다.

› 종말기 I과 세포질분열

복제염색체가 세포의 양 끝에 다다른 후 이 염색체들 주위로 핵막이 재형성된다. 세포에 고랑이 생기고 세포질이 나뉘어(**세포질분열**) 2개의 새로운 세포가 생겨난다. 이제 하나의 딸세포에는 복제염색체가 23개밖에 없으나 하나의 복제염색체는 여전히 서로 결합한 2개의 자매염색분체로 이루어져 있다.

이 단계에서 생겨난 2개의 세포는 감수분열 II를 겪어야 하며, 이 과정에서 자매염색분체가 분리되어야 한다.

무엇을 배웠는가?

8 자매염색분체와 상동염색체쌍은 어떻게 다른가?

9 생식자가 생겨나려면 왜 감수분열이 이루어져야 하는가?

22.2d 감수분열 II: 자매염색분체의 분열

학습목표

10. 감수분열 II에서 일어나는 현상과 두 번의 감수분열에서 생겨나는 최종 결과물에 대해 설명한다.

감수분열 I 후 23개의 복제염색체로 이루어진 딸세포 2개가 생겨난다. 각 염색체는 서로 연결된 2개의 자매염색분체로 구성된다. **감수분열 II**(meiosis II)는 이차감수분열(second meiotic division)이라고도 하며, 이때 염색분체가 분리되어 홑배수체세포 속의 단일염색체가 된다.

전기 II

감수분열의 전기 II에서 일어나는 현상은 유사분열의 전기와 비슷하다. 새로운 세포의 핵막이

통합 INTEGRATE

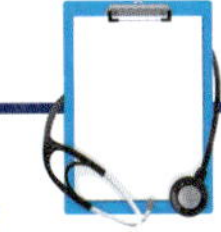

임상적 고찰 22.1 CLINICAL VIEW

비분리염색체

정상적인 경우라면 감수분열 I에서 상동염색체의 두 염색체가 분리되고, 감수분열 II에서 자매염색분체가 분리된다. **비분리염색체**(nondisjunction)는 이 분리가 제대로 이루어지지 않아 상동염색체 한 쌍 또는 자매염색분체 2개가 모두 하나의 세포로 들어가는 것이다. 그 결과, 생식자 하나가 똑같은 단일염색체 2개를 받아 24개의 염색체가 되고, 다른 생식자는 염색체를 받지 못해 22개의 염색체가 된다. 수정이 될 때 이 두 세포 중 하나가 정상 생식자와 만나면 자손은 염색체가 47개[**세염색체증**(trisomy)] 또는 45개[홑염색체증(**일염색체증**, monosomy)]가 된다. 세 염색체증은 똑같은 염색체가 3개 있는 것이고 홑염색체증은 염색체가 하나만 있는 것이다.

세염색체증이나 홑염색체증이 있으면 보통 배아 단계에서 사망하지만 작은염색체에 세염색체증이 있으면 생존할 수 있다. 어느 염색체가 3개인가에 따라 서로 다른 질환이 나타난다. 가장 잘 알려진 것은 **21번 세염색체증**(trisomy 21)이며, 흔히 **다운증후군**(Down syndrome)이라고 한다. 21번 세염색체증이 있으면 지능장애, 비스듬한 눈구석주름(눈주름), 심장 결함, 근긴장장애, 작은 키가 나타난다. 거의 모든 다운증후군(전부는 아님)은 난모세포가 형성될 때 비분리염색체가 생겨남으로써 발생한다. 다운증후군의 발병률은 어머니의 나이와 비례하기 때문에 어머니(그리고 성세포)의 노화가 비분리염색체를 유발할 가능성이 제기되고 있다. 그러나 정자가 형성될 때 비분리염색체가 생겨나는 경우도 있다(다운증후군의 덜 흔한 이유 중 하나는 21번 염색체의 일부가 14번 염색체에 부착되는 것이다).

(a) 감수분열에서 비분리염색체가 생겨나면 염색체 수에 이상이 발생할 수 있다. (b) 다운증후군(21번 세염색체증)은 비분리염색체로 인한 질환 중 하나이다. 다운증후군이 있으면 얼굴에 몇 가지 특징과 정신적 · 신체적 장애도 나타난다.

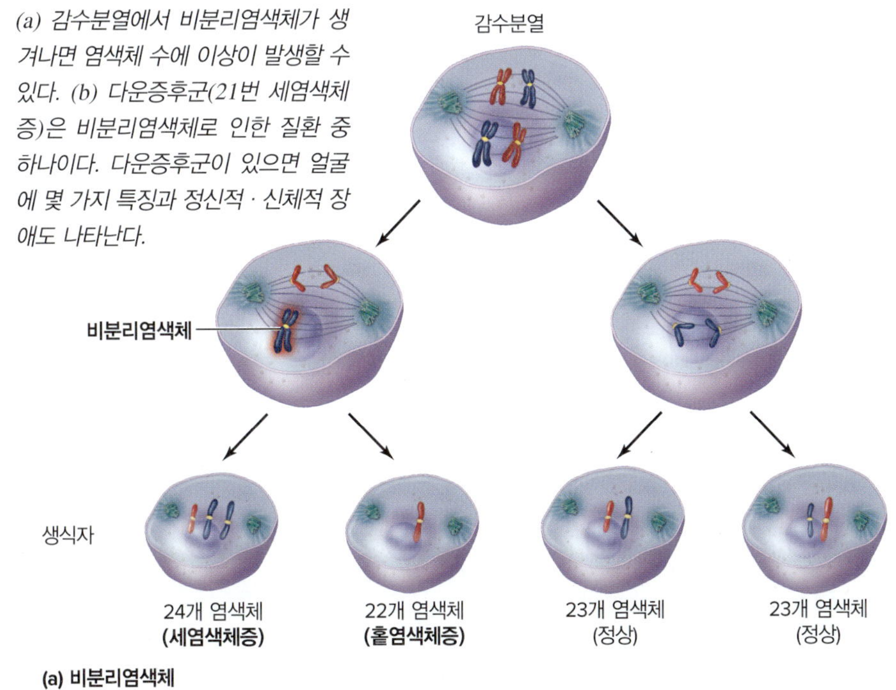

(a) 비분리염색체

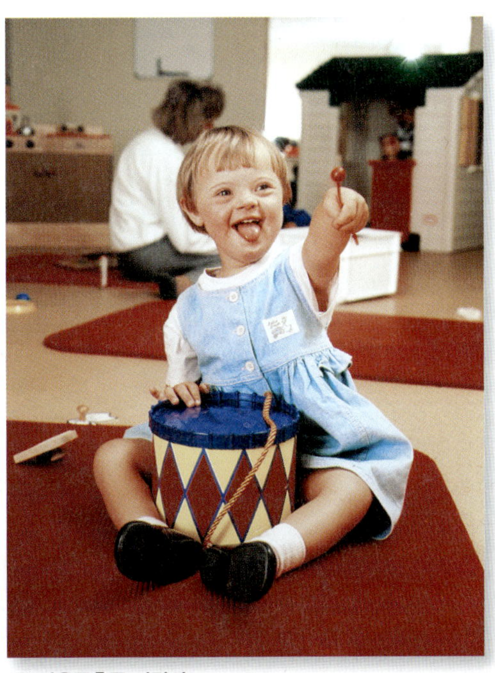

(b) 다운증후군 어린이

분해되고 염색체가 모여든다. 그러나 상동염색체쌍이 존재하지 않으므로(후기 I에 분리됨) 유전자 교환은 일어나지 않는다.

› 중기 II

중심소체에서 각 자매염색분체의 매듭으로 방추사가 뻗어 나온다. 복제염색체(자매염색분체로 이루어짐)가 세포의 적도를 따라 배열되어 하나의 선을 이룬다.

› 후기 II

복제염색체의 자매염색분체가 매듭에서 떨어져 나가 분리된다. 이제 자매염색분체는 **단일염색체**(또는 외가닥염색체)라고도 하며, 세포의 양끝으로 끌려간다.

› 종말기 II와 세포질분열

단일염색체가 세포의 양끝에 다다른다. 핵막이 다시 형성되고 고랑이 생겨나며 세포질이 분리된다.

감수분열을 통해 하나의 세포에서 4개의 딸세포가 생겨난다. 이 딸세포들은 염색체가 23쌍이 아니라 23개 있으므로 홑배수체이다. 이 중 22개는 보통염색체이며, 하나는 성염색체로 X 또는 Y이다.

딸세포는 성숙해서 여성의 경우 이차난모세포가 되고 남성의 경우 정자가 된다. 이 과정은 뒷부분에서 더 자세히 살펴본다.

무엇을 배웠는가?

10 딸세포는 감수분열 중 어느 시점에서 홑배수체가 되는가?

22.3 여성의 생식계통

여성 골반의 시상면을 보면 내부의 생식구조, 그리고 이 구조와 방광 및 곧창자 사이의 관계를 관찰할 수 있다(**그림 22.3**). 여러 골반기관 주위에서 샅이 접히면서 2개의 **종말오목**(dead-end recesses), 즉 주머니를 이룬다. 앞쪽의 **방광자궁오목**(vesicouterine pouch)은 방광과 자궁 사이의 공간이며, 뒤쪽의 **곧창자자궁오목**(rectouterine pouch)은 뒤의 곧창자와 앞의 자궁 사이에 있는 공간이다.

여성의 주요 생식기관은 난소이고 부속 생식기관은 자궁관, 자궁, 질, 음핵, 젖샘이다.

22.3a 난소

학습목표

11. 난소를 맨눈으로 본 모습과 현미경으로 본 모습을 서술한다.

12. 난소에서 형성되는 난포의 유형을 비교한다.

여기서는 난소의 구조와 성숙한 난소에서 관찰되는 난포의 유형을 살펴본다. 난포는 난모세포가 만들어지고 성호르몬이 분비되는 곳이다. 에스트로겐과 프로게스테론은 **표 R.6**에 자세히 나와 있다.

› 난소의 구조

난소(ovary)는 한 쌍의 타원형 기관으로 골반안 속, 자궁 가쪽에 있다(**그림 22.4**). 성인의 난소는 아몬드보다 조금 크며 길이는 2~3 cm, 너비는 약 2 cm, 두께는 1~1.5 cm이다. 흔히 생리주기에 따라 크기가 달라지며 임신 중에도 크기가 변한다.

난소는 결합조직으로 된 끈과 막으로 골반안에 고정되어 있다. **난소간막**(mesovarium)이라는 두 겹의 배막이 난소의 앞면에 있는 **문**(hilum)에 부착되어 있다. 문을 통해 혈관과 신경이 난소를 드나든다. 난소간막은 자궁 위에 드리워진 배막인 **자궁넓은인대**(broad ligament)에 난소를 고정한다. 난소는 자궁원인대의 윗부분인 **난소인대**(ovarian ligament)로 자궁넓은인대의 뒷면에 고정되어 있다. 마지막으로 난소의 가쪽 면에 부착된 **걸이인대**(지지인대, suspensory ligament)가 골반벽을 향해 위 가쪽으로 뻗어 나온다. 난소의 혈관과 신경은 걸이인대 속에 있으며 난소의 문에서 난소와 만난다.

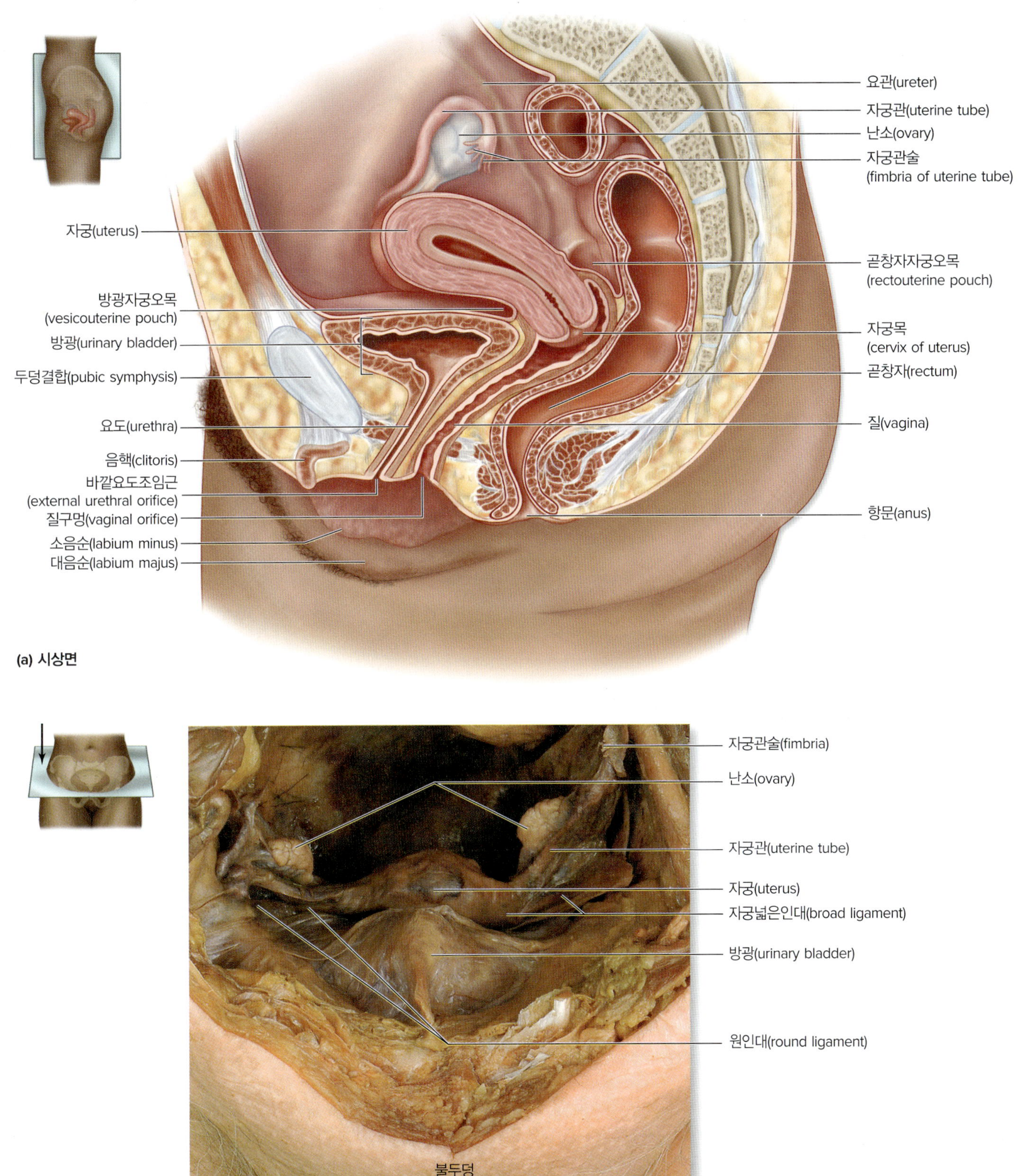

그림 22.3 여성의 골반 부위. (a) 여성 골반의 시상면이며 곧창자와 방광을 기준으로 자궁의 위치를 알 수 있다. (b) 여성의 골반과 생식기관을 앞 위쪽에서 본 표본 사진이다.

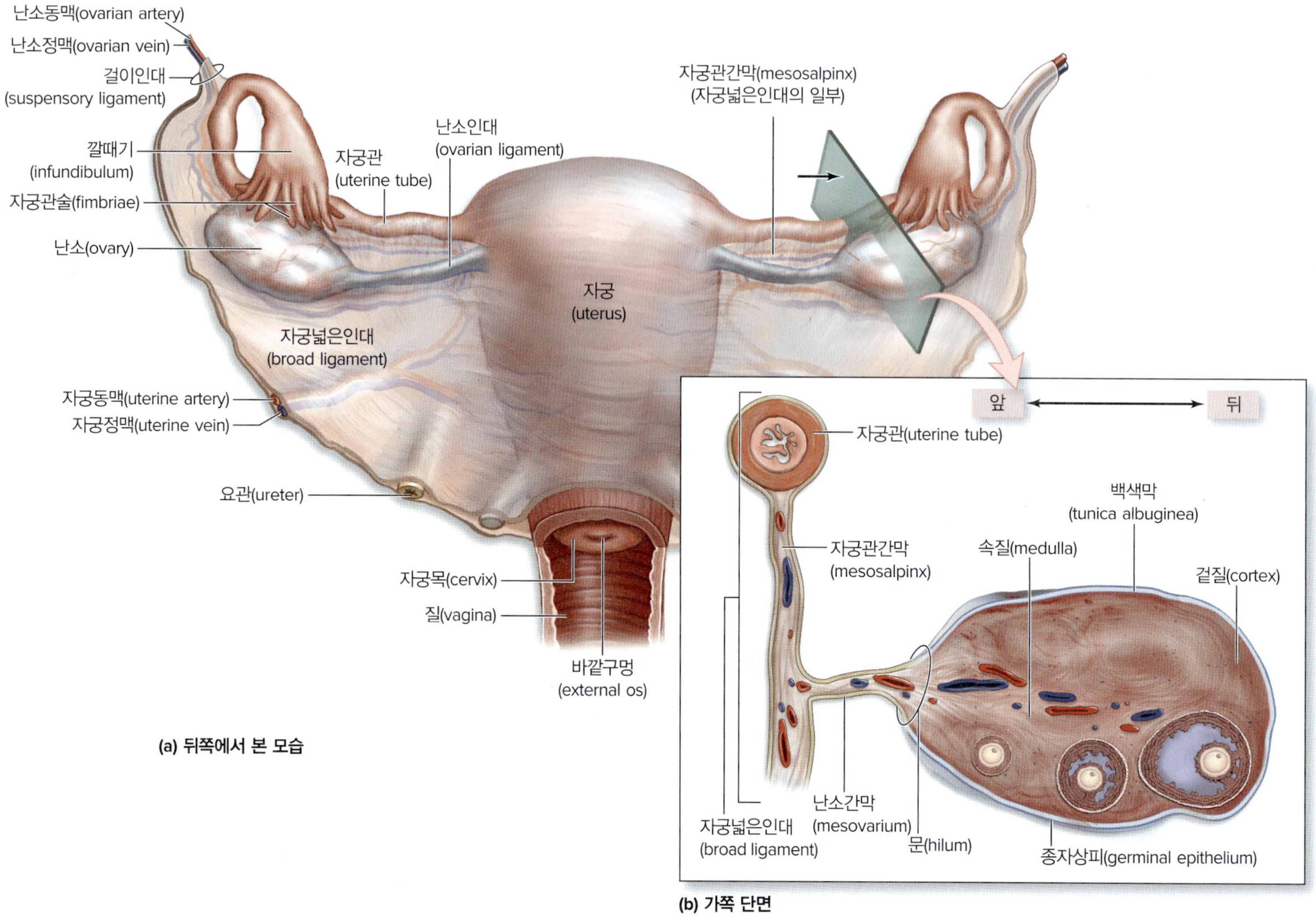

그림 22.4 여성 생식계통의 내부 기관. (a) 난소, 자궁관, 자궁, 질 등 여성 생식계통의 내부 기관을 뒤쪽에서 본 모습이다. (b) 난소의 가쪽 단면으로 난소간막과 자궁관간막(자궁관 위에 있는 자궁넓은인대의 일부)의 관계를 관찰할 수 있다.

좌우 난소에는 **난소동맥**(ovarian artery)과 **난소정맥**(ovarian vein)이 있다. 난소동맥은 배대동맥에서 직접 갈라져 나오며, 콩팥혈관의 바로 아래에 있다(17.10e 참조). 난소정맥은 난소를 빠져나가 아래대정맥 또는 콩팥정맥으로 통한다. 난소동맥 및 난소정맥 옆에는 자율신경이 있다(12.3, 12.4 참조). 교감신경 축삭은 척수의 T10 구역에서 오고 부교감신경 축삭은 미주신경에서 온다.

난소를 절개해 현미경으로 관찰하면 특징적인 부분이 많다(그림 22.4b). 난소를 둘러싼 얇은 단층입방상피층은 **종자상피**(germinal epithelium)라고 하는데, 초기의 해부학자들은 이 부분이 여성 종자세포(성세포)의 근원이라고 잘못 생각했기 때문에 이러한 이름이 붙었다. 종자상피의 심부에는 **백색막**(tunica albuginea; *albugo*: 흰 점)이라는 치밀결합조직막이 있다. 그보다 깊은 곳에는 난소의 **겉질**(cortex)과 **속질**(medulla)이 있다. 겉질에는 난포가 있다. 속질은 성근결합조직으로 이루어져 있고, 난소의 혈관, 림프관, 신경에서 갈라져 나온 가지가 있다.

› 난포

난소의 겉질에는 수천 개의 **난포**(ovarian follicle)가 있다. 난포는 **난모세포**(oocyte), 그리고 난모세포를 둘러싸고 지탱하는 **난포세포**[follicle cell; 과립층세포(granulosa cell)]로 이루어져 있다. 난포에는 여러 유형이 있으며, 각 유형은 발생의 서로 다른 단계를 반영한다. 여기서는 여섯 가지 주요 유형에 대해 살펴보자(**그림 22.5**).

1. **원시난포**(primordial follicle)는 난포 중 가장 원시적인 유형이다. 원시난포는 한 겹의 납작한 난포세포로 둘러싸인 1개의 **일차난모세포**(primary oocyte)로 이루어져 있다. 일차난

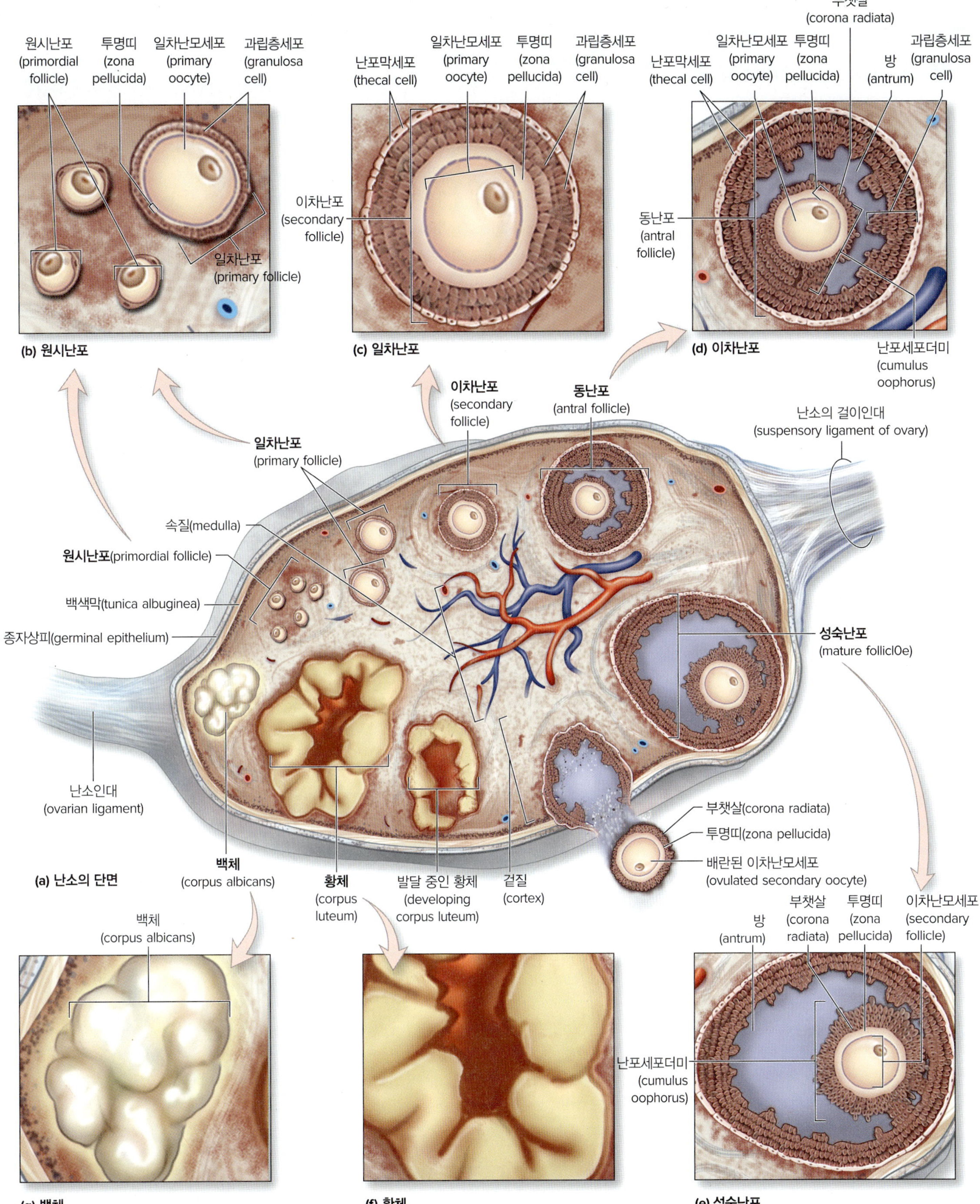

그림 22.5 난소. 난소는 여성의 생식자(이차난포)와 성호르몬을 만들어 낸다. (a) 난소의 관상면으로 난포의 성숙, 배란, 황체가 발달하고 퇴화하는 단계를 관찰할 수 있다. 이 그림 속의 난포와 구조는 동시에 나타나는 것이 아니라 난소주기의 서로 다른 시기에 나타난다는 점을 주의한다. 또 난포는 난소 속을 돌아다니지 않는다. 이 그림에서는 비교를 위해 모든 난포를 같은 그림에 나타냈다. (b)~(e) 난포 발달의 단계로 마지막 단계인 성숙난포는 배란 때 파열한다. 배란 후 성숙난포의 잔여물은 (f) 황체를 이루며, 황체는 (g) 백체로 퇴화한다.

통합 INTEGRATE

학습전략 LEARNING STRATEGY

일차난모세포와 이차난모세포는 다음과 같이 구분하면 편리하다.

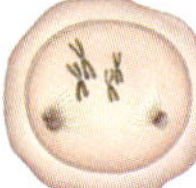

- 일차난모세포는 전기 I에 정지한다.
- 이차난모세포는 중기 II에 정지한다.

또 이차난모세포를 함유한 난포만이 성숙난포라는 점을 기억해야 한다. 나머지 난포들은 전부 일차난모세포만 함유하고 있다.

모세포는 일차 감수분열 전기에 정지한다. 원시난포는 출생 시 좌우 난소를 합쳐 약 150만 개가 존재한다.

2. **일차난포**(primary follicle)는 성숙한 원시난포에서 생겨난다. 일차난포는 한 겹 이상의 입방난포세포층으로 둘러싸인 일차난모세포로 이루어져 있으며, 이 세포는 이제 **과립층세포**(granulosa cell)라고 한다. 일차난포는 성숙하면서 자궁내벽의 변화를 유발하는 **에스트로겐**(estrogen)을 분비하고 계속 성숙되어 자궁 내막의 변화를 자극한다. 일차난모세포는 투명띠와 부챗살에 둘러싸여 보호를 받는다. **투명띠**(투명층, zona pellucida; *pellucidus*: 빛이 통과하는)는 당단백질을 함유한 투명 구조이다.
3. **이차난포**(secondary follicle)는 일차난포에서 생겨난다. 결합조직에서 나온 일부 세포인 **난포막세포**(thecal cell)는 난포 주변과 난포 속의 가장자리에 있다. 난포막세포는 호르몬의 생성에 영향을 미침으로써 난포의 발달을 개시하고 조절한다. 난포막세포는 안드로겐을 분비하며 과립층세포가 안드로겐을 에스트로겐으로 전환한다.
4. 이차난포에서 **동난포**(artral follicle; 혈관난포 또는 삼차난포라고 함)가 형성된다. 공간인 **방**(antrum)이 있다. 방에는 장액이 축적되며 배란이 가까워 올수록 장액이 점점 증가한다. 난모세포는 난포의 한쪽 끝으로 밀려나 **난포세포더미**(난구, cumulus oophorus; *phorus*: ~함유한)라는 난포세포 덩어리에 둘러싸인다. 투명띠의 바깥에는 난포세포더미 세포의 가장 안쪽 층인 부챗살(방사관, corona radiata)이 있다.
5. **성숙난포**(mature follicle) 또는 **그라프난포**(Graafian follicle)라고도 하며 이차난포에서 생겨난다. 성숙난포는 상당히 커지며 속에는 **이차난모세포**(secondary oocyte; 투명띠와 부챗살에 둘러싸임), 매우 여러 겹의 과립층세포층, 크고 액체로 찬 초승달 모양의 방이 있다. 이차난모세포는 감수분열 I에 완성되고 감수분열 II 중기에 정지한다. 일반적으로 한 달에 하나의 성숙난포만이 생겨난다.
6. 성숙난포가 파열해 그 속의 난모세포가 배출되면(배란) 난포의 잔여물은 **황체**(corpus luteum; *luteus*: 짙은 황색)라는 노란 물체로 변한다. 황체는 성호르몬인 **프로게스테론**(황체형성호르몬, progesterone; *pro*: 전에)과 에스트로겐을 분비한다. 이 호르몬들은 자궁내벽이 계속 두꺼워지도록 자극하고 지원하며, 자궁이 수정된 난자를 받아들일 수 있도록 준비시킨다.
7. 황체는 퇴행(분해)을 겪어 **백체**(백색체, corpus albicans)라는 흰 결합조직 흉터로 변한다. 대부분의 백체는 완전히 재흡수되며 소수만 난소에 남는다.

여성의 한 달 주기 동안 생겨나는 구조에 대해 표 22.3에 요약했다.

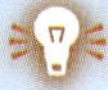

무엇을 배웠는가?

11 자궁넓은인대, 난소인대, 걸이인대란 무엇인가?

12 원시난포, 일차난포, 이차난포, 성숙난포는 어떤 점이 서로 비슷한가?

표 22.3 난소에서 발달하는 난포와 구조

구조	난모세포의 유형	해부학적 특징	처음 나타나는 때
원시난포(primordial follicle)	일차난모세포	한 겹의 납작한 난포세포층이 난모세포를 둘러쌈	태아기
일차난포(primary follicle)	일차난모세포	한 겹 이상의 입방과립층세포가 난모세포를 둘러쌈	사춘기
이차난포(secondary follicle)	일차난모세포	여러 겹의 과립층세포가 난모세포를 둘러쌈	사춘기
동난포(antral follicle)	일차난모세포	많은 층의 과립층세포가 난모세포를 둘러싸고 작은 방은 과립층세포의 층 안에서 발달됨	사춘기
성숙난포(mature follicle)	이차난모세포	많은 층의 과립층세포가 난모세포와 매우 큰 방을 둘러쌈	사춘기
황체(corpus luteum)	난모세포 없음	노랗고 쭈글쭈글한 과립층세포 덩어리	사춘기
백체(corpus albicans)	난모세포 없음	흰 결합조직 흉터, 퇴화한 황체의 잔여물	사춘기

22.3b 난자 형성과 난소주기

학습목표

13. 난자를 형성하는 호르몬을 열거하고, 각 호르몬이 난자 형성에 어떤 영향을 미치는지 설명한다.

14. 출생 전에 발생하는 난포와 사춘기 후에 발생하는 난포를 제시한다.

15. 난소주기의 세 단계를 설명한다.

난자 형성(난자발생, oogenesis)이란 일차난모세포가 이차난모세포로 성숙하는 것이다. 여기서는 이 과정을 여성의 생애주기와 관련지어 설명할 것이다(**그림 22.6**).

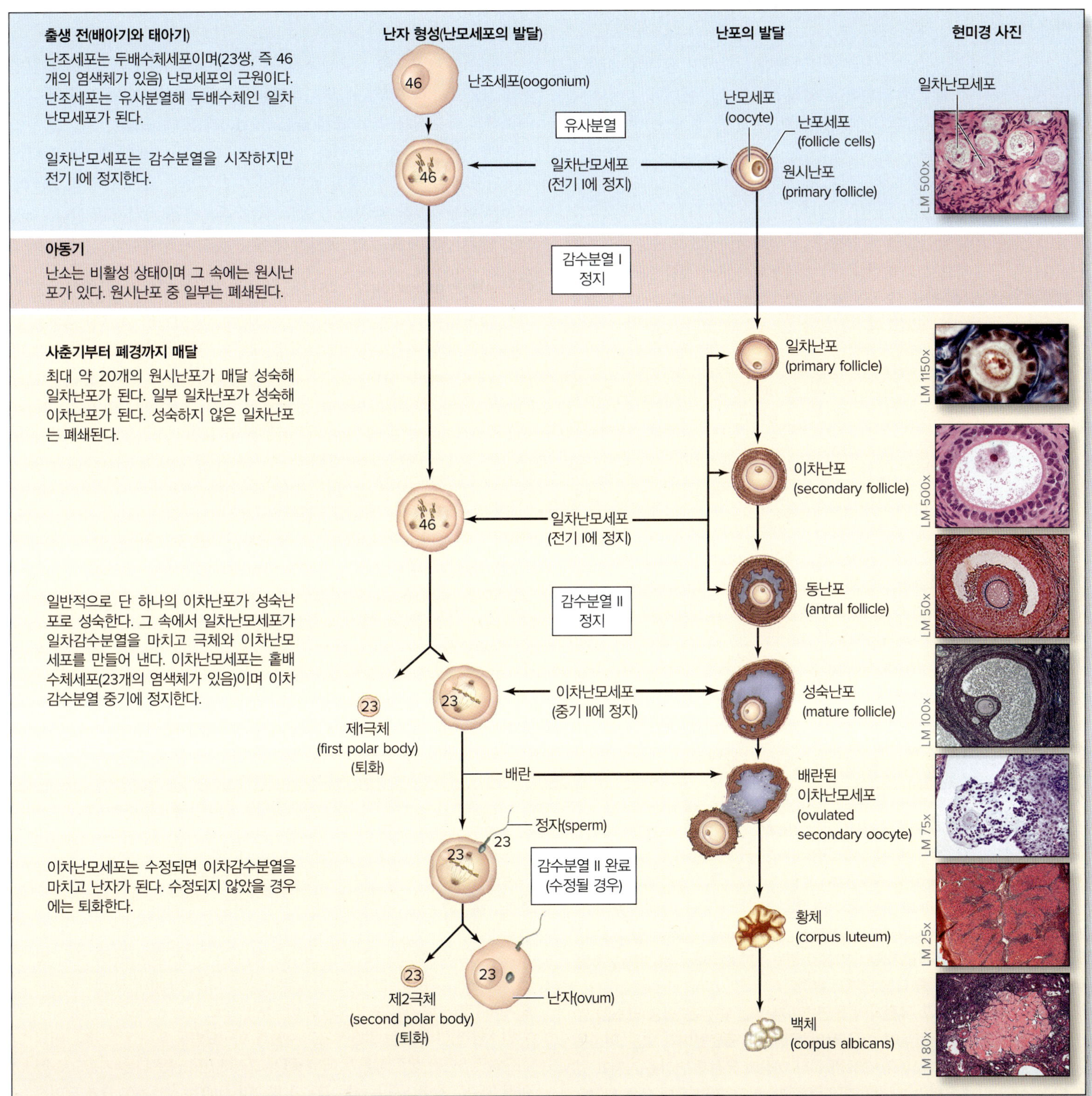

그림 22.6 난자 형성. 난자 형성은 여성의 태아기에 시작되며, 이때 원시난포 속에서 일차난모세포가 생겨난다. 난소와 원시난포는 아동기 동안 비활성 상태이고, 사춘기에 원시난포 중 일부가 매달 성숙해 여성 생식자(이차난모세포)를 만들어 낸다.

출생 전

난자는 여성이 출생하기 전, 태아기부터 형성되기 시작한다. 이 시기에 난소 속에는 원시 성세포이며, 두배수체세포(23쌍의 염색체가 있음)인 **난조세포**(oogonium; *oon*: 알)가 있다. 태아기에 난조세포는 유사분열해 일차난모세포가 된다. 일차난모세포는 감수분열을 시작하나 전기 I에 멈춘다. 이 시점에 세포는 앞 절에서 설명한 일차난모세포이다. 출생 시 여아의 난소 겉질에는 약 150만 개의 원시난포가 있는 것으로 추정된다. 원시난포 속의 일차난모세포는 사춘기 때까지 전기 I에 머물러 있다.[1]

아동기

아동기에는 난소가 비활성 상태이며 난포가 발달하지 않는다. 아동기에는 원시난포 중 일부가 퇴화하는 **폐쇄**(atresia; *a*: 아니다, *tresis*: 구멍 뚫기)가 일어난다. 사춘기에는 난소에 약 40만 개의 원시난포만이 남는다.

사춘기에서 폐경까지

여성이 사춘기에 접어들면 시상하부는 생식샘자극호르몬분비호르몬(GnRH)을 규칙적으로 분비한다. 이 호르몬은 뇌하수체를 자극해서 난포자극호르몬과 황체형성호르몬을 분비하도록 한다. 난포자극호르몬과 황체형성호르몬의 양은 주기적으로 변하며, 한 달 동안 난포 발달과 관련된 일련의 사건을 유발한다. 이 일련의 사건을 난소주기(ovarian cycle)라고 한다.[2] 난소주기는 난포기, 배란, 황체기로 나뉜다(**그림 22.7**).

난포기　**난포기**(follicular phase)는 약 28일인 난소주기 중 앞 시기인 1~13일이다. 난포기가 시작될 때 난포자극호르몬과 황체형성호르몬이 최대 약 20개의 원시난포를 자극하며, 자극을 받은 난포는 성숙해서 일차난포가 된다. 왜 일부만 자극을 받아 성숙하는지는 분명히 밝혀지지 않았다. 난포가 발달하면 난포세포는 **인히빈**(억제호르몬, inhibin)을 분비한다. 인히빈은 난포자극호르몬이 더 생성되지 않도록 억제해 난포의 과도한 성숙을 막고 현재의 일차난포만을 성숙하게 한다. 이 일차난포 중 소수는 바로 성숙해 이차난포가 된다. 성숙하지 않은 일차난포는 폐쇄된다. 난포기 후기에는 일반적으로 단 하나의 이차난포만이 성숙해 성숙난포가 된다. 황체형성호르몬의 영향으로 이 난포 속 방에서는 액체의 양이 증가하며 난모세포가 난포의 한쪽 끝으로 밀려나 난포세포더미에 둘러싸인다. 난포세포더미의 가장 안쪽 층에는 부챗살이 있다.

동난포가 성숙해 성숙난포가 될 때 그 속의 일차난모세포가 감수분열 I을 마치고 2개의 세포가 생겨난다(그림 22.6). 이 세포 중 하나는 최소한의 세포질을 받아 **극체**(polar body)가 된다. 극체는 기능하지 않는 세포이며 나중에 퇴화한다. 또 하나의 세포는 다량의 세포질을 받아 이차난모세포가 되며, 계속 발달하다가 감수분열 중기 II에서 멈춘다. 이 이차난모세포는 수정되지 않는 한 감수분열을 마치지 못한다. 수정되지 않은 난모세포는 약 24시간 후에 분해되어 퇴화한다.

배란　**배란**(ovulation)은 28일의 난소주기 중 14일째에 일어나는데, 이는 성숙난포에서 이차난모세포가 배출되는 시기이다(그림 22.7). 일반적으로 한 달에 단 하나의 난자가 배란되는데 달마다 좌우 난소가 번갈아 가며 배란을 한다. 배란은 황체형성호르몬의 분비가 정점에 달할 때만 이루어진다. 배란일이 가까워지면서 성숙난포의 난포세포는 액체의 분비량을 늘린다. 이 때문에 방이 점점 커져서 난포 속에서 점점 부풀어 오른다. 난포의 가장자리는 난소의 표면에서 점점 부풀면서 얇아지다가 파열하는데, 이때 이차난모세포가 배출된다.

황체기　**황체기**(luteal phase)는 난소주기 중 15~28일이며, 파열한 성숙난포에 남은 난포세포가 황체로 변하는 시기이다.

황체는 임시로 생겨난 내분비샘이라고 할 수 있다. 황체가 분비하는 프로게스테론과 에스트로겐은 자궁내벽이 두꺼워지고 안정되도록 하며 수정된 난자가 착상할 수 있도록 준비한다.

[1] 연구에서는 사춘기 이전에 일부 원시난포가 일차난포로 발달한다고 제안하지만, 이러한 난포는 난소주기와 생존 가능한 생식기 발달에 역할을 하지 않는다.

[2] 난소주기를 28일이라는 단일 시간에 일어나는 것으로 간단히 논의하지만, 개별의 난포성숙은 거의 1년이 걸린다. 일차난포가 후기 이차난포로 발전하는 데는 최대 290일이 걸리고, 그 후 성숙한 난포에서 이차난포가 배란되기까지 60일의 지속적인 발달이 필요하다.

통합 INTEGRATE

임상적 고찰 22.2 CLINICAL VIEW

난소암

난소암(ovarian cancer)이란 난소의 원발 악성종양이다. 암은 난모세포, 난소의 결합조직, 표면상피에서 시작될 수 있다. 난소에서 발생하는 모든 종양이 악성(암)은 아니며, 종양이 악성일 경우 난소암으로 진단한다. 난소암은 여성이 걸리는 암 중 다섯 번째로 흔하다.

BRCA1와 BRCA2 유전자의 돌연변이가 있는 여성은 평생 난소암 발병 위험이 약 10~40%에 이른다(이 유전자의 돌연변이가 없는 여성은 1~2%). (여성인구의 약 2~3%가 하나 이상의 유전자 변이를 가지고 있다.) 난소암이나 유방암, 대장암 가족력 증가, 비만, 불임 등의 다른 위험요인이 있는데, 산아제한 약물(폐경 전 여성의 경우)은 난소암 위험을 감소시키는 반면 폐경 후 에스트로겐 치료는 위험을 높인다.

난소암은 초기에 진단하기 어렵다. 초기 증상이 비특이적이며 정확한 검사방법이 없기 때문이다. 초기 증상은 변비, 배뇨 욕구의 강도와 급박함 증가, 헛배 부름, 골반통, 소화불량, 구역, 이유 없는 등 통증, 체중 변화 등이다. 증상이 모두 비특이적이기 때문에 이 증상의 원인은 난소암이 아닐 수도 있다. 혈액검사에서 CA-125(난소암 세포에서 발견되는 암항원단백질)가 발견되면 난소암을 의심할 수 있으나, 암이 아닌 다른 상태(예: 자궁내막증)에도 CA-125가 증가할 수 있으므로 이 검사만으로 암을 진단하지는 않는다.

난소암 진단 후에는 일반적으로 수술과 화학요법을 통해 치료한다. 일찍 진단하면 5년간 생존 예후가 매우 좋다. 그러나 난소암은 다른 기관으로 전이될 때까지 찾아내지 못하는 경우가 많으며, 이때는 생존율이 크게 떨어진다. 따라서 위에 언급한 초기 증상이 있는 여성은 즉시 병원에 가야 한다.

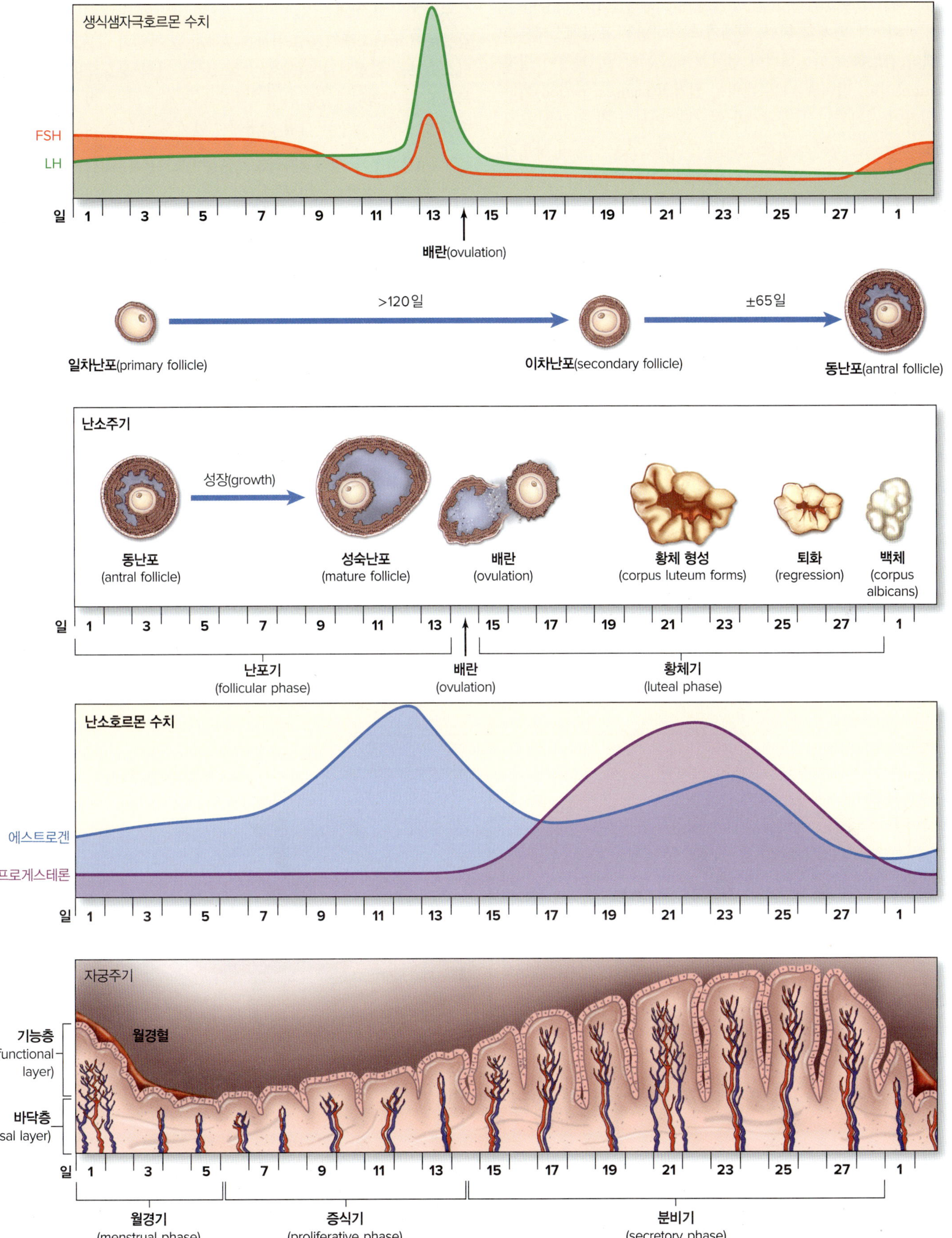

그림 22.7 여성 생식계통의 호르몬 변화. 난소주기의 난포기에는 난포자극호르몬(FSH)이 난포의 발달을 자극한다. 에스트로겐은 자궁주기 중에서 증식기가 시작되도록 자극하며, 황체형성호르몬(LH)이 정점에 달하면 배란이 촉진된다. 황체는 배란 후에 기능을 수행하기 시작하며 자궁내벽의 발달을 촉진하는 프로게스테론과 에스트로겐을 만들어 낸다.

이차난모세포가 수정되지 않을 경우 황체의 수명은 10~13일이다. 그 후 황체는 퇴화해 백체가 된다. 황체가 퇴화하면서 프로게스테론과 에스트로겐이 감소하고 자궁내벽이 떨어져 나오는데, 이 과정이 **월경**(menstruation)이다. 떨어져 나온 내벽은 **월경혈**(menses, period)이라고 한다. 월경이 시작되면서 황체기가 끝난다. 여성의 첫 월경을 **초경**(menarche; *men*: 달, *arche*: 시작)이라고 한다. 초경은 여성의 사춘기가 시작되었다는 표시이며 흔히 만 11~12세에 나타난다.

어떻게 생각하는가?

1 좌우 난소 중 한쪽을 수술로 제거해도 임신할 수 있을까? 이유도 함께 설명하라.

폐경 후

여성이 임신하지 않은 상태에서 1년간 월경을 하지 않거나 의학적으로 월경이 중단될 만한 상태(예: 체지방이 극도로 부족, 거식증)를 **폐경**(menopause; *pauses*: 중단)이라고 한다.

정상적인 폐경이 시작되는 나이는 사람마다 차이가 크지만 일반적으로 45~55세이다. 폐경이 찾아오는 이유는 난소에 난포가 남아 있지 않거나 난포의 성숙이 멈추기 때문이다. 그 결과, 상당한 양의 에스트로겐 및 프로게스테론 분비가 멈추며 자궁내벽이 자라지 않고 월경도 하지 않게 된다. 폐경에 대해서는 이 장의 다른 부분에서 계속 설명하겠다.

난소주기의 조절

앞부분에서 난소주기를 조절하는 호르몬을 간단히 살펴보았다. 그러나 난소주기를 완성하기 위해서는 호르몬들 간의 상호작용이 사실 매우 복잡하고, 양성되먹임과 음성되먹임을 거쳐야 한다. 이 호르몬이 난소주기에 미치는 영향을 **그림 22.8**에서 단계적으로 설명했다.

1. **시상하부가 생식샘자극호르몬분비호르몬(GnRH)을 분비함으로써 난소주기를 개시한다.** 이 호르몬은 뇌하수체앞엽이 난포자극호르몬(FSH)과 황체형성호르몬(LH)을 분비하도록 자극한다.
2. **난포자극호르몬과 황체형성호르몬이 난소를 자극해 난포가 발달한다.** 앞에서 설명했듯이 호르몬은 난포를 성숙시키며, 난포가 다른 호르몬을 분비하는 데 영향을 미친다.
3. **난포가 성숙하면서 인히빈과 에스트로겐을 분비한다.** 이 호르몬은 시상하부와 뇌하수체앞엽에 대한 음성되먹임 효과가 있다. 인히빈은 뇌하수체앞엽의 난포자극호르몬 분비를 억제한다. 소량의 에스트로겐은 생식샘자극호르몬분비호르몬, 난포자극호르몬, 황체형성호르몬의 생성을 억제한다.
4. **에스트로겐이 성숙난포의 발달을 돕는다.** 에스트로겐의 영향으로 이차난포가 성숙해 성숙난포가 된다.
5. **성숙난포가 다량의 문턱값 에스트로겐을 만들어 낸다.** 역설적으로 에스트로겐이 많으면 시상하부와 뇌하수체앞엽이 자극을 받고, 그 결과로 양성되먹임 순환이 개시된다.

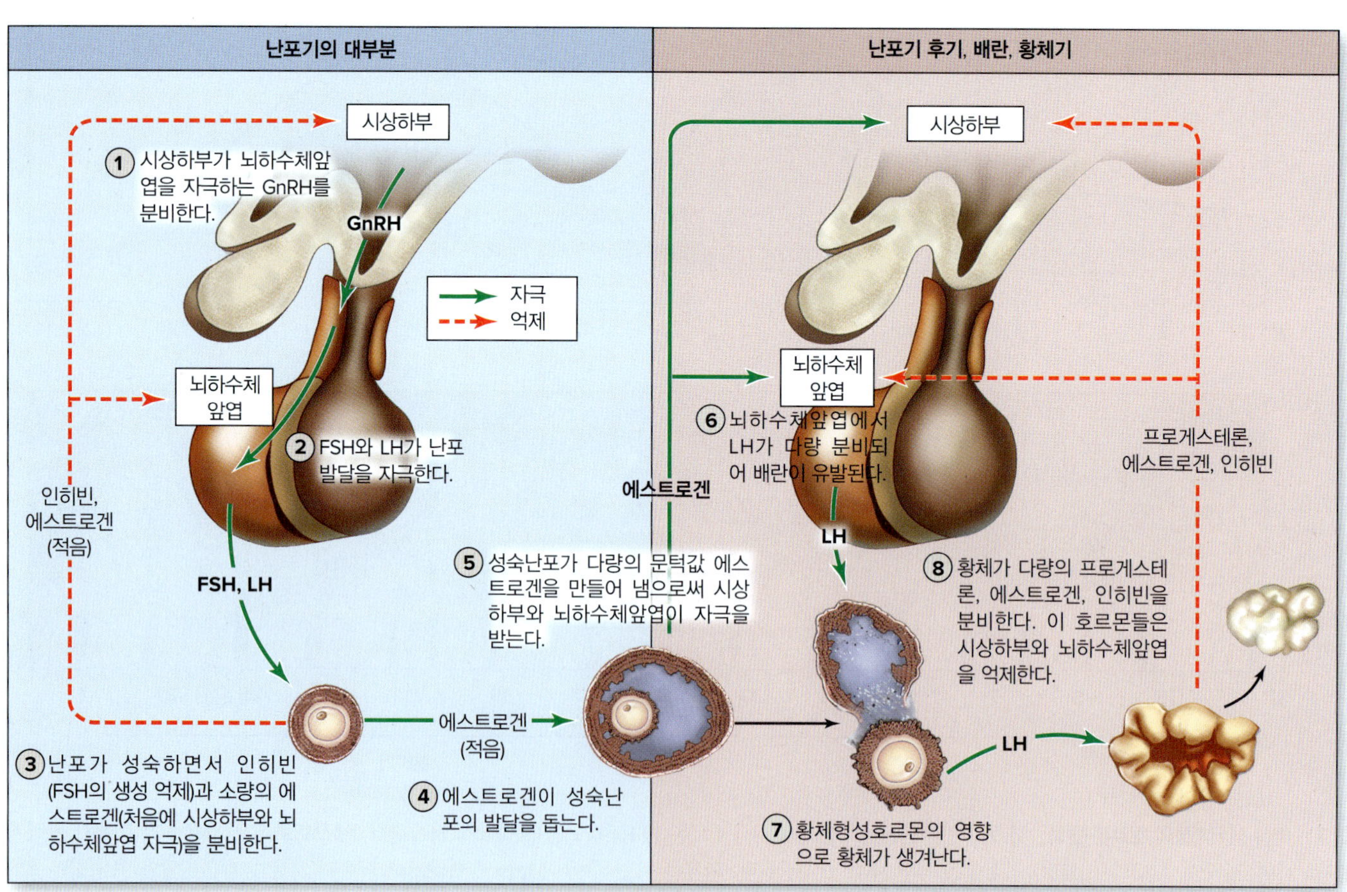

그림 22.8 난소주기에서 호르몬의 상호작용. 난소주기는 시상하부가 생식샘자극호르몬분비호르몬(GnRH)을 분비할 때 개시된다. 이 호르몬은 뇌하수체앞엽이 난포자극호르몬(FSH)과 황체형성호르몬(LH)을 분비하도록 자극한다. 난소주기 동안 일어나는 일련의 현상을 그림에 나타냈다.

6 **양성되먹임의 결과로 뇌하수체앞엽에서 황체형성호르몬이 다량 분비되어 배란이 유발된다.** 황체형성호르몬이 다량 분비되지 않으면 성숙난포는 이차난모세포를 배출하지 않는다. 대부분의 먹는피임제는 에스트로겐과 프로게스테론의 양을 조절해 황체형성호르몬이 다량으로 분비되지 않도록 한다(임상적 고찰 22.7: "피임법" 참조). 배란 후 에스트로겐은 소량 감소한다. 성숙난포에서 에스트로겐을 분비하는 난포세포 중 일부가 배란 때문에 손상된 것으로 추정된다.

7 **배란을 마친 난포가 황체로 변한다.** 배란 후 황체형성호르몬이 남은 난포세포를 자극해 황체로 변화시키므로 이 호르몬을 황체형성호르몬이라고 한다.

8 **황체가 다량의 프로게스테론, 에스트로겐, 인히빈을 분비한다.** 이 호르몬들의 조합은 시상하부와 뇌하수체앞엽을 억제하고, 자궁내벽이 두꺼워지게 한다. 황체는 10~13일 후에 퇴화하며(난자가 수정되지 않을 경우), 그 결과 몇 가지 호르몬의 양이 감소한다.

9 **난소주기가 반복된다.** (9단계는 그림 22.8에 나타나지 않았다.) 난자가 수정되지 않으면 8단계의 음성되먹임으로 황체형성호르몬이 감소해 황체가 퇴화한다. 그 결과로 에스트로겐, 프로게스테론, 인히빈이 감소하며 시상하부가 다시 생식샘자극호르몬분비호르몬을 분비해 주기를 개시할 수 있다.

이차난모세포가 수정되고 자궁내벽에 성공적으로 착상하면 이 수정된 난자는 이제 전배아라고 하며, **사람융모성생식샘자극호르몬**(human chorionic gonadotropin, hCG)을 분비하기 시작한다. 이 호르몬은 어머니의 혈액으로 들어가 황체에 작용한다. 이 호르몬은 황체형성호르몬의 효과를 모방해 황체를 자극한다. 자극을 받은 황체는 프로게스테론과 에스트로겐을 계속 분비해 자궁내벽을 계속 두껍게 만든다. 3개월 후에는 태반이 프로게스테론과 에스트로겐을 분비하기 시작하며, 3개월이 끝나 갈 때부터 황체는 보통 퇴화해 백체가 된다.

무엇을 배웠는가?

13 출생 시에는 어떤 난포가 존재하는가? 사춘기에는 어떤 난포가 생겨나는가?

14 난포자극호르몬과 황체형성호르몬은 난소주기에 구체적으로 어떤 영향을 미치는가?

15 난소주기의 세 가지 단계는 무엇이며, 각 단계에는 어떤 일이 일어나는가?

22.3c 자궁관, 자궁, 질

학습목표

16. 자궁관의 구조와 기능에 대해 서술한다.

17. 자궁의 기능을 열거하고 자궁의 벽을 이루는 세 층을 서로 비교한다.

18. 맨눈으로 본 질의 구조를 설명한다.

자궁관, 자궁, 질은 수정된 난자를 운반하고 착상시키며 마지막에는 태아를 배출하는 부속 생식기관이다.

› 자궁관

자궁관(uterine tube)은 난관(fallopian tube, oviduct)이라고도 하며, 자궁의 양쪽에서 난소를 향해 가쪽으로 뻗어 있다(**그림 22.9**). 자궁관은 지름이 작은 편이며 사춘기 후에는 길이가 최대 10~12 cm에 이른다. 자궁관은 자궁넓은인대의 윗부분 일부인 **자궁관간막**(mesosalpinx; *salpinx*: 나팔)으로 덮여 지탱된다(그림 22.4a). 자궁관은 다음과 같은 부분으로 나뉘며, 이 부분은 서로 이어진다.

- **깔때기부분**(누두부, infundibulum)은 자궁관의 가쪽 끝으로 다른 기관과 닿아 있지 않다. 손가락과 같은 주름이 많은데, 이 주름을 **자궁관술**(fimbria)이라고 한다. 자궁관술은 배란이 이루어질 때만 난소를 덮는다.
- **팽대부분**(ampulla)은 깔때기를 향해 안쪽으로 넓어지는 부분이다. 일반적으로 난자의 수정은 여기서 이루어진다.
- **잘룩부분**(협부, isthmus)은 팽대에서 자궁의 가쪽 벽을 향해 안쪽으로 뻗어 있다. 잘룩은 자궁관의 약 1/3을 차지한다.
- **자궁부분**(자궁부, uterine part)은 벽속부분(intramural part) 또는 사이질구역(interstitial segment)이라고도 하며, 잘룩에서 안쪽으로 뻗어 나와 자궁벽을 관통한다.

자궁관의 벽은 점막, 근육층, 장막으로 이루어져 있다. **점막**은 단층섬모원주상피와 그 아래의 성근결합조직으로 구성된다. 점막이 세로 방향으로 접혀 자궁관의 속공간이 좁아진다. 배란 후 깔때기와 팽대에 있는 상피세포 꼭대기 면의 섬모가 자궁 쪽으로 박동하기 시작한다. 이 때문에 자궁관 속공간에서 미세한 흐름이 생겨나며, 난자가 이 흐름을 타고 자궁관으로 들어와 자궁으로 이동한다.

근육층은 민무늬근육으로 된 속돌림층과 바깥세로층으로 구성된다. 수정이 일어나면 근육층이 어느 정도 꿈틀운동을 해 전배아를 자궁관 속에서 자궁으로 이동시킨다. 장막은 가장 바깥쪽에서 자궁관을 덮는다.

› 자궁

자궁(uterus)은 서양배와 같이 생기고 벽이 두꺼우며 근육으로 이루어진 기관으로 골반안에 있다. 속공간은 위 가쪽에서 자궁관과, 아래에서 질과 연결되어 있다(그림 22.9a). 평소에 자궁은 방광의 윗면을 가로질러 앞 위쪽을 향하는데, 이 방향을 **전경**(anteverted; *ante*: 앞, *versio*: 회전)이라고 한다. 그림 22.3에 나타난 자궁도 전경이다. 자궁이 뒤 위쪽, 즉 곧창자를 향하면 이 방향은 **후경**(retroverted)이라고 한다. 나이가 들면서 자궁은 전경에서 후경으로 변할 수 있다.

자궁은 다양한 기능을 한다. 수정 후 전배아는 자궁내벽과 접촉해 착상한다. 이때부터 자궁은 혈관연결을 형성해 배아/태아를 지탱하고 보호하며 영양을 공급한다. 이 혈관 연결은 나중에 태반으로 발달한다. 출산할 때 어머니의 옥시토신이 증가해 자궁수축을 개시하면 자궁은 태아를 밀어낸다. 난자가 수정되지 않으면 자궁의 근육벽이 수축해 내벽을 떼어 냄으로써 월경이 이루어진다.

자궁과 자궁관은 자궁동맥(속엉덩동맥의 가지; 17.10e 참조)에서 혈액을 공급받는다. 자궁동맥은 점점 작게 갈라져 나가며 자궁내벽에 분포한다.

자궁은 다음과 같은 부분으로 나뉜다.

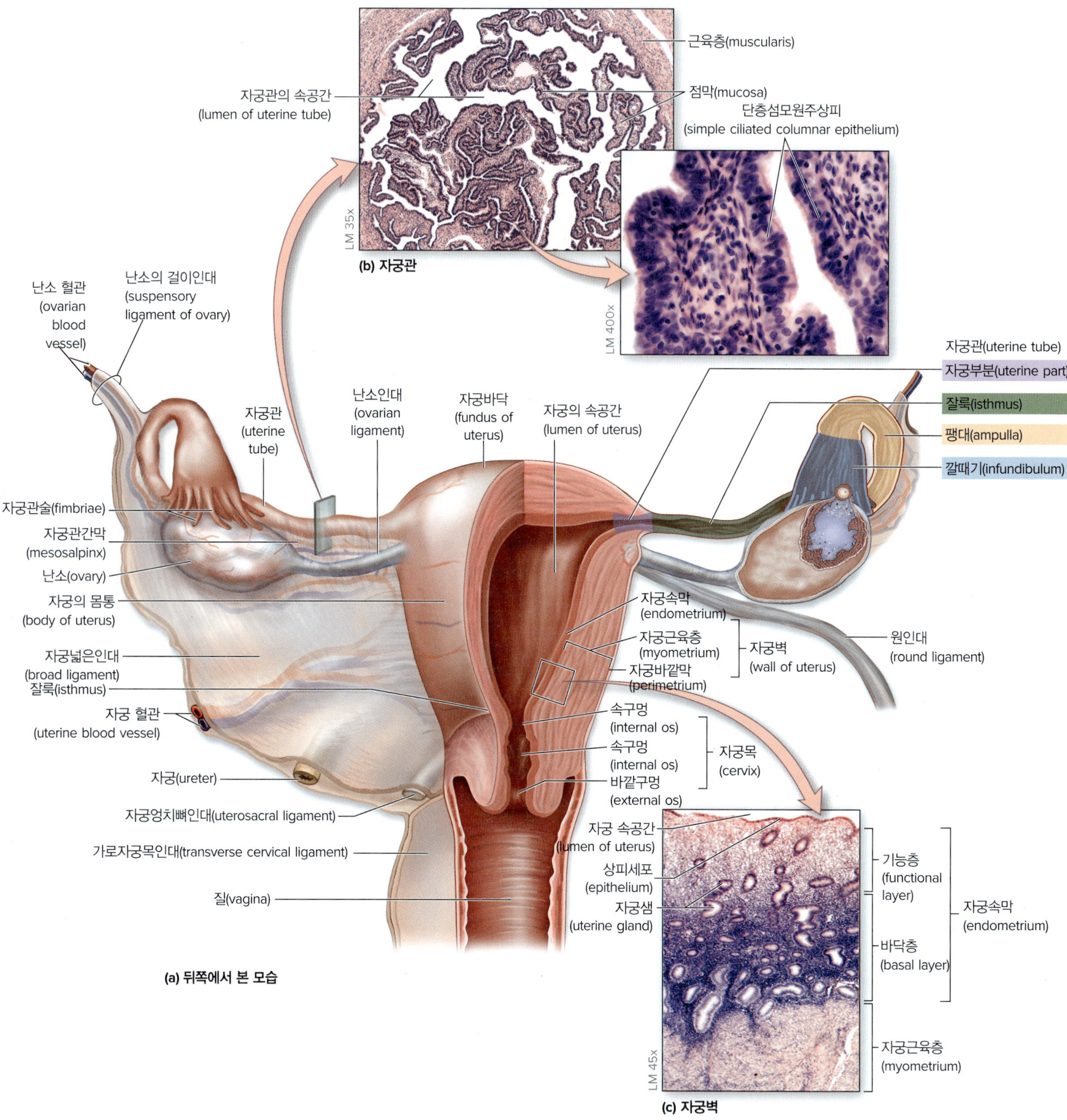

그림 22.9 자궁관과 자궁. 자궁은 수정된 이차난모세포를 포착하고, 수정이 이루어질 장소를 제공하며, 난자를 자궁으로 운반하는 한 쌍의 통로이다. (a) 자궁의 일부를 잘라 낸 그림으로 자궁관과 자궁의 관계를 관찰할 수 있다. (b) 자궁관 가로면의 현미경 사진, (c) 자궁속막과 자궁근육층 일부를 관찰할 수 있는 현미경 사진이다.

- **자궁바닥**(fundus)은 좌우 자궁관과 이어지는 부분 사이에 뻗어 있는 넓고 굽은 윗부분이다.
- **자궁몸통**(body)은 가운데 부분이다. 자궁에서 큰 부분을 차지하며, 두꺼운 민무늬근육벽으로 이루어져 있다.
- **자궁잘룩**(자궁협부, isthmus)은 몸통 아래에서 좁아지며 목보다 위에 있다.
- **자궁목**(자궁경부, cervix)은 자궁의 가장 아래에 있는 좁은 부분으로 질을 향해 뻗어 있다.

통합 INTEGRATE

임상적 고찰 22.3 CLINICAL VIEW

자궁관임신

딴곳임신(자궁외임신, ectopic pregnancy)이란 수정란이 자궁속막이 아닌 곳에 착상하는 것이다. 딴곳임신의 유형 중 하나인 **자궁관임신**(난관 임신, tubal pregnancy)은 수정란이 자궁관에 착상하는 것이다. 자궁관은 성장하는 배아에 맞추어 팽창하지 못하며, 배아는 8주가 되면 자궁관에 머물기에는 너무 커지기 때문에 생존하지 못한다. 이렇게 되면 심한 경련이 발생하고, 배아를 수술로 제거하지 않으면 자궁관이 파열한다. 자궁관이 파열하면 배골반안에서 다량의 출혈이 발생하므로 생명이 위험하다. 배아를 살리면서 자궁관임신을 치료할 방법은 현재 없다.

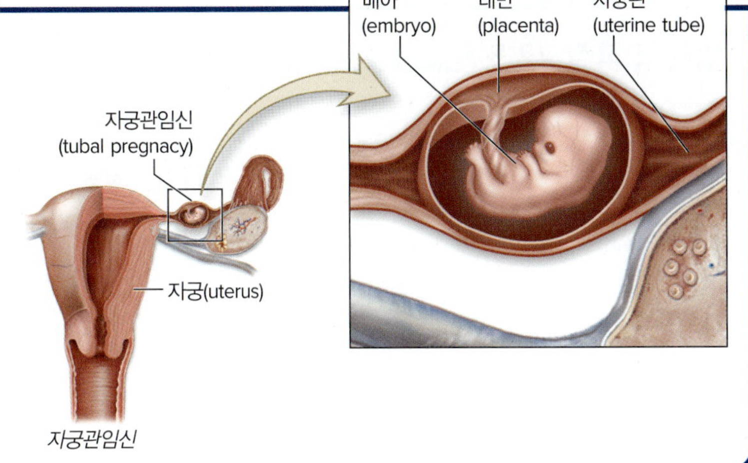

자궁관임신

자궁목 속의 좁은 통로인 **자궁목관**(자궁경관, cervical canal)은 아래쪽의 질과 이어진다. 자궁목관 윗부분의 구멍을 **속구멍**(내공, internalos)이라고 한다. 질의 속공간으로 이어지는 아랫부분의 구멍은 **바깥구멍**(외공, external os)이다. 바깥구멍은 비각질중층편평상피로 덮여 있다. 자궁목에는 뮤신을 분비하는 샘이 있어서 바깥구멍을 진한 점액으로 막을 수 있다. 이 점액은 질을 통해 자궁으로 들어오는 병원체를 막는 물리적 장벽의 역할을 하는 것으로 추정된다. 배란 때는 점액이 상당히 묽어져서 정자가 자궁으로 쉽게 들어갈 수 있다.

자궁을 제자리에 고정하고 지탱하는 부분은 다음과 같이 여러 가지가 있다.

- 골반바닥의 근육[**골반가로막**(pelvic diaphragm)과 **비뇨생식가로막**(urogenital diaphragm); 8.7 참조]은 자궁과 질을 제자리에 고정하고 골반 아랫부분에 작용하는 뱃속 압력에 저항한다.
- **원인대**(round ligament; 그림 22.9a)는 자궁의 가쪽에서 뻗어 나가 샅굴을 가로질러 대음순에 부착되어 있다.
- **가로자궁목인대**(transverse cervical ligament)는 기인대(cardinal ligament)라고도 하며, 자궁목의 양쪽과 질 윗부분에서 골반벽 가쪽으로 뻗어 있다.
- **자궁엉치뼈인대**(uterosacral ligament)는 엉치자궁목인대(sacrocervical ligament)라고도 하며 자궁의 아랫부분을 뒤의 엉치뼈와 연결한다.

이 인대들은 대부분 자궁넓은인대의 주름 사이를 지난다. 골반바닥근육이나 이 인대들이 약해지면 자궁이 질을 통해 튀어나오기 시작하는 **탈출**(prolapse; *prolapsus*: 결점)이 발생할 수 있다. 자궁넓은인대는 이름과는 달리 자궁을 튼튼히 지탱하지는 못하며, 자궁 위로 드리워진 배막에 불과하다.

자궁벽은 자궁바깥막, 자궁근육층, 자궁속막으로 이루어져 있다(그림 22.9). 가장 바깥의 장막은 **자궁바깥막**(perimetrium; *metra*: 자궁)이라고 한다. 자궁바깥막은 자궁넓은인대와 연속된다. **자궁근육층**(myometrium; *mys*: 근육)은 가운데의 두꺼운 근육층이며, 서로 뒤얽힌 세 겹의 민무늬근육으로 이루어져 있다. 자궁벽의 가장 안쪽층인 **자궁속막**(자궁내막, endometrium)은 복잡한 점막으로, 단층원주상피와 그 아래의 고유판으로 이루어져 있다. 고유판은 복합 대롱샘으로 차 있다. 이 샘들은 **자궁샘**(uterine gland)이라고 하며 자궁주기 동안 커진다.

자궁속막은 두 층으로 뚜렷하게 나뉜다. **깊은 바닥층**(기저층, basal layer, stratum basalis)은 자궁근육층과 바로 맞닿아 있으며, 자궁주기

통합 INTEGRATE

임상적 고찰 22.4 CLINICAL VIEW

자궁내막증

자궁내막증(endometriosis)이란 자궁속막의 일부가 배골반안 기관의 바깥면으로 이동하는 것이다. 일부 여성은 정상적인 자궁(월경)주기 중에 자궁속막 조직 중 일부가 자궁관을 빠져나가 배기관이나 골반기관의 표면으로 이동할 수 있다고 과학자들은 보고 있다. 이와 같이 이동한 자궁속막은 호르몬의 영향으로 자라며 정상적으로 몸에서 배출되지 못한다. 다른 기관에 있던 자궁속막이 출혈을 일으키면서 분해되면 상당한 통증과 상처가 발생하며, 이때 자궁관의 형태가 변하는 경우가 많다. 치료법으로는 다른 기관에 있는 자궁속막 조직의 성장과 순환을 늦추는 호르몬을 투여하는 방법, 그리고 다른 기관의 자궁속막을 수술로 제거하는 방법이 있다.

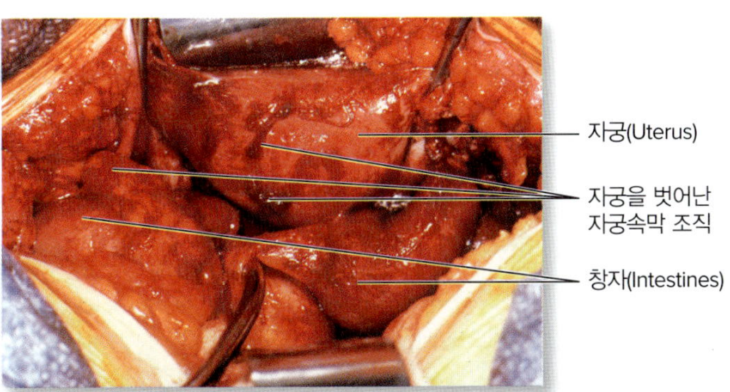

자궁속막 조직이 광범위하게 붙어 있는 골반기관

Source: Operational Obstetrics & Gynecology—2nd Edition. The Health Care of Women in Military Settings. CAPT Michael John Hughey, MC, USNR NAVMEDPUB 6300-2C. January 1, 2000

통합 INTEGRATE

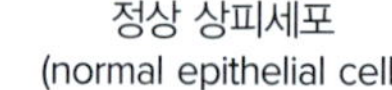

임상적 고찰 22.5 CLINICAL VIEW

자궁목암

자궁목암(자궁경부암, cervical cancer)은 여성 생식계통에서 가장 흔한 악성종양 중 하나이다. 가장 중요한 위험 요인은 사람유두종바이러스(HPV) 감염이다. 연구자들은 가장 흔하게 자궁목암을 일으키는 HPV 네 가지에 대한 백신(Gar-dasil)을 개발했다. 이 백신이 효과를 발휘하려면 성행위를 하는 시기가 되기 전에 투여해야만 하므로 권장 접종 연령은 만 11~13세이다.

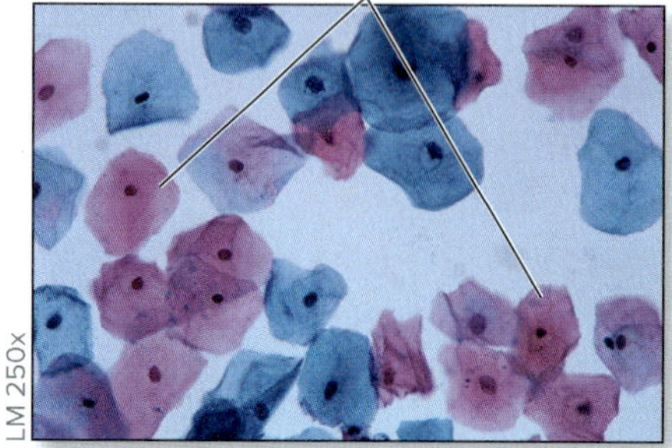

정상 파파니콜로 도말검사
©Phanie/Alamy Stock Photo

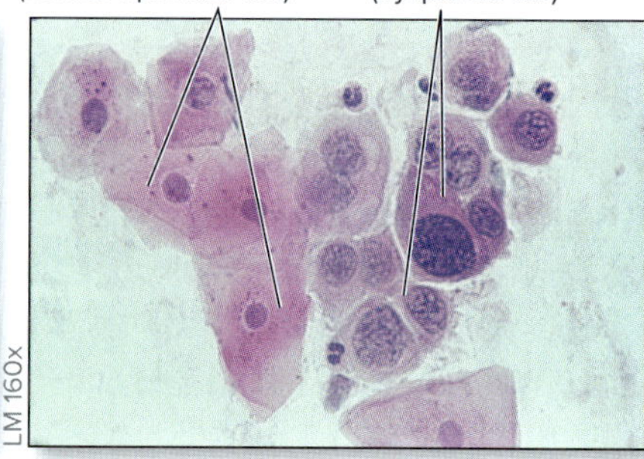

비정상 파파니콜로 도말검사
©Parviz M. Pour/Science Source

파파니콜로 도말검사[Papanicolaou(Pap) smear]는 자궁목암이 초기이고 치료할 수 있는 단계일 때 암을 매우 효과적으로 찾아낸다. 이 검사에서는 금속이나 플라스틱으로 된 벌리개(경, speculum)를 질에 넣어 질을 열린 상태로 유지한다. 그다음 자궁목의 가장자리에서 상피세포를 긁어 내어 비정상적인 세포가 자라는지[형성이상(dysplasia)] 살핀다.

형성이상 세포가 발견되면 의사는 추가로 파파니콜로 도말검사를 지시하며 생검도 요청할 수 있다. 형성이상 세포는 자극, 감염, 또는 불확실한 이유 때문에 발생할 수 있으며 암이 아닐 수도 있다. 자궁목암이 발생했다면 자궁목의 일부를 제거해야 하는데, 이 시술을 **원뿔생검**(conebiopsy)이라고 한다. 침습성 암인 경우는 자궁 전체를 제거하는 **자궁절제술**(hysterectomy)로 치료해야 한다.

에 따른 변화를 별로 겪지 않는다. 그 위에 있는 두 겹의 **자궁속막층은 기능층**(functional layer, stratum functionalis)이다. 사춘기가 시작될 때 난포가 분비하는 에스트로겐과 프로게스테론의 영향을 받아 바닥층에서 기능층이 자라난다. 수정과 착상이 일어나지 않으면 기능층은 월경 때 떨어져 나가고 월경이 끝날 때마다 바닥층은 새로운 기능층을 만들어 낸다.

› 질

질(vagina)은 섬유근육관으로 벽이 두껍고 여성생식로의 하부 대부분을 차지한다. 길이는 성인 여성의 경우 약 10 cm이다(그림 22.3a). 질은 자궁의 몸통 바깥쪽과 연결되어 있으며 산도의 기능을 한다. 또한 질은 여성의 교접기관으로 성교를 할 때 음경을 받아들이며, 월경 시 통로의 역할을 한다.

혈액은 질동맥(속엉덩동맥에서 갈라져 나옴)에서 공급되고 질정맥을 통해 빠져나간다. 질의 속공간은 앞뒤로 납작하다. 비교적 얇고 신축성이 있는 벽은 점막, 근육층, 바깥막으로 이루어져 있다(**그림 22.10**). **점막**은 비각질 중층편평상피(사춘기 후부터이고 사춘기 전에는 상피가 얇은 편이다), 그리고 혈액이 풍부하게 공급되는 고유판으로 이루어져 있다. 질의 상피세포는 세균을 비롯한 병원체의 감염을 방지하는 산성 분비물을 만들어 낸다. 질의 아랫부분에는 수많은 가로주름이 있다. 바깥으로 열린 구멍인 **질구멍**(질구, vaginalorifice)의 주위에서 이 점막 주름은 속공간을 향해 돌출되어 **처녀막**(hymen)이라는 장벽을 만든다. 처녀막에는 혈관이 분포한다. 처녀막은 일반적으로 첫 성교 때 구멍이 뚫리지만 탐폰, 의료검사, 매우 강도 높은 운동으로도 구멍이 뚫릴 수 있다. 질의 근육층은 두 겹의 민무늬근육으로 이루어져 있다. 바깥막(adventitia)의 안쪽 일부에는 탄력섬유가 바깥쪽에는 성근결합조직이 있다.

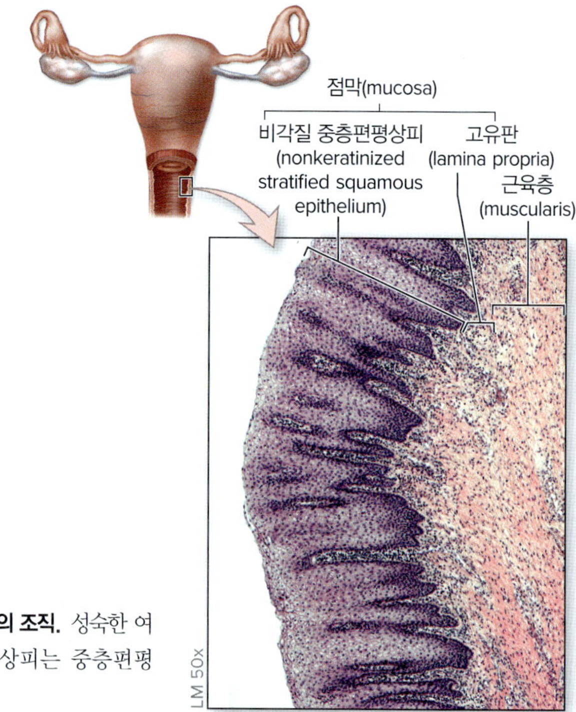

그림 22.10 질의 조직. 성숙한 여성의 질 내벽 상피는 중층편평상피이다.

무엇을 배웠는가?

16 자궁관을 이루는 네 부분은 무엇이며, 각 부분에서 어떠한 주요 현상이 일어나는가?

17 자궁벽의 세 층은 자궁의 기능에 어떻게 기여하는가?

18 질은 주로 어떤 기능을 하며, 이 기능을 뒷받침하는 구조는 무엇인가?

22.3d 자궁(월경)주기와 월경

학습목표

19. 자궁주기의 세 단계를 서로 비교한다.

20. 난소주기에서 일어나는 사건에 영향을 미치는 호르몬을 열거하고 설명한다.

21. 난소주기와 자궁주기 사이에 어떤 상관관계가 있는지 설명한다.

자궁속막은 황체가 분비하는 에스트로겐과 프로게스테론의 영향을 받아 주기적으로 변화한다. **자궁주기**(uterine cycle)는 월경주기(menstrual cycle)라고도 하며 자궁속막의 발달에 따라 월경기, 증식기, 분비기로 나뉜다(그림 22.7의 아래). 자궁주기의 길이는 사람마다 매우 다르다. 이제부터 설명할 내용은 전형적인 28일 주기를 기준으로 했으나 사람에 따라 주기가 짧거나(21일 이하) 길(35일 이상) 수 있다는 사실을 주의한다.

어떻게 생각하는가?

2 자궁주기의 길이와 시기에 영향을 미치는 요인은 무엇인가?

월경기(menstrual phase; *menstrualis*: 달마다)는 주기 중 1일째에서 대략 5일째까지이다. 월경기에는 기능층이 떨어져 나오는 것이 특징이며 월경이 일어난다. 그다음에 이어지는 **증식기**(proliferative phase; *proles*: 자식, *fero*: 낳다)는 약 6~14일째이다. 자궁속막에서 새로운 기능층이 발달하는 시기는 난소에서 난포가 자라고 에스트로겐이 분비되는 시기와 겹친다. 마지막 단계는 15~28일째인 **분비기**(secretory phase)이다. 분비기에는 황체의 프로게스테론 분비가 증가해 자궁샘이 발달하고 혈액 공급이 풍부해진다.

수정이 이루어지지 않으면 황체가 퇴화하고 프로게스테론이 크게 감소한다. 프로게스테론의 농도가 낮으면 기능층이 떨어져 나가고 다음 자궁주기의 월경기가 시작된다.

표 22.4와 그림 22.7에서 자궁주기와 난소주기를 비교했다. **표 22.5**에는 난소주기와 자궁주기에 영향을 미치는 호르몬에 대해 요약했다. **그림 22.11**에는 호르몬, 난소주기, 자궁주기 사이의 상관관계를 나타내고 이 주기들이 어떻게 반복되는지 설명했다. 월경주기의 월경기와 증식기는 난소주기의 난포기 및 배란과 겹친다. 월경주기의 분비기는 난소주기의 황체기와 겹친다.

그림에 나타난 기간은 28일 주기를 기준으로 한다. 28일 주기에서는 14일째에 배란이 이루어지며 28일마다 월경이 발생한다. 주기가 이보다 길면 월경기 또는 증식기도 길다. 일반적으로 월경 14일 전에 배란이 이루어지므로(주기에 관계없이) 분비기는 사람마다 크게 다르지 않다.

무엇을 배웠는가?

19 자궁주기의 세 단계는 무엇이며, 각 단계에 어떠한 주요 현상이 일어나는가?

20 난소주기와 자궁주기를 비교하고 대조하라. 둘 사이에는 어떤 상관관계가 있는가?

표 22.4 난소주기와 자궁주기의 비교

일[3]	난소주기의 단계	자궁주기의 단계
1~5	난포기	월경기
6~13	난포기	증식기
14	배란	증식기
15~28	황체기	분비기

[3] 이 표는 월경기간의 28일 주기를 기준으로 한다. 주기가 이보다 더 길거나 짧다면, 난포기, 월경기, 증식기의 범위는 다양해질 것이다.

22.3e 바깥생식기관

학습목표

22. 여성 바깥생식기관의 구성요소를 설명한다.

여성의 **바깥생식기관**(external genitalia)은 **외음**(음문, vulva)이라고도 한다(**그림 22.12**). 두덩결합의 바로 앞에는 넓은 피부와 피하결합조직으로 이루어진 **불두덩**(치구, mons pubis)이 있다. 사춘기가 지난 여성의 불두덩은 음모로 덮여 있다. 대음순(labia majora, labium majus; *labium*: 입술, *majus*: 큰)은 두껍게 접힌 한 쌍의 피부와 결합조직으로 남성의 음낭에 대응한다. 성인의 대음순 표면은 거친 음모로 덮여 있으며 속에는 수많은 땀샘과 피부기름샘이 있다. **소음순**(labia minora,

표 22.5 난소주기와 자궁주기에 영향을 미치는 호르몬

호르몬	호르몬의 주된 원천	효과
생식샘자극호르몬분비호르몬(GnRH)	시상하부	뇌하수체앞엽을 자극하여 FSH와 LH 생성 및 분비
난포자극호르몬(FSH)	뇌하수체앞엽	난포가 발달하고 성숙하도록 자극
황체형성호르몬(LH)	뇌하수체앞엽	배란을 자극(황체형성호르몬이 정점에 달했을 때)
에스트로겐	난포(배란 전), 황체(배란 후), 태반(임신 중)	자궁속막의 기능층 발달을 개시하고 유지
프로게스테론	황체, 태반(임신 중)	배란 후 기능층의 발달을 주로 담당하는 호르몬; 혈관 분포, 자궁샘의 크기, 영양소 생성을 증가시킴
인히빈(inhibin)	난포	난포자극호르몬의 분비를 억제해 난포가 과도하게 발달하지 않도록 함

통합 개념 개관

그림 22.11 호르몬, 난소주기, 자궁(월경)주기의 상관관계. (a) 1~5일째에는 월경이 이루어지고 새로운 난포가 발달한다. (b) 6~12일째에는 자궁주기의 증식기가 시작되고 성숙난포가 발달한다. (c) 13일째에는 황체형성호르몬이 정점에 달하고 14일째에는 배란이 이루어진다. (d) 15~28일째에는 황체가 발생하고 자궁내벽이 계속 두꺼워진다.

(a) 1~5일째 | 난소주기: 난포기 / 자궁주기: 월경기

생식샘자극호르몬분비호르몬(GnRH)이 난포자극호르몬(FSH)과 황체형성호르몬(LH)의 분비를 자극한다. 일부 난포가 발달해 에스트로겐을 만들어 낸다. 자궁속막의 기능층이 떨어져 나간다.

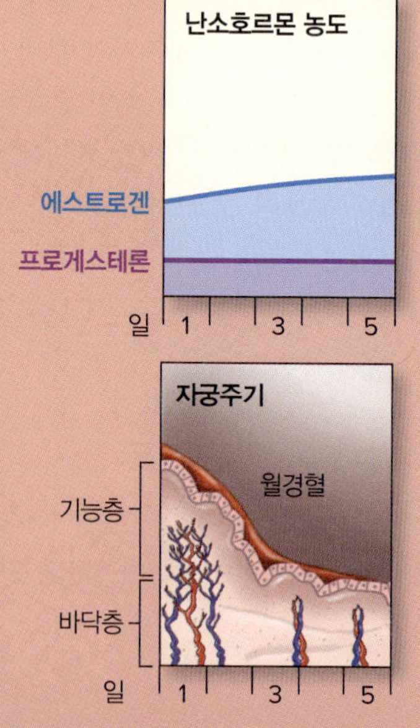

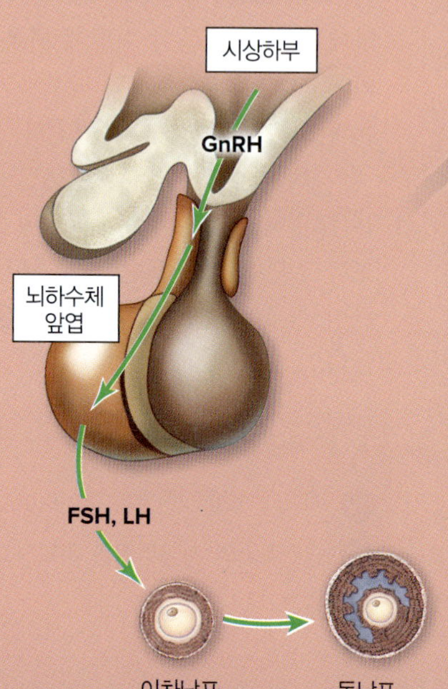

(d) 15~28일째 | 난소주기: 황체기 / 자궁주기: 분비기

황체가 생겨나 다량의 에스트로겐, 프로게스테론, 인히빈을 분비한다. 이 세 호르몬의 조합은 생식샘자극호르몬분비호르몬, 난포자극호르몬, 황체형성호르몬의 분비를 억제한다. 프로게스테론은 자궁내벽이 발달하도록 자극한다. 난자가 수정되지 않으면 황체가 퇴화하고 호르몬이 감소한다.

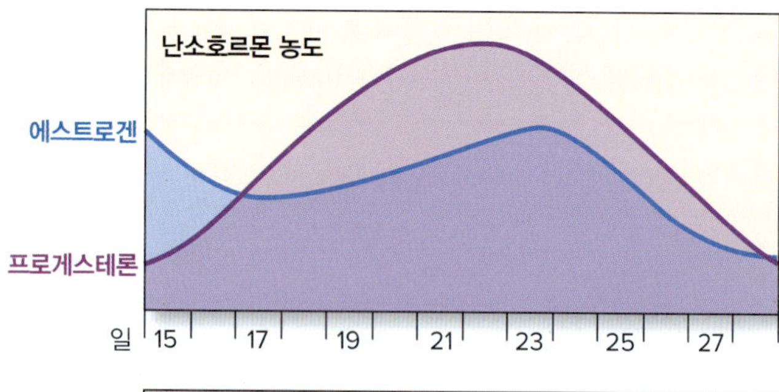

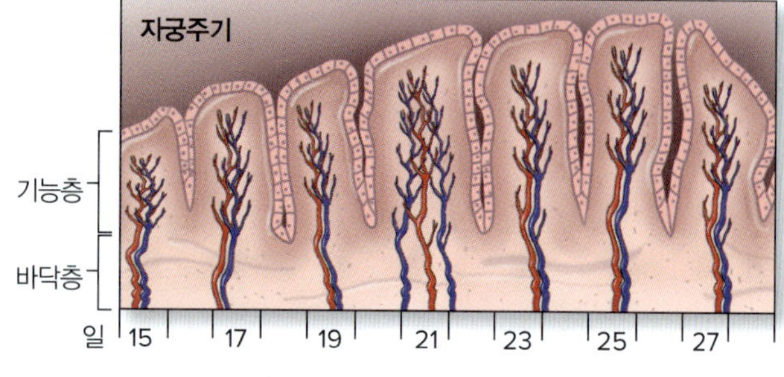

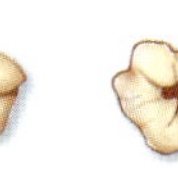

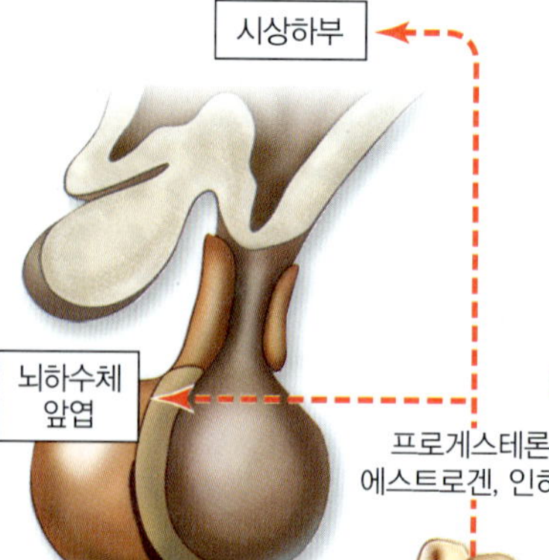

(b) 6~12일째 | 난소주기: 난포기
자궁주기: 증식기

에스트로겐과 인히빈이 시상하부와 뇌하수체앞엽을 억제해 난포자극호르몬이 감소한다. 난포 하나가 계속 성숙하며 에스트로겐을 만들어 낸다. 자궁속막의 기능층이 다시 형성된다.

생식샘자극호르몬 농도
FSH
LH
일 7 9 11

난소호르몬 농도
에스트로겐
프로게스테론
일 7 9 11

자궁주기
기능층
바닥층
일 7 9 11

시상하부
뇌하수체 앞엽
인히빈, 에스트로겐 (적음)
에스트로겐 (적음)
동난포
성숙난포

(c) 13~14일째 | 난소주기: 난포기, 배란
자궁주기: 증식기

에스트로겐이 문턱값 이상으로 증가하면 시상하부와 뇌하수체앞엽이 자극을 받아 황체형성호르몬을 다량 분비하고 이로써 배란이 유발된다.

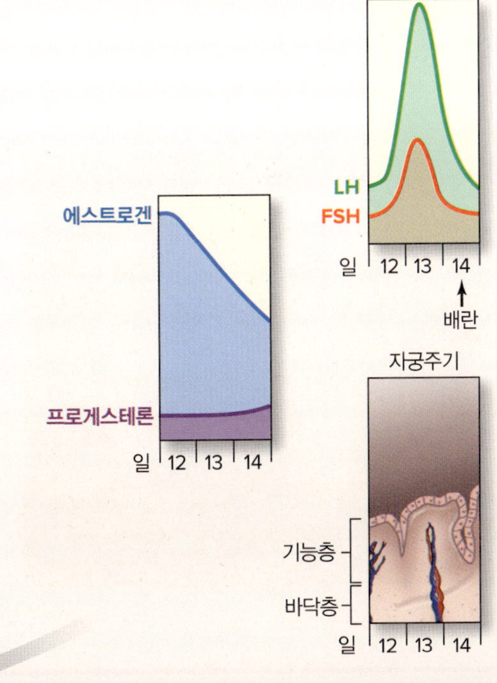

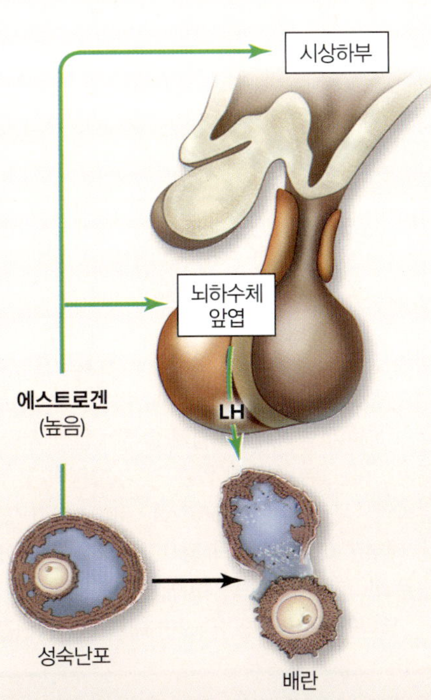

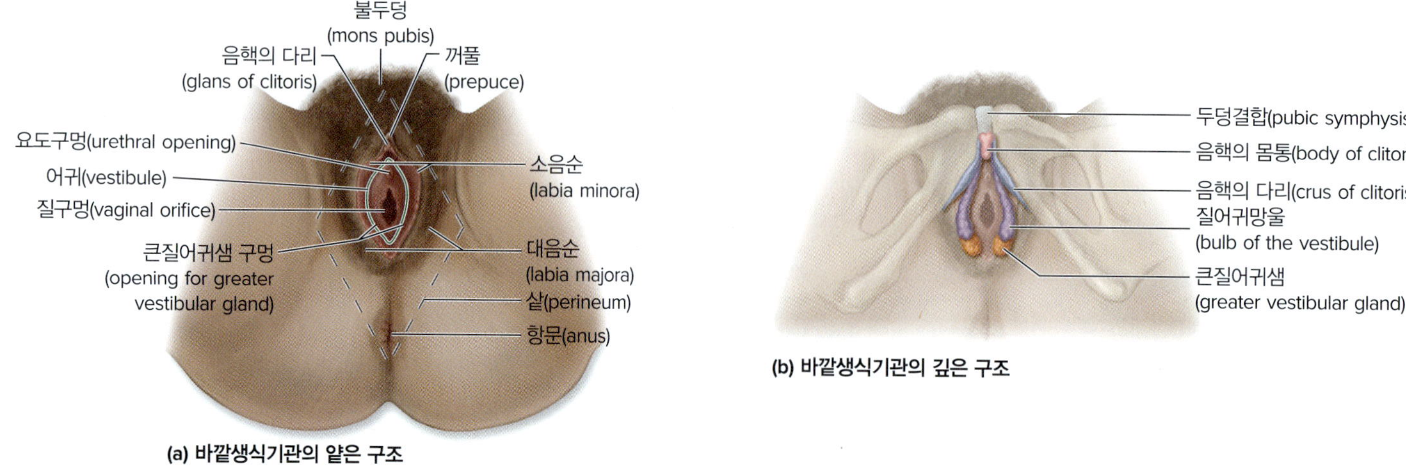

그림 22.12 여성의 바깥생식기관. (a) 여성의 바깥생식기관을 아래에서 본 모습으로 어귀 속에서 소음순으로 둘러싸인 요도구멍과 질구멍을 관찰할 수 있다. (b) 바깥생식기관과 연결된 깊은 구조이다.

labium minus)은 대음순의 바로 안쪽에 있는 한 쌍의 접힌 피부로, 음모가 없으며 혈관이 풍부한 성근결합조직으로 이루어져 있다. 소음순 속에는 피부기름샘이 있으며, 멜라닌세포가 많기 때문에 색이 진하다.

소음순 사이의 공간은 **어귀**(vestibule)라고 하며 어귀 속에는 **요도구멍**(urethral opening)과 질구멍이 있다. 질구멍의 양옆에는 발기체인 **질어귀망울**(bulb of the vestibule)이 있다. 질어귀망울은 성교 시 충혈되고 민감성이 높아진다. 어귀의 뒤 가쪽벽 속에 있는 한 쌍의 **큰질어귀샘**(대전정선, greater vestibular gland)은 예전에는 바르톨린샘(gland of Bartholin)이라고 불렸으며 뮤신을 분비한다. 뮤신은 점액이 되어 윤활제와 같은 작용을 한다. 윤활제가 많이 필요한 성교 시에는 분비물이 증가한다. 이 분비구조는 남성의 망울요도샘에 대응된다(망울요도샘에 대해서는 남성의 생식계통에 대해 다룰 때 같이 설명한다).

음핵(clitoris)은 작은 발기체이며 일반적으로 길이는 2 cm 미만이고 소음순의 앞부분에 있다. 음핵은 남성의 음경에 대응된다. 2개의 작은 발기체인 **음핵해면체**(corpora cavernosa)가 음핵의 **몸통**(body)을 이룬다. 음핵해면체는 성교 시 충혈되고 민감성이 높아진다. 음핵의 두 몸통에서 뒤로 뻗어 있는 긴 덩어리는 음핵의 **다리**(crus)라고 하며 두덩활에 부착되어 있다. 음핵의 몸통은 **귀두**(glans)로 덮여 있다. 음핵 속에는 특수한 감각신경수용체가 많아서 성교 시 여성이 쾌감을 느끼도록 한다. 소음순의 바깥 주름인 **꺼풀**(prepuce)은 음핵을 덮는다.

무엇을 배웠는가?

21 여성의 바깥생식기관은 어떤 부분으로 이루어져 있으며, 이 부분들은 무슨 기능을 하는가?

22.3f 젖샘

학습목표

23. 맨눈으로 본 젖샘의 구조를 설명한다.

24. 젖의 생성과 분비를 담당하는 호르몬들을 비교한다.

좌우 **젖샘**(유선, mammary gland) 또는 유방(breast)은 가슴벽 앞부분에 있으며 혼합대롱꽈리 외분비샘으로 이루어져 있다(**그림 22.13**). 샘에서는 단백질, 지방, 젖산을 함유한 모유가 분비되어 영아에게 영양을 공급한다.

젖꼭지(유두, nipple)는 가슴 중앙의 원통형 돌출부이다. 젖꼭지에

통합 INTEGRATE

임상적 고찰 22.6 CLINICAL VIEW

유방암

미국에서 유방암은 여성 8명 중 1명꼴로 발생하며, 드물지만 남성에게도 발생한다. 흔히 알려진 위험으로는 모계 친척의 유방암 병력, 긴 가임기(초경이 일찍 시작되고 폐경이 늦음), 비만, 분만 경험 없는 경우, 고령의 첫 임신, 특정한 유방암 유전자의 존재(BRCA1, BRCA2)가 있다. 이 요인은 대부분 에스트로겐의 장기간 노출과 관련이 있다. 유방암은 꽈리가 아닌 관의 상피에서 시작된다.

유방암을 일찍 찾아내려면 매달 자가검진을 해야 한다.

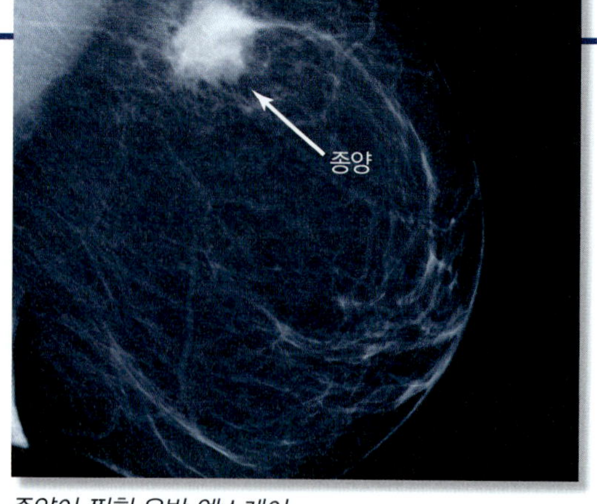

종양이 찍힌 유방 엑스레이
©ksass/Getty Images RF

엑스레이 사진을 찍으면 작은 영역에서 조직의 밀도가 증가한 것을 찾아낼 수 있으므로, 자가검진에서 만져지지 않는 작은 악성종양을 발견하기에 좋다. 검사 빈도에 대한 의견은 의사마다 다르나, 40세를 넘은 여성은 1~2년에 한 번씩 유방 엑스레이를 찍어야 한다는 데 많은 의사들이 동의한다. 유방암 가족력이 있는 여성은 40세 전에도 정기적으로 검사를 받아야 한다.

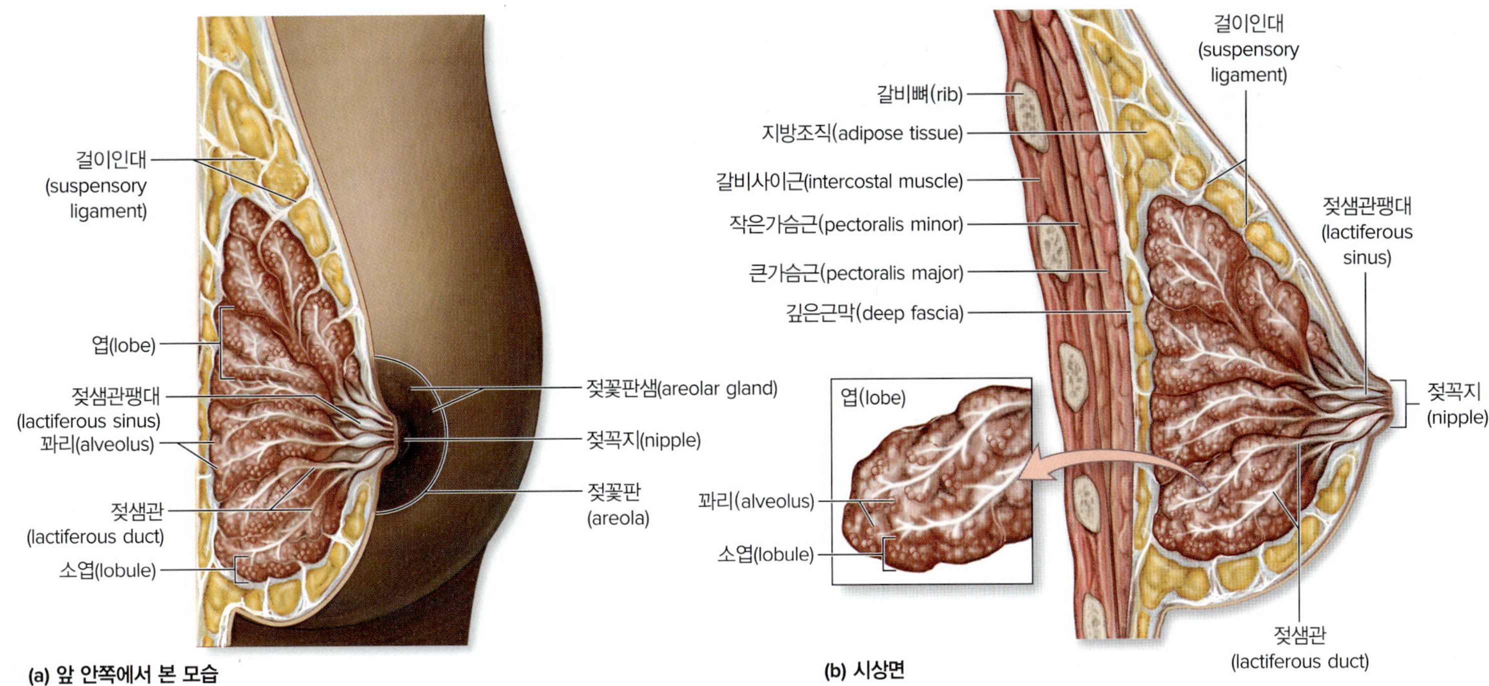

그림 22.13 젖샘. 젖샘은 샘조직과 사람마다 다른 양의 지방으로 이루어져 있다. (a) 앞에서 본 모습으로 내부 구조를 볼 수 있도록 일부를 잘라 냈다. (b) 시상면으로 소엽 속 꽈리의 분포, 젖꼭지로 향하는 관을 관찰할 수 있다.

는 모유의 배출관으로 통하는 작은 구멍이 많다. **젖꽃판**(유륜, areola)은 젖꼭지 주위의 색소를 함유한 피부로 발그레하거나 갈색인 원 형태이다. 젖꽃판 피부의 바로 밑에는 **젖꽃판샘**(유륜선, areolar gland)이라는 피부기름샘이 많아서 젖꽃판의 표면이 울퉁불퉁하고 거칠어 보이는 경우가 많다. 젖꽃판의 색은 출산 여부에 따라 다를 수 있다. 출산을 한 적이 없는 **미분만부**(nulliparous; *nullus*: 없는, *pario*: 낳다)는 젖꽃판이 발그레하거나 연갈색이고, 출산 경험이 있는 **경산부**(parous)는 젖꽃판의 색이 어두워질 수 있다.

유방은 내부의 **걸이인대**(suspensory ligament)라는 섬유결합띠로 지탱된다. 이 얇은 띠는 피부에서 큰가슴근 위의 깊은근막으로 뻗어 있다. 즉 유방과 큰가슴근은 연결된 구조이다.

젖샘은 **엽**(lobe)으로 나뉘며, 엽은 다시 **소엽**(lobule)으로 나뉜다. 소엽에는 **꽈리**(alveolus)라는 분비단위가 있어서 수유 중인 여성의 경우에 모유를 만들어 낸다. 임신을 하면 꽈리가 점점 많아지고 커진다. 꽈리와 소엽의 모유는 작은 관을 통해 배출된다. 소엽의 관은 합쳐져서 10~20개의 큰 **젖샘관**(유관, lactiferous duct; *lact*: 모유, *fero*: 낳다)이 된다. 젖샘관은 하나의 엽에서 나오는 모유를 배출한다. 젖샘관의 속 공간은 젖꼭지에 가까워지면서 넓어져 **젖샘관팽대**(유관동, lactiferous sinus)가 된다. 모유는 젖꼭지에서 분비되기 전에 먼저 젖샘관팽대에 저장된다.

모유는 내부와 내부의 복잡한 자극에 대한 반응으로 일어나는 **젖분비**(수유, lactation; *lactatio*: 젖을 먹이다) 과정을 통해 분비된다. 일반적으로 여성은 출산 직후 모유를 만들어 낸다. 14.7c절에서 뇌하수체앞엽이 만들어 내는 **프로락틴**(prolactin) 호르몬이 모유 생성을 담당한다고 설명하였다. 프로락틴이 증가하면 젖샘이 성장해 꽈리가 커지고 많아진다. 시상하부가 만들고 뇌하수체뒤엽이 분비하는 **옥시토신**(oxytocin) 호르몬이 모유의 분비를 담당한다.

무엇을 배웠는가?

22 유방의 엽, 걸이인대, 젖샘관은 어떤 관계가 있는가?

23 프로락틴과 옥시토신은 여성의 젖샘에 어떤 작용을 하는가?

22.3g 여성의 성적 반응

학습목표

25. 여성의 성적 반응과 성극치감이 어떻게 유발되는지 설명한다.

여성의 성적 반응이란 여성의 생식기관을 자극할 때 일어나는 일련의 해부학적 · 생리학적 현상이다. 반응은 **흥분기**(excitement phase)로 시작되며, 흥분기에는 젖샘, 음핵, 질벽, 질어귀망울, 음순과 같은 생식기관이 부교감신경내경으로(골반내장신경을 통해; 12.3b 참조) 충혈된다. 젖샘이 충혈된 결과로 젖꼭지가 발기한다. 질어귀샘과 질벽의 샘은 윤활작용을 하는 점액을 분비한다. 골반안 속에서 자궁은 전경에서 수직에 가까운 각도로 움직인다.

흥분기가 지속되면 음핵이 충혈되면서 그 속의 발기조직이 부풀고 촉각에 매우 민감해진다. 질벽의 아랫부분은 다소 수축한다. 성극치감이 가까워지면 여성의 심박수, 혈압, 호흡수가 증가한다. 자율신경계통의 두 계통 모두가 이러한 생리적 반응을 조절하며, 질 속의 음경이나 신체 일부에 대한 애무에서 오는 몸감각 신호도 흥분기를 촉진한다.

성극치감(orgasm)이란 강렬한 쾌감, 긴장의 해소, 경우에 따라서는 따뜻함이나 골반의 욱신거림 등을 느끼는 시기이다. 몇 초간 질과 자궁이 규칙적으로 수축한다.

통합 INTEGRATE

임상적 고찰 22.7 CLINICAL VIEW

피임법

피임(contraception)이란 임신을 막는 것이다. 피임법은 다양하며 저마다 효과가 다르다.

금욕(abstinence; *abstineo*: 억제하다)이란 성교를 하지 않는 것이다. 금욕은 임신을 100% 막을 수 있는 것으로 검증된 유일한 방법이다.

주기법(rhythm method)은 배란 중에 성교를 피하는 것이다. 정자는 여성의 생식기관에서 며칠 동안 생존할 수 있기 때문에 배란 전후로 며칠 동안 성교를 피하는 것이 가장 좋다. 주기법을 사용하려면 여성이 자신의 배란일을 알아야 하는데, 난소주기는 매우 다양하므로 배란일을 정확히 알기가 어려울 수 있다. 이 때문에 주기법은 실패할 가능성이 높다(~25%).

회수법(성교중절법, withdrawal method, pull-out method)은 남성이 사정 전에 자신의 음경을 여성의 질에서 빼내는 것이다. 이 방법은 실패할 가능성이 높은데(약 19%), 사정을 정확히 예측하기 어려울 수 있기 때문이다. 또 지난번에 사정했을 때 요도에 남아 있던 정자가 사정 전 분비물에 섞이면 여성을 임신시키기에 충분한 양의 정자가 모일 수 있다.

젖분비(lactation)는 아기를 먹이기 위해 젖이 만들어지는 것이며, 지속적으로 모유수유를 하면(하루 5회 이상) 출산 후 몇 달 동안 배란과 월경이 이루어지지 않는다. 자주 모유수유를 하면 시상하부로 신호가 전달되어 난포자극호르몬과 황체형성호르몬이 분비되지 않으며, 그 결과로 배란이 되지 않는다. 그러나 모유수유 중이라고 해도 다른 피임법을 함께 사용하는 것이 좋다. 배란이 재개되었을 경우, 월경을 하기 전까지는 스스로 알 수 없기 때문이다.

차단법(barrier method)은 정자가 자궁관에 도달하지 못하도록 물리적으로 차단하는 것이다. 차단법에는 다음과 같은 방법이 있다.

- **콘돔**(condom)은 적절히 사용하면 정자를 모아서 여성의 생식로에 들어가지 못하도록 막을 수 있다. 콘돔은 피임법 중 사람유두종바이러스(HPV), 헤르페스, HIV와 같은 성매개감염을 막을 수 있는 유일한 방법이기도 하다. 남성용 콘돔은 발기한 음경에 씌우며, 질콘돔(vaginal condom)은 성교 전에 질 속에 넣는다. 실패확률은 약 15%이다.
- **살정자발포체 및 젤**(spermicidal foam and gel)은 정자가 자궁관으로 이동하기 전에 죽이는 화학적 장벽이다. 이러한 제품은 성교 전에 질에 삽입하거나 음경에 바른다. 하지만 효율이 그리 높지 않기 때문에 다른 차단법과 함께 이용해야 한다. (혼자 사용할 경우 실패율이 약 25%)이다.
- **피임용 가로막**(diaphragm)과 **자궁목캡**(cervical cap)은 원형의 고무제품으로, 성교 전에 질에 삽입해서 자궁목을 덮는다. 정자가 자궁목으로 들어가지 못하도록 제품 가장자리에 살정자 젤을 바른다. 어떤 여성은 가로막이나 캡을 정확한 위치에 삽입하지 못하는데, 구조물이 제대로 삽입되지 않은 경우 실패율이 최대 20%에 이르고 이 경우 정자가 자궁으로 들어갈 수 있다.

자궁내장치(intrauterine device, IUD)는 T자 형태의 유연한 플라스틱 도구로 의료인이 자궁 속에 삽입한다. 수정을 막는 역할을 하며, 정확히 어떻게 수정을 막는지는 아직 밝혀지지 않았다. 어떤 제품은 착상을 막는 데 기여하는 구리나 합성프로게스틴을 함유하고 있다. 구리를 함유한 제품은 10년까지 몸속에 방치해도 괜찮지만 프로게스틴을 함유한 제품은 매년 교체해야 한

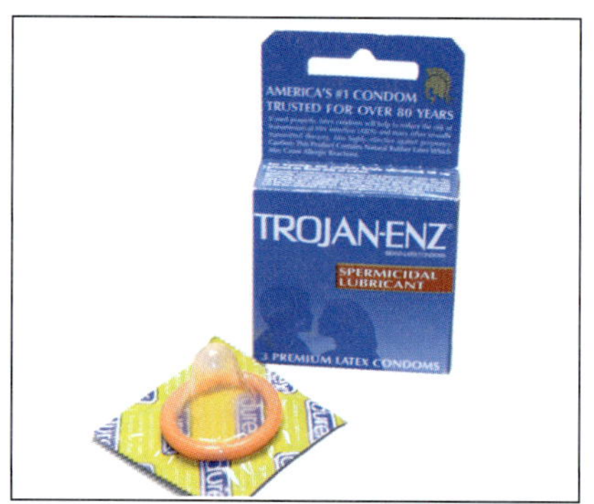

(a) 콘돔

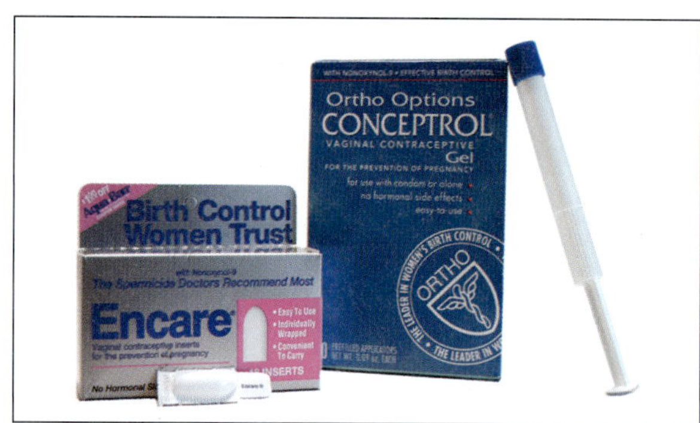

(b) 살정자발포체

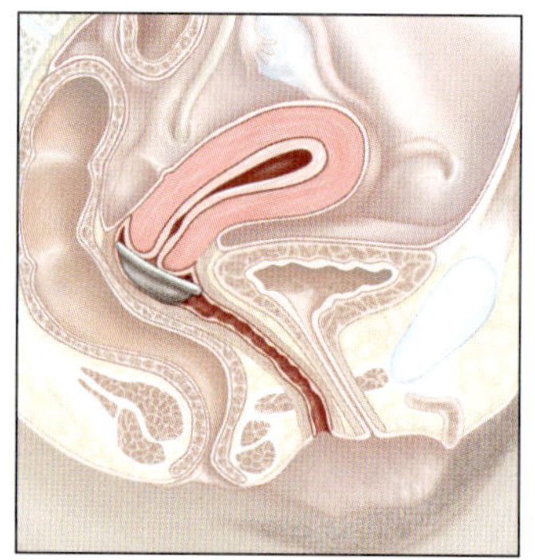
(c) 피임용 가로막

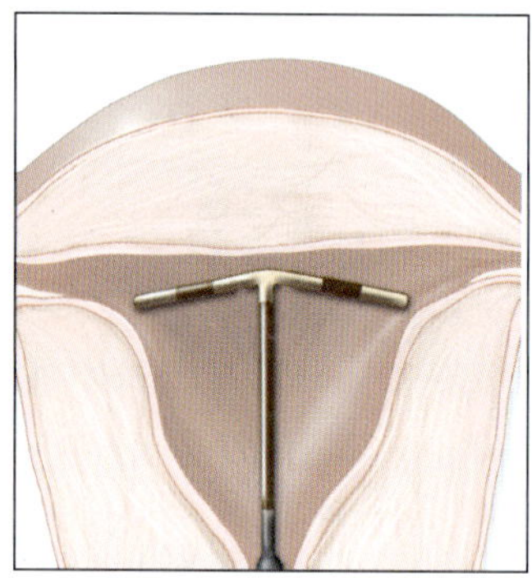
(d) 자궁내장치(IUD)

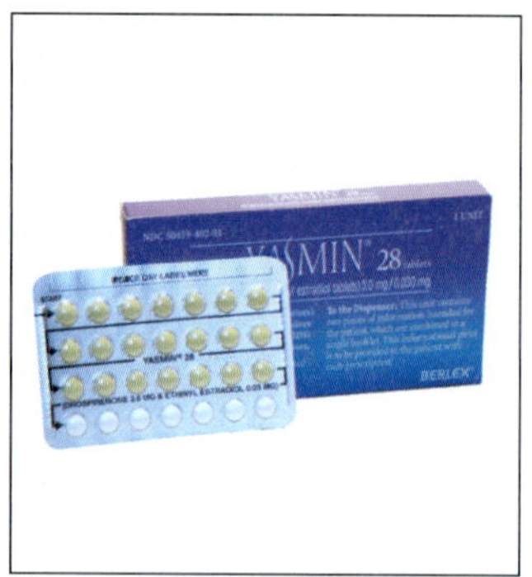

(e) 먹는피임제

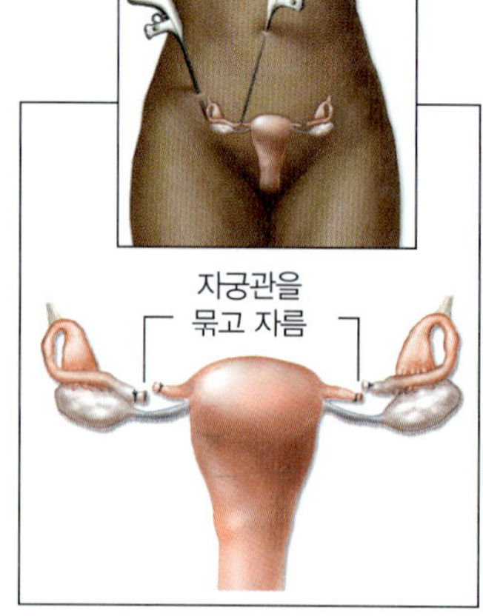

(f) 자궁관묶음(자궁관절제술)

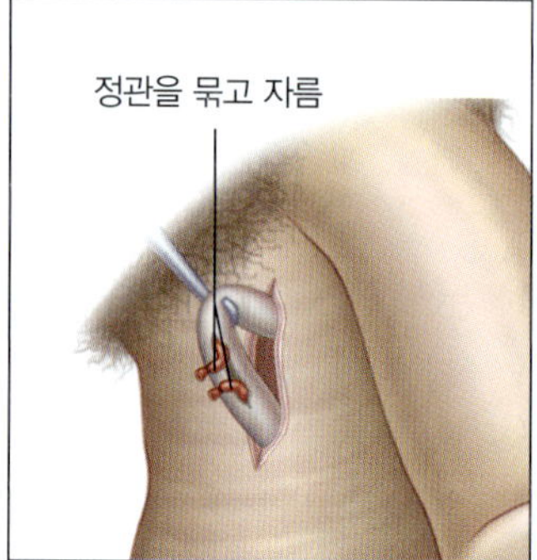

(g) 정관절제술

피임법에는 차단법, 화학법, 수술법 등이 있다.

다. 드물게 자궁내장치가 자궁에서 빠져나오거나 위치가 변해서 임신하는 경우가 있다.

화학법(chemical method)은 적절히 사용하면 효과가 매우 크다. 구체적으로는 다음과 같은 방법이 있다.

- **먹는피임제**(oral contraceptive)는 흔히 28일 단위로 포장되어 판매된다. 21일 분량은 저용량의 에스트로겐과 프로게스틴이 들어 있으며 마지막 7일은 설탕으로 된 가짜 약이다(프로게스테론은 프로게스틴의 일종이다). 저용량 에스트로겐과 프로게스틴은 황체형성호르몬의 농도가 높아져서 배란을 유발하는 것을 방지한다. 즉 먹는피임제의 역할은 배란을 막는 것이다. 가짜 약을 먹는 7일간은 몸속의 에스트로겐과 프로게스틴 농도가 감소해 월경이 이루어진다. 몸속의 호르몬 농도가 낮아 자궁내벽이 그다지 두꺼워지지 않았기 때문에, 피임제를 복용하는 여성은 월경혈이 매우 적은 경우가 많다. 먹는피임제는 하루에 하나씩, 매일 비슷한 시간에 복용해야 한다. 하루 이상 복용을 건너뛰면 배란이 이루어질 수 있다. 또 어떤 약물(예: 항생제)은 피임제의 효과를 저해할 수 있으므로, 이러한 약물을 복용하는 동안은 다른 피임법을 함께 사용해야 한다.
- **에스트로겐/프로게스틴 패치**(estrogen/progestin patch)는 먹는피임제의 대안이다. 몸에 이 패치를 붙이면 피부를 통해 일정한 양의 에스트로겐과 프로게스틴이 흡수된다. 패치는 매주 교체한다.
- **삽입용/주사용 프로게스틴**(implanted/injected progestin)은 배란을 막고 자궁목의 점액이 진해지게 해서(정자를 어느 정도 막는 물리적 장벽이 됨) 임신을 예방한다. medroxyprogesterone(Depo-Provera)은 3개월마다 주사하는 피임제이며, etonogestrel(Implanon)은 3년까지 효과가 지속되는 삽입용 피임제이다. 주사를 중단한 후에도 여러 달 동안 배란이 이루어지지 않을 수 있다는 것이 단점이다.
- **사후피임제**(morning-after pill)는 levonorgestrel(예: PlanB One-Step)을 함유하고 있으며 성교 후 72시간 내에 복용한다. 이 약은 배란을 억제하거나, 월경주기를 변화시켜 배란을 늦추거나, 자궁내벽을 자극해 착상을 막는다. 미국식품의약국은 만 18세 이상의 여성이 처방 없이 사후피임제를 살 수 있도록 승인했으며, 만 18세 미만의 여성은 처방전이 필요하다.
- Mifepristone(미국에서는 Mifeprex, 유럽에서는 RU-486)은 임신 7주째까지 사용할 수 있다. 이 약물은 프로게스테론수용체를 차단해 임신이 유지되지 않도록 한다. 프로스타글란딘 약물과 함께 투여하면 유산이 발생한다. 이 약물의 효과와 사용은 정치적으로 민감한 문제이며, 사람마다 중절에 대한 입장이 다르기 때문에 이 약물에 대한 입장도 다르다.

수술법(surgical method)은 여성의 경우 **자궁관묶음**(자궁관결찰, tubal ligation), 남성의 경우 **정관절제술**(vasectomy)이다. 자궁관묶음은 자궁관을 자르고 그 끝을 묶거나 소작해서 정자가 난자에 다다르지 못하도록 하고 난자도 자궁에 다다르지 못하도록 한다. 자궁관묶음은 배안보개(복강경, laparoscope)를 통해 시술할 수도 있고(그림 속의 방법) 자궁을 통해 시술할 수도 있다(훨씬 어려운 방법). 정관절제술은 입원 없이 실시할 수 있으며, 좌우 정관을 자르고 일부 제거한 후 그 끝을 묶는다. 정자는 고환에서 나가지 못하며 분해되고 재흡수된다. 두 수술법 모두 효과가 크지만 영구적이며 되돌릴 수 없다. 따라서 장래에 아이를 가지고 싶은 사람은 이 방법을 선택할 수 없다.

통합 INTEGRATE

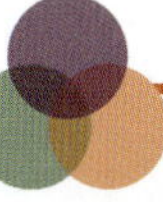

개념 연결 CONCEPT CONNECTION

남성과 여성의 성적 반응에는 생식계통 외에도 다양한 신체계통의 복잡한 상호작용이 필요하다. 신경계통(자율신경과 몸신경 모두)은 반응 전체를 조정하고 일련의 생리적 과정을 조절한다. 심장혈관계통은 발기조직을 충혈시키고 성극치감 직전에 심박수와 혈압을 높인다. 호흡계통은 성극치감 직전에 호흡수를 증가시킨다. 그리고 남성의 경우는 사정을 하는 동안 소변이 요도로 들어오지 못하도록 속요도조임근(비뇨계통)이 수축한다.

해소기(resolution phase)는 성극치감 뒤에 찾아온다. 자궁이 원래 위치로 돌아가고 질벽이 이완하며 생식기관의 충혈도 없어진다. 이 주기는 다시 시작될 수 있다. 남성과 달리 여성은 성극치감과 다음 성극치감 사이에 불응기가 없다. 따라서 여성은 한 번 성적 경험을 하는 동안에도 여러 번의 성극치감을 느낄 수 있다.

무엇을 배웠는가?

24 여성의 성적 반응을 이루는 세 가지 단계는 무엇인가?

22.4 남성의 생식계통

남성의 주요 생식기관은 **고환**(testis)이다. 부속 생식기관에는 고환에서 음경으로 이어지는 복잡한 관과 세관, 여러 개의 부속샘, 그리고 성교에 쓰이는 음경이 있다(**그림 22.14**).

22.4a 음낭

학습목표

26. 맨눈으로 본 음낭의 구조와 음낭의 기능을 설명한다.

정자를 만들어 내고 저장하는 데 가장 적절한 온도는 체내 온도보다 약 3℃ 낮은 온도이다. 양쪽 넓적다리 사이의 피부로 덮인 주머니인 **음낭**(scrotum)은 정자가 정상적으로 발생하고 성숙할 수 있도록 고환의 온도를 낮게 유지한다(**그림 22.15**). 음낭은 여성의 대음순에 대응한다.

음낭을 바깥에서 보면 가운데에 마치 고랑과 같은 경계선인 **솔기**(봉선, raphe; *rhaphe*: 솔기)가 있다. 솔기는 음경의 뒷면을 따라 앞쪽으로, 그리고 항문을 향해 뒤쪽으로 뻗어 있다. 음낭의 벽은 바깥의 피부층, 바로 아래의 얇은 얕은근막층, 그리고 그 아래의 민무늬근육층인 **음낭근**(dartos muscle)으로 이루어졌다.

좌우 고환으로 가는 혈관과 신경은 배에서 시작되어 **정삭**(spermatic cord)이라는 여러 겹의 구조 속에서 음낭으로 향한다. 정삭은 배벽 아래의 통로인 **샅굴**(서혜관, inguinal canal)에서 시작된다. 정삭의 벽은 세 겹으로 이루어져 있다.

- **속정삭근막**(내정삭근막, internal spermatic fascia)은 배근육 깊은

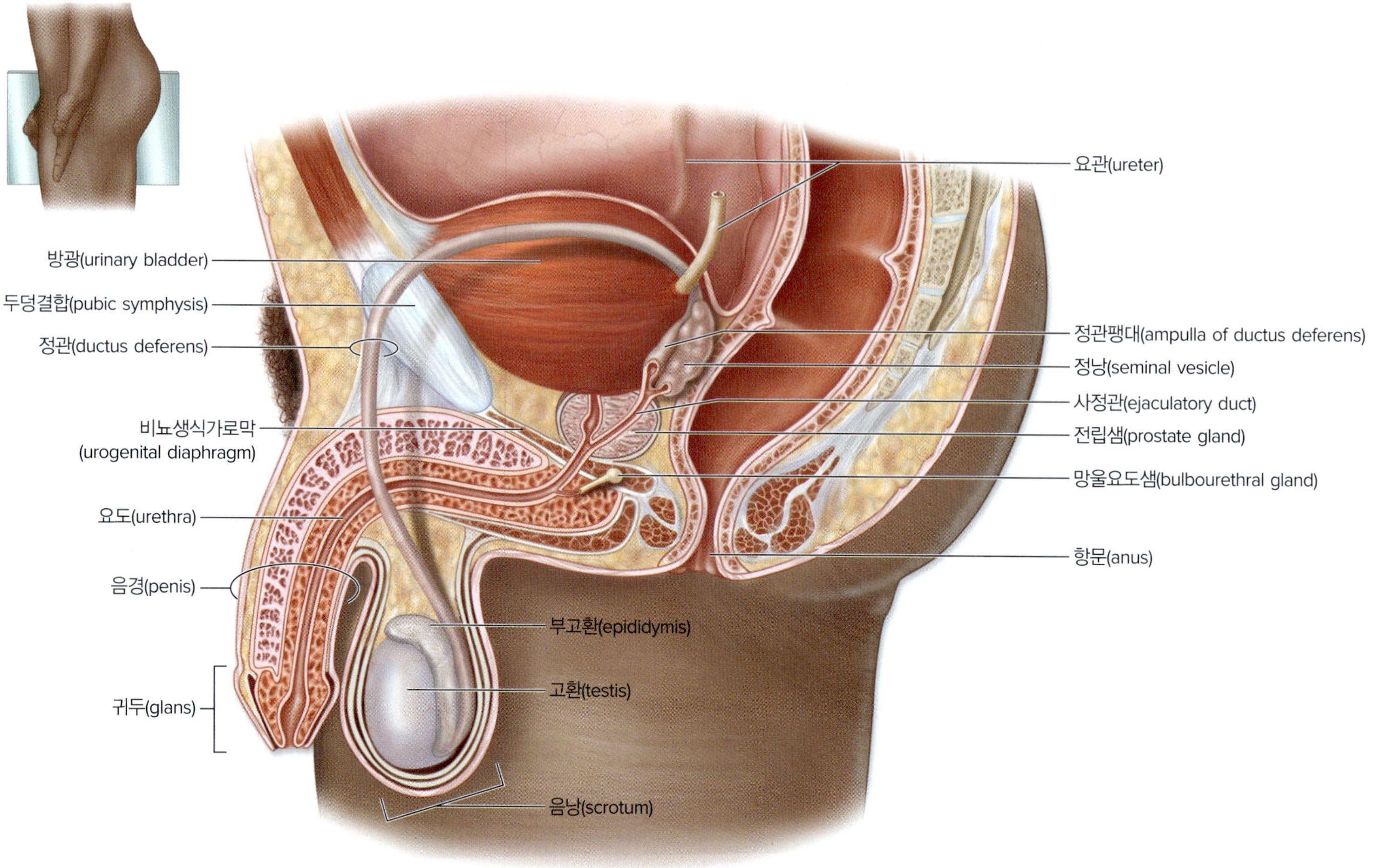

그림 22.14 남성의 골반. 남성 골반기관의 위치와 관계를 관찰할 수 있는 시상면.

부분에서 온 근막으로 이루어져 있다.

- **고환올림근**(고환거근, cremaster muscle)은 속배빗근에서 온 근육섬유로, 고환올림근막(고환거근막, cremasteric fascia)은 속배빗근의 널힘줄로 이루어져 있다.
- **바깥정삭근막**(외정삭근막, external spermatic fascia)은 바깥배빗근의 널힘줄로 이루어져 있다.

정삭 속에는 배대동맥에서 바로 갈라져 나온 한 줄기의 **고환동맥**(testicular artery)이 있다. 고환동맥은 **덩굴정맥얼기**(pampiniform plexus; *pampinus*: 덩굴손, *form*: 형체)로 둘러싸여 있는데, 이 정맥얼기는 동맥혈이 고환으로 가기 전에 미리 식혀서 온도를 조절하는 역할을 한다. 자율신경이 이 혈관과 함께 뻗어 나가 좌우 고환에 분포한다.

고환이 높은 온도에 노출되면 음낭근이 이완해 음낭의 주름이 펴지면서 고환이 몸에서 멀리, 아래로 이동함으로써 고환의 온도가 내려간다. 동시에 고환올림근도 이완해 고환이 아래로 쉽게 내려가도록 한다. 낮은 온도에 노출되었을 때는 반대 현상이 일어난다. 이때는 음낭근과 고환올림근이 수축해 고환과 음낭을 몸 가까이 이동시킴으로써 열을 보존한다.

무엇을 배웠는가?

25 음낭은 어떻게 고환의 온도 조절을 돕는가?

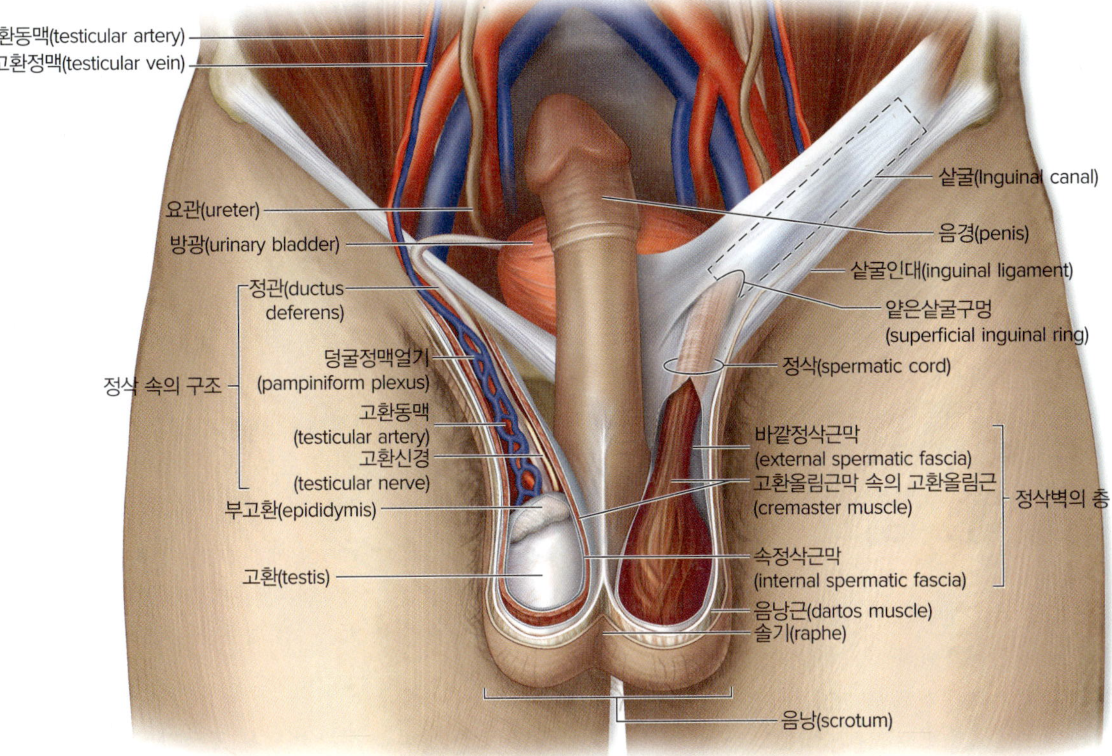

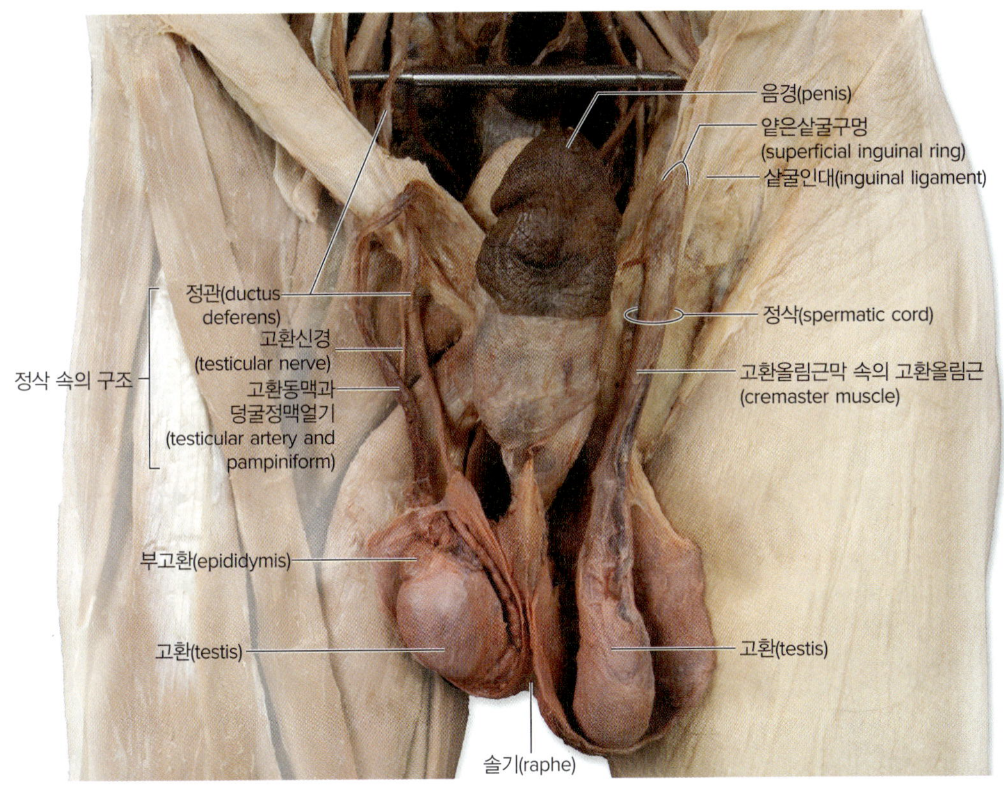

그림 22.15 음낭과 고환. 피부로 덮인 주머니인 음낭과 그 속의 고환을 관찰할 수 있는, 앞에서 본 그림과 표본 사진. 여러 겹의 정삭 속에는 좌우 고환과 연결된 혈관과 신경, 그리고 정자가 지나는 정관이 있다.

22.4b 고환과 정자 발생

학습목표

27. 맨눈으로 본 고환의 구조와 현미경으로 본 고환의 구조를 서술한다.

28. 정자 발생과 정자 형성의 과정을 설명한다.

29. 정자 발생과 난자 발생을 비교한다.

성인 남성의 고환은 비교적 작은 타원형 기관으로 음낭 속에 있다(그림 22.14, 22.15). 고환 하나의 무게는 10~12 g이며, 길이는 약 4 cm, 너비는 약 2 cm, 앞뒤 지름은 약 2.5 cm이다. 고환은 정자와 안드로겐(남성호르몬)을 만들어 낸다.

어떻게 생각하는가?

3 고환을 제거해도 안드로겐이 계속 생성되는가?

고환의 앞쪽과 가쪽은 **고환집막**(고환초막, tunica vaginalis)으로 덮여 있다(**그림 22.16a**, 그림 22.15도 참조). 이 막은 배막에서 온다. 고환집막은 **벽쪽층**(parietal layer)과 **내장쪽층**(visceral layer)으로 이루어지며 두 층 사이에는 장액으로 찬 공간이 있다. 두껍고 흰 섬유주머니인 백색막(tunica albuginea)이 고환집막의 바로 깊은 곳에서 고환을 덮는다. 고환의 뒤쪽 가장자리에서 백색막이 두꺼워지고 고환 아래로 돌출되어 **고환세로칸**(고환종격, mediastinum testis)이 된다. 혈관, 관, 림프관, 일부 신경이 고환세로칸을 통해 고환을 드나든다.

백막은 고환을 향해 속으로 돌출되어 섬세한 결합조직인 **사이막**(중격, septa)을 이룬다. 사이막은 속공간을 약 250개의 **소엽**(lobule)으로 나눈다. 하나의 소엽에는 최대 4개의 매우 복잡하고 가늘며 긴 **정세관**(seminiferous tubule; *semen*: 씨앗, *fero*: 운반하다)이 있다. 정세관에는 두 가지 유형의 세포가 있다. (1) 분화하지 않는 지지세포인 **버팀세포**(sustentacular cell; *sustento*: 곧게 세우다)가 있으며, 이 세포는 **세르톨리세포**(Sertoli cell) 또는 **영양세포**(nurse cell)라고도 한다. (2) 다수의 분화하는 종자세포는 사춘기 때부터 계속 정자를 만들어 낸다.

버팀세포는 발달 중인 정자를 보호하고, 버팀세포의 세포질은 정자에 영양을 공급한다(그림 22.16b). 또 버팀세포는 정자 수가 많을 때 인히빈을 분비한다. 인히빈은 난포자극호르몬의 분비를 억제해 정자의 생성을 조절한다(반대로 정자가 적을 때는 인히빈이 적게 분비된다).

버팀세포는 혈액-뇌장벽과 비슷한 **혈액-고환장벽**(blood-testis barrier)을 이루는 **치밀이음**(tight junction)의 보호를 받는다(10.2d 참조). 혈액-고환장벽은 발달 중인 정자를 혈액 속의 물질로부터 보호한다. 또 이 장벽은 백혈구로부터 정자를 보호한다. 정자가 함유한 염색체의 수와 단백질의 종류는 몸속의 다른 세포와 다르므로 백혈구가 정자를 외부 물질로 인식할 수 있기 때문이다(반면 여성의 난자는 난포에 둘러싸여서 혈액 속의 물질로부터 보호받는다).

정세관 주위의 공간은 **사이질공간**(interstitial space)이라고 한다. 사이질공간에는 **사이질세포**(interstitial cell)가 있으며, 이 세포는 라이디히세포(Leydig cell)라고도 한다. 황체형성호르몬(사이질세포자극호르몬)은 사이질세포를 자극해 **안드로겐**(androgen; *andros*: 인간 남자)이라는 호르몬을 만들어 내게 한다. 안드로겐에는 여러 종류가 있는데 그중 가장 흔한 것은 테스토스테론이다. 부신겉질도 소량의 안드로겐을 분비하지만(14.9a 참고) 대부분의 안드로겐은 사춘기부터 고환의 사이질세포에서 분비된다.

안드로겐 생성과 정자 발달을 조절하는 호르몬

난소주기와 관련된 호르몬의 상호작용과 마찬가지로, 정자 발생과 안드로겐 생성을 조절하는 호르몬의 상호작용도 복잡하며, 여러 음성되먹임 기전이 관여한다. 이 호르몬의 효과를 몇 단계로 나누어 살펴보자(**그림 22.17**).

1 **시상하부가 생식샘자극호르몬분비호르몬을 분비함으로써 정자 발생을 개시한다.** 이 호르몬은 뇌하수체앞엽을 자극해 난포자극

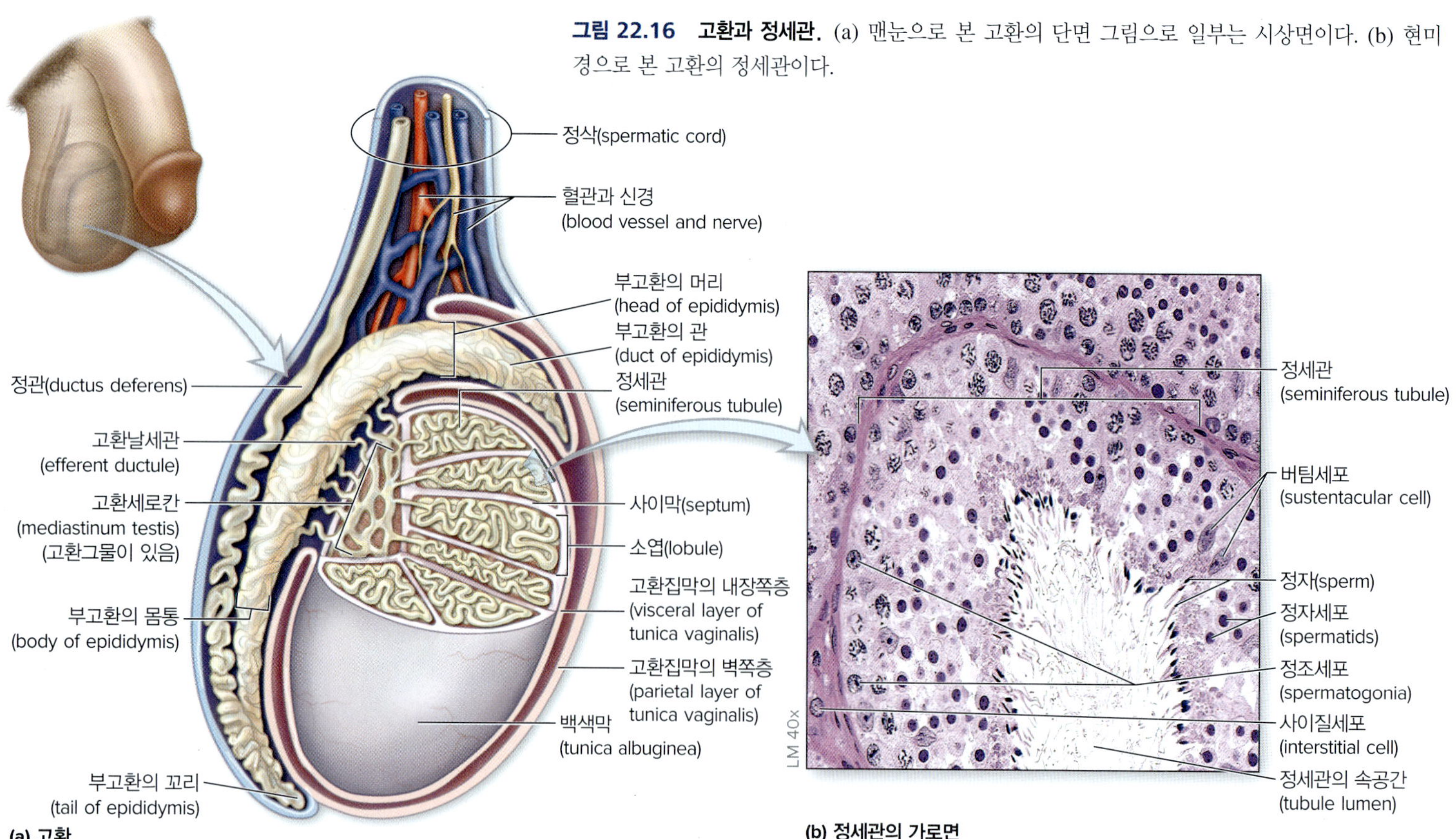

그림 22.16 고환과 정세관. (a) 맨눈으로 본 고환의 단면 그림으로 일부는 시상면이다. (b) 현미경으로 본 고환의 정세관이다.

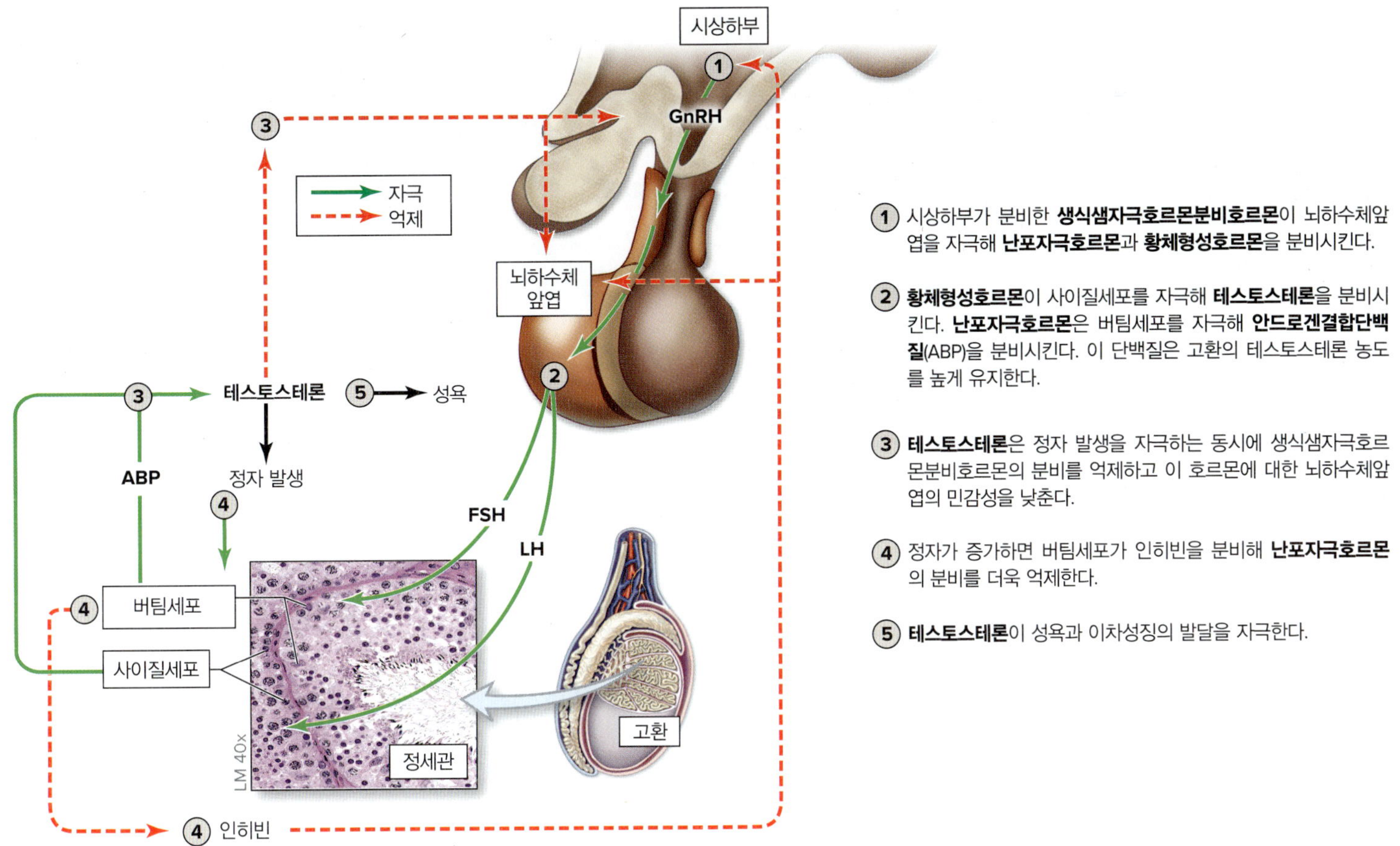

그림 22.17 정자 발생과 안드로겐 생성을 조절하는 호르몬. 시상하부가 생식샘자극호르몬분비호르몬(GnRH)을 분비한다. 이 호르몬은 뇌하수체앞엽을 자극해 난포자극호르몬(FSH)과 황체형성호르몬(LH)을 분비시킨다. 이 그림에 나타난 것과 같이 난포자극호르몬과 황체형성호르몬은 정자 발생과 안드로겐생성을 자극한다.

호르몬과 황체형성호르몬을 분비시킨다.

2. **난포자극호르몬과 황체형성호르몬은 고환을 자극해 정자 발생과 안드로겐 생성을 촉진한다.** 황체형성호르몬은 고환의 사이질세포를 자극해 테스토스테론을 분비시키고, 황체형성호르몬은 버팀세포를 자극해 안드로겐결합단백질(ABP)을 분비시킨다. 안드로겐결합단백질은 안드로겐과 결합해, 안드로겐이 정세관 속에서 더욱 농축되고 고환의 테스토스테론 농도가 높게 유지되도록 한다. 고환과 고환 속의 세포는 이 주기에서 자극(테스토스테론과 안드로겐결합단백질)을 분비하는 효과기라고 할 수 있다.

3. **테스토스테론의 농도 상승은 몸에 다양한 영향을 미친다.** 테스토스테론의 농도가 높으면 정자 발생이 촉진된다. 그러나 한편으로 생식샘자극호르몬분비호르몬의 분비가 억제되며, 이 호르몬에 대한 뇌하수체앞엽의 민감성이 낮아진다. 즉, 테스토스테론의 농도가 증가하면 전체 주기에 음성되먹임 효과가 나타난다.

4. **버팀세포가 증가한 정자 수에 반응해 인히빈을 분비한다.** 인히빈은 주로 뇌하수체앞엽의 난포자극호르몬 분비를 억제하며, 또 다른 음성되먹임 기전의 기능을 한다.

5. **혈액 속의 테스토스테론이 성욕을 자극하고 이차성징을 발현한다.** 테스토스테론이 뇌에 작용해 성적 자극에 대한 욕구와 민감성이 높아진다. 이차성징은 두덩과 겨드랑이 털의 성장과 발달, 굵어진 목소리(테스토스테론이 후두의 발달에 영향을 미침), 수염 등으로 나타난다.

정자의 발달과 안드로겐의 생성은 음성되먹임으로만 조절되며, 난소주기에는 양성되먹임 및 음성되먹임 기전이 모두 이용된다는 점을 기억해야 한다.

› 정자의 발달: 정자 발생과 정자 형성

정자 발생(spermatogenesis)이란 고환의 정세관에서 정자가 발생하는 것이다. 정자 발생은 사춘기 전까지는 이루어지지 않으며, 사춘기에 다량의 난포자극호르몬과 황체형성호르몬이 고환을 자극해 생식자가 발생되도록 한다.

정자 발생의 과정을 **그림 22.18a**에 나타냈다. 원시종자(줄기)세포에서 발생하는 정자는 모두 **정조세포**(spermatogonium; *sperma*: 씨앗, *gone*: 세대)라고 한다. 정조세포는 두배수체세포이다(염색체가 23쌍, 즉 46개 있다). 정조세포는 정세관의 바닥 가까이에서 버팀세포의 세포질에 둘러싸여 있다. 정자가 발생하려면 먼저 정조세포가 유사분열을 해야 한다. 유사분열의 결과로 세포가 2개 생겨나는데, 이 중 하나는 새로운 정조세포(새로운 종자세포)이므로 정조세포의 수가 줄어들지 않는다. 다른 하나의 세포는 **일차정모세포**(primary spermatocyte)라는 얽맨세포(수임세포, committed cell)이다. 일차정모세포는 두배수체이며 감수분열을 한다.

일차정모세포가 감수분열 I을 거친 후 나타나는 2개의 세포는 **이차정모세포**(secondary spermatocyte)라고 한다. 이차정모세포는 염색

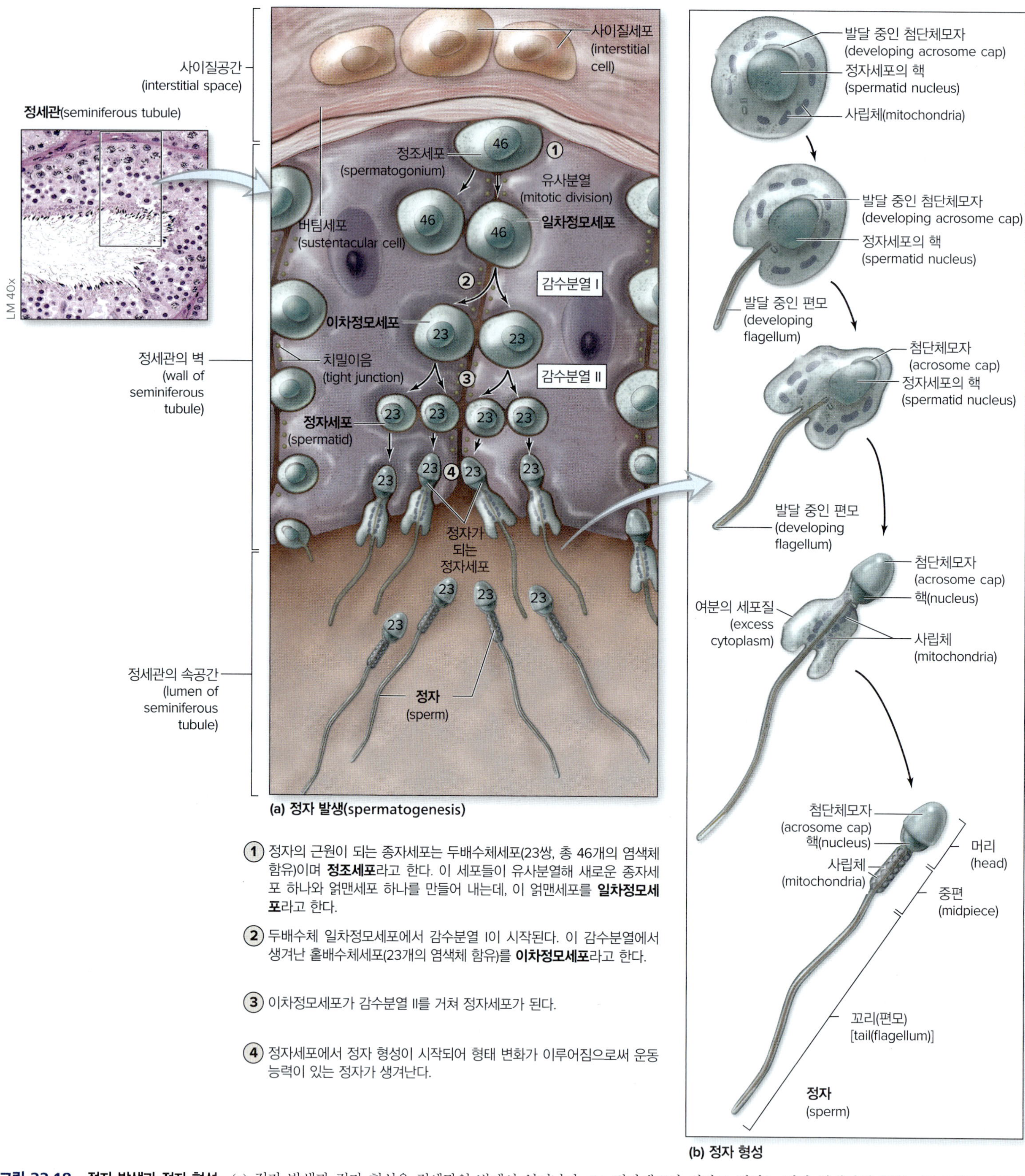

그림 22.18 정자 발생과 정자 형성. (a) 정자 발생과 정자 형성은 정세관의 벽에서 일어난다. (b) 정자세포가 정자로 변하는 정자 형성과정에서는 구조적인 변화가 일어난다.

체가 23개인 홑배수체세포이다. 이차정모세포는 여전히 버팀세포의 세포질로 둘러싸여 있으나 정세관의 바닥이 아니라 속공간에 더 가깝다.

이차정모세포가 감수분열 II를 마치면 **정자세포**(spermatid)가 된다. 정자세포는 홑배수체세포이며 버팀세포의 세포질로 둘러싸여 있고 정세관의 속공간에 매우 가깝다. 정자세포는 날

통합 INTEGRATE

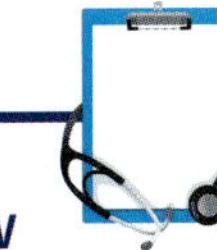

임상적 고찰 22.8 CLINICAL VIEW

성매개감염

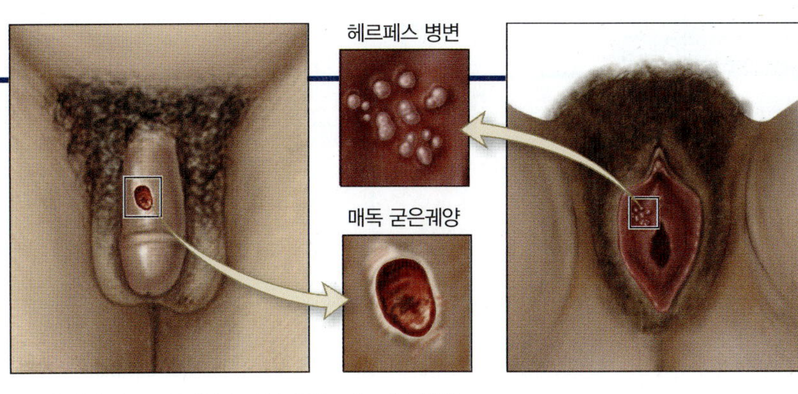

남성 음경의 매독 굳은궤양과 여성 외음의 헤르페스 병변

성매개감염(sexually transmitted infection, STI)은 성병(sexually transmitted disease, venereal disease)이라고도 하며, 일반적으로 성적 접촉을 통해 감염되는 감염성 질환을 가리킨다. 성매개감염의 증상은 바로 알아차릴 수 없기 때문에, 자신이 감염되었다는 사실을 알지 못하고 다른 사람에게 전염시킬 수 있다. 또 어머니가 태반을 통해, 또는 분만 시 아이에게 감염시킬 수도 있다. 콘돔은 성매개감염의 전염을 막을 수 있는 것으로 밝혀졌으나 100% 효과가 있는 것은 아니다.

성매개감염은 여성의 **골반염증질환**(pelvic inflammatory disease)을 일으키는 주된 원인이며, 골반에 염증이 생기면 생식기관이 감염된다. 성매개감염의 세균은 자궁과 자궁관을 감염시켜 흉터를 남기며, 이 때문에 자궁관이 막혀 불임이 발생할 수 있다. 이 책의 앞부분에서 이미 두 가지 성매개감염, 즉 사람유두종바이러스 감염과 에이즈에 대해 다루었다. 여기서는 흔한 성매개감염에 대해 살펴보자.

클라미디아(chlamydia)는 미국에서 가장 흔히 보고되는 세균성 성매개감염이다. 감염을 유발하는 물질은 클라미디아 트라코마티스균(*Chlamydia trachomatis*)이다. 감염되어도 증상이 없는 경우가 대부분이며, 일부는 균에 노출된 1~3주 후에 증상이 나타난다. 증상은 비정상적인 질분비물, 배뇨 시 통증(남성과 여성 모두), 허리 통증이며 항생제로 치료한다.

생식기헤르페스(genital herpes; *herpo*: 기다)는 단순헤르페스 바이러스 1형(HSV-1) 또는 2형(HSV-2)이 유발한다. 생식기헤르페스에 감염되면 생식기와 항문 부위에 주기적으로 물집이 생긴다. 이 물집 속의 액체에는 수백만 개의 감염성 바이러스 입자가 들어 있다. 물집은 터져서 2~4주간 경미한 통증을 유발한다. 그 후로 생기는 물집은 처음보다 덜 심하며 일찍 사라진다. 헤르페스는 완치할 수 없으나 항생제로 중증도와 기간을 완화할 수 있다.

임질(gonorrhea)은 임균(*Neisseria gonorrhoeae*)이 유발하며, 성적 접촉을 통해 전염되거나 분만 시 어머니에게서 아이로 전염된다. 증상은 배뇨 시 통증, 음경 또는 질에서 나오는 노란 분비물이다. 임질은 항생제로 치료하나 최근에는 일부 항생제에 내성이 있는 임균 균주가 많다. 치료하지 않으면 여성의 경우는 골반염증질환이, 남성의 경우는 불임으로 이어질 수 있는 부고환염이 발생할 수 있다. 신생아가 임질에 걸리면 실명, 관절 문제, 치명적인 혈액 감염이 나타날 수 있다.

매독(syphilis)은 나선형의 세균인 매독균(*Treponema pallidum*)이 유발한다. 매독균은 굳은궤양(경성하감, chancre)에 대한 성적 접촉을 통해 전염되거나 자궁 내에서 태아에게 전염된다. 어머니를 통해 매독에 걸린 아이는 대부분 사산되며, 생존할 경우는 뼈대 기형과 신경 문제가 나타날 가능성이 높다. 매독은 항생제로 치료한다.

렵하게 생긴 성숙한 정자와 달리 여전히 원형이다.

정자 발생의 마지막 단계인 **정자 형성**(spermiogenesis)에서는 새로 생겨난 정자세포가 분화해 해부학적으로 **성숙한 정자**(spermatozoa, sperm)가 된다(그림 22.18b). 정자 형성에서는 정자세포에서 여분의 세포질이 떨어져 나가고 핵이 길어진다. 핵 위에는 **첨단체모자**(acrosome cap; *akros*: 끝, *soma*: 몸)가 생겨난다. 첨단체모자에는 수정을 위해 이차난모세포를 관통할 수 있는 소화효소가 함유되어 있다. 정자세포가 길어지면서 세포 속의 미세관이 **꼬리**[tail; 편모(편모, flagellum)라고도 함]가 된다. 꼬리는 사립체와 중심소체를 함유한 **중편**[midpiece; 목(neck)이라고도 함]에 부착되어 있다. 사립체는 꼬리가 움직이도록 에너지를 제공한다.

이 단계의 정자는 비록 겉으로는 성숙해 보일지라도, 여성의 생식로를 이동해 난자를 수정시킬 능력을 전부 갖추지는 못했다. 정자는 그물 형태의 관을 통해 정세관을 떠나 일정한 기간 동안 부고환에 머물면서 운동능력을 갖추어야 한다. **표 22.6**에 정자 발생의 단계를 요약했다.

표 22.6 정자 발생의 단계

세포의 유형	염색체 수	배수체	작용
정조세포(spermatogonium)	23쌍(46개)	두배수체	유사분열해 새로운 정조세포 하나와 일차정모세포 하나가 됨
일차정모세포(primary spermatocyte)	23쌍(46개)	두배수체	감수분열 I을 마치고 이차정모세포가 됨
이차정모세포(secondary spermatocyte)	23개	홑배수체	감수분열 II를 마치고 정자세포가 됨
정자세포(spermatid)	23개	홑배수체	정자 형성과정을 통해 세포질이 대부분 떨어져 나가고 중편, 꼬리, 머리가 생겨남
정자(spermatozoon, sperm)	23개	홑배수체	정세관을 떠나 부고환에서 성숙함

통합 INTEGRATE

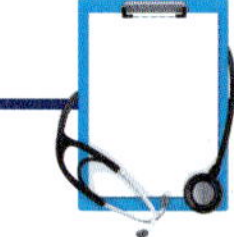

임상적 고찰 22.9
CLINICAL VIEW

자손의 장애에 대한 부성연령 위험

나이든 어머니들에게서 특정 발달장애의 증가(예: 다운증후군)가 잘 기록되어 있지만, 최근의 연구에 따르면, 부성 연령의 증가(남성이 아버지가 되는 나이)도 자손에서 선별된 유전질환의 위험 증가와 관련이 있을 수 있다고 한다. 정모세포는 남성의 일생 동안 세포분열을 자주 겪기 때문에 남성이 나이가 들수록 정모세포가 더 많이 생길 수 있고 돌연변이는 세포분열이 잦아진 결과이다.

45세 이상 남성이 20대 남성보다 4배 이상 유전적 돌연변이를 자손에게 물려줄 확률이 높고, 이 위험은 남성의 나이가 많아질수록 커진다. 몇몇 대규모 인구 기반 코호트 연구는 45세 이상의 아버지에게서 태어난 아동들이 다양한 정신질환에 걸릴 위험이 증가했음을 보여준다. 특히 이 아이들은 조울증, 조현병, 자폐스펙트럼장애, 주요 우울장애, 주의력 결핍과잉행동장애(ADHD)에 걸릴 위험이 증가했다. 흥미롭게도, 모성 연령의 증가는 이러한 장애의 증가와 상관관계가 없으며, 이러한 특정 장애를 일으키는 것은 나이든 정자의 더 빈번한 돌연변이라는 견해를 더욱 뒷받침하고 있다. 따라서 고령의 모성과 고령의 부성 모두 자녀 발달 문제에서 증가하는 위험을 수반한다.

여성과 남성의 생식자 형성에는 다소 공통점이 있지만 뚜렷한 차이점도 있다. 두 성의 생식자는 모두 감수분열을 거친다. 그러나 감수분열의 결과로 생겨나는 이차난모세포는 하나이고 정자는 4개이다. 여성의 난모세포는 그 여성이 출생하기 전에 모두 감수분열을 개시하며, 이 감수분열은 도중에 중단된다. 반면 남성은 사춘기 전까지 정조세포에서 정자가 발생하지 않지만 일단 정조세포가 정모세포를 생성하기 시작하면 이 과정은 평생 동안 이루어진다.

무엇을 배웠는가?

26 정세관에 있는 세포는 주로 어떤 유형인가?

27 사이질세포와 버팀세포는 어떤 호르몬을 만들어 내며, 이 호르몬들은 시상하부와 뇌하수체앞엽에 어떤 영향을 미치는가?

28 정조세포는 정자가 되기까지 어떤 분열 과정을 거치는가? 구체적인 단계를 제시하라.

29 정자 형성에서 일어나는 주된 사건은 무엇인가?

22.4c 남성 생식로의 관계통

학습목표

30. 관계통을 구성하는 요소의 기능을 설명한다.

31. 정자가 고환과 관계통에서 이동하는 경로를 추적한다.

좌우 고환에는 여러 개의 관이 있다. 이 관들은 성숙한 정자를 저장하고 몸 밖으로 운반한다(**그림 22.19**).

› 고환 속의 관

고환그물(고환망, rete testis)은 고환세로칸 속의 그물로, 정세관에서 온 정자를 수용한다. 고환그물의 내벽은 단층입방상피로 이루어졌으며, 속공간의 표면을 짧은 미세융모가 덮고 있다. 고환그물의 통로들은 서로 합쳐져 고환날세관을 이룬다(그림 22.16a).

약 12~15개의 **고환날세관**(efferent ductule)이 고환그물을 부고환에 연결한다. 고환날세관의 내벽은 정자를 천천히 부고환으로 이동시키는 섬모원주상피와, 정세관이 분비하는 여분의 액체를 흡수하는 섬모 없는 원주상피로 이루어져 있다. 고환날세관은 부고환으로 이어진다.

› 부고환

부고환(epididymis; *epi*: 위, *didymis*: 쌍둥이)은 쉼표와 같이 생겼으며 속의 관과 바깥의 결합조직으로 이루어져 있다. 부고환의 **머리**(head)는 고환의 윗면에 있고, **몸통**(body)과 **꼬리**(tail)는 고환의 뒷면에 있다(그림 22.16a). 부고환의 속에는 길고 매우 복잡한 **부고환관**(duct of epididymis)이 있다. 관의 길이는 4~5 m이며, 내벽은 입체섬모(긴 미세융모)가 있는 거짓중층원주상피로 이루어졌다(그림 22.19d).

부고환은 정자가 완전히 성숙해서 움직일 수 있게 될 때까지 정자를 보관한다. 갓난아기의 신체구조가 겉보기에는 어른과 비슷하지만 어른처럼 움직일 수는 없듯이, 부고환에 처음 들어온 정자도 겉보기에는 성숙한 정자와 비슷하지만 성숙한 정자처럼 움직일 수는 없다. 미성숙한 정자는 몸 밖으로 배출되어도 운동능력이 없기 때문에 여성의 생식로 속을 이동해 이차난모세포를 수정시킬 수 없다. 한편 한동안 남성의 생식계통에서 배출되지 않은 정자는 퇴화해 부고환관의 내벽에 있는 세포에 재흡수된다.

› 정관

부고환에서 나간 정자는 **정관**(ductus deferens, vas deferens)으로 들어간다. 정관은 벽이 두껍고 정삭 속에 들어 있으며 샅굴을 통과한 후(그림 22.15) 골반안으로 들어가 전립샘에 접근한다(그림 22.19a). 정관의 벽은 안쪽의 **점막**(mucosa; 내벽이 거짓중층섬모원주상피로 이루어짐), 가운데의 **근육층**(muscularis), 바깥의 **바깥층**(adventitia)으로 이루어져 있다(그림 22.19c).

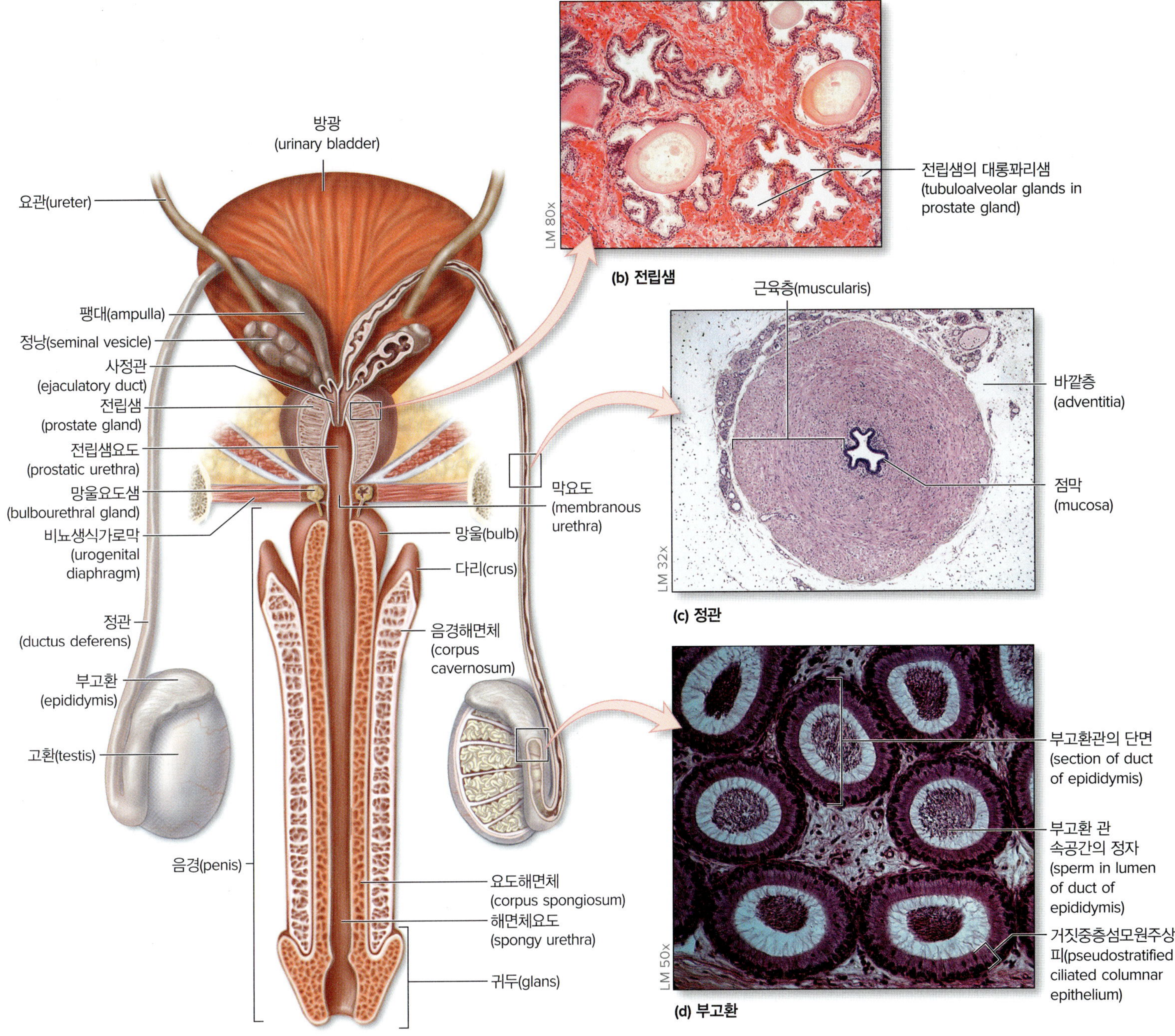

그림 22.19 남성 생식로의 관계통과 부속 샘. (a) 뒤에서 본 그림으로 남성 생식로 계통과 부속샘의 구성요소를 관찰할 수 있다. (b) 전립샘, (c) 정관, (d) 부고환의 가로면 현미경 사진.

근육층은 세 겹의 민무늬근육으로 이루어졌는데 가장 안쪽은 세로층, 가운데는 돌림층, 바깥쪽은 다시 세로층이다. 이 근육들이 수축해야 정자가 정관 속에서 이동할 수 있다. 정자는 음경에서 배출되기 전까지는 스스로 움직이지 못하기 때문이다.

정관은 샅굴을 지나 골반안으로 들어가면서 정삭에서 분리되어 방광의 위 가쪽면을 따라 뒤로 뻗어 나간다. 그리고 아래로 내려가다가 방광과 전립샘이 만나는 곳 가까이에서 끝난다. 정관은 전립샘의 위 뒤쪽 가장자리에 가까워지면서 커져서 **정관팽대**(ampulla of the ductus deferens)가 된다(그림 22.19a). 정관팽대는 정낭의 몸쪽 부분과 합쳐져서 생식로 계통의 끝 부분을 이루는데, 이 부분을 사정관이라고 한다.

› 사정관

사정관(ejaculatory duct)의 길이는 1~2 cm이다. 상피는 거짓중층섬모원주상피이다. 사정관은

2개이며, 정관에서 나온 정자와 정낭에서 나온 정액을 요도로 운반한다. 사정관은 전립샘요도를 향해 열려 있다.

요도

요도(urethra)는 정액을 사정관에서 몸 밖으로 배출한다. 20.27b절에서 요도는 방광에서 전립샘으로 이어지는 **전립샘요도**(prostatic urethra), 비뇨생식가로막을 통과하는 **막요도**(membranous urethra), 음경 속의 **해면체요도**(spongy urethra)로 이루어진다고 설명했다.

무엇을 배웠는가?

30 남성의 생식자가 통과하는 관을 순서대로 열거하라.

22.4d 부속샘과 정액의 생성

학습목표

32. 부속샘의 구조와 기능을 서술한다.
33. 정자, 정액(seminal fluid), 정액(semen)을 비교한다.
34. 정액의 주요 성분과 각 성분이 어느 부속샘에서 만들어지는지 서술한다.

질은 세균의 증식을 막기 위해 산성도가 매우 높다고 이 장의 앞부분에서 설명했다. 정자는 이러한 환경에서 생존할 수 없기 때문에 질의 산성 환경을 중화하기 위해 알칼리성의 분비물인 **정액**(seminal fluid)이 필요하다. 정액은 또 정자가 여성의 생식로를 이동할 때(몇 시간에서 며칠이 걸림) 정자에 영양을 공급한다. 정액의 성분은 부속샘인 정낭, 전립샘, 망울요도샘에서 만들어진다.

정낭

정낭(seminal vesicle)은 한 쌍이며 방광의 뒷면, 정관팽대의 가쪽에 있다. 정낭은 길고 속이 비었으며 길이는 5~8 cm이다. 정낭의 벽에는 거짓중층원주상피로 이루어진 주름진 점막이 있으며, 정낭의 안쪽(몸쪽) 부분은 정관과 만나 사정관을 이룬다.

정낭은 끈적거리고 연한 노란색의 알칼리성 액체를 분비하는데, 이 액체에는 과당과 프로스타글란딘이 들어 있다. 과당은 정자가 여성의 생식로 속을 이동할 때 영양분이 된다. 프로스타글란딘은 호르몬과 유사한 물질로, 자궁목의 바깥구멍이 약간 확장되도록 만들어서 정자가 자궁으로 쉽게 들어갈 수 있도록 한다.

전립샘

전립샘(prostate gland)은 치밀하고 피막으로 싸인 호두 모양의 기관으로, 무게는 약 2 g이고 길이는 2~4 cm이다. 위치는 방광의 바로 아래이다. 전립샘에는 뮤신을 만들어 내는 점막밑샘, 수많은 관을 통해 바로 전립샘요도로 통하는 30개 이상의 대롱꽈리샘이 있다. 이 샘은 모두 정액의 성분을 만들어 낸다(그림 22.19b).

전립샘이 분비하는 액체는 다소 뿌옇고 약산성을 띠며 구연산, **정액플라스민**(seminalplasmin), **전립샘-특이항원**(prostate-specific antigen, PSA)이 풍부하다. 구연산은 정자를 위한 영양분이고, 정액 플라스민은 남성의 요로감염을 막기 위한 항생제이며, 전립샘-특이항원은 사정 후 정액을 액체 상태로 유지하는 데 필요하다(전립샘의 분비물은 약산성이기 때문에 정액을 산성으로 만들지 못한다는 점에 주의한다. 정액은 알칼리성을 유지하며 질의 산성 환경을 중화하는 기능을 한다).

망울요도샘

완두콩과 같이 생긴 한 쌍의 **망울요도샘**(bulbourethral gland)은 쿠퍼샘(Cowper gland)이라고도 하며 막요도 양쪽의 비뇨생식가로막에 있다

통합 INTEGRATE

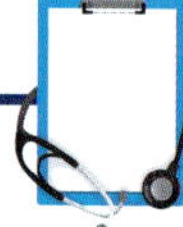

임상적 고찰 22.10 CLINICAL VIEW

양성전립샘비대증과 전립샘암

양성전립샘비대증(benign prostatic hyperplasia, BPH)은 암 없이 전립샘이 비대해지는 것이다. 고령의 남성에게 흔한 질환이며, 노화로 인한 호르몬의 변화가 원인이다.

양성전립샘비대증에서는 전립샘 속에서 큰 결절이 생겨 전립샘요도를 압박한다. 이 때문에 배뇨를 시작하고 멈추기가 어려워지며, 밤에 자주 소변을 보는 **야뇨증**(nocturia), 소변을 자주 보는 **다뇨**(polyuria), 배뇨 시 통증을 느끼는 **배뇨통**(dysuria)을 호소하는 경우도 많다. 몇 가지 약물로 전립샘비대증을 일으키는 호르몬을 억제할 수 있으나, 약물이 효과가 없어지면 전립샘을 수술로 제거해야 한다. 그중 가장 흔한 수술인 **전립샘요도경유절제술**(transurethral resection of the prostate, TURP)에서는 **절제보개**(절제경, resectoscope)라는 도구를 요도에 삽입해 비대해진 전립샘을 절제한다.

전립샘암(prostate cancer)은 50세를 넘은 남성에게 가장 흔한 악성종양으로 나이가 들수록 발병 위험도 높아진다. 전립샘암에 걸리면 주로 전립샘의 뒷부분에 단단한 결절이 생긴다. 초기에는 보통 증상이 없으며, 암이 진행되면서 배뇨와 관련된 증상이 나타날 수 있다.

직장손가락검사(digital rectal exam)는 전립샘암을 찾아내는 데 매우 효과가 크다. 이 검사에서는 의사가 장갑을 끼고 환자의 직장에 손가락을 넣어 인접한 부분(전립샘 포함)을 촉진한다. 또한 최근에는 50세 이상의 남성을 대상으로 하는 신체검사에서 전립샘-특이항원에 대한 혈액검사를 실시하는 경우가 많다. 이 항원의 혈중농도 상승은 양성전립샘비대증 또는 전립샘암의 징후일 수 있다.

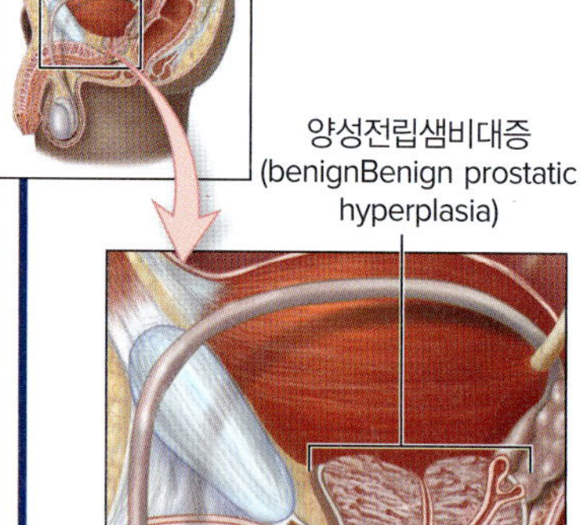

양성전립샘비대증 (benignBenign prostatic hyperplasia)

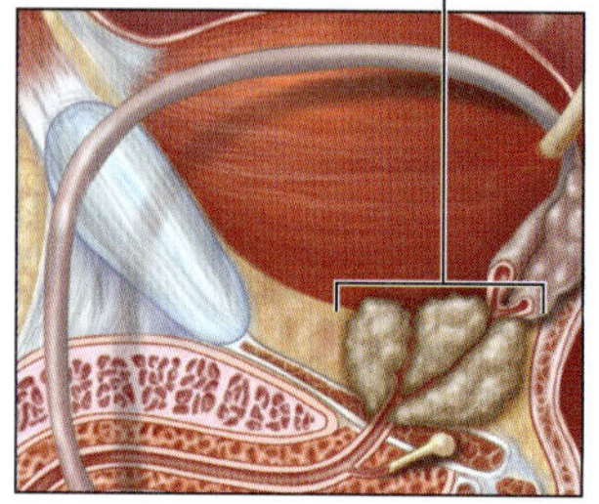

전립샘암(Prostate cancer)

전립샘암 초기에는 방사선 치료가 큰 효과를 발휘할 수 있다. 방사선 치료에는 전통적인 외부방사선 요법과, 방사성 팔라듐 또는 요오드 "종자"를 영구적으로 삽입하는 **근접방사선요법**(interstitial radiotherapy)이 있다. 암이 악화된 경우에는 전립샘과 그 주변 부위를 수술로 제거하는 **근치전립샘절제술**(radical prostatectomy)을 실시한다.

(그림 22.19a, 그림 22.14). 좌우 망울요도샘에는 음경의 망울(바닥)로 뻗어 해면체요도로 들어가는 짧은 관이 하나씩 있다. 망울요도샘은 단순원주상피와 거짓중층원주상피가 있는 대롱꽈리샘이다. 분비물은 투명하고 끈적끈적한 뮤신이며, 이 뮤신은 점액이 된다. 이 점액은 정액의 성분이 되어 요도를 보호하고 성교 시 윤활제 역할을 한다.

› 정액

부속샘의 분비물은 고환에서 온 정자와 섞여 **정액**(semen)을 이룬다. 성교 시 정액이 분비되는 것을 **사정**(ejaculate)이라고 하며, 이때 일반적으로 3~5 mL의 정액이 분비된다. 그 속에는 2~5억 마리의 정자가 들어 있다. 평소에 성적인 행위를 하는 남성이라면 정자가 정세관의 속공간으로 분비되고 관계통을 지나 사정되기까지 약 2주가 걸린다. 정액은 주로 부속샘의 분비물인 정액(seminal fluid; 정자를 뺀 액체)으로 이루어져 있으므로 성적인 행위를 매우 자주 하는 남성은 부고환에서 나오는 정자가 적어 정액(semen) 속의 정자도 적을 수 있다. 그러나 이 경우에도 정액의 전체 양은 정상에 가깝다.

통합 INTEGRATE

임상적 고찰 22.11 CLINICAL VIEW

포경수술

포경수술(circumcision; *circum*: 주변, *caedo*: 자르다)은 음경꺼풀을 절제하는 수술이다(포경수술을 한 음경과 하지 않은 음경을 그림 22.20에서 비교했다).

많은 문화권에서 포경수술을 실시하는데 포경수술은 건강상 여러 가지 이점이 여러 가지가 있다. 요로감염을 유발하는 세균이 음경꺼풀에 달라붙는 경향이 있기 때문에, 포경수술을 한 남성은 요로감염에 덜 걸리는 편이다. 또한 음경의 염증(포경수술을 한 음경은 위생을 유지하기 더 쉬우므로)과 암도 예방하는 효과가 있다. 게다가 일부 연구자들은 포경수술을 한 남성이 HIV 등의 성병에 덜 걸린다고 주장한다. 포경수술을 한 남성은 하지 않은 남성에 비해 감염될 위험이 약 50% 낮았다.

한편 포경수술의 문제점은 다음과 같다. 영아에게 마취 없이 포경수술을 실시하는 경우가 있는데, 이때 영아는 통증과 스트레스에 노출된다. 또한 포경수술에는 감염이나 과다출혈과 같은 합병증이 발생할 수 있으며, 드물게 재수술을 해야 할 수 있다. 어떤 사람들은 포경수술을 하면 성교 중의 감각에 영향이 생긴다고 주장하지만 이는 체계적으로 연구되거나 입증되지 않았다.

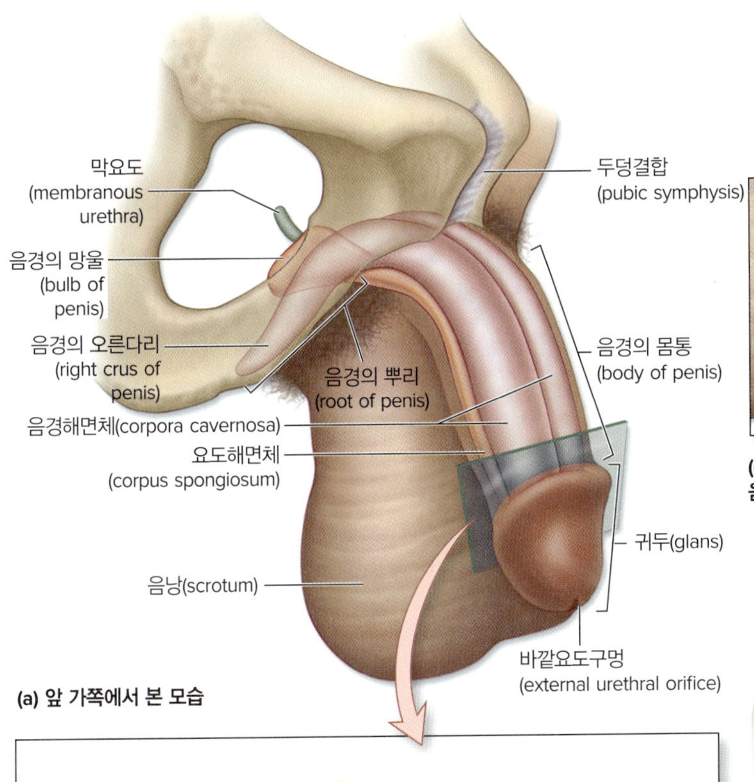

(a) 앞 가쪽에서 본 모습

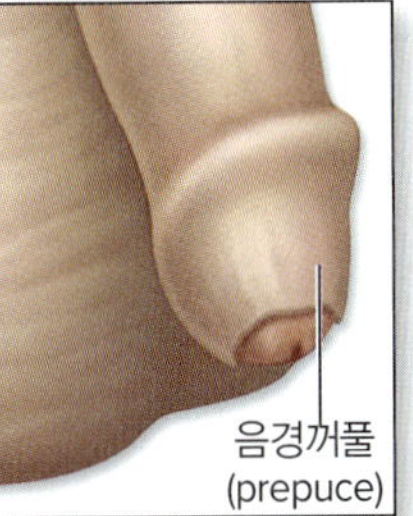

(c) 포경수술을 하지 않은 음경

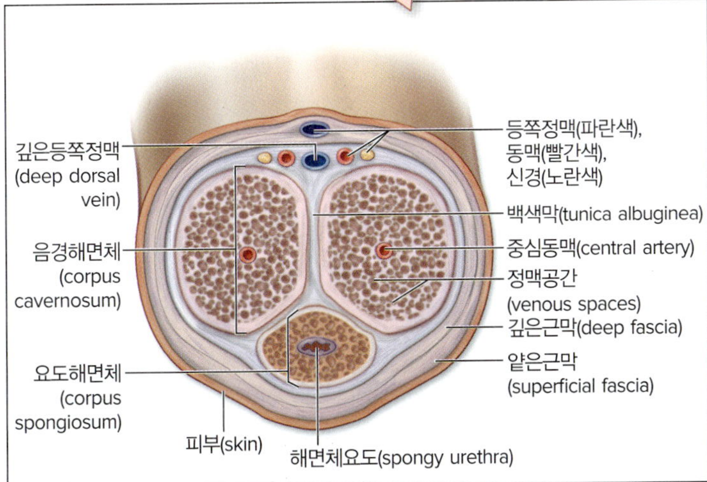

(b) 가로면

어떻게 생각하는가?

4 정관절제술을 받은 남성은 정자를 계속 만들어 낼 수 있는가? 그렇다면 이 정자는 어떻게 될까? 정액의 성분은 어떻게 변할까?

무엇을 배웠는가?

31 부속샘은 구체적으로 어떤 기능을 하는가?

32 정액(seminal fluid)은 정액(semen)과 어떻게 다른가?

22.4e 음경

학습목표

35. 음경의 구조와 기능을 서술한다.

음경(penis)과 음낭은 남성의 바깥생식기관을 이룬다(**그림 22.20**). 몸속에서 음경을 몸통에 부착하는 부분을 **뿌리**(root)라고 하며, 뿌리는 몸으로 갈수록 확장되면서 **망울**(bulb)과 **다리**(crus)를 이룬다. 망울은 음경을 비뇨생식부위의 망울해면체근에 연결하고, 다리는 음경을 두덩활에 연결한다. 음경의 몸통(줄기)은 길고 움직일 수 있는 부분이다. 음경의 끝은 **귀두**(glans)라고 하는데, 귀두에는 **바깥요도구멍**(external

그림 22.20 음경의 구조. (a) 음경을 앞 가쪽에서 본 모습으로 등쪽은 앞을 향하고 배쪽은 음낭에 접한다. (b) 음경의 가로면으로 발기체의 배열을 관찰할 수 있다. (c) 포경수술을 하지 않은 음경이다.

urethral orifice)이 있다. 음경의 피부는 얇고 탄력이 있다. 음경의 먼쪽 피부는 귀두의 높은 끝에 부착되어 **음경꺼풀**(prepuce, foreskin)이라는 둥근 주름을 이룬다.

음경의 몸통에는 원통형의 발기체가 3개 있다. 한 쌍의 **음경해면체**(corpus cavernosum; *caverna*: 작은 동굴)는 등쪽의 가쪽에 있다. 배쪽의 중앙에는 하나의 **요도해면체**(corpus spongiosum)가 있으며, 그 속에는 해면체요도가 있다. 음경해면체는 음경의 줄기 속에서 끝나고, 요도해면체는 귀두 속에서 끝난다. 발기체는 **백색막**(tunica albuginea)으로 싸여 있는데, 백색막은 음경의 몸통을 피부에 연결하는 역할도 한다.

무엇을 배웠는가?

33 음경해면체와 요도해면체를 비교하고 대조하라.

22.4f 남성의 성적 반응

학습목표

36. 발기와 사정의 과정을 비교하고 대조한다.

37. 남성의 성적 반응(과 사정)이 어떻게 유발되는지 설명한다.

남성의 성적 반응은 흥분기로 시작된다. 음경의 발기체는 중심동맥을 둘러싼 **정맥공간**(venous space)의 복잡한 그물로 이루어져 있다. 성적으로 흥분하면 혈액이 발기체로 들어가 정맥공간을 채운다. 이 정맥공간이 충혈되면 발기체가 단단해지는데, 이 과정을 **발기**(erection; *erecto*: 세우다)라고 한다. 단단해진 발기체는 정맥공간의 혈액이 흘러나가는 정맥을 압박한다. 그 결과, 정맥공간에 들어온 혈액은 성적 흥분이 가라앉을 때까지 빠져나가지 못한다. 부교감신경의 지배(골반내장신경을 통함; 12.3b 참조)가 음경의 혈류 증가와 발기를 담당한다. 구체적으로 부교감신경은 음경조직에 산화질소를 분비해 발기를 돕는다(17.4c절에서 산화질소는 혈관을 확장한다고 설명했던 것을 상기하라). 성극치감에 다다르기 전, 흥분기가 끝나갈 때 심박수, 혈압, 호흡수가 증가한다.

성극치감이란 강렬한 쾌감, 긴장의 해소, 정액의 배출이 이루어지는 시기이다. 성극치감이 시작될 때 정관은 꿈틀운동을 해서 정자를 요도로 이동시킨다. 성극치감의 후기에는 부속샘이 정액의 성분을 분비하고 이 성분이 정자와 섞여 정액이 된다. 이때 방광의 속요도조임근은 요도로 소변이 들어가지 않도록 수축한다. **사정**(ejaculation; *eiaculatus*: 쏘다)은 일반적으로 성극치감의 마지막 단계에 이루어지며, 이때 요도 벽의 민무늬근육이 규칙적으로 수축함으로써 정액이 음경에서 배출된다. 교감신경(허리내장신경에서 옴; 12.4a 참조)이 사정을 담당한다.

통합 INTEGRATE

학습전략 LEARNING STRATEGY

음경에 대한 자율신경지배를 기억하는 방법은 "point and shoot"이라는 카메라 작동 문구이다. point(erection: 발기)의 p는 부교감신경지배를 의미하고, shoot(ejaculation: 사정)의 s는 교감신경지배를 뜻한다.

대부분의 신체계통에서 교감신경과 부교감신경은 서로 반대 기능을 하지만 남성의 생식계통은 예외이다. 발기를 위해서는 부교감신경 지배가, 사정을 위해서는 교감신경 지배가 필요하다. 성적 흥분이 감소한 후에 자율신경의 작용이 완화되면 발기체의 혈류가 줄어들고 혈액이 대부분 다른 정맥으로 우회한다. 이로써 음경은 원래의 축 늘어진 상태로 돌아간다.

성극치감 후에는 강렬한 이완을 느끼는 해소기가 찾아온다. 교감신경이 자극을 받아 음경의 중심동맥과 발기체 주위의 작은 근육을 수축시키고, 이 작용을 통해 충혈되었던 피가 빠져나간다. 음경은 점점 물렁물렁해지고 축 늘어진다. 남성은 해소기 뒤에 **불응기**(refractory period)가 있는데, 이 동안은 다시 발기할 수 없다. 불응기는 몇십 분에서 몇 시간까지 지속될 수 있으며 나이가 들수록 길어진다(반대로 여성은 불응기가 없기 때문에 한 번의 성적 경험을 하는 동안에도 여러 번의 성극치감을 느낄 수 있다).

무엇을 배웠는가?

34 발기와 사정은 어떻게 다른가?

35 성적으로 흥분했을 때 부교감신경과 교감신경의 지배는 음경의 기능에 어떻게 기여하는가?

22.5 여성 및 남성 생식계통의 발생과 노화

여성과 남성의 생식기관은 같은 배아원기(embryonic primordia)에서 만들어진다. 수용하는 분자신호에 따라 원기는 여성 또는 남성의 생식기관으로 분화한다. 이 과정을 학습하려면 먼저 유전적 성과 표현형 성을 구분할 수 있어야 한다.

22.5a 유전적 성과 표현형 성

학습목표

38. 유전적 성과 표현형 성을 비교하고 대조한다.

39. 표현형 남성을 만들어 내는 유전자를 열거한다.

유전적 성(genetic sex)은 유전자형 성(genotypic sex)이라고도 하며, 물려받은 성염색체를 기반으로 한 성이다. X염색체가 2개인 사람은 유전적 여성이고, X염색체와 Y염색체가 하나씩 있는 사람은 유전적 남성이다. 유전적 성은 난자가 수정될 때 결정된다.

한편 **표현형 성**(phenotypic sex)이란 속생식기관과 바깥생식기관을 가리킨다. 난소와 여성의 바깥생식기관(음순)이 있는 사람은 표현형 여성이고, 고환과 남성의 바깥생식기관(음경, 음낭)이 있는 사람은 표현형 남성이다. 표현형 성은 발생 7주 후부터 알 수 있다.

원시조직은 어떻게 여성 또는 남성의 생식기관으로 발생할까? 남성의 경우 Y염색체의 큰 **고환결정인자**(TDF) 속에 **성결정부위 Y**(sex-determining region Y, SRY)유전자가 있다. Y염색체가 존재하고 성결정부위 Y유전자가 제대로 발현하면 이 유전자는 남성의 표현형 발생을 개시하는 안드로겐의 생성을 자극한다. Y염색체가 없으면, 또는 성결정부위 Y유전자가 없거나 비정상이면 여성의 표현형 성이 나타난다.

> **무엇을 배웠는가?**
>
> 36 정상적인 상태에서 Y염색체에 존재하며 남성의 표현형 성을 발현하는 유전자는?

22.5b 미분화생식샘과 생식관의 형성

> **학습목표**
>
> **40.** 중간콩팥관과 중간콩팥곁관에서 생겨나는 해부학적 구조에 대해 서술한다.

배아 발생 5주째의 초기에 한 쌍의 **생식기능선**[genital ridge; 생식샘능선(gonadal ridge)]이 중간중배엽에서 생겨난다. 생식기능선은 나중에 생식샘이 된다(5.6a 참조). 생식기능선은 세로 방향의 융기이며 발생 중인 콩팥보다 안쪽, 10번 등뼈와 비슷한 높이에 있다(**그림 22.21**의 위). 5주와 6주 사이에 **원시종자세포**(germ cell)가 난황주머니에서 생식기능선으로 이동한다. 이 종자세포는 나중에 생식자(난모세포 또는 정자)가 된다. 그 직후 2개의 관계통이 생겨난다.

- **중간콩팥관**(중신관, mesonephric duct)은 볼프관(Wolffian duct)이라고도 하며 남성 관계통의 대부분을 이룬다. 또한 중간 콩팥관은 중간콩팥을 발생 중인 방광에 연결한다.

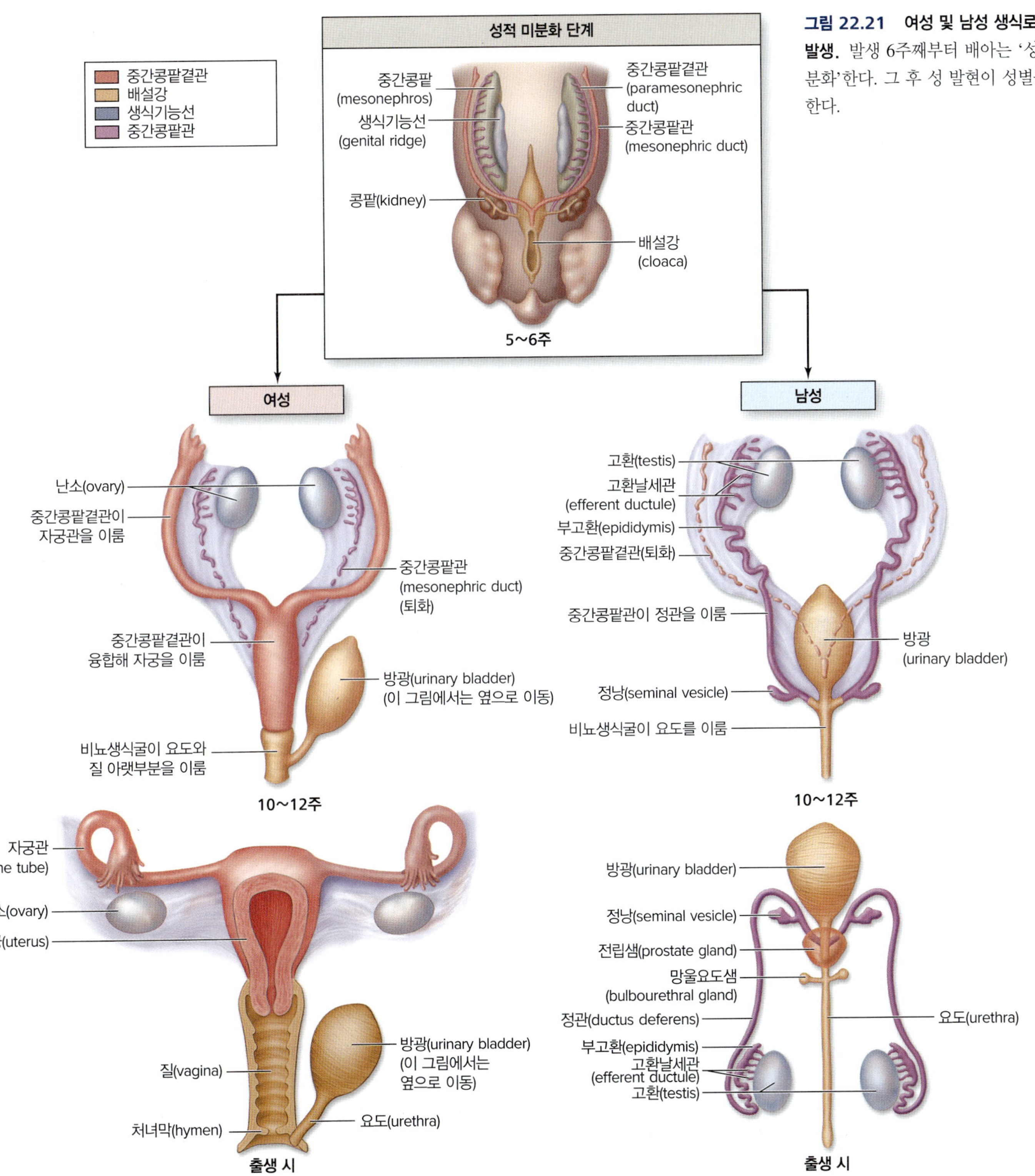

그림 22.21 여성 및 남성 생식로의 배아 발생. 발생 6주째부터 배아는 '성적으로 분화'한다. 그 후 성 발현이 성별을 결정한다.

- **중간콩팥곁관**(중신방관, paramesonephric duct)은 뮐러관(Mullerian duct)이라고도 하며, 자궁관, 자궁, 질의 윗부분 등 여성 관계통의 대부분을 이룬다. 중간콩팥곁관은 중간콩팥관의 가쪽에 생겨난다.

모든 사람의 배아에는 두 관계통이 모두 존재하지만 이 중 하나만 태아에 남는다. 여성의 배아에서는 중간콩팥곁관이 발달하고 중간콩팥관은 퇴화한다. 남성의 배아에서는 중간콩팥관이 성장해서 남성의 생식계통으로 분화하며, 중간콩팥곁관은 퇴화한다.

무엇을 배웠는가?

37 여성의 배아에는 어떤 관계통이 남는가? 남성의 배아에는 어떤 관계통이 남는가?

22.5c 속생식기관의 발생

학습목표

41. 여성의 속생식기관이 발생할 때 일어나는 사건을 서술한다.

42. 중간콩팥곁관의 퇴행을 유발하는 호르몬과 이 호르몬을 분비하는 세포를 서술한다.

여성의 속생식기관 발생을 그림 22.21의 왼쪽에 나타냈다. 발생 중인 여성은 성결정부위 Y단백질이 없으므로 중간콩팥관이 퇴행한다. 발생 8~20주에는 중간콩팥곁관이 발달하고 분화한다. 중간콩팥곁관의 아랫부분 끝이 융합해 자궁과 질의 윗부분이 되고, 윗부분은 분리된 채로 남아 자궁관이 된다. 질의 아랫부분은 비뇨생식굴에서 생겨나며, 방광과 요도도 비뇨생식굴에서 생겨난다.

남성은 발생 7주째부터 성결정부위 Y유전자의 영향으로 미분화생식샘이 고환으로 변하고, 버팀세포와 사이질세포가 생겨난다. 버팀세포는 중간콩팥곁관의 발달을 억제하는 **항뮐러호르몬**[anti-Mullerian hormone, AMH; 뮐러억제물질(Mullerian inhibiting substance)이라고도 함]을 분비한다(그림 22.21의 오른쪽). 중간콩팥곁관은 퇴화하고 8~12주에 중간콩팥관이 남성의 관계통인 고환 날세관, 부고환, 정관, 정낭, 사정관으로 변하기 시작한다.

전립샘과 망울요도샘은 중간콩팥관에서 생겨나지 않는다. 이 부분은 내배엽에서 생겨나며, 발생 중인 요도에서 10~13주에 뻗어 나온다. 전립샘과 망울요도샘은 발달하면서 중배엽을 수용한다.

마지막으로 미분화생식샘은 T10 척추와 비슷한 높이에서 생겨난다는 점을 기억한다. 출생 전에 고환은 배 부분에서 음낭을 향해 내려간다. **길잡이**(소대, gubernaculum)라는 얇은 결합조직 띠가 고환에 부착되어 고환이 샅굴을 통해 음낭까지 내려가도록 돕는다(그림 22.21에는 나타나지 않음). 배아가 자라면서(그러나 길잡이의 길이는 같은 길이로 남음) 고환은 수동적으로 음낭 쪽으로 당겨진다. 이 과정은 천천히 진행되며 3개월째에 시작되어 9개월째까지도 완료되지 않는다. 미숙아로 태어난 남아는 고환이 음낭으로 완전히 내려가지 않은 경우가 흔하다. 보통 이 고환은 출생 직후에 내려간다.

무엇을 배웠는가?

38 여성 배아의 중간콩팥곁관은 어떻게 되는가?

39 남성 배아의 버팀세포는 어떤 호르몬을 분비하며, 이 호르몬은 속생식기관의 발생에 어떤 영향을 미치는가?

22.5d 바깥생식기관의 발생

학습목표

43. 공통된 원시 바깥생식기관을 나열하고, 여성과 남성의 바깥생식기관이 어떻게 발생하는지 비교한다.

여성과 남성의 바깥생식기관은 속생식기관과 마찬가지로 같은 원시구조에서 발생한다(**그림 22.22**). 발생 6주째부터 다음과 같은 외부 구조가 나타나기 시작한다.

- **비뇨생식주름**(urogenital fold)은 요도주름(urethral folds)이라고도 하며 비뇨생식막의 양쪽에 있는 한 쌍의 융기이다. 두께는 얇고 비

통합 INTEGRATE

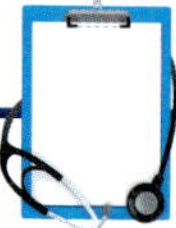

임상적 고찰 22.12 CLINICAL VIEW

남녀한몸증(성 발달장애)

남녀한몸증(간성, intersex condition)은 성 발달장애(disorders of sex development)라고도 하며, 유전자형(및 생식샘 발달)과 바깥생식기관이 일치하지 않는 일련의 장애를 가리킨다[예전에는 이 상태를 영어로 "hermaphrodite"라고 했는데, 그리스 신화의 신 헤르메스와 아프로디테의 사이에서 나온 아들 "헤르마프로디토스(Hermaphroditus)"가 어원이다]. **진성생식샘남녀한몸**(true gonadal intersex, true hermaphroditism)은 한 사람에게 난소와 고환이 모두 존재하고(보통 생식능력은 없음), 바깥생식기관이 애매하거나 여성인 경우이다. 이러한 사람은 유전적으로 남성(XY)일 수도 있고 여성(XX)일 수도 있다. 진성생식샘남녀한몸은 매우 드물다.

거짓남녀중간몸증(pseudohermaphroditism; *pseudes*: 거짓)이란 유전적 성과 표현형 성이 일치하지 않는 것이다. 46 XY **남녀한몸**(46 XY intersex)은 예전에는 남성거짓남녀중간몸증(male pseudohermaphroditism)이라고 했으며, 유전적으로는 남성(XY)이면서 바깥생식기관은 여성과 비슷한 경우이다(표현형 여성). 일반적으로 발생기에 남성호르몬(예: 테스토스테론)이 없거나 적은 것이 원인이다.

46 XX **남녀한몸**(46 XX intersex)은 예전에는 여성거짓남녀중간몸증(female pseudohermaphroditism)이라고 했으며, 유전적으로는 여성(XX)이면서 바깥생식기관은 남성과 비슷한 경우이다(표현형 남성). 음핵이 커서 작은 음경처럼 보이며, 대음순과 소음순이 부분적으로 융합해 음낭처럼 보일 수 있다. 여성 태아가 과도한 안드로겐에 노출된 경우(예: 임부가 유산을 방지하기 위한 약물을 투여받은 경우) 발생할 수 있다. 그러나 더 흔한 원인은 **선천부신과다형성**(congenital adrenal hyperplasia) 때문에 태아의 부신이 안드로겐을 과다하게 분비하는 것이다.

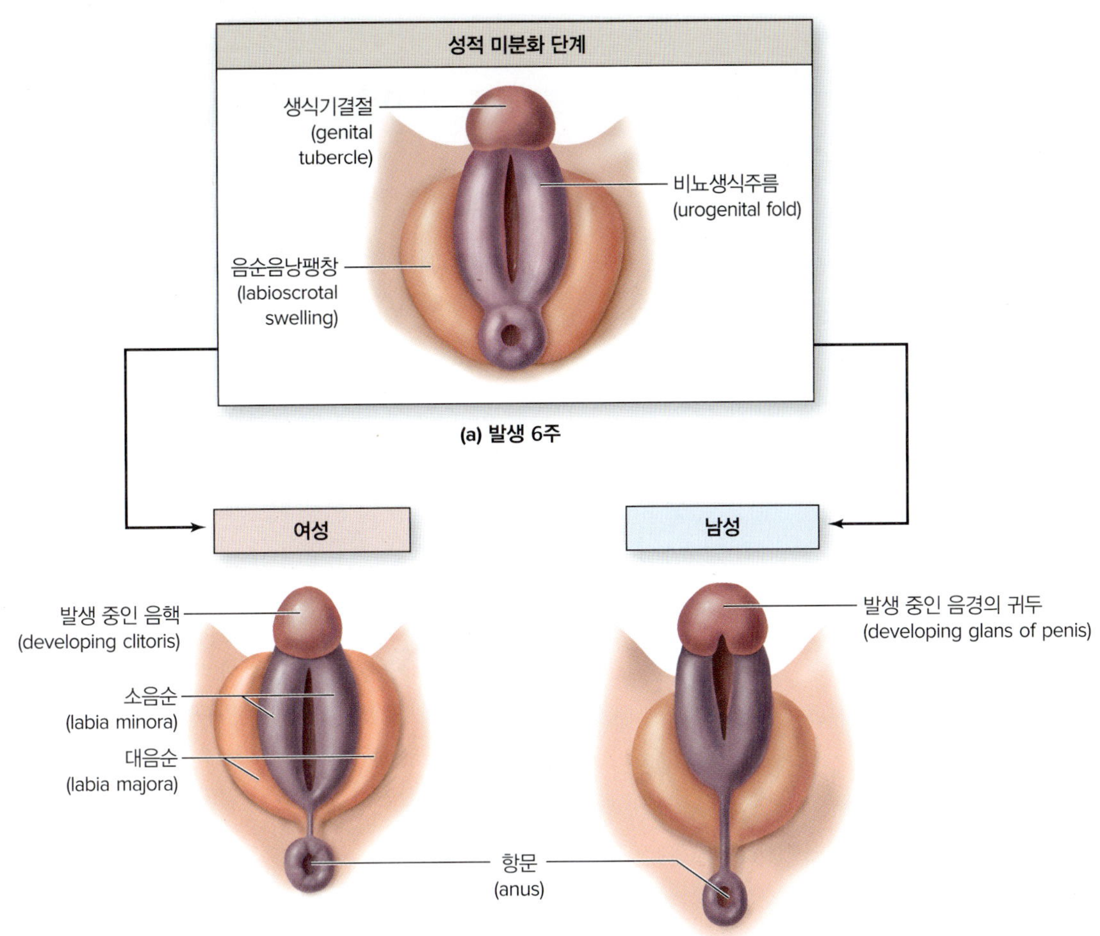

(b) 12주: 남성의 비뇨생식주름이 융합하기 시작함

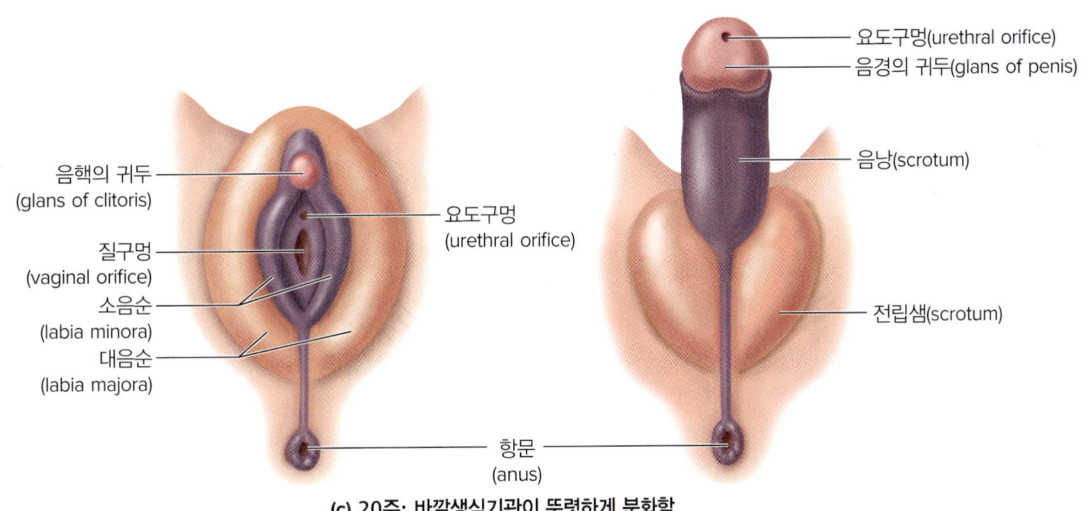

(c) 20주: 바깥생식기관이 뚜렷하게 분화함

그림 21.22 바깥생식기관의 발생. (a) 발생 6주째의 미분화한 바깥생식기관이다. (b) 남성의 비뇨생식주름은 12주째부터 융합하고 여성의 비뇨생식주름은 열린 상태를 유지한다. (c) 20주째에는 바깥생식기관이 완전히 분화한다.

뇨생식굴과 몸의 외부를 나누는 위치에 있다.

- **생식기결절**(genital tubercle)은 비뇨생식주름의 앞쪽에 있는 둥근 부분이다.
- **음순음낭팽창**(labioscrotal swelling)은 **생식기팽창**(genital swelling)이라고도 하며, 비뇨생식주름 가쪽에 있는 한 쌍의 융기이다.

약 12주째까지는 두 성의 바깥생식기관이 매우 비슷해 보인다. 바깥생식기관은 20주까지는 뚜렷하게 분화하지 않는다. 테스토스테론이 없으면 여성의 바깥생식기관이 발생한다. 생식기 결절은 음핵이 된다. 비뇨생식주름은 융합하지 않고 소음순이 된다. 음순음낭팽창도 융합하지 않고 대음순이 된다.

남성의 몸속에서는 테스토스테론이 생성되고 순환해 원시 바깥생식기관이 분화한다. 생식기결절은 커지고 길어져서 음경의 귀두와 등쪽 일부를 이룬다. 비뇨생식주름도 마찬가지로 커지며, 발생 중인 요도 주위에서 융합해 음경의 배쪽 부분이 된다. 음순음낭팽창은 가운데가 융합해 음낭이 된다.

무엇을 배웠는가?

40 조직을 남성의 생식기관으로 분화시키는 요인은 무엇인가?

22.5e 사춘기

학습목표

44. 사춘기를 일반적으로 정의하고 사춘기가 흔히 나타나는 연령 범위를 서술한다.

45. 사춘기에 공통적으로 일어나는 사건 몇 가지를 열거한다.

여성과 남성의 생식계통은 사춘기 전까지는 기능하지 않는 '휴면' 상태라는 사실을 기억한다. **사춘기**(puberty; *puber*: 어른)는 청소년기에 생식기관이 완전히 기능하게 되고 바깥으로 드러나는 성적 특징이 더 뚜렷해지는(예: 여성의 유방 성장, 두 성의 음모 성장) 시기이다. 사춘기가 시작되는 시기는 유전자, 환경요인, 개인의 전반적인 건강에 따라 다를 수 있다.

시상하부가 생식샘자극호르몬분비호르몬을 분비하기 시작하면서 사춘기가 시작된다. 이 호르몬은 뇌하수체앞엽을 자극해 생식샘자극호르몬(난포자극호르몬, 황체형성호르몬)을 분비시킨다. 두 성 모두 사춘기 전에는 난포자극호르몬과 황체형성호르몬이 거의 존재하지 않는다. 이 두 호르몬이 증가하면 생식샘은 성호르몬을 다량 분비하고 생식자성 숙과 성적 성숙의 과정을 개시한다.

사춘기의 첫 징후로 여성은 젖멍울이 나타나며, 두 성 모두 두덩과 겨드랑이에 털이 난다. 초경은 후기의 징후 중 하나이며, 첫 징후가 나타나고 나서 약 2년 후에 발생한다. 남성은 고환과 음경이 자라 발기가 시작될 수 있고 밤에 사정을 경험할 수 있다. 또 테스토스테론이 후두 구조를 빠르게 성장시키기 때문에 목소리가 변하고 낮아진다.

사춘기가 나타나는 시기는 성별과 개인에 따라 다르다. 일반적으로 여성은 남성보다 사춘기가 2년 빨리 찾아온다. 미국에서는 흑인 여성이 백인 여성보다 약 1년 사춘기가 빠르다. 또 부유한 가정의 자녀는 가난한 가정의 자녀보다 사춘기가 빨리 시작되는 편인데, 영양과 건강관리의 문제로 추정된다. 사춘기가 시작되는 나이는 지난 100년간 점점 빨라졌다. 현대의 아동은 과거보다 약 2년 빨리 사춘기를 맞는다. 현재는 일반적으로 여성은 만 8~12세, 남성은 만 9~14세에 사춘기가 시작된다(그러나 사람에 따라 이보다 훨씬 늦어질 수도 있다).

이른사춘기(성조숙, precocious puberty)란 사춘기의 징후가 정상보다 훨씬 빨리(여성의 경우 만 7~8세, 남성의 경우 만 9세) 나타나는 것이다. 이른사춘기는 원인 불명일 수도 있고, 뇌가 부상을 입거나 감염되어 발생할 수도 있으며, 뇌하수체나 생식샘에 종양이 생겨 발생할 수도 있다. 아이가 이른사춘기의 징후를 보이면 소아과에서 치료가 필요한지 검사를 받아야 한다.

무엇을 배웠는가?

41 어떤 요인이 초경이 발생하는 나이에 영향을 미치는가?

22.5f 폐경과 남성갱년기

학습목표

46. 폐경을 일반적으로 정의하고 증상을 서술한다.

47. 남성의 갱년기에 일어나는 현상을 설명한다.

여성과 남성의 생식계통은 성적으로 성숙한 후부터 매우 다른 방식으로 노화한다.

여성의 폐경

일반적으로 여성의 생식자는 40대나 50대부터 성숙하지 않으며, 이때 폐경이 발생한다. 폐경에 가까운 시기를 **폐경전후기**(perimeno-pause)라고 한다. 이 시기에는 에스트로겐이 감소하기 시작하고 불규칙한 월경, 무월경, 월경혈의 큰 감소 등이 나타날 수 있다. 임신하지 않은 여성이 1년간 월경을 하지 않는 상태를 **폐경**(menopause; *pauses*: 중지)이라고 한다는 것을 기억한다. 일반적으로 폐경이 시작되는 나이는 사람마다 상당히 다른데, 대개 만 45~55세이다. 폐경으로 호르몬이 감소하면 일부 생식기관과 유방이 위축될 수 있다. 질벽이 얇아지고, 샘의 분비물이 줄어들어 습기와 윤활작용이 감소한다. 자궁은 줄어들고 위축되어 사춘기 전보다도 훨씬 작아진다. 자궁내벽이 자라지 않기 때문에 월경도 발생하지 않는다.

폐경으로 에스트로겐과 프로게스테론이 크게 감소하면 다른 신체계통도 영향을 받는다. 체온이 주기적으로 상승해 **홍조**가 발생할 수 있으며, 머리카락이 가늘어지고 얼굴의 털이 증가할 수 있다. 또 뼈엉성증과 심장질환이 발생할 위험이 높아진다.

예전에는 폐경의 증상을 완화하고 뼈엉성증과 심장질환의 발생 위험을 낮추기 위해 에스트로겐과 프로게스테론을 보충하는 **호르몬 대치치료**(hormone replacement therapy, HRT)를 실시했다. 그러나 최근 연구에 따르면 나이가 많은 여성의 경우 이점보다 위험이 더 클 수 있다(예: 유방암 발생위험 증가, 심장질환을 방지하지 못함). 이 때문에 많은 의사들이 폐경 증상에 호르몬 대치치료를 처방하지 않지만 증상이 심한 일부 여성은 여전히 호르몬 대치치료를 선택하고 있다.

남성의 폐경기

여성과 달리 남성은 생식계통의 기능이 급격히 변하지 않는다. 고환과 정세관의 크기가 다소 줄어들고 사이질세포의 수가 감소할 뿐이다. 사이질세포가 감소하면 테스토스테론도 감소하기 때문에 50대의 남성은 **남성갱년기**(male climacteric)를 겪을 수 있다. 증상이 거의 없는 경우가 대부분이나 일부 남성은 기분의 급격한 변화, 성욕 감소, 홍조와 발한을 겪을 수 있다. 그러나 폐경을 겪는 여성과 달리, 일반적으로 남성은 생식자의 생성이 중단되지 않는다. 그리고 남성의 테스토스테론은 폐경기 여성의 에스트로겐 및 프로게스테론과 달리 급격하게 감소하지 않는다.

대부분의 남성은 나이가 들면 전립샘비대증(양성 또는 암)에 걸리므로 성기능과 배뇨기능이 영향을 받을 수 있다. 또 나이가 들면 발기를 시작하거나 유지하지 못하는 **발기장애**(erectile dysfunction)와 **발기부전**(impotence)에 걸릴 수 있다. 발기장애와 발기부전의 위험요인으로는 노화 외에도 심장질환, 당뇨병, 흡연, 전립샘수술 경험이 있다. 최근에는 발기장애를 치료하는 다양한 약물[예: sildenafil(Viagra)]이 출시되었다. 이 약물은 음경동맥의 확장을 유지해 발기체의 이완을 막는다.

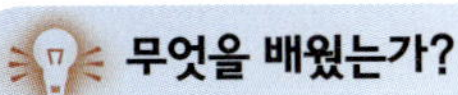

무엇을 배웠는가?

42 여성과 남성의 생식계통은 어떻게 다르게 노화하는가?

단원 요약 CHAPTER SUMMARY

22.1 여성 및 남성 생식계통의 개관	• 여성과 남성의 생식계통은 다음 세대를 전파하는 기능을 한다. **22.1a 두 계통의 공통요소** • 두 생식계통 모두 성세포와 성호르몬, 부속생식기관(생식세포를 운반하거나 유지하는)을 생산하는 생식샘을 가지고 있다. **22.1b 여성과 남성의 성적 성숙** • 성적성숙은 시상하부가 생식샘자극호르몬분비호르몬(GnRH)을 분비하기 시작할 때 사춘기에 시작한다. 이 호르몬은 뇌하수체앞엽을 자극해 난포자극호르몬(follicle-stimulating hormone, FSH)과 황체형성호르몬(luteinizing hormone, LH)을 분비하게 한다. • 난포자극호르몬과 황체형성호르몬은 생식샘을 자극하여 성호르몬을 방출하고 생식세포를 생산한다. **22.1c 샅의 구조** • 샅(회음, perineum)은 양쪽 넓적다리 사이에 있는 마름모꼴의 영역으로 비뇨기생식부위이다. 생식자 발생은 성별을 형성하기 위한 과정이다.
22.2 생식자 발생	• 생식자 발생은 성세포가 만들어지는 과정이다. **22.2a 유전에 대한 짧은 복습** • 사람은 중 22쌍의 보통염색체와 한 쌍의 성염색체를 가지고 있다. 성염색체는 X와 Y로, XX는 여성, XY는 남성이다 . • 성세포는 홑배수체 세포이다; 22개의 염색체와 1개의 성염색체로 이루어지며 짝을 이루지 않는다. 성세포가 수정에서 결합되면 두배수체 상태가 복원된다. **22.2b 감수분열의 개관** • 감수분열은 홑배수체 모세포로부터 홑배수체 성세포를 생성하는 성세포 분열이다. • 감수분열은 두 번의 분열이 일어나는데, 1차 감수분열과 2차 감수분열이다. 이 결과 한 개의 두배수체 세포는 4개의 홑배수체 세포를 만든다. **22.2c 감수분열 I: 감수분열** • 감수분열 이전에 복제되기 때문에 각각의 복제된 염색체는 단일 매듭으로 결합된 두 자매염색분체로 구성된다. • 복제된 동종 염색체의 쌍은 1차 감수분열 동안 분리된다. 단계는 1단계 전기, 1단계 중기, 1단계 후기, 1단계 종말기와 세포질분열이 있다. • 동질염색체 간의 교차 및 교환은 전 단계에 발생하며 모세포와 유전적으로 다른 염색체를 생성하는 데 도움이 된다. **22.2d 감수분열 II: 자매염색체의 분열** • 자매염색분체(복제 염색체 구성)는 2차 감수분열에서 분리된다. 단계는 2단계 전기, 2단계 중기, 2단계 후기, 2단계 종말기와 세포질분열이 있다. • 감수분열의 두 순서 결과 4개의 홑배수체가 생성되어 성세포를 형성한다.
22.3 여성의 생식계통	• 여성 생식기관은 짝을 이룬 난소과 자궁관, 자궁, 질, 바깥생식기관, 그리고 유선 등으로 이루어진다. **22.3a 난소** • 난소의 겉질에는 난포가 있는데, 난포는 엽세포(또는 과립세포)로 둘러싸인 난포세포로 이루어져 있다. **22.3b 난자 형성과 난소주기** • 생식샘자극호르몬분비호르몬(GnRH)이 난포자극호르몬과 황체형성호르몬의 분비를 자극하여 난포를 성숙시킨다. 난포가 성숙되면 에스트로겐이 분비되고 역치에 도달하면 시상하부와 뇌하수체를 자극하여 호르몬을 더 많이 방출한다. • 난포자극호르몬과 황체형성호르몬의 수치가 변화하면 원시난포가 1차 난포, 2차 난포, 동난포로 성숙된 다음 성숙난포로 성숙된다. • 황체형성호르몬의 최고치는 2차 난모세포가 성숙한 난포세포에서 방출되도록 하며, 나머지 난모세포는 호르몬을 생성하는 황체가 된다. • 난소주기는 난포기, 배란, 황체기로 구성된다. **22.3c 자궁관, 자궁, 질** • 자궁관은 자궁에서 각 난소로 확장되며, 자궁관은 수정부위이다. • 자궁은 배아 전 착상부위의 기능을 하며 배아를 지지하고 영양분을 공급하는 두꺼운 벽의 근육기관으로 월경 부위이다. • 자궁벽은 내막 점막, 자궁 내막, 두꺼운 벽의 중간 근육층, 근막층, 그리고 외막의 경막으로 이루어져 있다. • 질은 태아의 출생관, 교배기관, 생리 배출의 통로역할을 하는 상피성 섬유근육관이다. **22.3d 자궁(월경)주기와 월경** • 자궁속막은 다음 자궁주기 동안 새로운 기능층을 재생하는 더 깊은 기초층과 월경으로 제거되는 기능층을 가지고 있다. • 월경 및 증식 단계는 난소 주기의 난포 및 배란 단계와 함께 발생한다. 난소주기의 황체기와 월경주기의 분비기가 동시에 일어난다. **22.3e 바깥생식기관** • 여성의 바깥생식기관을 외음부라 하고, 불두덩, 소음순, 음핵이 포함된다. **22.3f 젖샘** • 여성의 유선은 모유를 생산한다. • 프로락틴(prolactin)은 모유 생산을 담당하고 옥시토신(oxytocin)은 모유배출을 담당한다.

(계속)

단원 요약 CHAPTER SUMMARY

	22.3g 여성의 성적 반응 • 여성의 성적 반응은 흥분기, 성극치감, 해소기 등 세 단계로 이루어진다. • 성극치감은 강렬한 쾌감, 긴장감 발산, 따뜻한 느낌, 그리고 질과 자궁이 수 초 동안 리듬감 있게 수축하면서 골반이 욱신거리는 시기를 말한다.
22.4 남성의 생식계통	• 남성의 주요 생식기관은 고환이다. 부속생식기관에는 관, 부속샘, 그리고 음경이 포함된다.
	22.4a 음낭 • 음낭은 체외에 고환을 포함하고 있으며, 기능적 정자를 형성하기 위내 낮은 온도가 필요하다.
	22.4b 고환과 정자 발생 • 고환에는 정자가 정자로 분화하는 과정인 정자(정자와 버팀세포가 들어있는 코일관)와 안드로겐을 생성하는 사이질세포가 들어 있다. • 정자 발생은 두배수체 정자세포를 형성하는 감수분열 과정이지만 정자 형성은 정자가 분화하여 정자로 변화하는 과정이다. • 시상하부에서 분비되는 생식샘자극호르몬분비호르몬이 뇌하수체앞엽에서 난포자극호르몬과 황체성호르몬을 분비해서 정자 형성과 테스토스테론 생성을 자극한다. • 테스토스론의 높은 수치는 생식샘자극호르몬분비호르몬의 생성과 뇌하수체앞엽의 생식샘자극호르몬분비호르몬 민감도를 억제하여 음성되먹임 기전을 보인다.
	22.4c 남성 생식로의 관계통 • 관은 정자를 저장하고 운반하며 정세관, 고환망, 부고환, 정관, 사정관이 이에 속한다. • 남성의 요도는 한 번에 소변이나 정액을 운반한다(둘을 동시에 운반하지는 않음).
	22.4d 부속샘과 정액의 생성 • 부속샘(정낭, 전립샘, 망울요도샘)은 정자의 영양분이 되는 정액을 만든다. • 정세관은 정액과 정자를 섞어 준다.
	22.4e 음경 • 음경은 남성의 성교기관으로 요도가 있고, 세 개의 원통형 발기체가 있다.
	22.4f 남성의 성적 반응 • 발기는 발기조직에 혈액을 채우고 음경이 확대되는 것이다. 이 과정은 주로 자율신경의 부교감신경에 의해 조절된다. • 사정은 음경이 정액을 내보내는 것이고, 자율신경의 교감신경에 의해 조절된다.
22.5 여성 및 남성 생식계통의 발생과 노화	• 여성과 남성의 생식구조는 동일한 원시세포에서 시작된다. 유전자 발현이 남녀의 차이를 결정한다.
	22.5a 유전적 성과 표현형 성 • 유전성은 염색체 종류에 근거를 두고 있다. 표현형 성은 내부 및 외부의 생식기의 모양을 말한다.
	22.5b 미분화생식샘과 생식관의 형성 • 배아발달의 생식 기능선은 중간중배엽에서 형성된다. 원시종자세포(germ cell)가 난황주머니에서 생식기능선으로 이동하고, 이 종자세포는 나중에 생식자를 형성한다.
	22.5c 속생식기관의 발생 • 성결정부위 Y염색체가 없는 경우(성 결정영역 유전자의 부재) 여성 생식으로 발달한다. 남성은 성결정부위 Y단백질의 결과로 발달한다.
	22.5d 바깥생식기관의 발생 • 바깥생식기관은 약 12주까지 매우 유사하게 나타나지만 20주 경에 완전히 분화된다.
	22.5e 사춘기 • 사춘기는 생식자와 성호르몬을 생산하기 시작하는 시기이다. • 사춘기의 발생시기는 다양하지만 일반적으로 소년보다 소녀가 더 빨리 시작한다.
	22.5f 폐경과 남성갱년기 • 폐경은 여자가 1년간 배란과 월경이 중단된 때이다. 일부 여성은 안면홍조, 얇은 두피모발, 검은 안면모발의 성장, 골다공증에 대한 위험 증가와 같은 갱년기 증상이 나타날 수 있다. • 남성은 남성호르몬의 감소된 결과 증상이 나타날 수 있다. 그러나 남성은 평생 동안 생식자를 생산한다.

단원 평가

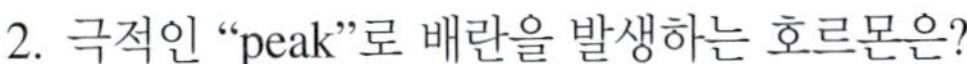

기초 평가 Do You Know the Basics?

1. 여성에게 있어서 음경부위는?
   a. 대음순
   b. 소음순
   c. 음핵
   d. 질

2. 극적인 "peak"로 배란을 발생하는 호르몬은?
   a. 프로게스테론
   b. 황체형성호르몬(luteinizinghormone)
   c. 난포자극호르몬(follicle-stimulatinghormone)
   d. 프로락틴

3. 자궁에 대한 알맞은 설명은?
   a. 자궁기저내막은 매달 월경으로 탈락된다.
   b. 근막에는 여러 뼈대근육층이 있다.
   c. 자궁경부는 질로 들어간다.
   d. 원인대는 자궁 위에 걸쳐 있는 복막이다.

4. 어느 구조에 일차난모세포, 여러 층의 과립세포, 방이 이루어져 있는가?
   a. 원시난포
   b. 일차난포
   c. 동난포
   d. 성숙난포

5. 남성의 안드로겐 분비장소는?
   a. 정조세포
   b. 간질세포
   c. 버팀세포
   d. 위의 모두에서

6. 정액 구성요소를 생산하는 장소가 아닌 곳은?
   a. 망울요도샘
   b. 고환
   c. 정액소포
   d. 전립샘

7. 유사분열을 통해 정자세포는 새로운 정조세포와 무엇을 형성하는가?
   a. 정자
   b. 정자세포
   c. 1차 정자세포
   d. 수정란

8. 정자는 ________에 저장되며, 완전히 성숙하고 운동성을 유지한다.
   a. 부고환
   b. 정세관
   c. 정관
   d. 고환그물(고환망)

9. 난소주기에 대한 정확한 설명은?
   a. 생식샘자극호르몬분비호르몬은 뇌하수체앞엽의 난포자극호르몬과 황체형성호르몬의 분비를 억제한다.
   b. 프로게스테론은 난포세포의 성장을 촉진한다.
   c. 이차 난모세포가 배란될 때 에스트로겐 생산은 중간된다.
   d. 높은 농도의 에스트로겐은 뇌하수체앞엽에서 난포자극호르몬과 황체형성호르몬의 분비를 자극한다.

10. 배아에서 중간콩팥결관인 것은?
    a. 자궁관과 자궁
    b. 난소
    c. 정관
    d. 정낭

11. 남성과 여성의 생식계의 해부학적 유사성은 무엇인가? 이러한 계통의 해부학적 동종은 무엇인가?

12. 어떤 호르몬이 여성의 생식계통과 연관이 있고 각 호르몬의 기능은 무엇인가?

13. 1차 난포, 2차 난포, 동난포, 그리고 성숙난포의 차이점은 무엇이고, 구조와 여성의 일생에 처음 나타날 경우를 설명하시오.

14. 자궁벽층을 나열하고 각 층의 기본 해부학을 설명하시오.

15. 난소주기와 자궁주기를 비교한다. 언제 발생하는가? 각 단계와 관련 있는 특정한 일들은 무엇인가?

16. 시상하부와 뇌하수체앞엽, 정자와 안드로겐 생산에 관한 고환의 관계를 설명한다. 어떤 호르몬이 주기를 형성하는가? 무슨 호르몬이 되먹임고리를 억제하는가?

17. 정자생산 시 버팀세포의 기능은 무엇인가?

18. 세포의 두배수체와 홑배수체를 포함해서 정자 발생과정을 설명하시오.

19. 남성의 발기와 사정은 어떻게 발생하는가?

20. 중간콩팥결관에서 형성되는 구조는 무엇인가? 중간콩팥관에서 형성되는 구조는 무엇인가?

응용 평가 Can You Apply What You've Learned?

다음 지문을 읽고 1–5번 문항에 답하시오.

루이사와 빅터는 젊은 부부이다. 그들은 임신을 위해 난임클리닉을 방문했다. 의사는 혈액을 채혈하고 몇 가지 질문을 했는데, 그들의 대답으로 빅터가 긴장을 풀기 위해 매일 뜨거운 물로 오래 목욕을 하고, 루이사가 20대 초반부터 월경주기가 불규칙하다는 걸 알게 되었다.

1. 의사는 빅터에게 뜨거운 목욕을 오래 하는 것은 그가 원하는 임신을 방해하는 것이라고 말한다. 생식계통 지식을 바탕으로 왜 이것이 사실이 될 것이라 생각하는가?
   a. 뜨거운 물에 성기를 담그면 음경이 발기되는 것을 막는다.

b. 발기와 사정을 담당하는 자율신경 반응으로 목욕 시 조루가 일어난다.
c. 고환의 온도가 뜨거운 물에서 상승하며 성공적인 정자 형성이 방해된다.
d. 오랫동안 하는 뜨거운 목욕은 정자 발달을 위한 시상하부의 생식샘자극호르몬분비호르몬의 분비를 억제한다.

2. 루이사는 의사에게 생리가 불규칙하다고 말하지만, 가장 최근에는 35일 주기(월경 1일부터 다음 월경까지 35일이 경과했음을 의미)를 보였다고 한다. 이 특별한 월경주기를 고려할 때, 루이사와 빅터가 임신할 수 있는 가장 가능성 있는 시간은 이 주기의 어느 날이 될 것인가?
a. 5일째
b. 14일째
c. 21일째
d. 28일째

3. 의사는 루이사와 빅터의 혈액검사를 검토한다. 의사는 빅터의 황체형성호르몬(LH) 수치가 낮음을 발견한다. 이 임상 발견이 빅터의 출산율에 어떤 영향을 미칠 수 있을까?
a. 간질세포는 정자 발생에 대한 남성호르몬을 충분히 생산하지 못할 것이다.
b. 버팀세포가 너무 많은 인히빈을 분비하고 있다.
c. 정자는 1차 정자세포로 퇴행한다.
d. 버팀세포는 정자 성장을 위한 안드로겐 결합 단백질을 충분히 생산할 수 없다.

4. 빅터와 루이사는 그들의 과거 성경험에 대해 질문을 받는다. 특히, 그들은 성병 감염(STI)에 양성 반응을 보거나 이전에 STI의 증상을 경험한 적이 있느냐는 질문을 받는다. 왜 이 정보가 도움이 될까?
a. 이 정보는 출산율 분석에는 필요치 않고 출산 때까지 아이를 갖고 있을 때만 유용하다.
b. 일부 STI는 골반염증성 질환을 유발하는데, 이것은 출산율에 영향을 미칠 수 있다.
c. 매독성 궤양은 정자 수의 감소와 관련이 있다.
d. 헤르페스에 걸린 여성들은 배란에 어려움을 겪는다.

5. 의사는 난포자극호르몬(FSH)의 효과를 모방한 피임약을 루이사에게 처방한다. 이 약은 아마도
a. 정자가 자궁관으로 이동하는 것을 쉽게 하여 수정이 용이하다.
b. 난소 난포가 더 많이 성숙하게 한다.
c. 성공적인 이식을 위해 자궁내벽을 단단히 한다.
d. 배란시간을 연장한다.

종합 평가 Can You Synthesize What You've Learned?

1. 제니퍼는 방금 아들을 낳은 44세 여성이다. 아들은 근긴장도가 좋지 않고, 눈이 쳐지고, 심장 결함이 있다. 아들의 상태에 대한 가능성이 있는 원인은 무엇인가? 제니퍼의 나이와 관계가 있을까? 왜 그렇다고 생각하는가? 또는 왜 그렇지 않다고 생각하는가?

2. 케이틀린은 마지막 월경이 지난 지 약 2주 후에 약혼자와 피임을 하지 않고 성관계를 가졌고 임신했을지도 모른다고 걱정하고 있다. 그녀는 의사에게 월경주기 중에 임신할 가능성이 높은 기간이 있는지 묻는다. 또한 그녀는 약을 먹으면 여자가 임신하는 걸 막아 출산을 조절할 수 있는지 묻는다. 의사는 케이틀린에게 뭐라고 답변하겠는가?

3. 부모가 태어나지 않은 아기의 성별을 알고 싶다면, 그들은 보통 성별을 확인할 수 있는 초음파가 수행되는 시기인 18~22주까지 기다려야 한다. 생식계통 발달에 대한 자신의 지식을 바탕으로 설명하라. 왜 태어나지 않은 아기의 성별은 이 기간 이전에 초음파로 쉽게 확인되지 않는가?

인체의 주요 조절호르몬

여기서는 인체의 주요 조절호르몬에 대한 간단한 참조를 제공한다. 이들은 각 호르몬 또는 호르몬 그룹에 의해 조절되는 일반적인 변수 또는 과정에 의해 구분된다. 각 표에는 호르몬의 이름, 화학적 구조(스테로이드, 생체아민 또는 단백질), 호르몬의 공급원, 분비에 대한 1차 자극, 1차 표적기관 및 그에 따라 개시되는 세포 반응, 그 효과의 예상 결과 또는 요약, 관련 질병 또는 상태의 예 및 호르몬이 자세히 논의되는 본문의 위치가 표시된다.

표 R.1 췌장호르몬으로 혈당 조절

호르몬	인슐린(Insulin)	글루카곤(Glucagon)
화학적 구조	단백질(51개의 아미노산); 수용성	단백질(29개의 아미노산); 수용성
기원	이자의 베타세포	이자의 알파세포
분비를 위한 1차 자극	혈당 수치의 증가	혈당 수치의 감소
주요 표적기관 및 세포 변화	간: 글리코겐 합성 증가로 인한 글리코겐 저장 증가(혈액으로부터 얻은 포도당 분자에서 합성된 글리코겐) 지방결합조직: 트리글리세라이드(triglycerides) 저장 증가(글리세롤과 지방산으로부터 합성된 트리글리세리드는 지방합성 증가에 의해 발생하며, 글리세롤과 지방산은 혈액으로부터 얻음) 뼈대근 세포: 글리코겐 합성 증가로 인한 글리코겐 저장 증가(혈액에서 얻은 포도당 분자에서 합성된 글리코겐); 칼륨 이온 흡수 증가 모든 표적세포: 혈액으로부터 아미노산 흡수 증가로 인한 단백질 합성 증가; 포도당 흡수 증가	간: 글리코겐 분해 증가로 인한 글리코겐 저장량 감소(포도당 분자로 분해 된 글리코겐); 포도당 생성 증가[비탄수화물 공급원(예: 아미노산, 젖산)로부터의 포도당 합성]; 포도당 분자가 혈액으로 방출 지방결합조직: 트리글리세리드(triglyceride) 저장 감소(지방분해 증가로 인해 글리세롤과 지방산으로 소화되는 트리글리세리드; 글리세롤과 지방산이 혈액으로 방출) 뼈대근 세포: 글리코겐 저장 감소(글리코겐을 포도당 분자로 소화, 세포호흡에서 산화시켜 근육세포 내에서 ATP를 생성)
순 결과	연료 분자(글리코겐, 트리글리세리드 및 단백질)의 합성 / 저장 증가 연료 분자(포도당, 글리세롤, 지방산 및 아미노산)의 혈중 농도 감소	포도당, 글리세롤 및 지방산의 혈중 농도 증가; 글리코겐 및 트리글리세리드 분자의 저장 감소
관련 질병 또는 질환	당뇨병	저혈당
본문 참조	14.10b	14.10b

표 R.2 부갑상샘호르몬과 칼시토닌으로 혈액 칼슘 조절.

호르몬	부갑상샘호르몬(parathyroid Hormone, PTH)	칼시토닌(calcitonin)
화학적 구조	단백질(84개의 아미노산); 수용성	단백질(32개의 아미노산); 수용성
기원	부갑상샘	갑상샘(소포곁세포, parafollicular cells)
분비를 위한 1차 자극	혈중 칼슘 수치 감소	혈중 칼슘 수치 증가
주요 표적기관 및 세포변화	뼈: 뼈파괴세포 활동 증가(혈액으로 방출되는 Ca^{2+}) 팔: 소변에서 Ca^{2+} 손실 감소 및 인산염(PO_4^{3-}) 손실 증가 칼시디올(calcidiol, 비타민 D로 형성된 혈액 내 비활성호르몬)을 PTH와 상승작용을 하는 호르몬인 칼시트리올(calcitriol)로 전환시켜, 소장에서 Ca^{2+} 흡수를 증가시키는 효소 수 증가	뼈: 특히 소아에서 뼈파괴세포의 활동이 주로 감소(혈액으로 Ca^{2+} 방출 감소) 콩팥: 소변에서 Ca^{2+} 손실 증가
순 결과	혈중 칼슘 수치 증가	혈중 칼슘 수치 감소
관련 질병 또는 질환	부갑상샘기능항진증(hyperparathyroidism); 부갑상샘기능저하증(hypoparathyroidism)	갑상샘기능항진증(hyperthyroidism); 갑상샘기능저하증(hypothyroidism)
본문 참조	4.6b	4.6c

표 R.3 호르몬 및 인슐린 유사 성장인자로 성장 조절

호르몬	성장호르몬(growth hormone, GH)
화학적 구조	단백질(191개의 아미노산); 수용성
기원	뇌하수체앞엽
분비를 위한 1차 자극	**성장호르몬분비호르몬**(growth hormone-releasing hormone, GHRH)은 시상하부에서 분비되고 뇌하수체앞엽을 자극하여 **성장호르몬**(GH)을 분비하도록, 뇌하수체 문맥을 통해 뇌하수체앞엽으로 이동. GH는 간에서 **인슐린 유사 성장인자**(insulin-like growth factors, IGF)의 분비 자극
주요 표적기관 및 세포변화[1]	성장호르몬과 IGF는 다음과 같이 상호작용한다. • 모든 세포, 특히 연골, 뼈 및 근육: 단백질 합성, 세포 분열 및 세포 분화 증가 • 간: 글리코겐 분해 증가로 인한 글리코겐 저장 감소(포도당 분자로 분해 된 글리코겐); 포도당 신합성 증가 [비탄수화물 분자(예: 아미노산, 젖산)으로부터 포도당 합성]; 포도당 분자가 혈액으로 방출됨 • 지방결합조직: 지방분해 증가(글리세롤과 지방산으로 소화되는 트리글리세리드), 글리세롤 및 지방산 분자가 혈액으로 방출되어 트리글리세라이드 저장 감소
순 결과	세포 성장 및 단백질 합성; 포도당, 글리세롤 및 지방산이 혈액으로 방출되어 성장에 필요한 연료 분자 제공
관련 질병 또는 질환	뇌하수체 난쟁이증(pituitary dwarfism, 어린이에서); 거인증(gigantism, 어린이에서); 말단비대증(acromegaly, 성인에서)
본문 참조	14.7d

1. 성장호르몬의 다른 효과는 허기 증가; 손톱과 머리카락을 포함한 피부 발달; 뼈대, 근육 및 신경계의 발달; 임신 중 산모와 태아의 대사율 증가; 임신 중 유선의 발달 향상; 인슐린 길항제; 신장에 의한 나트륨 이온(Na^+), 칼륨 이온 (K^+) 및 염소 이온 (Cl^-)의 재흡수 증가; 연골 세포에 의한 콘드로이틴 황산염 합성을 위한 황 흡수 증가 포함

표 R.4	갑상샘호르몬으로 대사 조절
호르몬	**갑상샘호르몬(thyroid Hormone, TH)**
화학적 구조	생체아민(모노아민); 비수용성(지용성)
기원	갑상샘
분비를 위한 1차 자극	**갑상샘자극호르몬분비호르몬**(thyrotropin-releasing hormone, TRH)은 시상하부에서 분비되어 뇌하수체 문맥을 통해 뇌하수체앞엽으로 이동, 뇌하수체앞엽을 자극해 **갑상샘자극호르몬**(thyroid-stimulating hormone, TSH)을 전신순환으로 분비한다. TSH는 갑상샘의 세포수용체에 결합하여 **갑상샘호르몬**(thyroid hormone, TH), **삼요오드티로닌**(triiodothyronine, T_3) 및 **사요오드티로닌**(tetraiodothyronine, T_4)의 분비를 자극한다.
주요 표적기관 및 세포변화[1]	모든 세포, 특히 신경세포: 증가된 대사율; 증가된 아미노산 흡수 및 단백질 합성; 포도당 흡수 증가 간: 글리코겐 분해 증가를 통한 글리코겐 저장 감소(포도당 분자로 분해된 글리코겐); 포도당 신합성 증가(비탄수화물 공급원, 예를 들어 아미노산, 젖산으로부터의 포도당 합성); 포도당 분자가 혈액으로 방출 지방결합조직: 증가된 지방분해(트리글리세리드가 글리세롤 및 지방산으로 소화됨)로 인해 감소된 트리글리세리드 저장; 글리세롤과 지방산 분자가 혈액으로 방출 심장: 심장 박동수 및 수축력이 증가하여 심박출량 증가
순 결과	대사 증가[ATP 생성 증가, 체온 증가(열생성 효과), 호흡중추를 자극하여 휴식기 호흡률을 증가시키는 혈중 PCO_2 증가]; 산소 소비 증가; 포도당, 글리세롤 및 지방산의 혈액으로의 방출 증가(대사율 증가에 필요한 연료 분자 제공)
관련 질병 또는 질환	갑상샘기능항진증(hyperthyroidism); 갑상샘기능저하증(hypothyroidism)
본문 참조	14.8b

1. 갑상샘호르몬의 다른 효과는 식욕 증가; 각성도 증가; 뼈 성장 및 재형성; 손톱과 머리카락을 포함한 피부 발달; 뼈대, 근육 및 신경계 발달; 임신 중 산모와 태아의 대사율 증가; 인슐린 길항제; 뇌하수체앞엽에서 GH 분비 포함

표 R.5	카테콜아민과 글루코코르티코이드로 스트레스 반응 조절	
호르몬	**카테콜아민: 에피네프린과 노르에피네프린**	**글루코코르티코이드: 코르티솔과 코르티코스테론**
화학적 구조	생체아민(모노아민); 비수용성(지용성)	스테로이드 호르몬; 비수용성(지용성)
기원	부신속질	부신겉질(다발층)
분비를 위한 1차 자극	교감신경계 자극은 에피네프린(80%)과 노르에피네프린(20%)의 분비를 유발	**부신겉질자극호르몬분비호르몬**(Corticotropin-releasing hormone, CRH)은 시상하부에서 분비되고 뇌하수체 문맥을 통해 뇌하수체앞엽으로 이동, 뇌하수체앞엽을 자극하여 **부신겉질 자극 호르몬**(ACTH)을 전신순환으로 방출. ACTH는 부신 겉질의 세포 수용체에 결합하여 **글루코코르티코이드**(예: 코르티솔 및 코르티코스테론)의 방출을 자극한다.
주요 표적기관 및 세포변화[1]	자율신경계 교감신경의 모든 효과 증가 (표 12.6 참조)	지방결합조직: 지방분해 증가로 인한 트리글리세리드 저장 감소(트리글리세리드가 글리세롤 및 지방산으로 소화); 글리세롤과 지방산 분자가 혈액으로 방출 간 세포를 제외한 모든 세포: 단백질 이화작용 증가(단백질이 아미노산으로 소화); 아미노산이 혈액으로 방출 간 세포: 포도당 생성 증가[비탄수화물 공급원(예: 아미노산, 젖산)에서 포도당 합성]; 글리코겐 분해가 증가되어 포도당 분자가 혈액으로 방출 면역 체계: 항염 효과
순 결과	자율신경계 교감신경에 의해 시작되는 반응의 수준 증가 및 반응 지속시간 증가(약 30분)	혈액 내 사용 가능한 연료 분자 증가, 특히 포도당(연료 분자의 저장 감소); 항염증
관련 질병 또는 질환	만성 스트레스	쿠싱증후군(Cushing's syndrome), 애디슨병(Addison Disease)
본문 참조	12.4	14.9b

1. 글루코코르티코이드의 다른 효과: 손상된 결합조직의 복구(결합조직을 구성하는 섬유모세포 및 단백질 합성); 근육 위축, 피부 위축, 뼈조직 감소; 림프조직 감소(가슴샘, 림프절, 지라), 백혈구 감소(호산구, 림프구 및 대식세포); 항체생산 감소; 세포매개성 면역반응 감소 및 열생산 차단; Na^+ 및 물 저류 증가; 에피네프린 및 노르에피네프린의 혈관 수축, 심박출량 증대효과; 위액분비 촉진; 황체형성호르몬, 에스트로겐 및 테스토스테론 분비 감소

코르티솔과 유사한 약물은 염증성 질환(예: 류머티스성 관절염, 습진, 천식) 치료를 목적으로 사용된다. 단 고농도로 사용할 때는 부종, 근육약화, 골다공증, 얇은 피부, 면역반응 억제 및 불임 등의 부작용을 유발할 수 있다.

표 R.6 혈액 내 적혈구 농도 조절

호르몬	적혈구 형성인자(Erythropoietin, EPO)
화학적 구조	당단백질(glycoprotein); 수용성
기원	신장(주로) 및 간
분비를 위한 1차 자극	혈중 O_2 감소; 테스토스테론
주요 표적기관 및 세포변화	적색골수: 산소를 운반하는 세포인 적혈구 생성속도를 증가시킴
순 결과	혈액의 O_2 운반능력 증가
관련 질병 또는 질환	빈혈(anemia); 적혈구증가증(polycythemia)
본문 참조	15.3b

표 R.7 체액 균형, 혈액량 및 혈압 조절

호르몬	앤지오텐신 II (angiotensin II, Ang II)	항이뇨호르몬 (antidiuretic hormone, ADH)	알도스테론 (aldosterone, ALDO)	심방나트륨이뇨펩티드[1] (atrial natriuretic peptide, ANP)
화학적 구조	단백질(9개의 아미노산); 수용성	단백질(8개의 아미노산); 수용성	스테로이드 호르몬; 비수용성(지용성)	단백질(28개의 아미노산); 수용성
기원	간(앤지오텐시노겐을 생성하고 혈액으로 방출); 레닌(자극을 받으면 콩팥에서 방출) 및 앤지오텐신 전환효소(angiotensin-converting enzymes, ACE) (혈관, 특히 폐의 내피층)의 존재로, 혈액에서 활성화됨	시상하부에서 생성되어 뇌하수체 뒤엽에 저장(분비는 시상하부에 의해 제어)	부신겉질(토리층, zona glomerulosa)	심장의 심방
분비를 위한 1차 자극	다음에 의해 자극된 신장의 토리곁장치(juxtaglomerular apparatus)에서 레닌의 방출: • 혈압 감소 • 교감신경계 자극	시상하부는 다음에 대한 반응으로 시상하부-뇌하수체로를 따라 뇌하수체뒤엽으로 신경신호를 보낸다: • 앤지오텐신 II • 혈액 삼투압 증가 • 신축성 감소에 대한 반응으로 심방, 대동맥 및 목동맥의 압력 수용기에 의해 시작된 신경신호 감소	앤지오텐신 II 혈중 K^+ 증가 혈중 Na^- 감소	심방벽의 늘어남 (혈액량과 혈압의 증가를 반영)
주요 표적기관 및 세포변화	혈관: 강력한 혈관 수축, 혈관저항증가 콩팥: 혈액량을 유지하기 위해 토리체여과율(glomerular filtration rate, GFR)을 감소시켜 소변 배출량을 감소 시상하부 내 갈증 중추: 자극 시상하부: 뇌하수체뒤엽에서 ADH 방출 부신겉질: 알도스테론 분비	콩팥: 소변으로 배설되는 H_2O 감소 시상하부 내 갈증 중추: 자극 혈관: 고용량의 혈관수축제(바소프레신이라고도 하는 이유)	콩팥: 소변으로 배설되는 Na^+ 및 H_2O 감소; K^+ 배설을 증가(H^+가 대신 배설되는 낮은 pH 조건에서는 제외)	콩팥: GFR 증가; 소변으로 배설되는 Na^+ 및 H_2O 증가. 레닌 분비 억제 혈관: 혈관 확장, 혈관저항 감소 시상하부: 뇌하수체뒤엽에서 ADH 분비 억제 부신겉질: 알도스테론 분비 억제
순 결과	혈관저항 증가, 혈압 증가; 혈액량 및 혈압 유지	물 보유력 증가; 혈액량 및 혈압 유지	혈액 Na^+ 및 혈액 K^+ 수준 유지; 소변 배출량을 줄여 혈액량 및 압력 유지	소변량 증가; 저항 감소, 혈액량 및 혈압 감소
관련 질병 또는 질환	혈압 항상성	요붕증	고알도스테론증 저알도스테론증	혈압 항상성
본문 참조	17.6b, 20.5e	20.6d	20.6d, 20.4c	20.5e, 20 6d

1. 다른 이름으로는 심방나트륨이뇨인자(atrial natriuretic factor ANF), 심방나트륨이뇨호르몬(atrial natriuretic hormone, ANH) 및 아트리오펩틴이 있다.

표 R.8	소화계 조절		
호르몬	가스트린(gastrin)	세크레틴(secretin)	콜레시스토키닌(cholecystokinin, CCK)
화학적 구조	세 가지 형태의 단백질 (34, 17, 14개의 아미노산); 수용성	단백질(27개의 아미노산); 수용성	단백질(다양한 수의 아미노산); 수용성
기원	위(장내분비 G세포, enteroendocrine G cells)	샘창자 장내분비세포(duodenal enteroendocrine cells)	샘창자 장내분비세포(duodenal enteroendocrine cells)
분비를기원 위한 1차 자극	음식에 대한 생각, 냄새, 광경; 부교감신경계(미주신경) 자극; 위에 부분적으로 소화된 단백질의 존재; 위벽 늘어남, 카페인, 위 pH 증가	작은창자(특히 샘창자)로 들어가는 산성 미즙	작은창자(샘창자)로 들어가는 지방과 단백질 함량이 높은 미즙
주요 표적기관 및 세포변화	위: 위벽세포가 HCl과 내인성 인자 분비, 주요 세포가 펩시노겐 분비; 운동성 증가 쓸개: 쓸개즙이 작은창자로 분비되도록 수축 이자: 이자액 분비 작은창자: 벽의 수축 큰창자: 대량 운동 날문부 조임근: 이완 돌막창자 판막: 이완	위: 분비 및 운동 감소 간 및 이자: 쓸개즙과 이자액에서 중탄산염 이온(약염기성)분비 증가	위: 분비 및 운동 감소 이자: 소화효소를 함유한 이자액 분비 간: 쓸개즙 분비 쓸개즙: 쓸개즙이 작은창자로 분비되도록 수축 쓸개이자관 조임근: 이완
순 결과	위 분비 및 운동성 증가; 날문조임근 이완과 부속분비샘 자극에 의해 분비되는 유즙 도착을 위한 작은창자의 준비; 큰창자를 통한 내용물의 이동	위 활동 억제, 샘창자로 들어가는 산성 유즙의 완충	위 운동성을 감소시켜 트리글리세리드를 소화하는 작은창자의 능력을 높이고, 부속샘(간, 쓸개, 이자)에서 작은창자로 분비물을 증가시키는 데 가장 중요
관련 질병 또는 질환	졸링거엘리슨증후군(Zollinger-Ellison syndrome, 가스트린종이라 불리는 종양이 이자나 샘창자에 형성되는 희귀질환; 가스트린의 과잉 생성과 위산 생성이 증가하여 소화성 궤양으로 이어질 수 있다)	낮은 세크레틴 수치는 헬리코박터균 감염과 연관됨	CCK 수치의 변화는 질병과 거의 관련 없음
본문 참조	21.2d	21.2d, 21.3c	21.2d, 21.3c

표 R.9 여성생식계 조절

호르몬	에스트로겐(estrogen)	프로게스테론(progesterone)	프로락틴(prolactin)	옥시토신(oxytocin)
화학적 구조	스테로이드 호르몬; 비수용성(지용성)	스테로이드 호르몬; 비수용성(지용성)	단백질(198개의 아미노산); 수용성	단백질(9개의 아미노산); 수용성
기원	난소(성숙 중인 난포)	난소(황체)	뇌하수체앞엽	뇌하수체뒤엽
분비를 위한 1차 자극	**생식샘자극호르몬분비호르몬**(Gonadotropin-releasing hormone, GnRH)은 시상하부에서 분비되고 뇌하수체앞엽에서 전신순환계로 **난포자극호르몬**(follicle-stimulating hormone, FSH)의 분비를 자극하기 위해 뇌하수체 문맥계로 운반됨; FSH는(난소에서) 난포의 발달을 자극하고 발달 중인 난포는 에스트로겐 생성	**생식샘자극호르몬분비호르몬**(GnRH)은 시상하부에서 분비되고 뇌하수체앞엽에서 **황체형성호르몬**(luteinizing hormone, LH)이 전신순환으로 분비되도록 자극하기 위해 뇌하수체 문맥계로 운반됨; LH는 배란과 황체 형성 유도; 황체는 프로게스테론 생성	**프로락틴분비호르몬**(prolactin-releasing hormone, PRH)은 시상하부에서 분비되고 뇌하수체앞엽에서 전신순환계로의 **프로락틴**(PRL) 분비를 자극하기 위해 뇌하수체 문맥계로 이동[프로락틴 분비는 일반적으로 시상하부의 **프로락틴억제호르몬**(prolactin-inhibiting hormone, PIH) 분비에 의해 억제]	시상하부는 옥시토신의 분비를 자극하기 위해 자궁수축 또는 수유로 인한 감각신경신호에 반응하여 시상하부-뇌하수체로를 따라 뇌하수체뒤엽으로 신경신호를 보냄
주요 표적기관 및 세포변화	자궁: 자궁내막층 형성 시상하부: 일반적인 수준은 GnRH 및 FSH 분비 억제; 높은 수준은 GnRH 및 FSH의 분비 자극 유방: 젖샘 발달 자극 콩팥: Na^+ 및 수분 보유 모든 세포: 단백질 합성대사 증가	자궁: 자궁내막층 형성 및 유지 젖샘: 모유 분비 준비 콩팥: Na^+와 수분 보유 감소	유방: 젖샘관 및 젖샘의 발달	자궁: 분만 중 자궁수축 자극(분만 후 태반을 배출하고 수축을 유지하여 자궁을 단단하게 함). 유방: 젖샘에서 모유 배출을 자극 뇌: 개인 간 정서적 유대감 증가
순 결과	난소 난포(및 난자) 발달, 여성주기 조절; 단백질 동화호르몬; 여성의 특징 발달; Na^+ 및 수분 보유	자궁주기의 후반부 조절; 모유 생산을 위한 젖샘 준비; Na. 및 수분 제거	모유 생산을 위해 유방 내 젖샘관 및 젖샘 발달 자극	자궁과 유방의 민무늬근 수축 자극; 정서적 유대
관련 질병 또는 질환	불임증	불임증	프로락틴 분비 종양	심각한 자폐증 사례는 낮은 수준의 옥시토신과 관련
본문 참조	22.3	22.3	22.3	22.3

표 R.10 남성 생식계 조절

호르몬	테스토스테론(testosterone)
화학적 구조	스테로이드호르몬; 비수용성(지용성)
기원[1]	고환(사이질세포, interstitial cells)
분비를 위한 1차 자극	**생식샘자극호르몬분비호르몬**(gonadotropin-releasing hormone, GnRH)은 시상하부에서 뇌하수체문맥계로 분비; **황체형성호르몬**(luteinizing hormone, LH)과 **난포자극호르몬**(follicle stimulating hormone, FSH)을 모두 분비하도록 뇌하수체앞엽 자극; LH는 **고환**(사이질세포)을 자극해 테스토스테론을 분비; FSH는 **안드로겐 결합 단백질**(androgen-binding protein, ABP)의 분비와 버팀세포에서 **억제호르몬**(inhibin) 분비 자극
주요 표적기관 및 세포변화	고환: 테스토스테론은 ABP와 함께 정자 생산 자극 콩팥: 적혈구생성인자(erythropoietin) 생성 증가 시상하부: GnRH 분비 억제 테스토스테론 수용체가 있는 모든 세포: 단백질 대사합성 증가 뼈: 뼈모세포 자극 이차성징 및 성욕 증가
순 결과	정자 생산; 남성주기 조절; 단백질 동화호르몬; 적혈구 증가; 남성 특징 발달
관련 질병 또는 질환	남성호르몬 무감응증, 불임증
본문 참조	15.3b, 22.4b

1. 남성과 여성 모두에서, 디히드로에피안드로스테론(dehydroepiandrosterone, DHEA)은 부신겉질에서 생성되어 테스토스테론으로 전환된다(여성의 유일한 테스토스테론 공급원이다).

"어떻게 생각하는가?" 해설

CHAPTER 1

1. 음식을 소화할 때는 주로 이화(분해)작용에 의한 화학반응이 일어나는데, 이는 빵 속의 전분과 같은 큰 분자를 단순당과 같은 작은 분자로 분해해 쉽게 흡수되도록 하려는 것이다.
2. 윤활작용을 하는 장액이 없다면 장기가 움직일 때마다 마찰이 일어나서 상당한 통증을 유발할 것이다. 예를 들어 가슴막염이 생기면 숨을 쉴 때마다 통증이 유발되는데, 이는 가슴막에 염증이 생겨 장액이 적절한 윤활작용을 하지 못하기 때문이다.

CHAPTER 2

1. 순수한 물(100%의 물과 0%의 용질)에 세포(99.1%의 물과 0.9%의 용질)가 잠겨 있을 때, 물과 세포 사이의 물의 농도 차이는 0.9%(100 − 99.1)이다. 0.2%의 NaCl 용액(99.8%의 물과 0.2%의 용질)에 세포(99.1%의 물과 0.9%의 용질)가 잠겨 있을 때, 물과 세포 사이의 물의 농도 차이는 0.7%(99.8 − 99.1)이다. 따라서 첫 번째 설정(순수한 물 속의 세포)에서 물 농도에 더 큰 차이(또는 가파른 기울기)가 있으므로 더 큰 삼투압을 발생시켜 더 많은 양의 물이 이동한다.
2. 용해소체의 기능은 세포 속에서 불필요한 유기분자를 소화하는 것이다. 용해소체가 없으면, 이 물질들이 축적되어 세포의 정상적인 기능을 방해할 것이다. 용해소체가 결핍된 세포는 자가포식작용이나 자가용해작용을 할 수 없을 것이다. 세포는 용해소체가 없으면 생존할 수 없다.
3. 유전자가 돌연변이를 일으키면 전사과정에서 생성되는 mRNA의 리보뉴클레오티드 서열이 달라진다. 비정상적인 mRNA는 비정상적인 아미노산 서열로 번역하는 동안에도 단백질을 생성할 수 있다. 아미노산의 염기서열과 상호작용이 단백질의 접힘과, 궁극적으로는 3차원 모양에 영향을 미치기 때문에 단백질의 기능이 단백질의 모양에 따라 달라지므로 단백질은 정상적으로 기능하지 못할 수도 있다.
4. DNA 복제는 데옥시리보뉴클레오티드를 사용하여 새로운 DNA 분자를 형성한다. DNA 복제는 모든 DNA가 복제되는 것이다. 전사과정에서 새로운 RNA 분자는 리보뉴클레오티드를 사용하여 형성된다. 단지, DNA의 작은 조각이 열리고 "읽혀진다."

CHAPTER 3

1. 두꺼운 피부는 손바닥과 발바닥에 있다. 이 부위에 기름샘이 있어 기름이 분비되면 손바닥과 발바닥이 미끄러워 물건을 잡거나 걷는 데 지장이 있을 것이다. 이 부위에 털이 있어도 비슷한 지장을 줄 것이다.
2. 이 아이들은 음식에서 충분한 비타민 D를 섭취하지 못했으며, 낮에도 실내에만 있었다. 아이들이 충분한 햇빛을 쬐지 못하면, 피부가 태양의 자외선을 통한 비타민 D 합성을 하지 못한다. 적절한 양의 비타민 D가 없기 때문에 아이들에게 구루병이 발병하였다. 현재 미국에서 도시 빈곤층 아이들의 구루병 발병이 증가하고 있는데, 이 아이들은 야외활동이 거의 없었고 우유 대신 탄산음료를 마셨다.
3. 놀라거나 긴장하면 자율신경계통의 교감신경이 자극을 받아 땀의 생성과 분비가 자극된다. 놀라거나 긴장하면 손바닥을 비롯한 다른 표피 부위가 축축해지는 것은 바로 이 때문이다.

CHAPTER 4

1. 연골뼈되기의 과정이 여러 단계로 복잡한 것은 신생아를 위한 뼈가 처음에 생겼다가 나중에 성인의 뼈로 발달하는 일련의 과정이 포함되어 있기 때문이다. 뼈막뼈고리와 뼈끝판이 생기고 지속적인 뼈재형성 과정이 일어나야 뼈의 너비와 길이가 증가할 수 있고, 또한 뼈속공간도 형성되어서 뼈가 너무 무거워지지 않게 된다.
2. 의사는 뼈가 계속 자랄 수 있다는 증거인 뼈끝판이 활성화되어 있는지 확인하고는 한다. 성장이 끝나면 뼈끝판은 뼈로 바뀐다. 뼈끝선은 뼈의 길이가 다 자랐다는 증거이다.

3. 테스토스테론은 뼈의 성장을 가속화시키지만 뼈끝판에 있는 연골의 성장보다 뼈모세포의 뼈침착을 더 빠르게 유발한다. 이는 결국 성장판이 조기에 닫히는 결과를 초래한다. 사춘기 전에 합성 스테로이드를 투여받으면 그렇지 않은 사람보다 성장판이 일찍 닫혀서 키가 충분히 자라지 못하게 된다.

CHAPTER 5

1. 머리뼈의 모양은 매우 복잡한데, 단일 뼈로는 이렇게 복잡한 형태를 만들 수 없다. 여러 개의 뼈가 봉합으로 연결되어 있기 때문에 어린아이가 성장할 때 머리뼈도 같이 커질 수 있다. 머리뼈가 하나의 뼈로 이루어져 있다면 성장할 때 모양과 크기가 변하기 어려울 것이다.
2. 사춘기에는 남성 성호르몬이 분비되어 성장이 가속화되며, 이로 인해 머리뼈가 더 단단해지고 뼈의 특징이 두드러지며 턱이 각지게 된다.
3. 전형적인 목뼈(C_3~C_6)는 가로구멍과 두 갈래로 갈라진 가시돌기가 있다. 허리뼈와 등뼈에는 이러한 형태가 없다.
4. 볼기뼈의 절구는 어깨뼈의 관절오목보다 더 깊다. 이로 인해 넙다리뼈를 연결하는 다리이음뼈가 위팔뼈를 연결하는 팔이음뼈보다 더 강하고 안정적인 관절을 유지한다.
5. 종아리의 안쪽복사와 가쪽복사는 노뼈와 자뼈의 붓돌기와 유사하다.

CHAPTER 6

1. 유리연골결합은 성장 중인 뼈끝이 다른 뼈끝과 관계하여 움직이면 안 되기 때문에 못움직관절이다. 예를 들어, 뼈끝과 뼈몸통이 뼈끝판을 따라 움직이면 뼈의 성장이 저해되고, 뼈가 기형이 될 수 있다.
2. 미끄럼관절이라고도 불리는 평면관절은 두 관절 중에서 운동성이 거의 없다. 단축관절인 미끄럼관절은 두 개의 뼈가 한 평면에서 한 방향(좌우로)으로 움직이는 관절이다. 이 관절은 얕은 컵 모양의 소켓에 관절하는 구형의 머리를 가진 뼈로 구성된 뭇축관절인 절구공이관절보다 안정적이다.
3. 의자에 똑바로 앉으면 엉덩관절과 무릎관절이 모두 굽는다. 굽힘은 앞뒤면에서 뼈 사이의 각도가 감소하는 것으로 정의된다.

CHAPTER 7

1. 뼈대근육의 구조는 가장 큰 것부터 작은 것 순으로 근육, 다발, 근육섬유이다.
2. 근육이 수축하면 (a) A띠의 너비는 변하지 않는다. 굵은필라멘트의 길이가 변하지 않기 때문이다. (b) H역의 너비는 짧아진다. 가는필라멘트와 굵은필라멘트가 서로 겹치면서 미끄러지기 때문이다. (c) 근육원섬유마디가 짧아지면서 같은 근육원섬유마디 속의 Z판들은 서로 가까워진다. (d) I띠의 너비는 좁아진다.
3. 칼슘이온이 충분히 존재하는 한 세포는 수축상태를 유지한다. 미오신머리가 액틴 결합부위에서 분리되어 근육이 다시 이완되려면 ATP가 필요하다.
4. 혈액 내 크레아틴키나아제 수치는 근육조직의 손상 정도와 직접적인 상관관계가 있다. 뼈대근육 조직 손상의 정도가 클수록 혈중 크레아틴키나제의 농도가 높다.
5. 눈 바깥쪽 근육의 단일수축이 장딴지근육의 단일수축보다 더 짧게 유지된다. 눈 바깥쪽 근육은 주로 빠른해당섬유로 이루어져 있는데 비해 장딴지근육은 빠른해당섬유와 느린산화섬유가 섞여 있기 때문이다.
6. 민무늬근육 세포 내의 걸쇠다리(latchbridge) 기전 때문에 민무늬근육은 에너지 없이 지속적인 수축을 할 수 있다. 이 기전은 수축에 필요한 ATP의 양을 감소시키고 민무늬근육이 피로 없이 오랫동안 수축하게 한다.

CHAPTER 8

1. 어깨목뿔근(omohyoid)은 어깨뼈에 닿기 때문에 접미사 'omo-'는 어깨를 의미한다.
2. 숨을 깊이 들이쉬면 가로막이 수축하고 위창자길(배의 내장)을 아래로 밀어낸다. 이 내장들이 음식으로 차 있으면 가로막이 완전히 수축할 공간이 적어서 깊게 호흡하기가 어렵다.
3. 위팔근은 위팔의 앞면에 있다. 위팔 앞면의 근육은 주로 팔꿉관절을 굽히므로, 우리는 위팔근이 팔꿉관절을 굽힐 것으로 짐작할 수 있다.
4. 발가락을 움직이는 다리근육도 있다는 것을 유념한다. 이 경우에는 긴발가락폄근(다리근육)이 2~5번 발가락에 부착되어 발가락의 움직임을 돕는다.

CHAPTER 9

1. 칼륨이온을 잃거나 염소이온을 얻음으로써 수용구역에서 형성되는 억제시냅스이후전위(IPSP) 생성은 안정막전위가 신경세포 내부를 상대적으로 더 음(−)으로 만들기 때문에 신경신호가 전송될 가능성을 낮추고, 이는 막전위가 문턱값(신경신호가 개시되기 위해 도달해야 하는 값)에서 더 멀어지게 한다.
2. 아세틸콜린에스테라제(시냅스틈새에서 아세틸콜린 분자를 분해하는 효소)를 차단하는 약물은 아세틸콜린 분자가 시냅스틈새에 남아 있는 시간을 증가시킨다. 이를 통해 뇌의 신경세포 자극 지속시간이 증가된다. 아세틸콜린이 주의력(또는 정신 각성)을 증가시킨다는 점을 감안하면, 시냅스틈새에서 아세틸콜린의 반감기를 증가시키는 약물은 주의력을 높여줄 것으로 예상된다.

CHAPTER 10

1. 모든 수막층은 뇌를 지탱하고 보호하지만, 그중 경질막이 뇌를 가장 잘 보호한다. 이 층은 가장 두껍고 질길 뿐 아니라, 뇌의 구성요소를 지탱하는 뇌경질막사이막을 이룬다.
2. 뇌들보가 잘리면 왼·오른대뇌반구 사이의 소통은 크게 감소하지만, 뇌들보보다 훨씬 작은 앞·뒤맞교차를 통해 일부 소통은 유지된다.
3. 일차몸감각겉질이 손상된다면 일반몸감각 정보를 인식하지 못하게 될 것이다. 사람은 손상 겉질로 감각을 전달하는 부위가 마취(무감각)된 것 같은 경험을 할 수 있다. 대조적으로, 몸감각연합영역이 손상되면 사람은 감각을 감지하기는 하지만, 그 감각의 차이를 말할 수 없을 것이다. 사람이 어떤 물체가 손에 있다는 것은 인지하겠지만, 그 물체가 매끄러운지 거친지, 차가운지 뜨거운지, 둥근지 사각형인지를 말할 수 없을 것이다.
4. 시상이 없으면 대뇌는 감각자극을 받아도 해석을 하지 못할 것이다. 그래서 대뇌는 맛정보를 촉각정보, 시각정보와 구분하지 못할 것이다. 그뿐만 아니라, 감각정보를 걸러 내지 못하므로 그 사람은 감각 과부하도 겪게 될 것이다.
5. 심각한 숨뇌 손상은 사망을 초래할 가능성이 무엇보다 크다. 왜냐하면, 숨뇌는 호흡과 심장박동 같은 기본반사와 생명유지의 기능을 하기 때문이다

CHAPTER 11

1. 뇌의 경질막은 두 겹으로 되어 있으며, 뇌에서 나가는 혈액을 운반하는 큰 정맥인 경질막정맥굴을 이룬다. 척수는 경질막정맥굴이 없어서 경질막이 두 겹일 필요가 없다.
2. 앞가지는 뒤가지보다 더 큰데, 이는 뒤가지는 깊은등근육과 등의 피부에만 신경지배를 하지만, 앞가지는 거의 모든 다른 몸구조(예: 팔다리, 앞 및 옆 몸통)를 신경지배하고 있기 때문이다.
3. 신경얼기는 여러 다른 척수신경에서 나온 축삭들이 모인 것이다. 따라서 척수의 한 분절 또는 척수신경 하나를 다쳐도 특정 근육이나 피부 부위에 대한 신경지배가 완전히 손실되지는 않는다.

CHAPTER 12

1. 날개입천장신경절은 과다한 자극을 받으면 눈물, 콧물, 코 가려움, 재채기, 목구멍 가려움과 같은 전형적인 알레르기 증상을 유발하기 때문에 "건초열 신경절"이라고 불린다.
2. 교감신경은 거의 모든 혈관을 수축시킨다. 혈관이 수축하면 혈액을 혈관으로 뿜어내는 데 더 큰 힘과 압력이 필요하므로 혈압이 올라간다.
3. 니코틴은 니코틴수용체에 결합한다. 뇌와 말초신경계통의 많은 신경세포가 영향을 받지만 일반적인 효과는 혈압과 심박수의 상승, 혈관수축이다(달리 표현하면 교감신경의 전반적인 자극). 또 니코틴은 뇌의 보상중추에 작용해 신경전달물질인 도파민의 분비를 촉진한다. 도파민은 쾌감을 담당하기 때문에 흡연자는 담배를 피울 때 편안함을 느낀다. 그러나 이 효과는 짧기 때문에 도파민의 농도를 계속 높게 유지하려면 담배를 자주 피워야 한다.

CHAPTER 13

1. 후각은 맛을 탐지하는 데 주된 역할을 한다. 우리가 느끼는 맛은 대부분 음식의 맛 자체보다는 냄새에서 나온다. 코가 막혀서 음식의 냄새를 맡을 수 없으면 미각도 저해된다.
2. 사슴은 더 넓은 시야를 확보하기 위해 깊이감각(거리감각)을 희생한 결과 더 넓은 범위를 볼 수 있게 되었다.
3. 비행기가 하강하면 기압이 높아져서 귀 바깥에 더 큰 압력을 느낀다. 펑 터지는 소리는 귀관이 열려서 고막 안팎의 압력을 똑같게 만들 때 난다.

CHAPTER 14

1. 프로스타글란딘 활성의 이와 같은 예는 본문에서 제시하였다. (1) 시상하부를 자극하여 체온을 상승시켜 발열을 유도하고, (2) 위산 분비를 억제하며, (3) 비만세포에 작용하여 염증 유발물질을 방출하고, (4) 통증수용체를 자극한다. 해열, 소염, 진통을 위해서 아스피린을 복용할 수 있다. 위산 분비가 증가하면 부작용이 생길 수 있다.
2. 혈액 중의 호르몬은 일반적으로 간이나 신장에서 제거된다. 따라서 간이나 신장 기능이 손상되면 잠재적으로 혈중 호르몬 수치가 증가할 수 있다.
3. 약물이 세포의 특정 호르몬수용체에 결합하여 작용을 시작하면 세포는 수용체를 하향조절(down regulation)한다. 따라서 시간이 지남에 따라 동일한 반응을 유발하기 위해서는 더 많은 약물이 필요해진다.
4. 음주는 ADH(소변을 감소시키는 호르몬)의 방출을 억제한다. 음주의 부작용 중 하나가 소변량 증가이다.
5. 성장호르몬은 지방분해(lipolysis)를 증가시킨다. 많은 사람이 성성숙(puberty, 사춘기) 시기 동안 지방결합조직이 감소하고 '얇아짐(thinning out)' 현상을 경험한다.
6. 요오드(iodine)는 혈액으로 흡수되어 갑상샘호르몬 합성에 사용된다.
7. 갑상샘항진증(hyperthyroidism) 환자는 체온이 높고 맥박과 호흡수가 증가해 있으며, 대체로 마른 체형이다.
8. 인슐린 수치가 증가하면 일반적으로 혈액의 전반적인 영양소 수치가 감소하고 신체 세포 내에서 영양소가 저장형태로 변한다. 따라서 상승된 혈청 인슐린은 근육세포에서 단백질 동화작용을 일으켜 근육 부피를 증가시킨다. 인슐린 과다 복용은 혈청 포도당과 ATP를 위험할 정도로 낮출 수 있다. ATP가 필요한 속도로 생성되지 않으면 사망할 수 있다.

CHAPTER 15

1. 5 L의 혈액을 가진 여성은 혈액의 약 10%를 기증할 것이다. 저체중인 사람은 혈액량이 상대적으로 적기 때문에 헌혈이 허용되지 않으며, 1파인트의 혈액을 헌혈하면 전체 혈액량의 10% 이상을 헌혈하게 되는 것이다.
2. 적혈구는 핵과 다른 세포내소기관이 사라짐으로써 헤모글로빈을 위한 더 많은 공간을 갖게 되므로, 적혈구는 더 많은 산소 및 이산화탄소와 효과적으로 결합하고 운반할 수 있는 것이다. 적혈구는 핵이 없기 때문에 더 이상 단백질을 합성하거나 유사분열을 통해 분열할 수 없다. 적혈구에서 운반되는 산소는 호기성 세포호흡에 의해 소모되지 않는다(적혈구에는 미토콘드리아가 없기 때문에).
3. O형 혈액을 가진 사람은 적혈구에 표면항원이 없기 때문에 '만능공혈자(universal donor)'라고 한다. 표면항원이 없으면 O형 적혈구는 수혜자의 혈장에 있는 항체에 의한 응집 및 용혈을 통해 파괴되지 않는다. 마찬가지로, AB형 혈액형을 가진 사람은 혈장에 ABO 또는 Rh 혈액형에 대한 항체가 없기 때문에 '만능수혈자(universal recipient)'라고 한다. 따라서 AB^+ 수혜자는 모든 종류의 혈액을 받을 수 있으며, 기증자의 적혈구가 파괴될 염려가 없다.
4. 혈소판 마개의 형성은 양성피드백의 한 예이다. 혈소판이 분비하는 화학물질은 더 많은 혈소판이 손상부위에 도달하도록 자극하고 이 혈소판은 다시 화학물질을 분비한다.
5. 휠체어 생활을 하는 사람은 뼈대근육 펌프의 효과가 떨어지므로 혈류가 손상될 수 있다. 혈액이 혈관을 통해 적절하게 이동하지 않고 혈관에 고이기 시작하면, 응고 연속 단계가 시작될 수 있다.

CHAPTER 16

1. 대동맥과 폐정맥은 심장에 연결되어 있으며 산소화된 혈액이 흐르는 혈관이다. 대동맥은 동맥이며 폐정맥은 정맥이다.
2. 관상동맥은 심박수가 증가하면 더 자주 압박된다.
3. 재분극은 양이온통로를 열어 다음 주기의 역치에 도달하도록 한다.
4. 칼슘통로 억제제는 심근세포 내의 칼슘 농도를 낮춤으로써 심장의 수축력을 감소시킨다. 칼슘통로 억제제는 전도계통 세포 내로의 칼슘이온 이동도 막음으로써 심박수를 낮출 수도 있다(결과적으로 혈압이 낮아진다).

CHAPTER 17

1. 혈압(혈액의 정수압)의 감소는 심장의 펌프작용, 혈관 내를 혈액이 이동함에 따라 발생하는 저항, 그리고 혈액의 총량에 따라 결정된다. 이들 중 무엇 하나라도 뚜렷이 감소하면(예: 울혈성심부전, 심각한 출혈) 혈액의 정수압이 교질삼투압을 극복하기에 충분하지 못할 정도로 혈압이 낮아질 수 있다. 이렇게 되면 여과(와 모세혈관 물질교환)가 멈춘다.
2. 니코틴은 굴심방결절의 흥분속도를 증가시키고 심근세포의 수축력을 증가시켜 심박출량을 증가시키므로, 흡연자는 혈압이 증가하는 경향이 있다. 니코틴은 또한 소동맥을 수축시켜 저항을 증가시키기도 한다. 심박출량의 증가와 저항의 증가는 모두 혈압을 증가시킨다.
3. 앤지오텐신 전환효소 억제제는 고혈압에 쓰이는 약이다. 이 약물은 앤지오텐신 II(강력한 혈관수축물질)의 생성을 방해함으로써 저

항의 증가를 막는다. 앤지오텐신 II는 소변 생성에 영향을 주어 혈약량을 조절하기도 한다. 앤지오텐신 II의 감소는 혈액에서 손실되는 체액량을 늘려 혈액량을 감소시킨다. 저항의 증가를 방지하고 혈액량을 감소시킴으로써 앤지오텐신 전환효소 억제제는 혈압 저하를 돕는다.

4. 왼쪽 자동맥이 절단되더라도 왼손 및 손가락들은 여전히 노동맥으로부터 혈액을 공급받을 수 있다. 이는 두 혈관 다 얕은손바닥동맥활과 깊은손바닥동맥활에 모두 기여하기 때문이다.

CHAPTER 18

1. 림프절을 제거하면, 신체의 특정 부위에서 림프(체액)가 배출되지 않아서 림프부종이 발생한다.
2. 왼쪽위사분면에 위치한 비장은 뼈로 보호되지 않는 부드러운 장기이다. 교통사고로 안전벨트가 복부를 누르는 압력에 의해 쉽게 파열될 수 있다.

CHAPTER 19

1. 코사이막만곡증(deviated nasal septum)은 코사이막(코의 코안을 반으로 나누는 뼈와 연골)이 가운데에 있지 않아 코안의 한쪽이 다른 쪽보다 클 때 발생한다. 이것은 코를 통한 공기의 정상적인 흐름을 변경하고, 좁은 쪽이 막히면 코막힘과 코곁굴 문제가 발생할 수 있다.
2. 중층편평상피는 거짓중층섬모원주상피보다 더 견고하고 담배연기로부터 더 잘 보호할 수 있기 때문에 상피가 변한다. 불행히도, 중층편평상피에는 술잔세포와 섬모가 없기 때문에 생성되는 점액이 적고 입자를 기관지에서 인두 쪽으로 밀어내는 섬모가 없다. 따라서 입자를 제거하는 주요 방법은 기침을 하는 것이며, 이는 만성적인 '흡연자의 기침'을 유발한다.
3. 가로막신경은 양쪽 목신경얼기에서 가로막까지 뻗어 있다. 목신경얼기에는 C3~C5의 축삭이 포함되기 때문에, C2 혹은 C2 이상의 척수 손상은 가로막의 신경자극이 억제되어 호흡이 멈추게 된다. C6와 T12 사이의 척수 손상은 신경신호가 가로막신경을 따라 보내지지만 모든 갈비사이신경으로 전달되지 못한다. 손실 정도는 부상이 발생한 위치에 따라 다르다. 부상부위가 척수 아래로 내려갈수록 호흡이 정상에 가까워진다(갈비사이신경이 더 많이 기능할 것이기 때문에). T12 미만의 척수 손상은 가로막 또는 갈비사이신경을 따라 전달되는 신경신호를 방해하지 않기 때문에 일반적으로 정상적인 조용한 호흡이 저해되지 않는다.
4. 에피네프린은 기관지 확장을 유발한다. 결과적으로 저항이 감소하고 공기 흐름이 증가한다.
5. 아니다. 우리가 들이마시는 모든 공기를 가스교환에 사용할 수 있는 것은 아니다. 허파꽈리에 도달하는 공기만 가스교환이 가능하다. 해부학적 사강공간(전도 영역에 남아 있는 공기)에서 공기와 가스 교환이 없다.
6. 혈액 PO_2는 허파모세혈관을 떠났을 때보다 온몸 모세혈관에서 더 낮다. 왜냐하면 기관지정맥이 소량의 탈산소화한 혈액을 허파정맥으로 보내며, 이 혈액이 심장으로 돌아가 왼심실에서 온몸순환으로 박출되기 때문이다.
7. Po_2 = 104 mmHg(해수면에서 정상값)인 경우 혈색소포화도가 98%이므로, 산소를 추가로 투입해도 혈색소포화도는 2%밖에 증가하지 않는다. 이것은 고압산소실에서만 일반적으로 도달하는 압력인 1기압에서 3기압으로 증가할 때만 발생할 수 있다(또한 제한요소는 일반적으로 허파의 산소부하능력이 아니라 신체조직에 산소를 전달하는 능력이다). 따라서 운동수행능력이 향상될 것으로 기대되지 않는다.
8. 운동하는 동안 세포가 증가된 수준의 세포호흡에 관여함에 따라 Po_2가 감소한다. Po_2가 감소하면 세포에 더 많은 산소가 전달된다. 결과적으로 산소예비량(헤모글로빈에 부착되어 남아 있는 산소량)이 낮아진다.
9. 운동은 근육펌프와 호흡펌프의 작용으로 혈액과 림프의 정맥순환을 증가시킨다. 결과적으로 더 많은 혈액이 심방으로 유입되어 심방(베인브리지) 반사를 유발하고 심장중추에서 굴심방결절로 가는 교감신경 출력을 증가시켜 심박수를 증가시킨다.

CHAPTER 20

1. 콩팥의 기능저하는 (a) 콩팥의 여과 및 노폐물 제거능력 손상, (b) 에리스로포이에틴 생산이 변경되어 빈혈 유발, (c) 혈액량과 혈압이 증가하면서 소변생산 감소, (d) 콩팥이 산-염기(pH) 균형을 유지하는 역할을 하기 때문에 혈액의 정상적인 pH균형이 붕괴되는 결과를 초래온다.
2. 여과되지 않은 물질은 혈액 속에 남아 있어 날세동맥에 의해 토리를 빠져나간다.
3. 간경화(간경변)는 혈중교질삼투압(OP_g)의 감소를 초래할 수 있다. 혈중교질삼투압은 여과압의 반대로 작용하여 수분을 토리로 끌어당긴다. 혈중교질삼투압의 감소는 재흡수되는 수분도 감소해 더 많은 여과액이 형성될 것이다.
4. Glycosuria는 소변에서 포도당을 배출하는 것으로 당뇨병의 전형적인 징후이다. 포도당 분자는 재흡수되지 않고 삼투성 이뇨제 역할을 하며 요세관액으로 물을 끌어당겨 소변에서 체액소실을 증가시킨다.

5. 여과막에 손상을 입히는 콩팥질환을 가진 사람은 단백질 섭취와 관련된 세뇨관 세포구조가 포화되어 여과된 모든 단백질을 되돌릴 수 없기 때문에 혈장 단백질의 농도가 낮을 것이다. 콩팥 여과가 정상보다 낮으면 작은 혈장 단백질의 여과가 감소하여 혈장 단백질이 증가한다.
6. 혈액 속의 어떤 물질이 여과된 후 일부가 재흡수되지 않고 남으면 혈액 속에서 그 물질이 감소한다. 콩팥의 중요한 기능 중 하나는 특정 물질의 혈중농도를 조절하는 것이다.
7. 누운 자세에서 중력은 소변을 방광으로 수동적으로 운반할 수 없다. 따라서 몸의 자세와 관계없이 소변을 요관에서 방광으로 적극적으로 이동할 수 있도록 연동운동이 필요하다.

CHAPTER 21

1. 아니다. 배막안(peritoneal cavity)은 장액을 포함하는 벽쪽 복막과 내장쪽 복막 사이의 얇은 잠재적 공간이다. 배의 기관은 배안(복강)이나 배막뒤공간에 있다.
2. 침 생성 감소는 구취 또는 충치와 같은 치과 문제를 유발할 수 있다. 침은 입안을 깨끗이 하는 데 도움이 되고 박테리아 성장을 억제하는 데 도움이 되기 때문이다(침에는 라이소자임 및 IgA 항체를 포함한 항균물질이 포함되어 있음).
3. 위(stomach)는 위 표면에 점액을 함유한 알칼리성 물질을 지속적으로 분비하는 특수한 표면 점액세포로 둘러싸여 있다. 뮤신은 수화되어 1~3 mm 정도의 점액층을 형성하여 산이 위벽과 직접 접촉하는 것을 방지한다. 또한 위 상피내막은 손상된 세포를 대체하기 위해 지속적으로 재생된다.
4. 샘창자(duodenum, 십이지장)에 있는 많은 원형주름(circular fold)은 소화 중인 음식물의 움직임을 느리게 하여 췌장액 및 담즙과 적절하게 혼합될 수 있도록 한다. 미즙(chyme)이 돌창자(ileum, 회장)에 도달할 때쯤에는 대부분의 영양소 흡수가 완료되어 내용물의 움직임을 늦추기 위한 원형 주름이 필요 없다.
5. 쓸개(gallbladder, 담낭)를 제거해도 간에서 쓸개즙은 계속 생성된다. 그러나 쓸개가 제거되면 더 이상 농축된 쓸개즙을 사용하여 지방의 소화를 촉진할 수 없다. 따라서 쓸개를 제거한 환자는 지방 섭취를 줄여야 한다.

CHAPTER 22

1. 여성은 기능을 하는 난소가 하나 남아 있는 한 임신을 할 수 있다. 그러나 난소는 일반적으로 매달 "번갈아" 배란하기 때문에 난소가 하나인 여성은 매달 배란하지 않을 수 있다.
2. 스트레스, 나이, 약물, 체중은 모두 여성의 자궁(월경)주기에 영향을 미칠 수 있다. 스트레스와 과도한 체질량 부족은 무월경(기간 부재)으로 이어질 수 있다.
3. 남성의 몸에서 고환을 제거해도 부신이 계속 소량의 안드로겐을 만들어 낸다. 그러나 고환이 만들어 내는 안드로겐이 훨씬 많으므로 부신이 만들어 내는 소량의 안드로겐은 효과가 거의 없다.
4. 정관절제술을 받아도 정자는 계속 정세관에서 만들어져 부고환에서 성숙한다. 그러나 정자가 배출되지 않으므로 죽은 후 분해되어 부고환에서 재흡수된다. 정관절제술을 받은 사람은 정자가 없는 정액을 사정한다.

용어해설

glossary

ㄱ

가락뼈(손가락뼈, 발가락뼈, phalanx) 손가락 또는 발가락의 긴뼈

가로(transverse) 구조를 위아래로 나누는 단

가로단면(cross-section) 가로 방향의 단면

가로막(diaphragm) 가슴안과 배골반안을 나누는 근육; 호흡을 도움

가로세관[transverse (T) tubule] 활동전위가 접근해 근육세포질그물을 자극할 수 있도록 하는 근육속막의 함입

가수분해(hydrolysis) 복잡한 분자를 분해할 때 물이 사용되는 화학반응

가슴-(pectoral) 가슴과 관련됨

가슴-(thoracic) 목과 배 사이의 부위

가슴막(pleura) 허파를 감싸고 가슴안의 내벽을 덮는 장막

가슴세로칸(mediastinum) 가슴안의 가운데 허파 사이에 있는 공간

가중(summation) 신경세포 또는 근육세포에서 이루어지는 자극의 축적

가지(ramus) 신경 또는 혈관이 크게 갈라져 나오는 것, 또는 불규칙한 형태의 뼈 일부가 각을 이루는 것

가지돌기(dendrite) 세포체를 향하는 단계전위(차등전위)를 수용하고 전도하는 신경세포의 돌기

가지세포(dendritic cell) 피부와 점막의 포식세포

가쪽(lateral) 중심선에서 먼쪽

각막(cornea) 눈의 앞면을 이루는 투명한 부분

각질세포(keratinocyte) 외피에서 가장 흔하며, 외피 전체에 존재하는 세포; 케라틴을 만들어 내는 세포

각질화(keratinization) 케라틴 단백질로 찬 세포 때문에 각질층이 생겨나는 것

간-(hepatic) 간과 관련됨

갈비-(costal) 갈비뼈와 관련됨

감각(sensation) 자극에 대한 의식적 인식

감각신경(들신경, sensory nerve) 정보를 중추신경계통으로 보내는 신경

감수분열(meiosis) 생식세포가 분열해 홑배수체인 생식자가 4개 생겨나는 과정

같은쪽(ipsilateral) 같은 방향

개방(개존, patent) 열림, 폐쇄되어 있지 않음

갱년기(climacteric) 50세 전후에 남성과 여성의 생식계통에 일어나는 변화. 그 결과로 생식호르몬의 혈중농도가 변함

거미막(arachnoid mater) 거미줄 형태의 수막층. 경질막과 연질막 사이에 있음

거친면(융기, tuberosity) 뼈의 표면에 있는 큰 결절 또는 둥근 융기

겉질(cortex) 기관의 바깥부분(예: 대뇌겉질, 부신겉질)

결막(conjunctiva) 눈의 앞면과 눈꺼풀의 뒷면을 덮은 점막

결절(tubercle) 뼈의 표면에 있는 결절 또는 얕은 융기로 힘줄이나 인대가 부착되는 곳

결합(symphysis) 두 뼈가 섬유연골로 나뉜 연골관절

경색(infarction) 혈액공급이 감소하거나 완전히 중단되어 조직이 죽는 것(예: 심근경색)

경질막(dura mater) 중추신경계통의 바깥을 덮는 거친 섬유막

곁주머니(diverticulum) 관 또는 주머니 형태의 기관(예: 창자, 방광)에 딸린 작은 주머니, 작은창자의 벽에 작게 튀어나온 부분

계통(system) 서로 상호 작용하며 협동하는 구조들의 집합

고랑(sulcus) 홈(예: 뇌의 표면)

고름(pus) 죽은 병원체, 백혈구, 세포 파생물로 이루어진 물질

고리뼈(atlas) 첫째목뼈

고리형 아데노신일인산(cyclic adenosine monophosphate, cAMP) 특정 호르몬이 하나의 표적세포에 작용할 때 이용되는 이차전령 아데닐레이트사이클레이스가 ATP에 반응할 때 형성됨

고분자(macromolecule) 큰 복합체 분자(예: 탄수화물, 핵산, 단백질)

고유수용체(proprioceptor) 자세의 변화 또는 수축상태를 감지하는 감각수용체

고장성 용액(hypertonic) 세포액보다 물의 농도가 낮고 용질의 농도가 높은 용액

고혈압(hypertension) 혈압이 지속적으로 높은 상태

고환(testis) 남성의 생식자와 안드로겐을 만들어 내는 기관

골지기관(Golgi apparatus) 주머니와 같은 형태의 연속되는 막으로, 수송소포의 세포질 그물에서 오는 변형된 분자들을 포장하고 분류하며 변형하는 중추의 기능을 함

공막(sclera) 각막을 제외하고 안구의 바깥쪽을 덮는 섬유질층. 흰자위

공유결합(covalent bond) 이웃한 원자들이 전자를 공유하는 화학결합

과다분극(hyperpolarization) 막전위가 안정막전위보다 더 음의 방향으로 변하는 것

과다형성(hyperplasia) 조직 속의 세포수가 증가하는 것

과다환기(hyperventilation) 호흡의 수 또는 깊이가 증가하는 것

과산화소체(peroxisome) 산화효소를 함유한 막으로 구분된 소기관
관류(perfusion) 조직의 혈류. 1분 동안의 그램당 밀리리터로 측정(mL/min/g)
관상면(coronal) 몸을 앞뒤로 나누는 수직면. 이마면이라고도 함
관절-(articular) 관절과 관련됨
관절(articulation) 뼈와 뼈 사이의 연결
관절면(facet) 작고 납작하고 얕은 면; 뼈의 매끈한 부분
괴사(necrosis) 세포, 또는 기관이나 조직의 일부가 병리적으로 죽는 것
교차(decussation) 두 부분이 서로 엇갈림
구멍(aperture) 공, 구멍
구멍(foramen) 뼈에 있는 구멍(예: 큰구멍, 폐쇄구멍)
구멍(hiatus) 틈새, 열공
구멍(orifice) 구멍
구멍(os) 속이 빈 기관 또는 통로의 구멍
구연산회로(citric acid cycle) 사립체의 바탕질에서 이루어지는, 순환하는 대사경로, 아세틸조효소 A의 결합 속에 존재하는 에너지가 운반되어 ATP, NADH, FADH를 형성함
굴(sinus) 빈 공간, 또는 혈액이나 림프가 통과하는 통로
굴모양-(sinusoid) 굴과 같은 형태
굴모양혈관(sinusoid) 특정 기관(예: 간, 지라)에 있는, 매우 투과성이 높은 모세혈관
굴심방결절[sinoatrial (SA) node] 오른심방에 있는 세포의 무리로 심박수를 설정함
굴절(refraction) 빛 파장이 물질을 통과할 때 굽는 것
굵은근육미세잔섬유(myofilament) 뼈대근육에서 근육원섬유를 이루는 단백질 필라멘트
굽이(Hexure) 기관 또는 구조가 굽은 부분
굽힘(flexion) 관절 사이의 각이 줄어드는 움직임
귀지(cerumen) 귀지샘에서 분비되는 부드럽고 왁스와 같은 분비물, 바깥귀길에 있음
귓바퀴(auricle) 귀의 바깥 부분, 또는 좌우 심방의 앞부분에 있는 심방귀
그물막(omentum) 위에서 내려온 배막이 접혀 간과 위 사이의 부분을 덮는 것. 또는 배기관의 앞면 대부분을 덮는 것
그물섬유(reticular fiber) 조직에서 유연한 그물을 형성하는 단백질, 일부 결합조직에 존재함
그물적혈구(reticulocyte) 미성숙한 적혈구
극성분자(polar) 서로 다른 부분에 부분적으로 전압이 존재하는 분자
근막(fascia) 피부 속에서 몸을 감싸는 섬유결합조직막; 근육을 감싸고 있는 여러 층 또는 집합으로 나눔
근육다발막(perimysium) 뼈대근육섬유 다발을 감싸는 섬유막
근육모세포(myoblast) 근육섬유가 될 수 있는, 아직 분화하지 않은 근육세포
근육바깥막(epimysium) 뼈대근육을 둘러싼 치밀불규칙결합조직층
근육섬유(muscle fiber) 근육세포
근육세포질(sarcoplasm) 근육세포의 세포질
근육세포질그물(sarcoplasmic reticulum, SR) 근육세포에 있는 세포질그물, 수축에 필요한 칼슘이온을 저장함
근육속막(근내막, endomysium) 근육섬유를 둘러싸는 성근결합조직
근육속막(근초, sarcolemma) 근육세포의 세포막
근육원섬유(myofibril) 뼈대근육세포와 심장근육세포 속의 굵은필라멘트 다발
근육원섬유마디(sarcomere) 뼈대근육의 기능단위
근육층(muscularis) 속이 비었거나 관 형태의 기관 벽에 존재하는 근육으로 된 층
글루코코르티코이드(glucocorticoid) 부신겉질에서 분비되는 호르몬, 혈당 조절을 도움(예: 코르티솔, 코르티코스테로이드)
글리세롤(glycerol) 트라이글리세라이드 분자의 화학적 성분
글리코겐(glycogen) 포도당단량체가 형성하는 다당류
글리코겐분해(glycogenolysis) 글리코겐이 포도당으로 분해되는 과정
글리코겐형성(glycogenesis) 포도당에서 글리코겐이 형성되는 과정
급성(acute) 단기간 동안에 나타남. 만성과 비교할 수 있음
기계수용체(mechanoreceptor) 촉감, 떨림, 압력, 비틀림에 반응하는 감각수용체
기관(organ) 2개 이상의 조직 유형으로 이루어져 몸에서 특정한 기능을 수행하는 부분
기관계통(organ system) 기관의 집합이 함께 작용해 협동을 이루고 특정한 기능을 하나 이상 수행하는 것
기관지(bronchus) 기관의 공기를 세기관지로 전달하는 통로
기관형성(organogenesis) 발생기에 기관이 형성되는 것
기억세포(memory cell) 침입한 물질에 두 번째로 노출되었을 때 강하고 신속한 반응을 이끌어 내는 림프구
기울기(gradient) 두 영역 사이의 차이(예: 농도기울기, 압력기울기)
기질(substrate) 효소의 활성부위에 결합한 물질. 화학반응의 반응물
기형유발물질(teratogen) 배아의 사망 또는 기형을 유발할 수 있는 물질
길(meatus) 뼈에 난 통로(예: 바깥귀길)
길(로, 관, tract) 같은 경로를 지나는 중추신경계통의 축삭다발
깔때기(infundibulum) 깔때기 형태의 구조 또는 통로
꼭대기(apex, apical) 원뿔형 또는 피라미드형 구조의 끝(예: 심장 아래쪽의 뾰족한 끝)
꽈리(alveolus) 작은 공간. 허파의 허파꽈리, 젖샘에서 모유를 분비하는 샘꽈리
꿈틀운동(peristalsis) 위창자길의 관이 규칙적으로 수축해 내용물을 이동하는 것

ㄴ

난자(oocyte) 배란 때 난소에서 배출되는 여성의 생식자
난자(ovum) 수정되어 감수분열 II를 마친 여성의 생식세포
난자형성(oogenesis) 난자의 형성과 발달
난조세포(oogonium) 난자의 원시 종자세포
난할(cleavage) 수정 직후 접합자에서 이루어지는 일련의 유사분열
난황주머니(yolk sac) 배아 바깥의 막; 배아의 초기에 혈구가 형성되는 곳

날-(efferent) 밖으로 나감, 또는 중심에서 멀어짐

날숨(expiration) 숨을 내쉼

낫-(falciform) 낫과 같은 형태(예: 낫인대)

내림(depression) 몸의 일부를 아래로 움직임

내밈(protraction) 신체 일부를 수평면에서 앞쪽으로 움직이는 것(턱 끝을 내밈)

내배엽(endoderm) 배아의 세 일차배엽 중 가장 안쪽에 있는 일차배엽

내분비(endocrine) 혈액으로 운반되는 호르몬의 분비. 외분비와 비교

내수용체(interoceptor) 내장의 벽 속에 있는 작은 감각수용체

내인성(intrinsic) 기관 안에서 유래하는 것(예: 내재근)

내인인자(intrinsic factor) 위세포가 만들어 내는 화학물질로 비타민 B_{12}의 흡수에 필요함

내장(splanchnic) 내장과 관련됨

내장-(viscera) 몸속의 기관, 특히 가슴안과 배골반안에 있는 기관

내피(endothelium) 혈관, 림프관, 심방, 심실, 심장판막의 내벽을 이루는 단층편평상피

널힘줄(aponeurosis) 납작하고 넓은 섬유 또는 힘줄

노르에피네프린(norepinephrine) 교감신경계통이 분비하는 신경전달물질. 부신속질이 분비하는 호르몬

농도기울기(concentration gradient) 두 영역 사이에 존재하는 물질의 농도 차이

뇌실막-(ependymal) 뇌실의 내벽과 척수의 중심관 내벽을 이루는 세포와 관련됨; 뇌척수액의 생성과 순환을 도움

뇌이랑(gyrus) 대뇌반구의 형성을 돕는, 표면에서 둥글게 융기된 부분

뇌줄기(brainstem) 중간뇌, 다리뇌, 숨뇌로 이루어진 부분

뇌척수액(cerebrospinal fluid, CSF) 투명하고 무색인 액체로 뇌실과 거미막밑공간을 순환하며 뇌와 척수를 보호하고 지탱함. 뇌실막세포가 만들어 냄

뇌혈관사고(cerebrovascular accident, CVA) 뇌로 가는 혈액공급이 감소함으로써 뇌의 작용에 발생하는 변화. 영구적인 손상을 유발할 수 있음

눈-(optic) 눈과 관련됨

눈물-(lacrimal) 눈물과 관련됨

눈확(orbit) 뼈가 움푹 들어간, 눈이 있는 부분

뉴클레오티드(nucleotide) DNA와 RNA의 구성요소; 질소염기, 인산기, 당으로 이루어짐

느린맥(서맥, bradycardia) 휴식기의 심박수가 분당 60회 미만인 것

능동면역(active immunity) 면역계통이 백신접종 또는 자연발생 감염원에 대한 노출로 활성화하는 것. 기억세포가 생성되므로 장기간 효과가 있음. 수동면역과 비교할 수 있음

능동수송(active transport) 물질이 농도기울기를 거슬러 운반되는 방식

ㄷ

다능성 줄기세포(multipotent stem cell) 소수의 특정한 세포유형으로 분화할 수 있는 성숙한 줄기세포

다능성세포(pluripotent cell) 모든 유형의 세포(태반 세포 제외)로 분화할 수 있는 배아줄기세포

다당류(polysaccharide) 3개 이상의 단당류 단량체로 이루어진 탄수화물(예: 글리코겐)

다발(fascicle) 근육섬유 또는 신경섬유다발

단계전위(graded potential) 막전위가 전달되면서 강도가 다소 감소하는 것, 탈분극 또는 과다분극일 수 있음

단당류(monosaccharide) 가장 단순한 탄수화물분자(예: 포도당, 리보오스)

단백질(protein) 하나 이상의 아미노산단량체 사슬로 이루어진 유기분자

단순확산(simple diffusion) 화학물질이 세포막의 인지질 사이를 지나 세포를 드나드는 수동수송 과정

단일잠재성 줄기세포(unipotent) 한 가지 유형의 세포로만 분화할 수 있는 성숙한 줄기세포

단층촬영(tomography) 직선 또는 곡선의 엑스레이 관과 필름 카세트를 이용해 몸의 단면을 촬영하는 영상기술로 CT 스캔에 사용

단핵구(monocyte) 큰포식세포로 발달해 세균과 바이러스를 포식하는 백혈구

당뇨(glycosuria) 소변 속에 포도당이 있는 것; 당뇨병의 증상

당뇨병(diabetes mellitus) 인슐린 분비가 감소하거나 인슐린에 대한 조직의 반응이 감소하는 질환, 혈당과 요당 수치가 증가함

당지질(glycolipid) 세포막의 세포바깥 부분에 존재하는, 탄수화물기가 부착된 지질

당질층(glycocalyx) 특정 유형 세포의 꼭대기면을 덮은 필라멘트

닿는곳(부착, insertion) 일반적으로 근육이 부착된 곳 중 먼쪽이며, 움직이기가 더 쉬움

대뇌(cerebrum) 뇌에서 가장 바깥쪽에 있는 큰 부분으로 왼 · 오른대뇌반구로 이루어짐; 의식적 사고가 이루어지며 모든 복잡한 지적 기능의 근원

대뇌겉질(cerebral cortex) 대뇌 겉쪽의 회색질층

대뇌낫(falx cerebri) 경질막에서 왼 · 오른대뇌반구 사이의 세로틈새를 향해 돌출된 부분

대뇌핵(cerebral nuclei) 대뇌의 백색질 중심 부분에 있는 한 쌍의 불규칙한 회색질 덩어리로 왼 · 오른대뇌반구의 바닥 부분, 가쪽뇌실의 바닥 아래에 있음

대동맥(aorta) 온몸 동맥계통의 큰 줄기로 왼심실에서 시작되며, 아래쪽에서 온엉덩동맥으로 갈라지면서 끝남

대동맥토리(aortic body) 혈액의 pH, 산소농도, 이산화탄소 농도 변화에 민감한 신경세포로 이루어진 구조; 대동맥활에도 있음

대변(feces) 배변 시 위창자길에서 배출되는 물질

대사(metabolism) 몸속에서 이루어지는 모든 화학반응으로 합성대사와 분해대사가 있음

대사산(metabolic acid) 대사의 부산물로 생겨나는 산(예: 케토산)

대사수(metabolic water) 탈수반응과 산소호흡에서 생겨나는 물, 전체 수분 섭취의 약 8%를 차지함

대사율(metabolic rate) 일정한 시간 동안 사용되는 에너지의 양

대응코돈(anticodon) 전달-RNA 분자 속에 있는 3개의 뉴클레오티드 염기

대항근(대항체, antagonist) 다른 근육(호르몬)의 작용을 거스르는 근육(호르몬)

덧붙이-(appositional) 부가적인(예: 뼈의 덧붙이성장)

덩이(bolus) 어떤 물질의 덩어리(예: 음식덩이)

데스모솜(desmosome) 두 상피세포가 부착되는 유형 중 하나, 세포를 하나의 지점에 연결하는 결합 유형(마치 단추와 같음)

데옥시리보핵산(deoxyribonucleic acid, DNA) 이중가닥의 핵산으로 데옥시리보뉴클레오티드 단량체로 이루어짐; 단백질의 합성을 지시함

도약전도(saltatory) 말이집축삭의 세포막을 따라 활동전위가 전달되는 것

도움 T림프구(helper T lymphocyte) 시토카인을 분비해 체액면역, 세포면역, 선천면역 세포를 조절하는 T림프구. CD4 세포라고도 함

도움체(complement) 함께 작용해 면역반응을 개시하는 혈장단백질. 염증을 증가시키고 침입한 세포의 용해를 유발할 수 있음

돌림(rotation) 축을 중심으로 어떤 부분을 돌리는 것

돌연변이(mutation) DNA 일부가 변한 것; 비정상적인 단백질의 생성으로 이어질 수 있음

동공(pupil) 눈의 홍채 가운데에 있는 둥근 구멍

동맥(artery) 심장에서 나온 혈액을 운반하는 혈관

동맥류(aneurysm) 동맥벽이 약해져 동맥이 부풀어 오르는 상태; 파열에 취약하므로 심한 출혈로 이어질 수 있음

동맥성형술(angioplasty) 다양한 수단으로 혈관을 다시 개방하는 것

동위원소(isotope) 한 원소에서 중성자의 수가 서로 다른 원자들

동전포갬모양(연전상, rouleau) 적혈구를 한 줄로 쌓은 것

동형접합(homozygous) 하나의 형질에 대해 같은 맞섬(대립)유전자를 가짐

두배수체(diploid) 세포가 서로 쌍을 이루는 상동염색체를 함유한 상태. 사람의 경우 염색체의 두배수는 46(23쌍)

둔덕(hillock) 작은 융기

뒤침(supination) 손이 앞 또는 위를 향하도록 아래팔을 돌림

들-(afferent) 유입, 또는 중심을 향해 감

들숨(inspiration) 숨을 들이쉼

등장력수축(isotonic contraction) 근육이 수축할 때 장력이 저항을 초과해 근육섬유가 짧아지고 움직임이 발생하는 것

등장성 용액(isotonic solution) 세포액과 물 및 용질의 농도가 같은 것

등쪽(dorsal) 등에 가까운 쪽

딴곳-(ectopic) 제자리에 있지 않은 것(예: 전배아가 자궁이 아니라 자궁관에 착상하는 딴곳임신)

ㄹ

라이소자임(lysozyme) 세균의 세포벽을 공격하는 효소. 침, 눈물, 땀, 코 분비물 속에 있음

리간드(ligand) 한 세포에서 분비되어 다른 세포의 수용체를 자극하는 화학물질

리보솜(ribosome) 단백질이 합성되는 곳인 리보핵산 단백질 구조; 세포질의 소기관

리보핵산(ribonucleic acid, RNA) 리보뉴클레오티드 단량체로 이루어진 핵산, DNA의 지시를 기반으로 단백질의 합성을 지시하는 데 쓰임. "전령 RNA", "리보솜 RNA", "전달 RNA" 참조

리소좀(lysosome) 소화효소를 함유한 소기관

리파아제(lipase) 트라이글리세라이드를 소화하는 효소

림프(lymph) 림프관 속에 있는 일반적으로 투명한 액체, 사이질액에서 생겨남

림프구(lymphocyte) 면역반응에 관여하는 백혈구(T림프구, B림프구)

ㅁ

막(tunic) 혈관이나 근육과 같은 신체 일부를 덮은 층

막대세포(rod) 망막에 있는 막대 형태의 세포로 빛을 감지하며 어두운 곳에서도 작용함

막속뼈되기(막내골화, intramembranous) 막 속에서 이루어지는 뼈의 형성; 납작뼈의 형성

막전위(membrane potential) 세포막을 사이에 둔 전압의 차이

막창자(cecum) 큰창자의 첫 부분에 있는, 끝이 막힌 주머니

만성(chronic) 장기간에 걸쳐 나타남. 급성과 비교할 수 있음

만성폐쇄허파질환(chronic obstructive pulmonary disease, COPD) 기도의 폐쇄와 관련된 호흡기 질환

말이집(미엘린, myelin) 말이집(미엘린초)의 지질단백질 물질

말초신경계통(peripheral nervous system, PNS) 중추신경계통의 바깥에 있는, 신경세포와 신경아교세포로 이루어진 신경

말총(cauda equina) 척수의 좁아지는 끝부분 아래에 있는 척수신경뿌리

맞교차(commissure) 뇌나 척수에서 축삭다발이 서로 교차하는 것

맞섬(opposition) 엄지손가락을 손바닥 위로 향해 다른 손가락 끝의 바닥부분을 만지는 운동

맞섬유전자(allele) 상동염색체에서 같은 유전자 자리에 있는 유전자

매듭(centromere) 염색체에서 염색되지 않는 부분으로 방추섬유가 여기에 부착됨

맥박(pulse) 심장이 수축할 때 동맥을 지나는 혈액량이 증가해 동맥이 규칙적으로 확장되는 것

머리-(cephalic) 머리와 관련됨

머리-(cranial) 머리뼈와 관련됨

머리뼈(두개골, cranium) 머리뼈에서 이마뼈, 마루뼈, 관자뼈, 뒤통수뼈, 벌집뼈, 나비뼈로 이루어진 부분

먼쪽(distal) 몸통에 부착된 지점에서 먼 것

멜라닌(melanin) 피부, 털, 망막에 있는 흑갈색 또는 주황색 색소

멜라닌세포(melanocyte) 표피의 바닥층에서 색소를 만들어 내는 세포

면역(immunity) 몸이 외부 세포와 화학물질로부터 스스로를 보호하는 능력; 체액면역과 선천면역 등이 여기에 포함됨

면역글로불린(immunoglobulin, Ig) "항체" 참조

면역적격(immunocompetence) 면역세포가 항원을 알아보고 결합할 수 있는 능력

모세혈관(capillary) 가장 작은 혈관으로 벽이 얇기 때문에 혈액과 사이질액 사이에서 물질이 교환될 수 있음

모음(adduction) 신체 일부가 중심선을 향해 안쪽으로 움직이는 것
목-(cervical) 목과 관련됨
목구멍(fauces) 입안과 인두 사이의 공간
목동맥토리(carotid boby) 혈액의 pH, 산소농도, 이산화탄소 농도 변화에 민감한 신경세포로 이루어진 구조; 온목동맥에 있음
목동맥팽대(carotid sinus) 혈압 변화에 민감한 신경세포로 이루어진 구조; 속목동맥에 있음
몰(mole) 6.023×10^{23}개의 입자로 이루어진 단위: 이 질량을 그램으로 나타내면 원소의 원자량 또는 화합물의 분자량과 같음
몰농도(molarity) 용액 1 L 속에 있는 분자의 수
몸분절(somite) 배아기 초기에 중배엽의 신경관 쪽에서 형성되는, 세포덩어리로 구성되며 쌍을 이루는 구역
몸쪽(proximal) 몸통에 부착된 지점에 가까운 쪽
몸통-(axial) 몸의 중심 부분(머리, 목, 몸통)과 관련됨(예: 몸통뼈대)
무극성분자(nonpolar molecule) 무극성 공유화학결합을 함유한 분자
무기물(inorganic) 유기물이 아닌 화학물질(예: 물, 산, 염기)
무기질코르티코이드(mineralocorticoid) 부신겉질에서 분비되어 몸속의 전해질 농도를 조절하는 호르몬의 집합
무산소성(anaerobic) 산소가 필요하지 않은 과정
무호흡(apnea) 수면 중에 호흡이 정지하는 것
문(hilum) 기관에서 혈관, 신경, 림프관 등이 드나드는 곳
문맥계통(portal system) 한 모세혈관바탕에서 정맥을 통해 다른 모세혈관바탕으로 혈액을 보내는 독특한 혈관 배열
뮤신(mucin) 탄수화물이 풍부한 당단백질을 함유한 분비물로, 주로 보호작용을 하며, 물을 만나면 점액이 됨
미각(gustation) 맛을 느끼는 감각
미세관(microtubule) 속이 빈 원통형의 단백질로 세포뼈대의 일부, 길이가 늘어나고 줄어들 수 있음
미세구조(ultrastructure) 전자현미경으로 보아야 하는 세포구조
미세아교세포(microglia) 중추신경계통에 있는 작은 아교세포의 일종. 돌아다니며 포식작용을 함
미세융모(microvillus) 세포막의 미세한 돌출부로 표면적을 넓힘으로써 분비나 흡수를 촉진함
미세잔섬유(microfilament) 세포뼈대의 가장 작은 단백질 구조. 미오글로빈(**myoglobin**) 근육에서 산소를 운반하고 저장하는 분자
미즙(chyme) 일부 소화된 음식물과 위액의 혼합물로 마치 반죽과 같은 형태임
민말이집(unmyelinated) 말이집으로 싸이지 않음

ㅂ

바깥림프(perilymph) 뼈미로 속의 액체로 막미로를 둘러싸고 보호함
바깥막(adventitia) 기관의 가장 바깥쪽을 덮은 막
바닥막(basement membrane) 상피조직 바닥면의 얇은 층으로, 상피조직을 아래의 결합조직에 부착시킴
바닥핵(basal nuclei) "대뇌핵" 참조
바탕질(matrix) 세포 또는 구조가 포함되거나 삽입된 곳의 주변 물질
반감기(half-life) 물질이 원래의 절반으로 줄어드는 데 필요한 시간
반달연골(meniscus) 특정 관절에 있는 초승달 형태의 연골
반대쪽(contralateral) 맞은편
반사(reflex) 자극에 대한 신속하고 미리 정해진 반응
반투과성(semipermeable) 어떤 분자는 쉽게 투과하고 다른 분자는 투과하지 못하는 성질
발-(pedal) 발과 관련됨
발기(erection) 음경의 발기조직에 혈액이 차서 음경이 커지고 단단해지는 것
발생학(embryology) 이차난모세포의 수정에서 출생에 이르기까지 유기체의 발생과 발달을 연구하는 학문
발열원(pyrogen) 열을 만들어 내는 물질
방(atrium) 다른 방 또는 통로와 연결된 방(예: 심장의 좌우 심방. 심방은 심장의 윗부분에 있고 벽이 얇으며 심장으로 되돌아오는 혈액을 수용함)
방(lacuna) 작은 공간 또는 홈
방사능(radioactivity) 방사성 동위원소에서 방출되는 고에너지 방사성
방사성동위원소(radioisotope) 고에너지 방사선(예: 감마선)을 방출하는 불안정한 동위원소 안정된 동위원소가 될 때까지 계속 방사선을 방출함
방실결절(atrioventricular node) 특수한 심장세포의 집단, 심방의 우측 아랫부분에 있으며 방실다발로 활동전위를 보냄
배냇솜털(lanugo) 가늘고 부드러우며 색소가 없는 태아의 털
배뇨(micturition) 소변을 배출함
배뇨근(detrusor) 소변을 방광에서 배출하는 근육
배란(ovulation) 이차난모세포가 난포에서 배출되는 것
배막(**peritoneum**) 배골반안의 내벽과 대부분의 내장을 감싸는 장막주머니
배막뒤(retroperitoneal) 배막의 뒤에 있음
배막속-(intraperitoneal) 구조 또는 기관이 내장쪽배막으로 완전히 덮인 것
배변(defecation) 곧창자에서 대변이 배출됨
배설(excretion) 노폐물을 몸에서 제거하는 과정
배아(embryo) 발생 초기의 유기체; 사람의 배아기는 발생 3~8주
배쪽(ventral) 배에 가까운 쪽
백내장(cataract) 수정체가 부분 또는 전체적으로 흐려짐
백색질(white matter) 뇌 또는 척수의 조직으로 말이집 때문에 흰색을 띰
백신(vaccine) 면역계통을 자극하고 기억세포를 만들어 내기 위해 사용하는 약화한 병원체 또는 병원체의 일부, 인공적으로 획득되는 능동면역을 제공함
백혈구(leukocyte) 백혈구의 총칭
백혈구형성(leukopoiesis) 백혈구의 형성과 발생
번역(해독, translation) RNA와 리보솜으로 새로운 단백질을 만들어 내는 과정
벌림(abduction) 신체 일부가 몸의 정중면에서 먼쪽으로 움직임
벽쪽(parietal) 배쪽의 몸안(체강)에서 벽쪽에 있는 것
변성(denaturation) 단백질의 복잡한 삼차원형태가 단순하게 변하는

것. pH 변화나 온도 상승이 원인임

변환기(transducer) 에너지를 다른 형태로 변환하기 위한 장치 또는 기관

별세포(astrocyte) 신경계통에서 가장 크고 흔한 신경아교세포

병변(lesion) 조직의 병리적 변화

병원성(pathologic) 질병과 관련됨

병원체(pathogen) 질병을 유발하는 물질 또는 유기체

보인자(carrier) 열성 돌연변이 맞섬유전자(동형접합 형태가 표현형을 변화시키는 경우)를 가지고 있으면서 자신에게는 형질이 발현되지 않고 자손에게 돌연변이를 물려줄 수 있는 사람

보조인자(cofactor) 효소의 기능을 돕는 화학물질

보조효소(coenzyme) 효소의 기능을 돕는 유기화학물질

복합관절(amphiarthrosis) 조금 움직일 수 있는 관절

봉합(suture) 머리뼈가 치밀규칙결합조직막으로 이어진 것

부종(edema) 조직이 국소적으로 붓는 것

분압(partial pressure) 혼합된 기체 속에서 하나의 기체가 만들어 내는 압력

분자(molecule) 인력 또는 화학결합으로 모인 원자 또는 이온으로 이루어진 물질

분해대사(catabolism) 복잡한 분자가 단순한 분자로 분해되는 과정

불완전탈구(subluxation) 신체 일부가 원래 자리에서 불완전하게 탈구된 것

불응기(refractory) 세포가 자극에 대해 전혀 반응하지 않거나 약하게 반응하는 기간

비대(hypertrophy) 조직 속 세포의 크기가 커지는 것

비만세포(mast cell) 염증이 일어날 때 헤파린과 히스타민을 분비하는 정주세포; 흔히 혈관 가까이에 있음

빈혈(anemia) 적혈구의 수가 정상보다 적은 상태

빌리루빈(bilirubin) 헤모글로빈이 분해될 때 나오는 노폐물로 쓸개즙에 섞여 배출됨

빗-(oblique) 비스듬함

빛수용체(photoreceptor) 눈에 있는 특수한 수용세포로 빛을 탐지함. "막대세포", "원뿔세포" 참조

빠른맥(tachycardia) 휴식기의 심박수가 분당 100회를 넘는 것

뼈-(osseous) 뼈와 관련됨

뼈감소증(osteopenia) 뼈의 석회화 또는 밀도가 감소하는 것

뼈끝(epiphysis) 긴뼈의 끝에서 넓어지는 부분

뼈끝선(epiphyseal line) 긴뼈의 성장이 끝나고 나서 남는 뼈끝판의 흔적, 치밀뼈의 가느다란 금

뼈끝판(epiphyseal plate) 긴뼈의 뼈몸통과 뼈끝 사이에 있는 유리연골층, 뼈의 길이가 자라게 함

뼈단위(osteon) 치밀뼈 조직의 기능 단위: 하버스계라고도 함

뼈대(skeleton) 몸을 이루는 뼈로 된 틀, 몸의 모든 뼈를 가리키는 말

뼈되기(ossification) 뼈의 형성; 뼈형성이라고도 함

뼈막(periosteum) 뼈끝의 관절연골을 제외하고 뼈의 바깥 면 전체를 덮은 두꺼운 섬유막

뼈모세포(osteoblast) 뼈를 형성하는 세포

뼈몸통(diaphysis) 긴뼈에서 양쪽 끝 사이의 길고 일반적으로 원통형인 부분, 긴뼈의 줄기

뼈몸통끝(metaphysis) 긴뼈에서 뼈끝과 뼈몸통 사이

뼈붙음(synostosis) 원래 떨어져 있던 뼈가 서로 붙음

뼈세포(osteocyte) 뼈 바탕질의 방 속에 있는 세포

뼈속막(endosteum) 속질공간에서 뼈의 내벽을 이루는 세포층

뼈엉성증(osteoporosis) 뼈질량(골량)이 감소하고 골절에 취약해지는 질환

뼈조상세포(osteoprogenitor) 뼈세포의 전구체

뼈파괴세포(osteoclast) 뼈의 결합조직을 흡수하고 제거하는 큰 세포

뼈형성(osteogenesis) 뼈되기

삠(sprain) 인대가 과도하게 늘어나거나 찢어졌지만 주변의 뼈는 부러지지 않은 상태; 국소적인 통증과 부기를 유발

ㅅ

사립체(미토콘드리아, mitochondrion) ATP의 생성에 관여하는 소기관

사이기(interphase) 세포주기의 첫 단계로, 세포가 평상시대로 활동하며 세포분열을 준비하는 시기

사이뇌(diencephalon) 대뇌의 깊은 곳에 있는 부분, 시상, 시상하부, 시상상부가 있음

사이막(septum) 이웃한 방을 나누는, 조직으로 된 벽(예: 코사이막).

사이신경세포(interneuron) 중추신경계통에서 감각신경세포와 운동신경세포의 작용이 협응을 이루게 하는 신경세포

사이원반(intercalated disc) 심장벽의 심장근육세포를 서로 연결하는 복잡한 이음으로, 이 세포들을 기계적 및 전기적으로 연결함

사이질(interstitial) 조직 또는 기관 속에 있으나 몸안은 아닌 공간(예: 사이질액은 세포들 사이에서 세포의 바깥 공간에 있음)

사정(ejaculation) 정액을 음경에서 배출하는 것

사춘기(puberty) 생식기관이 완전히 기능하게 되고 이차성징이 두드러지는 시기

산(acid) 용액에 첨가하면 수소이온을 방출하는 물질

산소호흡(aerobic respiration) 포도당 등의 영양소를 분해해 ATP, 물, 이산화탄소를 만들어 내는 과정으로 산소가 필요함

산-염기평형(acid-base balance) 체액 속에서 수소이온의 농도를 정상 범위 내로 유지하는 것; pH 균형이라고도 함

산증(acidosis) 동맥혈의 pH가 7.35보다 낮은 상태

산화(oxidation) 화학물질이 전자 하나를 잃는 것

산화인산화(oxidative phosphorylation) 에너지를 운반하기 위해 조효소를 사용하는 ATP 형성과정

산화환원반응(oxidation-reduction reaction) 전자가 한 화학물질에서 다른 화학물질로 이동하는 교환반응

삼투(osmosis) 물이 반투과성 막을 통과해 저장성 용액에서 고장성 용액으로 이동하는 과정

삼투압(osmotic pressure) 물이 막을 건너 수분 농도가 낮은 곳으로 이동할 때 발생하는 압력

상동(homologous) 어떤 중요한 것이 서로 비슷함

샅-(inguinal) 샅굴부위와 관련됨
색전(embolus) 혈관 속을 돌아다니는 피떡 또는 공기방울
샘(gland) 물질을 분비하는 기관 또는 개별세포
샘창자(duodenum) 작은창자의 첫 부분
생리학(physiology) 몸의 각 부분이 어떻게 함께 기능하는지 연구하는 학문
생식샘(gonad) 성세포와 성호르몬을 만들어내는 기관, 여성의 난소와 남성의 고환
생식샘코르티코이드(gonadocorticoid) 에스트로겐과 안드로겐을 포함한 성호르몬
생식자(gamete) 홑배수체의 염색체가 있는 생식세포
생식자형성(gametogenesis) 생식자가 생겨나고 발달하는 것
석회화(calcification) 칼슘염이 축적되어 몸의 일부가 단단해지는 것; 정상적인 상태에서는 뼈와 이에서만 이루어짐
선천성(congenital) 태어날 때부터 존재하는 것
선택적 투과성(selective permeability) 어떤 물질이 막을 통과하도록 할지 조절하는 능력
설정값(set point) 변수의 정상값
섬모(cilium) 세포 표면의 긴 돌기로 움직일 수 있으며 세포질과 미세관을 함유함
섬유띠(lemniscus) 감각핵에서 시상으로 올라가는 축삭다발
섬유모세포(fibroblast) 크고 납작하며 끝이 가늘어지는 결합조직세포로 섬유와 세포바깥바탕질의 성분을 만들어 냄
섬유소(fibrin) 피떡이 형성될 때 그물을 만들어 내는 섬유단백질
섬유화(fibrosis) 복구 또는 반응에서 섬유결합 조직이 형성되는 것
섭취(ingestion) 음식과 음료를 위창자길로 집어넣는 것
성교(coitus) 남성과 여성의 성적 결합
세관(canaliculus) 작은 관 또는 통로, 세기관지(bronchiole) 허파의 기관지에서 갈라져 나온 작은 관
세동맥(arteriole) 가장 작은 동맥
세정맥(venule) 가장 작은 정맥
세포(cell) 살아 있는 유기체의 기본적인 구조 · 기능 단위
세포내섭취(endocytosis) 물질이 세포 바깥에서 소포의 형성을 통해 세포 속으로 들어가는 것
세포내액(intracellular fluid, ICF) “세포액” 참조
세포독성 T림프구[cytotoxic T (TC) lymphocyte] 세포에 독성이 있는 화학물질을 분비하는 T림프구, CD8 세포라고도 함
세포막(plasma membrane) 세포내액과 사이질액을 나누는 장벽
세포매개면역(cell-mediated immunity) T 림프구가 관여하는 면역반응
세포바깥바탕질(extracellular matrix) 결합조직의 세포바깥공간에 있는 단백질 섬유와 바탕질
세포뼈대(cytoskeleton) 단백질 필라멘트와 속이 빈 관들이 이루는 그물로, 세포 전체의 배열, 지탱, 이동을 담당
세포액(cytosol) 세포질 속의 용매로 끈적끈적하고 시럽과 같으며 용질이 녹아 있음
세포외배출(exocytosis) 분비 과립 또는 방울이 세포 밖으로 방출되는 과정
세포외액(extracellular fluid) 세포 바깥의 액체
세포자멸사(apoptosis) 사전에 입력된 세포의 죽음
세포질(cytoplasm) 세포에서 세포막과 핵 사이에 존재하는 모든 내용물. 세포액, 소기관, 포함물 등이 있음
세포질그물(endoplasmic reticulum, ER) 광범위한 막 그물로 이루어진 소기관, 고분자의 합성, 운반, 저장과 약물의 해독에 관여; 활면소포체와 조면소포체가 있음
세포질분열(cytokinesis) 세포분열에서 세포질이 분열하는 것
세포학(cytology) 세포를 연구하는 학문
세포호흡(cellular respiration) 유기분자가 일련의 효소에 정해진 방법으로 분해되어 ATP를 만들어 내는 다단계 대사경로
소기관(organelle) 세포질 속에 복잡하게 배열된 구조로 고유의 특징적인 형태가 있음
소뇌(cerebellum) 뇌에서 두 번째로 큰 부분, 중뇌에서 다리뇌 뒤쪽에 발생함
소변(urine) 콩팥에서 배출되는 수분과 그 속에 용해된 물질
소변검사(urinalysis) 건강 상태를 알기 위해 소변을 분석하는 일
소수성(hydrophobic) 물에 용해되지 않는 성질
소포(난포, follicle) 공간을 둘러싸는 세포의 무리로 대략 구형을 이룸
소화(alimentary) 음식 또는 영양과 관련됨
속공간(lumen) 구조 속의 공간(예: 혈관 속에서 혈액이 이동하는 공간)
속림프(endolymph) 속귀의 막미로 속에 있는 액체
속질(medulla) 기관의 속 부분(예: 부신속질)
손등 · 발등굽힘(후방굽힘, dorsiflexion) 발이나 발가락, 또는 손이나 손가락을 위로 움직이는 것
손목(수근, carpal) 손목과 관련됨
솔기(raphe) 인접하고 좌우대칭을 이루는 2개의 구조가 만나는 선(예: 음낭의 솔기)
솜털(vellus) 태아의 몸 대부분을 덮은 가늘고 색소가 없는 털
수동면역(passive immunity) 다른 사람이 만들어 낸 항체를 받아 면역계통을 활성화하는 것. 기억세포가 형성되지 않으므로 단기간 동안 효과가 있음. 능동면역과 비교
수막(meninx) 뇌와 척수를 덮은 막
수산화인회석(hydroxyapatite) 뼈와 이의 결정 격자를 이루는 자연무기질 구조
수소결합(hydrogen bond) 한 분자의 수소원자가 같은 분자 또는 다른 분자의 약간 음전하를 띠는 원자에 이끌리는 약한 결합
수용체(수용기, receptor) 자극을 탐지하는 구조
수정(fertilization) 정자가 이차난모세포를 뚫고 들어가는 과정
수정능획득(capacitation) 정자의 세포막이 여성의 생식로에서 이차난모세포를 수정시킬 수 있도록 조정되는 것
수축기(systole) 심장의 수축기간
수축기말용적(end systolic volume, ESV) 수축기가 끝날 때 심실에 있는 혈액의 양
수축기혈압(systolic pressure) 수축기에 측정한 혈압
수태(gestation) 임신
순여과압력(net filtration) 수분이 모세혈관벽을 빠져나가도록 하는

총압력; 순정수압에서 순삼투압을 빼서 구함
술(himbria) 술과 같은 형태의 구조(예: 배란이 이루어질 때 난소를 덮는 깔때기의 술)
술잔세포(goblet cell) 뮤신을 분비하는 단일세포 샘
숨뇌(medulla oblongata) 뇌에서 척수와 고차원 뇌중추 사이에 정보를 전달하는 부분; 심박수, 혈압, 호흡을 조절
숫구멍(fontanelle) 영아의 머리뼈 사이에 있는, 막으로 이루어진 여러 개의 틈
스테로이드(steroid) 쓸개즙염, 콜레스테롤, 일부 호르몬 등의 지질, 분자는 서로 부착된 4개의 탄화수소 고리로 이루어짐
시냅스(synapse) 한 신경세포가 다른 신경세포, 효과기(작동체), 또는 수용체와 기능적으로 접촉한 곳
시냅스소포(synaptic vesicle) 시냅스마디에서 신경전달물질 분자를 가둔 세포막
시냅스이전(presynaptic) 시냅스틈새에서 다음(몸쪽)
시냅스이후(postsynaptic) 시냅스틈새에서 먼쪽
시상(thalamus) 다리뇌에 있는 부분으로 운동을 조절하며 감각정보를 고차원적 뇌중추로 보냄
시상면(sagittal) 몸을 좌우로 나누는 면
시상하부(hypothalamus) 사이뇌에 있는 부분. 체온, 자율신경계통, 내분비계통을 조절
시스터나(cisterna) 폐쇄된 미세공간(예: 골지지관의 평행막 사이)
시토카인(cytokine) 면역세포의 강도와 지속시간을 조절하는 단백질
식도(esophagus) 위창자길에서 인두와 위 사이
신경(nerve) 말초신경계통 축삭의 다발
신경관형성(neurulation) 신경판이 생겨나 신경관에 가까운 구조를 이루는 과정
신경근육(neuromuscular) 신경과 근육의 관계(예: 신경근육이음부는 신경세포와 근육세포가 만나는 곳임)
신경다발막(perineurium) 말초신경에서 신경다발을 둘러싸는 섬유막
신경독(neurotoxin) 신경세포의 정상적인 작용을 변화시키는 화학물질
신경바깥막(epineurium) 말초신경의 가장 바깥쪽에서 지지작용을 하는 결합조직층
신경분포(innervation) 신체 일부에 축삭이 분포해 기능적으로 연결된 것
신경세포(neuron) 신경계통의 기능 단위
신경속막(endoneurium) 축삭을 둘러싸는 말초신경의 성근결합조직
신경신호(nerve signal) 활동전위가 신경세포를 따라 전파 또는 전도되는 것
신경아교(neuroglia) 신경세포를 지탱하는 신경계통의 세포
신경얼기(nerve plexus) 서로 얽힌 척수신경의 집합(예: 팔신경얼기, 허리신경얼기)
신경원섬유(neurofibril) 신경필라멘트와 미세관으로 이루어진 신경의 단백질 섬유
신경전달물질(neurotransmitter) 신경세포에서 분비되어 다른 세포로 정보를 전달하는 화학물질
신경절(ganglion) 말초신경계통에 있는 신경세포체의 무리
신경집(neurilemma) 축삭을 둘러싼 섬세한 막
신경필라멘트(neurofilament) 신경세포에 있는 중간 크기 필라멘트의 집합
실(ventricle) 심장이나 뇌와 같은 기관 속의 공간
심장-(관상-, coronary) 심장과 연결된 혈관 등의 구조 및 작용
심장근육(myocardium) 심장벽의 가운데층이며 근육으로 이루어짐
심장막(pericardium) 심장을 덮은 섬유장막
심장바깥막(epicardium) 심장의 내장쪽층(가장 바깥); 장막심장막이라고도 함
심장박출량(cardiac output, CO) 1분 동안 심실에서 박출되는 혈액의 양. 심박수에 1회박출량을 곱해서 구함
심장속막(endocardium) 심장벽의 속표면과 심장판막의 바깥면을 덮은 막
심장주기(cardiac cycle) 심장이 한 번 박동할 때 일어나는 사건
쓸개즙(bile) 간이 분비하는 액체로 쓸개에 저장되었다가 샘창자로 분비됨
씹기(mastication) 섭취한 음식을 삼킬 수 있도록 이로 부숨

ㅇ

아데노신삼인산(adenosine triphosphate, ATP) 세포에 저장되고 방출되는 화학에너지; 아데닌, 리보오스, 3개의 인산기로 이루어짐
아드레날린성(adrenergic) 신경전달물질 노르에피네프린을 분비하는 신경세포의 성질
아래(하방, inferior) 발쪽
아래팔(전완, antebrachium) 위팔의 아래에 위치한 팔
아랫배-(hypogastric) 아랫배 또는 골반과 관련됨
아미노산(amino acid) 단백질을 구성하는 데 쓰이는 유기분자; 아민기와 카르복실기를 함유
아세틸콜린(acetylcholine) 중추신경계통과 말초신경계통이 만들어내는 신경전달물질
아이코사노이드(eicosanoid) 지방산에서 생겨나는 국소 호르몬
아쿠아포린(aquaporin) 세포막에서 물이 지나는 단백질 통로
아포크린샘(apocrine gland) 세포의 막 꼭대기에서 떨어져 나온 물질과 세포액 일부를 분비하는 샘(예: 아포크린 땀샘)
악성(malignant) 종양의 세포가 침습적이고 전이되는 성질
안드로겐(androgen) 남성의 부속 성기관 또는 남성 성징의 발달을 자극하는 호르몬의 통칭
안뜰(전정, vestibule) 통로의 입구 가까이에 있는 작은 공간(예: 코, 속귀)
안정막전위(resting membrane potential, RMP) 휴식기에 흥분성 세포의 세포막이 띠는 전압
안쪽(medial) 중심선 쪽
알레르기항원(allergen) 과도한 면역반응(알레르기반응)을 일으키는 비감염성 물질
알부민(albumin) 체액평형 조절에서 중요한 혈장단백질
알칼리증(alkalosis) 동맥혈의 pH가 7.45를 넘는 상태
암(cancer) 다른 기관으로 전이될 수 있는 악성 종양이 발생하는 질환
암죽(chyle) 암죽미립을 함유한 림프로 위창자길에서 옴

암죽관(lacteal) 작은창자에서 온, 지질과 지용성 비타민이 든 림프를 운반하는 작은 관

압력기울기(pressure gradient) 이웃한 두 부분 사이의 압력 차이

압력수용체(baroreceptor) 압력 변화를 감지하는 기관

앞(전방, anterior) 몸의 앞쪽 방향

애벌뼈(callus) 골절 부위에서 세포와 세포바깥바탕질이 합성되어 뼈 끝을 서로 잇는 것

액틴(actin) 근육원섬유마디의 가는 필라멘트 대부분을 이루는 수축 단백질

앤지오텐신 II(angiotensin II) 앤지오텐신 I에서 생겨난 펩티드호르몬으로 혈압을 높임

양막(amnion) 배아를 감싸는 배아바깥막

양성(benign) 질병이 가볍거나 종양이 악성이 아님

양성되먹임(positivefeedback) 변수의 변화를 증가시키는 조절기전. 음성되먹임과 비교

양성자(proton) 양전하를 띠는 아원자입자, 원자의 핵에 있음

양이온(cation) 양전하를 띠는 이온(예: Na^+)

양친매성(amphipathic) 분자에 소수성 부위와 친수성 부위가 모두 있는 것

얕은(천부, superficial) 표면에 가까움

어긋남(탈구, dislocation) 기관(예: 뼈)이 원래 위치에서 완전히 벗어난 것

언덕(두덩, mons) 전반적인 표면의 높이보다 조금 융기한 부분(예: 불두덩)

얼기(plexus) 신경이나 혈관, 또는 림프관이 이루는 그물

엉치뼈(sacrum) 척추뼈 중 아래에서 두 번째 구역, 5개의 서로 융합한 척추뼈로 이루어짐

엉치엉덩-(sacroiliac) 엉치 및 엉덩이와 관련됨(예: 엉치엉덩관절)

엎침(pronation) 손이 뒤쪽 또는 아래쪽을 향하게 하는 앞팔의 회전

에너지 방출반응(exergonic reaction) 화학에너지가 방출되는 화학반응

에너지(energy) 일을 할 수 있는 능력

에너지흡수반응(endergonic reaction) 에너지가 투입되어야 하는 화학반응

에피네프린(epinephrine) 교감신경계통이 활성화했을 때 부신속질이 분비하는 호르몬

엑손(exon) DNA 분자의 한 부분, 미래의 전령 RNA 분자를 위한 정보가 있는 부분, 전 전령 RNA의 이 부분은 서로 결합해 성숙한 전령 RNA가 됨

여과물(filtrate) 여과를 거친 물질

연결(anastomosis) 2개의 구조(예: 혈관)가 합쳐져서 같은 부위로 가는 것

연골-(cartilaginous) 연골과 관련됨

연골막(perichondrium) 연골 표면 주변의 치밀불규칙결합조직층

연골모세포(chondroblast) 발생하고 성장하는 연골에 존재하는, 유사분열로 바탕질을 만들어 내는 유형의 세포

연골세포(chondrocyte) 분화하지 않는 성숙한 연골세포

연골속뼈되기(endochondral ossification) 유리연골 속에서 이루어지는 뼈형성; 대부분의 뼈가 이렇게 형성됨

연관통증(referred pain) 통증이 기관에서 직접 느껴지지 않고 다른 신체부위에서 느껴지는 것

연하(deglutition) 삼킴

열량(calorie) 1 g의 물을 섭씨 1도 높이는 에너지의 양

열수용체(thermoreceptor) 열을 감지하는 수용체

염색분체(chromatid) 매듭으로 연결된 염색체의 두 가닥 중 하나

염색질(chromatin) 분화하지 않는 세포의 핵에 있는 유전물질

염색체(chromosome) 유전물질이 가장 잘 배열된 형태; 하나의 긴 DNA 분자와 여기에 연결된 단백질, 세포가 분화할 때만 보임

염증(inflammation) 조직 부상에 대한 비특이적이고 국소적인 면역반응

엽(lobe) 기관이 구조적으로 나뉜 소단위

영양막(trophoblast) 주머니배를 덮는 세포층으로 배아가 모체의 영양을 전달받을 수 있도록 함

영양소(nutrient) 음식에서 얻을 수 있으며 세포의 정상 기능에 필요한 화학물질

옆굽음증(scoliosis) 척주가 비정상적으로 가쪽으로 굽고 돌아가는 것

오목(fossa) 표면보다 아래에 있는 다소 길쭉한 홈

온몸(systemic) 유기체 전체

올림(elevation) 신체 일부를 위로 움직임

완충제(buffer) 산이나 염기가 첨가된 후에 pH의 변화를 최소화하는 물질

외배엽(ectoderm) 배아의 세 일차배엽 중 가장 바깥에 있는 일차배엽

외분비(exocrine) 샘의 분비물이 꼭대기 또는 속공간의 표면에서 관을 통해 전달되는 것

외수용체(exteroceptor) 피부 또는 점막의 들신경에 있는 말초기관으로 외부의 자극에 반응함

외음(vulva) 여성의 바깥생식기관

외인성(extrinsic) 기관 바깥에서 기인함(예: 외안근)

외피(epidermis) 피부의 바깥층(각질화 중층편평상피)

요관(ureter) 콩팥과 방광을 연결하는 관

요도(urethra) 방광에서 뻗어 나와 소변을 몸 밖으로 배출하는 관

요붕증(diabetes insipidus) 항이뇨호르몬이 감소하거나 이 호르몬에 대한 콩팥의 반응이 감소하는 질환, 소변이 과다하게 생성됨

요산(uric acid) 핵산 대사에서 생겨나 소변으로 배출되는 노폐물

요소(urea) 아미노산 대사에서 생겨나 소변으로 배출되는 질소 폐기물

용매(solvent) 용액에서 용질이 녹아 있는 물질(예: 물)

용액(solution) 용질과 용매로 이루어진 균일한 혼합물

용질(solute) 용매에 녹아 있는 물질

염(salt) 이온결합에서 생성된 물질

염기(base) 수소이온을 수용하는 물질

용혈(hemolysis) 적혈구가 파열하고 파괴되는 과정

운동단위(motor unit) 하나의 운동신경세포와 이 세포가 분포하는 모든 근육세포

운동신경(날신경, motor nerve) 중추신경계통에서 먼 방향으로 정보를 전달하는 신경세포로 이루어진 신경

운동에너지(kineticenergy) 움직임에서 나오는 에너지. 위치에너지

와 비교

운반체(carrier) 분자에 결합해 형태를 변화시켜서 그 분자가 세포막을 건너도록 하는 단백질

움직관절(diarthrosis) 자유롭게 움직일 수 있는(윤활) 관절

원뿔세포(cone) 망막에서 색을 인지할 수 있도록 하는 원뿔 형태의 세포, 밝은 곳에서 잘 기능함

원소(element) 한 가지의 원자로만 이루어진 물질

원자(atom) 원소의 성질을 보유한 가장 작은 입자; 전자, 양성자, 중성자로 이루어짐(수소는 예외)

원자번호(atomic number) 원소에서 하나의 원자 속에 있는 양성자의 수. 주기율표의 원자기호에 표기함

원자질량단위(atomic mass unit, AMU) 원자의 질량

원주세포(columnar) 가로보다 세로가 긴 상피세포

월경(mense) 자궁점막의 주기적인 생리적 출혈; 흔히 생리라고 함

월경혈(menstruation) 주기적으로 떨어져 나오고 배출되는 자궁속막과 혈액

위-(gastric) 위와 관련됨

위축(atrophy) 조직, 기관, 또는 온몸이 소모됨

위치에너지(potential energy) 저장된 에너지

위팔(brachial) 어깨와 팔꿈치 사이

유기분자(organic molecule) 탄소 원자를 함유한 분자(예: 탄수화물, 단백질, 지질)

유기체(organism) 살아 있는 존재

유두(papilla) 작고 젖꼭지와 같은 형태의 돌출부

유리(hyaline) 투명하고 균질한 물질, 연골의 유형 중 하나

유사분열(mitosis) 몸세포의 분열 과정

유전자(gene) DNA에서 특정 단백질의 합성을 지시하는 정보를 담은 부분. DNA의 기능 단위

유전형(genotype) 개인의 유전자 구성으로, 환경의 영향과 함께 표현형에 기여함

유형성분(formed element) 혈액 속의 적혈구, 백혈구, 혈소판

윤활주머니(bursa) 액체로 찬 닫힌 주머니로 내벽은 윤활막으로 이루어짐. 주로 마찰에 노출되는 부위에 있음

융기(protuberance) 둥글게 부푼 부분(예: 턱끝융기)

융모막(chorion) 배아의 가장 바깥쪽에 있는 여러 겹의 막; 자궁속막의 기능층과 함께 태반을 이룸, 태반은 모체와 태아 사이에서 영양분과 노폐물이 교환되는 곳, 자궁에 부착되어 있음

음성되먹임(negative feedback) 변수가 정상범위 내에서 유지되도록 조절하는 기전(형성되는 산물의 양을 제한). 양성되먹임과 비교

음이온(anion) 음전하를 띠는 이온(예: Cl)

응고(coagulation) 피떡의 형성

응집(agglutination) 항체의 교차연결로 인해 세포들이 뭉침

이뇨제(diuretic) 소변의 배출량을 늘리는 물질

이는곳(origin) 일반적으로 근육이 부착된 곳 중 몸쪽이며, 움직이기가 더 어려움

이당류(disaccharide) 2개의 단당류로 이루어진 탄수화물(예: 설탕)

이성질체(isomer) 원자의 수와 유형은 같지만 배열이 다른 분자(예: 포도당과 갈락토오스)

이온(ion) 양전하 또는 음전하를 띠는 원자

이온결합(ionic bond) 양이온이 전기적으로 음이온에 끌릴 때 이루어지는 화학결합

이차전령(second messenger) 일차전령이 세포막에 결합한 후 세포 속의 작용을 변화시키는 세포 내 화학물질

이틀니(치열, dentition) 이틀에 난 자연 상태의 치아를 통틀어 부르는 말

이형접합(heterozygous) 하나의 형질에 대해 우성 맞섬유전자와 열성 맞섬유전자를 모두 가짐

인대(ligament) 구조(주로 뼈)를 연결하는, 치밀결합조직으로 된 띠 또는 막

인대결합(syndesmosis) 관절을 이루는 뼈의 면이 인대로 결합된 섬유관절

인두(pharynx) 코안 뒷부분에서 식도와 인두로 이어지는 깔때기 형태의 근육 관; 코인두, 입인두, 후두인두로 이루어짐

인산화(phosphorylation) 다른 화학물질에 인산기를 추가하는 과정

인지(cognition) 생각, 학습, 기억과 관련된 정신 과정

인지질(phospholipid) 이중 세포막을 이루는 지질

인트론(intron) DNA에서 두 엑손 사이에 있는 부분, 전 전령 RNA에서 정보가 없는 부분. 전 전령 RNA가 만들어질 때 제거됨

입방세포(cuboidal) 입방형인 세포

입술(구순, labium) 입술과 같은 형태로 접힌 조직

입천장(palate) 입안과 코안 사이의 벽; 입의 위쪽 벽

ㅈ

자가면역질환(autoimmune disease) 면역계통이 자기항원을 외부항원으로 인식해 공격하는 질환

자가용해(autolysis) 세포가 그 세포 속의 효소에 소화되는 것

자가포식현상(autophagy) 세포 속에서 손상된 소기관이 분리되어 배출되는 것

자궁근육층(myometrium) 자궁벽의 가운데에 있는 근육층

자궁바깥막(perimetrium) 자궁의 바깥을 덮는 장막

자궁속막(endometrium) 자궁벽의 안쪽 층을 이루는 점막

자극(stimulus) 조절된 변수의 변화, 세포의 반응을 유발하는 사건

자동조절(autoregulation) 기관이 스스로 작용을 조절하는 내인 작용

자율신경계통(autonomic) 무의식 수준(예: 심장근육, 민무늬근육, 샘의 작용)에서 이루어지는 과정을 조절하는 신경계통

작용근(agonist) 수축해서 특정한 움직임을 만들어 내는 근육, 주동근이라고도 함

작은뼈(osseous) 귓속에 있는 작은 뼈

잔(calyx) 잔 형태의 구조

잔기둥(trabecula) 그물 모양(예: 해면뼈를 이루는 잔기둥뼈)

잔물집(소포, vesicle) 세포질 속에서 하나의 막으로 둘러싸여 닫힌 구조

잠재-(occult) 숨음

장막(serosa) 닫힌 몸안 내에서 내장의 가장 바깥쪽에 있는 막

장액-(serous) 물과 같이 묽은 물질을 만들어 냄

재분극(repolarization) 막전위가 탈분극 값에서 안정막전위로 돌아가는 것

저산소증(hypoxia) 산소 농도가 감소하는 것

저장성 용액(hypotonic) 세포액보다 물의 농도가 높고 용질의 농도가 낮은 용액

저환기(hypoventilation) 호흡의 수 또는 깊이가 감소하는 것

적응(adaptation) 기관 또는 조직이 새로운 상태에 맞추어 변하는 것

적혈구(erythrocyte) 성숙한 적혈구

적혈구용적률(헤마토크리트, hematocrit) 전혈 속 적혈구의 비율

적혈구증가증(polycythemia) 적혈구가 정상보다 많아지는 것

적혈구형성(erythropoiesis) 적혈구가 형성되는 것

적혈구형성인자(erythropoietin) 적혈구 형성을 자극하는 단백질

전기시냅스(electrical synapse) 서로 소통하는 두 세포 사이의 이음. 신호는 틈새이음 사이를 지남으로써 이 유형의 시냅스를 건넘

전기에너지(electrical energy) 대전된 입자(예: 이온)의 이동

전기화학기울기(electrochemical gradient) 막을 사이에 둔 전하의 차이

전도구역(conducting zone) 코에서 종말기관지로 공기를 전달하는 호흡계통의 통로, 호흡구역과 비교

전도성(conductivity) 세포막을 따라 전기적 변화를 전달하는 능력

전류(current) 대전된 입자(예: 이온)의 이동

전사(transcription) RNA 분자를 만들어 내기 위해 DNA의 정보를 베끼는 것

전압(voltage) 위치에너지의 차이, 볼트로 나타냄

전이(metastasis) 악성 세포가 신체의 한 부분에서 다른 부분으로 이동하거나 퍼지는 것

전자(electron) 음전하를 띤 아원자 입자, 원자의 핵 주위를 회전함

전해질(electrolyte) 물속에 들어가면 해리되어 전류를 전도할 수 있는 화학물질, 염, 염기, 산이 여기에 포함됨

전해질평형(electrolyte balance) 체액에서 전해질(예: 나트륨이온)의 농도를 적절히 유지하는 것

전형발육능세포(totipotent) 태반을 포함해 몸의 모든 세포로 분화할 수 있는 배아줄기세포

절대불응기(absolute refractory) 흥분성 세포가 다시 자극을 받아 반응하지 못하는 기간

점도(viscosity) 용액의 진한 정도; 점도가 높으면 흐를 때 저항이 큼

점막(mucosa) 다양한 신체구조의 내벽을 덮는 점막

접합자(zygote) 정자와 이차난모세포가 결합함으로써 생겨나는 두배수체 세포

정맥(vein) 혈액을 심장으로 운반하는 혈관

정맥류(varicose vein) 정맥의 판막이 제대로 기능하지 않아 정맥이 극도로 확장되고 구불구불해지는 것

정액(semen) 정자와 부속샘의 분비물로 이루어진 분비물

정자(sperm) 고환에서 만들어지는 남성의 생식자

정자형성(spermatogenesis) 정조세포라는 줄기세포가 정자가 되는 과정

정중시상면(midsagittal) 몸의 전체 또는 일부를 좌우가 균일하게 수직으로 자른 면

젖분비(lactation) 모유의 형성

젖산(lactic acid) 해당작용에서 생성되는 화학물질

젖힘(과다폄, hyperextension) 신체 일부가 180°를 초과해 펴지는 것

제길이수축(등척수축, isometric contraction) 근육이 수축할 때 장력이 저항(부하)을 초과하지 않아 근육의 길이가 줄지 않는 것

조임근(sphincter) 관 또는 구멍을 둥글게 둘러싸는 구멍으로 이 구멍이 수축하면 속공간 또는 구멍이 좁아지고 물질의 이동이 제한됨

조절(accommodation) 가까운 물체에 초점을 맞추기 위해 수정체의 형태가 변하는 것

조직(tissue) 몸에서 공통된 기능을 수행하는 비슷한 세포들의 집합

조직학(histology) 세포와 세포의 생산물이 형성한 조직을 연구하는 학문

조혈(hemopoiesis) 혈구의 형성과 발달

조혈모세포(hemocytoblast) 혈액의 모든 유형성분을 만들어 내는 미성숙한 세포

졸음(기면, lethargy) 각성이 감소해 의식이 가볍게 저해되는 것

종양(neoplasia) 신생물 또는 비정상적인 성장이 발생하는 과정

종양(neoplasm) 세포가 정상보다 빠르게 증식해서 자라나는 비정상적인 조직

종양(tumor) 비정상적인 세포분열로 생겨난 새로운 조직세포 덩어리

주름(ruga) 접힘, 융기

주변분비(paracrine) 이웃한 세포를 자극하는 호르몬 분비, 국소 호르몬이라고도 함(혈액으로 들어가지 않음). 내분비와 비교

주조직적합복합체(major histocompatibility complex, MHC) 세포에 자기세포라는 표시를 하고 항원을 제시하도록 하는 세포막 단백질

죽상경화증(atherosclerosis) 동맥벽이 두꺼워져 동맥의 속공간이 좁아지는 질환

줄, 선(stria) 색 또는 감촉이 다르거나 융기되어 있어서 주변과 구별되는 줄무늬 또는 선

줄기세포(stem cell) 비특이적이고 미성숙한 세포

중간엽(mesenchyme) 배아의 결합조직

중배엽(mesoderm) 배아의 세 일차배엽 중 가운데층

중성구(neutrophil) 가장 흔한 백혈구. 세포를 포식함

중성자(neutron) 중성 전하를 띠는 아원자 입자; 원자의 핵에 있음

중쇠뼈(axis) 두 번째 목뼈

중심소체(centriole) 세포분열에서 염색체 쌍의 분리에 관여하는 소기관

중추신경계통(central nervous system, CNS) 뇌와 척수

중피(mesothelium) 장막안의 내벽을 덮는 단순편평상피

중합체(polymer) 여러 개의 반복되는 하부 단위로 이루어진 분자

지방분해(lipolysis) 트라이글리세라이드가 글리세롤과 지방산으로 분해되는 것

지방세포(adipocyte) 지방을 저장하는 세포

지방형성(lipogenesis) 글리세롤과 지방산에서 트라이글리세라이드가 형성되는 것

지질(lipid) 트라이글리세라이드, 인지질, 스테로이드, 아이코사노이드를 포함한 유기분자의 집합

지혈(hemostasis) 출혈을 멈추는 과정; 혈관 연축, 혈소판 플러그 형성, 응고로 이루어짐

진피(dermis) 외피 속의 결합조직층; 혈관, 림프관, 신경, 신경종말, 샘, 그리고 일반적으로 털주머니가 있음

질량수(mass number) 한 원자의 핵에 있는 중성자와 양성자의 수

쪽치우침(편측화, lateralization) 구조와 기능이 한쪽으로 치우치는 과정

ㅊ

착상(implantation) 전배아가 자궁벽 속을 파고드는 것

창자간막(mesentery) 작은창자를 뒤쪽 배벽에 연결하는, 부채꼴로 접힌 배막. 배안의 다른 기관에 연결된 막을 가리킬 수도 있음

창자배형성(gastrulation) 세(3) 일차배엽의 형성

척추-(vertebral) 척추뼈 또는 척주와 관련됨

척추뼈(vertebra) 척주(등골뼈)를 이루는 부분

척추사이(intervertebral) 척추뼈와 척추뼈 사이

천장(fornix) 아치형의 구조

첨단체(acrosome) 정자 핵 앞부분의 2/3를 모자처럼 덮은 부분으로, 난자를 뚫고 들어가기 위한 소화효소를 함유함

체액면역(humoral immunity) B림프구가 관여하는 면역반응, 형질세포가 항체를 분비

초경(menarche) 첫 월경

초음파(sonography) 초음파를 이용하는 영상기술

촉각(tactile) 피부에 닿는 것과 관련됨

촉매제(catalyst) 화학반응을 가속하는 물질

촉진(palpation) 몸속 구조를 검사하거나 파악하기 위해 촉각을 이용하는 것

촉진확산(facilitated diffusion) 수송단백질 또는 통로단백질을 이용해 세포막 너머로 화학물질을 운반하는 수동운반 과정

축삭(axon) 신경세포의 돌기로 세포체에서 온 신경신호를 전도

축삭집(axolemma) 축삭의 세포막

축삭형질(axoplasm) 축삭 속의 세포질

출혈(hemorrhage) 혈관에서 혈액이 비정상적으로 빠져나오는 것

층판(lamella) 뼈의 결합조직층, 동심원을 이룸

친수성분자(hydrophilic) 물에 용해되는 물질

ㅋ

카로틴(carotene) 식물과 동물에 널리 분포한 주황색 색소

카테콜아민(catecholamine) 신경전달물질의 한 분류(에피네프린, 노르에피네프린, 도파민)

케라틴(각질, keratin) 외피, 털, 손톱을 강화하는 단백질, 각질세포가 만들어 냄

케토산증(ketoacidosis) 혈액에 케톤체가 축적되는 것. 당뇨병의 증상

케톤체(ketone) 지방산 분해에서 생겨나는 노폐물, 케토산이라고도 함

코돈(codon) 전령 RNA 분자 속에 있는 3개의 뉴클레오티드 염기

코르티코스테로이드(corticosteroid) 부신겉질이 분비하는 호르몬(예: 코르티솔)

콜라겐섬유(collagen fiber) 많은 결합조직에 존재하는 강하고 유연한 단백질

콜레스테롤(cholesterol) 세포막에 존재하는 스테로이드의 한 종류

콜레시스토키닌(cholecystokinin, CCK) 지질이 풍부한 미즙에 대한 반응으로 샘창자에서 분비되는 호르몬. 이자와 쓸개의 분비를 자극

콜레칼시페롤(cholecalciferol) 비타민 D. 콜로이드(colloid) 물과 용질(흔히 단백질)로 이루어진 불투명한 혼합물. 갑상샘소포 속의 물질

콜린성(cholinergic) 아세틸콜린을 신경전달물질로 사용하는 신경세포의 성질

콧구멍(naris) 코안의 앞쪽 구멍

콩팥(renal) 콩팥과 관련됨

콩팥단위(nephron) 콩팥의 기능적 여과단위; 콩팥소체, 몸쪽 및 먼쪽 곱슬세관, 콩팥단위고리로 이루어짐

크레아티닌(creatinine) 크레아틴이 분해될 때 생겨나는 질소 폐기물로 소변을 통해 배출됨. 콩팥에서 재흡수되지 않으므로 토리여과율을 측정할 때 사용

크레아틴(creatine) 근육세포에 공급되는 화학에너지; 크레아틴인산염으로 존재

큰포식세포(macrophage) 단핵구에서 파생된 포식세포로 면역계통을 활성화함

키나아제(kinase) 한 분자에서 다른 분자로 인산기를 옮기는 효소

ㅌ

탄력섬유(elastic fiber) 조직이 늘어났다가 원래 형태로 돌아오도록 하는 단백질. 결합조직에 존재함

탄수화물(carbohydrate) 탄소, 수소, 산소로 이루어진 유기분자

탈락-(deciduous) 영구적이지 않은 것[예: 탈락치아(젖니)]

탈분극(depolarization) 막전위 또는 전압이 양의 방향으로 변함

탈수합성(dehydration synthesis) 복합체 분자가 형성될 때 물이 생겨나는 화학반응.

탈아미노화(deamination) 아미노산에서 아민기를 제거하는 과정

탈장(hernia) 구조 중 일부가 밖으로 빠져나옴

태반(placenta) 배아 또는 태아와 모체 사이에서 물질을 교환하는 기관

태아-(fetal) 태아와 관련됨; 사람의 태아기는 수정 8주 후부터 출생까지임

탯줄-(umbilical) 탯줄과 관련됨

털세포(hair cell) 속귀의 특수한 감각세포

테타니(tetanus) 강직마비로 이어질 수 있는 지속적인 수축

토리(glomerulus) 콩팥소체 속의 모세혈관 그물

통각수용체(nociceptor) 통증자극을 탐지하는 말초감각수용체

통제(조절) 중추(control center) 되먹임에서 수용체가 수용한 내용을 해석하고 작동체로 정보를 보내 반응을 개시하는 기관

투과성(permeability) 막이 물질을 통과시키는 성질

트라이글리세라이드(triglyceride) 지방결합조직에 에너지가 장기간 저장될 수 있도록 하는 지질. 글리세롤과 3개의 지방산으로 이루어짐

특발성(idiopathic) 질병의 원인을 알 수 없는 것
틈새(fissure) 깊은 틈

ㅍ

판(lamina) 얇은 층상(피조직 바닥층)
판사이층(diplë) 납작한 머리뼈에서 두 겹의 치밀뼈(바깥판과 속판) 사이에 있는 갯솜뼈층
팔꿉-(cubital) 팔꿈치와 관련됨
팔다리-(appendicular) 부속기관 또는 팔다리(예: 팔다리뼈대)
팔전자 규칙(octet rule) 원자의 최외각에서 8개의 전자가 유지되려는 경향
팽대(ampulla) 통로나 관이 주머니 형태로 확장되는 것. 남성 생식계통의 정관을 예로 들 수 있음
펩티드결합(peptide bond) 아미노산 단량체를 함유한 화학결합
편모(lagellum) 채찍과 같이 생겼으며, 운동성이 있는 소기관으로 세포 속에서 시작되어 밖으로 뻗어 나옴; 정자가 움직이도록 함
편평(squamous) 세포 또는 영역이 납작함
폄(extension) 관절 사이의 각이 늘어나는 움직임
폐경(menopause) 월경이 완전히 멈추는 것
포도당(glucose) 세포 에너지를 만들어 내는 주요 영양원, 단당류의 일종
포도당신합성(gluconeogenesis) 탄수화물이 아닌 물질에서 포도당을 만들어 냄
포식작용(phagocytosis) 세포가 고체 물질을 섭취하고 소화하는 세포내섭취
포음작용(pinocytosis) 세포가 액체를 흡수하는 세포내섭취의 한 형태
포함물(inclusion) 세포액 속에 임시로 저장된 분자
폴리펩티드(polypeptide) 21~199개의 아미노산이 펩티드결합으로 연결된 것
표현형(phenotype) 겉으로 드러나는 특징
프라이온(prion) 질병을 유발하는 작은 단백질
프로스타글란딘(prostaglandin) 지방산에서 만들어진 국소 호르몬
피부-(cutaneous) 피부와 관련됨
피부(integument) 몸을 덮는 신체기관, 외피, 진피, 외피 파생물로 나뉨
피부기름(sebum) 피부기름샘의 분비물
피부밑(subcutaneous) 피부의 바로 아래
피부밑조직(hypodermis) 피부보다 속에 있으면서 피부의 일부가 아닌 피부밑층
피부분절(dermatome) 각각의 척수신경이 분포하는 피부의 구획. 배아발육 동안에 배아기에 피부의 결합조직을 이루는 세포

ㅎ

함입(invaginate) 구조가 속으로 접히는 것
합성대사(anabolism) 단순한 분자들이 크고 복잡한 분자를 이루는 것
합텐(hapten) 다른 분자에 부착되어 면역반응을 개시하는 작은 물질
항상성(homeostasis) 몸의 기능, 체액과 조직의 화학 구성이 균형을 유지하는 상태
항원(antigen) 개체의 민감성 또는 반응을 유발하며 항체 또는 면역세포에 반응하는 물질
항원제시세포(antigen-presenting cell, APC) 항원을 T림프구에 제시하는 면역세포(예: 큰포식세포)
항이뇨호르몬(antidiuretic hormone, ADH) 뇌하수체뒤엽 샘이 분비하는 호르몬, 콩팥의 수분 재흡수를 늘려 소변의 양을 줄임
항체(antibody) 특정 항원과 결합하는 면역글로불린; 혈장세포가 분비(활성 B림프구)
해당작용(glycolysis) 세포호흡에서 포도당이 부분적으로 분해되어 피루브산과 ATP 분자가 형성되는 단계(무산소세포호흡이라고도 함)
해부학(anatomy) 인체의 구조를 연구하는 학문
해부학자세(anatomic position) 똑바로 서서 팔을 몸 양옆에 놓고 손바닥을 앞으로 향하며, 발은 똑바로 바닥을 디디는 자세; 신체부위를 지칭할 때 참고하는 자세
핵(nucleus) DNA를 담은 세포소기관 또는 중추신경계통의 세포체 무리
핵산(nucleic acid) 뉴클레오티드 단량체로 이루어진 유기분자로 DNA와 RNA에 있음. 세포에서 유전정보를 저장함
핵소체(nucleolus) 핵 속에 있는 어두운 색의 구형 물체로, 여기서 리보솜의 하부 단위가 만들어짐
허리-(lumbar) 허리와 관련됨
허파-(pulmonary) 허파와 관련됨
허혈(ischemia) 혈류 감소; 저산소증으로 이어질 수 있음
헤파린(heparin) 피떡의 형성을 막는 화학물질; 호염기구와 비만세포가 분비함
헴(heme) 헤모글로빈 분자에서 산소를 운반하는 부분
혀-(lingual) 혀와 관련됨
현미경검사(microscopy) 현미경을 이용해 매우 작은 대상을 조사하는 것
현탁액(suspension) 용해되지 않는 큰 용질의 혼합물(예: 혈액)
혈관-(vascular) 혈관과 관련됨
혈관수축(vasoconstriction) 혈관의 속공간이 좁아짐
혈관형성(angiogenesis) 새로운 혈관이 생겨나는 과정
혈관확장(vasodilation) 혈관의 속공간이 넓어짐
혈구누출(diapedesis) 혈액 또는 유형성분이 온전한 혈관벽에서 새어나가는 것
혈색소(헤모글로빈, hemoglobin) 산소와 이산화탄소를 운반하는, 붉은 색소가 있는 단백질, 동맥혈의 붉은색은 혈색소 때문에 나타남
혈소판(platelet) 불규칙한 형태의 세포 조각으로 혈액 응고에 관여
혈소판형성(thrombopoiesis) 혈소판의 형성
혈압(blood pressure) 혈관벽을 밀어내는 혈액의 힘, 흔히 위팔동맥에서 측정
혈압계(sphygmomanometer) 동맥의 혈압을 측정하는 기구
혈액-뇌 장벽(blood-brain barrier) 모세혈관 내피세포와 별세포가 이루는 구조로 뇌의 사이질액으로 들어가는 물질을 선별. 해로운

물질이 혈액에서 뇌로 들어가지 못하도록 막음

혈장(plasma) 혈액의 액체 부분

혈전(thrombus) 과다응고의 결과로 혈관 속에서 생겨난 피떡; 떨어져 나가면 색전이 될 수 있음

혈종(hematoma) 혈관 바깥의 혈액 덩어리(예: 경질막밑혈종)

혈청(serum) 혈장에서 응고단백질을 제거한 후 남는 맑고 묽은 액체

협동(synergist) 구조, 근육, 물질, 과정이 다른 것의 과정을 도움

협착(stenosis) 관 또는 판막이 완전히 열리지 못함(예: 판막협착)

형질세포(plasma cell) 특정한 항체를 만들고 분비하는 세포; B림프구에서 파생됨

호르몬(hormone) 몸의 한 부분에서 형성된 후 혈액을 따라 다른 부분으로 이동해 세포작용에 영향을 미치는 화학물질

호산구(eosinophil) 기생충을 파괴하고 항체 항원-복합체를 포식하는 백혈구

호염기구(basophil) 백혈구 중 수가 가장 적으며, 염증을 촉진하는 물질(예: 히스타민, 헤파린)을 분비하는 세포

호흡(respiration) 공기와 체세포 사이에서 산소와 이산화탄소가 교환되는 것

호흡구역(respiratory zone) 공기를 호흡 세기관지에서 허파꽈리로 운반하는 호흡계통의 통로, 기체교환에 관여하는 공기 통로, 전도구역과 비교

혼미(stupor) 지속적인 자극으로만 깨울 수 있는, 의식이 저해된 상태

혼합신경(mixed nerve) 감각신경세포와 운동신경세포가 모두 있는 신경

홑배수(haploid) 정자 또는 이차난모세포 속의 염색체 수. 사람의 홑배수는 23

화생(metaplasia) 조직의 비정상적인 변화

화학반응(chemical reaction) 분자의 화학결합이 분해되거나 새로운 화학결합이 생겨나는 과정

화학수용체(chemoreceptor) 액체 속의 특정한 화학물질을 탐지하는 세포(예: 미각수용체)

화학시냅스(chemical synapse) 서로 소통하는 두 세포(신경세포와 신경세포, 신경세포와 작동체) 사이의 이음, 이 시냅스에서는 신경전달물질 분자가 이동

화학쏠림(chemotaxis) 화학물질에 대한 반응으로 일어나는 이동

화학에너지(chemical energy) 분자의 화학결합에 저장된 에너지

화학평형(chemical equilibrium) 화학반응에서 산물 또는 반응물의 생성에 결과적인 변화가 없는 상태

확산(diffusion) 분자 또는 입자가 농도기울기를 따라 무작위로 이동하는 것

확장기(diastole) 심방과 심실이 이완하는 시기

확장기말용적(end diastolic volume, EDV) 확장기가 끝날 때 심실에 있는 혈액의 양

확장기혈압(diastolic pressure) 심방의 확장기에 잰 혈압

환원(reduction) 화학물질이 전자를 하나 얻는 것

활(arcuate) 활과 같이 휜 형태

활동전위(action potential) 흥분성 세포(예: 신경세포, 근육세포)의 막전위가 스스로 변해 전달되는 것

활성부위(active site) 효소에서 기질이 결합하는 부위

회색질(gray matter) 뇌와 척수에서 신경세포체, 가지돌기, 민말이집 축삭으로 이루어진 조직

효과기(작동체, effector) 신경 또는 호르몬 자극에 반응하는 말초조직 또는 기관

효소(enzyme) 활성화에너지를 낮춤으로써 화학반응을 촉진하는 단백질

후각(olfaction) 냄새에 대한 감각

후두(larynx) 인두와 기관 사이에 있는 기관으로 목소리를 만들어 냄

휘돌림(circumduction) 신체 일부를 둥글게 돌림

휘발성산(volatile acid) 이산화탄소에서 만들어지는 몸속의 산(예: 탄산)

흡수(absorption) 소화의 산물과 같은 물질이 혈액 또는 림프액으로 이동하는 과정

흥분성(excitability) 세포가 활동전위 자극에 반응하는 능력

희소돌기아교세포(oligodendrocyte) 중추신경계통에 있는 큰 아교세포의 일종으로 축삭을 감싸서 절연함

히스타민(histamine) 모세혈관의 투과성을 높이고 혈관을 확장하는 화학물질, 호염기구와 비만세포가 분비함

힘줄(건, tendon) 근육을 뼈에 연결하는 치밀규칙결합조직 끈

기타

ATP(아데노신삼인산, adenosine triphos phate) 세포 속에서 에너지를 운반하는 화학물질

B림프구(B-lymphocyte) 체액면역에 관여하는 세포, 성숙해서 형질세포가 됨

G단백질(G protein) 삼인산구아노신에서 에너지를 얻는 단백질, 막수용체가 G단백질을 활성화하면 G단백질은 다른 막단백질로 신호를 보내 그 단백질의 작용을 변화시킴

pH 용액 속의 상대적인 수소이온과 수산화이온의 농도를 나타내는 값

T림프구(T-lymphocyte) 가슴샘에서 성숙하는 면역세포, TC 림프구, TH 림프구 참조

한글 찾아보기

ㄱ

가교 순환 243
가는필라멘트 233
가동관절 194
가로돌기 161
가로돌기가시 291
가로면 13
가로활 187
가성늑골 167
가수분해 895
가스트린 875
가슴림프관 749
가슴막 781
가슴막염 782
가슴샘 602, 751
가슴세로칸 648
가슴안 17
가슴우리 648
가시돌기 161
가시아래근 303
가시위근 303
가시층 83
가운데귀 544
가자미근 327
가중 361
가지돌기 342
가쪽곧은근 282
가쪽굽힘 203
가쪽넓은근 321
가쪽돌림 204
가쪽번짐 205
가쪽복사 185
가쪽뿔 444
가쪽세로활 187
가쪽위관절융기염 309
각막 526
각성 419
각운동 202
각질층 84
각질화 84
각회 423
간 884
간경화 887
간뇌 409
간니 869
간대 475
간동맥 885
간문맥 731, 885
간문맥계통 731
간세포 885
간소엽 885
간접경로 450
간질 407, 419
갈비뼈거친면 171
갈비사이신경 455
감각수용체 512
감각신경계통 337
감각신경로 446
감각신경세포 345
감각양상작동통로 353, 512
감마글로불린 614
감별계산 629
감수분열 70, 912, 914
감수분열 I 914
감수분열 II 915
감수영역 512
감압병 797
갑상샘 586
갑상샘자극호르몬 581
갑상샘저하증 590
갑상샘종 590
갑상샘항진증 590
갑상샘호르몬 126, 586
갑상연골 768
갓돌림신경(CN VI) 424
강제호기량 795
강제호흡 788
강축 254
개재신경세포 345
개재원반 259, 656
개체 8
거골 186
거대핵모세포 618
거미막 394, 442
거미막융모 398
거짓갈비뼈 167
거친세포질그물 54
거핵구 618
건 199, 229
건선 99
겨드랑신경 459
견갑거근 300
견갑골 171
견갑극 171
견갑하근 303
견갑하와 171
결막 524
결장 891
결절세포 663
경골 184
경동맥동 712
경동맥소체 713
경로 445
경막 394, 442
경막밑공간 442
경막밑혈종 394
경막정맥동 724
경막하혈종 394
경상돌기 143
경색증 659
경질막 394
경질막정맥굴 724
경첩관절 200
경추 158
고관절 214
고나도코르티코이드 593
고리뼈 162
고막 544
고삐핵 410

고속축삭수송 *343*
고압산소실 *797*
고유감각기 *515*
고유수용체 *515*
고장성 *42*
고혈압 *717*
고환 *935*
곧창자 *892*
골간막 *197*
골관절 *194*
골관절염 *221*
골다공증 *129*
골막층 *394*
골미로 *546*
골반 *175, 179*
골반가로막 *296*
골반내장신경 *490*
골반염증질환 *941*
골수계열 *616*
골수이식 *112*
골수줄기세포 *618*
골절 *131*
골지기관 *55*
골지힘줄반사 *472*
공간가중 *363*
공기가슴증 *782*
공막 *526*
공장 *880*
과다신장 *818*
과다응고 *634*
과다콩팥 *818*
과다호흡 *809*
과다환기 *808*
과립구 *629*
과립층 *84*
과민대장증후군 *880*
과산화소체 *55*
과호흡 *808*
관 *869*
관골 *142*
관류 *642, 695, 798*
관상봉합 *153*
관자근 *283*
관자놀이점 *143*
관자뼈 *142*
관자엽 *402*
관절 *194*
관절강 *198*
관절낭 *198*
관절안 *198*
관절연골 *111, 198*
관절염 *221, 222*
관절주머니 *198*
관혈류 *642*
괄약근 *274*
광경근 *279*
광대뼈 *142*
광배근 *302*
광수용체 *515*
광학현미경 *32*
교감내장신경 *493*
교감신경계통 *485*
교근 *283*
교뇌 *413*
교질 *613*
교차폄근반사 *474*
교통가지 *453*
구각거근 *279*
구각하제근 *279*
구강 *865*
구개 *866*
구개열 *151*
구루병 *128*
구륜근 *279*
구불결장 *892*
구불잘록창자 *892*
구순열 *151*
구심신경계통 *337*
구토 *879*
구획 *305*
구획증후군 *318*
국소혈류 *702*
국소호르몬 *568, 569*
굴근지대 *310*
굴모세혈관 *694*
굴심방결절 *660*
굴절률 *533*
굵은필라멘트 *232*
굽힘 *202*
굽힘근지지띠 *310*
귀돌 *557*
귀밑샘 *866*
귀지 *544*
귀지샘 *99*
귓속뼈 *155*
그라프난포 *920*
그물척수로 *451*
그물체 *418*
그물층 *87*
극돌기 *161*
극상근 *303*
극하근 *303*
근긴장 *254*
근섬유 *228*
근세포막 *229, 230*
근시 *534*
근시 반응 *534*
근위곡요세관 *820*
근육내주사 *275*
근육다발막 *229*
근육 마비 *246*
근육바깥막 *229*
근육세포질그물 *232*
근육원섬유 *232*
근육원섬유마디 *233*
근육잔섬유 *232*
근육주사 *275*
근육피로 *257*
근육피부신경 *459*
근육형동맥 *691*
근이영양증 *235*
근피신경 *459*
근형질세망 *232*
글로불린 *614*
글루카곤 *598*
글루코코르티코이드 *126*
글루텐민감소장병 *897*
급성호흡곤란증후군 *792*
급속눈운동 *420*
기계수용체 *515*
기관 *769*
기관절개술 *770*
기관지나무 *771*
기관지염 *772*
기관지허파구역 *779*
기능잔기용량 *794*
기능적 끝동맥 *697*
기류 *792*
기름샘 *97*
기립저혈압 *717*
기시부 *274*
기압 *786*
기억강화 *421*
기억상실 *422*

기절 *419*
기흉 *782*
긴노쪽손목폄근 *312*
긴모음근 *318*
긴뼈 *109*
긴손바닥근 *312*
긴엄지벌림근 *312*
긴엄지손가락굽힘근 *312*
긴엄지폄근 *312*
긴장성 수용체 *513*
길랑-바레증후군 *349*
길이-장력 곡선 *255*
길항근 *275*
깃모양근육 *275*
깊은손가락굽힘근 *312*
깊은정맥혈전증 *708*
깔때기콩팥염 *854*
깨물근 *283*
꼬리뼈 *159, 165*
꼬리핵 *407*
꼭지연결 *550*
꿈틀운동 *894*
끝동맥 *659, 697*

ㄴ

나비뼈 *143*
나선기관 *547*
난모세포 *918*
난소 *916*
난소암 *922*
난시 *534*
난자발생 *921*
난자 형성 *921*
난조세포 *922*
난청 *553*
난포 *918*
난포기 *922*
난포자극호르몬 *581, 910*
날문 *872*
날숨 *291, 783*
날숨예비량 *793*
날신경계통 *337*
남성갱년기 *950*
남은공기량 *794*
납작뼈 *109*
낫적혈구병 *622*
낭성섬유증 *805*
낭성이분척추 *389*
낭성척추갈림증 *389*
내강 *688*
내림 *205*
내막 *688*
내밈 *205*
내분비계통 *564*
내분비기관 *565*
내분비샘 *565*
내수용체 *514*
내장감각 *337*
내장감각경로 *447*
내장감각수용체 *514*
내장감각핵 *444*
내장반사 *505*
내장신경 경로 *494*
내장연관통 *453*
내장운동 *337*
내장쪽층 *16*
내재근 *284*
내전 *203*
내직근 *282*
내측광근 *321*
내피 *688*
널힘줄 *229*
넓은등근 *302*
넓은목근 *279*
넙다리곧은근 *321*
넙다리근막긴장근 *318*
넙다리네갈래근 *321*
넙다리두갈래근 *323*
넙다리빗근 *321*
넙다리뼈 *182*
넙다리신경 *465*
네프론 *819*
노력날숨폐활량 *795*
노뼈 *173*
노신경 *459*
노쪽손목굽힘근 *312*
녹내장 *533*
뇌간 *412*
뇌섬엽 *402*
뇌성마비 *408*
뇌수막 *393*
뇌신경 *424*
뇌실 *395*
뇌실간공 *395*
뇌실막세포 *347*
뇌실사이구멍 *395*
뇌없음증 *389*
뇌염 *393*
뇌이랑 *384*
뇌줄기 *412*
뇌진탕 *384*
뇌척수액 *396*
뇌파도 *419*
뇌하수체 *577*
뇌하수체뒤엽 *577*
뇌하수체앞엽 *577*
뇌하수체절제술 *582*
뇌혈관사고 *407*
뇌활 *418*
누기관 *524*
누두 *577*
누출통로 *352*
눈꺼풀올림근 *279*
눈꺼풀처짐 *493*
눈돌림신경(CN III) *424, 488*
눈물기관 *524*
눈살근 *279*
눈썹 *524*
눈썹주름근 *279*
눈확복합체 *154*
느린 산화섬유 *251*
늑간신경 *455*
늑골조면 *171*
능동수송 *43*
능동적 과정 *38*
니코틴성 수용체 *497*

ㄷ

다극신경세포 *343*
다단위민무늬근육 *264*
다래끼 *524*
다리근육 *323*
다리뇌 *413*
다리뇌호흡중추 *413*
다리이음뼈 *175*
다발 *445*
다발경화증 *349*
다운증후군 *915*
다축성관절 *200*
단계전위 *372*
단극신경세포 *343*
단기기억 *421*

단내전근 318
단단위민무늬근육 264
단면 13
단무지신근 312
단백질 569, 898
단백질 키나아제 573
단백질 키나아제 A 573
단요측수근신근 312
달팽이 546, 547
달팽이관 546
담낭 887
담낭염 888
담낭절제술 888
담석 888
담석증 888
담즙염 900
당뇨병 600
당단백질 37
당지질 36
닿는곳 274
대공 143
대관골근 279
대구치 869
대기 786
대뇌 399
대뇌겉질 390
대뇌겸 394
대뇌낫 394
대뇌동맥고리 724
대뇌반구 399
대뇌섬 402
대뇌수도관 395, 413
대뇌편측화 399, 406
대뇌핵 407
대능형근 300
대동맥 644
대동맥토리 713
대동맥활 719
대둔근 318
대만곡 872
대망 864
대변 894
대변 이식 893
대변잠혈검사 892
대사 7
대상포진 454
대신배 818
대요근 318
대장 890
대장내시경검사 892
대장암 892
대전정선 932
대퇴골 182
대퇴근막장근 318
대퇴사두근 321
대퇴신경 465
대퇴이두근 323
대퇴직근 321
대항 577
대항근 275
대핵세포 618
대흉근 302
더부신경(CN XI) 424
덧붙이성장 117, 124
덩이흐름 700
덮개척수로 451
데스모솜 60
데옥시리보뉴클레오티드 61
도르래신경(CN IV) 424
도르래패임 173
도약전도 366
돌림 204
돌림근띠 212
돌림근띠근육 303
돌림근육 274
돌림주름 880
돌창자 880
돌턴의 법칙 795
동공 526
동공수축 493
동난포 920
동맥 643, 690
동맥관 739
동맥관개존증 740
동맥관열림증 740
동맥류 693
동방결절 660
동심수축 255
동전포갬모양 619
동정맥문합 697
동정맥연결 697
동향수송 45
동화작용 259
두개강 138
두개골유합증 153
두극신경세포 343
두덩결합면 178
두덩밑각 180
두반극근 288
두배수체 911
두정골 141
두정엽 402
두최장근 288
두통 408
두판상근 288
둘레계통 417
둘레근 279
뒤당김 205
뒤뿌리 439
뒤뿌리신경절 439
뒤뿔 443
뒤섬유단-안쪽섬유띠로 447
뒤시엔느 근이영양증 235
뒤정중고랑 438
뒤칸 305
뒤통수뼈 141
뒤통수엽 402
들문 872
들숨 291, 783
들숨반사 791
들숨예비량 793
들숨용적 794
들신경계통 337
등골 545
등골뼈 158
등뼈 158, 163
등세모근 301
등용적성 수축기 673
등용적성 이완기 673
등자뼈 545
등장력수축 255
등장성 41
등장수축 255
등척수축 254
디스트로핀 234
딴곳임신 927
딸세포 71
땀샘 97
뜬갈비뼈 167
띠헤르페스 454

ㄹ

랑비에결절 350
레닌-앤지오텐신계 714
레이노증후군 504
레티날 537
렌즈핵 407
렙틴 603
로 445
로돕신 537
로막 292
루피니소체 518
류마티스관절염 221
리간드 52, 499
리보소체 57
리보솜 57
리소좀 55
림프 747
림프계 701, 747
림프계통 701, 747
림프관 747, 748, 749
림프관줄기 748
림프구 629
림프구계열 616
림프기관 752
림프모세관 747
림프부종 750
림프소절 752, 756
림프소포 756
림프절 752
림프종 754

ㅁ

마루뼈 141
마루엽 402
마미 440
마이스너소체 518
막 688
막결합 소기관 34
막대세포 536
막미로 546
막속뼈되기 119
막 운반 38
막창자 891
말단비대증 586
말이집 348
말이집 형성 348
말초신경계 336
말초신경계통 336
말초 화학수용체 790
말총 440
맛봉오리 522
망막 527
망막박리 529
망상층 87
망울소체 518
망울요도샘 944
망치뼈 545
맞섬 205
매끈세포질그물 54
매독 941
맥락막 526
맥락얼기 396
맥립종 524
맥박 707
맥박산소측정기 800
맥박압 705
맥압 705
맨눈해부학 2
맹장 891
맹점 529
머리가장긴근 288
머리널판근 288
머리반가시근 288
머리뼈 138
머리뼈붙음증 153
머리안 138
먼쪽곱슬세관 821
멀미 556
메르켈세포 517
메르켈판 517
멜라닌세포자극호르몬 582
멜라토닌 409, 602
면 13
명순응 538
모노아민 374, 569
모루뼈 545
모반 85
모세혈관 643, 693
모세혈관바탕 694
모음 203
모이랑 423
목동맥토리 713
목동맥팽대 712
목말뼈 186
목빗근 288
목뼈 158
목뿔근 285
목뿔뼈 155
목뿔아래근 287
목뿔위근 285
목신경얼기 456
목팽대 438
몸감각 337
몸감각경로 447
몸감각수용체 514
몸감각연합영역 404
몸감각핵 443
몸신경계통 482
몸안 14
몸통뼈대 136
못박이관절 196
못움직관절 194
무과립구 629
무뇌증 389
무릎관절 217
무릎뼈 182
무수축삭 350
무스카린성 수용체 498
무피막 촉각수용체 516
무형성빈혈 622
문 777, 816
문맥 697
문턱값 252
문턱막전위 361
문합 697
물뇌증 396
뭇극신경세포 343
뭇축관절 200
뮤신 764
미각 521
미끄럼 200
미세아교세포 347
미세융모 59, 881
미세잔섬유 59
미엘린 348
미오글로빈 235, 657
미오신 232
미주신경긴장도 664
미주신경(CN X) 424, 488
미즙 876

미추 165
미토콘드리아 56
민말이집축삭 350

ㅂ

바깥귀 544
바깥귀길 544
바깥눈근육 281
바깥막 689
바깥생식기관 929
바깥호흡 782
바닥층 83
바르톨린샘 932
바소프레신 714
반가동관절 194
반감기 571
반고리관 547
반고리뼈관 546
반관절 194
반규관 547
반달판막 644, 654
반막근 323
반막상근 323
반사 469
반사궁 469
반사활 469
반월판막 644
반지연골 768
반향회로 378
발가락뼈 187
발기부전 950
발기장애 950
발꿈치뼈 186
발등굽힘 205
발목관절 219
발목뼈 186
발바닥근막염 330
발바닥널힘줄 330
발바닥쪽굽힘 205
발배뼈 187
발생학 2
발작 419
발허리뼈 187
방광 851
방광배뇨근 851
방광염 854
방실결절 660
방실다발 660
방실판막 644, 654
방추사 73
방패연골 768
배가로근 293
배곧은근 293
배곧은근집 293
배골반 구역 18
배골반안 18
배꼽동맥 739
배꼽정맥 739
배뇨 854
배뇨 반사 505
배뇨장애 854
배란 922
배막 18, 864
배막뒤공간 816
배막안 864
배바깥빗근 293
배설 861
배우자 910
배우자 발생 911
배쪽몸안 15
백내장 532
백색가지 492
백색교통가지 492
백색섬유 250
백색질 391
백색질맞교차 445
백색체 920
백선 293
백체 920
백혈구 612
백혈구감소증 629
백혈구연층 611
백혈구증가증 629
백혈구형성 618
백혈병 630
버섯유두 522
벌레근 315
벌림 203
벌집뼈 143
베르니케영역 405
베인브리지 반사 677
베타-2수용체 711
베타사슬 620
베타세포 598
벽속신경절 487
벽쪽층 16
변비 895
변연계 417
변형뼈염 114
변환기 512
별아교세포 347
보습뼈 143
보어 효과 804
보우만주머니 820
보일의 법칙 785
보조호흡근 785
보톡스 102
보통염색체 911
복강동맥 730
복강병 897
복강질환 897
복골반 구역 18
복막 18
복막강 864
복막투석 848
복수 887
복시 283, 533
복장빗장관절 209
복장뼈 166
복직근 293
복직근초 293
복측체강 15
복횡근 293
볼거리 867
볼근 279
볼기뼈 175
볼크만관 116
볼프관 947
봉공근 321
봉우리빗장관절 209
봉합 152, 196
부갑상샘 602
부갑상샘호르몬 128
부고환 942
부교감신경계통 485
부동관절 194
부리돌기 171
부비동 155, 765
부속 소화기관 860
부신 591
부신겉질 593
부신겉질자극성호르몬 581
부신속질 593

부신속질 경로 494
부신수질 593
부신피질 593
부유늑골 167
부착반점 60
부호화 421
분리증후군 423
분문 872
분산 이음 264
분압 795
분압기울기 795
분자 8
분절운동 882
분할선 87
불규칙뼈 109
불두덩 929
불면증 420
불완전강축 253
불응기 240, 366, 667, 946
불행삼주징 218
붓돌기 143, 173
브라디키닌 703
브로드만영역 403
비강 764
비골 185
비근근 279
비급속눈운동 420
비뇨계통 814
비뇨생식부위 296, 911
비늘봉합 153
비루 766
비막결합 소기관 35
비복근 327
비분리염색체 915
비장 754
비중 849
비중격 764
비호지킨림프종 754
빈창자 880
빈혈 622
빌리루빈 622
빗장밑근 300
빗장밑동맥 734
빗장뼈 170
빛수용체 515
빛 신호 전달 537
빠른 산화섬유 251
빠른 해당섬유 251
뻗침반사 471
뼈 108
뼈감소증 131
뼈관절염 221
뼈끝 111
뼈끝판 111
뼈단위 116
뼈대근육펌프 708
뼈막 111
뼈막층 394
뼈모세포 113
뼈몸통 110
뼈몸통끝 111
뼈미로 546
뼈사이막 197
뼈세포 114
뼈속질공간 110
뼈엉성증 129
뼈의 표지점 137
뼈전구세포 113
뼈파괴세포 114
뼈형성 114, 119
뼈흡수 114
삠 220

ㅅ

사골 143
사구체 819
사구체여과율 830
사구체주머니 820
사두증 153
사립체 56
사분염색체 914
사상유두 521
사시 283
사이기 71, 913
사이뇌 409
사이신경세포 345, 443
사이원반 259, 656
사이질성장 117, 124
사정 945, 946
사정관 943
사춘기 910, 950
사후경직 247
산소부채 250
산소예비력 803
산소-혈색소 포화곡선 802
산소혈색소 해리곡선 802
산소화 619, 643
산화섬유 250
삼각근 302
삼차신경(CN V) 424
삼첨판 644
삼키기 871
삼투 40
삼투압 41
상대불응기 366
상동기관 910
상동염색체 911
상보적 염기쌍 64
상부 위창자길 865
상부호흡기도 762, 764
상사근 282
상순거근 279
상승 577
상아질 869
상올리브핵 413
상완골 173
상완근 308
상완삼두근 308
상완이두근 308
상직근 282
상후방거근 291
살 179, 296, 911
살고랑인대 293
새끼두덩군 312
새끼손가락폄근 312
색전 634
샘창자 880
생리학 2
생식 8
생식기헤르페스 941
생식샘 910
생식샘자극호르몬 581
생식샘자극호르몬분비호르몬 910
생식자 910
생식자 발생 911
생체아민 374, 569
샤페이섬유 111
서혜인대 293
석회화 114
선조체 409
선천근기운목 290
선택적 투과성 40
선형가속도 556

설골 *155*
설골상근 *285*
설골하근 *287*
설사 *895*
설하선 *867*
섬모 *59*
섬모체 *526*
섬유관절 *194*
섬유단 *444, 445*
섬유소용해소 *636*
섬유소원 *614*
섬유연골결합 *198*
섬유층 *198*
섬유피막 *817*
섬유화 *258*
섭취 *861*
성곽유두 *522*
성대인대 *768*
성매개감염 *941*
성선 *910*
성숙난포 *920*
성염색체 *911*
성장판 *111*
성장호르몬 *126, 581*
성장호르몬억제호르몬 *582*
성조숙 *950*
성호르몬 *910*
세동맥 *691*
세로다발 *405*
세로토닌 *126*
세염색체증 *915*
세정맥 *695*
세크레틴 *878*
세포막 *34*
세포분열 *70*
세포뼈대 *59*
세포액 *34*
세포자멸사 *74*
세포주기 *71*
세포질 *34*
세포질그물 *53*
세포질분열 *73*
세포체 *340*
세포학 *32*
소관골근 *279*
소교세포 *347*
소구치 *869*
소근 *279*
소기관 *34*
소뇌 *415*
소뇌겉질 *390*
소뇌나무 *415*
소뇌천막 *394*
소능형근 *300*
소둔근 *318*
소마토메딘 *126*
소마토트로핀 *581*
소만곡 *872*
소신배 *818*
소엽 *779*
소음순 *929*
소장 *879*
소지신근 *312*
소포수송 *46, 700*
소포체 *53*
소화 *861*
소화계통 *860*
소화성궤양 *877*
소흉근 *300*
속공간 *688*
속귀 *546*
속귀신경(CN VIII) *424*
속눈썹 *524*
속막 *688*
속호흡 *782*
손가락뼈 *175*
손가락폄근 *312*
손목굴 *310*
손목굴증후군 *315*
손목뼈 *175*
손발톱 *94*
손톱몸통 *94*
손톱바닥 *94*
손톱바탕질 *94*
손톱판 *94*
손허리뼈 *175*
솔방울샘 *409, 602*
솟을뼈 *163*
송과체 *409, 602*
쇄골 *170*
쇄골하근 *300*
쇄골하동맥 *734*
수근골 *175*
수근관 *310*
수두증 *396*
수렴근육 *275*
수렴회로 *378*
수막염 *393*
수막층 *394*
수면 *420*
수면무호흡증 *420*
수상돌기 *342*
수신증 *817*
수용성 호르몬 *572*
수용체 *20*
수정체 *529*
수지신근 *312*
수초 *348*
수축기 *671*
수축기말용적 *673*
수축기압 *705*
수축성 *228*
수평면 *13*
수평열 *777*
수평틈새 *777*
수혈 *624*
순방향수송 *343*
순여과압력 *700, 829*
순환호르몬 *568*
술잔세포 *881*
숨뇌 *414, 788*
숨은척추갈림증 *389*
숫구멍 *156*
슈반세포 *348*
스탈링법칙 *700*
스테로이드 *568*
슬개골 *182*
승모근 *301*
승모판 *644*
시각경로 *540*
시각교차 *540*
시각수용체 *524*
시각신경유두 *529*
시각신경(CN II) *424, 540*
시간가중 *363*
시간적 가중 *253*
시냅스마디 *236*
시냅스소포 *236*
시냅스틈새 *237*
시상 *410*
시상면 *13*
시상봉합 *153*
시상봉합붙음 *153*
시상봉합유합 *153*

시상상부 *409*
시상하부 *410*
시지신근 *312*
식도 *869*
식도이완불능증 *871*
신경 *336, 337, 438*
신경관 결함 *389*
신경관 형성 *388*
신경근육이음부 *236*
신경독성 *368*
신경미세섬유 *342*
신경섬유 *373*
신경세포 *336, 339*
신경아교세포 *346*
신경얼기 *455*
신경연접 *345*
신경연접마디 *342*
신경연접소포 *342*
신경연접이전 신경세포 *345*
신경연접이후 신경세포 *345*
신경연접 틈새 *345*
신경전달물질 *345*
신경절 *336, 339*
신경절신경세포 *483*
신경절이전 신경세포 *483*
신경절이후교감신경 경로 *494*
신경조절 *376*
신경집세포 *348*
신경펩티드 *374*
신경필라멘트 *342*
신경회로 *378*
신근지대 *310, 325*
신방지방 *817*
신부전 *848*
신생물 *347*
신생아용혈병 *627*
신소체 *819*
신역치 *836*
신우 *818*
신우신염 *854*
신장결석 *852*
신장근막 *817*
신장무발생 *818*
신장반사 *471*
신장성 *228*
신장수질 *817*
신장원주 *818*
신장피라미드 *818*
신장피질 *817*
신주위지방 *817*
신혈장청소율 *847*
실금 *855*
실무율법칙 *253, 363*
실신 *419*
실어증 *424*
실유두 *521*
실율증 *424*
실인증 *421*
심근층 *653*
심박수 *675*
심방 *644*
심방나트륨이뇨펩티드 *714, 839*
심방사이막 *653*
심방중격 *653*
심부전 *644*
심부정맥혈전증 *708*
심수지굴근 *312*
심실 *644*
심실사이막 *653*
심실중격 *653*
심외막 *653*
심잡음 *655*
심장 *643*
심장근육세포 *259, 665*
심장근육층 *653*
심장끝 *648*
심장동맥 *659*
심장동맥순환 *658*
심장막안 *648*
심장막염 *649*
심장바깥막 *653*
심장바닥 *648*
심장박출량 *675*
심장부정맥 *670*
심장비대 *655*
심장압흔 *779*
심장억제중추 *662, 711*
심장자극 *779*
심장정맥 *660*
심장정맥굴 *660*
심장주기 *671*
심장중추 *662, 711*
심장촉진중추 *662, 711*
심장패임 *779*
심장혈관계통 *610, 642*
심장혈관 반사 *505*
심장혈관중추 *414*
심저부 *648*
심전도 *669*
심첨부 *648*
심혈관계 *610, 642*
십이지장 *880*
십자인대 *219*
쌍축관절 *200*
쏠린머리증 *153*
쓸개 *887*
쓸개돌 *888*
쓸개돌증 *888*
쓸개염 *888*
쓸개절제술 *888*
쓸개주머니관 *887*
쓸개즙 *886*
쓸개즙염 *900*
씹기 *283, 868*
씹기중추 *868*

ㅇ

아데노이드 *756*
아드레날린성 수용체 *497*
아드레날린성 신경세포 *497*
아래곧은근 *282*
아래둔덕 *413*
아래뒤톱니근 *291*
아래빗근 *282*
아래올리브핵 *414*
아래입술내림근 *279*
아래턱뼈 *141*
아미노산 *374*
아세틸콜린 *374*
아세틸콜린에스테라아제 *237*
아이코사노이드 *569*
아쿠아포린 *839*
아킬레스건 *327*
악관절 *143, 207*
악성빈혈 *622*
악하선 *867*
안검거근 *279*
안검하수 *493*
안구섬유층 *526*
안드로겐 *593*
안뜰 *546*
안뜰척수로 *451*
안륜근 *279*

안장관절 *200*
안정막전위 *237, 356*
안정호흡 *786*
안쪽곧은근 *282*
안쪽넓은근 *321*
안쪽돌림 *205*
안쪽번짐 *205*
안쪽세로활 *187*
알도스테론 *593, 714, 839*
알부민 *614*
알츠하이머병 *422*
알파-1수용체 *711*
알파세포 *598*
암순응 *538*
암슬러 격자 *531*
암죽관 *748, 880*
암죽미립 *901*
압력기울기 *792*
압력수용체 *712, 790, 863*
압력수용체반사 *713*
앞가지 *453*
앞니 *869*
앞뿌리 *439*
앞뿔 *444*
앞정중틈새 *438*
앞칸 *305*
앞톱니근 *300*
애디슨병 *596*
액와신경 *459*
액틴 *233*
앤지오텐시노겐 *602*
앤지오텐신전환효소 *714*
앤지오텐신 II *602*
양극신경세포 *343*
양상 *513*
양성되먹임 *21*
양성전립샘비대증 *944*
얕은손가락굽힘근 *312*
어깨밑근 *303*
어깨뼈 *171*
어깨뼈가시 *171*
어깨뼈밑오목 *171*
어깨세모근 *302*
어깨올림근 *300*
억제 시냅스이후전위 *361*
억제호르몬 *922*
얼굴뼈 *138*
얼굴신경(CN VII) *424, 488*
엄지두덩군 *312*
엉덩관절 *214*
엉덩근 *318*
엉덩뼈 *176*
엉덩허리근 *318*
엉치뼈 *159, 164*
엉치신경얼기 *465*
엎침 *173, 205*
에리트로포이에틴 *620*
에멀션화 *900*
에피네프린 *500*
엑손 *67*
여과 *700, 827*
여과막 *827*
여과액 *826*
여드름 *98*
역류교환계 *845*
역류식도염 *870*
역류증폭계 *844*
역방향수송 *45, 343*
역치 *252*
역치막전위 *361*
연결 *697*
연골 *108*
연골무형성증 *125*
연골뼈되기 *122*
연골세포 *117*
연관통증 *518*
연동 *894*
연막 *393*
연속모세혈관 *693*
연속전도 *366*
연수 *414*
연전상 *619*
연접 *345*
연접틈새 *345*
연질막 *393, 442*
열 *384*
염산 *875*
염색질 *64*
염색체 *64*
염좌 *220*
염주 *264*
영구치 *869*
예비흡기량 *793*
오른심방 *653*
오른심방귀 *649*
오른심실 *653*
오목위팔관절 *209*
옥시토신 *581*
온도수용체 *515*
온목동맥 *722*
온몸순환 *645, 719*
온쓸개관 *883*
온허파용량 *794*
올림 *205*
옵신 *537*
와우 *546, 547*
왈러변성 *351*
외막 *689*
외복사근 *293*
외수용체 *514*
외안근 *281*
외음 *929*
외이도 *544*
외전 *203*
외직근 *282*
외측광근 *321*
외측상과염 *309*
왼심방 *653*
왼심실 *653*
요골 *173*
요골신경 *459*
요관 *850*
요도 *851, 944*
요도염 *854*
요로감염 *854*
요방형근 *291*
요산 *842*
요생식부 *296, 911*
요세관 분비 *827*
요세관액 *826*
요세관 재흡수 *827*
요소 *842*
요소순환 *845*
요추 *158*
요추천자 *442*
요측수근굴근 *312*
용적흐름 *700*
용종 *892*
용해계수 *797*
용해소체 *55*
운동난장이 *402*
운동단위 *235*
운동명령 *337*
운동신경계통 *337*

운동신경로 *446, 449*
운동신경세포 *345*
운동종말판 *236*
운동축소인간 *402*
울혈성 심부전 *644*
움직관절 *194*
원발종양 *347*
원뿔세포 *536*
원시 *534*
원시난포 *918*
원심분리기 *611*
원심신경계통 *337*
원위곡세관 *821*
원자 *8*
월경 *924*
월경기 *929*
월경주기 *929*
위 *872*
위곧은근 *282*
위궤양 *877*
위둔덕 *413*
위뒤톱니근 *291*
위빗근 *282*
위상성 수용체 *513*
위샘 *872*
위선 *872*
위성세포 *348*
위액 *873*
위염 *877*
위올리브핵 *413*
위우회술 *872*
위입술올림근 *279*
위장관 *860*
위점막주름 *872*
위창자길 *860*
위창자 반사 *505*
위축 *258*
위팔근 *308*
위팔두갈래근 *308*
위팔뼈 *173*
위팔세갈래근 *308*
윌리스고리 *724*
유두 *521*
유두층 *87*
유리연골결합 *197*
유리체액 *530*
유문 *872*
유미관 *748, 880*
유방 *932*
유방암 *932*
유사분열 *70*
유사분열기 *72*
유선 *99, 932*
유전자 교환 *912*
유전적 성 *946*
유핵 *410*
유화 *900*
육아조직 *100*
육안해부학 *2*
윤상연골 *768*
윤상주름 *880*
윤활관절 *194, 198*
윤활막 *198*
윤활액 *198*
융모 *880*
융추골 *163*
으뜸세포 *875*
음경해면체 *946*
음낭 *935*
음량 *551*
음문 *929*
음성되먹임 *21*
음식덩이 *867*
음핵 *932*
응고 *632*
응집 *626*
응집원 *624*
의식 *419*
이 *869*
이근 *279*
이뇨제 *845*
이는곳 *274*
이른사춘기 *950*
이마뼈 *141*
이마엽 *402*
이석 *557*
이온펌프 *43*
이자 *597, 888*
이자리파아제 *900*
이자섬 *598*
이자암 *889*
이자액 *888*
이중 신경지배 *504*
이차감수분열 *915*
이차난모세포 *920*
이차난포 *920*
이차능동수송 *44*
이차정모세포 *939*
이첨판 *644*
이축성관절 *200*
이틀돌기 *141*
이하선 *866*
인공 달팽이 *552*
인공 와우 *552*
인대 *108, 199*
인대결합 *196*
인두 *284, 766*
인슐린 *598*
인식불능증 *421*
인지 *421*
인지질 *35*
인지질 이중층 *35*
인트론 *67*
인히빈 *922*
일반감각수용체 *514*
일염색체증 *915*
일차감수분열 *914*
일차난모세포 *918*
일차난포 *920*
일차능동수송 *43*
일차몸감각겉질 *404*
일차미각겉질 *405*
일차시각겉질 *404*
일차운동겉질 *402*
일차정모세포 *939*
일차청각겉질 *405*
일차체성운동피질 *404*
일차후각겉질 *405*
일축성관절 *200*
일회박출량 *673, 675*
일회호흡량 *793*
읽기곤란 *423*
읽기장애 *423*
임신성 당뇨병 *600*
임질 *941*
입꼬리내림근 *279*
입꼬리당김근 *279*
입꼬리올림근 *279*
입둘레근 *279*
입술 *866*
입술갈림증 *151*
입안 *865*
입천장 *866*
입천장갈림증 *151*

입체시 *540*
잇몸 *869*
잎새유두 *522*

ㅈ

자궁 *925*
자궁경부 *926*
자궁경부암 *928*
자궁관 *925*
자궁내막증 *927*
자궁내장치 *934*
자궁목 *926*
자궁목암 *928*
자궁외임신 *927*
자동심장충격기 *670*
자동조절 *703*
자뼈 *173*
자신경 *459*
자연살해세포 *629*
자유모서리 *94*
자유신경종말 *516*
자율박동 *259*
자율신경계통 *482, 863*
자율신경 긴장 *500*
자율신경성 반사부전증 *505*
자율운동 *337*
자율운동핵 *444*
자쪽손목굽힘근 *312*
자쪽손목폄근 *312*
자폐스펙트럼장애 *404*
작용근 *275*
작은가슴근 *300*
작은골반 *179*
작은광대근 *279*
작은굽이 *872*
작은마름근 *300*
작은볼기근 *318*
작은어금니 *869*
작은창자 *879*
작은콩팥술잔 *818*
잔기량 *794*
잘록곧창자암 *892*
잘록창자 *891*
잠수병 *797*
잠재이분척추 *389*
잠함병 *797*
장골 *176*
장관신경계 *497*
장근 *318*
장기기억 *421*
장내전근 *318*
장딴지근 *327*
장무지신근 *312*
장무지외전근 *312*
장수무지굴근 *312*
장수장근 *312*
장요근 *318*
장요측수근신근 *312*
재분극 *361, 667*
재생 *99*
재생불량빈혈 *622*
재흡수 *700*
저속축삭수송 *343*
저작 *283, 868*
저장성 *42*
저항 *206, 355, 709, 792*
저항 운동 *258*
저항팔 *206*
저혈당 *600*
저혈압 *717*
저환기 *808*
적색뼈속질 *112, 750*
적색섬유 *250*
적응 *513*
적핵척수로 *451*
적혈구용적률 *611*
적혈구형성 *617*
적혈구형성인자 *602, 620*
전기화학적 기울기 *37*
전도경로 *446*
전도계 *660, 662*
전도구역 *763*
전도성 *228*
전두골 *141*
전두엽 *402*
전류 *355*
전립샘암 *944*
전방거근 *300*
전방끌기검사 *218*
전사 *65*
전신혈류 *704*
전압 *355*
전압작동통로 *352*
전이 *747*
전자현미경 *32*
전정 *546*
전지 *453*
전폐용량 *794*
전해질 *904*
전혈 *611*
절구관절 *200*
절대불응기 *366*
절치 *869*
점 *85*
점도 *709*
점막 *763, 770, 861*
접합 *914*
접형골 *143*
정강뼈 *184*
정관 *942*
정낭 *944*
정맥 *643, 695*
정맥관 *739*
정맥류 *709*
정수압 *700*
정식관절 *196*
정액 *945*
정자 발생 *939*
정자세포 *940*
정자 형성 *941*
정점지속 *666*
정조세포 *939*
정중면 *13*
정중시상면 *13*
정중신경 *459*
정체 *855*
젖니 *869*
젖산염 *249*
젖샘 *99, 932*
젖힘 *203*
제길이수축 *254*
제동맥 *739*
제정맥 *739*
조임근 *274*
조절 *8*
조절단백질 *614*
조절중추 *20*
조혈 *616*
족근골 *186*
족저근막 *330*
족저근막염 *330*
종격 *648*
종골 *186*

종말단추 236, 342
종말세기관지 773
종말신경절 487
종말판전위 239
종아리뼈 185
종양 347
종지부 274
좌상 384
주관절 212
주근깨 85
주상골 187
주파수 551
죽상경화증 659, 692
줄무늬체 409
중간광근 321
중간넓은근 321
중간뇌 412
중간막 688
중간볼기근 318
중뇌 412
중둔근 318
중막 688
중성구 629
중성구감소증 630
중성구증가증 629
중쇠관절 200
중쇠뼈 163
중수골 175
중심관 395, 444
중심백색질 405
중심소체 57
중이염 545
중족골 187
중증근무력증 238
중추신경계 336
중추신경계통 336
중추 화학수용체 790
지라 754
지렛대 206
지렛목 206
지방덩이 199
지방체 199
지용성 호르몬 572
지주막 394
지지띠섬유 214
지질 899
지혈 630
직장 892
직장손가락검사 944
진피 87
진피유두 87
집게폄근 312
집단활성화 487
집락자극인자 616
집합관 822
집합세관 822
짧은노쪽손목폄근 312
짧은모음근 318
짧은뼈 109
짧은엄지폄근 312

ㅊ

차등전위 372
차축관절 200
창자신경계통 863
척골 173
척골신경 459
척수 438
척수소뇌로 449
척수시상로 448
척수신경 438, 453
척수신경 경로 494
척주 158, 440
척주굽이 159
척주기립근 290
척주뒤굽음증 159
척주세움근 290
척주앞굽음증 159
척주옆굽음증 159
척주전만증 159
척주측만증 159
척주후만증 159
척추관 440
척추뼈 158
척추뼈구멍 161
척추뼈몸통 161
척추사이구멍 161, 440
척추사이원반 161
척추앞신경절 493
척추원반탈출 162
척추체 161
척측수근굴근 312
척측수근신근 312
천골 159
천문 156
천식 500, 773
천추 164
청각경로 552
청각연합영역 405
체강 14
체계 7
체성감각 337
체성감각수용체 514
체성신경계 482
체세포 70
체순환 645
체위저혈압 717
초경 924
초자체액 530
촉각소체 518
촉각원반 517
총경동맥 722
총담관 883
최대수의환기량 795
최대이동치 836
추간공 161
추간판 161
추골 545
추미근 279
추체 414
추체교차 414
추체로 450
축동 493
축삭언덕 340
축적반사 854
축추 163
충양근 315
췌장 597, 888
췌장암 889
측두골 142
측두근 283
측두엽 402
층판소체 518
치골결합면 178
치구 929
치근관 869
치밀뼈 108
치밀이음 60
치아 869
치아머리 869
치아뿌리관 869
치은 869
치은염 869

침 867
침골 545
침샘 866
침아밀라아제 896

ㅋ

칸 305
칼돌기 166
칼시토닌 130, 591
칼시트리올 127, 603
코 764
코곁굴 155, 765
코넥틴 234
코르티기관 547
코르티솔 594
코복합체 154
코사이막 141, 764
코안 764
콜레스테롤 36
콜레시스토키닌 878
콜레칼시페롤 90
콜로이드 613
콜로이드삼투압 614
콜린성 신경세포 497
콧물 766
콩팥 816
콩팥겉질 817
콩팥근막 817
콩팥기능상실 848
콩팥기둥 818
콩팥깔때기 818
콩팥단위 819
콩팥단위고리 821
콩팥돌 852
콩팥무발생 818
콩팥문턱 836
콩팥소체 819
콩팥속질 817
콩팥요세관 820
콩팥위샘 591
콩팥이식 848
콩팥주위지방체 817
콩팥주위지방피막 817
콩팥피라미드 818
콩팥혈장청소율 847
쿠싱증후군 596
쿠퍼샘 944
크라우제끝망울 518
크레아티닌 842
크레아틴 인산염 248
크레아틴 키나아제 248, 657
크론병 880
큰가슴근 302
큰골반 179
큰광대근 279
큰구멍 143
큰굽이 872
큰그물막 864
큰마름근 300
큰볼기근 318
큰어금니 869
큰질어귀샘 932
큰창자 890
큰콩팥술잔 818
큰포식세포 629, 775
큰허리근 318
클라미디아 941

ㅌ

타박상 384
타원공 739
타원관절 200
타원구멍 739
탄력성 228
탄력형동맥 690
탄수화물 896
탈락치아 869
탈분극 240, 361, 666
탈산소화 643
탈장 295
탈출추간판 162
태반 739
터키안장 145
턱관절 143, 207
턱관절장애 209
턱끝근 279
턱끝융기 141
턱밑샘 867
털 95
털세움근 95
털세포 547
테니스팔꿈치 309
토리 819
토리여과율 830, 847
토리정수압 829
토리주머니 820
토리쪽곱슬세관 820
통각수용체 515
퇴행 702
투과전자현미경 32
투명사이막 395
투명중격 395
투명층 84
투사로 406
투석 848
트랜스페린 622
트롬복산 703
특수감각수용체 514
틈새 384
틈새이음 60

ㅍ

파골세포 114
파워 스트로크 246
파이어판 756
파치니소체 518
파킨슨병 408
파파니콜로 도말검사 928
파형가중 253
팔꿉관절 212
팔다리뼈대 136
팔로네증후 682
팔로사징 682
팔신경얼기 456
팽대능선 558
펩신 898
편도 756
편도절제술 756
편도체 409, 418
편모 59
편심수축 255
편평발 184
편평족 184
폄 202
폄근지지띠 310, 325
평균동맥압 705
평면관절 200
평행근육 275
평형 556
평형반 556
폐경 924, 950

폐공기증 798
폐기종 798
폐렴 776
폐쇄신경 465
폐순환 781
폐포 774
폐포용적 786
폐표면활성제 775
폐활량 794
폐활량계 793
포스포리파아제 C 573
포톡신 537
폴립 892
표면항원 624
표면항원 D 625
표재지굴근 312
표적세포 564, 571
표정근육 277
표피 82
표피부속물 94
표현형 성 946
푸르킨예섬유 660
프랭크-스탈링법칙 678
프로게스테론 920
프로락틴 581
프로스타글란딘 569, 703
프로테아좀 58
플라스민 636
피떡수축 636
피떡오그라듦 636
피라미드 414
피라미드경로 450
피라미드교차 414
피로 254
피로성 250
피로 저항성 250
피막 촉각수용체 518
피부능선 86
피부밑지방 89
피부밑층 89
피부분절 453
피부분절지도 453
피임 934
피지선 97
피하지방 89
피하층 89
필라멘트 활주이론 246
필수영양소 895
핍지교세포 347

ㅎ

하부호흡기도 762, 767
하사근 282
하순하제근 279
하악골 141
하지대 175
하직근 282
하후방거근 291
한선 97
함입 46
합성대사 259
합성대사스테로이드 259
항문부위 296, 911
항상성 8, 483
항이뇨호르몬 580, 714, 840
항체 624
항A항체 624
항B항체 624
해당과정 249
해당섬유 250
해독 67
해마 417
해면뼈 108
해부학 2
해부학 자세 13
핵 34
핵막 61
핵산 904
핵소체 61
허리네모근 291
허리뚫기 442
허리뼈 158, 163
허리엉치팽대 438
허용 577
허파꽈리 774
허파꽈리내압 782
허파꽈리용적 786
허파순환 645, 718, 781
허파암 781
허파표면활성제 775
허파환기 782, 783, 793
헌팅톤병 408
헛팔다리증후군 520
헤마토크리트 611
헨레고리 821
헨리의 법칙 797
헴 620
혀 866
혀밑샘 867
혀밑신경(CN XII) 424
혀인두신경(CN IX) 424, 488
현미경해부학 2
혈관수축제 703
혈관연축 631
혈관운동 긴장 500
혈관종 86
혈관형성 702
혈관확장제 703
혈구모세포 616
혈구형성 616
혈색소 619
혈소판 612, 630
혈소판감소증 634
혈소판플러그 631
혈소판형성 618
혈압 700, 705, 829
혈압계 716
혈압기울기 705
혈액-뇌장벽 398
혈액도말표본 611
혈액도핑 619
혈액투석 848
혈액펴바른표본 611
혈우병 634
혈전 708
혈종 394
혈청 614
협근 279
협동근 275
협력근 275
협심증 659
형질막 34
호기 291, 783
호기성 세포호흡 249
호기예비량 793
호너증후군 493
호르몬 564
호르몬 대치치료 950
호산구 629
호중구 629
호지킨림프종 754
호흡 783
호흡계통 762

호흡구역 763, 765
호흡막 777
호흡세기관지 774
호흡중추 788
호흡항진 809
혼미 419
혼수 419
혼합신경 440
홀데인 효과 804
홍채 526
홑극신경세포 343
홑배수체 912
홑축관절 200
화상 101
화학물질쏠림성 628
화학수용체 515, 713, 863
화학작동통로 352
화학주성 628
확산 39, 699
확산회로 378
확장기 671
확장기말용적 672
확장기압 705
환기 798
환상사지증후군 520
환상통증 520
환추 162
활꼴섬유 405
활동전위 240, 363, 372, 667
활막 198
활액 198
황달 887
황반 529
황반변성 531
황색뼈속질 112
황체 920
황체기 922
황체형성호르몬 581, 910, 920
회 384
회내 173
회색가지 492
회색질 390
회색질맞교차 444
회색질척수염 444
회음 179, 296, 911
회장 880
회전근개 212
회전근개근 303
회피반사 473
횡격막 292
횡단면 13
횡돌기 161
횡돌기극근 291
효과기 20
효소 37
후각 520
후각구역 764
후각망울 418, 520
후각상피 520
후각신경(CN I) 424
후두 767
후두골 141
후두염 769
후두엽 402
후방끌기검사 218
후복막공간 816
후부하 679
후상피 520
휘돌림 204
휴지막전위 50
흉골 166
흉관 749
흉막 781
흉막염 782
흉쇄유돌근 288
흉추 158
흑색질 413
흑질 413
흡기 291, 783
흡기용적 794
흡수 861
흡연 780
흥분성 228
흥분 시냅스이후전위 361
희소돌기아교세포 347
흰자위막 526
히스속 660
히스타민 703
힘 206
힘줄 108, 199, 229
힘팔 206

영문 찾아보기

A

abdominopelvic regions *18*
abduction *203*
abductor pollicis longus *312*
ABO blood group *624*
absolute refractory period *366*
absorption *861*
accessory digestive organ *860*
accessory muscle of breathing *785*
acetylcholine, ACh *374*
acetylcholinesterase, AChE *237*
Achilles tendon *327*
achondroplasia *125*
acne *98*
acromegaly *586*
acromioclavicular joint *209*
actin *233*
action potential *240, 363, 372*
active processes *38*
acute respiratory distress syndrome, ARDS *792*
adaption *513*
Addison disease *596*
adduction *203*
adductor brevis *318*
adductor longus *318*
adenoid *756*
adrenal cortex *593*
adrenal glands *591*
adrenal medulla *593*
adrenal medulla pathway *494*
adrenergic neuron *497*
adrenergic receptor *497*
adrenocorticotropic hormone, ACTH *581*
aerobic cellular respiration *249*
afferent nervous system *337*
afterload *679*
agglutination *626*
agglutinogen *624*
agnosia *421*
agonist *275*
agranulocyte *629*
airflow *792*
albumin *614*
aldosterone *593, 714, 839*
alertness *419*
all or none law *253, 363*
alpha cell *598*
alpha1 receptor *711*
alveolar macrophage *775*
alveolar process *141*
alveolar volume *786*
alveolus *774*
Alzheimer disease, AD *422*
amino acid *374*
amnesia *422*
amphiarthrosis *194*
ampullary crest *558*
Amsler grid *531*
amygdaloid body *409, 418*
anabolic steroid *259*
anabolism *259*
anal triangle *296, 911*
anastomosis *697*
anatomic position *13*
anatomy *2*
androgen *593*
anemia *622*
anencephaly *389*
aneurysm *693*
angina pectoris *659*
angiogenesis *702*
angiotensin-converting enzyme, ACE *714*
angiotensinogen *602*
angular gyrus *423*
angular motion *202*
antagonistic *577*
anterior compartment *305*
anterior drawer test *218*
anterior horns *444*
anterior median fissure *438*
anterior pituitary *577*
anterior ramus *453*
anterior root *439*
anterograde transport *343*
anti-A antibody *624*
anti-B antibody *624*
antibody *624*
antidiuretic hormone, ADH *580, 714, 840*
aorta *644*
aortic arch *719*
aortic body *713*
aphasia *424*
aplastic anemia *622*
aponeurosis *229*
apoptosis *74*
appendicular skeleton *136*
appositional growth *117*
aprosodia *424*
aquaporin *839*
arachnoid mater *394, 442*
arachnoid villi *398*
arbor vitae *415*
arcuate fiber *405*
arrector pili m. *95*
arteriole *691*
arteriovenous anastomosis *697*
artery *643*
arthritis *221*
articular capsule *198*
articular cartilage *111, 198*
articulation *194*
artral follicle *920*
ascites *887*
asthma *500, 773*
astigmatism *534*
astrocyte *347*
atherosclerosis *659, 692*
atlas *162*
atmosphere *786*
atmospheric pressure *786*
atom *8*
atrial natriuretic peptide, ANP *714, 839*
atrioventricular bundle, AV bundle *660*
atrioventricular node, AV node *660*
atrioventricular valve, AV valve *644*
atrium *644*
atrophy *258*
auditory association area *405*
auditory ossicle *155*
autism spectrum disorder, ASD *404*
automated external defibrillator, AED *670*
autonomic dysreflexia *505*
autonomic motor *337*

autonomic motor nuclei 444
autonomic nervous system, ANS 482, 863
autonomic tone 500
autoregulation 703
autorhythmic 259
autosome 911
axial skeleton 136
axillary nerve 459
axis 163
axon hillock 340

B

B-lymphocyte, B-cell 751
bainvridge reflex 677
ball-and-socket joint 200
baroreceptor 712, 790, 863
baroreceptor reflex 713
benign prostatic hyperplasia, BPH 944
beta cell 598
beta chain 620
beta2 receptor 711
biaxial joint 200
biceps brachii 308
biceps femoris 323
bicuspid valve 644
bilayer 36
bile 886
bile salt 900
bilirubin 622
biogenic amine 374, 569
bipolar neuron 343
blind spot 529
blood doping 619
blood pressure 700, 705
blood pressure gradient 705
blood smear 611
blood-brain barrier, BBB 398
body cavity 14
Bohr effect 804
bolus 867
bone 108
bone formation 114
bone marking 137
bone resorption 114
bony labyrinth 546
botulinum toxin type A 102
Bowman's capsule 820
Boyle's law 785
brachial plexus 456
brachialis 308
bradykinin 703
brainstem 412
breast 932
breathing 783
bronchial tree 771
bronchitis 772
bronchopulmonary segment 779
buccinator 279
buffy coat 611
bulbourethral gland 944
bulbous corpuscle 518
bulk flow 700
bundle of His 660
burn 101

C

caisson disease 797
calcaneus 187
calcification 114
calcitonin 130, 591
calcitriol 603
capillary 643
capillary bed 694
carbohydrate 896
cardia 872
cardiac center 662, 711
cardiac cycle 671
cardiac impression 779
cardiac muscle cell 259
cardiac notch 779
cardiac output 675
cardio 610
cardioacceleratory center 662, 711
cardioinhibitory center 662, 711
cardiomegaly 655
cardiovascular center 414
cardiovascular system 642
carotid body 713
carotid sinus 712
carpal 175
carpal tunnel 310
carpal tunnel syndrome 315
cartilage 108
cartilaginous joint 194
cataract 532
cauda equina 440
caudate nucleus 407
cecum 891
celiac disease 897
celiac trunk 730
cell body 340
cell cycle 71
cell division 70
central canal 395, 444
central chemoreceptor 790
central nervous system, CNS 336
central white matter 405
centrifuge 611
centriole 57
cerebellar cortex 390
cerebellum 415
cerebral aqueduct 395, 413
cerebral arterial circle 724
cerebral cortex 390
cerebral lateralization 399, 406
cerebral nucleus 407
cerebral palsy 408
cerebrospinal fluid, CSF 396
cerebrovascular accident, CVA 407
cerebrum 399
cerumen 544
ceruminous gland 99
cervical cancer 928
cervical enlargement 438
cervical plexus 456
cervical vertebra 158
cervix 926
chemically gated channel 352
chemoreceptor 515, 713, 863
chemotaxis 628
chief cell 875
chlamydia 941
cholecalciferol 90
cholecystectomy 888
cholecystitis 888
cholecystokinin, CCK 878
cholelithiasis 888
cholesterol 36
cholinergic neuron 497
chondrocyte 117
choroid 526
choroid plexus 396

chromatin 64
chromosome 64
chylomicron 901
chyme 876
cilia 59
ciliary body 526
circle of Willis 724
circular fold 880
circular muscle 274
circulating hormone 568
circumduction 204
clavicle 170
cleft lip 151
cleft palate 151
clitoris 932
clonus 475
clot retraction 636
coagulation 632
coccygeal vertebra 165
coccyx 159, 165
cochlea 546, 547
cochlear duct 546
cochlear implant 552
cognition 421
collecting duct 822
collecting tubule 822
colloid 613
colloid osmotic pressure 614
colon 891
colonoscopy 892
colony-stimulating factor, CSF 616
colorectal cancer 892
coma 419
common bile duct 883
common carotid artery 722
compact bone 108
compartment 305
compartment syndrome 318
complementary base pairing 64
concentric contraction 255
concussion 384
conducting zone 763
conduction 660
conduction pathway 446
conductivity 228
condylar joint 200
cone 536
congenital muscular torticollis, CMT 290
conjunctiva 524
connectin 234
consciousness 419
constipation 895
continuous capillary 693
continuous conduction 366
contraception 934
contractility 228
control center 20
contusion 384
convergent muscle 275
converging circuit 378
coracoid process 171
cornea 526
cornified 84
coronal suture 153
coronary circulation 658
coronary sinus 660
corpus albicans 920
corpus cavernosum 946
corpus luteum 920
corpus striatum 409
corrugator supercilii 279
cortisol 594
costal tuberosity 171
countercurrent exchange system 845
countercurrent multiplier 844
Cowper gland 944
cranial cavity 138
cranial meninx 393
cranial nerve 424
craniosynostosis 153
creatine kinase 248
creatine phosphate 248
creatinine 842
cricoid cartilage 768
crista ampullaris 558
Crohn disease 880
crossbridge cycle 243
crossed-extensor reflex 474
crossing over 912
crosssectional plane 13
crown 869
cruciate ligament 219
crural muscle 323
current 355
Cushing syndrome 596
cystic bladder 887
cystic fibrosis 805
cystitis 854
cytokinesis 73
cytology 32
cytoplasm 34
cytoskeleton 59
cytosol 34

D

Dalton's law 795
dark adaptation 538
daughter cell 71
deafness 553
deciduous tooth 869
decompression sickness 797
decussation of the pyramids 414
deep vein thrombosis, DVT 708
deltoid 302
dendrite 342
dentin 869
deoxygenated 643
deoxyribonucleotide 61
depolarization 240, 361
depression 205
depressor anguli oris 279
depressor labii inferioris 279
dermal papillae 87
dermatome 453
dermatome map 453
dermis 87
desmosome 60
detached retina 529
detrusor muscle 851
diabetes 600
dialysis 848
diaphragm 292
diaphysis 110
diarrhea 895
diarthrosis 194
diastole 671
diastolic pressure 705
diencephalon 409
differential count 629
diffuse junction 264
diffusion 39, 699
digestion 861
digestive system 860

digital rectal exam *944*
diploid *911*
diplopia *283, 533*
disconnect syndrome *423*
distal convoluted tubule, DCT *821*
diuretic *845*
diverging circuit *378*
Down syndrome *915*
dual innervation *504*
Duchenne muscular dystrophy, DMD *235*
ductus arteriosus *739*
ductus deferens *942*
ductus venosus *739*
duodenum *880*
dura mater *394, 442*
dural venous sinus *724*
dyslexia *423*
dystrophin *234*
dysuria *854*

E

eccentric contraction *255*
ectopic pregnancy *927*
effector *20*
efferentnervous system *337*
effort *206*
effort arm *206*
eicosanoid *569*
ejaculate *945*
ejaculation *946*
ejaculatory duct *943*
elastic artery *690*
elasticity *228*
elbow joint *212*
electrocardiogram, ECG, EKG *669*
electrochemical gradients *37*
electroencephalogram, EEG *419*
electrolyte *904*
electron microscope, EM *32*
elevation *205*
elimination *861*
embolus *634*
embryology *2*
emphysema *798*
emulsification *900*
encapsulated tactile receptor *518*
encephalitis *393*
encoding *421*
end artery *659, 697*
end-diastolic volume, EDV *672*
end-plaste potential *239*
end-systolic volume, ESV *673*
endochondral ossification *122*
endocrine gland *565*
endocrine organ *565*
endocrine system *564*
endometriosis *927*
endomysium *229*
endoplasmic reticulum, ER *53*
endothelium *688*
enteric nervous system *497*
enteric nervous system, ENS *863*
enzyme *37*
eosinophil *629*
ependymal cell *347*
epicardium *653*
epidermal derivative *94*
epidermis *82*
epididymis *942*
epilepsy *407*, 419
epimysium *229*
epiphyseal plate *111*
epiphysis *111*
epithalamus *409*
equilibrium *556*
erectile dysfunction *950*
erector spinae *290*
erythropoiesis *617*
erythropoietin, EPO *602, 620*
esophageal achalasia *871*
esophagus *869*
essential nutrient *895*
ethmoid bone *143*
eversion *205*
excitability *228*
excitatory postsynaptic potential, EPSP *361*
exhalation *783*
exon *67*
expiration *291*, 783
expiratory reserve volume, ERV *793*
extensibility *228*
extension *202*
extensor carpi radialis brevis *312*
extensor carpi radialis longus *312*
extensor carpi ulnaris *312*
extensor digiti minimi *312*
extensor digitorum *312*
extensor indicis *312*
extensor pollicis brevis *312*
extensor pollicis longus *312*
extensor retinaculum *310, 325*
external acoustic meatus *544*
external genitalia *929*
external oblique *293*
exteroceptor *514*
extrinsic eye muscle *281*
eyebrow *524*
eyelashes *524*

F

facial bone *138*
facial nerve *488*
fainting *419*
false pelvis *179*
false rib *167*
falx cerebri *394*
fasciculus *445*
fast axonal transport *343*
fast glycolytic fiber *251*
fast oxidative fiber *251*
fat pad *199*
fatigable *250*
fatigue *254*
fatigue-resistant *250*
fecal occult blood test *892*
fecal transplant *893*
feces *894*
femoral nerve *465*
femur *182*
fibrinogen *614*
fibrinolysin *636*
fibrosis *258*
fibrous capsule *817*
fibrous joint *194*
fibrous lyaer *198*
fibrous tunic *526*
fibula *185*
filiform papilla *521*
filtrate *826*
filtration *700, 827*

filtration membrane 827
first meiotic division 914
first messenger 572
fissure 384
flagella 59
flat bone 109
flexion 202
flexor carpi radialis 312
flexor carpi ulnaris 312
flexor digitorum profundus 312
flexor digitorum superficialis 312
flexor pollicis longus 312
flexor retinaculum 310
floating rib 167
foliate papilla 522
follicle-stimulating hormone, FSH 581, 910
follicular phase 922
fontanel 156
fontanelle 156
foramen magnum 143
foramen ovale 739
forced expiratory volume, FEV 795
fornix 418
fracture 131
Frank-Starling law 678
freckle 85
free edge 94
free nerve ending 516
friction ridge 86
frontal bone 141
frontal lobe 402
fulcrum 206
functional end artery 697
functional residual capacity 794
fungiform papilla 522
funiculus 444
funiculus 445

G

G-cell 875
gallbladder 887
gallstone 888
gamete 910
gametogenesis 911
gamma-globulin 614
ganglia 339
ganglionic neuron 483
gastric bypass 872
gastric fold 872
gastric gland 872
gastric juice 873
gastric ulcer 877
gastrin 875
gastritis 877
gastrocnemius 327
gastrointestinal tract 860
general sense receptor 514
genetic sex 946
genital herpes 941
gestational diabetes 600
gingiva 869
gingivitis 869
gland of Bartholin 932
glaucoma 533
glenohumeral joint 209
glial cell 346
gliding 200
globulin 614
glomerular capsule 820
glomerular filtration rate, GFR 830
glomerular hydrostatic pressure, HPg 829
glomerulus 819
glossopharyngeal nerve 488
glucagon 598
glucocorticoid 126
gluten-sensitive enteropathy 897
gluteus maximus 318
gluteus medius 318
gluteus minimus 318
glycolipid 36
glycolysis 249
glycolytic fiber 250
glycoprotein 37
goblet cell 881
goiter 590
Golgi apparatus 55
Golgi tendon reflex 472
gomphosis 196
gonad 910
gonadocorticoid 593
gonadotropin-releasing hormone, GnRH 910
gonadotropins 581
gonorrhea 941
Graafian follicle 920
graded potential 372
granulation tissue 100
granulocyte 629
gray commissure 444
gray matter 390
gray ramus 492
greater curvature 872
greater omentum 864
greater vestibular gland 932
gross anatomy 2
growth hormone 126
growth hormone-inhibiting hormone, GHIH 582
growth hormone, GH 581
growth plate 111
Guillain-Barr syndrome 349
gustation 521
gyri 384

H

habenular nucleus 410
hair 95
hair cell 547
Haldane effect 804
half-life 571
haploid 912
HCl 875
headache 408
heart 643
heart rate, HR 675
hemangioma 86
hematocrit 611
hematoma 394
hematopoiesis 616
heme 620
hemocytoblast 616
hemodialysis 848
hemoglobin 619
hemolytic disease of the newborn, HDN 627
hemophilia 634
hemopoiesis 616
hemostasis 630
Henry's law 797
hepatic artery 885

hepatic lobule 885
hepatic portal system 731
hepatic portal vein 731, 885
hepatitis B 887
hepatitis C 887
hepatocyte 885
hernia 295
herniated disc 162
hilum 777, 816
hinge joint 200
hip bone 175
hip joint 214
hippocampus 417
histamine 703
Hodgkin lymphoma 754
homeostasis 8, 483
homologous chromosome 911
homologue 910
horizontal plane 13
hormone 564
hormone replacement therapy, HRT 950
horner syndrome 493
humerus 173
Huntington's disease 408
hydrocephalus 396
hydrolysis 895
hydronephrosis 817
hydrostatic pressure 700
hyoid bone 155
hyperbaric oxygen chamber 797
hypercoagulation 634
hyperextension 203
hyperopia 534
hyperpnea 809
hypertension 717
hyperthyroidism 590
hypertonic 42
hyperventilation 808
hypo thenar group 312
hypoglycemia 600
hypophysectomy 582
hypotension 717
hypothalamus 410
hypothyroidism 590
hypotonic 42
hypoventilation 808

I

ileum 880
iliacus 318
iliopsoas 318
ilium 176
impotence 950
incisor 869
incomplete tetany 253
incontinence 855
incus 545
indirect pathway 450
infarction 659
inferior colliculus 413
inferior oblique 282
inferior olivary nucleus 414
inferior rectus 282
infrahyoid muscle 287
infraspinatus 303
infundibulum 577
ingestion 861
inguinal ligament 293
inhalation 783
inhalation reflex 791
inhibin 922
inhibitory postsynaptic potential, IPSP 361
insertion 274
insomnia 420
inspiration 291, 783
inspiratory capacity, IC 794
inspiratory reservevolume, IRV 793
insula 402
insulin 598
interatrial septum 653
intercalated disc 259, 656
intercostal nerve 455
interneuron 345
interneurons 443
interoceptor 514
interosseous membrane 197
interphase 71
interstitial growth 117
interventricular foramen 395
interventricular septum 653
intervertebral disc 161
intervertebral foramen 161, 440
intra-alveolar pressure 782
intramembranous ossification 119
intramural ganglion 487
intramuscular injection 275
intrauterine device, IUD 934
intrinsic muscle 284
intron 67
invagination 46
inversion 205
ion pump 43
iris 526
irregular bone 109
irritable bowel syndrome, IBS 880
isometric contraction 254
isotonic 41
isovolumetric contraction 673
isovolumetric relaxation 673

jaundice 887
jejunum 880
joint 194
joint cavity 198

K

kidney stone 852
kidney transplant 848
knee joint 217
Krause bulb 518
kyphosis 159

labia minora 929
labium 866
labium minus 932
lacrimal apparatus 524
lacteal 748, 880
lamellated corpuscle 518
large intestine 890
laryngitis 769
larynx 767
lateral epicondylitis 309
lateral flexion 203
lateral horn 444
lateral longitudinal arch 187
lateral malleolus 185
lateral rectus 282
lateral rotation 204

latissimus dorsi *302*
leak channel *352*
length-tension curve *255*
lens *529*
lentiform nucleus *407*
leptin *603*
lesser curvature *872*
leukemia *630*
leukocyte *612*
leukocytosis *629*
leukopenia *629*
leukopoiesis *618*
levator angulioris *279*
levator labii superioris *279*
levator palpebrae superioris *279*
levator scapulae *300*
lever *206*
ligament *108, 199*
ligand *499*
light adaptation *538*
light microscope, LM *32*
limbic system *417*
line of cleavage *87*
linea alba *293*
linear acceleration *556*
lip *866*
lipid *899*
lipid-soluble hormone *572*
liver *884*
liver cirrhosis *887*
lobule *779*
local blood flow *702*
local hormone *568, 569*
long bone *109*
long-term memory, LTM *421*
longissimus capitis *288*
longitudinal fasciculi *405*
loop of Henle *821*
lordosis *159*
lower respiratory tract *762, 767*
lumbar puncture *442*
lumbar vertebra *158*
lumbosacral enlargement *438*
lumbrical muscle *315*
lumen *688*
lung cancer *781*
luteal phase *922*
luteinizing hormone, LH *581, 910*
lymph *747*
lymph node *752*
lymphatic capillary *747*
lymphatic duct *749*
lymphatic follicle *756*
lymphatic nodule *752, 756*
lymphatic organ *752*
lymphatic system *701, 747*
lymphatic trunk *748*
lymphatic vessel *747, 748*
lymphedema *750*
lymphocyte *629*
lymphoid line *616*
lymphoma *754*
lysosome *55*

M

macrophage *629*
macroscopic anatomy *2*
macula *556*
macula lutea *529*
macular degeneration *531*
major calyces *818*
male climacteric *950*
malleus *545*
mammary gland *99, 932*
mandible *141*
mass activation *487*
masseter *283*
mastication *283, 868*
mastication center *868*
mature follicle *920*
maximum voluntary ventilation, MVV *795*
mean arterial pressure, MAP *705*
mechanoreceptor *515*
medial longitudinal arch *187*
medial rectus *282*
medial rotation *205*
median nerve *459*
median plane *13*
mediastinum *648*
medulla oblongata *414, 788*
medullary cavity *110*
megakaryoblast *618*
megakaryocyte *618*
meiosis *70, 912*
meiosis I *914*
meiosis II *915*
Meissner corpuscle *518*
melanocyte-stimulating hormone, MSH *582*
melatonin *409, 602*
membrane transport *38*
membrane-bound organelle *34*
membranous labyrinth *546*
memory consolidation *421*
menarche *924*
meningeal layer *394*
meningitis *393*
menopause *924, 950*
menstrual cycle *929*
menstrual phase *929*
menstruation *924*
mental protuberance *141*
mentalis *279*
Merkel cell *517*
Merkel disc *517*
messenger RNA *65*
metabolism *7*
metacarpal *175*
metaphysis *111*
metastasis *747*
metatarsal *187*
microfilament *59*
microglia *347*
microscopic anatomy *2*
microvillus *881*
micturition *854*
midbrain *412*
midsagittal plane *13*
minor calyces *818*
miosis *493*
mitochondria *56*
mitosis *70*
mitral valve *644*
mixed nerve *440*
modality *513*
modality gated channel *353, 512*
molecule *8*
monoamine *569*
monosomy *915*
mons pubis *929*
motion sickness *556*
motor end plate *236*
motor homunculus *402*

motor nervous system 337
motor neuron 345
motor output 337
motor pathway 446, 449
motor unit 235
mouth 865
mRNA 65
mucin 764
mucosa 770, 861
mucous membrane 763
multiaxial joint 200
multiple sclerosis, MS 349
multipolar neuron 343
multiunit smooth muscle 264
mumps 867
muscarinic receptor 498
muscle fatigue 257
muscle fiber 228
muscle tone 254
muscular artery 691
muscular dystrophy 235
muscular paralysis 246
musculocutaneous nerve 459
myasthenia gravis 238
myelin 348
myelination 348
myeloid line 616
myeloid stem cell 618
myocardium 653
myofilament 232
myoglobin 235
myopia 534
myosin 232
myuofibrils 232

N

nail bed 94
nail body 94
nail matrix 94
nail plate 94
nasal cavity 764
nasal complex 154
nasal septum 141, 764
natural killer (NK)cell 629
navicular bone 187
near response 534
neoplasms 347
nephron 819
nephron loop 821
nerve 336, 337, 438
nerve fiber 373
nerve plexus 455
net filtration pressure, NFP 700, 829
neural tube defect 389
neurofilament 342
neurolemmocyte 348
neuromodulation 376
neuromuscular junction 236
neuron 336, 339
neuronal circuit 378
neuropeptide 374
neurotransmitter 345
neurulation 388
neutropenia 630
neutrophil 629
neutrophilia 629
nicotinic receptor 497
nociceptor 515
nodal cell 663
node of Ranvier 350
non-Hodgkin lymphoma 754
non-membrane-bound organelle 35
non-rapid eye movement, non-REM 420
nondisjunction 915
nose 764
nuclear envelope 61
nucleic acid 904
nucleolus 61
nucleus 34

O

obturator nerve 465
occipital bone 141
occipital lobe 402
oculomotor nerve 488
olfaction 520
olfactory bulb 418, 520
olfactory epithelium 520
olfactory region 764
oligodendrocyte 347
oocyte 918
oogenesis 921
oogonium 922
op′sin 537
opposition 205
optic chiasm 540
optic disc 529
optic nerve 540
oral cavity 865
orbicularis oculi 279
orbicularis oris 279
orbital complex 154
organelle 34
organism 8
origin 274
orthostatic hypotension 717
osmosis 40
osmotic pressure 41
ossification 119
osteitis deformans 114
osteoarthritis, OA 221
osteoblast 113
osteoclast 114
osteocyte 114
osteon 116
osteopenia 131
osteoporosis 129
osteoprogenitor cell 113
otitis media 545
otolith 557
ovarian cancer 922
ovarian follicle 918
ovary 916
ovulation 922
oxidative fiber 250
oxygen debt 250
oxygen reserve 803
oxygen-hemoglobin saturation curve 802
oxygenated 620, 643
oxyhemoglobin dissociation curve 802
oxytocin 581

P wave 669
P-Q segment 670
P-R interval 670
pacinian corpuscle 518
palate 866
palmaris longus 312
pancreas 597, 888
pancreatic islets 598

pancreatic juice *888*
pancreatic lipase *900*
Papanicolaou(Pap) smear *928*
papilla *521*
papillary layer *87*
parallel muscle *275*
paranasal sinus *155, 765*
paranephric fat *817*
parasympathetic division *485*
parathyroid glands *602*
parathyroid hormone, PTH *128*
parietal bone *141*
parietal layer *16*
parietal lobe *402*
Parkinson disease *408*
parotid gland *866*
partial pressure *795*
partial pressure gradient *795*
patella *182*
patent ductus arteriosus *740*
Pathway *445*
pectoralis major *302*
pectoralis minor *300*
pelvic diaphragm *296*
pelvic girdle *175*
pelvic inflammatory disease *941*
pelvic splanchnic nerve *490*
pelvis *175*
pennate muscle *275*
pepsin *898*
peptic ulcer *877*
perfusion *642, 695, 798*
pericardial cavity *648*
pericarditis *649*
perimysium *229*
perinephric fat *817*
perineum *179, 296, 911*
periosteal layer *394*
periosteum *111*
peripheral chemoreceptor *790*
peripheral nervous system, PNS *336*
peristaltic movement *894*
peritoneal cavity *864*
peritoneal dialysis *848*
peritoneum *18, 864*
permanent tooth *869*
permissive *577*
pernicious anemia *622*
peroxisome *55*
pes planus *184*
Peyer patch *756*
phalanx *175, 187*
phantom limb syndrome *520*
phantom pain *520*
pharynx *284, 766*
phasic receptors *513*
phenotypic sex *946*
phospholipase C *573*
phospholipid *35*
photopsin *537*
phototransduction *537*
physiology *2*
pia mater *393, 442*
pineal gland *409, 602*
pituitary gland *577*
pivot joint *200*
plagioce-phaly *153*
plane *13*
plane joint *200*
plantar aponeurosis *330*
plantar fasciitis *330*
plantar flexion *205*
plasma membrane *34*
plasmin *636*
plateau *667*
platelet *612, 630*
platelet plug *631*
platysma *279*
pleura *781*
pleurisy *782*
plicae circulares *880*
pneumonia *776*
pneumothorax *782*
Poliomyelitis *444*
polyp *892*
pons *413*
pontine respiratory center *413*
portal vein *697*
posterior compartment *305*
posterior drawer test *218*
posterior funiculus-medial lemniscalpathway *447*
posterior horn *443*
posterior median sulcus *438*
posterior root *439*
posterior root ganglion *439*
postganglionic sympathetic nerve pathway *494*
postsynaptic neuron *345*
postural hypotension *717*
power stroke *246*
precocious puberty *950*
preganglionic neuron *483*
premolar *869*
presynaptic neuron *345*
prevertebral or collateral *493*
primary active transport *43*
primary auditory cortex *405*
primary follicle *920*
primary gustatory cortex *405*
primary motor cortex *402*
primary olfactory cortex *405*
primary oocyte *918*
primary somatosensory cortex *404*
primary spermatocyte *939*
primary tumor *347*
primary visual cortex *404*
primordial follicle *918*
procerus *279*
progesterone *920*
projection tract *406*
Prolactin *581*
pronation *173, 205*
proprioceptor *515*
prostaglandin *569, 703*
prostate cancer *944*
proteasome *58*
protein *569*, 898
protein kinase A *573*
protraction *205*
proximal convoluted tubule, PCT *820*
psoas major *318*
psoriasis *99*
pterion *143*
ptosis *493*
puberty *910, 950*
pulmonary circulation *645, 781*
pulmonary surfactant *775*
pulmonary ventilation *783, 793*
pulse *707*
pulse oximeter *800*
pulse pressure *705*
pupil *526*
Purkinje fiber *660*

pyelonephritis *854*
pylorus *872*
pyramid *414*
pyramidal pathway *450*

Q

Q-T interval *670*
QRS complex *669*
quadratus lumborum muscle *291*
quadriceps femoris *321*

R

radial nerve *459*
radius *173*
rami communicantes *453, 492*
ransverse arch *187*
rapid eye movement, REM *420*
reabsorption *700*
receptive field *512*
receptor *20, 512*
rectum *892*
rectus abdominis *293*
rectus femoris *321*
rectus sheath *293*
red bone marrow *112*
red fiber *250*
reduction division *914*
referred pain *518*
referred visceral pain *453*
reflex *469*
reflex arc *469*
reflux esophagitis *870*
refractive index *533*
refractory period *240, 366, 946*
regeneration *99*
regression *702*
regulatory protein *614*
relative refractory period *366*
renal agenesis *818*
renal calculus *852*
renal column *818*
renal corpuscle *819*
renal cortex *817*
renal failure *848*
renal fascia *817*
renal medulla *817*
renal pelvis *818*
renal plasma clearance *847*
renal pyramid *818*
renal threshold *836*
renal tubule *820*
renin-angiotensin system *714*
repolarization *361*
residual volume, RV *794*
resis- tance *206*
resistance *355, 709, 792*
resistance arm *206*
resistance exercise *258*
respiratory bronchiole *774*
respiratory center *788*
respiratory membrane *777*
respiratory region *765*
respiratory zone *763*
resting membrane potential, RMP *50, 237, 356*
retention *855*
reticular formation *418*
reticular layer *87*
reticulospinal tract *451*
retina *527*
retinacular fiber *214*
retinal *537*
retraction *205*
retrograde transport *343*
retroperitoneal space *816*
reverberating circuit *378*
Rh blood type *625*
Rh factor *625*
Rh negative *626*
rheumatoid arthritis, RA *221*
rhinorrhea *766*
rhodopsin *537*
rhomboid major *300*
rhomboid minor *300*
ribosome *57*
rickets *128*
right auricle *649*
risorius *279*
RNA polymerase *65*
rod *536*
rotation *204*
rotator cuff *212*
rotator cuff muscle *303*
rouleau *619*
rubrospinal tract *451*
Ruffini corpuscle *518*
runny nose *766*

S

S-T segment *670*
sacral plexus *465*
sacral vertebra *164*
sacrum *159, 164*
saddle joint *200*
sagittal plane *13*
sagittal suture *153*
sagittal synostosis *153*
saliva *867*
salivary amylase *896*
saltatory conduction *366*
sarcolemma *230*
sarcomere *233*
sarcoplasmic reticulum *232*
sartorius *321*
satellite cell *348*
scapula *171*
Schwann cell *348*
sclera *526*
scoliosis *159*
scrotum *935*
sebaceous gland *97*
second meiotic division *915*
second messenger *572*
secondary active transport *44*
secondary follicle *920*
secondary oocyte *920*
secondary spermatocyte *939*
secretin *878*
section *13*
segmentation *882*
seizure *419*
selectively permeable *40*
sella turcica *145*
semen *945*
semicircular canal *546*
semicircular duct *547*
semilunar valve, SV *644*
semimembranosus *323*
seminal vesicle *944*
semispinalis capitis *288*
sensory nervous system *337*

sensory neuron 345
sensory pathway 446
septum pellucidum 395
serotonin 126
serratus anterior 300
serratus posterior inferior 291
serratus posterior superior 291
serum 614
sex chromosome 911
sex hormone 910
sexually transmitted infection, STI 941
Sharpey's fiber 111
shingles 454
short bone 109
short-term memory, STM 421
sickle cell disease 622
sigmoid colon 892
single-unit smoothmuscle 264
sinoatrial node, SA node 660
sinusoid 694
skeletal muscle pump 708
skull 138
sleep 420
sleep apnea 420
sliding filament theory 246
slow axonal transport 343
slow oxidative fiber 251
small intestine 879
soleus 327
solubility coefficient 797
somatic cell 70
somatic nervous system, SNS 482
somatic sensory 337
somatic sensory nuclei 443
somatic sensory receptor 514
somatomedin 126
somatosensory association area 404
Somatosensory pathway 447
somatotropin 581
spatial summation 363
special sense receptor 514
specific gravity 849
spermatid 940
spermatogenesis 939
spermatogonium 939
spermiogenesis 941
sphenoid bone 143
sphincter 274
sphygmomanometer 716
spina bifida cystica 389
spina bifida occulta 389
spinal cord 438
spinal curvature 159
spinal nerve 453
spinal nerves 438
spindle fiber 73
spine of scapula 171
spinocerebellar pathway 449
spinothalamic pathway 448
spinous process 161
spirometer 793
splanchnic nerve pathway 494
spleen 754
splenius capitis 288
spongy bone 108
sprain 220
squamous suture 153
stape 545
Starling's law 700
stereoscopic vision 540
sternoclavicular joint 209
sternocleidomastoid 288
sternum 166
steroid 568
stomach 872
storage reflex 854
Strabismus and Diplopia 283
stratum basale 83
stratum corneum 84
stratum granulosum 84
stratum lucidum 84
stratum spinosum 83
stretch reflex 471
stroke volume, SV 673, 675
stupor 419
stye 524
styloid process 143, 173
subclavian artery 734
subclavius muscle 300
subcutaneous fat 89
subcutaneous layer 89
subdural hematoma 394
subdural space 442
sublingual salivary gland 867
submandibular salivary gland 867
subpubic angle 180
subscapular fossa 171
subscapularis 303
substantia nigra 413
summation 361
superior colliculus 413
superior oblique 282
superior olivary nucleus 413
superior rectus 282
supernumerary kidney 818
suprahyoid muscle 285
suprarenal gland 591
supraspinatus 303
surface antigen 624
surface antigen D 625
suture 152, 196
swallowing 871
sweat gland 97
sympathetic division 485
sympathetic splanchnic nerve 493
symphysial surface 178
symphysis 198
synapse 345
synapsis 914
synaptic bulb 342
synaptic cleft 237, 345
synaptic knob 236, 342
synaptic vesicle 236, 342
synarthrosis 194
synchondrosis 197
syncope 419
syndesmosis 196
synergistic 577
synovial fluid 198
synovial joint 194
synovial membrane 198
syphilis 941
system 660
systemic circulation 645
systole 671
systolic pressure 705

T

T lymphocyte 629
T wave 669
T-lymphocyte 751
T-tubule 230
tactile corpuscle 518

tactile disc *517*
talocrural joint *219*
talus *186*
target cell *564, 571*
tarsal *186*
tectospinal tract *451*
temporal bone *142*
temporal lobe *402*
temporal summation *253, 363*
temporalis muscle *283*
temporomandibular joint, TMJ *143, 207*
tendon *108, 199, 229*
tennis elbow *309*
tensorfasciae latae *318*
tentorium cerebelli *394*
terminal bouton *342*
terminal bronchiole *773*
terminal ganglion *487*
testis *935*
tetany *254*
tetrad *914*
tetralogy of Fallot *682*
thalamus *410*
thenar group *312*
thermoreceptor *515*
thick filament *232*
thin filament *233*
thin myofilament *233*
thoracic cage *648*
thoracic cavity *17*
thoracic duct *749*
thoracic vertebra *158*
threshold *252*
threshold membrane potential *361*
thrombocytopenia *634*
thrombopoiesis *618*
thromboxane *703*
thrombus *708*
thymus *602*, 751
thyroid cartilage *768*
thyroid gland *586*
thyroid hormone *126*
thyroid hormone, TH *586*
Thyroid-stimulating hormone, TSH *581*
tibia *184*
tidal volume, TV *793*
tip link *550*
tongue *866*
tonic receptors *513*
tonsil *756*
tonsillectomy *756*
tooth *869*
total blood flow *704*
total lung capacity, TLC *795*
trachea *769*
tracheotomy *770*
tract *445*
transcription *65*
transducer *512*
transfer RNA *68*
transferrin *622*
transfusion *624*
translation *67*
transmission electron microscope, TEM *32*
transport maximum, Tm *836*
transverse plane *13*
transverse process *161*
transversospinalis muscle *291*
transversus abdominis *293*
trapezius *301*
triceps brachii *308*
tricuspid valve *644*
trisomy *915*
trisomy 21 *915*
tRNA *68*
trochlear notch *173*
true pelvis *179*
tubular fluid *826*
tubular reabsorption *827*
tubular secretion *827*
tumor *347*
tunic *688*
tunica externa *689*
tunica intima *688*
tunica media *688*
tympanic membrane *544*
type 1 diabetes *600*
type 2 diabetes *600*

U

ulna *173*
ulnar verve *459*
umbilical artery *739*
umbilical vein *739*
unencapsulated tactile receptor *516*
unhappy triad *218*
uniaxial joint *200*
unipolar neuron *343*
unmyelinated axon *350*
upper gastrointestinal tract *865*
upper respiratory tract *762*
urea *842*
urea recycling *845*
ureter *850*
urethra *851, 944*
urethritis *854*
uric acid *842*
urinary bladder *851*
urinary tract infection, UTI *854*
urogenital triangle *296, 911*
uterine tube *925*
uterus *925*

V

vagal tone *664*
vagus nerve *488*
vallate papilla *522*
varicose veins *709*
varicosity *264*
vascular spasm *631*
vascular system *610*
vasoconstrictor *703*
vasodilator *703*
vasomotor tone *500*
vasopressin *714*
vastus intermedius *321*
vastus lateralis *321*
vastus medialis *321*
vein *643*
ventilation *798*
ventral cavity *15*
ventricle *395, 644*
venule *695*
vertebra *158*
vertebra prominens *163*
vertebral body *161*
vertebral canal *440*
vertebral column *158, 440*
vertebral foramen *161*
vesicular transport *46, 700*
vestibule *546*
vestibulospinal tract *451*

villus 880
visceral layer 16
visceral motor 337
visceral reflex 505
visceral sensory 337
visceral sensory nuclei 444
visceral sensory receptor 514
viscerosensory pathway 447
viscosity 709
vital capacity, VC 794
vitreous humor 530
vocal ligament 768
Volkmann canal 116
voltage 355
voltage-gated channel 352
vomer 143
vomiting 879
vulva 929

W

Wallerian degeneration 351
water-soluble hormone 572
wave summation 253
Wernicke area 405
white commissure 445
white fiber 250
white matter 391
white ramus 492
whole blood 611
withdrawal reflex 473
Wolffian duct 947

X

xiphoid process 166

Y

yellow bone marrow 112

Z

zygomatic bone 142
zygomaticus major 279
zygomaticus minor 279

기타

ABO혈액형 체계 624
A띠 234
B림프구 751
B형간염 887
C형간염 887
G세포 875
H역 234
I띠 233
M기 72
M선 234
P-Q 분절 670
P-R 간격 670
P파 669
Q-T 간격 670
QRS복합 669
Rh음성 626
Rh인자 625
Rh혈액형 625
RNA중합효소 65
S기 72
S-T 분절 670
T관 230
T림프구 629, 751
T파 669
Z판 233
1차 전령 572
1형 당뇨병 600
21번 세염색체증 915
2차 전령 572
2형 당뇨병 600